MANUELLE MEDIZIN

im Rahmen der medizinischen Rehabilitation

von Doc. MUDr. KAREL LEWIT Dr. sc.

unter Mitarbeit

von Dr. med. JOCHEN SACHSE und
Prof. MUDr. VLADIMIR JANDA, Dr. sc.

5., überarbeitete und ergänzte Auflage
Mit 332 Abbildungen und 4 Tabellen

URBAN & SCHWARZENBERG
MÜNCHEN–WIEN–BALTIMORE · 1987

Doc. MUDr. KAREL LEWIT, Dr. sc.
Rheumaforschungsinstitut Prag

Dr. med. JOCHEN SACHSE
Institut für Physiotherapie des
Bereiches Ambulante Medizinische Betreuung
Berlin-Friedrichshain

Doc. MUDr. VLADIMIR JANDA, Dr. sc.
Rehabilitationsabteilung der
Medizinisch-Hygienischen Fakultät Prag

1. Auflage 1973
2. Auflage 1976
3. Auflage 1978
4. Auflage 1983

Die erste deutschsprachige Auflage 1973 war eine vom Autor Doz. MUDr. KAREL LEWIT, Dr. sc., stark bearbeitete Übersetzung der tschechischen Ausgabe von »Manipulační lečby v rámci reflexní terapie«,
Státni zdravotnické nakladatelstvi, Praha 1966. Die 2. bis 5. Auflage sind jeweils bearbeitete Fassungen
oder Nachdrucke der vorhergehenden deutschsprachigen Auflagen. Die Zeichnungen der 1. bis 5. Auflage sind von G. ISTLEROVA, Prag. Die Fotos der 1. bis 5. Auflage fertigte J. MIRAL, Prag.

CIP-Kurztitelaufnahme der Deutschen Bibliothek

Lewit, Karel:
Manuelle Medizin im Rahmen der medizinischen
Rehabilitation / von Karl Lewit. Unter
Mitarb. von Jochen Sachse u. Vladimir Janda. –
5., überarb. u. erg. Aufl. – München ;
Wien ; Baltimore : Urban und Schwarzenberg,
1987
    Einheitssacht.: Manipulační léčba v
rámci reflexní terapie ⟨dt.⟩
ISBN 3-541-08005-1

© 1987 Doc. MUDr. Karel Lewit, Prag, und Johann Ambrosius Barth, Leipzig
Printed in the German Democratic Republic
Lektorat: E. Krügel, U. Denkert
Herstellung: G. Walther
Gesamtherstellung: IV/10/5 Druckhaus Freiheit Halle

ISBN 3-541-08005-1

Inhaltsverzeichnis

Vorwort	13	
1.	**Einführung**	15
1.1.	Grundlagen und Bedeutung der Reflex-(Neural-)Therapie	15
1.2.	Prinzipien der Manipulationstherapie	19
1.2.1.	Ziel der Manipulation an der Wirbelsäule	20
1.2.2.	Verlauf der Manipulation . .	21
1.3.	Geschichte der Manipulationstherapie	24
2.	**Ätiologie und Pathogenese**	30
2.1.	Morphologische und funktionelle Betrachtungsweise .	30
2.2.	Funktion der Wirbelsäule . .	32
2.3.	Bedeutung der nervösen Steuerung	34
2.4.	Spezifische Funktionsstörung der Wirbelsäule	35
2.4.1.	Subluxationstheorie	36
2.4.2.	Reposition der Bandscheibe	37
2.4.3.	Einklemmung von Meniskoiden	37
2.4.4.	Blockierung als reflektorisches Phänomen	37
2.4.5.	Blockierung als Störung des Gelenkspiels	38
2.4.6.	Sitz der Blockierung im Gelenk	39
2.4.7.	Substrat der Blockierung . .	40
2.5.	Pathogenese der Blockierung	43
2.5.1.	Überbelastung und Fehlbelastung	43
2.5.2.	Trauma	44
2.5.3.	Reflektorische Vorgänge . .	44
2.6.	Wirbelsäule als Funktionseinheit	45
2.7.	Funktionsstörungen (Blockierungen der Wirbelsäule im Kindesalter)	47
2.8.	Blockierungen und ihre Folgen	51
2.9.	Reflektorische Vorgänge in der Pathogenese vertebragener Störungen, der vertebragene Schmerz	53
2.10.	Wirbelsäule und inneres Organ – der Begriff »vertebragen«	58
2.11.	Zusammenfassung	60
3.	**Funktionelle Anatomie und Röntgenologie der Wirbelsäule**	62
3.1.	Allgemeines	62
3.1.1.	Strukturelle Diagnose	62
3.1.2.	Relationsdiagnostik (statische Funktionsdiagnose) . .	62
3.1.3.	Funktionsdiagnostik (kinematische Funktionsdiagnose)	63
3.1.4.	Technische Voraussetzungen für die Relations- und Funktionsdiagnose)	63
3.2.	Wirbelsäule als Ganzes . . .	63
3.2.1.	Wirbelsäule in der Sagittalebene (frontaler Strahlengang)	66
3.2.2.	Frontalebene (anteroposteriore Projektion)	70
3.3.	Becken	76
3.3.1.	Beckentypen	76
3.3.2.	Sakroiliakalgelenke	80
3.4.	Lendenwirbelsäule	83

3.4.1. Funktionelle und Röntgenanatomie 83
3.4.2. Funktionelle Auswertung
der Röntgenbilder 87
3.4.3. Bewegungsstudien 89
3.5. Brustwirbelsäule 89
3.5.1. Funktionelle Anatomie . . . 89
3.5.2. Übergangsregionen 91
3.5.3. Rippen 92
3.5.4. Röntgenbild 92
3.5.4.1. Auswertung der Röntgenbilder 93
3.6. Halswirbelsäule 94
3.6.1. Funktionelle Anatomie . . . 94
3.6.2. Röntgenanatomie und funktionelle Bewertung 99
3.6.3. Bewegungsstudien 104
3.7. Kopfgelenke 106
3.7.1. Aufnahmetechnik 106
3.7.2. Beurteilung der anteroposterioren Aufnahme 108
3.7.3. Beurteilung der frontalen
Projektion 109
3.7.4. Funktionelle Anatomie der
Kopfgelenke 112
3.7.5. Morphologische Veränderungen im Kopfgelenkbe-
reich 119
3.7.6. Relationsdiagnose 121
3.7.7. Bewegungsstudien 124
3.8. Zusammenfassung 127

4. Untersuchung und Dia-
gnose von Funktionsstörungen des Bewegungssystems
(vertebragene Störungen) . 129
4.1. Anamnese vertebragener
Störungen 129
4.1.1. Chronisch intermittierender
Verlauf 129
4.1.2. Systemcharakter 129
4.1.3. Abhängigkeit von Haltung,
Lage und Belastung 130
4.1.4. Trauma in der Anamnese . . 130
4.1.5. Störfaktoren, die über das
vegetative Nervensystem
wirksam werden 130
4.1.6. Psychischer Faktor 131

4.1.7. Paroxysmales Auftreten der
Beschwerden 132
4.1.8. Asymmetrische Lokalisation 132
4.1.9. Bedeutung des Alters 132
4.2. Untersuchung der Wirbelsäule 132
4.2.1. Untersuchung der Gesamthaltung 132
4.2.2. Untersuchung der unteren
Extremitäten und des Bek-
kens 135
4.2.2.1. Beckenschiefstand 136
4.2.2.2. Beckenuntersuchung, Bekkenverwringung 136
4.2.2.3. Klinische Diagnose von
Blockierungen 139
4.2.2.4. Iliosakralblockierung 140
4.2.3. Untersuchung der Lendenwirbelsäule 142
4.2.4. Untersuchung der Brustwirbelsäule und der Rippen . . 147
4.2.5. Untersuchung der Halswirbelsäule 151
4.3. Untersuchung der Extremitätengelenke 158
4.3.1. Schulter 159
4.3.2. Ellbogengelenk 161
4.3.3. Handwurzelgelenke 161
4.3.4. Fingergelenke 162
4.3.5. Hüftgelenk 162
4.3.6. Kniegelenk 163
4.3.7. Sprunggelenke 164
4.3.8. Übrige Gelenke des Fußes
und der Zehen 164
4.3.9. Temporomandibulargelenk . 165
4.4. Untersuchung reflektorischer Störungen 165
4.4.1. Hyperalgetische Hautzonen
(HAZ) 166
4.4.2. Reflektorische Störungen
der Muskulatur und »Maxi-
malpunkte« 166
4.4.3. Diagnose von Wurzelsyndromen 173
4.4.4. Reflektorische Halbseitenzeichen 174
4.4.5. Instrumentelle Methoden . . 174
4.4.6. Zusammenfassung 174

4.5.	Untersuchung von Muskel-fehlsteuerungen	175
4.6.	Untersuchung von Ligamen-ten – der ligamentäre Schmerz	175
4.7.	Untersuchung von Gleichge-wichtsstörungen	176
4.8.	Test	178
4.9.	Untersuchungsgang im Hin-blick auf Verkettungen	180
4.10.	Probleme der Differential-diagnose	183
5.	**Indikationsstellung**	**188**
5.1.	Indikationen für die mobili-sierende Gelenkbehandlung	188
5.1.1.	Kontraindikationen	188
5.1.2.	Indikationen	191
5.1.3.	Indikationen für die manu-elle Therapie vom Gesichts-punkt der Prävention	194
5.1.4.	Traktion	195
5.2.	Indikationen für die übrige Reflextherapie	195
5.2.1.	Gezielte Infiltrationen (Na-delung)	195
5.2.2.	Postisometrische Muskelre-laxation	196
5.2.3.	Massage	197
5.2.4.	Quaddelinfiltrationen	197
5.2.5.	Andere, vorwiegend auf die Haut einwirkende Methoden	198
5.2.6.	Infiltration von Narben und anderen Störfeldern	198
5.2.7.	Akupunktur	198
5.2.8.	»Sklerosierungstherapie«	199
5.3.	Indikationen für die Phar-makotherapie bei vertebra-genen Störungen	199
5.4.	Operationsindikation	200
5.5.	Indikationen für die Kran-kengymnastik	201
5.6.	Indikationen für die Korrek-tur statischer Störungen	201
5.7.	Indikationen für die Ände-rung der Lebensführung	202
5.8.	Indikationen für Immobili-sation und Stützen	203
5.9.	Indikationsbereich und Be-deutung der Psychotherapie bei vertebragenen Störungen	204
5.10.	Schlußfolgerungen	205
6.	**Technik der mobilisieren-den Gelenkbehandlung**	**207**
6.1.	Allgemeine Regeln des tech-nischen Vorgehens	207
6.1.1.	Stellung und Lagerung des Patienten	207
6.1.2.	Stellung des Therapeuten	207
6.1.3.	Fixation	208
6.1.4.	Ausgangsstellung des Ge-lenks und Behandlungsrich-tung	208
6.1.5.	Vorspannung	209
6.1.6.	Mobilisation	209
6.1.7.	Manipulationsstoß	212
6.1.8.	Nachtesten	212
6.1.9.	Nachbehandlung	212
6.1.10.	Dokumentation	213
6.2.	Gelenke der oberen Extre-mitäten	213
6.2.1.	Interphalangealgelenke	213
6.2.2.	Metakarpophalangealge-lenke und Metakarpalen-köpfchen	213
6.2.3.	Sattelgelenk des Daumens	214
6.2.4.	Handwurzelgelenke	215
6.2.5.	Ellbogen	217
6.2.6.	Humeroskapulargelenk	219
6.2.7.	Akromioklavikulargelenk	220
6.2.8.	Sternoklavikulargelenk	221
6.2.9.	Schulterblatt	221
6.3.	Gelenke der unteren Extre-mitäten	222
6.3.1.	Interphalangeal- und Meta-tarsophalangealgelenke	222
6.3.2.	Tarsometatarsalgelenke ein-zeln	222
6.3.3.	Lisfrancsche und Chopart-sche Gelenklinie	223
6.3.4.	Blockierungen des Os navi-culare und cuboideum	223
6.3.5.	Unteres Sprunggelenk	224
6.3.6.	Oberes Sprunggelenk	225
6.3.7.	Kniegelenk	226

6.3.8.	Hüftgelenk	227
6.4.	Temporomandibulargelenk	229
6.5.	Allgemeine Prinzipien der manuellen Therapie an der Wirbelsäule	230
6.5.1.	Kontaktgriffe	230
6.5.2.	Verriegelungstechniken	231
6.5.3.	Kombination von Verriegelungs- und Kontaktgriffen	232
6.5.4.	Unspezifische, nicht gezielte Techniken	232
6.6.	Handgriffe an der Lendenwirbelsäule und am Becken	232
6.6.1.	Weichteiltechniken und ungezielte Handgriffe für die Lendenwirbelsäule	232
6.6.2.	Gezielte Handgriffe für die Lendenwirbelsäule	234
6.6.3.	Handgriffe am Becken – Beckenverwringung	240
6.6.4.	Handgriffe am Becken – Iliosakralblockierung	241
6.6.5.	Behandlung des Steißbeins	242
6.7.	Handgriffe an der Brustwirbelsäule	243
6.7.1.	Weichteiltechniken, ungezielte Lockerungsgriffe und Mobilisation	243
6.7.2.	Stoßmanipulationstechniken	247
6.8.	Handgriffe an den Rippen	252
6.8.1.	Mobilisationstechniken	252
6.8.2.	Manipulationstechniken	253
6.9.	Handgriffe an der Halswirbelsäule	255
6.9.1.	Weichteilbehandlung und ungezielte Techniken	256
6.9.2.	Gezielte Handgriffe	258
6.9.3.	Traktionsmanipulation der unteren Halswirbelsäule und des zervikothorakalen Übergangs im Sitzen	261
6.9.4.	Spezielle Techniken an den Kopfgelenken	263
6.10	Technik einiger gezielter Infiltrationen	265
6.11.	Einige Hilfstechniken	267

7.	**Krankengymnastik und muskuläre Fehlsteuerung**	**269**
7.1.	Einleitung, Grundsätze	269
7.2.	Motorische Stereotype (motor patterns)	270
7.2.1.	Atmungsstereotyp und seine Störungen	274
7.3.	Indikation für die Krankengymnastik bei vertebragenen Störungen	278
7.4.	Untersuchungsgang und kinesiologischer Status	279
7.4.1.	Konstitutionstyp	281
7.4.2.	Prüfung der einzelnen Muskelgruppen	281
7.4.2.1.	Muskeln an der unteren Extremität	281
7.4.2.2.	Hüftmuskulatur	283
7.4.2.3.	Rumpfmuskulatur	287
7.4.2.4.	Untere Fixatoren des Schultergürtels	290
7.4.2.5.	Halsmuskulatur	292
7.4.3.	Untersuchung der (konstitutionellen) Hypermobilität (J. SACHSE)	293
7.4.3.1.	Wirbelsäule	294
7.4.3.2.	Extremitätengelenke	297
7.4.4.	Untersuchung koordinierter Bewegungen (motorischer Stereotyp)	301
7.4.4.1.	Testbewegungen für Becken und Lendenwirbelsäule	302
7.4.4.2.	Testbewegungen für die Brustwirbelsäule	304
7.4.4.3.	Testbewegungen für Kopf und Hals	305
7.4.4.4.	Komplizierte Testbewegungen	306
7.5.	Syndrome	309
7.5.1.	Unteres gekreuztes Syndrom	309
7.5.2.	Oberes gekreuztes Syndrom	310
7.5.3.	Sogenanntes Etagensyndrom	310
7.6.	Allgemeines Vorgehen beim gezielten aktiven Heilturnen	310
7.7.	Postisometrische Muskelrelaxation	312
7.7.1.	Behandlung einzelner Mus-	

kelgruppen und Muskelan-
satzpunkte 313
7.7.1.1.   Hartspann im Bereich des
hinteren Atlasbogens 313
7.7.1.2.   Verspannung des Musculus
levator scapulae 315
7.7.1.3.   Verspannter oder verkürzter
oberer Anteil des Musculus
trapezius 316
7.7.1.4.   Verspannter Musculus sternocleidomastoideus 317
7.7.1.5.   Verspannung der Musculi
scaleni 317
7.7.1.6.   Verspannung und Verkürzung des Musculus pectoralis 318
7.7.1.7.   Epicondylitis radialis 320
7.7.1.8.   Epicondylitis ulnaris 323
7.7.1.9.   Schmerzhaftigkeit der langen Bicepssehne 323
7.7.1.10. Verspannung des Musculus
supraspinatus 324
7.7.1.11. Schmerzhafter Musculus infraspinatus 324
7.7.1.12. Musculus subscapularis . . . 325
7.7.1.13. Musculus erector spinae . . 326
7.7.1.14. Interskapularschmerz 329
7.7.1.15. Schmerzhaft verspannte
Bauchmuskeln 330
7.7.1.16. Musculus iliopsoas 330
7.7.1.17. Sogenannter ligamentärer
Schmerz 331
7.7.1.18. Schmerzhaftes Steißbein . . 331
7.7.1.19. Verspannter Musculus rectus femoris 332
7.7.1.20. Verspannter Musculus piriformis 333
7.7.1.21. Schmerzhafter Tuber ischiadicum 333
7.7.1.22. Schmerzhaftes Fibulaköpfchen 333
7.7.1.23. Druckschmerz am Trochanter major 334
7.7.1.24. Verspannte Adduktoren . . . 335
7.7.1.25. Verspannter Musculus quadratus lumborum 335
7.7.1.26. Schmerzhafte Fuß- und Zehenstrecker 336

7.7.1.27. Schmerzhafte Achillessehne 336
7.7.1.28. Schmerzhafter Fersensporn . 337
7.8.   Üben abgeschwächter Muskeln 338
7.8.1.   Musculus glutaeus maximus 338
7.8.2.   Musculus glutaeus medius - . 338
7.8.3.   Musculi recti abdominis . . 339
7.8.3.1.   Aufsetzen aus Rückenlage 339
7.8.3.2.   »Beckenschaukel« 339
7.8.3.3.   »Wiege« 340
7.8.4.   Unterer Anteil des Musculus
trapezius 341
7.8.4.1.   Isolierte Anspannung der
unteren Schulterblattfixatoren bei Rumpfvorbeuge . . . 341
7.8.4.2.   Üben der Schulterblattfixation und der Kopfhaltung . . 341
7.8.5.   Musculus serratus anterior . 342
7.8.5.1.   Vierfüßlerstand und Liegestütz 342
7.8.5.2.   Vierfüßlerstand mit einem
Buch im Nacken 342
7.8.6.   Tiefe Halsbeuger 343
7.8.6.1.   Isometrische Kopfvorbeuge . 343
7.8.6.2.   Kopfvornicken bei Rückbeuge in der Brustwirbel-
säule 343
7.9.   Umlernen gestörter Stereotype 343
7.9.1.   Stand auf zwei Beinen . . . 344
7.9.1.1.   Aufrichten vom Fersensitz
zum Knien 345
7.9.1.2.   Stehen an der Wand 345
7.9.1.3.   Stand auf den Fußspitzen . . 345
7.9.2.   Stand auf einem Bein 345
7.9.2.1.   Abwechselndes Vorschieben
der Beine in Rückenlage . . 346
7.9.2.2.   Rotation im Hüftgelenk bei
abduziertem Bein 347
7.9.2.3.   Beugung und Streckung des
Beines in Seitenlage 347
7.9.3.   Sitz 348
7.9.3.1.   Aufrechter Sitz auf dem Boden mit Rumpfdrehung . . . 348
7.9.3.2.   Beherrschung der Beckenhaltung im Sitzen 349
7.9.3.3.   Gerader Sitz und Kopfdrehung 349

7.9.3.4.   Seitenverschiebung des
            Brustkorbs 350
7.9.3.5.   BRÜGGERscher Entlastungs-
            sitz 350
7.9.4.   Vorbeuge 351
7.9.4.1.   Kyphosierung der Lenden-
            wirbelsäule und Vorstrecken
            der Arme 351
7.9.4.2.   Rumpfvorbeuge und Rumpf-
            rückbeuge im Stehen 351
7.9.4.3.   Heben eines Gegenstandes
            vom Boden 351
7.9.5.   Heben der Arme . . . . . , . . 352
7.9.5.1.   Anheben der seitwärts aus-
            gestreckten Arme in Bauch-
            lage 352
7.9.5.2.   Heben und Senken der
            Schultern 353
7.9.5.3.   Heben und Senken der
            Schultern bei gehobenen Ar-
            men 353
7.9.5.4.   Vorheben der Arme im Sit-
            zen 354
7.9.5.5.   Vorschieben und Zurückzie-
            hen des vorgestreckten Ar-
            mes 354
7.9.5.6.   Heben der Arme über den
            Kopf 355
7.9.6.   Tragen von Lasten 355
7.9.7.   Übungen bei gestörtem At-
            mungsstereotyp 355
7.10.   Gezielte krankengymnasti-
            sche Behandlung einzelner
            Wirbelsäulenabschnitte und
            Extremitätengelenke 356
7.10.1.   Lagerung von Patienten mit
            heftigen vertebragenen
            Schmerzen 356
7.10.2.   Lockerungsübungen,
            »Selbstmobilisation« 357
7.10.2.1.   Automobilisation der Iliosa-
            kralgelenke 358
7.10.2.2.   Übungen der Vor- und
            Rückbeuge in der Lenden-
            und Brustwirbelsäule auf al-
            len Vieren 359
7.10.2.3.   Übungen der Rotation von

7.10.2.4.   Brust- und Lendenwirbel-
            säule auf allen Vieren 360
7.10.2.4.   Übungen für die Rotation
            der Lenden- und untersten
            Brustwirbelsäule im Liegen . 361
7.10.2.5.   Ante- und Retroflexion zwi-
            schen L_5 und S_1 in Bauch-
            lage 361
7.10.2.6.   Übungen der Rück- und Sei-
            tenbeuge der ganzen Len-
            den- und unteren Brustwir-
            belsäule im Stehen 361
7.10.2.7.   Selbstmobilisation des tho-
            rakolumbalen Übergangs . . 362
7.10.2.8.   Rotation der Brustwirbel-
            säule im Sitzen 364
7.10.2.9.   Retroflexions-Selbstmobili-
            sation der Brustwirbelsäule
            in Ausatmung 364
7.10.2.10. Anteflexions-Selbstmobili-
            sation der Brustwirbelsäule
            im Fersensitz unter Einat-
            mung 365
7.10.2.11. Anteflexions-Selbstmobili-
            sation der Rippen im Sitzen
            unter Einatmung 365
7.10.2.12. Vor- und Rückwärtsverschie-
            bung in der oberen Brustwir-
            belsäule und im zervikotho-
            rakalen Übergang 365
7.10.2.13. Selbstmobilisation des zervi-
            kothorakalen Übergangs und
            der ersten Rippe 366
7.10.2.14. Vor-, Rück- und Seitwärts-
            verschiebung und Rotation
            in der Halswirbelsäule . . . 367
7.10.2.15. Gegenhalterübungen der
            Seitneigung für die ganze
            Halswirbelsäule 367
7.10.2.16. Übungen für das Atlas-Okzi-
            put-Gelenk 368
7.10.2.17. Lagerung bei thorakaler Ky-
            phose 369
7.10.2.18. Selbstmobilisation der Ex-
            tremitätengelenke 369

8.	Klinik der Funktionsstörungen des Bewegungssystems (vertebragene Störungen)	371
8.1.	Rückenschmerzen	371
8.1.1.	Kreuzschmerz	372
8.1.1.1.	Statisch-dynamischer Kreuzschmerz	372
8.1.1.2.	Schmerzhafte Dornfortsätze	374
8.1.1.3.	Beckenverwringung	374
8.1.1.4.	Iliosakralblockierung	375
8.1.1.5.	Funktionelle Koxalgie	375
8.1.1.6.	Blockierungen der Lendenwirbelsäule	378
8.1.1.7.	Schmerzhaftes Steißbein	379
8.1.1.8.	Berührung des Rippenbogens mit dem Beckenkamm	380
8.1.1.9.	Lumbago als Ausdruck eines Bandscheibenvorfalls oder eines extraduralen Tumors	381
8.1.1.10.	Kombinierte Läsionen	383
8.1.2.	Schmerzen im Bereich der Brustwirbelsäule	384
8.1.3.	Schmerzen im Bereich der Halswirbelsäule	385
8.2.	Wurzelsyndrome	389
8.2.1.	Wurzelsyndrome an den unteren Extremitäten	389
8.2.1.1.	Anamnestische Hinweise	389
8.2.1.2.	Allgemeine Symptomatik	390
8.2.1.3.	Einzelne Wurzelsyndrome	390
8.2.1.4.	Probleme der Diagnose	392
8.2.1.5.	Therapie	393
8.2.1.6.	Meralgia paraesthetica	397
8.2.1.7.	Krämpfe in den Beinen, Fersensporn, »Fußschmerz«	397
8.2.2.	Wurzelsyndrome an den oberen Extremitäten	398
8.2.2.1.	Allgemeinsymptome bei Wurzelsyndromen an den oberen Extremitäten	398
8.2.2.2.	Einzelne Wurzelsyndrome	398
8.2.2.3.	Differentialdiagnose	399
8.2.2.4.	Differentialdiagnose zum Karpaltunnelsyndrom	399
8.2.2.5.	Differentialdiagnose zur Ulnarisparese	401
8.2.2.6.	Therapie	401
8.3.	Vertebragene pseudoradikuläre und vegetativ-trophische Störungen	401
8.3.1.	Zervikobrachiales Syndrom	401
8.3.1.1.	Begriff	401
8.3.1.2.	Differentialdiagnose	402
8.3.1.3.	Therapie	404
8.3.2.	Schulterschmerzen	404
8.3.2.1.	Begriff	404
8.3.2.2.	Schmerzhaft bewegungseingeschränktes Humeroskapulargelenk – echte Schultersteife	405
8.3.2.3.	Eigentliche Periarthritis humeroscapularis – Abduktionsstörungen	407
8.3.2.4.	Akzessorische Schultergelenke	408
8.3.2.5.	Oberste Rippen	408
8.3.2.6.	Myogener Schulterschmerz	409
8.3.3.	Epikondylitiden	409
8.3.4.	Zervikokraniales Schmerzsyndrom	410
8.3.4.1.	Begriff	410
8.3.4.2.	Anamnese und klinisches Bild	411
8.3.4.3.	Therapie	412
8.3.5.	Anteflexionskopfschmerz oder Schulkopfschmerz nach GUTMANN	413
8.3.6.	Atlasbogenschmerz	414
8.3.7.	Migräne	416
8.3.8.	MÉNIÈRESche Krankheit und zervikaler Schwindel	418
8.3.8.1.	Anamnese des vertebragenen Schwindels	418
8.3.8.2.	Klinische Formen	419
8.3.8.3.	Klinischer Befund	420
8.3.8.4.	Differentialdiagnose des Schwindels	421
8.3.8.5.	Therapie des Schwindels und ihre Ergebnisse	426
8.3.8.6.	Zur Pathogenese des Schwindels	427
8.4.	Basiläre Impression und verwandte Anomalien	429
8.5.	Zervikale Myelopathie	432

8.6.   Vertebroviszerale Syndrome
          (und viszerale Syndrome)
          mit vertebragener Beteili-
          gung 435
8.6.1.   Tonsillitis 438
8.6.2.   Lunge und Rippenfell 438
8.6.3.   Herz 439
8.6.4.   Leber und Gallenblase . . . 442
8.6.5.   Pankreas 443
8.6.6.   Magen und Duodenum . . . 443
8.6.7.   Dünn- und Dickdarm 444
8.6.8.   Erkrankungen der Nieren,
          des Nierenbeckens und der
          Harnwege 445
8.6.9.   Geschlechtsorgane 445
8.6.10.   Hartspann der Mm. Psoas
          und rectus abdominis 447
8.7.   Posttraumatische Zustände . 449

9.   **Prävention von Funktions-**
          störungen des Bewegungs-
          systems (vertebragene Stö-
          rung) 453
9.1.   Bedeutung des Problems,
          Häufigkeit der Störungen . . 453
9.2.   Grundlagen und Zielsetzung
          der Prävention 455
9.3.   Lebensführung 458

10.   **Fragen der Arbeitsfähigkeit**
          und Begutachtung bei
          Funktionsstörungen des
          Bewegungssystems unter

          besonderer Berücksichti-
          gung vertebragener Störun-
          gen 463
10.1.   Rückenschmerz 464
10.1.1.   Kreuzschmerzen 464
10.1.2.   Schmerzen im thorakalen
          und zervikalen Wirbelsäu-
          lenbereich 465
10.2.   Wurzelsyndrome 466
10.2.1.   Wurzelsyndrome an den un-
          teren Extremitäten 466
10.2.2.   Wurzelsyndrome an den
          oberen Extremitäten und
          das zervikobrachiale Syn-
          drom 467
10.3.   Wirbelsäulenverletzungen . 468
10.3.1.   Was ist als Wirbelsäulen-
          trauma zu bewerten? 468
10.3.2.   Bedeutung des Traumas bei
          Rückenschmerzen und ihre
          Beurteilung 469
10.3.3.   Rolle des Traumas beim
          Bandscheibenvorfall und
          ihre Beurteilung 470

11.   **Stellung der Manipula-**
          tions- und Reflextherapie
          innerhalb der Medizin und
          die weiteren Perspektiven . 472

Literaturverzeichnis 476

Sachwörterverzeichnis 523

Vorwort

Dieses Buch entstand aus den Erfordernissen des Unterrichts. Die Funktionsstörungen des Bewegungssystems (vertebragene Erkrankungen) sind eine Massenerkrankung; sie stellen schon allein dadurch ein volkswirtschaftliches Problem dar. Die manuelle Medizin ist hier eines der wirksamsten und ökonomischsten Mittel, sie wird aber erst dann jedem Kranken zugute kommen, wenn genügend Ärzte sie beherrschen. Diesem Ziel soll das Buch dienen.

Bisher gab es lediglich technische Leitfäden der manuellen Medizin, so daß es notwendig wurde, sie endlich umfassend zu begründen und ihr Wesen darzulegen. Das vorliegende Buch befaßt sich deshalb an erster Stelle mit den Funktionsstörungen der Gelenke, insbesondere mit der reversiblen Gelenkblockierung, da sie den eigentlichen Gegenstand der manuellen Medizin darstellt.

Bei näherer Betrachtung hat die manuelle Medizin zwei Aufgaben: Sie korrigiert die gestörte Gelenkfunktion, und gleichzeitig ist sie, besonders an der Wirbelsäule, eine sehr wirksame Form der Reflextherapie und geeignet, unterschiedliche, auch vegetativ betonte Schmerzzustände zu beeinflussen.

Daraus ergibt sich die Notwendigkeit, die manuelle Medizin einerseits in die Therapie des Bewegungssystems an richtiger Stelle einzubauen, andererseits sie auch mit anderen Methoden der Reflextherapie (der »Therapie über das Nervensystem«) zweckmäßig zu kombinieren. Da sie lediglich die passive Beweglichkeit wiederherzustellen vermag, muß sie durch aktive Bewegungstherapie ergänzt werden. Deshalb wurde, gemeinsam mit JANDA, die Krankengymnastik bei vertebragenen Störungen in einem selbständigen Kapitel behandelt.

Die manuelle Medizin wird nicht zu Unrecht wegen ihrer Präzision und Wirksamkeit als »unblutige Chirurgie« bezeichnet. Deshalb setzt sie eine präzise, ausgefeilte Diagnostik der Funktionsstörungen im Bewegungssystem voraus. Dem wird dadurch Rechnung getragen, daß die manualtherapeutische und röntgenologische Funktionsdiagnostik mit derselben Ausführlichkeit behandelt wird wie die Behandlungstechniken selbst. Das gilt nicht nur für die Blockierungen und andersartigen Störungen im Segment, sondern auch für die Störungen der Statik und die Muskelfehlsteuerungen. Von diesen neuen Gesichtspunkten aus werden im speziellen klinischen Teil die wesentlichsten vertebragenen Krankheitszustände besprochen. Abschließend werden noch Fragen der Prävention, der Begutachtung und der Stellung der manuellen Medizin behandelt.

Die erste Auflage des Buches (1973) war in Kürze vergriffen. Die zweite erschien 1977 und mußte angesichts des erheblichen Fortschritts auf wissenschaftlichem und praktischem Gebiet einer gründlichen Umarbeitung unterzogen werden. Auch sie war binnen einiger Monate vergriffen, und so erschien 1978 die 3. Auflage, die ebenfalls längst vergriffen ist. Die 4. Auflage (1983) bedurfte angesichts des großen Fortschritts der letzten Jahre beträchtlicher Umarbeitung und Ergänzung, um die Aufgabe eines modernen Lehrbuchs zu erfüllen. Dasselbe gilt auch für die 5. Auflage.

Worin besteht nun im wesentlichen dieser Fortschritt, der uns zu vielen Änderungen und Ergänzungen veranlaßte? Er liegt in einer neuen Bewertung und Nutzung des

muskulären Faktors. Wenn die Funktionsstörung bei unseren Kranken entscheidend
ist, dann muß das auch für den wichtigsten
Träger der Funktion im Bewegungssystem
gelten, nämlich für die Muskulatur.

Dem entspricht auf technischem Gebiet,
daß wir bei der manuellen Therapie vor allem Mobilisationstechniken ausgearbeitet
haben, die auf muskulärer Fazilitation und
Inhibition beruhen. Mit anderen Worten,
wir sind immer mehr in der Lage, die Eigenkräfte des Organismus, die auch die physio-
logischsten und deshalb wirksamsten sind,
therapeutisch zu nutzen. Außerdem gelingt
es mit weitgehend analogen Techniken, die
so wichtigen muskulären Verspannungen
selbst regelmäßig zu lösen und damit
Schmerzen an den Muskeln und sogar deren
Ansatzpunkten zu beseitigen. Hand in Hand
mit der Beherrschung des muskulären Faktors gehen Fortschritte in der Selbstbehandlung, der medizinischen Rehabilitation des
Bewegungssystems: Sobald wir die Muskulatur des Patienten in der Therapie einsetzen
wollen, bedeutet das ja, daß er auch mitar-
beiten muß. Der weitere Schritt ist dann folgerichtig die Selbstbehandlung und die
Krankengymnastik mit allen fließenden
Übergängen.

Die wesentlichsten Anregungen für diese
Neuentwicklung verdanken wir F. C. H. GAY-
MANS, der osteopathischen Schule der staatlichen Universität in Michigan, insbesondere
F. MITCHELL, und den Fortschritten der Pra-
ger Schule auf dem Gebiet der Krankengymnastik, vor allem V. JANDA und F. VELE.

Mein Dank gilt an erster Stelle meinem
verstorbenen Lehrer Prof. Dr. K. HENNER, der
es überhaupt ermöglichte, daß ich mich an
der Ersten Neurologischen Universitätsklinik meines Landes mit diesem Problem befassen konnte. Nicht weniger danke ich
Herrn Prof. JIROUT, der mich als erster mit
seiner ganzen Autorität unterstützte und der
in der von ihm geleiteten Neuroradiologischen Abteilung die hier notwendigen spe-

ziellen Röntgentechniken einführte und
selbst unentwegt auf diesem Gebiet weiterar-
beitet und bahnbrechend ist. Prof. MACEK hat
das Verdienst, die Bedeutung dieser neuen
Fachrichtung erkannt und ihren Unterricht
am Institut für ärztliche Fortbildung durch-
gesetzt zu haben. Vielen Mitarbeitern bin
ich zu Dank verpflichtet: Prof. O. STARY, Do-
zent K. OBRDA, Dr. L. KRAUSOVA aus der HEN-
NERSCHEN Klinik sowie V. JANDA und F. VELE
aus der Klinik von Prof. Macek, außerdem
den Krankengymnastinnen K. STEINOVA,
E. BORTLIKOVA, E. KLIROVA und neuerdings
V. VERCHOZINOVA und V. HAVRANKOVA, ohne
die viele der Techniken nicht ausgefeilt worden wären. Endlich auch meinen Schülern,
von denen ich den verstorbenen E. KUBIS aus
der DDR und L. ZBOJAN nennen möchte.
Mein Dank gilt weiterhin der Leitung des
Zentralinstituts des Bahnärztlichen Dienstes, die es mir ermöglicht, wie auf einer klinischen Basis weiterzuarbeiten und die
Techniken weiterzuentwickeln, einschließlich ihrer Röntgenabteilung unter
Dr. STEJSKAL.

Was die deutschsprachige Ausgabe betrifft, wie auch die gesamte Entwicklung der
Manuellen Medizin in der DDR, gilt mein
Dank Prof. Dr. H. KRAUSS, der die Weiterbildung in der manuellen Therapie im Rahmen
der Akademie für ärztliche Fortbildung und
der Gesellschaft für Physiotherapie der DDR
organisiert und überhaupt erst ermöglicht
hat.

Das größte Verdienst für die deutschsprachige Ausgabe und auch für den Unterricht
in der DDR hat jedoch mein Mitarbeiter,
Kritiker und Berater, Chefarzt Dr. J. SACHSE,
dem ich hiermit meinen besonderen Dank
aussprechen darf.

Auch dem Verlag gebührt Dank für die
Herausgabe des Buches sowie für die großzü-
gige Ausstattung.

Frühjahr 1986   K. LEWIT

1. Einführung

1.1. Grundlagen und Bedeutung der Reflex-(Neural-)Therapie

Schmerz im allgemeinen und Schmerz bei Erkrankungen des Bewegungssystems ist eine Plage, an der die Menschheit von eh und je gelitten hat. Immer suchte man nach Abhilfe, und dementsprechend besteht auch eine Unzahl verschiedenster Heilverfahren. Dabei wird von herkömmlicher Seite lediglich Bettruhe und mit einiger Zurückhaltung etwas Pharmakotherapie als gesichert wirksam angesehen. Demgegenüber stehen zahlreiche Methoden, von denen die meisten, wenn auch nicht alle, zur Physiotherapie gehören und die alle ihre eifrigen Verfechter haben. Um nur einige zu nennen: Massage, die verschiedensten Methoden der Elektrotherapie, Nadelung, Lokalanästhesie, Manipulation, Wärme- und Kryotherapie, Saugnäpfe und Blutegel, Hypnotherapie, Krankengymnastik u. a. m. All diese Verfahren werden bei ungefähr denselben Erkrankungen in Anwendung gebracht, so daß sich die Frage aufdrängt, welcher Methode der Vorzug zu geben ist und ob nicht der jeweilige Behandler eben die Methode benutzt, mit der er am besten vertraut ist.

Der gemeinsame Nenner der meisten dieser Methoden besteht in ihrer reflektorischen Wirkung, indem sie auf sensible Rezeptoren einen Reiz ausüben und so dort, wo der Schmerz besteht – oder noch besser, wo er entsteht – eine Reflexbeantwortung auslösen. Wir können sie deshalb als Methoden der »Reflextherapie« bezeichnen. Wenn wir also davon ausgehen, daß es sich um ein reflektorisches Geschehen handelt, können wir die Frage stellen, um welche Rezeptoren es dabei geht und welche Strukturen von ihnen versorgt werden. Angesichts der Steuerung durch das Nervensystem, die vor allem reflektorisch vor sich geht, wäre es gewiß wünschenswert, genau zu wissen, warum, wo und wie wir die eine oder die andere Methode zur Anwendung bringen sollten, d. h. mit größerem Verständnis der einzelnen Methoden, dann können wir auch wirksamer behandeln. Da diese Verfahren vor allem der Behandlung von Schmerzzuständen dienen, beginnen wir am besten mit der Beantwortung eines nozizeptiven oder Schmerzreizes.

Jeder lokale Schmerzreiz löst zunächst einen Reflex in dem zu ihm gehörenden Segment aus. In diesem Segment beobachten wir eine hyperalgetische Hautzone (HAZ), einen muskulären Hartspann, schmerzhafte Periostpunkte, Bewegungseinschränkung im entsprechenden Bewegungssegment der Wirbelsäule und (möglicherweise) eine Dysfunktion eines inneren Organs (Abb. 1). Dabei besteht also die Möglichkeit klinisch zu erkennen, welche der ge-

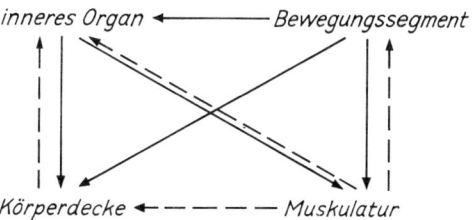

Abb. 1   Beziehungen innerhalb des Segments

nannten Strukturen verändert ist, um dann die entsprechende Methode zu benutzen, die entweder auf Haut, Muskeln, Periost, Bewegungssegment oder etwa das innere Organ einwirken. Wir können weiterhin entscheiden, in welcher Struktur die Veränderungen am intensivsten sind und von welcher der Schmerz (wahrscheinlich) ausgeht.

Die reflektorischen Einwirkungen bleiben jedoch nicht auf ein einziges Segment beschränkt. So beobachten wir bei viszeralen Störungen viszeroviszerale Reflexe: Schmerz in der Gallengegend verursacht z. B. Brechreiz, Schmerz in der Herzgegend Beklemmung u. a. Noch auffallender zeigt sich das im Bewegungssystem: Eine akute Störung in *einem* Segment der Wirbelsäule löst einen Hartspann in einer beträchtlichen Anzahl von Segmenten der Rückenstrecker aus; eine Bewegungseinschränkung in einem Bewegungssegment wirkt sich auf entfernte Abschnitte aus und hat eine Art von Kettenreaktion zur Folge. Jede ernsthaftere schmerzhafte Läsion an der Peripherie löst auch eine zentrale Reaktion aus: Es kommt zu einer Veränderung des Bewegungsmusters (Stereotyps), um die schmerzhafte Struktur zu schonen. So entstehen veränderte Bewegungsschablonen, die auch nach Abklingen der sie verursachenden peripheren Läsion weiterbestehen können (Abb. 2).

Dabei ist zu betonen, daß es auf all diesen Ebenen sowohl zu somatischen als auch zu vegetativen Reaktionen auf den Schmerzreiz kommt. Die somatische Reizbeantwortung besteht vor allem in muskulärem Hartspann oder in muskulärer Hemmung (Erschlaffung) und auf zentraler Ebene in Veränderungen der motorischen Stereotypen. Die vegetativen Reaktionen bestehen in hyperalgetischen Zonen, den verschiedensten Schmerzpunkten, vasomotorischen Reaktionen (vorwiegend Vasokonstriktion) im Segment und können sich auf zentraler Ebene auf die Atmung, den Kreislauf und auch auf den Verdauungsapparat auswirken. Diese zentralen Auswirkungen sind verständlich, denn der Schmerzreiz bewirkt ja einen erheblichen Streß.

Wenn wir die Ursache der nozizeptiven Reizung im Segment erkannt haben – beispielsweise die Bewegungseinschränkung in einem Wirbelsäulensegment – und wenn wir auch den Grad der Einschränkung abschätzen können, dann kann uns die Intensität der reflektorischen Veränderungen über die Reaktionslage des betreffenden Patienten und des entsprechenden Segments unterrichten. Die subjektive Beurteilung des Schmerzes ermöglicht uns dann, den nozizeptiven Reiz, die reflektorische Reaktion und endlich die (zentrale, psychische) Empfindlichkeit der Patienten abzuschätzen.

Diese etwas schematischen Richtlinien zeigen, wie man bei schmerzhaften Störungen vorgehen sollte, wobei wir uns im wesentlichen so verhalten, wie dies in der Neurologie bei Störungen der Beweglichkeit üblich ist. So ein Vorgehen ist unerläßlich, wenn wir gezielt behandeln wollen, d. h. wenn wir wissen wollen, warum, wann und wo wir die eine oder andere Methode der Reflextherapie anwenden sollen. Deswegen ist es notwendig, zuerst die Schmerzursache und die reflektorischen Auswirkungen im Segment, suprasegmental und auf zentraler Ebene, zu unterscheiden.

Der Schlüssel zur Lösung dieser schwierigen Aufgabe liegt wohl in der Funktion und den Funktionsstörungen des Bewegungssystems. Weil dies jedoch das Hauptthema dieses Buches ist, sei hier lediglich betont, daß das Bewegungssystem die weitaus häufigste

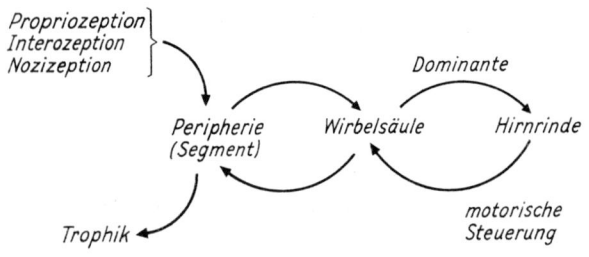

Abb. 2 Übersicht über die afferenten und efferenten Verbindungen zwischen Peripherie und Zentrum

Ursache für Schmerzen im Organismus dar-stellt. Das ist verständlich: Nicht nur stellt es drei Viertel des Körpergewichts dar; wichtiger noch ist, daß es unserem Willen – und daher auch unserem Mutwillen – unterliegt und deshalb über kein anderes Mittel verfügt, um sich gegen Mißbrauch zu schützen, als indem es Schmerz verursacht. Damit ist auch gesagt, daß der Schmerz an erster Stelle vor schädlicher oder Fehlfunktion warnt, weshalb auch Funktionsstörung die häufigste Ursache von Schmerzen ist, die im Bewegungsapparat entstehen. Bewegungseinschränkung im Bewegungssegment (Blockierung) und gestörte motorische Stereotype sind typische Beispiele. Es ist deshalb kein Zufall, daß Schmerzen verschiedenster Ursache (z. B. viszeraler Schmerz) von muskulärem Hartspann begleitet sind und im Bewegungssystem empfunden werden (beispielsweise verursacht das Herz Schmerzen im linken Arm und der Schulter, die Gallenblase im Schulterblatt usw.). Deshalb ist die Kenntnis der Funktionsstörungen des Bewegungssystems die Voraussetzung einer gezielten und wirksamen Therapie.

Es liegt auf der Hand, daß die Therapie und ihre Methode von der Struktur abhängen, auf die wir einwirken wollen. So können wir mit den verschiedensten Mitteln auf die Haut einwirken, da hier die Rezeptoren sehr leicht zu erreichen sind (Massage, Elektrotherapie, Nadelung oder einfach Hautdehnung). Muskulärer Hartspann kann durch Massage, Wärme, wirksamer jedoch durch postisometrische Relaxation und mit Hilfe von Lokalanästhesie behandelt werden. Die adäquateste Behandlung von funktionell reversiblen Bewegungseinschränkungen von Gelenken und Bewegungssegmenten der Wirbelsäule ist die Manipulation. Periostpunkte können mit Hilfe von Massage, Nadelung und – wenn es sich um Ansatzpunkte von Muskeln handelt – mit Hilfe der postisometrischen Relaxation behandelt werden. Bei Störungen motorischer Stereotypen ist die Krankengymnastik die adäquate Behandlungsmethode.

Es gilt nun fernerhin zu entscheiden, welche der veränderten Strukturen wichtiger und welche weniger wichtig, welche die wahrscheinlich primäre und welche sekundär verändert sind. Auch die Intensität der Störung hat Bedeutung. Schon auf segmentaler Ebene können wir eine Art von Hierarchie feststellen: Primär kann eine Störung im inneren Organ und im Bewegungssegment der Wirbelsäule vorliegen; der muskuläre Hartspann kann primär sein, ist jedoch oft sekundärer (reflektorischer) Natur, und bei Periostpunkten und der Haut ist dies die Regel. Im Bewegungssystem und an der Wirbelsäule unterscheiden wir Abschnitte von größerer und geringerer Bedeutung, Abschnitte, in denen primäre Läsionen öfter entstehen als in anderen. Dabei ist es unerläßlich, schwere Fehlstereotypen zu erkennen, die, wenn unbehandelt, regelmäßig Rezidive verursachen. Hier spielt auch der psychische Faktor eine erhebliche Rolle, weil motorische Stereotypen auch der Ausdruck des seelischen Zustandes sind: Ängstlichkeit, Depression und die Unfähigkeit zu entspannen üben einen erheblichen Einfluß auf die Motorik aus. Nicht weniger wichtig ist, wie sich der Patient bei Schmerzen verhält; denn der Schmerz ist das häufigste Symptom unserer Patienten.

Neben der Bedeutung der diagnostischen Veränderungen nehmen wir auch auf gewisse praktisch-technische Umstände Rücksicht, denn nicht alle Methoden sind gleich wirksam oder »ökonomisch«. So ist die Nadelung oder Lokalanästhesie von Periostpunkten meist ökonomischer als die Periostmassage, aber, wenn möglich (d. h. wenn es sich um einen Insertionspunkt handelt), geben wir der postisometrischen Relaxation den Vorzug, weil sie nicht schmerzhaft ist und meist eine Selbstbehandlung ermöglicht. Vorteil manipulativer Techniken ist ihre Wirksamkeit und die rasche Ausführung.

Wir sehen also die großen Möglichkeiten, eine adäquate Technik zu wählen. Wir entscheiden uns jedoch, indem wir zwar die einzelnen Veränderungen möglichst genau diagnostizieren; dann jedoch die »Aktualitätsdiagnose« nach GUTMANN (1975) stellen, d. h. uns bemühen, diejenige Veränderung festzustellen, die im gegebenen Zeitpunkt in der pathologischen Kette das wichtigste Glied vorstellt. Wir sehen wiederholt, wie Methoden, die einen Reiz auf die Haut ausüben, ohne genaue Befunderhebung angewandt werden, ohne daß eine HAZ besteht oder ein Muskel entspannt wird, wenn kein muskulärer Hartspann zu finden ist, oder gar eine Manipulation ausgeführt wird, ohne daß eine Blockierung diagnostiziert wurde; die größte Zeitvergeudung ist natürlich, Krankengymnastik ohne diagnostizierte muskuläre Fehlsteuerung vorzuschreiben. Eine korrekte pathogenetische Aktualitätsdiagnose kann natürlich nur gestellt werden, wenn die einzelnen Glieder der pathogenetischen Kette erkannt sind und in ihrer Bedeutung analysiert wurden. Dann ist es auch möglich, sich nach erfolgter Therapie von dem Ergebnis genau zu überzeugen. Es ist also notwendig, wie bei einer neurologischen Untersuchung, systematisch vorzugehen, von der Peripherie zum Zentrum, und dann befundadäquat zu behandeln.

Trotzdem kommt es vor, daß die Ergebnisse nicht unseren Erwartungen entsprechen. Ein Grund dafür ist eine Läsion, die einen erheblichen nozizeptiven Reiz setzt und das klinische Bild beherrscht, ohne daß der Patient dies ahnt. Solche Läsion wird als Störfeld bezeichnet. So ein Störfeld ist häufig eine Narbe, u. a. auch nach Tonsillektomie. Eine Narbe ist meist etwas schmerzhaft bei der Untersuchung, umgeben von einer HAZ. Wenn also die »normale« Therapie – sozusagen über den Instanzenweg – versagt, müssen wir an ein Störfeld denken. Es lohnt sich dann, diese Narbe durch Nadelung oder Lokalanästhesie der Schmerzpunkte zu behandeln. Eine weitere Ursache unerwarteter therapeutischer Fehlschläge ist die larvierte Depression, an die man bei Schmerzpatienten denken soll, und die behandelt werden muß.

Die beschriebenen Funktionsstörungen des Bewegungssystems und die von ihnen verursachten reflektorischen Veränderungen können wir als funktionelle Pathologie des Bewegungssystems bezeichnen. In diesem Zusammenhang ist es sehr zu bedauern, daß das Wort »funktionell« oft als Synonym für psychogen benutzt wird; es zeugt von einer bedenklichen Unterschätzung der Funktion in ihrer Rolle in der Pathogenese. In der Rehabilitation interessieren wir uns dagegen an erster Stelle um die Funktion und versuchen sie auch dann zumindest zu verbessern, wenn der Krankheit eine pathomorphologische, strukturelle Veränderung zugrunde liegt. Das ist auch verständlich, denn jede strukturelle Läsion führt auch zu Funktionsstörungen.

Das größte Hindernis, diese auf den ersten Blick einfachen Grundsätze zu verwirklichen, sind die geringen Kenntnisse der Klinik von Funktionsstörungen des Bewegungssystems und deren reflektorischer Auswirkungen, die eigentlich die typischsten klinischen Manifestationen des Schmerzes darstellen. Die häufigsten Störungen, die auch das Objekt der Manipulationstherapie sind, betreffen die Wirbelsäule. Sie werden häufig als »vertebragen« bezeichnet, was heute nicht mehr ganz zutreffend erscheint. Vertebragene Erkrankungen sind nämlich auch pathomorphologisch definierte Krankheiten wie die ankylosierende Spondylitis, die Osteoporose, Neubildungen u. a. m. Uns dagegen interessieren vor allem Funktionsstörungen, und die beschränken sich nicht auf die Wirbelsäule; es beteiligen sich auch die Muskulatur, die Extremitäten, alle gesteuert vom Nervensystem. Deswegen sprechen wir lieber von Funktionsstörungen des Bewegungssystems als von vertebragenen Störungen.

Was ist nun heute der Stellenwert der Reflextherapie? Es ist ungefähr so schwer darauf zu antworten wie auf die Bedeutung der Pharmakotherapie. Während sich die Pharmakologie zu einer bedeutenden Wissenschaft entwickelt hat, blieben die Methoden der Reflextherapie (physikalischen Therapie) lange bloße Empirie, mit schlecht abgrenzbaren, oft chaotischen Indikationen. Von dem schon Gesagten können wir bereits folgendes wichtiges Gesetz formulieren: Wir indizieren eine Behandlung nicht wegen einer gewissen Erkrankung, aber aufgrund pathogenetisch wichtiger Störungen. Wenn beispielsweise der Kopfschmerz Folge erhöhter muskulärer Spannung ist, dann ist Muskelrelaxation mit Hilfe jedweder Methode das wichtigste. Wenn die muskuläre Verspannung Folge einer Blockierung eines Bewegungssegments der Halswirbelsäule ist, dann ist die manipulative Behandlung die Therapie der Wahl. Ist dagegen eine Fehlhaltung die Ursache, müssen wir diese korrigieren. Der Vorteil dieser Art von Therapie im Vergleich zur Pharmakotherapie liegt darin, daß lediglich physiologische Mittel beinahe ohne Nebenwirkungen zur Anwendung kommen und sich die Wirkung unmittelbar zeigt, so daß wir uns sofort überzeugen können.

Hier wären einige Worte über die Rolle der *Pharmakotherapie* bei Funktionsstörungen des Bewegungssystems angebracht. Es ist schwer sich vorzustellen, daß wir mit einem Arzneimittel eine spezifische Bewegungsfunktion wiederherstellen könnten. Wir können jedoch Spasmen lindern, Schmerz stillen und reflektorische Auswirkungen mildern und dadurch die Wiederherstellung der Funktion erleichtern. Außerdem können und müssen wir so Angstzustände und Depressionen behandeln.

Zusammenfassend ist zu sagen, daß weder die Diagnose noch die einzelnen Befunde allein Grundlage einer adäquaten Therapie sein können. Erst die pathogenetische Analyse erlaubt uns, die wichtigste Störung im gegebenen Zeitpunkt zu bestimmen. Nach Behandlung muß nachuntersucht werden, damit wir den Effekt beurteilen können. Daraus lassen sich dann Rückschlüsse auf die Berechtigung unseres Vorgehens ziehen. War unsere Behandlung wirksam, dann ist bei der Kontrolluntersuchung eine Änderung des Zustandes des Kranken zu ver-

zeichnen, und dann müssen wir von neuem ermitteln, welche Störung nun die wichtigste ist. So wird unsere Behandlung nie zu einer monotonen Routine. Dabei ist sie stets nachprüfbar, was ein rationell wissenschaftliches Handeln begünstigt.

Die manipulative Therapie, die eine der wirksamsten Methoden der Reflextherapie ist, ist gleichzeitig die Therapie einer gestörten Funktion des Bewegungssystems: Sie dient der Wiederherstellung eingeschränkter Gelenkfunktion. An diesem Beispiel soll gezeigt werden, daß diese Form der Therapie nur dann wirksam ist, wenn wir wissen, für welche Art von Störungen sie sich eignet. Dieser Grundsatz sollte auch für alle anderen Arten von Reflextherapie gelten.

1.2. Prinzipien der Manipulationstherapie

Auf die große Rolle der Wirbelsäule im Reflexgeschehen des Organismus wurde bereits hingewiesen und daraus der Schluß gezogen, daß es berechtigt ist, mittels Manipulationen an der Wirbelsäule Reflextherapie zu betreiben. Die Manipulationsbehandlung an der Wirbelsäule hat jedoch noch eine andere Seite, die bei Manipulationen an Extremitätengelenken im Vordergrund steht: Sie ist eine wirksame Behandlung funktioneller Gelenkstörungen. Manuelle Therapie an der Wirbelsäule ist nicht nur eine Form der Reflextherapie, sondern gleichzeitig die Therapie der Wahl für eingeschränkte Gelenkfunktion am Achsenorgan. Sie ist wahrscheinlich gerade deshalb eine so wirksame Form der Reflextherapie, weil sie die Funktion des Achsenorgans wiederherzustellen vermag. Deshalb ist die Manipulationstherapie allgemein eine Therapie des Bewegungssystems. Sie stellt das Bindeglied zwischen der Reflextherapie im Segment und der Krankengymnastik als der spezifischen Therapie von Störungen der (zentral gesteuerten) Motorik dar.

1.2.1. Ziel der Manipulation
an der Wirbelsäule

Wir vertreten eindeutig den funktionellen Standpunkt. Danach ist es Ziel der Manipulation, die Gelenkfunktion dort wiederherzustellen, wo sie gehemmt (blockiert) ist. Hierfür ist die Manipulation das direkteste, wirksamste und ökonomischste Mittel. Bei Gelingen der Manipulation ist in der Regel die Beweglichkeit im Bewegungssegment sofort nach dem Handgriff wiederhergestellt. Allerdings kann sich eine Blockierung lösen,

wenn mittels Massage, Prokainumspritzung, Wärme u. a. reflektorisch der Hartspann der Muskulatur beseitigt wird. Normalisiert sich aber die Gelenkfunktion nicht, dann tritt der Hartspann wieder auf. Die Manipulation ist also auch zuverlässiger.

Neben der Wiederherstellung der Gelenkfunktion können wir mit derselben Regelmäßigkeit die reflektorischen Wirkungen feststellen. Es verschwindet der reflektorische muskuläre Hartspann und die hyperalgetische Zone. Sie weichen einer Hypotonie der Muskulatur und des Bindegewebes, wobei

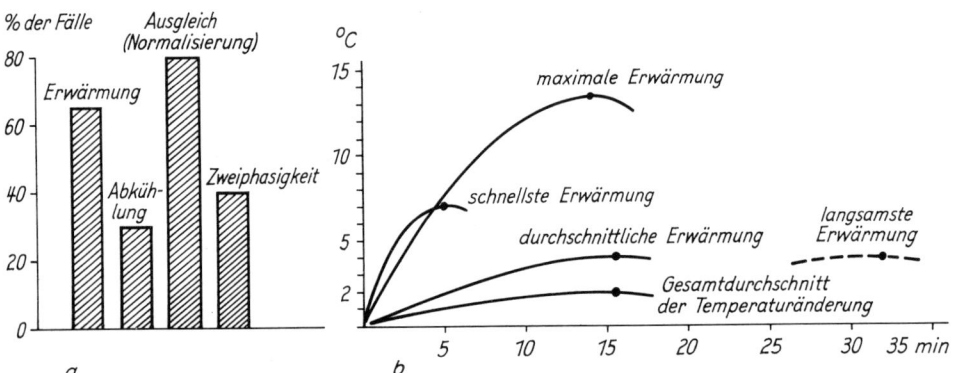

Abb. 3   Veränderung der Hauttemperatur nach Wurzelumspritzung bei Wurzelsyndromen der unteren Extremitäten. *a* zeigt die verschiedenen Verhaltensweisen in der Temperaturreaktion; *b* veranschaulicht den langsamen Ablauf dieser Reaktion, die Kurve »Gesamtdurchschnitt« bezieht die Temperatursenkungen mit ein

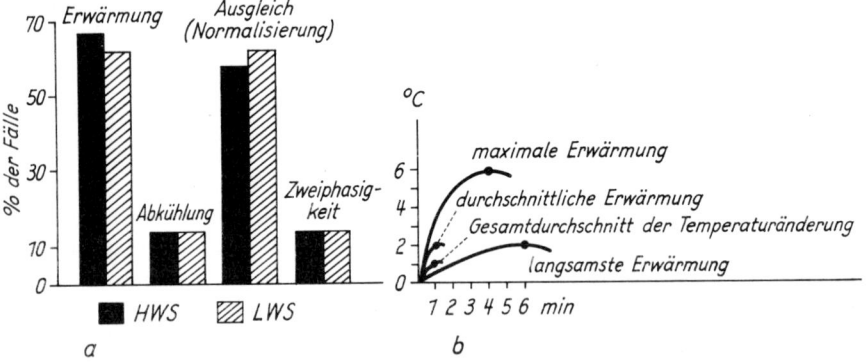

Abb. 4   Veränderung der Hauttemperatur nach Traktionsbehandlung bei Wurzelsyndromen der oberen und unteren Extremitäten. Bei gleicher Darstellung wie Abb. 3 zeigt *a* eine statistische Übersicht über die verschiedenen Reaktionsformen und *b* den viel schnelleren Ablauf dieser kleineren Temperaturänderungen im Vergleich zur Wurzelinfiltration

der Kranke Erleichterung und mitunter Wärmegefühl empfindet. All das geht schlagartig vor sich.

Schon in einer früheren Arbeit konnten wir mit STARÝ zeigen, daß sich die Hauttemperatur nach verschiedenen therapeutischen Maßnahmen, wie Prokainumspritzung (Abb. 3) und Quaddeln, viel langsamer veränderte als nach einer Traktion (Abb. 4).

Noch überraschender waren Beobachtungen, daß sich die Kraft im abgeschwächten Muskel nach Manipulation *augenblicklich* bessern kann. Dieses Phänomen konnte elektromyographisch registriert werden (Abb. 5 und 6). Damit zeigte sich auch, daß nach Manipulation mit hörbarem Gelenkknacken der Effekt andauert, während er nach einfacher Traktion wieder verschwindet. Wiederholt konnten wir im Lauf der Jahre auch eine Besserung abgeschwächter Muskeleigenreflexe feststellen. Voraussetzung war allerdings das regelmäßige Testen. Man könnte einwenden, daß die Kraftzunahme nur durch die Beseitigung des Schmerzes vorgetäuscht war. Wir beobachteten sie jedoch auch, wenn vorher kein wesentlicher Schmerz bestand. Die Erklärung

des Phänomens verdanken wir DRECHSLER, der die funktionelle Komponente beim radikulären Kompressionssyndrom experimentell bewiesen hat. In anderen Fällen, z. B. Abschwächung der Mm. glutaei bei Beckenverwringung, handelt es sich nur um eine reflektorische Muskelhemmung.

Das besagt, daß alle Wirkungen, ausgenommen die Wiederherstellung der Beweglichkeit, reflektorischer Natur sind. Das ist darauf zurückzuführen, daß die Gelenke, an denen die manuelle Therapie angreift, neben ihrer mechanischen Funktion auch die Funktion von Rezeptorenfeldern haben, von denen intensive proprio- und nozizeptive Reflexe ausgehen können.

1.1.2. Verlauf der Manipulation

Wenn wir auch sicher sind, daß nach der Manipulation die Beweglichkeit im gehemmten Gelenk wiederhergestellt und mit erheblichen reflektorischen Erscheinungen zu rechnen ist, so wissen wir nur wenig, was tatsächlich im Gelenk vor sich geht. Hier soll nur gesagt werden, was als gesichert gilt.

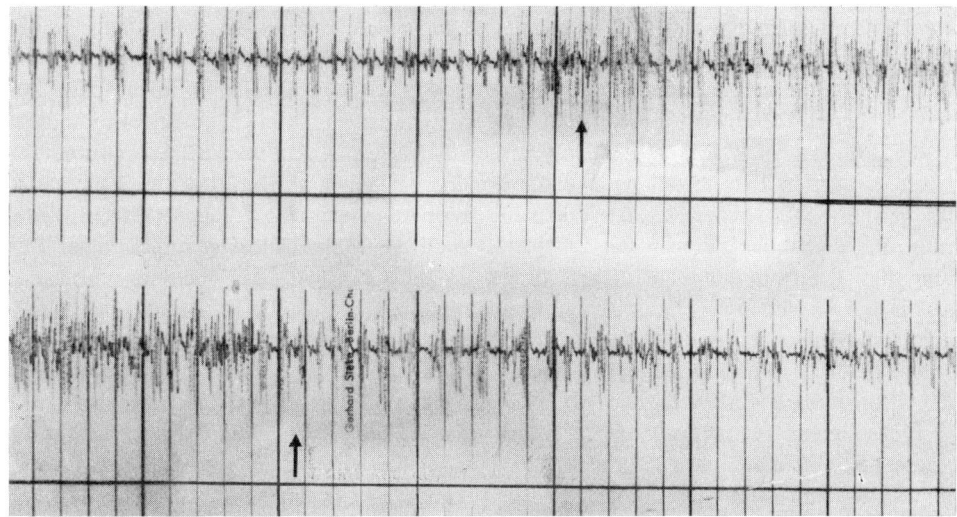

Abb. 5 Zunahme der Muskelaktivität (Kraft) im Summations-EMG des M. triceps während der Traktion der Halswirbelsäule

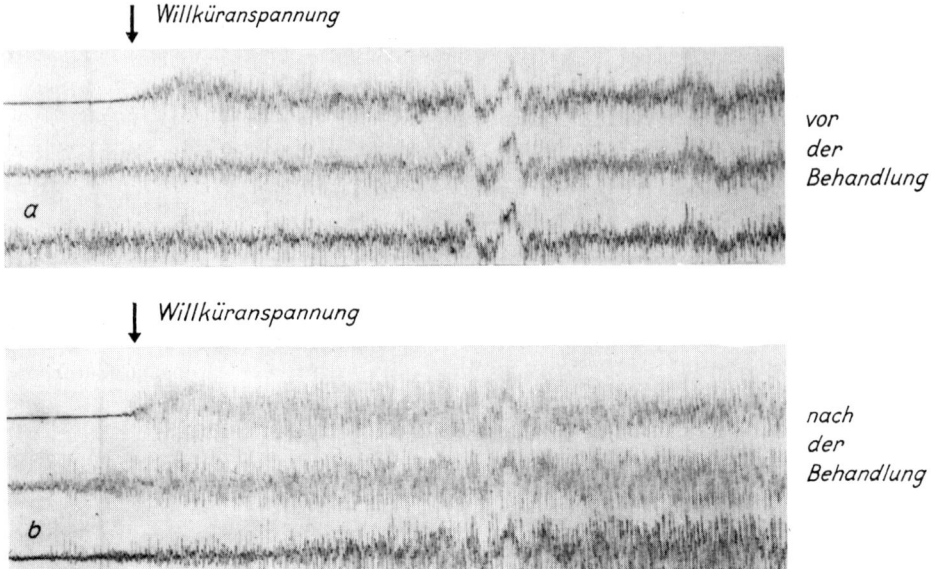

↓ *Willküranspannung*

vor der Behandlung

a

↓ *Willküranspannung*

nach der Behandlung

b

Abb. 6 Summations-EMG von drei Ableitstellen *a* vor und *b* nach Manipulationsbehandlung der Halswirbelsäule bei Wurzlsyndrom C_8

Die mehr theoretischen Erwägungen folgen an anderer Stelle.

Die Vorgänge am Gelenk während der Manipulation lassen sich am besten in zeitlicher Reihenfolge darstellen. Während der ersten Behandlungsphase wird das Gelenk in Vorspannung gebracht (taking up the slack), wobei es die Grenze der passiven Beweglichkeit erreicht. Diesen Vorgang können wir wiederholen und schon dadurch die Funktion verbessern (Mobilisation des Gelenks). In der zweiten Phase führen wir dann aus der so erreichten Extremstellung und ohne das geringste Nachgeben in der Vorspannung im Augenblick der völligen Entspannung des Kranken den eigentlichen Stoß aus. Dabei werden die Gelenkflächen voneinander abgehoben, und es kommt zum Gelenkknacken. Wir überschreiten also für einen Augenblick eine Schranke, ohne jedoch das Gelenk zu traumatisieren. TERRIER bezeichnet dies als Einbruch in den paraphysiologischen Raum. Die modernen Mobilisationstechniken, die sich muskulärer Fazilitation und Inhibition bedienen, leisten allerdings sehr oft auf schonendste Weise

dasselbe und manchmal sogar mehr als die eigentliche Stoßmanipulation.

Hier erscheint es zweckmäßig, kurz vom *Gelenkknacken* zu sprechen, das die erfolgreiche Manipulation meistens begleitet. Bekanntlich kann dieses Phänomen auch völlig belanglos sein und bei gesunden Extremitätengelenken und an der Wirbelsäule ausgelöst werden (Zug am Finger). Demgegenüber wissen wir von unseren Kranken, daß sich ihre Beschwerden oft nach einem ominösen Krachen im Kreuz oder Rücken einstellten, und wir haben gelernt, derartige anamnestische Angaben nicht zu unterschätzen. Wenn auch das Gelenkknacken nicht immer Bedingung für den Manipulationserfolg sein muß, so hat doch die Erfahrung gelehrt, daß es in den meisten Fällen für erfolgreiche Manipulation spricht und daß sich meist erst danach die typischen reflektorischen Phänomene (Muskelhypotonie, Wärmegefühl u. a.) einstellen. Sogar die einfache manuelle Traktion ist besonders wirksam, wenn es bei ihr zum Knacken kommt.

Bei genauer Beobachtung kann man meistens schon mit dem Ohr zwischen dem belanglosen Knack, den wir in jedem Gelenk hervorrufen können, und dem Krachen, das wir bei der Lösung der Gelenkblockierungen wahrnehmen, unterscheiden. Den Unterschied konnten wir auch phonographisch registrieren (Abb. 7). Wie Terrier berichtete,

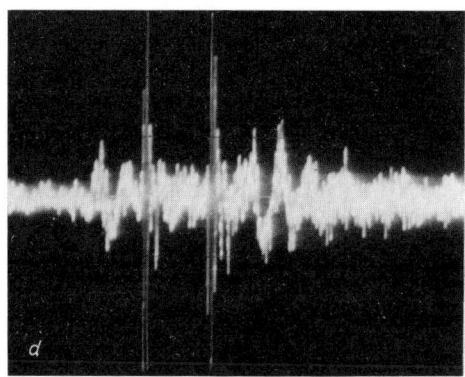

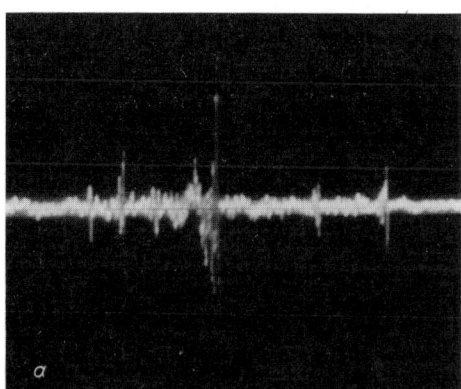

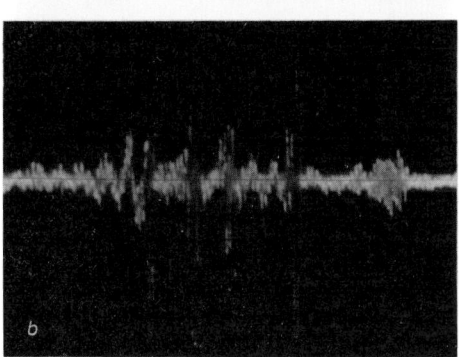

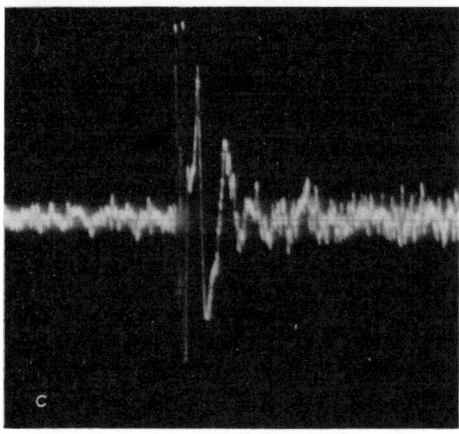

Abb. 7 Magnetophonregistrierung *a* des Gelenkknackens eines normalen Gelenks und *b* des Gelenkkrachens bei der Lösung einer Gelenkblockierung; Magnetophonregistrierung des Knackens *c* bei unvollständiger Lösung einer Blockierung und *d* bei sofortiger Wiederholung der Manipulation in demselben Gelenk

kann das einfache Gelenkknacken an der Wirbelsäule nicht binnen kurzer Zeit wiederholt werden. Bei einer Blockierung kommt es aber vor, daß ein zu zaghafter Handgriff die Blockierung nicht löst und nur einen einfachen Knack hervorruft. Danach kann es bei Wiederholung der Manipulation sofort noch einmal knacken (Abb. 7c, d).

Schon dieses unterschiedliche Verhalten des akustischen Phänomens weist darauf hin, daß tatsächlich zwischen dem harmlosen Knack und der Beseitigung einer Blockierung ein wesentlicher Unterschied besteht. Gemeinsam haben beide, daß die Struktur, die dieses akustische Phänomen auslöst, mit größter Wahrscheinlichkeit das Gelenk selbst ist. Wie wir später bei Besprechung des Wesens der Blockierung sehen werden, ist auch diese Erkenntnis von Bedeutung. Man darf aber das Phänomen des Gelenkknackens auch nicht überschätzen: Während es bei einer (Stoß-)Manipulation für den Erfolg spricht, werden die meisten Blockierungen durch Mobilisationstechniken ohne dieses Phänomen gelöst. Erst nach Erörterung dessen, was wir von der reversiblen Gelenkblockierung wissen, können wir weiter auf diese Problematik eingehen.

1.3. Geschichte
der Manipulationstherapie

Ein Kapitel, das die Geschichte der Manipulationstherapie kurz umreißt, ist in einem Lehrbuch der manuellen Medizin schon deshalb angebracht, weil sonst ihre eigenartige Stellung innerhalb der Medizin, aber auch die Vorurteile, die gegen sie bestehen, unverständlich wären. Nur wenn wir dies verstehen, können wir in Zukunft die Fehler vermeiden, die zu diesem Erbe führten.

Die Manipulationstherapie ist wohl so alt wie die Geschichte des Menschen. Immer gab es Laien, die Gelenke einschließlich der Wirbelsäule »einzurenken« oder »einzurichten« verstanden. Bei verschiedenen Völkern war es üblich, daß Kinder barfuß über den Rücken der nach schwerer Arbeit ermüdeten Eltern liefen. BIEDERMANN erwähnt analoge Techniken bei Urvölkern im Gebiet des Ägäischen Meeres, bei den Indianern und in Mitteleuropa in Ungarn und Polen.

Historisch bedeutsam ist die Tatsache, daß der Begründer der europäischen Medizin, HIPPOKRATES, schon im 5. Jahrhundert vor unserer Zeitrechnung neben der Chirurgie und der damaligen Arzneitherapie in der »Rhachiotherapie« einen Grundstein der Medizin sah. In seinem Werk über die Gelenke spricht er von Pararthremata, was einer geringen Dislokation dem Subluxationsbegriff der Chiropraktoren nahekommt. Wir zitieren nach WAERLAND: »Die Wirbel sind nicht viel, sondern nur ganz wenig verschoben ...« Wiederholt betont HIPPOKRATES, daß »es notwendig ist, die Wirbelsäule gut zu kennen, da viele Erkrankungen der Wirbelsäule im Zusammenhang stehen und deshalb die Kenntnis für das Heilen vieler Erkrankungen notwendig ist.« Er beschreibt auch, wie die Wirbelsäule behandelt werden kann: »Das ist eine alte Kunst. Ich habe vor denen, die sie als erste entdeckten, größte Hochachtung und auch vor denen, die mir folgen und mit ihren Entdeckungen zur Weiterentwicklung der Kunst, auf natürliche Weise zu heilen, beitragen werden. Nichts darf dem Auge und den Händen des gewandten Arztes entgehen, damit er auf dem Operationstisch die verschobenen Wirbel ohne Schaden für den Patienten einrichten kann ... Sofern die Behandlung kunstgerecht vorgenommen wird, kann es zu keinem Schaden kommen.« Erkrankungen, die durch Wirbelverstellung verursacht werden können, sind nach HIPPOKRATES Pharyngitis, Laryngitis Asthma, Lungenschwindsucht, Nieren- und Harnblasenentzündung, ungenügende Entwicklung der Geschlechtsdrüsen, Obstipation, Enuresis u. a. (zitiert nach WAERLAND).

Zahlreiche Reliefs zeigen die Manipulationstherapie im Altertum. Der Kranke lag in Bauchlage auf einem eigens dafür konstruierten Bett,

während ein Längszug an Kopf und Beinen ausgeübt wurde. Der Arzt führte die Manipulation an einem bestimmten Wirbel aus. Diese Art der Therapie wurde offensichtlich das ganze Altertum hindurch betrieben.

GALEN wußte, daß die peripheren Nerven an der Wirbelsäule austreten und hier geschädigt werden können, wie er bei der Behandlung des Sophisten Pausanias beschreibt.

Während sich jedoch aus der primitiven Arznei-(Kräuter-)Therapie und der Chirurgie des Altertums insbesondere während der beiden letzten Jahrhunderte die moderne Pharmakotherapie und Chirurgie entwickelten, blieb die Manipulationstherapie in dem Zustand, wie sie das Altertum von den Naturvölkern übernommen hatte. Die moderne Pharmakotherapie stellte dann in den Augen der Ärzte die primitiven Techniken der manuellen Therapie völlig in den Schatten, so daß diese weitgehend in Vergessenheit gerieten. Dazu trug auch die von der pharmazeutischen Industrie reichlich unterstützte ärztliche Presse bei. So sind wir Zeugen einer ungleichmäßigen Entwicklung innerhalb der Medizin, die dazu führt, daß die Disziplin, die mit dem Fortschritt in den übrigen Fachgebieten nicht Schritt hält, sogar in Vergessenheit gerät. In neuerer Zeit bestand unseres Wissens nur eine Gruppe von Laienbehandlern (die englischen »bone setters«), die sich mit der Manipulationstherapie befaßte. So etwa war die Lage bis in die zweite Hälfte des 19. Jahrhunderts.

Es ist wohl das Verdienst der Osteopathenschule und ihres Gründers ANDREW STILL (geb. 1824), die Bedeutung von Manipulationen an der Wirbelsäule von neuem entdeckt und eine wissenschaftlich fundierte Technik ausgearbeitet zu haben. STILL, angeblich Sohn eines amerikanischen Landpfarrers, versuchte im Alter von 10 Jahren seine Kopfschmerzen dadurch zu beseitigen, daß er mittels einer Schnur einen Zug am Kopf ausübte. Er studierte Medizin, diente als Chirurg im Bürgerkrieg und ließ sich dann in eigener Praxis nieder. Er befaßte sich leidenschaftlich mit Anatomie und beobachtete dabei geringe Unregelmäßigkeiten im Aufbau der Wirbelsäule. Dies war der Ausgangspunkt für Manipulationen, mit denen er solche Verformungen zu beseitigen vermeinte. Die überraschenden Erfolge, die er angeblich auch bei inneren Erkrankungen (z. B. Typhus abdominalis) zu verzeichnen hatte, erklärte er dadurch, daß geringe strukturelle Veränderungen der Wirbelsäule Schäden an Nerven und Gefäßen ihrer engsten Nachbarschaft, insbesondere im Foramen intervertebrale, verursachten und so die von ihnen versorgten inneren Organe in Mitleidenschaft zögen. Diese Theorie war natürlich mit den damaligen Vorstellungen in der Medizin kaum vereinbar. Es mußte zu einem völligen Bruch kommen, als STILL im Jahre 1874 in Kirksville mit 17 Studenten eine eigene medizinische Schule der Osteopathie gründete. Die Studiendauer betrug zunächst 2 Jahre. Die Studenten waren Laien und wurden somit Heilpraktiker.

Um 1895 gründete der Kolonialwarenhändler und Magnetopath D. D. PALMER eine chiropraktische Schule. Er behauptete, Manipulationen an der Wirbelsäule bei einem Arzt namens ATKINSON gesehen zu haben. Andere Quellen besagen, daß er von STILL persönlich behandelt worden war und seine Informationen von Schülern STILLS erhalten hatte.

B. J. PALMER, der Sohn D. D. PALMERS, machte vor Gericht folgende aufschlußreiche Angaben (nach HELLPAP): Die PALMERsche Schule der Magnetopathie bestand schon eine Reihe von Jahren und war als solche registriert, bevor die PALMERsche Schule der Chiropraktik entstand. Eine entwickelte sich aus der anderen, und es läßt sich nicht genau sagen, »wo der Zweig endet und die Rose anfängt ...« Über die Zielsetzung dieser Schule sagte B. J. PALMER: »Unsere Schule in Davenport ist auf geschäftlicher und nicht auf fachlicher Grundlage aufgebaut. Es ist ein Business, in dem Chiropraktoren ausgebildet werden. Sie müssen wie Maschinen arbeiten. Gleichzeitig mit der chiropraktischen Ausbildung durchlaufen sie einen Kurs in Geschäftspraxis. Wir unterweisen die Schüler nicht nur in den Grundbegriffen der Lehre, sondern auch wie sie zu verkaufen ist.«

Die Ausbildung von Chiropraktoren war anfangs nicht mit der von Osteopathen zu vergleichen. Die Kursdauer betrug 14 Tage bei einem finanziellen Aufwand von 500 Dollar. Mit der Zeit verlängerte sich die Kursdauer und betrug 1911 ein Jahr. Im Laufe der Zeit bekam sowohl das Studium der Chiropraktik als auch das der Osteopathie den Charakter eines Hochschulstudiums. Heute dauert es in den USA 4 Jahre. Es umfaßt die theoretischen Grundfächer und die wesentlichsten klinischen Fächer der Medizin (bei den Chiropraktoren ohne Pharmakologie und Pharmakotherapie).

In gewisser Hinsicht unterscheiden sich noch heute Osteopathen und Chiropraktoren in ihrem Arbeitsstil. Die Osteopathen legen größten Wert auf Funktionsstörungen, Chiropraktoren auf strukturelle Unregelmäßigkeiten der Wirbelsäule. Die Osteopathen bevorzugen bei der Behandlung lange Hebel (Kopf und Extremitäten), verstehen es aber, auf ein einzelnes Bewegungssegment abzuzielen. Die Chiropraktoren benutzen vor allem kurze Hebel (Wirbelfortsätze), auf die sie mit Kontaktgriffen einwirken. Allerdings haben sich insbesondere bei den Chiropraktoren noch weitere Gruppen entwickelt (B.J.PALMER, LOGAN, ILLI u.a.), so daß auch diese Angaben nicht im Einzelfall zutreffen müssen. Immerhin scheint es noch heute so zu sein, daß Osteopathen neben Manipulatio-

nen auch Weichteiltechniken und weiche Mobilisationen anwenden, während sich die Chiropraktoren lediglich auf die eigentliche Manipulation beschränken, sich aber auf der anderen Seite mehr mit der Statik und Röntgenologie befassen. Den Osteopathen (MITCHELL) verdanken wir den ersten Anstoß zu den modernen Muskelfazilitations- und Muskelinhibitionstechniken (»muscle energy procedures«).

Die Osteopathen versuchen sich immer mehr der Schulmedizin anzugleichen. So ist unter anderem aus dem Bulletine Nr.1 215 des United States Department of Labor (1957) ersichtlich: »Die Osteopathen sind Anhänger einer Ärzteschule, die die Manipulationstherapie als besondere Disziplin in der Medizin zwar betont, aber auch Chirurgie, Pharmakotherapie und alle übrigen anerkannten Methoden der ärztlichen Kunst betreibt. Die meisten Ärzte sind Haus- und Familienärzte ... Das Studium im College dauert 4 Jahre ... Nach Erreichung des Diploms muß der Absolvent ein Jahr in einem der 87 osteopathischen Krankenhäuser arbeiten ... Nach 5 Jahren kann der Absolvent auch den Titel eines Facharztes in den folgenden 11 Fächern erhalten: Innere Medizin, Neurologie und Psychiatrie, Physiotherapie und Rehabilitation, Dermatologie und Venerologie, Geburtshilfe und Gynäkologie, Pathologie, Röntgenologie und verschiedene chirurgische Fächer. Die Zahl der osteopathischen Ärzte nimmt stetig zu. GREENMAN (1983) schätzt die Zahl der Osteopathen in den USA auf 20 000 und der Chiropraktiker auf 25 000.

Der Inhalt der osteopathischen Fachzeitschrift (Am. J. of Osteopathy) entspricht tatsächlich eher einem Ärzteblatt für die Allgemeinpraxis als einer Zeitschrift, die sich vor allem mit manueller Therapie und der Wirbelsäule beschäftigt. So überrascht es nicht, daß es Bestrebungen gibt, ärztliche und osteopathische Berufsorganisationen zu vereinigen (Presseberichten aus dem Jahre 1961 zufolge hauptsächlich in Kalifornien und Pennsylvanien). In neuester Zeit besteht sogar ein »College of Osteopathic Medicine« neben einer medizinischen Fakultät an der staatlichen Universität in East Lansing im Staate Michigan. Dieser Trend dürfte sich in Zukunft nicht nur auf den Staat Michigan beschränken.

Im Gegensatz dazu ist der Standpunkt der Chiropraktik der offiziellen Medizin gegenüber eindeutig feindselig. Als B. J. PALMER mit deutschen Ärzten in Verbindung trat, die sich mit der Chiropraktik beschäftigten, erhob sich unter den in Europa niedergelassenen Chiropraktoren ein Sturm der Empörung, und PALMER wurde als Verräter bezeichnet.

Auch in theoretischer Hinsicht bestehen Unterschiede zwischen Osteopathen und Chiropraktoren, die mit der Stellung zur Schulmedizin zusammenhängen. Während die Osteopathen die von ihnen behandelte und als strukturell angesehene Störung an der Wirbelsäule nicht mehr wie früher als Subluxation, sondern vorsichtig und unverbindlich als »osteopathic lesion« bezeichnen, halten die Chiropraktoren starr an der Subluxationstheorie fest. Sie wird noch im Lehrbuch von JANSE (1974) verfochten. Ihr zufolge wird die vitale oder Nervenkraft auf ihrem Weg vom Gehirn zu den einzelnen Organen im Bereich der Wirbelsäule besonders im Zwischenwirbelloch, in ihrem Fluß gestört, weil es bei geringen Subluxationen dort zur Kompression der Nervenwurzel kommt. Durch Reposition dieser Subluxation werde der Strom der vitalen Kraft, dieser Panazee, wieder freigegeben. Somit hätten die Chiropraktoren gewissermaßen den Stein der Weisen in der Medizin gefunden. Diese Theorie ist natürlich für jeden Arzt unannehmbar. Man kann sich jedoch vorstellen, daß sie sich in ihrer primitiven Anschaulichkeit gut bei leichtgläubigen Laien verkauft. Hinzu kommt die abergläubische Ablehnung jeglicher Pharmakotherapie.

Osteopathen und Chiropraktoren bleibt jedoch gemeinsam, daß sie Wirbelsäulenmanipulationen ausführen, Heilpraktiker ausbilden und in theoretischer Hinsicht kaum mit der medizinischen Wissenschaft Verbindung haben. Es mußte, besonders in den USA, zwischen Osteopathen und Chiropraktoren einerseits und der Ärzteschaft andererseits zu Kollisionen kommen.

Die Differenzen zeigten sich vor allem im Konkurrenzkampf. Die Osteopathen und Chiropraktoren unterboten die Honorare der Ärzte und untergruben deren Autorität. Dadurch wurde jede sachliche Diskussion unmöglich und der Streit Angelegenheit der Gerichte und Behörden. Ärzte durften mit Chiropraktoren nicht zusammenarbeiten, selbst dann nicht, wenn bei Patienten eine Manipulation indiziert war, obwohl Osteopathen und Chiropraktoren die einzigen Fachleute auf diesem Gebiet waren (und vielfach noch sind).

Die Medizin schadete sich damit selbst. Statt sich mit den eindeutigen Behandlungserfolgen der Osteopathen und Chiropraktoren auseinanderzusetzen und Bewährtes zu übernehmen, lehnte sie alles in Bausch und Bogen als Quacksalberei ab und vernachlässigte so eine Disziplin, deren Bedeutung schon HIPPOKRATES hervorgehoben hatte. Das Ergebnis war eine stetig steigende Zahl von Osteopathen und Chiropraktoren (in den USA 45 000!). Die weitere Entwicklung der Medizin zeigte aber, daß die einseitige Ablehnung der Manipulationstherapie unhaltbar war. Nachdem die *mechanische* Wurzelkompression als Krankheitsursache eindeutig bewiesen war, befaßten sich Ärzte folgerichtig immer mehr mit Traktionen und Manipulationen (sogar in Narkose), jedoch ohne Kenntnis der präziseren und wissenschaftlicheren Techniken der Osteopathen und Chiropraktoren.

Mit anderen Worten: Während sie die Osteopathen und Chiropraktoren (mit Recht!) als Pfuscher bezeichneten, pfuschten sie nun selbst an der Wirbelsäule herum.

Wir befaßten uns mit der Entwicklung in den USA eingehender, weil hier Osteopathen und Chiropraktoren trotz aller Unzulänglichkeiten die Technik der manuellen Therapie in der gegenwärtigen Epoche zu einer wirklichen Kunst ausgearbeitet haben und weil wir gleichzeitig die Gefahren sahen, die eine solche Entwicklung außerhalb der Medizin in sich birgt. Wir wollen uns nun der Entwicklung innerhalb der Berufsmedizin, die vor allem in *Europa* vor sich ging, zuwenden.

Der Schweizer Arzt O. NAEGELI, der Vater des berühmten Internisten, wandte gleichzeitig und unabhängig von den amerikanischen Osteopathen Handgriffe an, besonders an der Halswirbelsäule, mit denen er Kopfschmerzen und andere zervikogene Störungen erfolgreich behandelte. 1903 erschien sein instruktives Buch (Neuauflage 1954). Sein Name war auch im Ausland bekannt. HNÁTEK zitiert ihn in seinem Buch über Kopfschmerzen (1913) und lobt seine Handgriffe. Sein Werk aber geriet in Vergessenheit.

Ein weiterer Vertreter der Manipulationstherapie war der englische Arzt und Professor der Physiotherapie J. A. MENNELL. Er verhehlte nicht, bei Osteopathen in der Lehre gewesen zu sein. Seine zahlreichen Publikationen (darunter Lehrbücher) sind bis heute vorbildlich geblieben, insbesondere hinsichtlich der Diagnostik. Obwohl er als erster in der Geschichte der Manuellen Medizin einen Lehrauftrag an einer nahmhaften Universität hatte, bildete er hauptsächlich Physiotherapeuten aus, und so gingen, mit Ausnahme seines Sohnes, aus seiner Schule kaum bekannte Ärzte hervor, die die manuelle Therapie ausübten. Sein Nachfolger CYRIAX ist zwar ein leidenschaftlicher Verfechter der Manipulationstherapie und hervorragender Kliniker und Diagnostiker (sein »Textbook of Orthopaedic Medicine« ist heute das beste klinische Lehrbuch des Bewegungssystems), er beschreibt und unterrichtet aber Techniken, die einem Vergleich mit denen von MENNELL und den Osteopathen nicht gewachsen sind. Demgegenüber muß STODDARD hervorgehoben werden. Ursprünglich Osteopath, studierte er später Medizin und gilt als Begründer der modernen Technik der Funktionsuntersuchung und Behandlung in Europa.

Als sich Chiropraktoren und Osteopathen in steigendem Maße in Westeuropa niederließen, riefen sie hier ähnliche feindselige Reaktion und Vorurteile unter den Ärzten hervor wie in den USA. Bezeichnend für diese Situation war der Prozeß in Basel im Jahre 1936. Die Schweizer Ärzte erreichten eine gerichtliche Verurteilung der Tätigkeit der Schweizer Chiropraktoren als

Quacksalberei und Betrug. Diese Konkurrenz wurde gesetzlich verboten.

Mitteleuropa blieb vor den Osteopathen und Chiropraktoren eher verschont. Die Ärzte fühlten sich deshalb hier weniger bedroht, und ihre Vorurteile waren geringer.

Es ist ferner nicht unwesentlich, daß die einzige osteopathische Schule Europas in London besteht und es außerhalb der USA keine chiropraktischen Schulen gibt. In den USA ausgebildete Chiropraktoren müssen sich verpflichten, keine Schulen im Ausland zu gründen und keinen Unterricht zu erteilen.

Als nach dem zweiten Weltkrieg, lange nach der Entdeckung des Bandscheibenvorfalls, das Interesse an der Wirbelsäule unter den Ärzten rasch anwuchs und die Möglichkeit einer Mechanotherapie immer deutlicher erkannt wurde, kam es an verschiedenen Orten Europas zur Kontaktnahme zwischen Ärzten und Osteopathen bzw. Chiropraktoren. So beschäftigte der führende französische Physiotherapeut Prof. de SÈZE an seiner Klinik Osteopathen oder osteopathisch ausgebildete Ärzte. In London an der osteopathischen Schule ausgebildete englische und französische Ärzte veröffentlichten ihre Erfahrungen über osteopathische Techniken in der ärztlichen Presse (LAVEZZARI, MAIGNE, STODDARD u. a.). Dies war schon an und für sich ein gewaltiger Fortschritt, und die Zeit gerichtlicher Prozesse war damit endgültig vorbei.

Damit war aber die Trennung zwischen Osteopathie bzw. Chiropraktik auf der einen und der Medizin auf der anderen Seite nicht überwunden. Die Medizin stellt trotz ihrer vielen Fachdisziplinen ein einheitliches Gebäude dar. Dabei muß es, wie bei jeder Wissenschaft, zu widerstreitenden Richtungen, d. h. zu Widersprüchen, kommen. Ohne sie wäre kein Fortschritt möglich. Deshalb können wir uns auch nicht mit einer auch noch so freundschaftlichen Zusammenarbeit mit der Osteopathie oder Chiropraktik begnügen. Wenn die manuelle Therapie tatsächlich eine brauchbare und wichtige Heilmethode ist, dann gehört sie in den Bereich der Medizin, und diejenigen, die sie beherrschen, sind Spezialisten auf einem medizinischen Gebiet, das auch innerhalb der Medizin gelehrt wird.

Die Ärzte in England und Frankreich sind sich dessen immer mehr bewußt geworden und haben ärztliche Gesellschaften der manuellen Medizin gegründet. In Frankreich sind sie in der Gesellschaft für physikalische Medizin organisiert, und die manuelle Therapie soll Teil der Ausbildung von Fachärzten für Physiotherapie werden. Da aber die Technik der manuellen Medizin nicht ohne weiteres erlernt werden kann, gilt es, die ärztliche Ausbildung darin selbst zu übernehmen. MAIGNE ist es 1970 gelungen, einen Lehrauftrag

für Manuelle Medizin an der Pariser medizinischen Fakultät zu erhalten. Die Ausbildung dauerte 5 Monate, z. Z. ein Jahr.

In dieser Hinsicht ist die Entwicklung im deutschsprachigen Raum von größter Bedeutung. Nach Kriegsende beschäftigten sich viele Ärzte mit der Manipulationstherapie. Sie begnügten sich aber nicht damit, sie zu erlernen und zu praktizieren, sondern gründeten wissenschaftliche Gesellschaften und Schulen, die die manuelle Therapie einer systematischen Kritik unterzogen und Ärzte ausbildeten. In der BRD entstanden zwei Gruppen: die »Ärztliche Forschungs- und Arbeitsgemeinschaft für Chiropraktik«, später »Forschungsgemeinschaft für Arthrologie und Chirotherapie« (FAC), in Hamm und die Gesellschaft für »Manuelle Wirbelsäulen- und Extremitätengelenkstherapie« (MWE) in Neutrauchburg. Zu ihren Mitgliedern zählen namhafte Persönlichkeiten, wie der Hamburger Ordinarius für Chirurgie ZUCKSCHWERDT und der Aachener Professor der Physiotherapie SCHULER. Sie arbeiten mit dem Institut für Wirbelsäulenforschung in Frankfurt am Main unter Leitung von Professor JUNGHANNS eng zusammen. Beide Gesellschaften haben sich 1966 zur »Deutschen Gesellschaft für manuelle Medizin« zusammengeschlossen. Es wurden inzwischen Hunderte von Ärzten und Dutzende von Lehrern ausgebildet und viele Kurse durchgeführt.

Der Boden für diese erfolgreiche Tätigkeit war im deutschsprachigen Raum gut vorbereitet. Hier gab es früher schon zahlreiche Richtungen, die als »Nicht-Schulmedizin« zusammengefaßt wurden. Von den Anhängern der Neuraltherapie (NONNENBRUCH, HUNEKE) bis zur Naturheilkunde, Homöopathie, Akupunktur usw. bestanden vielerlei Gruppen. Sie vereinte ein kritisch ablehnender Standpunkt gegenüber einer als dogmatisch empfundenen Schulmedizin, besonders gegenüber der VIRCHOWschen Organpathologie. Sie bekannten sich zur Ganzheitsmedizin und zum Nervismus, allerdings mit einem gewissen Hang zum Mystizismus.

So konnte die FAC mit Verständnis und Unterstützung bei Persönlichkeiten wie GUTZEIT, NONNENBRUCH, JUNGHANNS u. a. rechnen. GUTZEIT hatte sich schon vor dem zweiten Weltkrieg mit der Rolle der Wirbelsäule bei inneren Erkrankungen beschäftigt und selbst Manipulationstherapie betrieben. Hier muß jedoch auch die Schattenseite in der Entwicklung dieser Ärztegruppen genannt werden. Noch besteht die Gefahr, daß es letzten Endes bloß eine weitere Sekte innerhalb der »Nicht-Schulmedizin« bleibt. Die Kurse der FAC und MWE werden auf völlig privater Basis veranstaltet, und das charakterisiert sie auch: Die gesamte Ausbildung in der FAC dauerte ursprünglich 4 Wochen (vier einwöchige Kurse); sie wurde allerdings später auf 8 Wochen verlängert. Dabei wird nicht an Kranken praktiziert. Länger dauernde Kurse sind für Ärzte in eigener Praxis kaum durchführbar. Ohne diese Kurse würden aber sicher viele, die die Popularität der Manipulationstherapie erkannt haben, auf eigene Faust herumpfuschen. Außerdem wird die Ausbildung der FAC oder MWE von den Krankenkassen inzwischen anerkannt und honoriert. Der Unterricht in den FAC-Kursen hat seit 1963 durch die Gründung der Klinik für manuelle Therapie in Hamm einen weiteren Aufschwung erfahren. Ein bedeutender Erfolg besteht auch darin, daß die Deutsche Gesellschaft für physikalische und Bädertherapie diese Klinik als Lehrstelle auf dem Gebiet der manuellen Therapie anerkannt hat. Schließlich wurde 1973 ein Lehrauftrag für Manuelle Medizin (an G. GUTMANN und H. HINSEN) im Rahmen des orthopädischen Lehrstuhls in Münster und seit 1974 auf analoge Weise in Homburg (H. D. WOLFF) erteilt.

Wir können also zusammenfassen: In der BRD wurden die ersten ärztlichen Schulen der Manipulationstherapie gegründet, die inzwischen schon viele hundert Ärzte ausgebildet haben. Die offizielle Anerkennung der Krankenkassen wurde erreicht. Es ist gelungen, an Universitäten Eingang zu finden.

Eine ähnliche Entwicklung vollzog sich einige Jahre später in Skandinavien. Der in London ausgebildete Physiotherapeut KALTENBORN (Oslo) konnte eine Gruppe von Ärzten für die manuelle Medizin interessieren und im Laufe der Jahre eine bedeutsame Schule gründen, die in allen skandinavischen Ländern ihre Schüler hat. Sie arbeitet mit der Gruppe in der BRD eng zusammen und ist in Europa in der technischen Ausbildung von Ärzten führend. In der »freien Konkurrenz« von verschiedenen, bis dahin meist chiropraktischen Behandlungstechniken konnte sie die Überlegenheit der osteopathischen Technik der Londoner Schule beweisen und weiterentwickeln. Dadurch setzte sie aber einen gewissen Standard für die verschiedenen Ärztegruppen fest.

Die Entwicklung in der ČSSR ist schon deshalb interessant, weil sie in einem sozialistischen Land vor sich ging. Bis nach dem zweiten Weltkrieg gab es neben einigen Laien, die Gelenke »einzurichten« verstanden, nur eine in den USA ausgebildete Chiropraktorin in Prag. Als Schülerin von D. D. PALMER stieß sie natürlich auf die Ablehnung der Ärzte.

Ende 1951 beauftragte das Ministerium für Gesundheitswesen die Universitätskliniken, die von Laien und Heilpraktikern geübten Methoden zu überprüfen. Die Chiropraktik wurde von der neurologischen Klinik in Prag (Professor HENNER) beurteilt.

Der Boden für diese Aufgabe war hier gut vorbereitet. Das Bandscheibenproblem stand damals im Mittelpunkt des Interesses. Eine Reihe von Neurologen befaßte sich mit vertebragenen Störungen. Günstig in dieser Beziehung war auch, daß man sich gerade in dieser Zeit mit der PAWLOWschen Lehre bekanntmachte und daher den Fragen der Reflextherapie aufgeschlossen gegenüberstand. STARÝ und seine Schüler sahen in den vertebragenen Störungen geradezu ein Modell für das Studium der reflektorischen Auswirkungen von pathologischen Reizen und in der manuellen Therapie eine Möglichkeit, die Folgen mechanischer Einwirkungen experimentell festzuhalten.

Dazu kam die einzigartige Stellung der Neurologie in der ČSSR. Hier befassen sich die Neurologen auch mit den schmerzhaften Störungen des Bewegungsapparats und ihrer Rehabilitation, die anderenorts von Orthopäden, Rheumatologen oder Physiotherapeuten übernommen wird. So wurden die Probleme der Motorik und der Wirbelsäule von der Neurophysiologie und Reflextheorie gemeinsam bearbeitet. Außerdem bestand hier die sehr funktionell ausgerichtete neuroradiologische Schule von J. JIROUT.

Es galt nun, die eigentliche Technik der Manipulationstherapie von der »Theorie« der Chiropraktik und von dem ihr anhaftenden Kommerzialismus zu säubern. Ihre Wirksamkeit mußte auf klinischem Boden bewiesen, und die Indikationsstellungen mußten gesichert werden. Daß zunächst kritische Skepsis zu überwinden war, konnte der Sache durchaus nicht schaden. Als sich jedoch die Methode an einem großen Krankengut bewährt hatte und die Öffentlichkeit in steigendem Maß nach dieser Therapie verlangte, beschloß der Wissenschaftliche Rat des Gesundheitsministeriums, daß das Ärztliche Fortbildungsinstitut die Ausbildung von Ärzten in dieser Disziplin übernimmt.

Die Manipulationstherapie nahm also erstmals von einer führenden Universitätsklinik ihren Ausgang und wurde zu einer Fachrichtung innerhalb der offiziellen Medizin. Seit 1960 werden regelmäßig Kurse durchgeführt, die zunächst 3 Monate währten; jetzt umfaßt der übliche Ausbildungsgang drei Kurse zu je 2 Wochen. Die manuelle Medizin gehört jetzt zur Ausbildung von Ärzten, die in der Rehabilitation tätig sind. Es werden ausschließlich Ärzte in der manuellen Medizin unterwiesen; es sind bereits über 500 Ärzte ausgebildet worden. 1967 konnte eine »Kommission für Manipulations- und Reflextherapie« im Rahmen der »Sektion für Rehabilitation« in der »Ärztlichen Gesellschaft J. E. PURKINJE« offiziell gründet werden.

Eine ähnliche Entwicklung, die gegenwärtig geradezu stürmisch vor sich geht, ist in der DDR zu verzeichnen. Eine kleine Anzahl von Ärzten wurde noch in den fünfziger Jahren in Hamm oder Neutrauchburg ausgebildet. Dann kam es vorübergehend zu einem Stillstand. Es ist das Verdienst des damaligen Vorsitzenden der »Gesellschaft für Physiotherapie der DDR«, Professor KRAUSS, daß er 1965 mit einer Gruppe von FAC-Schülern Verbindung aufnahm und dann an der Akademie für ärztliche Fortbildung in der DDR Kurse für Ärzte veranstaltete. Dabei konnte er sich auf Ausbildungsleiter aus der ČSSR stützen. Der zeitliche Ablauf der Kurse richtete sich zunächst nach dem Vorbild der FAC. Jetzt sind es 3 Kurse zu je 2 Wochen.

Wie schon früher in der Schweiz, entstanden Ärztegesellschaften für manuelle Medizin in Belgien, Österreich und Italien, und auf dem Londoner Kongreß im Jahre 1965 wurde die Gesellschaft für manuelle Medizin in den USA, der Heimstätte der Osteopathie und Chiropraktik, gegründet. 1983 bestanden schon in 22 Staaten ärztliche Gesellschaften und Sektionen für manuelle Medizin: DDR, ČSSR, Belgien, BRD, Dänemark, Frankreich, Großbritannien, Holland, Italien, Norwegen, Österreich, Schweden, Schweiz, USA, VR Bulgarien sowie Australien, Luxemburg, VR Polen, Spanien, Neu-Seeland, Finnland, Uruguay.

Die internationale Zusammenarbeit von Ärzten auf dem Gebiet der manuellen Medizin machte sich immer mehr bemerkbar. Der erste Weltkongreß für manuelle Therapie fand 1958 in der Schweiz, der zweite 1960 in Freudenstadt in der BRD und der dritte 1962 in Nizza statt. Auf dem dritten Kongreß wurde die Gründung einer internationalen ärztlichen Gesellschaft für manuelle Medizin beschlossen. Dies erfolgte dann tatsächlich auf dem »Ersten Kongreß der Internationalen Föderation für manuelle Medizin (FIMM)« im September 1965 in London. Ihr erster Vorsitzender war der Schweizer Arzt J. C. TERRIER. Nachfolger wurden 1968 MAIGNE (Paris), 1971 GUTMANN (Hamm), 1974 BRODIN (Stockholm), 1977 POSSMANN (Kopenhagen), 1979 NEUMANN (Brühl), 1983 SCHWARZ (Novaggio).

Die Bedeutung dieser Entwicklung liegt auf der Hand: Die manuelle Medizin ist im internationalen Maßstab eine ärztliche Disziplin geworden. Es setzt sich immer mehr die Erkenntnis durch, daß Manipulationen, besonders die an der Wirbelsäule, wie chirurgische Eingriffe nicht in die Hand von Laien gehören.

2. Ätiologie und Pathogenese

2.1. Morphologische und funktionelle Betrachtungsweise

Im ersten Teil versuchten wir zu zeigen, daß die Manipulationstherapie an der Wirbelsäule auf die Wiederherstellung der Funktion des Bewegungssegments (JUNGHANNS), d. h. der beweglichen Verbindung zweier Nachbarwirbel, abzielt. Hier liegen ihre Möglichkeiten, aber auch ihre Grenzen. Es ist deshalb für uns von großem Interesse, wie hoch wir die Bedeutung einmal des funktionellen und zum anderen des morphologischen Faktors in der Pathogenese vertebragener Störungen einschätzen.

Immer noch wird in der Literatur die Ursache vertebragener Krankheitszustände den degenerativen Veränderungen unter der Bezeichnung »Spondylose«, »Osteochondrose«, »Diskopathie« u. ä. zugeschrieben. Das gibt diesen Erkrankungen den Anschein, »vom Schicksal gegeben« zu sein. Nun werden an der Bandscheibe tatsächlich bedeutsame Befunde frühzeitiger Degenerationsvorgänge erhoben.

1. Die Vaskularisierung der Bandscheibe nimmt schon zeitig in der Ontogenese ab.
2. Nach TÖNDURY bilden sich schon am Ende des ersten Lebensjahrzehntes Risse im Anulus fibrosus der zervikalen Bandscheiben.
3. Schon zu Ende des zweiten Jahrzehnts beginnt eine fortschreitende Austrocknung des Gallertkerns.
4. Der Bandscheibenvorfall betrifft tatsächlich vor allem Kranke mit beginnenden degenerativen Veränderungen an der Bandscheibe.

Dem steht gegenüber, daß degenerative Veränderungen an der Wirbelsäule mit Beschwerdefreiheit durchaus vereinbar sind. Sie sind im Alter von 50 Jahren üblicherweise und jenseits des 70. Lebensjahres obligat vorhanden. Ja, auch ihre Deutung ist sehr unterschiedlich: In einem Fall handelt es sich offenbar um einfache Abnutzungsfolgen, im anderen jedoch um (adäquate!) Reaktionen auf ein Trauma oder (bei Osteophyten) auf Überlastung, die dann die verlorene Stabilität wiederherstellen (wie bei Spondylolisthesen). Somit sind manche als degenerativ bezeichnete Veränderungen eher Folge als Ursache pathologischer Vorgänge und mit Narben vergleichbar. Sie haben mit Narben auch gemeinsam, daß man dann nicht mehr von einem intakten Terrain sprechen kann. Für die Reaktion auf eine hinzukommende Schädigung kann das nicht bedeutungslos sein. Es wäre aber nicht zu verstehen, wie degenerative Veränderungen einschließlich der Osteophyten allein zu klinischen Beschwerden führen sollen; denn es handelt sich um langsam entstehende Gebilde, und zudem befinden sich knöcherne Strukturen in stetigem Umbau und können sich den Weichteilen bekanntlich anpassen. Auch ein weicher, gallertiger Tumor oder ein Aortenaneurysma usurieren den scheinbar harten Knochen. DUUS und Mitarbeiter konnten zeigen, daß sogar bei degenerativen Veränderungen im Bereich des Intervertebralforamens für den Spinalnerv mit seinen Gefäßen gegnügend Raum bestehen bleibt, weil sich die Gelenkfortsätze entsprechend umformen. Auch der typische Verlauf mit Verschlimmerung und Remissionen ist durch morphologische Veränderungen nicht erklärbar.

Noch wesentlicher erscheint es jedoch, daß unter dem Begriff »degenerativ« sehr unterschiedliche Zustände verstanden werden:

1. physiologische Abnutzungs- oder Alterungserscheinungen,
2. höchst adäquate Anpassungsprozesse (bei Hypermobilität oder nach Trauma),
3. destruktive Prozesse wie bei der progredienten Hüft- oder Kniegelenkarthrose.

Bei fortgeschrittenen degenerativen Veränderungen besteht nicht einmal mehr die Gefahr eines Bandscheibenvorfalls, weil der fibrös umgewandelte Gallertkern nicht mehr den Binnendruck ausübt, der den Vorfall mitbedingt. Es kann daher nicht wundernehmen, daß zahlreiche statistische Untersuchungen über die Bedeutung rein degenerativer Veränderungen an der Wirbelsäule in diesem Sinne ergebnislos blieben. Es ist deshalb REISCHAUER zuzustimmen, der in den degenerativen Veränderungen »steinerne Denkmäler« abgelaufener Krankheitsprozesse erblickt.

Wir wollen uns deshalb der Bedeutung des Bandscheibenvorfalls zuwenden, dem morphologischen Substrat vieler Wurzelkompressionssyndrome. Er steht schon jahrzehntelang im Mittelpunkt des ärztlichen Interesses. Operationsergebnisse hatten mitunter tatsächlich gezeigt, daß die unerträglichen Schmerzen wie im Experiment nach der Entfernung des prolabierten Gewebes abklangen. Damit war erstmalig die mechanische Komponente bei vertebragenen Krankheitszuständen bewiesen und das ärztliche Interesse für die Wirbelsäule geweckt worden. Aber so bedeutsam diese Entdeckung war, sie führte zu Verallgemeinerungen, die trotz ihrer Unhaltbarkeit vielfach heute noch die pathogenetischen Vorstellungen bei vertebragenen Störungen beherrschen. Folgende Gedankenkette führte stillschweigend und wie selbstverständlich dorthin: Wenn der Bandscheibenvorfall die häufigste Ursache von Wurzelkompressio-nen an der unteren Extremität ist, wird dies auch für die banale Lumbago zutreffen, weil sie der Wurzelkompression meist zeitlich vorangeht. Wenn das aber für den Kreuzschmerz zutrifft, werden auch die übrigen Rückenschmerzen so zu erklären sein. Schließlich werden auch für Schmerzsyndrome an den oberen Extremitäten und letzten Endes für alle übrigen als vertebragen aufgefaßten Erkrankungen, wie Kopfschmerzen, vertebroviszerale Störungen usw. Bandscheibenläsionen verantwortlich zu machen sein. Die Praxis bewies jedoch eindeutig, daß der Bandscheibenvorfall nur im Bereich der letzten drei Bandscheiben eine erhebliche Rolle spielt und sonst ein Ausnahmefall ist, der manchmal Rückenmarks- bzw. Kaudakompressionen verursacht.

Aus allen Bandscheibenoperationsstatistiken geht eindeutig hervor, daß die Eingriffe außerhalb der letzten zwei bis drei Bandscheiben nur wenige Prozent betragen. Ihre Hauptindikation waren medulläre und Kaudasyndrome. Aber auch im Bereich der letzten drei Bandscheiben wird die Operationsindikation immer enger gefaßt. Der Vorfall erklärt nämlich nicht den ganzen pathogenetischen Vorgang. Zwischen der Größe des Vorfalls und den klinischen Beschwerden besteht kein konstantes Verhältnis. In allen großen Operationsstatistiken (KUNC, HANRAETS) beruhte bei ungefähr 10 % der Fälle die Wurzelkompression nicht auf einem Bandscheibenprolaps, sondern auf anderen Ursachen. Demgegenüber konnte auf Grund von Sektionsbefunden (McRAE) bewiesen werden, daß Bandscheibenvorfälle auch in der unteren Lendenwirbelsäule ohne klinische Symptome bleiben können, und Kontrollen nach Perimyelographie zeigten (durch die nicht resorbierten, beweglichen Kontrastöle), daß der nicht operierte Bandscheibenvorfall auch im beschwerdefreien Stadium weiterbesteht. Der Bandscheibenvorfall allein kann uns somit die Pathogenese des Wurzelsyndroms nicht einmal im Bereich der unteren Lendenwirbelsäule erklären. Es handelt sich hier um eine Gruppe vertebragener Erkrankungen, die nach Verlauf und Prognose eine Sonderstellung einnehmen.

Da auch entzündliche Veränderungen und andere pathologisch-anatomische Prozesse als Erklärung für die große Mehrheit der banalen vertebragenen Störungen nicht in Frage kommen, müssen wir den Schluß ziehen, daß zum Verständnis der Pathogenese die morphologische Betrachtung unzulänglich ist.

Wir wissen aus der Klinik vertebragener Störungen (vorausgesetzt, wir beherrschen die genaue manuelle Funktionsuntersuchung der Wirbelsäule), daß wir dabei ganz regelmäßig Funktionsstörungen, meist Bewegungseinschränkungen (Blockierungen), seltener Hypermobilität feststellen können. Auch röntgenologisch zeigten SCHÖN, JIROUT u. a., daß im ersten Stadium klinischer Störungen bei jungen Patienten meist noch keine morphologischen (degenerativen) Veränderungen bestehen, auch wenn es sich um schwere Schmerzzustände handelt. Also gerade im entscheidenden Frühstadium versagt die morphologische Diagnostik. Die Funktionsstörung kann allerdings nicht nur klinisch, sondern auch röntgenologisch erfaßt werden, wobei wir unter Funktionsstörung nicht nur die Störungen der Beweglichkeit, sondern auch die der Statik und Haltung verstehen sollten. Wir sehen, daß Veränderungen der Funktion klinisch und röntgenologisch bei vertebragenen Störungen nicht nur regelmäßig vorhanden sind, sondern sich auch viel früher zeigen als die morphologischen Veränderungen. Da weiterhin Funktionsstörungen meist reversibel, d. h. behandelbar sind, wollen wir uns nun dem Problem der Wirbelsäulenfunktion und ihrer Störungen zuwenden.

2.2. Funktion der Wirbelsäule

Wir unterscheiden drei Grundfunktionen der Wirbelsäule:

1. Schutz- und Stützfunktion,
2. Funktion als Bewegungsachse des Körpers,
3. Anteil an der Aufrechterhaltung des Gleichgewichts.

Der Gegensatz der unter 1. und 2. genannten Aufgaben ist augenfällig. GUTMANN drückt dies zutreffend mit den Worten aus: »Die Wirbelsäule muß so beweglich wie möglich und so fest wie nötig sein.« Es genügt ja, sich das große Bewegungsausmaß der Kopfgelenke zu vergegenwärtigen und dabei zu bedenken, daß in dieser Höhe vitale Zentren des verlängerten Marks liegen, um sich der Tragweite dieses Gegensatzes bewußt zu werden. Darum gehen Störungen dieser beiden Grundfunktionen Hand in Hand. Wenn durch eine Fehlfunktion z. B. Rezeptoren gereizt werden, kommt es zu einer défense musculaire, die die schädigende Bewegung sperrt. Außerdem übt die in ihrer Beweglichkeit gestörte Wirbelsäule auch ihre Schutzfunktion nicht richtig aus. Es kommt zuerst zur Spannung der Weichteile, die dann zur Irritation und Schädigung der nervösen Strukturen führen kann. Die ungestörte Funktion der Wirbelsäule als Bewegungsachse des Körpers ist außer ihrer Bedeutung für den Inhalt des Wirbelkanals auch Voraussetzung für normale Funktionsabläufe im gesamten Bewegungssystem. Das schließt die Extremitätengelenke, die Muskelfunktion und die reflektorischen Vorgänge innerhalb der einzelnen Segmente ein. Schon hier zeigt es sich, daß die Funktion der Wirbelsäule im Zusammenhang mit dem Becken, den unteren Extremitäten und der Muskulatur betrachtet werden muß.

Das wird besonders deutlich, wenn wir die dritte der genannten Grundfunktionen, die Gleichgewichtserhaltung, näher erörtern. Die tonischen Nackenreflexe und ihre Bedeutung für Gleichgewicht und Körperhaltung sind auch für das Erwachsenenalter bekannt. Weniger ist man sich jedoch bewußt, daß für die Aufrechterhaltung des Gleichgewichts das Labyrinth nicht unbedingt notwendig ist, unabdingbar aber die Propriozeption, besonders aus dem Bereich der

Körperachse. Klinische Erfahrungen mit Schwindelerscheinungen einschließlich des MÉNIÈRESchen Syndroms zeigten uns die entscheidende Rolle von Wirbelsäulenfunktionsstörungen bei einem Großteil dieser Zustände. Dabei sind Schwindelerscheinungen beim Zervikalsyndrom viel häufiger und von der Wirbelsäule her viel besser zu beeinflussen als Gehörstörungen. Da A. und N. vertebralis Labyrinth *und* Kochlea versorgen, ist es naheliegend, das unterschiedliche Betroffensein von Gehör und Gleichgewicht nicht auf jene Strukturen zurückzuführen, sondern auf den direkten Einfluß den die Propriozeptoren der Halswirbelgelenke auf die Gleichgewichtserhaltung ausüben. Den direkten klinischen Beweis lieferten NORRÉ und Mitarb. mit Hilfe des GREINERSCHEN Pendelstuhls: Bei diesem wird der Kopf des Untersuchten festgehalten, während der Rumpf »pendelnd« von einer zur anderen Seite gedreht wird. Es gelang auf diese Weise, d. h. lediglich durch Reizung der zervikalen Propriozeptoren, Nystagmus zu registrieren.

Man darf sich dabei aber nicht auf die Rezeptoren der Halswirbelsäule beschränken. KOMENDANTOW konnte an Kaninchen zeigen, daß tonische Reflexe nicht nur vom Nacken, sondern auch von der Lendenwirbelsäule ihren Ausgang nehmen können, er spricht dann von Kreuz-Augen- und Kreuz-Kopf-Reflexen. Bei einer Seitneigung des Kaninchenrumpfes um eine dorsoventrale Achse in der Lendengegend bei gleichzeitiger Fixation des Oberkörpers und des Kopfes bewegen sich die Augen in entgegengesetzter Richtung. Wird der Kopf nicht fixiert, kommt es zusätzlich zu einer leichten Kopfwendung ebenfalls in entgegengesetzter Richtung. Aktivitätsableitungen von Muskeln der Nickhaut und den Mm. recti zeigten, daß es sich dabei um einen tonischen Reflex handelt. Bei bestimmter Versuchsanordnung konnte KOMENDANTOW die Wirkung der Kreuz- und Nackenreflexe konkurrieren lassen. Dabei erwies sich der Nackenreflex meist als stärker. Allerdings besteht eine Abhängigkeit vom Ausmaß der Seitabweichung: Je größer die Seitwendung, desto stärker ist der Effekt. Im zeitlichen Ablauf ist erwähnenswert, daß sich im Anschluß an die Einwirkung eines Nackenreflexes auch ein relativ schwächerer Kreuzreflex durchsetzen kann. Durch diesen Mechanismus wird das Tier offenbar in die Lage versetzt, trotz der Rumpf- und Kopfbewegungen während des Laufens ein konstantes Blickfeld zu behalten. Dementsprechend haben diese Reflexe nur sehr kurze Übertragungszeiten, und noch bei einer Frequenz von 200 Seitenbewegungen pro Minute waren Aktivitätsänderungen an den untersuchten Muskeln zu registrieren. Die Versuche zeigen somit in der Wirbelsäule eine reflektorisch gesteuerte Funktionseinheit, mit synergistischer oder antagonistischer Beeinflussung der Abschnitte untereinander. Mit anderen Worten: Bestimmte Änderungen der Stellung oder Funktion an einem Ende der Wirbelsäule wirken sich reflektorisch und augenblicklich entlang der ganzen Körperachse aus. Dabei ist zu betonen, daß beim Menschen beide Wirbelsäulenenden in ihrer Stellung nahezu konstant gehalten werden: das Becken durch die Beinlänge und der Kopf durch reflektorische Fixierung der Augen-Labyrinth-Ebene im Raum. Die letztere wird als motorischer Stereotyp streng aufrechterhalten. CRAMER zufolge haben die Kopfgelenke über tonische Nackenreflexe eine Wirkung auf den Tonus der gesamten posturalen Muskulatur und somit auf das Achsenorgan. Das Becken hingegen beeinflußt in entscheidender Weise die Statik. Jedwede Abweichung und Funktionsstörung zwischen diesen Fixpunkten muß die Wirbelsäule deshalb selbst kompensieren. Störungen des Achsenorgans können folglich nicht eng lokalisiert bleiben. Beispielsweise konnten USHIO und Mitarb. (1973) die ungünstige Wirkung einer Lumbago bei Schwindelpatienten und die günstige Wirkung der Immobilisation der Lendenwirbelsäule in diesen Fällen instrumentell nachweisen. Unser Streben, aus neurochirurgischer Fragestellung heraus den vermuteten

Bandscheibenvorfall stets so genau wie möglich zu lokalisieren, führte zur Vernachlässigung und Verkennung bedeutsamer Funktionsstörungen, wenn sie vom schmerzhaften Bereich entfernt lagen. Die Überschätzung des Bandscheibenvorfalls bannte also unsere Aufmerksamkeit auf einen örtlich begrenzten Vorgang. Wir sollten aber die Funktion der Wirbelsäule in ihrer Gesamtheit und im Rahmen des Bewegungssystems verstehen lernen.

2.3. Bedeutung der nervösen Steuerung

Die Wirbelsäule und ihre Funktion werden vom Nervensystem gesteuert. Dabei spielen bestimmte während der Ontogenese fixierte Formen der Haltung und der Bewegungsabläufe, die wir mit JANDA als motorische Stereotype oder motor patterns bezeichnen, die größte Rolle. Sie sind bei jedem Menschen so charakteristisch, daß wir ihn an seinen Bewegungen erkennen. Durch systematisches Testen der einzelnen Muskelgruppen können wir ihre unterschiedlichen Beziehungen und Kräfteverhältnisse um jedes Gelenk feststellen. Störungen des »Gleichgewichts« zwischen den einzelnen Muskeln, d. h. Abweichungen vom optimalen Bewegungsmuster, sind infolge unserer Lebensführung häufig und haben zudem größte pathogenetische Bedeutung. Die andere, nicht weniger wichtige Seite der Wirbelsäulensteuerung ist die Regulation der Statik. Es ist für die moderne Lebensführung charakteristisch, daß wir das Bewegungssystem und die Wirbelsäule in steigendem Maße statisch und immer seltener dynamisch belasten. Als Folge davon haben statische Störungen eine zunehmende Bedeutung für die Leistungsfähigkeit des einzelnen, und andererseits wird die statische Überlastung bestimmter Muskelgruppen häufig zur Ursache von Störungen der motorischen Stereotype. Da wir auf diese Frage

später noch näher eingehen, sei hier nur noch erwähnt, daß Muskelfehlsteuerungen und Fehlbelastungen die häufigste Ursache von Funktionsstörungen im Bewegungssystem sind.

Jede Funktionsstörung der Wirbelsäule ruft ihrerseits zunächst reflektorische Vorgänge hervor, die das Funktionsdefizit kompensieren sollen. Bei klinisch manifesten vertebragenen Erkrankungen spielt dann der Schmerzreiz eine erhebliche Rolle, der auch bedeutsame zentrale Reaktionen auslöst. Es hängt von der Schmerzschwelle und Reagibilität der gereizten nervösen Strukturen ab, ob die Störung der mechanischen Gelenkfunktion (unser Hauptanliegen) zur manifesten Erkrankung führt oder nicht. Die Entscheidung darüber fällt schon auf segmentaler Ebene unter der Einwirkung einer zentralen (dämpfenden) Steuerung.

Die nervale Regulation hat somit eine doppelte Aufgabe: Einerseits sorgt sie für die richtige Funktion der Wirbelsäule durch die Aufrechterhaltung zweckmäßiger motorischer Stereotype, und andererseits führt sie bei Funktionsstörungen zu Kompensationsvorgängen.

Umgekehrt kann eine durch den Schmerzreiz hervorgerufene Fehlsteuerung zentral fixiert werden und dann den Krankheitsprozeß aufrechterhalten, wie später noch gezeigt werden soll. Die nervöse Steuerung greift aber auch in die trophischen Vorgänge bei der Degeneration der Bandscheibe ein. SOBOTKA konnte durch chronische Kompression der Nervenwurzeln im Intervertebralforamen bei Kaninchen die Degeneration der Bandscheibe im entsprechenden Segment hervorrufen.

Die Wirbelsäule muß sich den verschiedensten Anforderungen der Zivilisation anpassen: Schulbänken und Transportmitteln, Arbeitsplätzen in Fabriken, Bergwerken, auf Traktoren, an Schreibmaschinen usw. Diese Adaptation wird vom Nervensystem gesteuert. Sie ist besonders dann sehr schwierig, wenn ein Mensch mit bereits fixierten motorischen Stereotypen im mittleren oder fortgeschrittenen Alter gezwungen ist, sein Arbeitsmilieu zu wechseln, z. B. von körperlicher Arbeit zu geistiger oder umgekehrt. Wir konnten das oft genug beobachten.

Nicht zufällig lassen sich vertebragene Störungen besonders häufig bei Personen mit labilen neurovegetativen Regulationen einschließlich psychischer Labilität beobachten. STARÝ und FIGAR konnten die »neurotische« Reaktion, d. h. die Störung der höheren Nerventätigkeit, bei schmerzhaften Bandscheibensyndromen experimentell beweisen. Sie zeigten, daß Kranke mit heftigen radikulären Schmerzen zusätzliche Schmerzreize schneller und wesentlich fester an gleichzeitige bedingte Reize fixierten als gesunde Kontrollpersonen. Es bildet sich also tatsächlich so etwas wie eine »Schmerzdominante«.

KUNC, STARÝ und ŠETLIK konnten an Kontrolluntersuchungen operierter Patienten zeigen, daß auch der postoperative Verlauf weitgehend vom psychischen Zustand der Kranken abhängig war. GUTZEIT hält die psychische Mitbeteiligung bei vertebragenen Störungen sogar für sehr charakteristisch. REISCHAUER, ŠVEHLA und VITEK sind der Meinung, daß die Psychotherapie auch zur Behandlung vertebragener Störungen gehöre. Andererseits sahen wir mit STEINOVÁ bei der Heilgymnastik, daß die erfolgreiche Behandlung gestörter motorischer Stereotype bei unseren Kranken auch häufig eine deutlich positive psychische Wirkung hatte. Auch im Volksmund wird ja der enge Zusammenhang zwischen Wirbelsäule und Psyche ausgedrückt: Ein Mensch habe einen geraden oder krummen Rücken oder kein Rückgrat. Es wird also die Beziehung zwischen Körperhaltung und seelischer Verfassung erkannt (ŠVEHLA, LANGEN).

ŠVÁČEK und ŠKRABAL (1974) verglichen zwei Gruppen psychisch Kranker in bezug auf ihre Wirbelsäulenfunktion; eine Gruppe von 50 neurotischen Kranken mit vorwiegend ängstlich-depressiver Symptomatik und eine Kontrollgruppe von 25 schizophrenen Kranken mit Affektivitätsminderung. Kli-

nisch manifeste Blockierungen fehlten bei den 50 Neurotikern nur in 5 Fällen, bei den Schizophrenen aber in 16 von 25 Fällen. Am häufigsten war die Halswirbelsäule gestört und überwiegend das atlantookzipitale Bewegungssegment (in $\frac{2}{3}$ der Fälle). Die Häufigkeit von Halswirbelsäulenstörungen betrug bei den Neurotikern das Vierfache gegenüber den Schizophrenen. Der Unterschied war hochsignifikant (p < 0,01).

Hier sind neuere Beobachtungen von JANDA (1978) sehr bedeutungsvoll: Bei Patienten mit sehr schlechten motorischen Stereotypen und muskulärer Dysbalance fand er neurologische Zeichen, die er als Mikrospastizität bezeichnete. Die Bewegungen waren dabei schlecht koordiniert und ungeschickt. Dazu fand er auch leichte Sensibilitätsstörungen, insbesonders der Propriozeption, endlich auch eine schlechte Adaptation auf Streß-Situationen und infolgedessen auch »inkoordiniertes« Verhalten. All dies entspricht gut einer (relativ) neuen klinischen Einheit, und zwar dem »minimalen Gehirnschaden«, der bei 10 bis 15 % aller Kinder besteht. JANDA verglich nun die somatischen und psychischen Befunde bei diesen Kindern mit denen von Erwachsenen, die sehr schlechte motorische Stereotype und rezidivierende vertebragene Beschwerden hatten, und kam zum Schluß, daß es sich um dieselben Patienten handelt, die dann im Erwachsenenalter an Schmerz infolge von Funktionsstörungen des Bewegungsapparats leiden. In Übereinstimmung findet auch BURAN (1981) feine neurologische und psychische Störungen bei diesen Patienten.

2.4. Spezifische Funktionsstörung der Wirbelsäule

Das bisher Gesagte zeigte die Bedeutung der zentralen Steuerung der Motorik für die Wirbelsäulenfunktion. Trotzdem dürfen wir die zentrale Fehlsteuerung nicht mit der Funktionsstörung der Wirbelsäule gleichsetzen. Auch Personen mit optimalen motorischen Stereotypen und ausgeglichener Psyche können an vertebragenen Störungen – einschließlich des Bandscheibenvorfalls – erkranken. Andererseits müssen selbst neurologische Erkrankungen mit schweren Störungen der Motorik nicht unbedingt vertebragene Beschwerden verursachen. HANRAETS führt an, daß bei der multiplen Sklerose mit motorischen Störungen 20 % der Kranken an Rückenschmerzen litten. Obwohl bei Vorhandensein von Gangstörungen Rückenschmerzen viel häufiger waren als ohne diese, blieben auch hier 80 % der Patienten von Rückenschmerzen verschont. SCHALTENBRAND fand unter 1 420 Patienten mit multipler Sklerose bei 22,3 % Rückenschmerzen. Unter 61 Kranken mit Syringomyelie klagten nach HANRAETS acht über Rückenschmerzen (13 %). Bei Kindern mit Restzuständen nach Poliomyelitis konnten JIROUT und SIMON bei der röntgenologischen Untersuchung der Lendenwirbelsäule in Vor- und Rückbeuge keine erhöhte Anzahl von Funktionsstörungen finden.

Um die Wertigkeit einer muskulären Fehlsteuerung in der Pathogenese von Kreuzschmerzen zu erfassen, untersuchte TILSCHER (1979) 27 Spastiker. Fünf Patienten (18,5 %) bei einem Durchschnittsalter von 16,7 Jahren (10 bis 29 Jahre) klagten über Kreuzschmerz, 7 weitere über Schmerzen in anderen Körperregionen.

Selbst grobe Störungen der zentralen Steuerung führen somit nicht zwangsläufig zur Erkrankung der Wirbelsäule und können weder damit gleichgesetzt werden noch sie erklären, denn die Wirbelsäule besitzt bei aller Abhängigkeit ihre spezifischen Gesetzmäßigkeiten. Analoge Gegebenheiten bestehen auch auf anderen Gebieten der Medizin: Störungen der nervalen Steuerung spielen zum Beispiel in der Kardiologie, Gastroenterologie usw. eine große Rolle. Trotzdem ist es notwendig, die spezifischen Störungen dieser Organe zu kennen, um die Pathogenese und damit auch die Bedeutung der zentralen Steuerung zu erfassen. Wir

müssen also auch die der Wirbelsäule eigentümliche Störung suchen und definieren. Sie betrifft am Anfang die Funktion und ist deshalb auch reversibel. Sie besteht im wesentlichen in einem Verlust oder einer Einschränkung der Beweglichkeit, die wir als funktionelle (d. h. reversible) Blockierung, oder in einer übermäßigen Beweglichkeit, die wir als pathologische lokale Hypermobilität bezeichnen. Beide Störungen spielen sich im Bewegungssegment (JUNGHANNS) (Abb. 8) ab. Das ist die bewegliche Verbindung zweier Nachbarwirbel mit Bandscheibe und Wirbelbogengelenk.

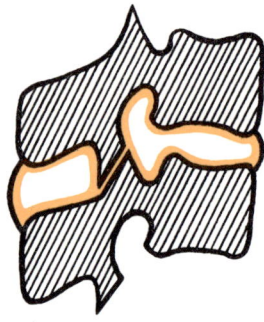

Abb. 8 Bewegungssegment (farbig hervorgehoben) nach JUNGHANNS

Wir wollen uns nun mit dem Begriff der Blockierung eingehender befassen und die Grenzen unseres jetzigen Wissens über diesen Angelpunkt in der manuellen Therapie umreißen.

Folgende *Theorien* versuchten im Laufe der Zeit die Funktionsstörung der Wirbelsäule zu erklären:

2.4.1. Subluxationstheorie

Diese wird hartnäckig von den Chiropraktoren verfochten. Unter Subluxation verstehen sie allerdings etwas anderes, als im chirurgischen Schrifttum mit diesem Terminus gemeint ist, und zwar eine Gelenkarretierung in einer an sich noch physiologischen

Extremstellung. Der Begriff hat sich nicht bewährt. Wenn er zutreffend wäre, müßten wir nach der Behandlung regelmäßig einen Repositionseffekt, d. h. eine Rückkehr aus der Extrem- in die Neutralstellung, beobachten. Das ist jedoch nur ausnahmsweise der Fall und fast nur im Bereich der Kopfgelenke. Außerdem ist weder die Wiederherstellung der Funktion noch der klinische Erfolg von diesem Repositionseffekt abhängig.

2.4.2. Reposition der Bandscheibe

Die Annahme, es handle sich bei der Manipulationsbehandlung um die Reposition der Bandscheibe, wird von DE SÉZE und seiner Schule (THIERRY, MIEG u. a.) und auch von CYRIAX vertreten. Es ist allerdings nicht vorstellbar, wie die von außen auf die Wirbelsäule einwirkende Manipulation eine prolabierte Bandscheibe, deren Lage wir nicht kennen, gezielt reponieren sollte. Darüber hinaus sind Manipulationen an Bewegungselementen ohne Bandscheiben (Kopfgelenke) und an Extremitätengelenken genau so wirksam. Wie schon betont wurde, läßt sich zudem bei der Mehrzahl der Blockierungen überhaupt kein Hinweis für einen Bandscheibenvorfall finden. Umgekehrt ist bei Wurzelkompression (infolge einer Diskushernie) eine Blockierung im Segment durchaus nicht obligat. Wenn sie dabei besteht, beobachten wir nach ihrer Lösung häufig, daß das diskogene Wurzelsyndrom weiterbesteht.

2.4.3. Einklemmung von Meniskoiden

Die Theorie von ZUCKSCHWERDT und Mitarbeitern, insbesondere von EMMINGER, sieht die Ursache der Wirbelblockierung in der Einklemmung von Meniskoiden und Fettpölsterchen im kleinen Wirbelgelenk. Diese Theorie ist inzwischen heftig bestritten worden (PENNING und TÖNDURY, KELLER u. a.), wird aber auch in der neueren Zeit von ihrem Autor (EM-

MINGER 1967) verfochten. Diese Theorie wurde durch neuere Arbeiten tschechischer Autoren (KOS 1968; WOLF 1971) unterstützt und wesentlich weiterentwickelt (s. 2.4.7.).

2.4.4. Blockierung als reflektorisches Phänomen

Über die reflektorischen Vorgänge bei der manuellen Therapie wurde schon im vorangegangenen Kapitel kurz berichtet. Eine der interessantesten Feststellungen von STARÝ und Mitarb. ist das Auftreten von inversen plethysmographischen Reaktionen im Bereich schmerzhafter Vertebralsyndrome. Ein zusätzlicher elektrischer Schmerzreiz führt statt der erwarteten Vasokonstriktion eine Vasodilatation herbei. Nach der Manipulationsbehandlung kann die augenblickliche Normalisierung dieser inversen Reaktion beobachtet werden (Abb. 9). KORR und Mitarb., die ebenfalls die Wirkung von Blockierungen im Segment mit Hilfe der Elektrodermatographie, der Infrarotphotographie und der Elektromyographie des Erector spinae registrierten, sprechen von einer »Fazilitation« im Segment, womit sie eine Herabsetzung der Schwelle für zusätzliche Reize verschiedenster Art im Segment meinen. Osteopathen bezeichnen den ganzen Komplex der Bewegungseinschränkung (sei es infolge einer Störung im Gelenk oder muskulärer Fixation durch Spasmus) mit allen reflektorischen Veränderungen im Segment, insbesondere der erhöhten Gewebsspannung (tissue tension) als »osteopathic lesion« oder neuerdings als »somatic dysfunction« (GREENMAN) und lehnen es ab, sich theoretisch festzulegen. Dabei weisen sie (nicht zu Unrecht) darauf hin, daß auch die passive Bewegung nicht nur durch das Gelenk, sondern auch muskulär eingeschränkt sein kann. In dieser Ansicht werden sie zusätzlich durch die »muscle energy procedures« (die muskulären Fazilitations- und Inhibitionstechniken) bekräftigt.

Diese reflektorischen Vorgänge sind auch

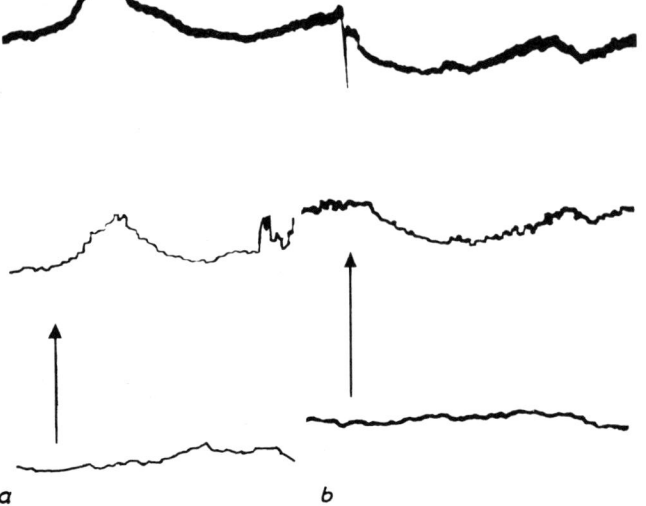

Abb. 9 Plethysmographisch registrierte Gefäßreaktion auf Schmerzreize. *a* inverse (vasodilatatorische) Reaktion im gestörten Gebiet bei einem Wurzelsyndrom der oberen Extremität; *b* derselbe Patient nach Manipulationsbehandlung der Halswirbelsäule mit normaler (vasokonstriktorischer) Reaktion

klinisch regelmäßig zu erkennen und so auffallend, daß vielfach die Blockierung als reflektorisches Phänomen angesehen wurde, das den *Muskelspasmus* obligat mit einbezieht und dies um so mehr, als in pathogenetischer Hinsicht tatsächlich die Blockierung im Bewegungssegment reflektorischen Ursprungs sein kann. Dabei darf man aber nicht vergessen, daß jeder Reflex eine Antwort auf einen Reiz und ein Reflex ohne entsprechenden Stimulus eine unhaltbare Vorstellung ist.

2.4.5. Blockierung als Störung des Gelenkspiels

Deswegen wollen wir unsere Aufmerksamkeit wieder dem Gelenk zuwenden. Jedes Gelenk hat ein typisches Bewegungsmuster. Von der anatomischen Form des Gelenks hängen die passiven Bewegungen ab. Die über das Gelenk hinwegziehenden Muskeln bestimmen den – kleineren – aktiven Bewegungsspielraum. So wäre z. B. in den metakarpophalangealen Gelenken außer der Flexion, Extension, der radialen und ulnaren Duktion auch die Rotation möglich, wenn Rotatorenmuskeln vorhanden wären. Während der Funktionsbewegungen der Gelenkpartner führen die Gelenkflächen auf-

einander Gleitbewegungen aus, die passiv nachahmbar sind. Im genannten Gelenk sind dorsopalmare und radioulnare Parallelverschiebungen der Gelenkflächen und zu-

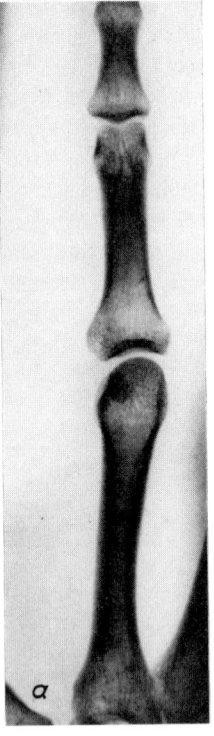
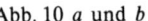
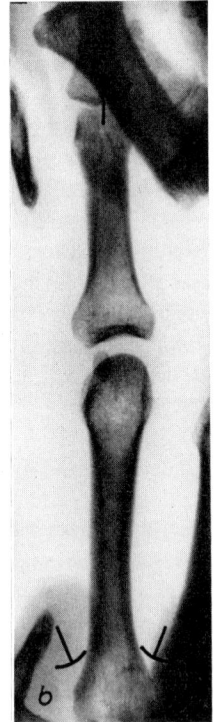

Abb. 10 *a* und *b*

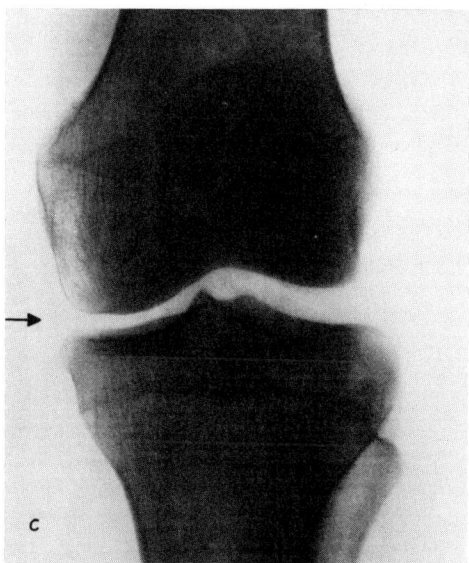

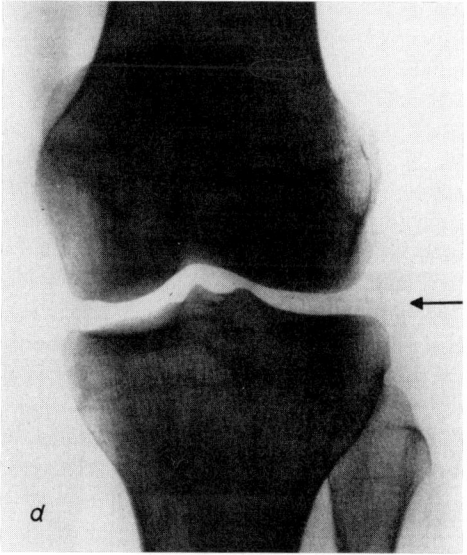

Abb. 10 Röntgenbild des Gelenkspiels. *a* und
b Metakarpophalangealgelenk in Ruhe und Distraktion; *c* und *d* Kniegelenk, seitliches Federn
nach lateral und medial

sätzlich deren Distraktion möglich. Sie sind
keine Funktionsbewegungen und wurden
von J. McM. Mennell als »*joint play*« *(Gelenkspiel)* bezeichnet. Das Gelenkspiel kann in
jedem Gelenk untersucht werden und ist
röntgenologisch nachweisbar (Abb. 10).

Diese kleinen Gleitbewegungen sind von
grundlegender Bedeutung, ihr freies Spiel ist
Voraussetzung für die normale Gelenkfunktion (Abb. 11).

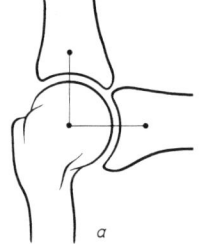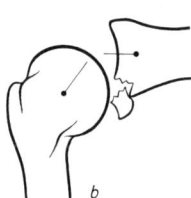

Abb. 11 Bedeutung des Gelenkspiels. *a* gleiten-
des Gelenkspiel als Voraussetzung für die Gelenk-
funktionsbewegung; *b* bei gestörtem Gleitvorgang
im Gelenk kann das passive Erzwingen der Funktionsbewegung zur Traumatisierung des Gelenks
führen

Wenn wir also eine Blockierung lösen
wollen, müssen wir das Gelenkspiel wiederherstellen, ähnlich wie beim Öffnen einer
verklemmten Schublade, der wir durch leichtes Hin- und Herbewegen zuerst »Luft« geben, um sie dann mühelos zu öffnen. Die
passiven Bewegungen, die auf die Wiederherstellung des Gelenkspiels abzielen und
die wir bei der manuellen Therapie benutzen, sind deshalb viel schonender und
gleichzeitig wirksamer als die passiv oder aktiv ausgeführten Funktionsbewegungen. Der
Verlust des Gelenkspiels ist somit ein wesentliches Attribut der Gelenkblockierung.

2.4.6. Sitz der Blockierung im Gelenk

Welche Umstände oder Beweise sprechen
nun für die These, daß die Bewegungseinschränkung (Blockierung) ihren Sitz im Gelenk hat? Es gibt drei Gelenke, die keine
eigene Muskulatur besitzen, die muskulär
weder isoliert bewegt noch gehemmt werden:
das Akromioklavikulargelenk und vor allem
das Iliosakralgelenk sowie auch das Tibiofibulargelenk. Bei diesen gelingt es immer,

ohne jede Gewalt mit Hilfe des STODDARD-
schen Kreuzgriffs weich repetitiv die Blokkierung zu beseitigen, ohne daß uns ein
muskulärer Spasmus (Schmerz) im geringsten stört.

Im vorausgehenden Abschnitt wurde gezeigt, daß das Gelenkspiel Voraussetzung für
die normale Gelenkfunktion ist, und tatsächlich sind die diagnostischen Proben, die auf
das Gelenkspiel abzielen, die empfindlichsten. Sie decken die Initialbefunde auf. Der
Muskelspasmus hemmt vorwiegend die
Funktionsbewegung, das Gelenkspiel jedoch
wesentlich weniger und manchmal überhaupt nicht, z. B. bei den Karpalgelenken
und beim Talokruralgelenk.

Umgekehrt hat uns die Erfahrung mit der
postisometrischen Relaxation der Muskeln
gezeigt, daß dort, wo der muskuläre Spasmus
mit einer Blockierung verknüpft ist, die Entspannung nicht oder nur ganz vorübergehend gelingt, wenn die Blockierung (im Gelenk) nicht gelöst wird.

Wir beschrieben im vorausgegangenen
Kapitel schon kurz, wie die eigentliche Manipulation vor sich geht, und wiesen auf das
hierbei hörbare Knacken hin. Wir betonten
auch, daß es sich dabei um ein Gelenkphä-
nomen handelt. Zum Nachweis, daß die
Blockierung tatsächlich ihren Sitz im Gelenk hat, stellten wir folgende Versuche an[1]:
Bei Kranken, die unter Narkose mit künstli-
cher Beatmung operiert werden sollten, untersuchten wir die Halswirbelsäule kurz vor
der Operation und stellten bei zehn Kranken
Blockierungen und deren genaue Lokalisation und Richtung fest. Während der Narkose, vor allem mit Thiopental, Lachgas und
100 mg Sukzinylcholinjodid, d.h. unter völliger Ausschaltung der Muskulatur, wurde
nachuntersucht. Dabei mußte die Intubation
für kurze Zeit unterbrochen werden. Die Ergebnisse waren eindeutig. In allen Fällen be-

stand die Blockierung unter Narkose unverändert weiter, ja sie war sogar deutlicher zu
erkennen, weil die Kranken völlig entspannt
waren. Wir können also mit Gewißheit behaupten, daß die Blockierung im Gelenk
selbst sitzt.

2.4.7. Substrat der Blockierung

J. WOLF (Prag) beschrieb im Jahre 1946
eine dünne, schlüpfrige und zottige Membran, die der Knorpeloberfläche des Gelenks
auflag und die er als *Chondrosynovialmembran* bezeichnet (Abb. 12). Er konnte 1968
zeigen, daß es sich um eine gelatinöse Gleit-
membran handelt, die die gesamte Gelenkhöhle auskleidet und zwischen ihren Zotten
wie in einem Schwamm die Synovialflüssigkeit festhält, die die trockene Reibung verhindert. Dabei übt die Membran noch eine
Schutz- und Barrierefunktion aus (Abb. 13).
Bei pathologischen Gelenkprozessen, beispielsweise der Polyarthritis, wird sie als erste Struktur, noch vor dem Gelenkknorpel,
zerstört. Wir fragten uns nun, ob eine Störung in dieser Membran auch die Blockierung verursachen könne. Es wäre ja vorstellbar, daß durch einen Riß in der Membran
Synovialflüssigkeit aus dem eigentlichen Gelenkspalt austreten und dann als inadäqua-
tes Medium Rezeptoren in der reichlich nerval versorgten Gelenkkapsel reizen könnte.
Die Reizbeantwortung bestünde dann in
einem Muskelspasmus, der das Gelenk ru-
higstellen würde.

Nach den bereits geschilderten Versuchen unter Narkose ist diese Vorstellung jedoch unhaltbar, weil der harte Widerstand
bei völliger Ausschaltung der Muskeltätigkeit eindeutig für ein mechanisches Hindernis zwischen den Gleitflächen sprach. So ein
Hindernis könnten die Meniskoide sein, der
Theorie von EMMINGER entsprechend. Die
Meniskoide haben die Funktion, die Inkongruenz der Gelenkflächen bei Bewegung auszugleichen. Man kann sich leicht vorstellen,
daß solche unregelmäßigen Bewegungen

---

[1] Der chirurgischen Universitätsklinik Prag
unter Herrn Professor Dr. POLACK möchten wir
auch an dieser Stelle für die Ermöglichung der
Untersuchungen danken

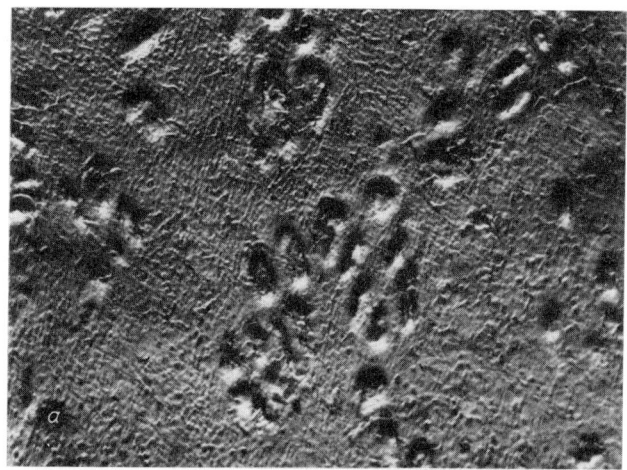

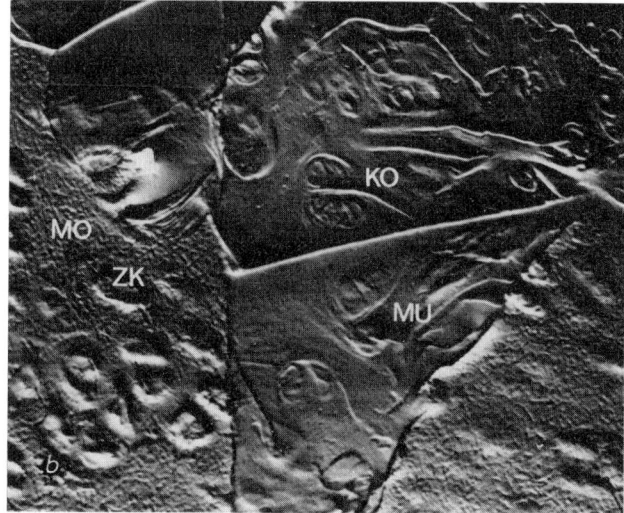

Abb. 12 Chondrosynovialmembran (WOLF) im Oberflächenpräparat. *a* Intakte Membran; *b* die Membran ist an einer Stelle eingerissen und umgeschlagen, so daß auf ihrer Unterfläche die Knorpelstrukturen eingeprägt zu erkennen sind. MO Membranoberfläche, ZK Zellkammer, KO Knorpeloberfläche, MU Membranunterfläche

zwischen den Gelenkpartnern störanfällig sein können. Allerdings erklärt diese Theorie die Tatsache, daß die chronische Blockierung (Einklemmung!) oft schmerzlos und klinisch latent ist, nur ungenügend und erwähnt auch nicht die Extremitätengelenke. Mit diesen Fragen beschäftigen sich die Arbeiten von Kos und WOLF.

Kos bestätigte nicht nur frühere Befunde, wonach Meniskoide fast ausnahmslos in allen Wirbelbogengelenken bestehen, er wies sie auch (1971) in den Extremitätengelenken nach und beschrieb deren genauen Aufbau. Entwicklungsgeschichtlich konnte er nach-

weisen, daß eine Analogie zwischen den Meniskoiden in den kleinen Gelenken und den Menisken im Kniegelenk besteht. Dementsprechend wird die Basis der Meniskoide aus lockerem, areolärem Bindegewebe und einer vaskulären Schicht gebildet, während das dünne, keilförmige Ende aus derbem, nicht eindrückbarem Faserknorpel besteht.

WOLF konnte zeigen, daß der Gelenkknorpel, dessen Elastizität bei plötzlich einsetzender Gewalt allgemein bekannt ist, sich bei länger einwirkendem Druck plastisch verhält. So lassen sich auf der Oberfläche Eindrücke erzeugen, nicht nur von harten

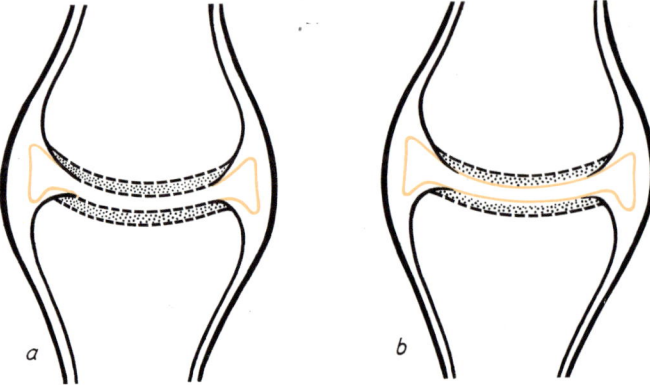

Abb. 13   Gelenkhöhle nach Wolf. *a* In der Vorstellung, daß die Knorpeloberflächen unbedeckt sind und direkt aufeinander gleiten; *b* mit der Darstellung einer einheitlichen Auskleidung der Gelenkhöhle durch ineinander übergehende Synovialmembran (Kapsel) und Chondralmembranen (Gelenkflächen) als Chondrosynovialmembran mit Gleit- und Barrierefunktion (farbig)

Gegenständen (Stahlkugeln), sondern auch Fingerabdrücken, Mustern von Textilien usw. Wenn wir jedoch den Gegenstand wieder entfernen, glättet sich die Oberfläche des Gelenkknorpels binnen weniger Minuten wieder aus. Diese Eigenschaft des Gelenkknorpels und die Struktur der Meniskoide, wie sie Kos beschrieben hat, geben uns eine Möglichkeit, die Blockierung und ihre Beseitigung durch Manipulation zu erklären.

Falls ein Meniskoid zwischen die Gleitflächen und dort unter Druck gerät, dann wird seine Basis vollkommen plattgedrückt, sein derbes Ende jedoch erzeugt eine Eindellung im Gelenkknorpel. Es kommt zu einer Adaptation. Die Blockierung kann schmerzlos sein, obwohl das Meniskoid eingeklemmt liegt wie in einer Falle (Abb. 14). Die Gleitbewegungen zwischen den Gelenkflächen im Sinne des Gelenkspiels sind nun ausgeschlossen. Wenn es jedoch nun gelingt, die Gelenkflächen durch eine entsprechende Einwirkung (Manipulation) (Abb. 15 oben) voneinander zu entfernen, dann schlüpft das Meniskoid aus seiner Nische, und bald darauf ist auch die ursprüngliche Form der Gelenkflächen wiederhergestellt.

Die repetitive Mobilisation besteht dagegen aus kleinen, wiederholten Hin- und Herbewegungen. Dabei ist der Widerstand in Richtung des (eingeklemmten) freien Meniskoidrandes größer als in Richtung zu dessen

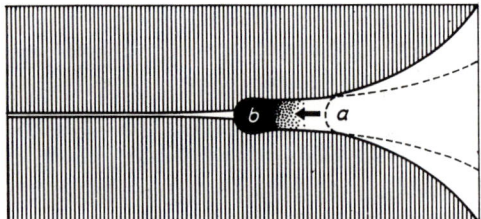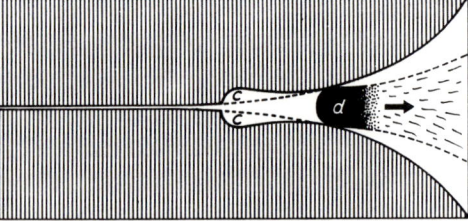

Abb. 14   Modellvorstellung der Einklemmung der Meniskoide als Substrat der Gelenkblockierung nach der Theorie von Wolf und Kos. Rand eines Gelenkspalts. *Links* Das normalerweise in Position *a* liegende Meniskoid ist zwischen die Gelenkflächen geraten, und sein derber Rand *b* hat sich hier eingedrückt; *rechts* durch die Behandlung ist das Meniskoid wieder in seine normale Lage zurückgekehrt. Für kurze Zeit hat es in beiden Gelenkoberflächen eine Nische hinterlassen (*c–c*). Diese Nische ist zum Rand hin flach, so daß der Widerstand beim Zurückschlüpfen des Meniskoids gering sein kann

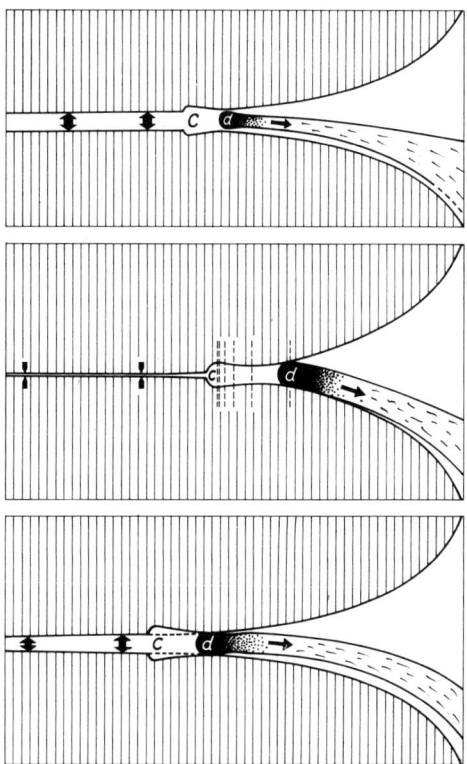

Abb. 15 Modellvorstellung über die Wirkung der Behandlungstechniken zur Befreiung des eingeklemmten Meniskoids *d* aus der Nische *c*. *Oben* Distraktionsmanipulation, das Auseinanderklaffen der Gelenkflächen erlaubt das Zurückschlüpfen; *Mitte* die repetitive Mobilisation bringt das Meniskoid zuerst in kleinen Schritten und dann schneller in seine Ausgangsposition zurück; *Unten* die Druckmobilisation erlaubt ein langsames Zurückrutschen zwischen den leicht keilförmig auseinandergedrückten Gelenkflächen

Basis (Gelenkkapsel). Dieser Widerstand wird nach und nach überwunden, wobei er jedesmal etwas geringer wird (Abb. 15 Mitte), bis der letzte Widerstand geschwunden ist.

Die Druckmobilisation könnte auf die gegenseitige Stellung der Gelenkflächen derart einwirken, daß sie den Gelenkspalt keilförmig nach außen öffnet und auf diese Weise die Einklemmung löst (Abb. 15 unten). Die Schlüpfrigkeit aller Gelenkpartner einschließlich der Meniskoide wird durch die Synovialflüssigkeit in den Falten der Chondrosynovialmembran gewährleistet. Diese im

wesentlichen von WOLF vertretene Theorie stützt sich lediglich auf Modellversuche, kann also nicht als erwiesen angesehen werden. Sie scheint jedoch den meisten uns bekannten Tatsachen gerecht zu werden. Wir können aber nicht erwarten, daß sie in der heutigen Form alle offenen Fragen beantworten kann.

2.5. Pathogenese der Blockierung

2.5.1. Überbelastung und Fehlbelastung

Sofern es sich um die leichtesten Blockierungen handelt, können wir uns von ihrer Entstehung selbst überzeugen: Nach längerem Sitzen oder Arbeiten in einer unbequemen und unphysiologischen Stellung fühlen wir das Bedürfnis, uns zu strecken und zu bewegen, um die entstandenen leichten Bewegungshemmungen zu lösen. Deshalb strecken und recken wir uns morgens beim Aufstehen. Also auch unter noch physiologischen Bedingungen und bei Gesunden können leichte Blockierungen entstehen, die sich aber spontan lösen. Es gibt natürlich fließende Übergänge zwischen diesen leichtesten Blockierungen nach physiologischen Belastungen und schädigenden Belastungen mit nachfolgenden persistierenden Blockierungen. Wir sehen, daß der Begriff Blockierung nicht nur die grundlegende funktionelle (reversible) Bewegungshemmung im Gelenk, sondern auch den Übergang vom noch Physiologischen zum Pathologischen umfaßt. Natürlich spielt nicht nur die Belastung, sondern auch die Belastungsfähigkeit des einzelnen eine Rolle. Dabei beobachten wir als schädliche Belastung neben der (quantitativen) Überlastung (zu schwere Arbeit bei Untrainiertheit oder Muskelschwäche, vor allem aber Fettleibigkeit) noch häufiger die (qualitative) Fehlbelastung durch Fehlfunktion. Hier wiederum unterscheiden wir die statische Fehlbelastung (Fehlhaltung, einseitige Belastung bei der Arbeit) und die dynamische Muskelfehlsteuerung, also »Fehlbewegung«. In beiden Fällen stehen ungünstige motorische (statisch-dynamische Stereotype oder motor patterns im Vordergrund.

2.5.2. Trauma

Die zweite wichtige Ursache ist das Trauma. Dabei wollen wir gleich betonen, daß fließende Übergänge zur ersten Gruppe bestehen können. Die Dinge sind nicht so einfach, wie es auf den ersten Blick zu sein scheint, und man muß sich zunächst darüber klar werden, was als Wirbelsäulentrauma bezeichnet werden soll. Die rechtlichen Definitionen sind in den einzelnen Ländern unterschiedlich. Im allgemeinen wird das Trauma auf eine kurzzeitige, von außen auf den Körper einwirkende mechanische Gewalt bezogen, die imstande ist, die Funktion oder auch die Struktur der Wirbelsäule zu schädigen. Die Wirbelsäule ist aber besonders in der unteren Lendengegend schon unter physiologischen Bedingungen beträchtlichen inneren Kräften ausgesetzt. Manometrische Druckmessungen in der Bandscheibe L5 (NACHEMSON, 1965) wiesen beim Gewichtheben im Stehen Drucklasten von 200 % und bei Vorbeuge im Sitzen von über 250 % nach. Frühere Schätzungen von MATTHIASCH und GROH führten durch Berechnung der Hebelarme zu Werten bis 7 kN (700 kp) bzw. 10 kN (1 000 kp), was oberhalb der experimentell nachgewiesenen Belastbarkeit der Bandscheibe liegt (MORRIS et al., 1961). Bei der Berechnung blieb unbeachtet, 1. daß sich bei gleichzeitiger Anspannung der Bauchmuskeln der thorakolumbale Übergang auf die Zwerchfellkuppel stützt (MORRIS) und 2., daß die Wirbelsäule kein gestreckter Hebelarm ist, sondern sich bogenförmig krümmt und abrollt. Die Überlegungen zeigen, daß der Unterschied zwischen dem sogenannten Mikrotrauma oder der fehlerhaften Belastung und einem klaren

Unfallgeschehen zumindest in bezug auf die Wirbelsäule nicht immer eindeutig sein muß. Das gilt natürlich nicht nur für die Lendenwirbelsäule. So ist zwar in der Halswirbelsäule die Belastung in absoluten Werten geringer, das Verhältnis des Kopfgewichts zu den zart gebauten Wirbeln ist aber sehr ungünstig. Dieses Mißverhältnis ist im Kindesalter besonders deutlich. Und schon von Kindheit an ist die Wirbelsäule beträchtlichen Gewalteinwirkungen und Traumatisierungen ausgesetzt. Die Möglichkeit traumatisch bedingter Funktionsstörungen der Wirbelsäule ist also von Geburt an gegeben.

2.5.3. Reflektorische Vorgänge

Der dritte Ursachenkomplex hängt mit den reflektorischen Vorgängen im Segment zusammen. Deshalb betonten wir schon anfangs, daß sich die Wirbelsäule regelmäßig an den Krankheitsvorgängen des Organismus beteiligt. Wirbelblockierungen können also in zeitlicher und ursächlicher Folge von außerhalb der Wirbelsäule liegenden Erkrankungen entstehen. Die Primärstörung führt zu einer Reizung im Segment, die dann einen Spasmus im entsprechenden Bereich des M. erector spinae, besonders in seiner tiefen Schicht, hervorruft. Das Bewegungssegment der Wirbelsäule wird muskulär fixiert und damit ruhiggestellt. Eine längere Zeit anhaltende Bewegungslosigkeit bewirkt dann eine Blockierung. Derselbe Mechanismus führt nach HANSEN und SCHLIACK bei inneren Erkrankungen zu Skoliosierungen. Im Kindesalter könnte er Ursache mancher geringgradigen und auf einen kurzen Abschnitt der Brustwirbelsäule begrenzten Skoliose sein, die oft nur im Röntgenbild auffällt. Wir müssen also unter Umständen die Ursachen einer Wirbelsäulenfunktionsstörung außerhalb des Achsenorgans oder gar des Bewegungssystems suchen. Das ist die Kehrseite dessen, was anfangs ausgeführt wurde: Die Wirbelsäule kann nicht nur einen störenden Einfluß auf innere Erkrankungen ausüben und Beschwerdebilder innerer Organe nachahmen, sondern Funktionsstörungen der Wirbelsäule können auch ihre Ursache in der Störung eines inneren Organs haben, das im entsprechenden Segment liegt. Diese Folgestörungen an der Wirbelsäule (im Bewegungssystem) sind so regelmäßig, daß man hier von »Störungsmustern« bei Erkrankung innerer Organe sprechen kann. Die isolierte Betrachtung der Wirbelsäule kann somit zu einer Verkennung der wirklichen pathogenetischen Zusammenhänge und damit im Einzelfall zu therapeutischen Irrtümern führen.

2.6. Wirbelsäule als Funktionseinheit

Bisher besprachen wir die Blockierung und ihre Enstehung ohne Berücksichtigung ihrer Auswirkungen auf die übrige Wirbelsäule. Damit haben wir aber eine der häufigsten Ursachen von Blockierungen noch verschwiegen: die Blockierung an einem anderen Wirbelsäulenabschnitt. Die Blockierung eines Bewegungssegments kann weitere Funktionsstörungen hervorrufen und selbst schon Folge einer solchen Störung in einem anderen Wirbelsäulenbereich sein.

Aus der Röntgenfunktionsdiagnostik ist die kompensatorisch erhöhte Beweglichkeit im Nachbarsegment eines blockierten Bewegungssegments bekannt. Dadurch kommt es aber dort zur Überlastung und letzten Endes auch zur Blockierung. Deshalb können wir in der unteren Hals- und Lendenwirbelsäule nicht selten die funktionelle Blockstellung mehrerer spondylotisch veränderter Wirbel beobachten. Noch überzeugender ist die klinische Erfahrung, daß vertebragene Beschwerden im Laufe der Zeit alle Abschnitte der Wirbelsäule in Mitleidenschaft ziehen. Wenn wir also die Pathogenese im Einzelfall erkennen wollen, genügt es nicht, nach den Störungen im klinisch irritierten Segment zu

fahnden, sondern man muß immer die ganze Wirbelsäule untersuchen.

Für die Routineuntersuchung der Wirbelsäule ist es vorteilhaft zu wissen, daß nicht alle Abschnitte der Wirbelsäule die gleiche Bedeutung für die Gesamtfunktion und die übrigen Bereiche haben. Deshalb müssen wir bei der schnellen Orientierung unsere Aufmerksamkeit besonders auf die sogenannten Schlüsselregionen richten. Es handelt sich dabei um die Übergangsbereiche von einem Bewegungstyp in den anderen. Das sind der kraniozervikale, zervikothorakale, thorakolumbale und lumbosakroiliakale Übergang und in zweiter Linie noch die Segmente $C_{3/4}$ und $Th_{4/5}$. Allen voran stehen die Verbindungen der Wirbelsäule mit dem Kopf und dem Becken. Diese beiden Schlüsselpunkte haben besonders große Bedeutung für die Funktion der ganzen Wirbelsäule und sind zudem durch starke funktionelle Belastung und erhebliche Verletzlichkeit gekennzeichnet.

Die zart gebauten obersten Halswirbel tragen die Masse des menschlichen Schädels und ermöglichen außerdem große Bewegungsexkursionen in allen Richtungen. Bei einer Blockierung der zervikokranialen Region entsteht ein erhebliches Bewegungsdefizit, das die übrige Halswirbelsäule kompensieren muß. Die wichtigste Kopfgelenkbewegung ist die Rotation, für die die übrige Halswirbelsäule wenig geeignet ist. Deshalb wird die Kompensation von Kopfgelenkblockierungen für die untere Halswirbelsäule so belastend und schädlich. Die Kopfgelenke haben aber auch einen starken reflektorischen Einfluß auf den Tonus der gesamten Rückenmuskulatur, wie es klinisch von Gutmann u. a. seit langem immer wieder betont wurde. Neuerdings wiesen Gutmann und Véle (1970) sowie Klawunde und Zeller (1975) durch elektromyographische Untersuchungen diese Zusammenhänge nach. Die Auswirkungen davon zeigen sich klinisch, seit wir die Kranken im Stehen auf zwei Waagen beobachten: Nur sechs von 45 Patienten mit Kopfgelenkblockierungen belasteten beide Beine symmetrisch, und von den übrigen 39 normalisierten sich 28 nach Lösung der Blockierung.

In einer neueren Arbeit (LEWIT 1984) konnte an einer Gruppe von 106 Patienten, die im Laufe von 5 Monaten untersucht wurden, gezeigt werden, daß bei denjenigen – 50 Patienten! –, die im 2-Waagen-Test eine Differenz von 5 kg und mehr aufwiesen, jedesmal zumindest in einer (pathogenen) Kopfstellung die HAUTANTsche Probe positiv war und daß bei 49 von ihnen Kopfgelenkblockierungen bestanden und nur bei 5 fehlten. In der Gruppe der 56 Patienten, die Differenzen von null bis zu 4 kg aufwiesen, war die HAUTANTsche Probe nur 5mal positiv; Kopfgelenkblockierungen bestanden 24mal und fehlten 41mal.

Von ähnlicher Bedeutung ist die lumbosakroiliakale Verbindung. Dabei bestimmen die Iliosakralgelenke Stellung und Funktion des Kreuzbeins als der Wirbelsäulenbasis. Die Bedeutung dieser Gelenke wird vielfach unterschätzt, oft sogar ihre Beweglichkeit überhaupt bestritten. MENNELL, WEISL und neuerdings COLLACHIS sowie DUCKWORTH konnten jedoch die Beweglichkeit der Kreuzdarmbeingelenke röntgenologisch nachweisen. Es muß allerdings zugegeben werden, daß es keine Muskulatur gibt, die die Gelenkpartner isoliert gegeneinander bewegt. Und je geringer die Beweglichkeit des Gelenks ist, um so günstiger ist es für den Betroffenen. Die pathogenetische Bedeutung dieser beiden Gelenke ist jedoch wesentlich größer, als nach ihrer geringen Beweglichkeit zu erwarten wäre. Sie federn die Bewegungen der unteren Extremitäten ab und dämpfen die Übertragung auf die Wirbelsäule. Bei Blockierungen und bei Beckenverwringung kommt es zu asymmetrischer Funktion und Stellung des Kreuzbeins mit erheblichen Auswirkungen auf die Wirbelsäulenstatik.

Im zervikothorakalen Übergang grenzt der beweglichste Abschnitt der Wirbelsäule an die relativ starre Brustwirbelsäule. So erklärt sich die erhebliche Anfälligkeit für Funktionsstörungen.

Die funktionelle Belastung des thorakolumbalen Übergangs und besonders des zwölften Brustwirbels ist an seinem knöchernen Bau ablesbar: Die Gelenkflächen der oberen Gelenkfortsätze stehen wie die der übrigen Burstwirbel in der Frontalebene und die der unteren Gelenkfortsätze wie in der Lendenwirbelsäule vorwiegend in sagittaler Richtung. So geht hier im Bereich eines oder höchstens zweier Wirbel ein Bewegungsmechanismus in einen anderen über. Bei Seitbewegungen der Wirbelsäule, z. B. beim Treten auf der Stelle vor dem Röntgenschirm, verhält sich Th_{12} wie ein Knotenpunkt, an dem die Skoliosierung der Lendengegend jeweils in eine gegensinnige Krümmung der Brustwirbelsäule umschlägt. Der thorakolumbale Übergang bleibt unbewegt. Außerdem besteht (nach KUBIS) ein enger Zusammenhang zwischen einer Blockierung im thorakolumbalen Übergang und einem (reflektorischen) Hartspann des besonders wichtigen M. psoas und der thorakolumbalen Rückenstrecker.

Die Bedeutung von C_3 bis C_4 liegt darin, daß bis hierher der M. levator scapulae ansetzt, so daß diese Wirbel zum Teil den Schultergürtel tragen (H. D. WOLFF); Th_4 bis Th_5 ist insofern wichtig und oft Sitz von Blockierungen, weil hier (in kinesiologischer Hinsicht) die Halswirbelsäule endet: Bis hierher ist die Bewegung bei Vorbeuge des Kopfes spürbar, die ausgiebige Kopfdrehung und Seitneigung läßt sich bis zu Th_4 hinunter verfolgen.

Durch die funktionelle Beanspruchung der Schlüsselpunkte bzw. Schlüsselregionen entsteht hier am häufigsten die primäre Läsion der Wirbelsäule. Dabei ist es nicht uninteressant, daß gerade im Bereich der Kopfgelenke und der Iliosakralgelenke Bandscheiben fehlen, und hier beobachten wir im Kindesalter am häufigsten Störungen.

Das früher schon über die Funktion der ganzen Wirbelsäule und über die gegenseitige reflektorische Beeinflussung ihrer Bereiche Gesagte gilt in besonderem Maße für die Blockierungen in den genannten Schlüsselpunkten. Sie beeinträchtigen immer die Funktion der ganzen Wirbelsäule. Oft springt die Störung im Verlauf von einer Schlüsselregion zur anderen über. Darum müssen wir manchmal eine Ischias an den Kopfgelenken und Kopfschmerzen am Bekken, ja sogar durch Unterlegung eines kürzeren Beins behandeln.

2.7. Funktionsstörungen (Blockierungen) der Wirbelsäule im Kindesalter

Aus dem Vorhergehenden ist ersichtlich, daß wir die Funktionsstörungen als primäre Erscheinung in der Pathogenese vertebragener Erkrankungen ansehen. Deshalb waren wir bestrebt, sie in reinster Form, d. h. ohne gleichzeitige degenerative Veränderungen, zu erfassen. Das ist bei Kindern und Jugendlichen der Fall. Bereits SCHÖN und später G. GUTMANN und H. D. WOLFF zeigten, daß die ersten Beschwerden durchschnittlich in einem wesentlich jüngeren Alter auftreten, als die ersten degenerativen Veränderungen im Röntgenbild sichtbar werden. Funktionsstörungen – ebenfalls röntgenologisch darstellbar – treten aber gleichzeitig mit den klinischen Symptomen auf.

Die typischen (echten) Wurzelsyndrome der unteren Extremitäten, in deren Pathogenese der Bandscheibenvorfall meist die wesentliche Rolle spielt, kommen zwar am häufigsten im 4. und 5. Lebensjahrzehnt vor, sind aber schon im dritten häufig und sogar vor dem 20. Lebensjahr keine Ausnahme. Fälle von operativ bestätigten Vorfällen bei Kindern unter 15 Jahren sind zweifellos eine Seltenheit, wurden aber von mehreren Autoren beschrieben (DE SÉZE, CHIGOT, VIGNON, WEBB, und KETTELBAUT u. a.). Wir konnten selbst einen solchen Fall beobachten. Der Beginn der Beschwerden kann bei diesen Kindern in noch früherem Alter liegen. Insgesamt von 15 Kindern unter 15 Jahren haben wir Klagen über Kreuzschmerzen gehört. Diese waren dann auch immer sehr gut mit der Manipulationsbehandlung beeinflußbar, weil es sich um reine (d. h. reversible) Blockierungen handelte.

Viel größer ist unsere klinische Erfahrung mit Störungen im Bereich der Halswirbelsäule bei Kindern. Besonders der akute Schiefhals ist häufig, und zwar schon bei Kindern unter 10 Jahren. Die Beschwerden gehen meist spontan zurück, ärztliche Hilfe wird meistens nicht aufgesucht, und die Episode ist bald vergessen. Wir können diese Zustände deshalb am besten an Kindern der eigenen Umgebung beobachten, eine statistische Erfassung ist nicht möglich. Es kommen aber auch schwere Fälle vor, die ärztliche Hilfe brauchen. Wir hatten im Laufe der Jahre Gelegenheit, 30 Kinder in unserer Ambulanz zu behandeln. Wenn es sich um einen gewöhnlichen akuten Schiefhals handelte, hatte die Behandlung auch hier sofort Erfolg, und der Verlauf war stets günstig.

Bedeutend häufiger als die eben genannten Krankheitsbilder mit den direkt auf die Wirbelsäule hinweisenden Beschwerden kommen solche vor, bei denen sich die Funktionsstörung indirekt und meistens viel chronischer auswirkt. Es handelt sich vor allem um den kindlichen Kopfschmerz einschließlich der Migräne. Natürlich ist ein vertebragener Faktor dabei nicht obligat. Die Erfahrungen beim vasomotorischen und migräneartigen Kopfschmerz im Kindesalter weisen aber darauf hin, daß der vertebragene Faktor hier eine erhebliche Rolle spielt. Bei einer Gruppe mit 30 hauptsächlich vasomotorischen Kopfschmerzen sahen wir nach Manipulation 24mal ausgezeichnete Erfolge und nur bei 2 Kindern Fehlschläge. Ähnliche Erfahrungen veröffentlichte JANDA mit der Traktionsbehandlung. Bei 27 migränekranken Kindern erzielten wir ebenfalls in 24 Fällen sehr gute Ergebnisse und hatten nur bei 3 Kindern Mißerfolge. Unsere Erfahrungen mit dem Kinderkopfschmerz wurden 1966 von KABATNIKOVÁ und KABATNIK bestätigt.

Es ist bei Kindern also offenbar nicht selten, daß Funktionsstörungen der Wirbelsäule klinische Erscheinungen hervorrufen, die nicht als Rücken- oder gar Wurzelschmerzen auf die Störung hinweisen. Ja, GUTMANN konnte an eindrucksvollen Fallberichten zeigen, daß sich bei Kindern Kopfgelenkblockierungen vor allem in schweren vegetativen Störungen und im Allgemeinbefinden (Schlafstörungen, Appetitlosigkeit, psychische Anfälligkeit) äußern. Wir kannten allerdings auch Erwachsene mit Kopfschmerzen und Migräne, die nicht über Schmerzen im Bereich der Wirbelsäule klagten und bei denen dennoch Blockierungen vorhanden waren, deren manuelle Lösung gute Erfolge zeigte. Erst nach diesen Erfahrungen haben wir es überhaupt versucht, auch Kinder mit reiner Migräne zu behandeln. Das Überwiegen dieser indirekten Symptomatologie im Kindesalter bei Fehlen gleichzeitiger Rückenschmerzen hängt vermutlich mit der guten Kompensationsfähigkeit der kindlichen Wirbelsäule und mit der

vegetativen Reaktionsbereitschaft des Kindesalters zusammen. Eine analoge Situation fanden wir in der Beckengegend bei jungen Mädchen. Dysmenorrhoische Beschwerden bei Frauen mit negativem gynäkologischem Befund gehen meist mit Funktionsstörungen im Bereich der unteren Lendenwirbelsäule und des Beckens einher. Die Schmerzen werden außer im Unterleib auch in der Kreuzgegend empfunden. In einer Gruppe von 70 Frauen hatte die Hälfte ihre Beschwerden schon seit der Menarche. Bei diesen Frauen war die schmerzhafte Dysmenorrhoe und der Kreuzschmerz während der Menstruation das erste klinische Zeichen einer vertebragenen Störung.

Wir sehen also klinische Erkrankungen mit vertebragenem Faktor schon in der Kindheit. Es sind dies einerseits der akute Schiefhals, seltener Rückenschmerzen und die Lumbago, vor allem aber vertebragen mitbedingte vegetativ-vasomotorische Krankheitsbilder, wie der Kinderkopf-

Tabelle 1 Wirbelsäulenbefunde bei Schulkindern

Klasse	Beckenverwringung	Skoliotische Haltung, Skoliose	Blockierung HWS	Normaler Befund	Insgesamt untersucht
Mädchen					
4.	4	7	0	8	16
5.	16	18	4	16	42
6.	5	4	1	7	15
7.	25	15	6	24	56
8.	8	9	4	4	13
9.	34	35	26	15	80
10.	9	11	5	5	21
Insgesamt	101	99	46	079	243
Knaben					
4.	4	3	1	6	12
5.	17	18	5	13	38
6.	9	8	2	11	23
7.	30	23	11	25	68
8.	16	15	1	14	34
9.	22	9	7	10	41
Insgesamt	98	76	27	79	216
Mädchen und Knaben	199	175	73	158	459

schmerz einschließlich der Migräne und die schmerzhafte Dysmenorrhoe bei jungen Mädchen mit negativem gynäkologischem Befunde.

Da diese Erfahrungen auf eine beachtliche Bedeutung vertebragener Störungen im Kindesalter hinwiesen, entschlossen wir uns zu Reihenuntersuchungen an »gesunden« Kindern, um die tatsächliche Häufigkeit von Funktionsstörungen der Wirbelsäule im Kindesalter festzustellen. Daß Wirbelblockierungen vorkommen, die keine Beschwerden verursachen, war uns klinisch von Erwachsenen zur Genüge bekannt.

Die Ergebnisse unserer Reihenuntersuchungen sind in den Tabellen 1 bis 3 zusam-

Tabelle 2 Wirbelsäulenbefunde bei Kindergartenkindern

Alter	Becken-verwringung	Skoliotische Haltung, Skoliose	Blockierung HWS	Normaler Befund	Insgesamt untersucht
Mädchen					
3 bis 4 Jahre	9	1	0	10	19
4 bis 5 Jahre	19	2	1	11	31
5 bis 6 Jahre	9	1	1	13	22
6 bis 7 Jahre	6	1	0	2	9
Insgesamt	43	5	2	36	81
Knaben					
3 bis 4 Jahre	9	1	1	16	27
4 bis 5 Jahre	20	7	3	16	41
5 bis 6 Jahre	9	2	2	18	29
6 bis 7 Jahre	0	0	0	3	3
Insgesamt	38	10	6	53	100
Mädchen und Knaben	81	15	8	89	181

Tabelle 3 Wirbelsäulenbefunde bei Krippenkindern

Alter	Becken-verwringung	Skoliotische Haltung, Skoliose	Blockierung HWS	Normaler Befund	Insgesamt untersucht
Mädchen					
16 bis 18 Monate	0	0	0	9	9
24 bis 36 Monate	3	0	0	15	18
36 bis 41 Monate	1	0	0	5	6
Insgesamt	4	0	0	29	33
Knaben					
14 bis 24 Monate	2	0	0	9	11
24 bis 36 Monate	5	0	0	23	28
36 bis 41 Monate	0	1	0	7	8
Insgesamt	7	1	0	39	47
Mädchen und Knaben	11	1	0	68	80

mengestellt. Sie berücksichtigen vor allem die Hals- und Beckenregion.

Auf Grund der statistischen Verarbeitung der Tabellen 1 bis 3 konnten folgende Schlußfolgerungen gezogen werden:

In den einzelnen Gruppen besteht kein signifikanter Unterschied zwischen Mädchen und Knaben.

Mit steigendem Alter verringert sich die Anzahl der Untersuchten mit völlig normalem Befund wesentlich.

Blockierungen im Bereich der Halswirbelsäule wurden bei der jüngsten Gruppe nicht beobachtet; bei Schulkindern sind sie wesentlich häufiger als bei Kindergartenkindern.

Auch Skoliose und skoliotische Haltung nehmen mit dem Alter signifikant zu. Bei Schulkindern oberhalb der 4. Klasse können wir sie in ungefähr gleichbleibender Häufigkeit erwarten.

Die Beckenverwringung findet sich in der jüngsten Gruppe ungefähr bei einem Siebentel der Kinder; bei den übrigen Gruppen in einem Drittel bis zur Hälfte aller Fälle.

Am auffälligsten erscheint uns, daß über 40 % aller Kinder Beckenverwringungen aufweisen. Im Schulalter fanden wir bei 15,8 % und im Kindergartenalter bei 4,4 % der Kinder Blockierungen in der Halswirbelsäule. Erst in den Kinderkrippen lag die Häufigkeit der Beckenverwringung unter 15 %, Blockierungen in der Halswirbelsäule fehlten ganz. Die Beckenverwringung scheint also in dem Alter aufzutreten, in dem die Kinder laufen lernen, und erreicht dann bald einen Durchschnitt um 40 %, der sich später wieder verringert.

Die hier aufgezeichneten Ergebnisse sind vor 20 Jahren erreicht worden, als die Untersuchungstechnik im Bereich der Kopfgelenke noch weniger exakt war, als dies heute der Fall ist. Deshalb wurde 1982 eine Gruppe von Kindergartenkindern im Alter von 3 bis 6 Jahren untersucht. Bei 24 Kindern mit Beckenverwringung fand sich 23mal eine Blockierung zwischen Okziput und Atlas. Bei 12 Kindern wurde eine Manipulation zwischen Okziput und Atlas durchgeführt, und in allen Fällen verschwand die Beckenverwringung. Deshalb müssen wir annehmen, daß auch bei den meisten Kindern mit Beckenverwringung, die vor 20 Jahren

untersucht wurden, eine Kopfgelenkblockierung bestand.

Bei Neugeborenen führt die Drehung oder Neigung des Kopfes zur Seite normalerweise zu Stellreflexen. So schwenkt das Becken bei Kopfdrehung zur Gegenseite. Die Störung dieser Reflexe benutzt KUBIS zur Funktionsdiagnose der Kopfgelenke. Neuerdings konnte SEIFERT (1974) zeigen, daß von 1 093 Neugeborenen 298 eine solche gestörte Reaktion nach KUBIS aufwiesen. Bei 58 % dieser Kinder stellte sie dann im weiteren Verlauf von 4 bis 9 Monaten eine Kopfgelenkblockierung mit Hilfe der üblichen diagnostischen Techniken fest.

Bei Kindern und Jugendlichen mit chronischer Tonsillitis fanden ABRAHAMOVIČ und LEWIT (1974) jedoch in 90 % Kopfgelenkblockierungen vor allem zwischen Okziput und Atlas.

Skoliosen sind im Kleinkindalter selten. Sie werden im Schulalter schnell häufiger und erreichen beinahe 40 %. Allerdings handelt es sich meist um geringgradige Krümmungen. Bei sorgfältiger Untersuchung auch in Vorbeuge ist dieser Prozentsatz nicht verwunderlich: SOLLMANN fand unter 1 000 Ganzaufnahmen der Wirbelsäule nur 28 Personen ganz frei von Skoliosekrümmungen.

Für die kritische Einschätzung dieser Ergebnisse war zu klären, ob es sich um Zufallsbefunde oder um konstant weiterbestehende Störungen handelte. Wir führten deshalb mit JANDA regelmäßige Nachuntersuchungen an einer Gruppe von 72 Schulkindern (Einschulung 1960) über einen Zeitraum von acht Jahren durch. Von den Kindern mit Funktionsstörungen der Wirbelsäule wurde die eine Hälfte behandelt, die andere nicht. Außer der Wirbelsäule wurde auch das übrige Bewegungssystem und besonders eingehend die Muskulatur untersucht. Die Ergebnisse sind in Abbildung 16 zusammengefaßt. Für unsere Fragestellung ist besonders bedeutungsvoll, daß sich die Funktionsstörungen im Bereich des Beckens und der Halswirbelsäule als kon-

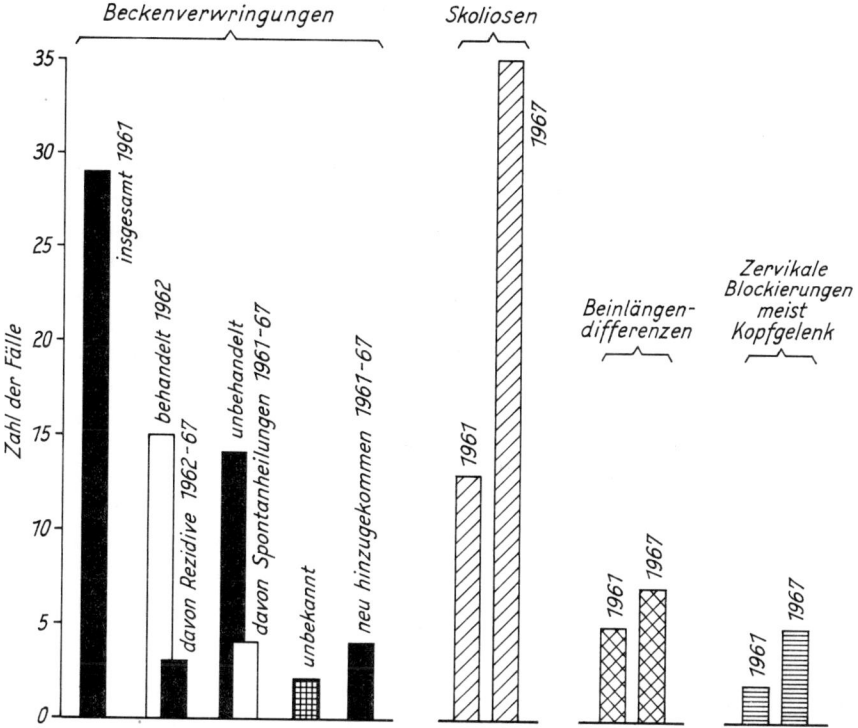

Abb. 16 Verlaufsbeobachtungen über einen Zeitraum von 6 Jahren an 72 Kindern mehrerer Schulklassen in bezug auf die Häufigkeit von Beckenverwringungen, Skoliosen, Beinlängendifferenzen und zervikalen Blockierungen

stant erwiesen und sich nur selten spontan besserten. Sie sind sogar beständiger als leichte Skoliosen und Beinlängendifferenzen. Nach Manipulationsbehandlung rezidivierten sie selten.

Wir können *zusammenfassen*: Funktionsstörungen der Wirbelsäule lösen bereits im Kindesalter viel häufiger Beschwerden aus, als allgemein angenommen wird. Diese Störungen sind aber noch häufiger klinisch latent. Schon allein Beckenverwringungen und zervikale Blockierungen betreffen zusammen über 50 % der untersuchten Schulkinder. Muskuläre Fehlsteuerungen sind noch häufiger, allerdings nicht so konstant. Wir konnten damit zwei in klinischer und theoretischer Hinsicht wesentliche Umstände nachweisen:

1. Funktionsstörungen treten viel früher auf als die morphologisch-degenerativen Verände-

rungen. Sie müssen deshalb als primär angesehen werden.

2. Funktionsstörungen können allein, ohne degenerative Veränderungen, klinische Symptome verursachen.

2.8. Blockierungen und ihre Folgen

Wenn es in einem noch intakten Terrain, z. B. einer jugendlichen Wirbelsäule, zu Blockierungen kommt, dann sind die Folgen auf den ersten Blick geringfügig. Es können vorübergehend Schmerzen auftreten, die wie beim akuten Schiefhals meist rasch wieder abklingen. Die Bewegungsstörung wird kompensiert. Im übrigen Bewegungssystem, besonders an den Extremitäten, muß sich na-

türlich die Bewegungsminderung eines blokkierten Gelenks unmittelbar klinisch bemerkbar machen. An der gegliederten Wirbelsäule (54 Intervertebralgelenke, Kopf-
und Iliosakralgelenke eingeschlossen) kann
der Bewegungsausfall eines Gelenks oder
Gelenkpaares unbemerkt bleiben. Der Preis
für dieses Kompensationsvermögen ist die
Überlastung oder sogar Fehlbelastung der
kompensierenden Abschnitte. Das wird besonders deutlich bei Blockierungen in den
Schlüsselregionen, deren Funktion von den
Nachbarbereichen nicht ohne Schwierigkeiten übernommen werden kann. Wie erwähnt, muß bei einer Rotationsblockierung
des Atlas gegenüber dem Axis die übrige
Halswirbelsäule kompensatorisch diese Rotation übernehmen, für die sie wenig geeignet ist und die zu ihrer Überforderung führt.
Vielleicht liegt hier eine Ursache für die
Entstehung der so häufigen Osteochondrose
der unteren Halswirbelsäule.

Die Blockierung kann allerdings auch für
das betroffene Segment selbst nicht ohne
Wirkung bleiben. Funktion und Trophik
sind zu eng miteinander verknüpft. Diese
Tatsache ist jedem Arzt von den Kranken
her bekannt, die einige Wochen, z. B. nach
einer Fraktur, bewegungslos im Bett zubrin-
gen mußten. Wir finden dann nicht nur diffuse Muskelatrophien, sondern auch eine erhebliche Knochenentkalkung. Im blockierten Bewegungssegment können wir mit den
gleichen regressiven Veränderungen rechnen.

In welchem Maße beruhen diese reaktiven und regressiven Veränderungen nun auf
der Konstitution? Oft sehen wir die knöchernen Veränderungen rein lokalisiert auftreten. In solchen Fällen wäre es sicher gewaltsam, die Konstitution verantwortlich zu
machen, es sei denn, es handelt sich um eine
(konstitutionelle) Anomalie wie beim hohen
Assimilationsbecken oder um das Nachbarsegment eines Blockwirbels. Wenn wir in der
Osteochondrose eine Reaktion des Knochen-
gewebes auf bestimmte Reize (Schädigung,
Überlastung oder auch Funktionslosigkeit)

sehen, dann kann die Konstitution nur für
die Art der Reizbeantwortung eine Rolle
spielen, allerdings im Einzelfall möglicherweise eine recht wesentliche oder sogar entscheidende. Im Grunde genommen ist aber
die Reaktion auf eine Reizung ein physiologischer Vorgang. Den Untersucher muß deshalb interessieren, ob der auf die Wirbelsäule einwirkende Reiz noch adäquat und
damit schädigungslos verträglich ist oder
nicht. Wenn wir so die Folgen chronischer
Blockierungen mit der Überlastung ihrer
Nachbarschaft betrachten, verstehen wir,
warum die Osteochondrose von Nachbarwirbel zu Nachbarwirbel fortschreitet (D. MÜL-
LER u. a.). Anfangs finden wir im Nachbarsegment des blockierten Wirbelgelenks eine
kompensatorische Hypermobilität (JIROUT),
und dort beobachten wir dann die Entstehung von Osteophyten. Sie sind Ausdruck
der Gewebsreaktion auf den erhöhten mechanischen Reiz. Wenn wir uns die röntgenologisch zweidimensional dargestellten Gebilde in ihre räumliche Gestalt umdenken,
sehen wir, daß es sich hier um tellerrandar-
tige Formen handelt. Sie verbreitern die
Auflagefläche der Wirbelkörper und stabilisieren damit die Wirbelsäule dort, wo sie
durch kompensatorische Hypermobilität gelockert worden war. In den sicher seltenen
Fällen, in denen es durch diese Vorgänge zu
einer Läsion des Spinalnervs im Intervertе-
bralforamen kommt, muß zusätzlich mit
einer trophischen Beeinträchtigung der
Bandscheibe (SOBOTKA) gerechnet werden
(s. 2.3.). Die reflektorischen Folgeerschei-
nungen im Segment sollen im nächsten Abschnitt behandelt werden.

Die eben besprochenen degenerativen
Veränderungen bedeuten unabhängig von
ihren Beziehungen zu den Funktionsstörungen an sich noch keine klinische Erkrankung. Sie führen aber zu einer größeren Anfälligkeit der Wirbelsäule für zusätzliche
Schädigung. So kommt es auf dem Boden
osteochondrotischer Veränderungen leichter
zu weiteren Funktionsstörungen (Blockierungen) und schließlich zu Dekompensatio-

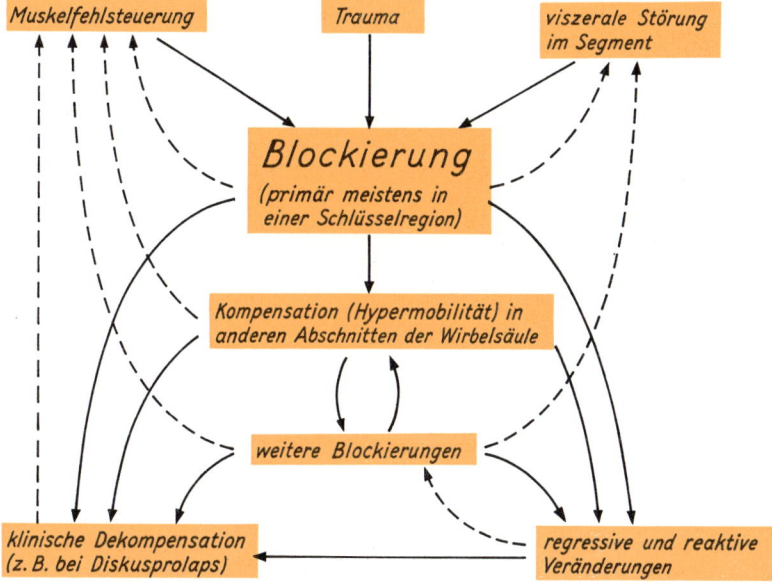

Abb. 17 Pathogenetische Beziehungen zwischen den Ursachen und Folgen der Funktionsstörungen an der Wirbelsäule

nen, weil eine derartig veränderte Wirbelsäule auch weniger kompensationsfähig ist als eine intakte. Deshalb sind Traumafolgen schwerer, wenn vorher schon ausgeprägte degenerative Veränderungen bestanden.

Degenerative Veränderungen sind also selbst als Folge gestörter Funktionen entstanden und stellen dann ihrerseits ein Terrain dar, das für zusätzliche Funktionsstörungen (Blockierungen) anfällig ist. Eine weitere Komplikationsmöglichkeit degenerativer Veränderungen ist der Bandscheibenvorfall, bei dem wir wieder ein enges Zusammenspiel von morphologischem Substrat und Funktion sehen. Wie schon betont, kann ein Bandscheibenvorfall klinisch latent bleiben. Oft muß ein funktioneller Faktor, meist eine akute Blockierung, hinzutreten, um ein klinisch manifestes Wurzelsyndrom auszulösen. Ebenso sind Remissionen der klinischen Erscheinungen möglich, wenn sich die Funktionsstörungen beseitigen lassen, wobei der Prolaps weiterbestehen kann. Der Mechanismus einer beweglichen Protrusion dürfte dagegen ein Ausnahmefall sein, wenn er auch durch Operationsbetrachtun-

gen von Kunc u. a. und neuroradiologisch von Jirout nachgewiesen werden konnte. Dieser Mechanismus erklärt aber eher die Schonhaltung als den Wechsel von Remission und Exazerbation.

In den bisherigen Erörterungen der Pathogenese haben wir den mechanischen Faktor in seinem funktionellen und morphologischen Aspekt besprochen. Er allein ist natürlich zur Erklärung der Pathogenese vertebragener Störungen unzureichend. Das muß berücksichtigt werden, wenn das bisher Gesagte schematisch in der folgenden Übersicht (Abb. 17) zusammengefaßt wird.

2.9. Reflektorische Vorgänge in der Pathogenese vertebragener Störungen – der vertebragene Schmerz

Bisher haben wir hauptsächlich über den mechanischen Faktor gesprochen, der zweifellos bei vertebragenen Störungen und vor allem bei der manuellen Untersuchung und Behandlung selbst im Vordergrund steht. Es wurde gezeigt, daß von der mechanischen Reizung die reflektorischen Vorgänge ausgehen. Wir haben auch die Bedeutung der Muskelsteuerung als wesentlichen zentralen Faktor in der Pathogenese hervorgehoben und die trophischen Einflüsse des Nervensystems auf die Bandscheibe erwähnt. Nur die reflektorischen Vorgänge, die durch die mechanische Funktionsstörung ausgelöst werden und dann die Grundlage der eigentlichen klinischen Erkrankung sind, wurden noch nicht näher beleuchtet. Ihre diagnostischen und therapeutischen Aspekte müssen dem Behandler aber bekannt sein, wenn er ein rein mechanisches Manipulieren vermeiden und eine allseitige, pathogenetisch begründete und gezielte Reflextherapie betreiben will.

Die mechanische Störung ist nur der Reiz, auf den das Nervensystem mehr oder weniger heftig reagiert. Es hängt somit nicht allein von der Intensität des Reizes, sondern auch ganz entscheidend von der Reagibilität des Nervensystems ab, ob und wie sich klinische Erscheinungen entwickeln. Wir sehen deshalb Patienten mit schweren mechanischen Funktionsstörungen und geringen reflektorischen und klinischen Symptomen und andere Kranke, bei denen geringe Blokkierungen zu schweren klinischen Erscheinungen führen. So können wir durch Vergleich der mechanischen Störung im Gelenk mit ihren reflektorischen Auswirkungen im Segment (Intensität der hyperalgetischen Zone, der Muskelspasmen usw.) die nervöse (vegetative) Reaktionsbereitschaft beurteilen.

Die reflektorischen Veränderungen, von denen die Rede ist, finden wir als Antwort auf einen Schmerzreiz, oder besser in der physiologischen Terminologie ausgedrückt, als Antwort auf eine nozizeptive (noxa = Schaden) Reizung. Wir müssen uns deshalb zunächst mit der Genese des Schmerzes befassen. Die Fragestellung lautet: Wie kommen die Schmerzen zustande,

die ihren Ursprung im Bewegungssystem haben? Bekanntlich wurden diese Schmerzen früher auf Entzündungen zurückgeführt und meistens als rheumatisch bezeichnet. Da sich entzündliche Vorgänge nicht belegen ließen, wurden die degenerativen Veränderungen als Schmerzursache angenommen. Daß auch dafür der Nachweis fehlt, wurde schon erklärt. Wir zeigten aber ebenfalls schon, daß reine Funktionsstörungen von sich aus klinische Symptome auslösen können.

Der manuellen Therapie verdanken wir hier wesentlich theoretische Erkenntnisse. Wir können uns wie in einem Experiment an einem sehr großen Untersuchungsgut überzeugen, welchen Effekt die Manipulation hat. Wenn danach die Funktion wiederhergestellt ist, verschwinden die Schmerzen oft schlagartig und mit ihnen auch die reflektorischen Veränderungen. Außer der Bewegungshemmung (Blockierung) können andere Funktionsstörungen, z.B. eine statische Fehlhaltung und Fehlbelastung, wie die Arbeit in einer Zwangshaltung, direkt zu Schmerzen führen, deren Intensität eine Haltungsänderung erzwingen kann. Der gemeinsame Nenner für diese Schmerzursachen ist ein mechanischer Reiz (Spannung, Druck u. a.), der intensiv genug sein muß, um als Schmerz empfunden zu werden.

Die klinische Erfahrung spricht tatsächlich dafür, daß die Spannung in engstem Zusammenhang mit dem Schmerz steht. Unmittelbar nach jeder erfolgreichen Lösung von Blockierungen, nach gelungener Lokalanästhesie oder Nadelung erkennen wir das Auftreten einer Hypotonie in der Muskulatur und in den übrigen Geweben. Dieser Zusammenhang wird am deutlichsten bei der postisometrischen Relaxation der Muskeln (s. 7.7.) erkennbar. Augenblicklich nach erfolgreicher Entspannung wird nicht nur der muskuläre Spasmus, sondern auch der schmerzhafte Ansatzpunkt (Myotendinose, Maximalpunkt) gelöst. Die Spannung, d. h. die drohende Schädigung durch Überlastung, wird zum nozizeptiven Reiz. Der biologische Sinn ist unverkennbar. Allgemeiner ausgedrückt hat der nozizeptive Reiz (wenn auch nicht ausschließlich) die biologische Rolle eines warnenden Signals der gestörten Funktion. Wie gesagt, ist die Signalbedeutung des Schmerzes im Bewegungssystem so wichtig, weil seine Funktion unserem bewußten Handeln unterliegt. Daher muß jeder Mißbrauch *mit Hilfe des Schmerzes* bewußt gemacht werden. Daraus erklärt sich die Häufigkeit des Schmerzes, der vom Bewegungssystem und insbesondere der Wirbelsäule ausgeht. Wenn der Schmerz nicht schon durch die Funktionsstörung, sondern erst durch morphologische Veränderungen ausgelöst würde, könnte er seine biologische Aufgabe im »nozifensorischen System« nicht erfüllen.

Hier wird auch die enge Verquickung von psychischen und somatischen Faktoren ersichtlich: Der Schmerz selbst ist sowohl ein psychisches Erlebnis als auch ein somatisches Phänomen. Das Bewegungssystem steht unter psychischer Kontrolle und verleiht den psychischen Vorgängen Ausdruck. Die Spannung, die in engster Beziehung zum Schmerz im Bewegungssystem steht, ist ein psychisches und immer auch ein muskuläres Phänomen. Das gleiche gilt für die Entspannung: Wir können nicht psychisch entspannen, ohne auch die Muskulatur zu entspannen. Es ist auf diesem Gebiet sogar mitunter müßig zu fragen, was ein psychisches und was ein somatisches Geschehen ist. Diese Tatsachen sollte man beim Umgang mit Patienten, die an Schmerzen im Bewegungsapparat leiden, vor Augen haben.

Jede nozizeptive Reizung ruft regelmäßig reflektorische Veränderungen hervor, die objektiv feststellbar sind und jenen bei einer Blockierung des Bewegungssegments entsprechen (s. 1.1., 2.4.5.). Sie können auch dann festgestellt werden, wenn die nozizeptive Reizung unterschwellig ist, d. h., wenn kein Schmerz empfunden wird.

Ob der nozizeptive Reiz als Schmerz bewußt empfunden wird oder nicht, hängt von der Intensität des Reizes und der jeweiligen Schmerzschwelle ab. Daß hier große Unterschiede möglich sind, ist allen Klinikern bekannt. Unterschiedliche Schmerzempfindung und Intensität der reflektorischen Veränderungen auf mechanischen Reiz (z. B. Blockierung) sind miteinander verbunden und von der Reagibilität des Nervensystems weitgehend abhängig. Wie ein zusätzlicher Reiz die Reaktion im Segment verändert, erleben wir alltäglich bei Einwirkung eines Kältereizes: Wenn Zugluft ein akutes Vertebralsyndrom ausgelöst hat, dann war der Kältereiz bestimmt nicht die Ursache der Blockierung. Die bisher klinisch latente Blockierung hatte vielmehr vorher nur eine Bewegungseinschränkung und eine reflektorische hyperalgetische Zone zur Folge. Nach Einwirkung des Kältereizes auf die Hyperalgiezone überschritt der Reizpegel im Segment die Schmerzschwelle, und das Vertebralsyndrom wurde klinisch manifest.

Wir sehen also, daß die direkte mechanische Reizung nervöser Strukturen, die vielfach noch stillschweigend vorausgesetzt wird, zur Erklärung des vertebragenen Schmerzes nicht erforderlich ist. Das Nervensystem wäre ein merkwürdiges informationsübertragendes System, wenn es im Regelfall nicht auf Reizung seiner Rezeptoren, sondern nur oder vorwiegend auf mechanische Schädigung von Nervengewebe, das heißt seiner Substanz, reagieren würde. Es genügt der allgemeingültige Mechanismus der nozizeptiven Reizung, wie wir ihn bei einer Funktionsstörung vor uns haben. Der segmentale Übertragungsschmerz bei inneren Erkrankungen, bei denen auch keine Reizung der Nerven vorliegt, ist ja bekannt. KELLGREEN bewies die reflektorische Genese des Schmerzes im Segment. Er infiltrierte das Ligamentum interspinale mit einer hypertonen Kochsalzlösung, worauf bei den Versuchspersonen typische Übertragungsschmerzen mit hyperalgetischer Zone im betreffenden Dermatom auftraten. Diese Versuche wurden von FEINSTEIN und Mitarb. (1954) sowie 1967 von HOCKADAY und Mitarb. wiederholt und die Ergebnisse noch genauer bestimmt.

GUTZEIT bezeichnete die Strukturen, die mit einem peripheren Gelenk eine funktionelle und reflektorische Einheit bilden, als Arthron. Es besteht also aus dem passiv bewegten Gelenk, der aktiv bewegenden Muskulatur und der steuernden nervalen Versorgung. Dies ist insofern von Bedeutung, als ein Arthron nicht nur in einem Segment repräsentiert wird und weil die Muskeln, die das Gelenk bewegen, im Rückenmark miteinander (reflektorisch) verknüpft sind, gleichgültig ob sie demselben Segment angehören oder nicht. Hier ist also wieder die Funktion entscheidend. Die Wirbelgelenke sind ein Sonderfall. Das Bewegungssegment mit seiner Muskulatur wird fast monosegmental nerval versorgt. GUTZEIT nannte die reflektorische Einheit dieser Strukturen Vertebron.

Im klinischen Gebrauch hat sich die von BRÜGGER stammende Bezeichnung »pseudoradikuläres Syndrom« bewährt. Dabei betont er besonders die funktionelle Zusammengehörigkeit von gestörtem Gelenk und den reflektorisch veränderten tendomyotischen Muskeln, gleichgültig, ob es sich um ein peripheres oder ein Wirbelgelenk handelt. Da hierbei oft vom »Wurzelirritationssyndrom« gesprochen wird, ist es in physiologischer Hinsicht von grundlegender Bedeutung, daß ganz allgemein der Schmerz nicht auf einer Reizung von Nervenfasern (z.B. mechanisch bei Osteochondrose) beruht, sondern auf einer Reizung von Rezeptoren. Diese sind am reichlichsten in den Gelenkkapseln vorhanden und die adäquaten Reizaufnahmeorgane des Nervensystems.

Bei Reizung von Schmerzrezeptoren wird manchmal von »Schmerzausstrahlung«, dann wiederum von »übertragenem Schmerz« gesprochen. Wenn beispielsweise der Schmerz vom (gereizten) kleinen Wirbelgelenk in die Extremität ausstrahlt, sprechen wir eher von Schmerzausstrahlung, wenn jedoch ein Schmerz, der im Herzen entsteht, im Arm empfunden wird, sprechen wir von

einem Übertragungsschmerz. Es ist allerdings zu betonen, daß vom Standpunkt der Schmerzphysiologie kein wesentlicher Unterschied besteht: In beiden Fällen werden Schmerzrezeptoren gereizt, im Spinalganglion des entsprechenden Segments umgeschaltet und daher auch ins Segment projiziert. Daß derselbe Mechanismus auch beim »echten« Wurzelschmerz besteht, wird noch erläutert werden.

Wir können schematisiert wieder *zusammenfassen*: Funktionsstörung im allgemeinsten Sinn, von Blockierung, Hypermobilität bis zur statischen Fehlbelastung, bedeutet eine nozizeptive Reizung und führt zu reflektorischen Veränderungen im entsprechenden Segment. Bei ausreichender Intensität dieser Veränderungen und / oder genügend niedriger Schmerzschwelle wird die nozizeptive Reizung bewußt wahrgenommen und als Schmerz empfunden. Wenn wir also im Einzelfall den Ursprung eines Schmerzzustandes im Bewegungsapparat annehmen, dann dürfen wir nach Ausschluß grob pathologischer Veränderungen (Entzündung, Tumor, Osteoporose usw.) nicht eher ruhen, bis die ursächliche *Funktionsstörung* erkannt worden ist. Dabei zeigen sich am deutlichsten die Unzulänglichkeiten unserer bisherigen ärztlichen Ausbildung.

Die reflektorischen Auswirkungen des Schmerzreizes bleiben nicht auf das Segment beschränkt. Sie können in Nachbarsegmente irradiieren. Bei schweren Störungen beobachten wir deshalb ausgedehnte Spasmen der langen Rückenstrecker, die STARÝ und OBRDA u. a. auch elektromyographisch nachweisen konnten.

Über die bedingt reflektorische zentrale Fixation des Schmerzreizes und des analgetischen (pathologischen) motorischen Stereotyps (Muskelfehlsteuerung) wurde schon berichtet.

Eine Sonderstellung nimmt hinsichtlich seiner Pathogenese der eigentliche Wurzelschmerz ein. Die mechanische Kompression der Spinalwurzel ist zweifelsfrei nachgewiesen worden. Die alleinige Kompression eines Nervs ruft aber keinen Schmerz, sondern Anästhesie und Paresen hervor. Man darf daher neben dem Druck noch eine andersartige Irritation der Wurzel durch die Bandscheibe oder im Intervertebralforamen vermuten. Es ist auch zu bedenken, daß niemals nur die Nervenfasern, sondern immer gleichzeitig die Nervenscheiden, die Dura und andere empfindliche Strukturen von der Schädigung mitbetroffen werden. So spielen reflektorische Vorgänge, wie wir sie von der nozizeptiven Reizung tiefer Strukturen bereits kennen, tatsächlich auch hier eine erhebliche Rolle. Die Veränderungen der Hauttemperatur, des elektrischen Hautwiderstandes, der polyrheographischen und plethysmographischen Reizantworten sind weitgehend analog. Von der therapeutischen Seite her zeigen Prokaininfiltrationen die Bedeutung reflektorischer Mechanismen. Es gelingt nämlich häufig durch Infiltration der schmerzhaftesten interdigitalen Hautfalte an Fingern oder Zehen, durch intradermale Quaddeln in die hyperalgetische Zone und schließlich durch Wurzelinfiltrationen die Schmerzen zu beseitigen. Meßbar ist der Effekt an der Normalisierung der Hauttemperatur, wenn vorher pathologische Veränderungen bestanden. Dabei handelt es sich um Eingriffe, die peripher vom Ort der Kompression oder Wurzelreizung liegen. Es sei betont, daß das auch für die sogenannte Wurzelinfiltration gilt. Die Wirkung ist hier ebenfalls reflektorisch, denn es handelt sich ja nicht um eine Anästhesie der direkt komprimierten Strukturen. Auch subjektiv lassen sich radikuläre und pseudoradikuläre Schmerzen nicht unterscheiden.

Hier wären die Beobachtungen von HANRAETS anzuführen. Er ging davon aus, daß in einer Spinalwurzel nicht nur die Fasern eines Segments, sondern auch Fasern der beiden Nachbarsegmente verlaufen. Letztere werden als Übergangsfasern bezeichnet (Abb. 18). Diese Tatsache stützt sich auf folgende Beobachtungen: Nach Wurzeldurchtrennung kommt es durch die Überlappung der Hautinnervation meist nicht zu einer Anästhesie. Bei perakuten Wurzelsyndromen kann man dagegen beobachten, daß der Schmerz auch in die Nachbarsegmente ausstrahlt. So erklärt sich auch der Schmerz, der

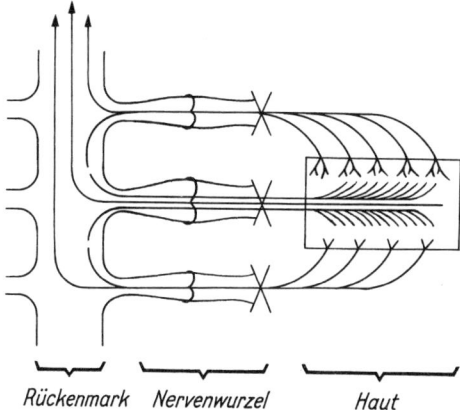

Rückenmark   Nervenwurzel   Haut

Abb. 18 Übergangsfasern der Spinalnerven (nach HANRAETS). Die mittlere Wurzel hat im Rückenmark einen normalen Grenzbereich zur nächst tieferen Wurzel. Die Grenze zwischen dem Einzugsgebiet der mittleren und oberen Wurzel ist dagegen nach kaudal verschoben d. h., aus diesem Bereich ziehen Fasern durch die obere Wurzel, die eigentlich zum mittleren Segment gehören (Übergangsfasern)

bei der Reizung des peripheren Wurzelstumpfes ausgelöst wird. HANRAETS konnte weiterhin bei Operationen zeigen, daß die Dicke der Spinalwurzeln erheblich schwankt und daß manchmal sogar eine Wurzel fehlen kann. Die Fasermenge in den einzelnen Wurzeln unterliegt offenbar erheblichen Schwankungen, besonders bei Wirbelsäulenanomalien. So kann einmal die Wurzel L_5, das anderemal die Wurzel S_1 dicker sein. Zudem bestehen Seitenunterschiede. All das beruht auf der mehr oder weniger starken Ausbildung der Übergangsfasern. So wird verständlich, warum bei Wurzelsyndromen und nach Wurzeldurchtrennung manchmal eine Hypästhesie entsteht und manchmal auch nicht. Besonders interessant waren seine Beobachtungen während intraoperativer Wurzelreizung. Dabei stellte HANRAETS fest, daß das Projektionsgebiet des so ausgelösten Schmerzes sehr inkonstant ist, besonders bei Kranken mit Wirbelsäulenanomalien. So kam es vor, daß der Schmerz bei der Reizung der Wurzel L_5 in die kleine Zehe und bei Reizung der Wurzel S_1 in die große Zehe ausstrahlte. Manche Kranken konnten zwischen den durch aufeinanderfolgende Reizung zweier benachbarter Wurzeln entstehenden Schmerzen nicht unterscheiden. Wir müssen also damit rechnen, daß die Nervenwurzel nicht streng monosegmentär ist, daß man nicht einfach das Dermatom eines Segments mit der entsprechenden Wurzelzone gleichsetzen darf und daß außerdem mit beträchtlichen individuellen Schwankungen gerechnet werden muß. Dies ist zweifellos für unsere Lokalisierungsbemühungen von großer Bedeutung.

Demgegenüber ist nun der Ausstrahlungsschmerz, wie ČERNY mit seiner Autodermographie des Schmerzes (der Kranke umgrenzt selbst sein Schmerzareal) zeigen konnte, weitgehend konstant und zuverlässig. Das gilt auch für die Hyperalgesiezone. Das läßt sich so erklären: Wie bereits betont, werden bei der Wurzelkompression auch andere – mit Rezeptoren versorgte – Strukturen, an erster Stelle die Durascheide (in der die Wurzel verläuft), gereizt. Diese aber rufen zwangsläufig die typische reflektorische segmentäre (pseudoradikuläre) Symptomatik hervor. Der dazugehörige Schmerz hält sich genau in den Segmentgrenzen. Wir sehen, daß sich auch im echten Wurzelsyndrom radikuläre und pseudoradikuläre Erscheinungen mischen.

Der Schmerz oder, genauer ausgedrückt, die nozizeptive Reizung ist stets ein erheblicher Stress, der eine intensive Reizbeantwortung reflektorisch hervorruft. Diese ermöglicht es uns, den »Schmerz zu objektivieren«; mit klinischen oder physiologischen Methoden. Die häufigste Ursache der Schmerzreizung wird durch die Funktionsuntersuchung des Bewegungssystems aufgedeckt.

2.10. Wirbelsäule und inneres Organ – der Begriff »vertebragen«

Nur wenige Fragen, die mit der manuellen Therapie zusammenhängen, haben so viel oft nutzlosen Streit hervorgerufen wie die Behauptung von Laienbehandlern, sie könnten mit Manipulationen an der Wirbelsäule auch innere Erkrankungen heilen. Wir betonten schon früher, daß pseudoradikuläre Übertragungsschmerzen meistens von der Wirbelsäule ausgehen. Sie gleichen dem Übertragungsschmerz aus den inneren Organen des entsprechenden Segments und können dadurch häufig ein Organleiden vortäuschen. Da jedoch die Ärzte mit diesen unserer Überzeugung nach sehr häufigen Zuständen nicht vertraut sind, können sie sie auch nicht als vertebragen diagnostizieren, und sie sind sogar geneigt, sie als »funktionell«, gemeint ist psychogen, zu verkennen. So ist es kaum verwunderlich, daß diese Kranken nach Manipulationsbehandlungen überzeugt sind, von einem Organleiden befreit worden zu sein. Von den Chiropraktoren werden sie darin noch bestärkt. Das Problem ist also in erster Linie ein diagnostisches, bei dem es darauf ankommt zu erkennen, ob eine vertebragene Störung eine interne Erkrankung vortäuscht, weil sie dann als solche diagnostiziert und behandelt werden sollte.

Unser Wissen von der Wirkung innerer Organerkrankungen auf die Wirbelsäule ist wesentlich fundierter als das von der Einwirkung der Wirbelsäule auf innere Organe. Große Bedeutung hat die Tatsache, daß Blockierungen an der Wirbelsäule, die im Verlauf innerer Erkrankungen auftreten, danach weiterbestehen und die Symptomatik der Erkrankung weiter unterhalten. In diesem Fall ergibt sich wieder das gerade genannte diagnostische Problem. Wenn die innere Erkrankung selbst abgeklungen ist, dann kann die gesamte Symptomatik durch manuelle Therapie behoben werden. In anderen Fällen ist jedoch die Blockierung lediglich eine Komplikation einer floriden inneren Erkrankung. In diesen Fällen können wir zwar mit Hilfe der manuellen Therapie (wie mit anderen Mitteln der Reflextherapie) eine Schmerzlinderung erreichen, diese ist jedoch nur von beschränkter Dauer, und selbst die Blockierung rezidiviert dann meistens unter der Reflexwirkung der Grundkrankheit. Gerade die Beobachtung, daß die reflektorischen Veränderungen im Segment und letztlich auch die Blockierung rezidivieren, ist ein bedeutungsvoller Hinweis dafür, daß wir hier die innere Erkrankung nicht unterschätzen oder gar übersehen dürfen. Hier erfordert also ein diagnostisches Problem unsere Aufmerksamkeit, das sich durch die vertebroviszeralen Wechselbeziehungen stets als komplex darbietet.

Grundsätzlich ist dieses Problem schon im ersten Teil beantwortet worden. Wenn es möglich ist, unter bestimmten Umständen bei inneren Erkrankungen Reflextherapie zu treiben, sei es mit Hilfe von Umschlägen, reflektorisch wirkenden Massagen, Schröpfköpfen o. ä., besteht eigentlich kein Grund, warum dies nicht auch von der Wirbelsäule her, also mit Hilfe der manuellen Therapie, möglich sein sollte. Kutiviszerale Reflexe wurden vielfach in der Literatur beschrieben. KIRITSCHINSKIJ konnte durch Hautreizung im linken Hypochondrium Magenkontraktionen demonstrieren. SOBOTKA registrierte die Wirkung zentripetaler Wurzelreizung auf die Herztätigkeit. Derselbe Autor konnte, wie erwähnt, durch Kompression der Spinalwurzel einschließlich des N. sinuvertebralis auf trophischem Wege die Degeneration der Bandscheibe hervorrufen.

ZUCKSCHWERDT u. a. wendeten ein, daß vertebragene Störungen innerer Organe nicht möglich seien, weil diese plurisegmental vegetativ innerviert seien. Das ist unzutreffend, weil dabei der reflektorische Charakter dieser Störungen unbeachtet bleibt:

Die afferente Reizung in einem einzigen Segment genügt, um den uns schon bekannten pseudoradikulären Schmerz hervorzurufen, der stets mit vegetativen Störungen im Segment einschließlich des Enterotoms einhergeht.

Es scheint sich also um ein Scheinproblem zu handeln, das nur deshalb zum Streit führte, weil Laienbehandler übertriebene Behauptungen aufstellten. Wenn wir uns aber den Begriff »vertebragen« kritisch unter die Lupe nehmen, dann sehen wir, daß die Grenzen doch nicht ganz so eindeutig abzustecken sind. Wir müssen bedenken, daß ja zahlreiche Beschwerdebilder auf reflektorischem Wege von der Haut her behandelt werden, und trotzdem spricht man kaum von »kuritogenen« Erkrankungen. Wir sollten uns also fragen, ob uns die Tatsache, daß bestimmte Erkrankungen durch Manipulationen an der Wirbelsäule behandelbar sind, dazu berechtigt, sie als vertebragen zu bezeichnen und unter welchen Umständen wir von einer vertebragenen Erkrankung sprechen dürfen.

Zunächst ist an die »Hierarchie« im Segment zu erinnern. Anfangs wurde schon die Möglichkeit erwähnt, innerhalb des Segments Störungen innerer Organe, der Haut des Muskels und des Bewegungssegments der Wirbelsäule zu diagnostizieren, wobei diese primär entweder vom inneren Organ oder vom Bewegungssegment ausgehen. Die übrigen Befunde sind meist sekundär, reflektorischer Natur. In der Praxis wird die Vorstellung einer vertebragenen Störung immer geläufiger. Begriffe wie »zervikokraniales Syndrom« oder »vertebrokardiales Syndrom« sind bereits ärztliches Allgemeingut geworden.

Wir sollten von vertebragener Störung ganz allgemein nur dann sprechen, wenn wir unserer Überzeugung Ausdruck geben wollen, daß im vorliegenden Krankheitsfall die Wirbelsäule den primären und entscheidenden Faktor in der Pathogenese dargestellt.

Wie die Erfahrung lehrt, ist das ja tatsächlich oft genug berechtigt, muß aber jedesmal kritisch geprüft werden.

In vielen Fällen sollten wir uns vor dieser Bezeichnung hüten, auch wenn wir erfolgreich mit Hilfe der manuellen Therapie behandeln. Als Beispiel mag die Migräne dienen. Wir zeigten an der Kindermigräne, jener reinsten, meist erblichen Form, in ihrem noch unkomplizierten Anfangsstadium die Bedeutung der Manipulationsbehandlung. Trotzdem trifft hier die Bezeichnung »vertebragen« nicht uneingeschränkt zu. Denn neben günstigen Behandlungserfolgen hatten wir auch Mißerfolge. Vor allem bestehen dabei gleichzeitig immer andere vegetative (vasomotorische), endokrine und allergische Faktoren, von denen der vasomotorische obligat und führend ist. Es trifft zwar zu, daß die meisten dieser Faktoren therapeutisch schwer beeinflußbar sind, während der vertebragene Faktor für unsere Therapie zugänglich ist. Das berechtigt uns aber nicht, das ganze Krankheitsbild als vertebragen zu bezeichnen, und es wird deshalb empfohlen, von einer Erkrankung (Migräne, Stenokardie, Dysmenorrhoe usw.) *mit vertebragenem Faktor* zu sprechen.

Das ist aber nocht nicht alles. JUNGHANNS wies mit Recht darauf hin, daß sich nicht jede vertebragene Erkrankung in ihrem ganzen Verlauf »vertebragen« verhalten und von der Wirbelsäulenfunktion abhängen muß. Manchmal löst die Wirbelsäulenstörung nur eine Erkrankung aus, die dann ihren eigenen Verlauf nimmt. So etwas beobachten wir z. B. bei der Schultersteife oder der Epikondylalgie. Sie treten sehr oft im Verlauf eines unkomplizierten zervikobrachialen Syndroms auf, bestehen dann aber weiter, selbst wenn die Wirbelsäule erfolgreich behandelt wurde. Umgekehrt kommt es bei inneren Erkrankungen meistens zu sekundären Blokkierungen im entsprechenden Bewegungssegment. Diese können dann die Erkrankung wieder erheblich komplizieren. Sie können vor allem dann noch weiterbestehen und das Beschwerdebild aufrechterhalten, wenn der ursächliche Organbefund abgeklungen ist.

GUTZEIT charakterisiert diese komplexen Verhältnisse sehr treffend, wenn er dem Krankheitsfaktor Wirbelsäule die Möglichkeit zuschreibt, als Initiator, Provokator, Multiplikator oder als Lokalisator einer Erkrankung zu wirken.

Der Erfolg der manuellen Therapie bei Erkrankungen innerer Organe oder anderer Strukturen im Segment kann somit auf drei Wegen zustande kommen. Sie kann einmal

lediglich als Erfolg einer Reflextherapie aufzufassen sein, ähnlich dem Erfolg von Umschlägen. In anderen Fällen ist die Funktionsstörung der Wirbelsäule eines von vielen Gliedern in der pathogenetischen Kette, und schließlich kann die Wirbelsäulenstörung der entscheidende, das Krankheitsbild verursachende Faktor sein. Nur diese letzte Gruppe von Erkrankungen sollte als vertebragen bezeichnet werden. Aber selbst wenn wir ein Beschwerdebild als vertebragen ansehen, muß das nicht für jedes Stadium des Verlaufs in gleichem Maße zutreffen. Bei den Beziehungen zwischen Bewegungssystemen und inneren Organen steht die Wirbelsäule im Vordergrund und die Bezeichnung »vertebragen« in der besprochenen Bestimmung ist allgemein akzeptiert. Gerade deshalb ist zu betonen, daß im Falle der Funktionsstörungen die Wirbelsäule als »Pars pro toto« für das Bewegungssystem steht. Es wäre exakt, von Erkrankungen als Folge oder in Abhängigkeit von Funktionsstörungen des Bewegungssystems zu sprechen.

2.11. Zusammenfassung

1. Alle Bemühungen, die Pathogenese vertebragener Erkrankungen durch morphologische Veränderungen zu erklären, führen in eine Sackgasse unlösbarer Widersprüche. Die morphologischen (degenerativen und reaktiven) Veränderungen können höchstens die Bedeutung eines Locus minoris resistentiae haben

2. Die Hauptaufgaben der Wirbelsäule sind ihre Bewegungs-, Schutz- und Stützfunktion und die Aufrechterhaltung des Gleichgewichts. Sie ist die Bewegungsachse des Körpers und gleichzeitig die feste Hülle des Rückenmarks und der Nervenwurzeln. Als Gleichgewichtsorgan muß sie auf jede Änderung im Bewegungssystem reflektorisch als Einheit reagieren und den Ausgleich herbeiführen.

3. Für die Haltungs- und Bewegungsfunktion der Wirbelsäule ist die zentrale
Steuerung der Motorik (die motorischen Stereotype oder motor patterns) von entscheidender Bedeutung. Sie ermöglicht die Anpassung des Achsenorgans an die stets
wechselnden Anforderungen der Umwelt
und des Organismus. Es besteht dadurch
eine enge Beziehung zwischen Psyche und
Körperhaltung, also auch zwischen Psyche
und Wirbelsäule.

4. Die häufigste und typische Funktionsstörung der Wirbelsäule ist die Einschränkung ihrer Beweglichkeit im Bewegungssegment, die reversible Blockierung. Diese
Störung hat aller Wahrscheinlichkeit nach
ihren Sitz im Gelenk und führt regelmäßig
zu erheblichen reflektorischen Veränderungen.

5. Als Ursachen von Blockierungen sind
statische und dynamische Überlastungen
und vor allem die Fehlbelastung zu nennen,
dazu das Trauma und die reflektorische Fixation des Bewegungssegments auf Grund
eines pathologischen Reizes im Segment
(meist bei inneren Krankheiten).

6. Blockierungen in einem Abschnitt der
Wirbelsäule verursachen Funktionsstörungen in entlegenen Bereichen. Von größter
Bedeutung sind in diesem Sinne Blockierungen in Schlüsselregionen (zervikokranial,
zervikothorakal, thorakolumbal und lumbo-
sakroiliakal).

7. Bei klinischen Reihenuntersuchungen
an Kindern konnte nachgewiesen werden,
daß Funktionsstörungen und Blockierungen
der Wirbelsäule schon in früher Kindheit
häufig sind, also als primäre Läsion angesehen werden müssen, und daß sie nicht selten
allein (d. h. ohne morphologische degenerative Veränderungen) imstande sind, klinische Symptome auszulösen.

8. Blockierungen werden in benachbarten
Abschnitten der Wirbelsäule zunächst durch
Hypermobilität kompensiert. Dort entstehen
dann weitere Blockierungen. So kommt es
zu einer Kette von Störungen im Sinne der
Hypo- und Hyperfunktion. Diese können zu
degenerativen und produktiven morphologischen Veränderungen führen. Die Funktionsstörung ruft auch trophische Störungen
hervor. Die degenerativen Veränderungen
verringern dann die Anpassungsfähigkeit der
Wirbelsäule an weitere Funktionsstörungen.

Es kommt leichter zur Dekompensation
und unter bestimmten Umständen zum
Bandscheibenvorfall. Das klinische Bild
hängt dann weitgehend von der Reaktionsbereitschaft des Nervensystems und von der
zentralen Steuerung ab.

9. Die mechanische Störung allein führt
noch nicht zu klinischen Krankheitserscheinungen. Diese sind reflektorischer Natur.
Sie beruhen auf den typischen segmentären,
suprasegmentären und zentralen, somatischen und vegetativen Reaktionen auf den
nozizeptiven Reiz. Die Funktionsstörung
des Wirbelgelenks ist ein nozizeptiver Reiz,
der bei genügender Intensität und entsprechender Empfindlichkeit des Nervensystems
als Schmerz empfunden wird und zur klinischen Erkrankung führt. Da eine nozizeptive
Reizung immer (u. U. auch unterhalb der
Schmerzschwelle) reflektorische Veränderungen zumindest im Segment hervorruft,
kann die Schmerzursache objektiviert werden. Die direkte mechanische Irritation des
Nervs ist also keine Bedingung für den
Schmerz, und insofern ist das echte Wurzelsyndrom ein Sonderfall. Im allgemeinen
meldet der Schmerz die gestörte Funktion
und sollte so gewürdigt werden.

10. Da bei inneren Erkrankungen reflektorische Erscheinungen eine große Rolle
spielen, ist unter bestimmten Voraussetzungen die Reflextherapie einschließlich der
Manipulationsbehandlung berechtigt. Ein
vertebragener Faktor kann in der Pathogenese solcher Erkrankungen bestehen, seine
Rolle müßte aber jeweils sorgfältig erwogen
werden. Als »vertebragen« schlechthin sollten nur die Erkrankungsfälle bezeichnet werden, bei denen die Störung der Wirbelsäule
der obligate und entscheidende Hauptfaktor
ist.

3. Funktionelle Anatomie und Röntgenologie der Wirbelsäule

3.1. Allgemeines

Es scheint uns aus mehreren Gründen vorteilhaft zu sein, Anatomie und Funktion der Wirbelsäule mit der Röntgendiagnostik, d. h. mit der Anatomie in vivo, gemeinsam zu besprechen. Dabei ist es nicht unsere Absicht, das Faktenwissen zu wiederholen, das den Lehrbüchern der Anatomie leicht zu entnehmen ist. Wir wollen uns mit der Anatomie nur so weit befassen, wie es für das Verständnis der statischen und Bewegungsfunktion der Wirbelsäule und ihrer Störungen erforderlich ist. In diesem Zusammenhang werden sich manche anatomischen Gegebenheiten in neuem Licht zeigen. Die daraus folgenden Erkenntnisse dienen vor allem der Beurteilung von Röntgenbildern vom Standpunkt der Funktionsdiagnostik aus. Hier bestehen insofern enge Zusammenhänge, als die Röntgenbefunde Illustrationen unserer funktionell-anatomischen Vorstellung sind. Es würde nur zu Wiederholungen führen, wenn Anatomie und Röntgenologie getrennt behandelt würden. Mit GUT-MANN unterscheiden wir drei Grundaufgaben der Röntgendiagnostik der Wirbelsäule:

3.1.1. Strukturelle Diagnose

Die strukturelle Diagnose informiert uns über die Morphologie der knöchernen Strukturen. Das ist der wesentlichste Gehalt der herkömmlichen, hauptsächlich morphologisch orientierten Röntgendiagnostik, die natürlich immer die Grundlage unseres Wissens bildet. Für die manuelle Therapie ist sie von großer Bedeutung, weil sie uns vor schwerwiegenden diagnostischen Irrtümern und damit vor der manuellen Behandlung von Entzündungen, Tumoren, Frakturen usw. bewahren kann. Sie zeigt uns darüber hinaus Anomalien und morphologische Veränderungen, die für die Wirbelsäulenfunktion bedeutsam sein können. Die strukturelle Diagnostik wird in den Lehrbüchern der Röntgenologie abgehandelt, und wir wollen uns mit morphologischen Veränderungen nur befassen, soweit sie für die Funktion von Bedeutung sind.

3.1.2. Relationsdiagnose (statische Funktionsdiagnose)

Die Relationsdiagnose beachtet Gefügestörungen, d. h. Störungen im gegenseitigen Stellungsverhältnis der Wirbel, nämlich relative Verschiebungen, Rotationen, Abwinkelungen oder Knickungen. Diese Veränderungen können für die Wirbelsäulenstatik von großer Bedeutung sein. Oft, aber nicht immer, sind sie auch Ausdruck einer Funktionsstörung. Unter dem Einfluß chiropraktischer Vorstellungen (»Subluxation!«) wurde ihre Bedeutung zum Teil überschätzt. Nur unter der Voraussetzung einer genauen Kenntnis der funktionellen Anatomie und der Verwendung einwandfreier und dafür geeigneter Aufnahmetechniken kann diese Form der Diagnostik für unsere Zwecke von großem Wert sein. Wenn die Aufnahmen unter konstanten Bedingungen statischer Belastung angefertigt werden, dann bedeutet die Relationsdiagnose unter Kenntnis des physiologischen Verhaltens der Wirbelsäule und der sich daraus ergebenden Interpretation der Befunde die Diagnose statischer Funktion und ihrer Störungen.

3.1.3. Funktionsdiagnostik
(kinematische Funktionsdiagnose)

Funktionsdiagnostik im engeren Sinne umfaßt die Bewegungsstudien der Wirbelsäule. Es handelt sich um Aufnahmen in Vor- und Rückbeuge. Seitneigung und seltener auch in Rotation. Nur diese Art der Untersuchung gibt uns unmittelbar Auskunft über Funktionsstörungen im Bewegungssegment. Sie ist deshalb am besten geeignet, den Zustand vor und nach der Manipulation zu vergleichen, d. h. den Nachweis der Lösung von Blockierungen zu erbringen. In dieser Beziehung sind die Aufnahmen für die Dokumentation und Begutachtung besonders wertvoll. Ihre Bedeutung für Forschungszwecke liegt auf der Hand, und wir verwenden sie auch gern zur Abklärung komplizierter Fälle. Als Routineverfahren sind sie zu umständlich. Weil nur einwandfreie Bilder zu gebrauchen sind und die Zahl der Aufnahmen nicht unerheblich ist, kann die Untersuchung, abgesehen von der Strahlenbelastung, sehr zeitraubend und kostspielig sein. Da uns die manualtherapeutische Funktionsdiagnose sehr gut unterrichtet, können wir auf Bewegungsstudien als Routineverfahren verzichten, so wertvoll sie für uns als Kontrolle auch sein mögen.

3.1.4. Technische Voraussetzungen
für die Relations- und Funktionsdiagnose

In technischer Hinsicht sind die Relationsdiagnose und die Bewegungsstudien besonders anspruchsvoll. Nach GUTMANN müssen folgende Bedingungen erfüllt werden:
1. Die Aufnahmen sollen, soweit das möglich ist, in einer für den Patienten natürlichen Haltung angefertigt werden, meistens im Stehen oder Sitzen mit Ausnahme der anteroposterioren (a.-p.) Aufnahme der Halswirbelsäule, die im Liegen eingestellt wird. Deshalb sollten eigentlich geringe Neigungen oder Rotationen nicht korrigiert werden. Diesen Grundsatz können wir aber nur

dann respektieren, wenn er mit den folgenden beiden Bedingungen vereinbar ist:
2. Der »Lesbarkeit« der Aufnahmen und
3. der Reproduzierbarkeit und Vergleichbarkeit.

Letztere Forderungen hängen eng miteinander zusammen. Bekanntlich ist es unmöglich, zweimal genau dieselbe Einstellung zu erreichen. Wir müssen deshalb verläßliche Kriterien für die Vergleichbarkeit haben. Da Lesbarkeit eine Vorbedingung für die Auswertung ist, müssen wir Verzerrungen durch Projektionsfehler vermeiden. Aus diesem Grund sind wir oft gezwungen, Seitneigungen (im Seitenbild) und vor allem Rotationen (in beiden Ebenen) zu korrigieren. Das Format muß groß genug sein, um uns Anhaltspunkte für Vergleiche zu liefern. Bei der Seitenprojektion der Halswirbelsäule im Sitzen müssen der harte Gaumen zur Beurteilung der Kopfhaltung und der Unterkiefer als Anzeiger etwaiger Seitneigung oder Verdrehung sichtbar sein. Die lumbale a.-p.-Aufnahme muß u. a. das Steißbein und die Symphyse zeigen, um die korrekte Einstellung beurteilbar zu machen. Wenn nur ein geringer Zentrationsfehler besteht, können wir unter diesen Voraussetzungen die Aufnahmen doch beurteilen und immer vergleichen.

3.2. Wirbelsäule als Ganzes

Wie aus dem oben Gesagten hervorgeht, bildet die Wirbelsäule (Abb. 19) eine Funktionseinheit, und deshalb sollten wir sie auch röntgenologisch als solche vor Augen haben. Mit anderen Worten: Die folgerichtige Methode der röntgenologischen Wirbelsäulenuntersuchung ist die Wirbelsäulenganzaufnahme im Stehen, wie sie z. Z. schon an zahlreichen Einrichtungen gehandhabt wird.

Soweit wir nicht in der Lage sind, uns dieser Methode zu bedienen, müssen wir die Röntgenbilder der jeweils untersuchten Ab-

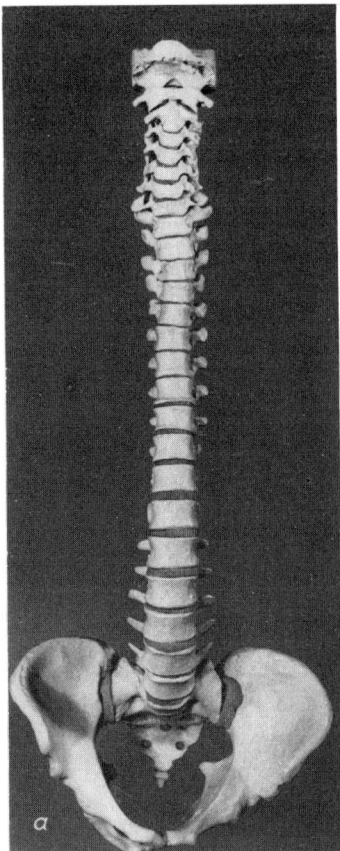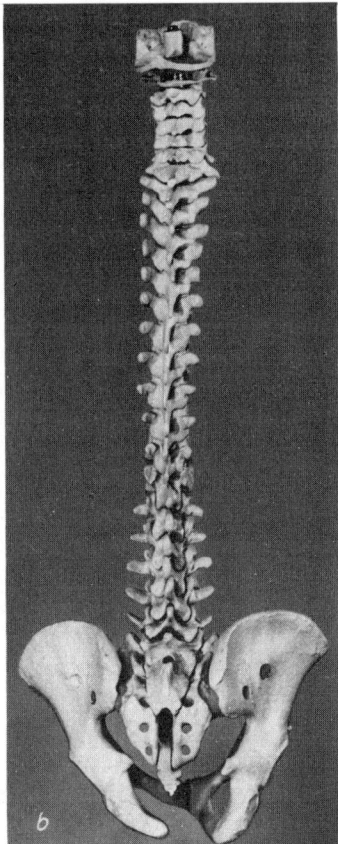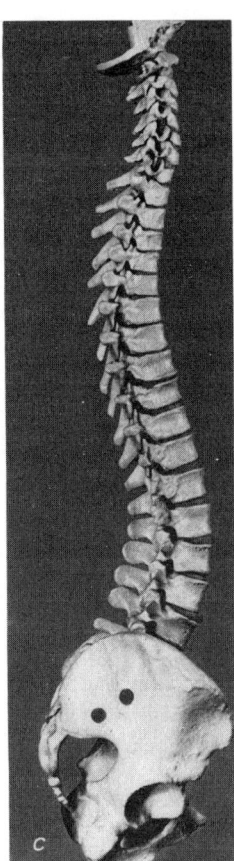

Abb. 19 Gesamtansicht der Wirbelsäule (Modell), *a* von vorn, *b* von hinten, *c* von der Seite

schnitte mit dem klinischen Befund vergleichend beurteilen. In dieser Hinsicht sehen wir eine wesentliche Hilfe in der GUTMANNschen *Aufnahmetechnik der Lendenwirbelsäule* im Stehen mit Kopf- und Basislot (Abb. 20 *a–d*). Dazu wird vor dem Blendenstativ auf dem Fußboden der Kassette entsprechend eine Linie gezeichnet. Der Patient stellt für das a.-p.-Bild beide Füße symmetrisch neben diese Linie, belastet sie symmetrisch und hält die Knie gestreckt. Seine Basis entspricht dann der Kassettenmitte oder umgekehrt: Das von der Kassettenmitte zur Basis gefällte Lot trifft die Mitte zwischen den Fersen (Basislot). Auf der Kassette bringen wir ein verschiebbares Lot aus einem (konstrastgebenden) Metallfaden an. Nun heben wir die Kassette bis zum Hinterhaupt

des Kranken an und verschieben dieses Lot genau unter die Mitte der Hinterhauptschuppe. Damit haben wir das Kopflot eingestellt. Danach wird die Kassette ohne Seitenverschiebung auf die Lendenregion und das Becken eingestellt. Dabei entsprechen die Kassettenmitte und der Zentralstrahl ungefähr der Höhe des Nabels. Die so angefertigte a.-p.-Aufnahme zeigt am Schatten des Metalldrahts die Kopfstellung (Kopflot) und mit der Bildmitte die Lage des Basislots.

In analoger Weise gehen wir auch bei der Seitenaufnahme der Lendenwirbelsäule vor: Der Patient stellt sich quer auf die Linie am Fußboden, die der Kassettenmitte entspricht. Seine Knöchel müssen einen Fingerbreit hinter dieser stehen. Das Kopflot wird nach dem äußeren Gehörgang eingestellt.

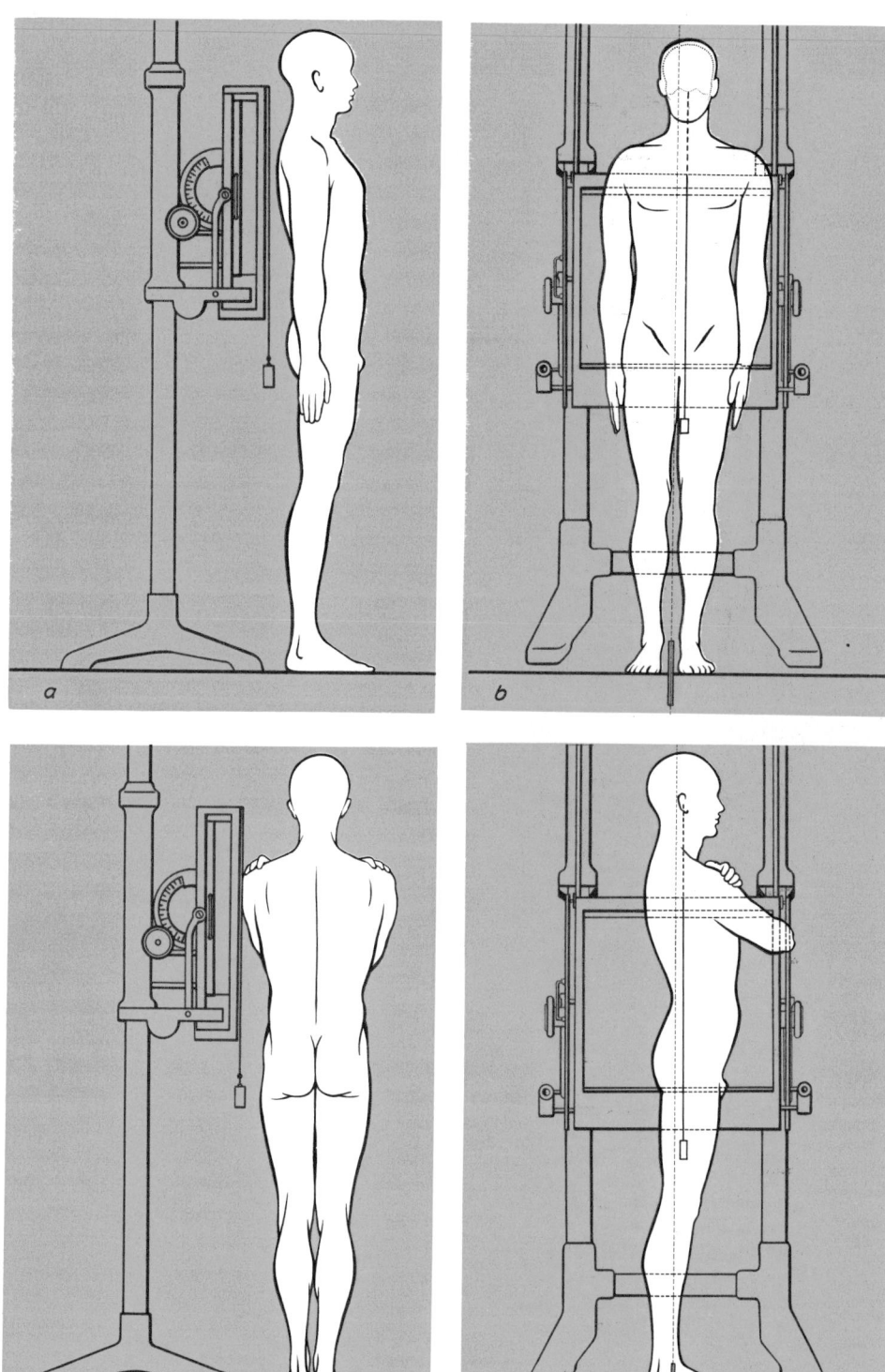

Abb. 20 *a–d*

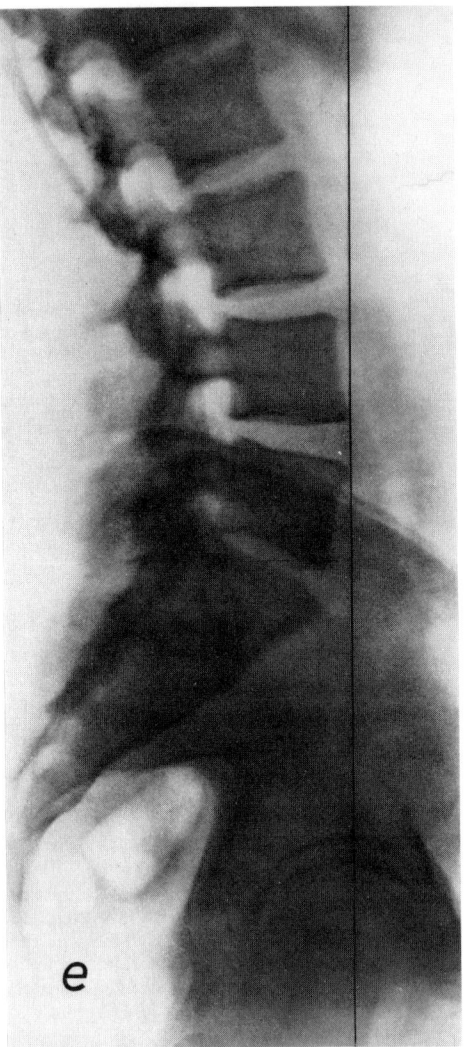

Abb. 20 Röntgenaufnahmetechnik der Lendenwirbelsäule im Stehen (nach GUTMANN). Aufnahme im a.-p.-Strahlengang. *a* Einstellung des Kopflots; *b* aufnahmebereites Gerät; Aufnahme im frontalen Strahlengang. *c* Einstellung des Kopflots; *d* aufnahmebereites Gerät; *e* Seitenaufnahme in dieser Technik (tadellose Darstellung des ganzen Beckens einschließlich der Beckenkämme und Hüftgelenkköpfe, gute Zeichnung von L_5 und S_1. Dabei ist die übrige Lendenwirbelsäule weder überbelichtet noch projektionstechnisch verzerrt)

Dem Vorgehen an der Halswirbelsäule entsprechend bewährt sich hier eine exzentrische Einstellung des Zentralstrahls: Wir zie-

len mit dem Zentralstrahl nicht auf die Kassettenmitte, sondern tiefer, ungefähr auf den lumbosakralen Übergang, d. h. in die Mitte zwischen Beckenkamm und Trochanter major. Das hat zwei große Vorteile. Erstens: Der Strahlenbedarf des (vom Becken überlagerten) lumbosakralen Übergangs ist wesentlich höher als in der Lendenwirbelsäule. Wenn wir wie üblich den Zentralstrahl auf die mittlere Lendenwirbelsäule einstellen, dann erhalten wir entweder einen unterbelichteten lumbosakralen Übergang bei richtiger Exposition der übrigen Lendenwirbelsäule oder eine überbelichtete Lendenwirbelsäule bei gut belichtetem lumbosakralen Übergang. Durch die Einstellung auf den lumbosakralen Übergang erreichen wir einen Belichtungsausgleich und bilden sogar die Hüftgelenke gut ab. Zweitens: Bei der Einstellung des Zentralstrahls auf die Kassettenmitte (mittlere Lendenwirbelsäule) werden die weit auseinanderliegenden Beckenkämme und besonders die Hüftgelenkköpfe, deren Stellung für die Beurteilung der Statik von großer Bedeutung ist, beträchtlich auseinanderprojiziert, während die Projektionsfehler an der viel schmaleren und oberen Lendenwirbelsäule nur geringeres Ausmaß erreichen und daher von untergeordneter Bedeutung sind (Abb. 20 *c, d, e,*).

In beiden Projektionsrichtungen sollte der Fokus-Film-Abstand so groß wie möglich sein, wie es die Apparatur beziehungsweise die Korpulenz des Patienten gerade erlauben. Erstrebenswert wären 2 Meter oder noch mehr. Bei adipösen Patienten und weniger leistungsfähigen Geräten werden wir uns allerdings mit 150 cm begnügen müssen.

Wenn die Einstellung fertig ist, muß sich der Patient an die Kassette anlehnen, um das Bild nicht zu verwackeln!

3.2.1. Wirbelsäule in der Sagittalebene (frontaler Strahlengang)

Wie schon gesagt, dient die Röntgenaufnahme im Stehen vor allem der Diagnose der statischen Funktion und ihrer Störungen. Die Statik des Menschen unterscheidet sich grundlegend von der bei Vierfüßlern. Ihre Gesetzmäßigkeiten müssen deshalb *ausschließlich* am Menschen studiert werden. Die meisten Arbeiten über statische Probleme befassen sich lediglich mit der Gleichgewichtserhaltung des ganzen Körpers, d. h. mit den Schwankungen des Schwerelots (Statovektographie) und Kopflotabweichungen vom Basislot. Die Aufgaben der Wirbelsäule werden dabei oft nicht beachtet. Nach RASCH und BURKE (1971) sollte »der Schwerpunkt eines Körperabschnittes oberhalb seiner Unterstützungsfläche liegen, und zwar womöglich über deren Mitte«. Wir könnten somit den Mechanismus, mit dessen Hilfe die Wirbelsäule die Balance der einzelnen Abschnitte des Körpers aufrechterhält, als »partielle Statik« bezeichnen. Diesen Vorgang können wir allein mit Hilfe der Röntgenuntersuchung studieren.

Der Mechanismus, der das Gleichgewicht in der frontalen Ebene aufrechterhält, unterscheidet sich beim Menschen grundsätzlich von dem in der sagittalen Ebene. In der *Sagittalebene* balanciert der Rumpf mit dem Kopf förmlich über der Achse der beiden Hüftköpfe, befindet sich also in einem *labilen* Gleichgewicht, das *nur* mit Hilfe dynamischer Kräfte, d. h. der Muskulatur, aufrechterhalten werden kann. Dabei soll allerdings die Muskelarbeit so gering wie möglich bleiben. Zudem steht die Wirbelsäule auf der mehr oder weniger nach vorn geneigten Ebene von S_1.

Lehrbuchmäßig wird angenommen, daß die Wirbelsäule in der Sagittalebene (frontaler Röntgenstrahlengang) vier Krümmungen aufweist: Halslordose, Brustkyphose, Lendenlordose und kyphotische Krümmung des Kreuzbeins mit dem Steiß. Dabei sollte das Lot vom äußeren Gehörgang durch die Körper des 7. Halswirbels, des 12. Brust- und 5. Lendenwirbels zum Os naviculare verlaufen. Nach CRAMER steht allerdings der Körper des 12. Brustwirbels normalerweise um eine Wirbelkörpertiefe weiter dorsal. Weiterhin

wird angenommen, daß bei stark ausgeprägter Beckenneigung auch die Lendenlordose erheblich ist und dementsprechend auch die Brustkyphose kräftig und umgekehrt.

Diese eingebürgerten Vorstellungen erscheinen uns beinahe als »selbstverständlich«. Allerdings zeigten Erfahrungen mit der Wirbelsäulenganzaufnahme (SOLLMANN und BREITENBACH, 1961), daß es sich nur um grobe Annäherungen handelt. Auf Grund ihrer Erfahrungen mit 1 000 Ganzaufnahmen in der frontalen Projektion kommen sie zum Schluß, daß man kaum von einer allgemeingültigen Norm sprechen kann. Es ist daher notwendig, die Regeln einer *individuellen Norm* zu finden.

Um diesen Fragen nachzugehen, führten wir Messungen an 200 Seitenaufnahmen der Lendenwirbelsäule in unserem Patientengut aus und bildeten nach verschiedenen Gesichtspunkten Gruppen, die aus Abbildung 21 ersichtlich sind. Da das Bildformat der Röntgenbilder 30 cm × 40 cm beträgt, ist das Basislot (Kassettenmitte) 15 cm vom Rand entfernt. Die übrigen Zahlen geben den Abstand der vorderen oberen Wirbelkante vom Filmrand.

Als »engerer Durchschnitt« werden alle Fälle nach Ausschluß der Radikulärsyndrome bezeichnet. Wie aus Abb. 21 hervorgeht, steht bei den Radikulärsyndromen der lumbosakrale Übergang (arithmetisches Mittel von L_5 und S_1 mehr dorsal (Retroposition) als in der Gesamtgruppe und vor allem als im »engeren Durchschnitt«, und daher ist auch der Unterschied zwischen thorakolumbalem Übergang und lumbosakraler Verbindung geringer. Es kommt im Durchschnitt zu einer Steilstellung. Noch bezeichnender ist die Inzidenz der *Vorhaltung* (Abb. 22). So bezeichnen wir eine Haltung, bei der der thorakolumbale Übergang genau oberhalb oder sogar weiter ventral als die lumbosakrale Verbindung steht (das arithmetische Mittel von Th_{12} und L_1 ist kleiner als von L_5 und S_1). Diese Haltung konnten wir bei den Radikulärsyndromen 11mal (18 %) beobachten, bei allen übrigen 8mal (5,8 %). Beson-

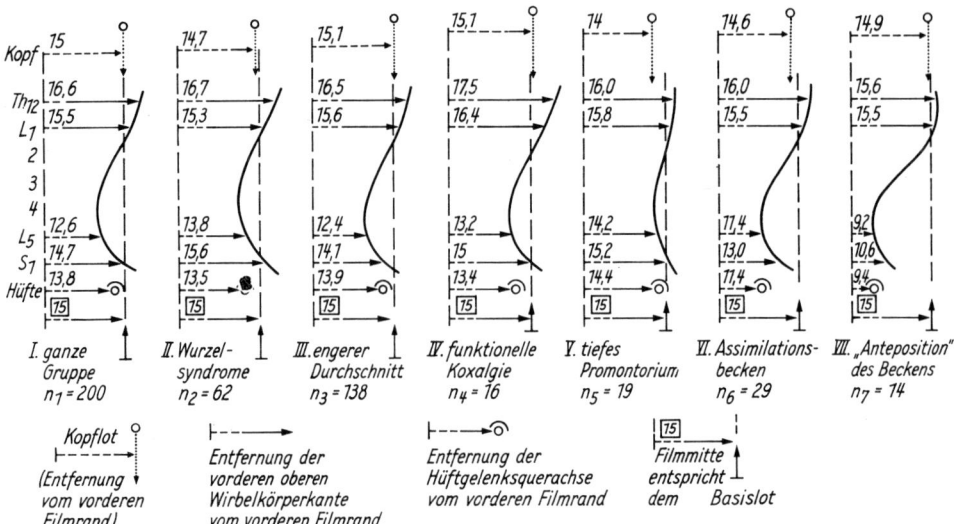

Abb. 21   Auswertungsergebnis von 200 frontalen Lendenwirbelsäulenprojektionen im Stehen. Die Zahlen geben die Entfernung der vorderen Wirbeloberkante vom vorderen Filmrand an. Hüftgelenkquerachse und Kopflot wurden ebenfalls gemessen. Das Basislot befindet sich stets in Filmmitte (15 cm) (näheres s. Text)

ders charakteristisch ist für die statische Störung beim akuten Wurzelsyndrom die Kombination von Vorhaltung, Retroposition der Lendenwirbelsäule und eines nach vorn verschobenen Kopflots.

Wir konnten bestätigen, daß L_5 tatsächlich im Durchschnitt 4 cm vor Th_{12} steht, wie es CRAMER 1958 beschrieb. Auch die Behauptung GUTMANNS, daß die Hüftgelenkquerachse normalerweise vor dem Promontorium und vor dem Basis- und Kopflot liegt, bestätigte sich. Die GUTMANNsche Röntgenaufnahmetechnik (s. Abb. 20) geht davon aus, daß das Kopflot im Durchschnitt einen Querfinger breit vor die Knöchelgabel fällt und sich demnach mit einer auf dieser Basis errichteten Senkrechten (Basislot) deckt. Nach unseren Messungen entspricht das vollkommen den Tatsachen.

Die Korrelierung zwischen Röntgenbefund und Klinik zeigte, daß die funktionelle Koxalgie (im Unterschied zur Koxarthrose) die Statik kaum beeinflußt. Die Gruppe mit dem tiefliegenden Promontorium überdeckt sich weitgehend mit der Gruppe der Radikulärsyndrome. Beinahe die Hälfte der Fälle

hatten klinisch Wurzelsyndrome. Bei den Fällen mit hohem Assimilationsbecken beobachteten wir häufig eine schlaffe Haltung, d. h. eine Anteposition des lumbosakralen Übergangs mit vergrößerter Differenz zwischen thorakolumbalem und lumbosakralem Übergang (Abb. 23). Hier überwogen auffallend die Frauen (28 von 29!). Von der Gruppe mit Anteposition, d. h. schlaffer Haltung, ausgehend, ist es sicher kein Zufall, daß mehr als die Hälfte ein hohes Assimilationsbecken aufwiesen.

Daraus können wir folgern:

Die Lendenwirbelsäule befindet sich in der Sagittalebene im statischen Gleichgewicht, wenn sich Kopf- und Basislot decken, wenn das Promontorium ein wenig vor diesem Lot steht und vor allem, wenn der thorakolumbale Übergang gegenüber dem lumbosakralen nach dorsal versetzt steht. Dabei befindet sich Th_{12} durchschnittlich 4 cm dorsal von L_5. Die Krümmung der Lendenwirbelsäule muß auf Grund dieser Kriterien beurteilt werden. Sie hängt dann von der Schrägstellung der S_1-Deckplatte und / oder von Th_{12} ab. Bei Störungen dieses dynami-

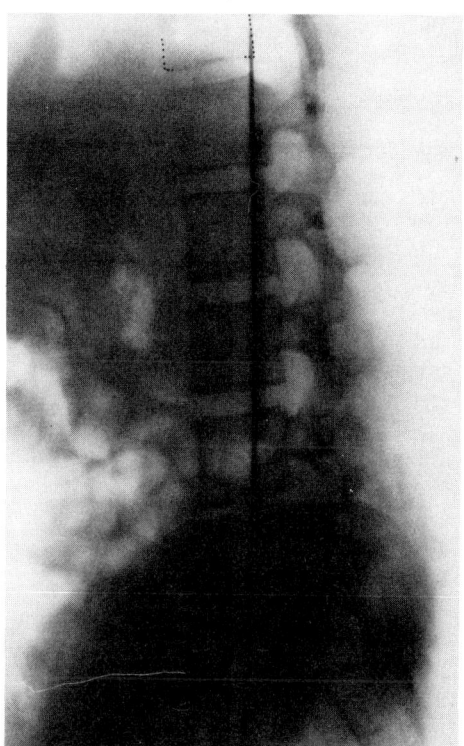

Abb. 22 Seitenbild der Lendenwirbelsäule mit Vorhaltung des thorakolumbalen Übergangs. Pat. J. J., lumbales Radikulärsyndrom

figkeit schlaffer Haltungen bei diesem Bekkentyp erklärt.

Bei der echten Koxarthrose beschreibt GUTMANN eine statische Störung, bei der die Hüftgelenkquerachse *hinter* dem Promontorium und hinter dem Kopflot liegt (s. 3.3.1.).

Die Statik der Halswirbelsäule in der Sagittalebene wird an anderer Stelle (s. 3.6.2.) besprochen.

Die Krümmungen der Wirbelsäule in der Sagittalebene dienen demnach der statischen Funktion. Sie sollten deshalb vor allem nach diesem Gesichtspunkt beurteilt werden.

Eine Formbesonderheit sei hier noch erwähnt: Die Foramina intervertebralia verändern ihre Lage von ventrolateral im kranialen Anteil der Wirbelsäule immer weiter nach dorsal, je mehr wir zum kaudalen Ende

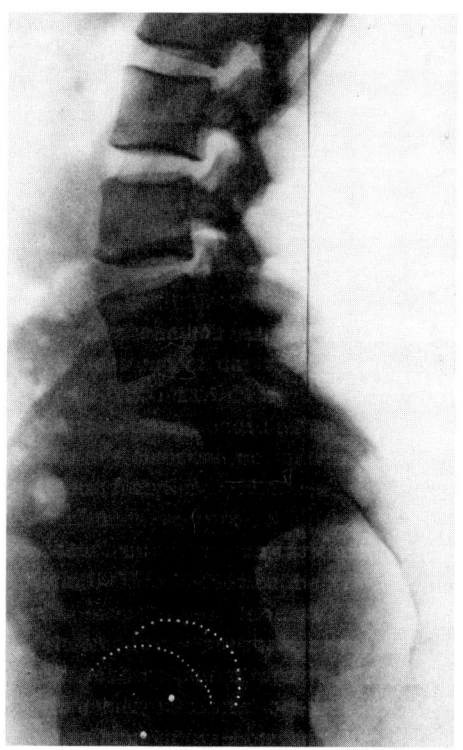

Abb. 23 Seitenbild der Lendenwirbelsäule mit Anteposition der Lendenwirbelsäule. Pat. G. E. mit schlaffer Haltung infolge von Iliopsoasverkürzung

schen Gleichgewichts infolge veränderter Muskeltätigkeit (Spasmus bzw. Hemmung) beobachten wir zum Beispiel beim heftig schmerzhaften Radikulärsyndrom eine Vorhaltung, bei abgeschwächten Bauchmuskeln und anderen Muskelfunktionsstörungen im Beckengürtelbereich (s. 7.5.1.) eine schlaffe Haltung, wobei es zu einer Anteposition der Lendenwirbelsäule vor das Lot und zu einer stärkeren Dorsalversetzung des thorakolumbalen Übergangs gegenüber dem lumbosakralen kommt. Interessanterweise findet sich dabei oft ein hohes Assimilationsbecken, das bei normalen statischen Verhältnissen im Gegenteil eine geringe Beckenneigung aufweist (GUTMANN, METZ). Bei diesem Beckentyp besteht in der Regel eine Hypermobilität. Diese wieder korreliert meistens mit gering entwickelter und zur Abschwächung neigender Muskulatur, woraus sich die Häu-

der Wirbelsäule gelangen. Sie liegen in der Halswirbelsäule lateral vom Wirbelkörper und sind in der Seitenprojektion nicht einsehbar, in der Brustwirbelsäule projizieren sie sich unmittelbar und in der Lendenregion sogar deutlich dorsal vom Wirbelkörper.

3.2.2. Frontalebene (anteroposteriore Projektion)

Im Gegensatz zur Sagittalebene fällt die Schwerelinie in der Frontalebene vom Körperschwerpunkt zwischen zwei Unterstützungsflächen (Füße). Hier besteht also ein relativ stabiles Gleichgewicht, das unmittelbar mechanisch beeinflußbar ist. Jede Verlängerung bzw. Verkürzung *eines* Beins, jede Schiefebene wirkt sich daher augenblicklich aus und muß kompensiert werden, um das Gleichgewicht zu erhalten. Deshalb wird eine geringfügige *ein*seitige Absatzunterlage viel stärker empfunden als eine sogar erhebliche Erhöhung *beider* Absätze.

In der Frontalebene interessieren uns vor allem die Skoliosen. Wenn wir auch geringe Seitkrümmungen mitzählen, die nur wenige Bewegungssegmente umfassen, dann sind Skoliosen sehr häufig. SOLLMANN konnte – nach Auswertung von 1 000 a.-p.-Ganzaufnahmen – feststellen, daß in nur 28 Fällen überhaupt keine Skoliose bestand. Uns interessieren jedoch vor allem die funktionellen Skoliosen, die Ausdruck einer statischen Störung oder ihrer Kompensation sind. Deshalb wollen wir zunächst die Bedeutung der Skoliose unter funktionellen Gesichtspunkten betrachten.

Die Skoliose, oder besser *Skoliosierung*, ist an erster Stelle die adäquate, physiologische Ausgleichsreaktion bei einem Beckenschiefstand. Wenn wir im Gehen bei jedem Schritt eine Beckenhälfte anheben, dann kommt es jeweils zu einer Skoliosierung und Rotation der Lendenwirbelsäule zur tieferliegenden Seite.

Wir kommen also zur statischen Regel

nach ILLI, BIEDERMANN und EDINGER, die besagt, daß bei jedem Beckenschiefstand ein bestimmter Grad von Skoliosierung und Rotation zu erwarten ist. In der Lendenwirbelsäule ist demnach eine Skoliosierung und Rotation zur tieferstehenden Seite des Beckens physiologisch. Folgerichtig muß die Unfähigkeit der Lendenwirbelsäule, ein schiefes Becken durch eine Skoliose auszugleichen, als pathologisch angesehen werden. (sog. SBT-Regel).

Wenn das Verhältnis von Schiefebene, Skoliose und Rotation gestört ist, wird von »paradoxen«, d.h. unphysiologischen Skoliosen gesprochen. Das sind lumbale Skoliosen bei geradem Becken oder sogar zur höherstehenden Beckenseite konvexe Krümmungen, weiterhin solche ohne Rotation oder mit Rotation in der entgegengesetzten Richtung (Abb. 24).[1]

Es ist allerdings zu betonen, daß nicht der klinisch, d. h. bei Palpation der Beckenkämme feststellbare Beckenschiefstand, sondern eigentlich nur der röntgenologisch erkennbare Schiefstand des Kreuzbeins entscheidend ist, daß die Wirbelsäule ja nicht auf den Beckenkämmen, sondern auf dem Kreuzbein steht. Diskrepanzen sind hier durchaus nicht selten. Doch damit nicht genug. So wie die Wirbelsäule als Ganzes im Kreuzbein ihre Basis hat, so steht der vierte auf dem fünften Lendenwirbel, der dritte auf dem vierten usw. Eine schiefe Ebene bei L_5 oder bei L_4 usw. hat für die übrige Wirbelsäule dieselbe Bedeutung und verursacht dieselben Skoliosierungen und statischen Kompensationen wie das schiefstehende Sakrum. Hier sei nochmals betont, daß diese Gegebenheiten alle nur mit Hilfe der Röntgenaufnahme im Stehen diagnostiziert werden können, und zwar entweder mit Hilfe der Wirbelsäulenganzaufnahme oder der

---

[1] Skoliosen mit Rotation in gleichem Sinne werden nach dem amerikanischen Orthopäden LOVETT vom Anfang dieses Jahrhunderts als »Lovett positiv« und die mit Rotation im entgegengesetzten Sinne als »Lovett negativ« bezeichnet

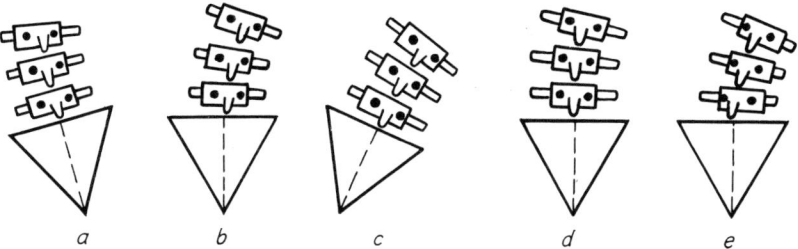

Abb. 24 »Physiologische« und »paradoxe« Skoliosen im Lumbalbereich. *a* Physiologische Skoliose mit gleichsinniger Rotation bei Beckenschiefstand (zur tieferen Seite gerichtet – statische Skoliose); *b* Skoliose mit Rotation bei geradem Becken; *c* Skoliose mit gleichsinniger Rotation bei Beckenschiefstand zur höher stehenden Beckenseite; *d* Skoliose ohne Rotation; *e* Skoliose mit gegensinniger Rotation

Technik nach GUTMANN, wie sie oben (s. 3.2.) beschrieben wurde.

Die Schwierigkeiten bei der Anwendung dieser Regel liegen in quantitativen Zusammenhängen. Wie stark soll die Skoliosierung und Rotation bei einem gegebenen Schiefstand des Beckens oder bei L_5 oder höher sein? Die LOVETTsche Regel besagt, daß bei ausgeprägter Lendenlordose die Rotation stärker ist als bei flacher oder gar fehlender Lordose. Aber auch das genügt nicht. Wir wollen doch wissen, ob und wieviel wir eine Schiefebene z. B. mit Hilfe von Schuheinlagen korrigieren sollen.

Wir können von folgender Erfahrung ausgehen: Wenn wir einer gesunden Versuchsperson ein Bein durch Unterlegen erhöhen und sie auffordern, beide Beine gleichmäßig zu belasten, dann weicht das Becken zur Seite des erhöhten Beins aus (Abb. 25 b). Wenn wir die Unterlage wieder entfernen, pendelt das Becken zurück ins Lot (Abb. 25 a). Dementsprechend sehen wir bei Patienten mit Beinlängendifferenz, daß ihr Becken meistens zur Seite des längeren Beins ausweicht. Wenn dann das kürzere Bein unterlegt wird, richtet sich das Becken ins Lot auf. Voraussetzung dafür ist aber, daß sonst normale Verhältnisse vorliegen. Die Diagnose einer echten Beinlängendifferenz ist also naheliegend, wenn das Becken bei einem echten Beckenschiefstand zur Seite des längeren Beins abweicht und sich nach Beinunterlage in das Lot stellt. Eine si-

chere Beurteilung der Statik ist jedoch nur mit röntgenologischen und nicht mit rein klinischen Mitteln möglich. Wenn z. B. das Becken trotz Geradstandes und trotz Fehlens einer groben strukturellen Skoliose zur Seite abweicht oder wenn umgekehrt bei einem palpierbaren Beckenschiefstand das Becken nicht vom Lot abweicht oder wenn nach Beinunterlegung das ausladende Becken nicht zum Lot zurückkehrt, dann kann nur die Röntgenuntersuchung die Ursachen zeigen. Diese bestehen meistens in »versteckten« Schiefebenen, die neben einer kompensatorischen Skoliosierung auch eine Seitenabweichung des Beckens zur höheren Seite hervorrufen. Das Einpendeln des Beckens in das Lot nach Unterlegen des kürzeren Beines erscheint so als quantitatives Maß für die gelungene statische Kompensation. Es ist neben dem Ausgleich der Schiefebene ein wichtiges Kriterium, mit dessen Hilfe wir gegebenenfalls röntgenologisch die Statik zu korrigieren versuchen.

Noch wichtiger als die Seitenabweichung des Beckens erscheint uns das Verhältnis von thorakolumbalem und lumbosakralem Übergang: Bei ausgeglichenen statischen Verhältnissen steht Th_{12} genau oberhalb L_5 / S_1 (s. 3.2.1.). Auch diese Tatsache müssen wir bei Beurteilung von Fußunterlagen Rechnung tragen.

Bei der Auswertung der Röntgenbilder (Abb. 26–30) beachten wir auch das Kopflot. Das Abweichen des Kopflots zur Seite

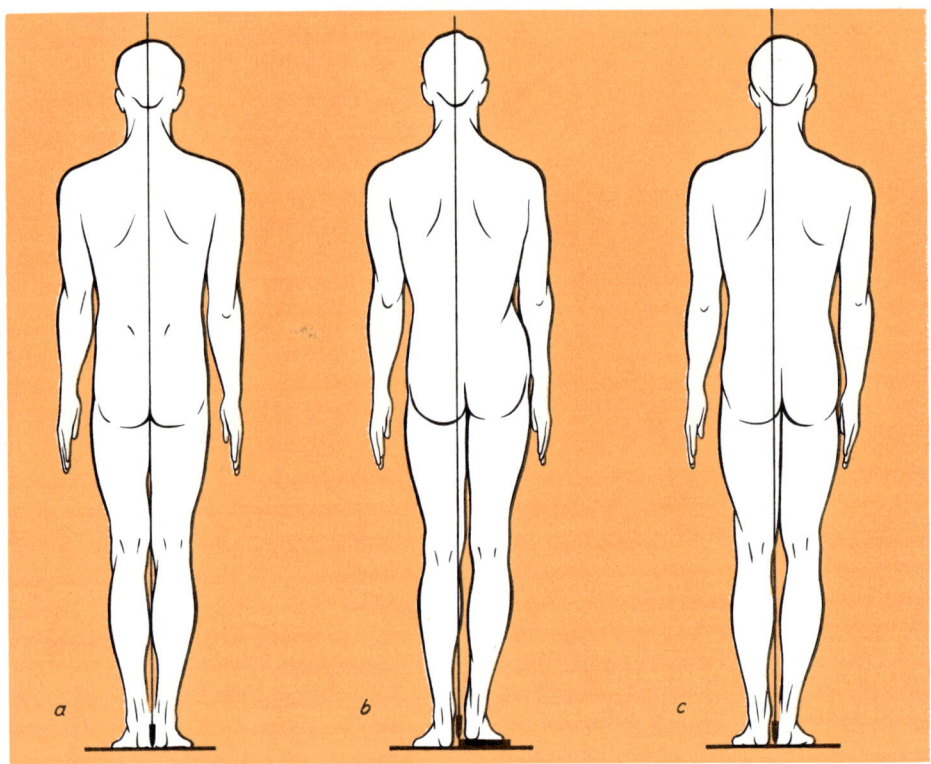

Abb. 25   Verhalten der Wirbelsäule im Stehen. *a* Stehen bei gleichmäßiger Belastung beider Beine »im Lot«; *b* nach Unterlegen eines Fußes (Verlängerung eines Beines mit erzwungenem Beckenschiefstand) weicht das Becken zu dieser höheren Seite aus, der Kopf bleibt im Lot; *c* bei Verlagerung des Gewichts auf ein Bein weicht der ganze Körper, am stärksten der Kopfbereich, zu dieser Seite vom Lot ab

spricht nämlich dafür, daß das Bein der Seite, zu dem das Kopflot abweicht, mehr belastet wird (Abb. 25 *c* und 30).

Skoliosen werden oft nur in bezug auf ihre Kompensation und Dekompensation beurteilt. Sie werden als kompensiert bezeichnet, wenn das Kopflot durch den Wirbel C_7 und L_5 zur Basis zwischen den Fersen fällt. Dann liegen also die Schwerpunkte des Kopfes, des Schulter- und Beckengürtels untereinander. Dabei betonen manche Autoren mehr das Kopflot, andere das Lot von C_7. Wie bekannt, kann auch eine erhebliche Abweichung des C_7-Lotes vom Beckenlot durch exzentrische Kopfhaltung kompensiert werden.

Die physiologischen funktionellen Skoliosierungen während des Gehens können unter Röntgendurchleuchtung während des Tretens auf der Stelle untersucht werden. Dabei zeigte sich (ILLI, BIEDERMANN, EDINGER), daß die Lendenwirbelsäule mit größter Exkursion in der Mitte von Seite zu Seite schwingt. Der 12. Brustwirbel bewegt sich dagegen relativ wenig und pendelt normalerweise nicht mehr als 4 cm von Seite zu Seite. Die Brustwirbelsäule biegt sich jeweils in entgegengesetzter Richtung aus, so daß der 12. Brustwirbel gewissermaßen ein Knotenpunkt in einer stehenden gedämpften Welle ist. Deshalb ist es bei der funktionellen Beurteilung einer Skoliose wichtig, ob diese im Bereich des thorakolumbalen Übergangs zur Körperachse zurückschwingt oder nicht (z. B. schräggestreckt verläuft).

Die Röntgenuntersuchung im Stehen lie-

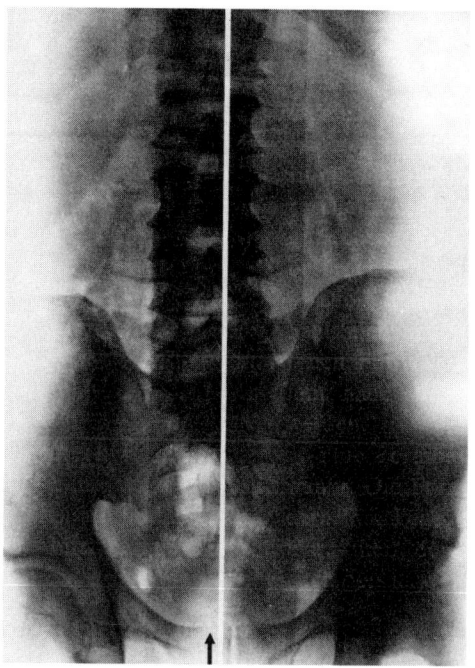

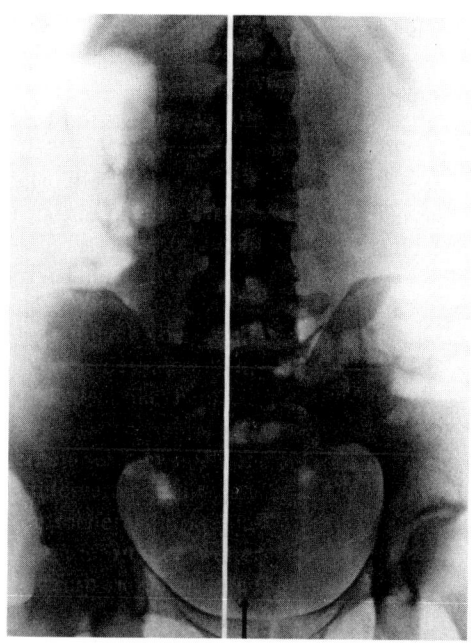

Abb. 26 Verhalten von Lendenwirbelsäule und Becken bei relativ kürzerem Bein rechts (Beckenschiefstand rechts tiefer): statische Rechtsskoliose der Lendenwirbelsäule, Abweichen des Beckens nach links vom Basislot (Pfeil)

Abb. 27 Beckenschiefstand (rechts tiefer), der sich durch Geradestellung des Kreuzbeins) kompensiert hat, Statik normal (Pfeil = Basislot)

fert uns also wertvolle Informationen über die Statik, ihre Störungen und die Fähigkeit der Wirbelsäule, sich an diesen Störungen anzupassen.

Bei der Besprechung der Wirbelsäulenstatik und der funktionellen Skoliosen erwähnten wir kurz die LOVETTschen Regeln. Die volle Bedeutung dieser Zusammenhänge wird sich zwar erst bei der Besprechung der Manipulationstechniken zeigen, hier wollen wir aber noch erklären, wo und warum Skoliosen mit einer Rotation verbunden sind.

Zunächst nennen wir die Skoliosen (Skoliosierungen), bei denen die Wirbel in Richtung der Konvexität, d.h. in der der Seitneigung entgegengesetzten Richtung, rotieren (»Lovett positiv«). Dieses Verhalten sehen wir fast regelmäßig in der Brust- und Lendenwirbelsäule, wie jeder weiß, der laufend Röntgenbilder beurteilt. In der Lendenwir-

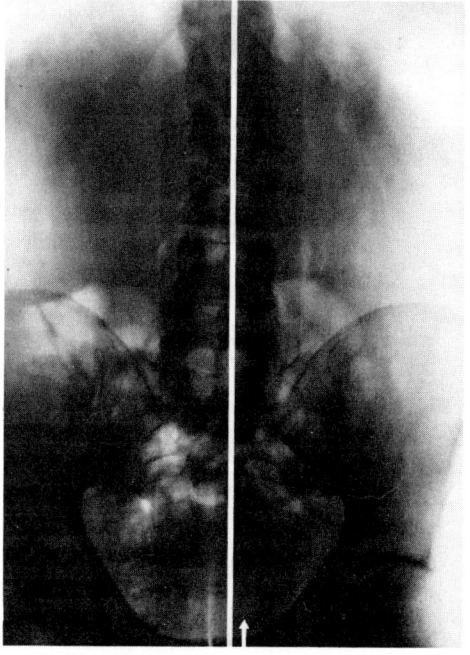

Abb. 28 Gerades Becken mit schiefstehendem Wirbel L_5, der die Linksskoliose und das Rechtsausladen des Beckens erzwingt (Pfeil = Basislot)

belsäule stehen die Hauptanteile der Gelenkspalte mehr oder weniger sagittal. Ineinandergeschoben schränken die Gelenke
daher die Seitneigung ein. Die hohen und
elastischen Bandscheiben hingegen ermöglichen eine erhebliche Beweglichkeit. Die
Reihe der Lendenwirbelkörper biegt sich
deshalb bei der Seitneigung (Skoliose) stärker heraus als die Reihe der Wirbelbögen
mit den Gelenken. Daraus ergibt sich eine
Rotationsstellung des Einzelwirbels während
der Seitneigung. Im Röntgenbild können wir
dann beobachten, daß auch bei erheblichen
lumbalen Skoliosen die Dornfortsätze oft
nur wenig von einer Geraden abweichen.
Das stimmt auch mit der klinischen Erfahrung gut überein: Röntgenologisch nachgewiesene Skoliosen sind in aufrechter Haltung durch Betrachtung und Palpation der
Dornfortsätze oft kaum zu erkennen. Bei
Vorbeuge buckelt sich dann die Konvexseite
der Skoliose vor, weil die Querfortsätze
durch die Rotation auf dieser Seite nach
dorsal wandern.

Nach der LOVETTschen Regel gilt das Gesagte aber nur bei aufrechter Haltung, also

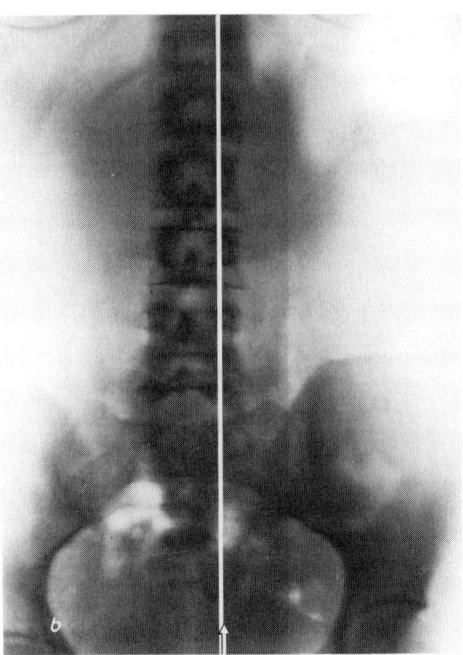

Abb. 29 *a* Relativ kürzeres Bein rechts mit Bek-
kenschiefstand, der im Sakrum ausgeglichen und
bei L$_5$ und L$_4$ überkompensiert wird, deshalb Abweichen des Beckens nach rechts und schräge Haltung der Lendenwirbelsäule nach links (»ungenügende« Skoliosekrümmung, kein statischer Ausgleich); *b* dieselbe Patientin mit statischem Ausgleich nach Unterlegen des längeren linken Beines
(Pfeil = Basislot)

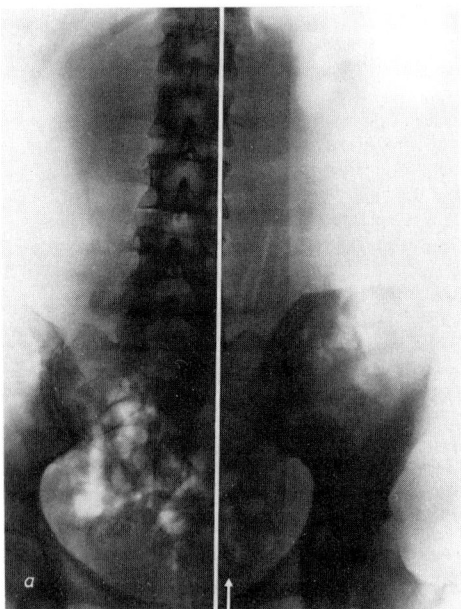

bei lordotischer Lendenwirbelsäule. Bei fehlender Lendenlordose und erst recht in Kyphose kommt auch in der Lendenwirbelsäule
das gegenteilige (»Lovett negative«) Verhalten vor. Die Lendenwirbel rotieren dann in
Richtung der Seitneigung und entgegen der
Skolioseseite. Wir kennen das aus Erfahrung, vor allem von der antalgischen
Zwangshaltung der Lumboischialgie, bei der
ja die Lendenlordose oft aufgehoben ist.
Auch das beruht auf den anatomischen Gegebenheiten.

Die hemmende Wirkung der Bogengelenke auf die Seitneigung kommt nur dann
voll zur Geltung, wenn die Gelenkflächen
ganz ineinandergeschoben sind. Das ist eben
in lordotischer Haltung der Fall. Während

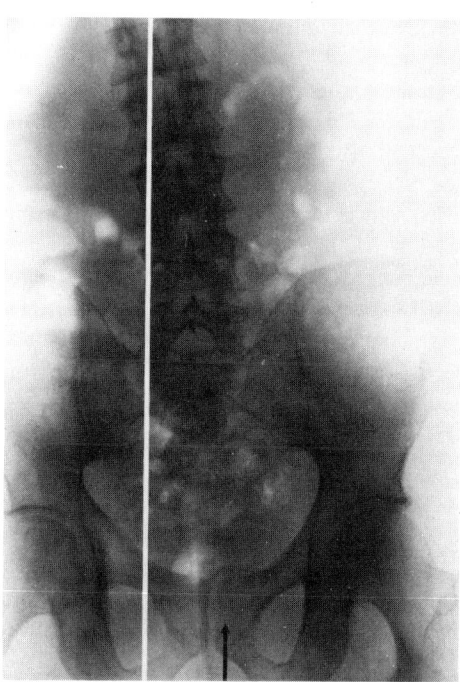

Abb. 30 Typische »Ischias«-Zwangshaltung bei geradem Becken mit Abweichen des Beckens und des Kopflots über das gesunde Bein. Typische »paradoxe Skoliose« ohne Rotation oder sogar mit Rotation in entgegengesetzter Richtung (Pfeil = Basislot)

der Vorbeuge und in kyphotischer Haltung berühren sich die Gelenkfortsätze nur noch wenig. Damit fällt die hemmende Wirkung der Bogengelenke für die Seitneigebewegung fort. Andererseits stauchen sich während der Vorbeuge die Wirbelkörper ventral gegeneinander, wodurch ihre Seitneigung behindert wird. Deshalb ist die Beweglichkeit der Wirbelbogenreihe in kyphotischer Haltung (Vorbeuge) bei Seitneigung nicht geringer, sondern größer als die der Wirbelkörperreihe, weshalb sie sich stärker ausbiegen und eine Rotation in Neigungsrichtung bewirken (s. Abb. 30).

Auch für die Skoliosen der Brustwirbelsäule ist die Rotation im Skoliosesinn die Regel. Offenbar ist also auch hier die Wirbelbogenreihe stärker fixiert als der Wirbelkörper. Da aber die thorakalen Gelenkspal-

ten wegen ihrer vorwiegend frontalen Stellung die Neigung gut erlauben würden, müssen wir die Ursache in der Verbindung mit den Rippen suchen. Die Rippen konvergieren nämlich von beiden Seiten auf den Wirbelkörper zu. Die Kostotransversalgelenke liegen weiter lateral als die Kostovertebralgelenke. Bei der Seitneigung werden die Rippen auf der Neigungsseite aufeinandergepreßt, und dadurch wird die Bewegung abgebremst. Diese Bremsung überträgt sich wegen des längeren Hebelarms am Querfortsatz vor allem auf die Wirbelbogenreihe, der Wirbelkörper kann noch besser ausweichen. Dadurch kommt es zur Rotation im Sinne der Skoliose.

Die Halswirbelsäule verhält sich anders. Vor allem in ihrem kranialen Anteil beobachten wir überwiegend Skoliosen mit Rotation in Richtung zur Konkavität. Die Ursache wurde früher in der Stellung der Bogengelenke gesucht. Die Gelenkspalte beider Seiten verlaufen in derselben Schrägebene von ventrokranial nach dorsokaudal. Sie erzwingen deshalb bei der Seitneigung eine Rotation im Sinne der Neigungsrichtung. Außerdem hemmen die Randleisten der Wirbelkörper die Seitneigung der Wirbelkörperreihe. Als ausschlaggebend zeigte sich auf Grund neuerer Forschungen (WERNE, JIROUT, LEWIT-KRAUSOVÁ) die von oben her einwirkende, von der Seitneigung erzwungene Rotation des Axis zu sein. Von diesen Mechanismen wird bei der Besprechung der Halswirbelsäule nochmals die Rede sein. In der unteren Halswirbelsäule finden wir öfter eine Skoliose mit Rotation im gleichen Sinne, die meistens als Fortsetzung einer thorakalen Skoliose entsteht.

Die Wirbelsäulenganzaufnahme ermöglicht es uns, gewissermaßen mit einem Blick diejenigen Stellen zu erfassen, an denen sich die Dynamik der untersuchten Wirbelsäule (das gilt auch für Skoliosen) plötzlich und scheinbar unmotiviert ändert, wo vielleicht trotz einer vorliegenden Schiefebene keine kompensatorische Skoliosierung zustande kommt oder wo eine paradoxe Skoliose oder

Rotation entsteht. An diesen Stellen finden wir erfahrungsgemäß am häufigsten Funktionsstörungen. Die Einzelheiten der funktionellen Anatomie und Röntgenologie der Wirbelsäule müssen nun für die einzelnen Abschnitte gesondert behandelt werden.

Wir können somit folgende statische Regeln insbesondere für die Lendenwirbelsäule in der frontalen Ebene ableiten:

1. Die Wirbelsäule reagiert auf eine Schiefebene mit einer ausgleichenden skoliotischen Einstellung (Skoliosierung). Deren Fehlen zeigt an, daß die Wirbelsäule zur Kompensation der Schiefebene nicht fähig ist.

2. Die Seitkrümmung führt zur Rotation. Das Ausmaß dieser Rotation ist im Lendenbereich von der Ausprägung der Lordose abhängig. Bei kräftiger Lordose ist die Rotation stärker als bei abgeflachter Lordose, und bei kyphotischer Haltung kommt es sogar zur Rotation im entgegengesetzten Sinn.

3. Die Skoliose ist für das statische Gleichgewicht adäquat, wenn der thorakolumbale Übergang senkrecht über dem lumbosakralen liegt.

4. Bei Schiefebenen im Lumbosakralbereich weicht das Becken zu der Seite vom Basislot ab, zu der die Schiefebene ansteigt (Seite des längeren Beins). Fehlt dieses Ausladen bei symmetrisch belasteten Beinen (Kopflot = Basislot), handelt es sich um eine abnorme Reaktion.

Die genannten Kriterien gelten natürlich auch für die Beurteilung einer statischen Korrektur mit Hilfe einer Unterlage (s. 5.6.).

Hier wäre einzuwenden (JANDA 1972), daß der symmetrische Stand auf zwei Beinen zwar als Standardtechnik für vergleichbare Befunde unerläßlich, in gewissem Sinne aber ein Artefakt ist. Bei ungezwungener Haltung wird vor allem das Standbein belastet. Wir haben deshalb 43 Patienten bei symmetrischer Belastung und bei einseitiger Belastung des rechten und des linken Beins untersucht. Zwölf Patienten benutzten als Standbein das rechte, 28 das linke Bein, dreimal konnte es nicht benannt werden.

Nach den angeführten Kriterien zeigte sich die günstigste Statik am häufigsten auf dem Standbein, die ungünstigste auf dem Nicht-Standbein. In 18 Fällen bestand ein erheblicher Unterschied in der Statik bei Belastung des Stand- und Nichtstandbeins. Die klinisch schwersten Verläufe befanden sich unter den 7 Fällen, die paradoxerweise bei der Belastung des Standbeins die ungünstigere Statik aufwiesen, d. h., die Skoliosierung nahm weiter zu, und/oder der thorakolumbale Übergang verschob sich weiter zur Seite. Man könnte gewissermaßen von einem »falschen Standbein« sprechen.

3.3. Becken

Das Becken bildet mit der Wirbelsäule eine funktionelle Einheit. Es ist ihre Basis und gleichzeitig die Verbindung mit den unteren Extremitäten. Es überträgt die Bewegungen von den unteren Extremitäten und federt sie gleichzeitig ab. Auf dem Becken als fester symmetrischer Basis ist die Wirbelsäule wie ein Mast verspannt (BENNINGHOFF). Die Ränder des Beckens bieten Ansatzflächen für mächtige Muskeln und Bänder, die zur Wirbelsäule wie Seile zu einem Mast ziehen. Die Iliosakralgelenke und die Symphyse gewährleisten eine gewisse Beweglichkeit und damit die Pufferfunktion des Beckens. Ihre Konstruktion ermöglicht aber auch eine ausreichende Festigkeit.

3.3.1. Beckentypen

Wie und wieweit diese Aufgabe gelöst wird, hängt auch vom Beckentyp ab, da dieser die Haltung der ganzen Wirbelsäule, insbesondere natürlich die der Lendenwirbelsäule, beeinflußt. Die wesentlichen Beckentypen wurden aus anatomischer und klinischer Sicht von ERDMANN und G. GUTMANN beschrieben. Sie zeigen enge Beziehungen zu den Anomalien des lumbosakralen Übergangs. Bekanntlich haben wir hier ein phylogenetisch noch sehr instabiles Gebiet vor uns. Anomalien sind deshalb so häufig, daß es mitunter fraglich ist, was als »Norm« und was als »Anomalie« anzusehen ist. Wenn wir nämlich bedenken, daß der 5. Lendenwirbel Übergangsfunktion hat, wird es verständlich, daß seine Merkmale kaum scharf definiert werden können. Im wesentlichen unterscheiden wir eine »kraniale« und eine »kaudale« Variante. Bei der Kranialvariante sind die Übergänge nach kranialwärts verschoben und umgekehrt. Morphologisch ist bei der Kranialvariante das Kreuzbein am kranialen Ende verlängert durch Assimilation des fünften Lendenwirbels (Sakralisation). Bei der Kaudalvariante verlängert sich die Lendenwirbelsäule auf Kosten des Kreuzbeins durch Lumbalisation des ersten Kreuzbeinwirbels. Natürlich sind diese Vorgänge häufig asymmetrisch, wodurch u. a. schiefe Ebenen mit den schon beschriebenen statischen Folgen entstehen können. Auch die asymmetrische Stellung der Wirbelbogengelenke ist in diesen Fällen sehr häufig. Im Einzelfall müssen wir also bei den lumbosakralen Anomalien immer mit funktionell bedeutungsvollen Befunden rechnen.

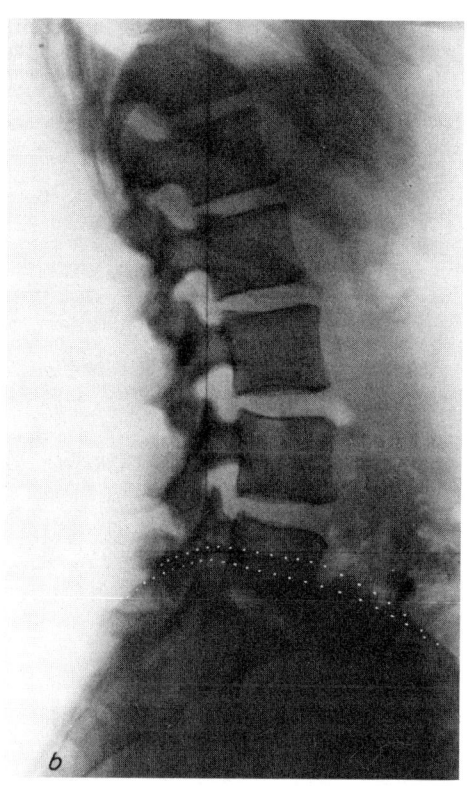

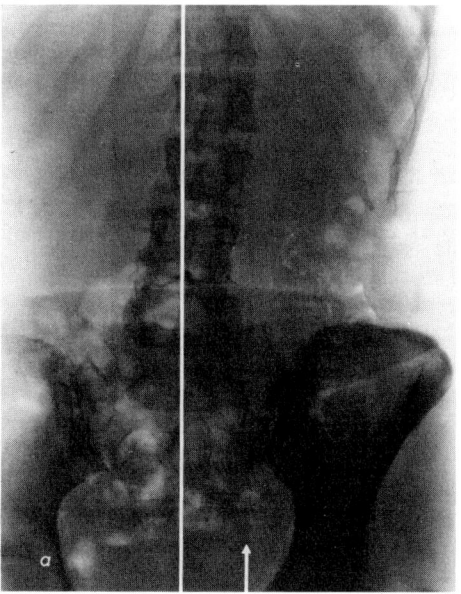

Abb. 31 Hohes Assimilationsbecken. *a* a.-p.-Aufnahme, der obere Rand des Kreuzbeins steht in der Höhe der Beckenkämme, L₅ ist in diesem Fall nach links gekippt, daher die Linksskoliosierung (statisch nicht kompensiert) und Beckenabweichung nach rechts (Pfeil = Basislot); *b* frontaler Strahlengang, steiles, gestrecktes Kreuzbein, durch Zermürbung bereits erniedrigte letzte Bandscheibe

Noch wichtiger sind jedoch die Beckenvarianten selbst. Betrachten wir zunächst das Becken mit dem nach kranial verlängerten Kreuzbein, das wir nach Erdmann und Gutmann als *hohes Assimilationsbecken* (sechs Sakrumsegmente) oder Lockerungsbecken bezeichnen wollen.

Das Promontorium steht hoch zwischen den Darmbeinschaufeln und ragt im a.-p.-Bild sockelartig über das obere Ende der Iliosakralgelenke empor (Abb. 31 und 32). Die Bandscheibe L₄/₅ liegt dann oft oberhalb der Verbindungslinie beider Beckenkämme.

Gleichzeitig ist das Kreuzbein im Stehen steil aufgerichtet. Seine Dorsalfläche schließt mit der Horizontalen einen Winkel (δ) von 50 bis 70° ein, wobei der Neigungswinkel der Deckplatte von S_1 (α) lediglich 15

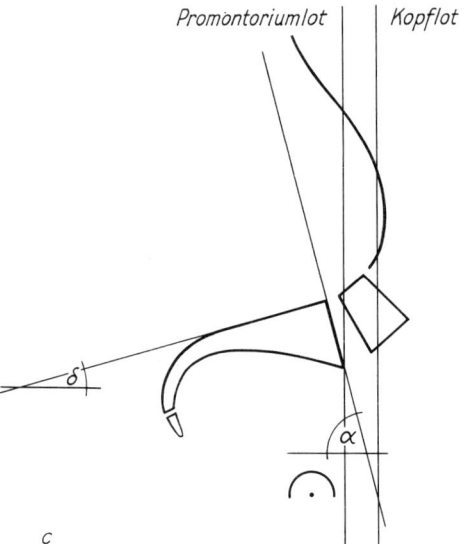

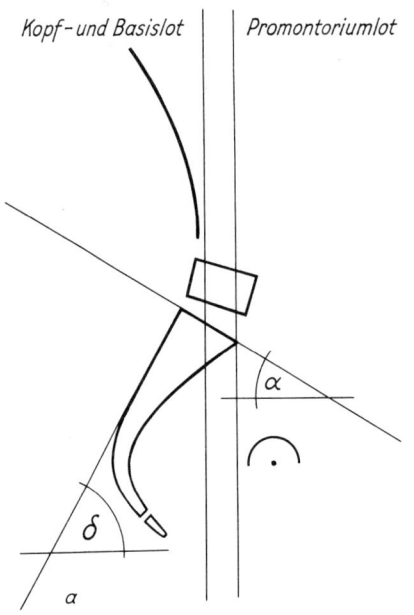

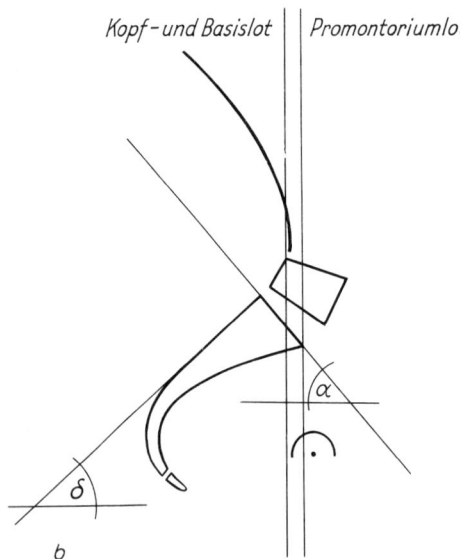

Abb. 32   Beckentypen (nach GUTMANN). *a* Hohes Assimilationsbecken (Lockerungstyp); *b* Normal- oder Blockierungsbecken; *c* horizontales oder Überlastungsbecken

bis 30° beträgt. Die Spina iliaca posterior superior überragt die Dorsalfläche des Kreuzbeins nur wenig. Das Kreuzbein steht also steil und weit dorsal im Beckenring. Im Sinne der »Mastverspannung« der Wirbelsäule ist dabei der Hebelarm der Rückenmuskulatur kurz und der der Bauchmuskulatur verlängert. Der letzte Lendenwirbelkörper hat Rechteckform wie die übrigen Lendenwirbel, und die letzte Bandscheibe ist hoch. Die Querfortsätze des letzten Lendenwirbels sind relativ zart. Das Lig. iliolumbale ist schwächer entwickelt. Es verläuft von den Beckenkämmen aus horizontal oder sogar aufwärts zum Wirbel. Wie GUTMANN betont, konvergieren bei dieser Beckenform die Iliosakralgelenke oft nur wenig nach dorsal. Wir sehen dann im a.-p.-Bild jeweils nur *eine* relativ breite Gelenklinie (geringe Iliumdeckung).

Die klinisch wichtigste Folge dieser anatomischen Gegebenheiten ist die *Hypermobilität* (Lockerung) des lumbosakralen Bewegungssegments und bis zu einem gewissen

Grad auch der Iliosakralgelenke. Der mangelhaft fixierte letzte Lendenwirbel kann seine Pufferfunktion nicht erfüllen. Deshalb ist der Übergang von der überaus guten Beweglichkeit der Lendenwirbelsäule zum relativ starren Becken besonders schroff. Als Folge davon beobachten wir bei diesem Beckentyp eine vorzeitige isolierte Osteochondrose (»Zermürbung«) der letzten Bandscheibe (ERDMANN, GUTMANN). Falls es zum Bandscheibenprolaps kommt, betrifft er vorwiegend die letzte Bandscheibe (KLASMEIER). Bei der Beurteilung von Röntgenbildern dieser Beckenform müssen wir stets bedenken, daß wir eine nur flache Lendenlordose und eine hohe letzte Bandscheibe zu erwarten haben. Allerdings beobachtet man gerade beim hohen Assimilationsbecken (meistens bei hypermobilen Frauen) oft eine schlaffe Haltung, wobei sowohl die Beckenneigung als auch die Lendenlordose erheblich sein können.

Das Gegenstück zu diesem Beckentyp ist das *horizontale Becken* (Abb. 32 c), das GUTMANN als *Überlastungsbecken* bezeichnet: Das Promontorium liegt tief im Becken; der Winkel zwischen der Dorsalkante des Kreuzbeins und der Horizontalen (δ) beträgt hier 15 bis 30° und der Neigungswinkel der Sakrumdeckplatte (α) 45 bis 70°. Hier hat natürlich der letzte Lendenwirbelkörper seine typische Trapezform. Er ist wie die schmale letzte Bandscheibe dorsal flacher. Die Querfortsätze des letzten Lendenwirbels sind kräftig entwickelt, nicht selten sogar als Massa lateralis. Die Ligg. iliolumbalia sind mächtig und ziehen von den Beckenkämmen abwärts zum fünften Lendenwirbel. Die Bandscheibe L$_{4/5}$ liegt unterhalb der Verbindungslinie beider Beckenkämme. In der Seitenaufnahme im Stehen projiziert sich das Hüftgelenk hinter das Kopf- und Promontoriumlot. Die hinteren Anteile der Beckenkämme mit den Spinae iliacae posteriores superiores überragen das Kreuzbein beträchtlich nach dorsal, da dieses relativ weit ventral im Beckenring liegt. Im Sinne der »Mastverspannung« ist der Hebelarm der

Rückenmuskulatur lang, der der Bauchmuskulatur ungünstig kurz.

Die klinisch wichtigsten Folgen dieser Beckenform sind, wie schon die Bezeichnung ausdrückt, eine Überlastung der Lumbosakral-, Hüft- und auch Kniegelenke und eine erhebliche Neigung zu Blockierungen in den iliosakralen und lumbosakralen Gelenken. Durch die lumbale Hyperlordose entsteht das BAASTRUPsche Phänomen (s. 3.4.1.). Bei der Beurteilung von Röntgenbildern müssen wir auch hier mit den beschriebenen Besonderheiten rechnen. Wir interessieren uns dabei vor allem für die statische Kompensation, d. h., ob Kopf- und Basislot schon vor oder noch hinter der Hüftgelenkquerachse liegen. GUTMANN und VÈLE fanden (1978) bei diesem Beckentyp vermehrte Schwankungen in der sagittalen Ebene (gemessen auf zwei Waagen) und erhöhte Aktivität der Rückenstrecker im Elektromyogramm im Stehen.

Das *Normalbecken* (Abb. 32 b) nimmt eine Mittelstellung zwischen diesen beiden Extremen ein. Die dorsale Kreuzbeinkante ist wie die Deckplatte von S$_1$ um 35 bis 45° gegen die Horizontale geneigt. Das Promontorium ragt im a.-p.-Bild nicht sockelartig empor, und die Bandscheibe L$_{4/5}$ liegt in Höhe der Beckenkämme. Die Spinae iliacae posteriores überragen deutlich das Kreuzbein nach dorsal. Der Körper von L$_5$ hat eine Übergangsform. Er ist meist trapezförmig dorsal flacher, mit kräftigen Querfortsätzen. Das Lig. iliolumbale ist gut entwickelt, es zieht von den Beckenkämmen abwärts zum Wirbel. Die letzte Bandscheibe ist schmaler als die vorletzte und flacht nach dorsal ab.

Die Pufferfunktion von L$_5$ ist gut gewährleistet. Die am häufigsten zu erwartenden Störungen sind unkomplizierte Blockierungen im lumbosakralen Bewegungssegment und Störungen der Sakroiliakalgelenke. Falls es beim Normalbecken zum Bandscheibenvorfall kommt, findet er sich überwiegend im Segment L$_{4/5}$ (KLASMEIER).

3.3.2. Sakroiliakalgelenke

Nach der Beschreibung dieser Beckentypen und ihrer funktionellen Bedeutung wollen wir die einzigen Synovialgelenke des Beckens, die Sakroiliakal- oder Kreuz-Darmbein-Gelenke, besprechen, da sie für die Beckenfunktion von ausschlaggebender Bedeutung sind.

Anatomisch liegt das Kreuzbein zwischen den Darmbeinschaufeln in zwei Richtungen keilförmig eingefügt, da es sowohl nach kaudal als auch nach dorsal schmaler wird. Das Schmalerwerden nach dorsal ist allerdings meistens nur im kranialen Anteil des Kreuzbeins (S_1 und S_2) erkennbar, weiter kaudal nicht mehr (SOLONEN). Die Gelenkflächen sind höckerig und inkongruent, am Ilium länger und schmaler, am Sakrum kürzer und breiter. Ungefähr in der Mitte der Iliumfläche springt oft ein größerer Höcker vor, der in ein entsprechendes Grübchen im Kreuzbein paßt (MENNELL). Die Variabilität ist beträchtlich. Wie wir schon erwähnten, fehlt z. B. die ventrodorsale Konvergenz oft beim hohen Assimilationsbecken. Im Röntgenbild erkennen wir diese Konvergenz daran, daß sich der vordere und hintere Rand des Sakroiliakalgelenks wie zwei Gelenkspalten auf jeder Seite nebeneinanderprojizieren und unterschiedlich weit auseinanderweichen. Häufig zeigen sich Seitenunterschiede. Bei so beträchtlich variierenden anatomischen Formen darf auch von Fall zu Fall mit großen Unterschieden in der Beckenfunktion gerechnet werden.

Grundsätzlich wichtig, aber überraschenderweise strittig ist die Frage der Beweglichkeit der Sakroiliakalgelenke überhaupt. Dabei handelt es sich trotz aller Eigenarten um ein echtes Gelenk mit Gelenkknorpel, Synovia und Gelenkkapsel. Schon vom allgemeinbiologischen Standpunkt her kann man sich das Bestehen eines echten Gelenks ohne Funktion schwer vorstellen. Die Besonderheit der Kreuz-Darmbein-Gelenke besteht nun nicht nur in der beschriebenen Höckerigkeit der Gelenkfläche, sondern

auch in einem mächtigen Bandapparat, der die Kapseln verstärkt und die Beweglichkeit weitgehend einschränkt. Es gibt keine Muskeln, die spezifisch dieses Gelenk bewegen. Auch vom klinischen Standpunkt her gesehen scheint eher eine möglichst geringe Beweglichkeit erwünscht zu sein.

Die wesentlichste Bewegung der Sakroiliakalgelenke ist vermutlich die Rotation um eine frontale Querachse im Sinne einer ventrodorsalen Nickbewegung (Nutation) des Sakrums. Die Achse verläuft ungefähr durch den schon erwähnten Höcker in Höhe von S_2. Diese Nutationsbewegung ist dem Gynäkologen vom Geburtsvorgang bekannt. Sie ist klinisch erkennbar, wenn man lernt, die Beweglichkeit des Kreuzbeins zu untersuchen. MENNELL stellte sie röntgenologisch bei Aufnahmen in verschiedenen Stellungen mit Hilfe von Bleimarken auf der Haut fest. WEISL (1954) zeigte, daß die Conjugata vera ihre Länge bei der Vor- und Rückbeuge um 5,6 mm ändert. COLACHIS und Mitarbeiter (1963) konnten diese Befunde bestätigen. Die Beweglichkeit der Kreuz-Darmbein-Gelenke kann demnach als gesichert angesehen werden. Wenn sie auch von geringem Ausmaß ist, gewährleistet sie doch eine elastische Pufferfunktion des Beckens.

Wie DUCKWORTH (1970) zeigen konnte, kommt es bei der Nutation des Kreuzbeins nach ventral zu einem Auseinanderziehen und bei einer Dorsalnutation zu einem Zusammendrücken der Schambeine in der Symphyse.

Die Nutation kann sicher die Auf- und Abbewegung der Wirbelsäule im Gehen abfangen. Sie spielt sich wohl auch einseitig, und zwar im gegenläufigen Sinne in den beiden Sakroiliakalgelenken ab. Auf der Standbeinseite nickt das Sakrum unter der Last der Wirbelsäule gegenüber dem hier fixierten Ilium nach vorn unten, d. h., das Os coxae verschiebt sich relativ nach hinten. Ein solcher (gegenläufiger) Mechanismus könnte für die Sakroiliakalverschiebung oder besser Beckenverwringung (CRAMER) verantwortlich sein.

Die klinischen Untersuchungsbefunde bei Beckenverwringung sind folgende: Die Spina iliaca posterior superior steht auf einer Seite tiefer als auf der anderen. Gleichsinnig ist auch der Befund am paravertebral tastbaren Hinterrand der Darmbeinschaufeln. Ventral sehen wir aber ein gegensinniges Verhalten: Auf der Seite der tieferstehenden Spina iliaca posterior superior findet sich die

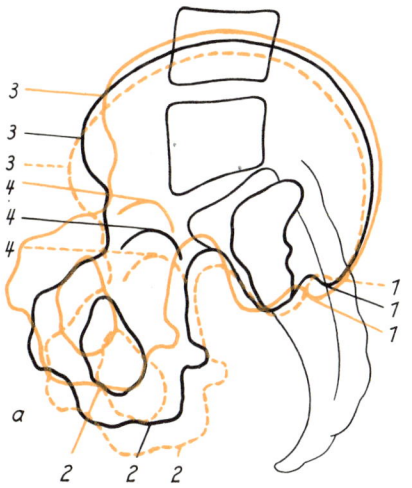

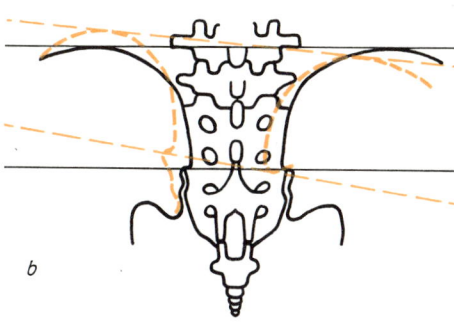

Abb. 33 *a* Beckenverhältnisse bei der Beckenverwringung im Profil. *Schwarz* normales Becken, *farbig* die beiden Beckenschaufeln (eine Seite punktiert) in der scheinbaren, gegensinnigen Verdrehung, wie sie sich aus dem Palpationsbefund zu ergeben scheint. *1* Spina iliaca posterior superior, *2* Tuber ischiadicum, *3* Spina iliaca anterior superior, *4* Hüftgelenk; *b* dorsale Beckenpunkte am normalen Becken *(schwarz)* und bei der Bekkenverwringung *(farbig)*

Spina iliaca anterior superior höher als auf der Gegenseite und umgekehrt. Wie die vorderen Darmbeinstacheln verhalten sich auch die ventralen Abschnitte der Beckenkämme. Auf den ersten Blick sieht es so aus, als ob ein Ilium gegenüber dem anderen um eine frontale Querachse verdreht sei. Dabei ist es für den Palpationsbefund zunächst gleichgültig, ob bei relativer Drehung beispielsweise des linken Iliums nach hinten auch das Kreuzbein nach hinten mitgenommen wird oder ob bei relativer Rotation des rechten Iliums nach vorn – was ja dasselbe bedeuten würde – nun das Kreuzbein nach vorn mitgeht.

Die beschriebene Verdrehung der beiden Beckenseiten gegeneinander müßte sich zwangsläufig auch auf die übrigen Teile des Beckens auswirken, vor allem auf die Hüftpfannen und die Symphyse. Obwohl die Schemata der Abbildung 33 *a, b* gut zum Palpationsbefund passen, können sie nicht ganz mit den Tatsachen übereinstimmen. Die beiden Hüftbeine sind ja ventral durch die Symphyse fest miteinander verbunden. Bei einer gegenläufigen Rotation der beiden Beckenseiten um eine durch beide Iliosakralgelenke verlaufende frontale Achse müßte es aber zu einer beträchtlichen Scherung in der Symphyse kommen, weil sie von der Bewegungsachse weit entfernt ist.

Deshalb dürfte ein etwas komplizierteres Schema von CRAMER eher zutreffen (Abb. 34). Er sieht den primären Vorgang in einer asymmetrischen Nutation und Rotation des Kreuzbeins gegenüber beiden Hüftbeinen. Dieses kippt auf der Seite nach vorn und unten (ventrokaudal), wo nach dem Testbefund die Beckenschaufel scheinbar nach hinten rotiert ist. Auf der anderen Seite verschiebt es sich dementsprechend nach oben und hinten (dorsokranial) gegenüber dem Hüftbein. Dadurch kommt es zu einer Art Spreizung mit relativer Rotation der Beckenseiten: Auf der Seite der Kreuzbeinkippung nach ventrokaudal dreht sich das Hüftbein um seine Längsachse nach außen, und das gegenseitige rotiert um eine durch die

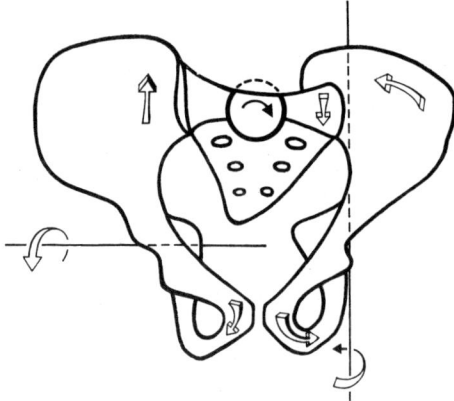

Abb. 34 Darstellung des Mechanismus der Bekkenverwringung nach CRAMER

Hüftpfanne verlaufende Frontalachse. Dadurch kommt es in der Symphyse nur zu einer gewissen Spreizung und zur Stellungsasymmetrie der Schambeine, die im Röntgenbild als (scheinbar) ungleiche Länge der beiden Symphysenäste zu sehen ist.

Die in diesem Schema erkennbare Außenrotation des Hüftbeins auf der Seite der tiefer liegenden Spina iliaca posterior superior müßte auch das entsprechende Bein in eine Außenrotation drehen. Das ist tatsächlich meistens (in 76 %) der Fall.

Nur unter Berücksichtigung dieser komplizierten Verhältnisse können wir das Röntgenbild auswerten, wobei die erörterten Mechanismen und Schemata natürlich nur Annäherungswert besitzen. Die Schwierigkeiten liegen auf der Hand. Wir vergleichen bei der Beckenverwringung die Stellung der vorderen und hinteren Darmbeinstacheln; aber im a.-p.-Bild sind die vorderen überhaupt nicht und die hinteren oft nur undeutlich und verzerrt dargestellt. Wir müssen deshalb davon ausgehen, daß sich einige recht konstante und sonst symmetrisch abbildende Strukturen bei der Beckenverwringung verzerren. Dazu gehören die höchsten Punkte der Beckenkämme, zwei korrespondierende Punkte an den Hüftgelenkpfannen und, wenn möglich, die hinteren Darmbeinstacheln. Unter normalen Verhältnissen verlaufen die Verbindungslinien dieser Punkte parallel und bei gleichlangen unteren Extremitäten außerdem horizontal. Bei orthograder Projektion und dem Fehlen anatomischer Asymmetrien spricht eine erhebliche Abweichung vom parallelen Verlauf der Verbindungslinien zwischen korrespondierenden Punkten beider Beckenhälften für eine Beckenverwringung.

Die kompensatorisch asymmetrische Stellung der Oberschenkel bei der Beckenverwringung erkennen wir an der Seitendifferenz der Winkel, die die Schenkelhälse mit dem Femurschaft einschließen. Die Stellungsanomalie führt hier zur Projektionsverzerrung.

Wie gesagt, wirkt sich die Beckenverwringung auch an der Symphyse aus. Diese ist zwar meistens straff, kann sich aber auch unter physiologischen Bedingungen, vor allem während der Schwangerschaft und Geburt lockern. Das läßt sich durch Standbeinwechsel vor dem Röntgenschirm (KAMIEHT u. a.) nachweisen. Dabei kommt es zu einer Verschiebung der Schambeinäste in der Symphyse. Nicht selten können wir außerdem eine beträchtliche Stufenbildung in der Symphyse schon im statischen Bild beobachten. Sie ist dann meistens Folge einer Beckenringlockerung. Aber auch ohne Beckenringlockerung, wie sie in typischer Form nur bei Frauen vorkommt, kann bei Beckenverwringung eine leichte Asymmetrie der Symphysenäste und der Foramina obturatoria infolge der beschriebenen relativen Rotation beobachtet werden.

Die Röntgenuntersuchung des Beckens kann uns also außer den bekannten strukturellen Veränderungen wertvolle Informationen über Anomalien, Beckentypen, funktionell wichtige Asymmetrien, schiefe Ebenen und das statische Verhalten von Wirbelsäule und Becken geben. Für Beckenverwringung ist besonders eine statische Störung charakteristisch, bei der die Lendenwirbelsäule in einem stumpfen Winkel zur Kreuzbeinachse verläuft. Diese Störung wird nicht durch Schuherhöhung beeinflußt, sistiert jedoch nach Behandlung (LEWIT 1982). Die wichtigen röntgenologischen Befunde am Hüftgelenk gehören nicht in den Rahmen dieses Buches, und es sei hier nur auf sie verwiesen, weil ihre Kenntnis unerläßlich notwendig ist. Die regelmäßige Betrachtung von Röntgenbildern macht uns mit der funktionellen Anatomie des Beckens vertraut. Für die Diagnose der Beckenverwringung kann der Röntgenbefund aber nicht entscheidend sein.

Bevor wir ein Röntgenbild des Beckens auswerten können, müssen wir zunächst beurteilen, ob die Projektion korrekt oder verdreht ist. Wir erkennen die Drehung im a.-p.-Bild daran, daß sich Symphyse, Steißbein und Analfalte auseinanderprojizieren und daß sich auf der Seite, zu der das Becken gedreht ist, die Darmbeinschaufel breiter und kürzer und die Spina ischiadica verlängert abbildet. Diese Strukturen müssen alle zur Darstellung kommen. In der Seitenprojektion müssen auch die Hüftgelenke erkennbar sein, und es ist vorteilhaft, wenn sich beide Hüftgelenke und Beckenkämme decken. Aufnahmen im Stehen sind natürlich für die funktionelle Auswertung unerläßlich.

3.4. Lendenwirbelsäule

Obwohl sie nur wenig kürzer ist als die Brustwirbelsäule, besteht die Lendenwirbelsäule in der Regel nur aus fünf Wirbeln. Die entsprechenden Bewegungssegmente ermöglichen jedoch in Vor- und Rückbeuge sowie Seitneigung in entscheidender Weise die Beweglichkeit des Rumpfes, da die Brustwirbelsäule ja wesentlich weniger beweglich ist. Dabei tragen die unteren Lendenwirbel das Gewicht des Rumpfes. Dieser bedeutsamen Bewegungs- und Tragefunktion ist ihre Form angepaßt. Die Wirbelkörper sind viel mächtiger als in den kranial gelegenen Abschnitten. Dasselbe gilt von den Wirbelbögen, insbesondere von den Gelenkfortsätzen. Die Bogengelenke bilden hier kräftige

Schienen, die gleichzeitig beträchtliche Exkursionen und Stabilität gewährleisten. Der Hauptanteil der Gelenkfläche verläuft vertikal und mehr oder weniger in der Sagittalebene. Nur ventral biegt ein kleiner Anteil beinahe rechtwinklig in die Frontalebene nach medial um. Diese Form läßt ein großes Bewegungsausmaß um eine frontale Achse zu (Vor- und Rückbeuge), sie ermöglicht und begrenzt gleichzeitig die Bewegung um eine sagittale Achse (Seitneigung) und schließt praktisch jede Rotation (kraniokaudale Achse) aus. Eine andere Form hat allerdings das lumbosakrale Segment, dessen Gelenkflächen in vertikaler Stellung schräg von dorsolateral nach ventromedial verlaufen und sogar annähernd in der Frontalebene liegen können. Gelenkanomalien sind sehr häufig, was auch damit zusammenhängt, daß sich die beschriebene Form erst während der Ontogenese bildet. Noch nach der Geburt verläuft der Gelenkspalt in allen Segmenten in der frontalen Ebene (ČIHÁK).

Die lädierbarste Stelle des Wirbelbogens ist die Pars interarticularis seu isthmica. Hier kann der Wirbelbogen unterbrochen sein (Spondylolyse), wodurch eine Spondylolisthesis entstehen kann. Es handelt sich dabei am wahrscheinlichsten um eine Art von Ermüdungsfraktur bei disponiertem (dysplastischem) Bogen.

Die Bandscheiben erreichen in der Lumbalregion ihre größte Höhe. Die Höhe der Bandscheiben ist ein Maß für die Beweglichkeit des betreffenden Bewegungssegments. Sie nimmt deshalb auch von L_1 bis L_4 zu und ist bei L_5 wieder geringer. Nur wenn ein hohes Assimilationsbecken vorliegt, ist die letzte Bandscheibe die höchste und der lumbosakrale Übergang dementsprechend hypermobil.

3.4.1. Funktionelle und Röntgenanatomie

Zur Röntgenanatomie der Lendenwirbelsäule: In der *a.-p.-Projektion* kommt stets der ganze Wirbelbogen zur Darstellung

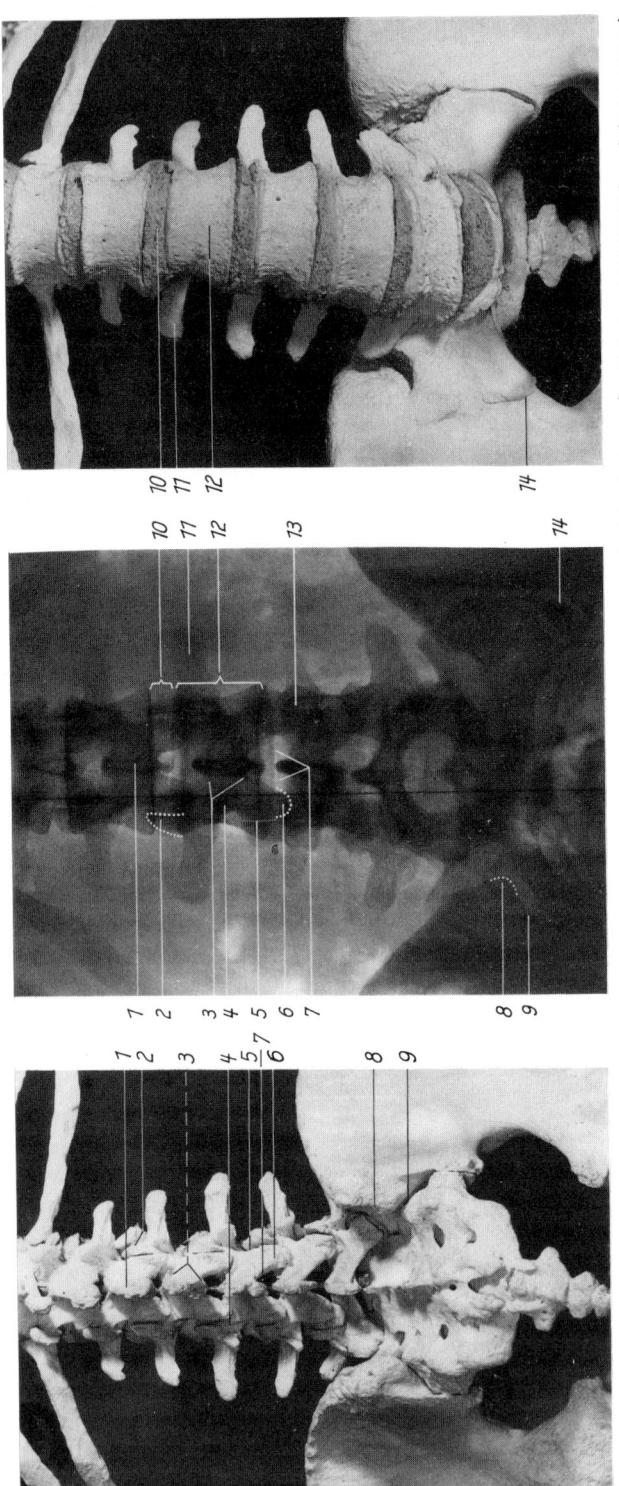

Abb. 35   Vergleich der anatomischen Strukturen in der Dorsalansicht von Wirbelsäule und Sakrum (*links*) mit dem a.-p.-Röntgenbild (*Mitte*) und den anatomischen Strukturen der Wirbelsäule in Ventralansicht (*rechts*). *1* Wirbeldornfortsatz, *2* oberer Gelenkfortsatz, *3* Lamina, *4* Interartikularregion, *5* Gelenkspalt, *6* unterer Gelenkfortsatz, *7* Spinalkanal dorsal nicht knöchern gedeckt, *8* Spina iliaca posterior superior, *9* dorsaler Anteil des Iliosakralgelenks, *10* Bandscheibenraum, *11* Querfortsatz, *12* Wirbelkörper, *13* Bogenwurzel, *14* ventraler Anteil des Iliosakralgelenks

(Abb. 35). Besonders deutlich erkennbar sind die ovalen bis nierenförmigen Figuren der Bogenwurzeln (Pedikel). Die Bogenwurzel von L_5 projiziert sich auf die obere äußere Wirbelkörperecke und stellt sich meistens weniger deutlich dar. Dies hängt mit der Dreiecksform des Wirbelkanals in der unteren Lendenwirbelsäule zusammen. Von den Bogenwurzeln aus zieht sich ein breiter Schatten, die Lamina, zum Dornfortsatz. Oberhalb des Dornes findet sich zwischen den Bögen eine Aufhellung. Hier ist der Wirbelkanal dorsal nicht knöchern gedeckt. Von der Lamina nach kranial ziehend, oberhalb und etwas lateral von der Bogenwurzel, liegt der obere Gelenkfortsatz. Von der Lamina nach kaudal in Richtung zur Bogenwurzel des tiefer gelegenen Nachbarwirbels zieht der lange untere Gelenkfortsatz. Zwischen dem unteren Gelenkfortsatz des kranialen und dem lateral davon liegenden oberen Gelenkfortsatz des kaudalen Nachbarwirbels stellt sich der Gelenkspalt dar. Dieser ist in der normalen Sagittalprojektion meistens gut einsehbar, manchmal jedoch nur mit Mühe erkennbar, je nachdem ob der dorsale Anteil der Bogengelenke in der Sagittalebene liegt oder mehr oder weniger davon abweicht. Je genauer er sagittal ausgerichtet ist, desto besser kommt er zur Darstellung. Deshalb ist der lumbosakrale Gelenkspalt nur bei Vorliegen einer ein- oder beidseitigen Anomalie einsehbar. Schon bei L_4 steht der Gelenkspalt meist nicht mehr ganz in der sagittalen Ebene. Die Gelenkspalte beider Seiten divergieren meistens leicht nach kranial.

Das *Seitenbild* (Abb. 36) zeigt dicht hinter den Wirbelkörpern die breiten Bogenwurzeln, von denen nach oben und unten die Gelenkfortsätze ausgehen. Meist können wir auch den Gelenkspalt erkennen. Er ist aber weniger deutlich als im Sagittalbild, weil der frontal verlaufende ventrale Anteil des gekrümmten Gelenkspalts weniger tief ist als der sagittale. Zwischen dem oberen und unteren Gelenkfortsatz eines Bogens erkennen wir die Pars isthmica. Das Zwischenwirbel-

loch öffnet sich lumbal in frontaler Richtung und kommt daher im Seitenbild orthograd zur Darstellung. Der Querfortsatz, der natürlich im a.-p.-Bild viel deutlicher erkennbar ist, projiziert sich im Seitenbild als dichter Schatten auf die Gelenkfortsätze. Die Lamina wird von den Gelenkfortsätzen überdeckt, und dorsal davon sieht man lediglich den mächtigen Dornfortsatz. Die Tiefe des Wirbelkanals entspricht hier ungefähr dem größten sagittalen Durchmesser des Foramen intervertebrale.

Eine Sonderstellung in Form und Funktion nimmt *der fünfte (letzte) Lendenwirbel* ein. Er hat eine Übergangsfunktion zwischen der beweglichen Lendenwirbelsäule und dem starren Becken und ist daher in seiner Form oft schon dem kranialen Ende des Kreuzbeins angepaßt. Dann hat sein Körper im Seitenbild Trapezform, und in der a.-p.-Projektion zeigen sich mächtig entwickelte Querfortsätze, die an die Massa lateralis des Kreuzbeins erinnern. Die Bogenwurzeln sind hier häufig weniger deutlich erkennbar. Während die Bogenwurzeln der oberen Lendenwirbel im a.-p.-Bild hochoval in mittlerer Höhe auf den Seitenrand des Wirbelkörpers projiziert erscheinen, findet sich die Bogenwurzel des letzten Lendenwirbels queroval in der äußeren oberen Ecke. Obwohl die Nervenwurzel L_5 eine der mächtigsten zu sein pflegt, ist das Foramen intervertebrale L_5 in sagittaler Richtung enger als die übrigen. Die lumbosakrale Lordose hat hier ihren knickartigen Gipfel. Der 5. Lendenwirbel ist auf der Schrägebene des Sakrum verankert. Der Verlauf der Gelenkflächen in einer mehr frontal ausgerichteten Ebene bedeutet eine gewisse Sicherung gegen ein Abrutschen nach ventral. Besonders wichtig ist aber die ligamentäre Befestigung der beiden letzten Wirbel an den Beckenkämmen durch das Lig. iliolumbale. Dieses Band sichert die beiden Wirbel nicht nur gegen ein Abgleiten, sondern es trägt auch wesentlich zur Pufferfunktion des letzten Lendenwirbels bei. Es überträgt die Bewegung vom Darmbein direkt auf den letzten Lendenwirbel

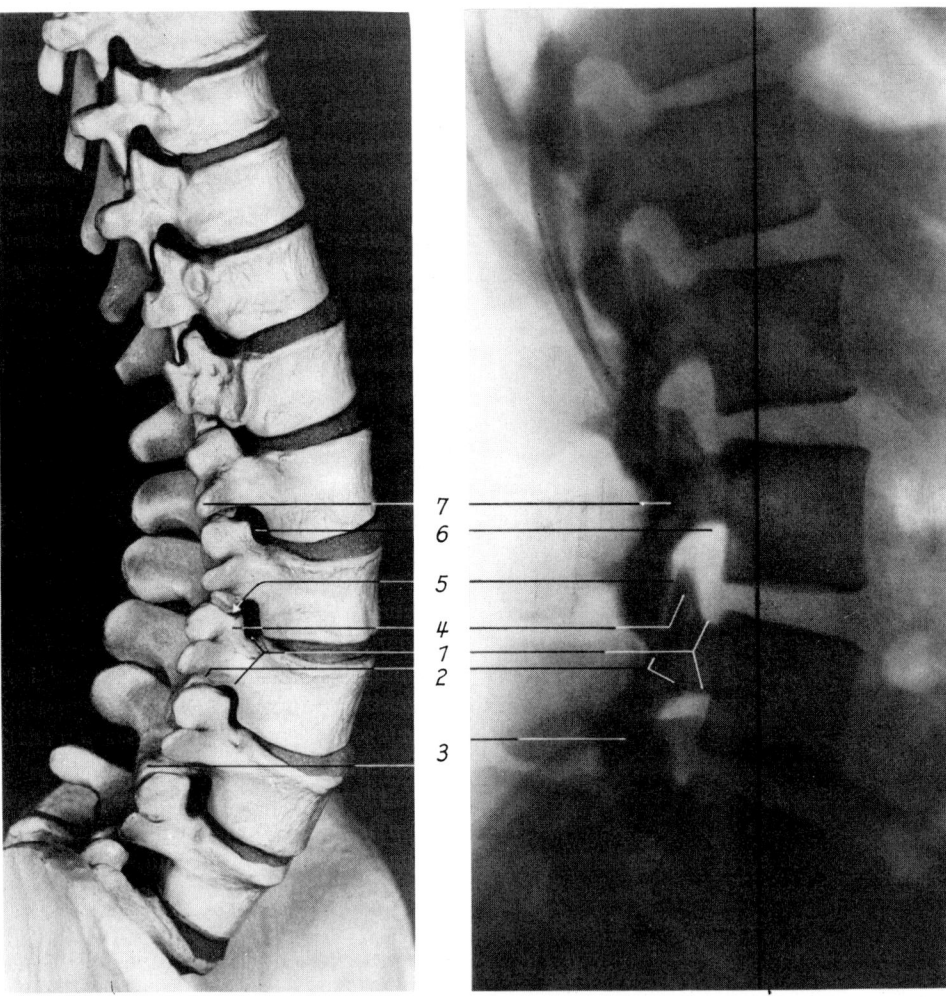

Abb. 36 Vergleich der anatomischen Strukturen in der Seitenansicht der Lendenwirbelsäule (Modell) und im seitlichen Röntgenbild. *1* Bogenwurzel, *2* Pars interarticularis, *3* unterer Gelenkfortsatz, *4* oberer Gelenkfortsatz, *5* Gelenkspalt, *6* Foramen intervertebrale, *7* Querfortsatz

und dämpft und korrigiert damit auch die Bewegung, die vom Kreuzbein vermittelt wird.

Wie schon begründet wurde, können wir die Lendenlordose, die Form und Höhe der letzten Bandscheibe nur unter Bezug auf den Beckentyp beurteilen.

Über die wichtigsten *Anomalien* des lumbosakralen Übergangs wurde schon bei der Behandlung der Beckentypen berichtet. Hier sei nur erwähnt, daß es bei mächtig entwickelten Querfortsätzen von L_5 mitunter zu

einer Nearthrose zwischen dieser »Massa lateralis« und der des Kreuzbeins kommen kann und daß von hier sogar Schmerzen ausgehen können.

Nun kann es manchmal überhaupt schwierig sein, im Röntgenbild zu erkennen, ob wir es bei einem solchen Übergangswirbel mit einem sakralisierten L_5 oder einem lumbalisierten S_1 zu tun haben. Das ist besonders dann der Fall, wenn wir sechs lumbal gestaltete Wirbel vor uns haben und entscheiden wollen, ob der letzte Wirbel tatsächlich ein Lendenwirbel oder ein lumbalisierter Kreuzbeinwirbel ist. Daß es sich dabei nicht um eine rein akademische Fragestellung handelt, wird verständlich, sobald wir für neurochirurgische Indikationsstellungen entscheiden müssen, wo eine bestimmte Nervenwurzel aufzusuchen ist. Bei der Variabilität des Kreuzbein-Steißbein-Übergangs kann eine Auszählung der Kreuzbeinsegmente (falls diese möglich ist) auch keine Entscheidung bringen. Dasselbe gilt für den thorakolumbalen Übergang, wo sowohl rudimentäre 12. Rippen als auch kleine Lendenrippen häufig vorkommen. Es stimmt zwar, daß die Verbindungslinie der Darmbeinkämme normalerweise in der Höhe der Bandscheibe $L_{4/5}$ verläuft, allerdings nur dann, wenn keine anomalen Verhältnisse vorliegen. Das kann aber bei sechs Lendenwirbeln nicht vorausgesetzt werden. Es bleibt deshalb bisweilen nichts anderes übrig, als Aufnahmen der ganzen Wirbelsäule oder zumindest bis zum siebten Halswirbel hinauf anzufertigen, um diese Frage zu entscheiden.

Die häufigsten Anomalien treffen wir im lumbosakralen Übergang (s. 3.3.1.). Wir wollen nun noch einige besprechen, die klinische Bedeutung haben. An erster Stelle sei der *enge Wirbelkanal* genannt. Wir sehen bei diesen Kranken im Seitenbild meist kräftige Wirbelkörper mit kurzen plumpen Bogenwurzeln und engen Foramina intervertebralia. Der Verlauf der kaudalen Gelenkfortsätze ist auffallend steil. Ist der Wirbelkanal auch im frontalen Durchmesser verengt, zeigt sich das im a.-p.-Bild: Das Massiv der Gelenkfortsätze ist breit und die Aufhellung dazwischen unterhalb der Dornfortsätze auffallend schmal. Die Gelenkspalte sind auffallend gut einsehbar. Den besten Einblick in die anatomischen Verhältnisse im Wirbelkanal bringt neuerdings die Computertomographie. Ein enger Wirbelkanal ist besonders ungünstig, wenn eine Wurzelkompression hinzutritt.

Nicht selten beobachten wir bei diesen Kranken noch eine andere Anomalie: Ungewöhnlich *hohe Dornfortsätze* führen schon bei normaler Lordose zu Kontakt- und Schliffflächen zwischen den Dornfortsätzen, die als BAASTRUPsches Phänomen in der Literatur bekannt sind. Die häufigste Ursache dieses Phänomens ist allerdings die Hyperlordose (z. B. beim horizontalen Becken), bei der die Dornfortsätze aufeinandergepreßt werden. Die zahlreichen morphologischen Veränderungen können nicht alle Gegenstand dieses Buches sein. Wir wollen uns deshalb wieder den Funktionsstörungen zuwenden, die den eigentlichen Gegenstand unseres Interesses bilden.

3.4.2. Funktionelle Auswertung der Röntgenbilder

Um Röntgenbilder der Lendenwirbelsäule vom funktionellen Standpunkt her auswerten zu können, müssen einige Grundbedingungen erfüllt sein: Die Aufnahmen müssen im Stehen angefertigt sein, wenn möglich nach der Technik, die in 3.2. beschrieben wurde. Die funktionelle Beurteilung der Lendenwirbelsäule ist nur möglich, wenn auch das Becken mit den Hüftgelenken und der Symphyse zur Darstellung gelangt ist. Im Seitenbild müssen wir das ganze Kreuzbein und die Hüftgelenkköpfe sehen. Deshalb verwenden wir in beiden Projektionen das Format 40 cm × 30 cm und einen Fokus-Film-Abstand von zumindest $1\frac{1}{2}$ m und – wenn es die Apparatur erlaubt – von über 2 m.

Es ist nämlich sinnlos, eine Skoliosierung der Lendenwirbelsäule zu beurteilen, wenn wir die Beckenstellung nicht kennen, und es ist ebenso sinnlos, etwas über Lordose oder Kyphose auszusagen, wenn das Bild im Liegen angefertigt wurde, wobei man nicht einmal wissen kann, ob und wieviel der Patient die Beine angebeugt hatte.

Bei richtig angefertigten Bildern erkennen wir in der a.-p.-Projektion oft *relative Rotationen* (Abb. 37). Wir finden dabei die Abweichung von Dornfortsatz und Bogenwur-

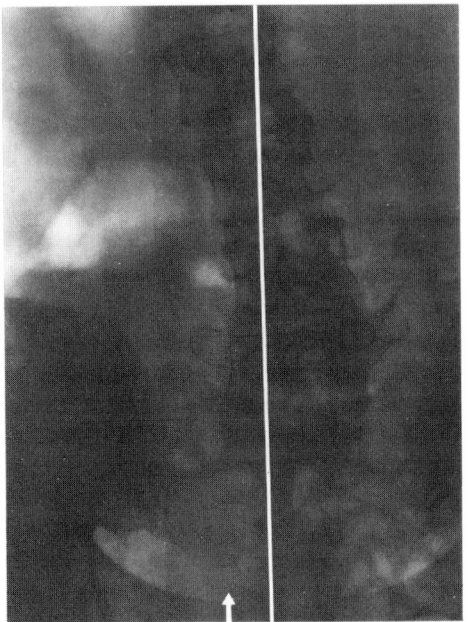

Abb. 37 Rotationsstellung der Lendenwirbel (bei Skoliose) mit Verschiebung der Dornfortsätze und Bogenwurzeln gegenüber dem Wirbelkörper

zeln in gleicher Richtung gegenüber dem Wirbelkörper, und zwar in der der Rotation entgegengesetzten Richtung (z. B. bei Rechtsrotation nach links). Gleichzeitig kommt es zu einer Verformung der Strukturen des Wirbelbogens: Auf der Rotationsseite wird die Bogenwurzel breiter, der Gelenkspalt besser einsehbar und der Querfortsatz kürzer und ein wenig schmaler (nähert sich der Kassette). Manchmal beobachten wir dabei die sprunghafte Stellungsänderung der Dornfortsatzreihe. Niemals dürfen wir jedoch eine alleinige Dornfortsatzabweichung als Kriterium einer Rotation betrachten. Fehlen die übrigen Zeichen der Rotation, vor allem die entsprechende Asymmetrie der Pedikel, der Querfortsatzreihe usw., so handelt es sich lediglich um eine Bauasymmetrie und nicht um eine Rotation.

Weiter können wir eine lokalisierte Seitneigung oder Skoliosierung zwischen zwei Nachbarwirbeln beobachten. Die Bandscheibe ist einseitig verschmälert. Auf der

Konkavseite schieben sich die Gelenkflächen der Gelenkfortsätze ineinander (»telescoping subluxation«) und sind auf der Gegenseite auseinandergezogen.

In der Seitenprojektion interessieren uns Stellungsanomalien wie die Knickbildung nach dorsal (kyphotisch) oder ventral (lordotisch), die sich an den Bandscheiben als ventrale oder dorsale Verschmälerung bzw. als dorsale oder ventrale Verbreiterung (JIROUT) erkenntlich machen oder schließlich als Blockstellung zweier Nachbarwirbel. Außerdem finden sich in der Lendenwirbelsäule nicht selten leichte Verschiebungen zweier benachbarter Wirbel nach vorn oder nach hinten. Eine kyphotische Knickbildung finden wir oft bei Bandscheibenvorfällen, ebenso auch die Blockstellung. Die leichten Verschiebungen sind ein Zeichen einer Gefügelockerung. Dabei muß allerdings beachtet werden, daß eine Inkongruenz der Deckplatten oder der Projektierungsfehler bei Rotationen eine Verschiebung vortäuschen kann. Bei stärkeren Verschiebungen (des kranialen Wirbels gegenüber seinem kaudalen Nachbarwirbel) nach ventral ist es wichtig, zwischen der echten Spondylolisthese und der Pseudospondylolisthese (JUNGHANNS) zu unterscheiden.

Bei der echten Spondylolisthese ist die Pars interarticularis unterbrochen (Spondylolyse), was im Seitenbild meist und in der Schrägprojektion stets erkennbar ist. Deshalb rutscht lediglich der Wirbelkörper mit den Bogenwurzeln und den kranialen Gelenkfortsätzen nach ventral. Die dorsalen Teile des Bogens mit den kaudalen Gelenkfortsätzen und dem Dornfortsatz bleiben unverändert in ihrer bisherigen Stellung. Deshalb beobachten – und tasten – wir die Verschiebung des Dornfortsatzes um ein Segment höher, als es dem Wirbelkörper entspricht.

Bei der Pseudospondylolisthese kommt es nicht zur Unterbrechung der Pars interarticularis, die hier aber nicht so steil verläuft wie normal. Wir beobachten die Verschiebung des Dornfortsatzes im selben Segment, in dem das Wirbelgleiten stattfindet. Auffallend ist dabei stets die Verformung des oberen Gelenkfortsatzes, der nach ventral umgebogen ist.

Um die *Höhe der Bandscheiben* zu beurteilen, richten wir uns vor allem nach der Seitenprojektion. Bei asymmetrischer Verschmälerung erkennen wir die stärker erniedrigte Seite jedoch in der a.-p.-Projektion. Das ist insbesondere im Lumbosakralsegment wichtig, aber auch etwas schwieriger. Hier liegt nämlich die häufigste Ursache für eine schiefe Ebene bei L_5 mit allen statischen Auswirkungen. Wir erkennen sie an der Stellung des Unterrandes des letzten Lendenwirbelkörpers, der sich wie ein Kragen auf das Kreuzbein in Höhe von S_1 projiziert (Abb. 38).

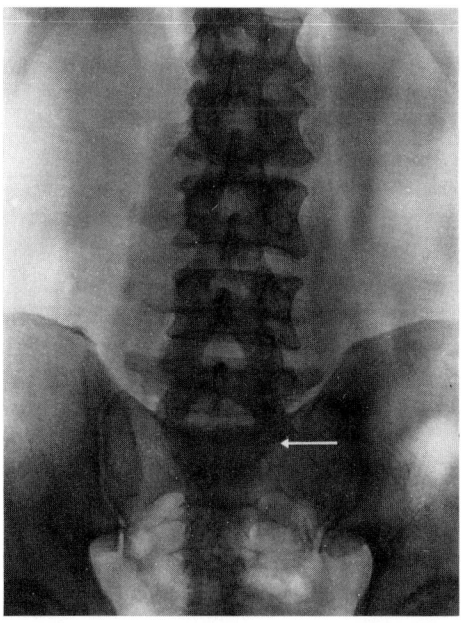

Abb. 38 Der vordere untere Rand des Wirbelkörpers L_5 steht im Vergleich zum Sakrum links tiefer (Pfeil) als rechts: Die Bandscheibe L_5/S_1 ist also links erniedrigt; Ausgleichskoliose der Lendenwirbelsäule mit deutlicher Rotation

3.4.3. Bewegungsstudien

Manchmal ist im Röntgenbild in aufrechter Haltung kein Anzeichen einer Funktionsstörung zu finden, und erst die eigentliche Bewegungsstudie macht sie erkennbar. Es handelt sich dabei um die Untersuchungen in Vor- und Rückbeuge und in Seitneigung. Im Normalfall ist die Bewegung fließend, und alle Segmente der Lendenwirbelsäule nehmen an ihr teil. Bei gestörter Funktion können wir Segmente mit verringerter und solche mit gesteigerter Beweglichkeit unterscheiden. Zeichen einer verringerten Beweglichkeit ist die Blockstellung. Das betreffende Segment beteiligt sich nicht an der Bewegung. Bei gesteigerter Beweglichkeit beobachten wir in Vor- und Rückbeuge lokale Verschiebungen nach ventral bzw. dorsal. Allerdings ist bei Kindern eine geringgradige stufenförmige und in den einzelnen Segmenten gleichmäßige Wirbelverschiebung als normal anzusehen (JIROUT). Auch übertriebene Knickbildung in der Endstellung ist ein Zeichen der lokalen Hypermobilität. Im Lumbosakralsegment beobachten wir statt der in den übrigen Segmenten üblichen Ventralverschiebung in Vorbeuge und der Dorsalverschiebung in Rückbeuge auch mitunter ein paradoxes Verhalten, d. h. eine Ventralverschiebung bei Rückbeuge und während der Vorbeuge eine Dorsalverschiebung (JIROUT).

Bei der Seitneigung stellen wir Seitenunterschiede in der Beweglichkeit der einzelnen Bewegungssegmente fest. Mitunter fehlt in einem Segment die Neigung oder die entsprechende Rotation, so daß das Verhältnis von Neigung und Rotation gestört sein kann. Grobe Funktionsstörungen, besonders bei der Seitneigung, finden sich oft bei Bandscheibenläsionen.

3.5. Brustwirbelsäule

3.5.1. Funktionelle Anatomie

Die Brustwirbelsäule (Abb. 39 und 40) ist der längste und dabei am wenigsten bewegliche Abschnitt des Rückgrats. Die Hauptursache dafür liegt in der festen, wenn auch gelenkigen Verbindung mit dem relativ starren Brustkorb. Die geringe Höhe der Bandscheiben ist morphologischer Ausdruck dieser relativ geringen Beweglichkeit. Trotzdem würden die Bandscheiben allein immer noch eine größere Beweglichkeit gestatten, als es tatsächlich der Fall ist.

Die Gelenkspalte stehen beinahe vertikal in der Frontalebene. Sie sind jedoch gegen diese Ebene leicht nach außen vorn schräg gestellt, so daß sie wie auf der Peripherie eines Kreises (Zylinders) mit dem Mittelpunkt ventral vor dem Wirbelkörper stehen. Diese Anordnung würde eine erhebliche Rotation im Thorakalbereich ermöglichen, wäre sie nicht durch die Rippen und Bandscheiben eingeschränkt. Die Seitneigung und zum Teil auch die Vorbeuge sind ebenfalls durch den Brustkorb behindert. Letztere wird auch durch die Anspannung der Ligg. inter- und supraspinalia begrenzt. Die Rückbeuge findet ihre Begrenzung hauptsächlich durch das Aufeinanderstoßen der dachziegelartig übereinanderliegenden Gelenk- und Dornfortsätze.

Trotzdem, und das sei besonders betont, wird die Rumpfrotation fast ausschließlich von der Brustwirbelsäule ausgeführt, und zwar überwiegend in ihrem kaudalen Abschnitt, weil hier die freien Rippen die Rotation nicht behindern. Oberhalb Th$_7$ werden die Rippen breiter und kürzer und schränken dadurch die Rotation und auch die Seitneigung zunehmend ein.

Die Zwischenwirbellöcher öffnen sich nach lateral, sind geringgradig nach ventral gerichtet und im Verhältnis zu den dünnen

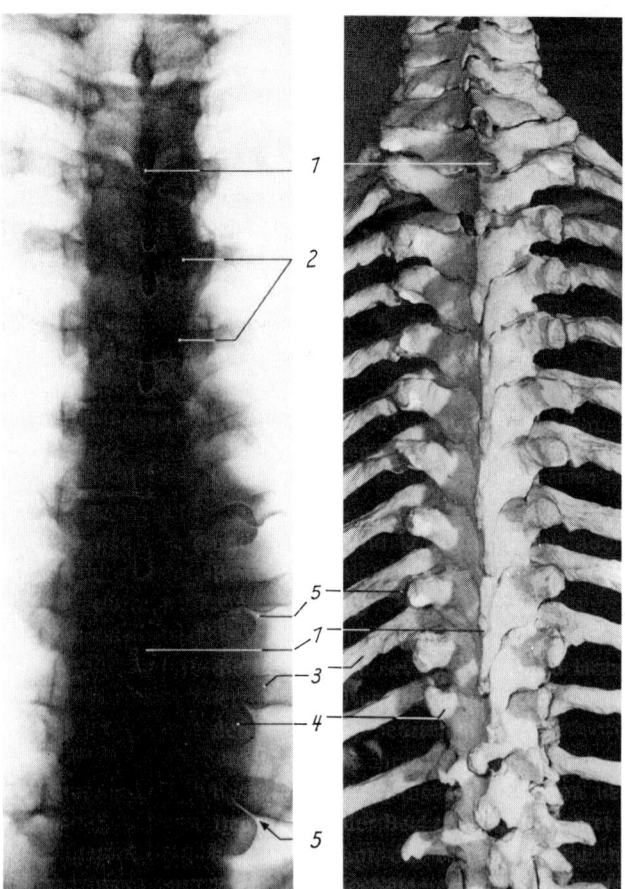

Abb. 39 Vergleich der anatomischen Strukturen in der Dorsalansicht der Brustwirbelsäule (Skelett) mit dem a.-p.-Röntgenbild. *1* Dornfortsatz, *2* Bogenwurzeln, *3* Rippen, *4* Querfortsatz, *5* Transversokostalgelenk

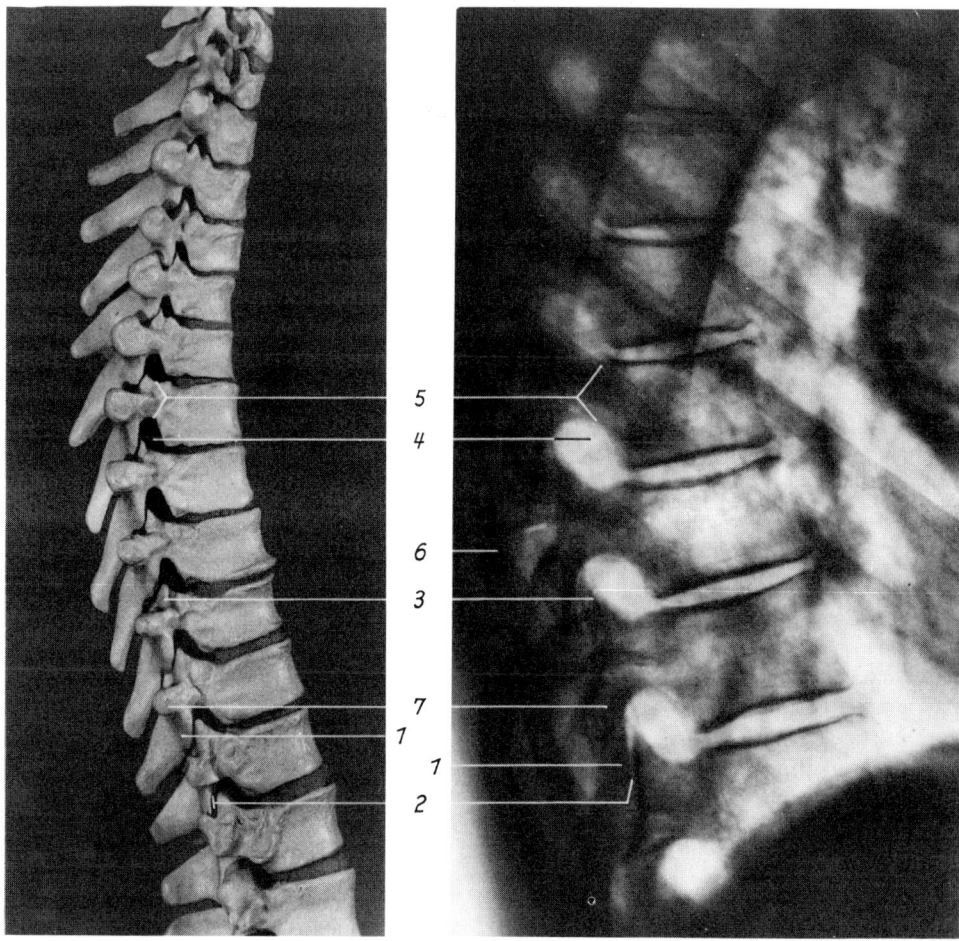

Abb. 40 Vergleich der anatomischen Strukturen im seitlichen Foto der Brustwirbelsäule (Modell) und in der Röntgenaufnahme. *1* unterer Gelenkfortsatz, *2* Gelenkspalt, *3* oberer Gelenkfortsatz, *4* Foramen intervertebrale, *5* Bogenwurzeln, *6* Rippe, *7* Querfortsatz

Nervenwurzeln sehr weit. Die Wirbelbögen sind nicht so massiv wie in der Lumbalregion. Die Dornfortsätze stehen – am deutlichsten in der mittleren Brustwirbelsäule – nach kaudalwärts gerichtet. Die wichtigste Besonderheit der Brustwirbelsäule ist natürlich ihre gelenkige Verbindung mit dem Brustkorb.

3.5.2. Übergangsregionen

Nach dieser Allgemeinbetrachtung wollen wir uns den einzelnen Abschnitten der Brustwirbelsäule und zunächst den Übergangsregionen zuwenden. Der thorakolumbale Übergang spielt sich oft an einem einzigen Wirbel, dem zwölften Brustwirbel, ab. Seine Oberseite und die Form seiner kranialen Gelenkfortsätze zeigen dann thorakale Verhältnisse, während die Unterseite und die kaudalen Gelenkfortsätze der Lendenwirbelsäule entsprechen. Selbst wenn sich dieser Übergang manchmal über zwei Wirbel erstreckt – und Anomalien im Sinne einer kranialen oder kaudalen Variante sind auch hier sehr häufig –, bedeutet er eine jähe Veränderung der Wirbelsäulendynamik.

Das ist wahrscheinlich die Ursache dafür, warum der zwölfte Brustwirbel jener Knotenpunkt ist, an dem die thorakalen Skoliosen meist in die entgegengerichteten lumbalen umschlagen (s. funktionelle Skoliosen 3.2.2.). Es ist von Interesse, daß SCHEDE und FREJKA rachitische Skoliosen mit dem Gipfel bei Th_{12}/L_1 beschrieben, in denen sie den »Keim« späterer Skoliosen sehen.

Ein weiteres Übergangsgebiet – ebenfalls Sitz von Funktionsstörungen – liegt im Bereich von $Th_{4/5}$. Hier endet vom kinesiologisch-funktionellen Standpunkt gesehen, die Halswirbelsäule. Die Vor- und Rückbeuge des Kopfes läuft bis hier herunter oder kann mitunter sogar hier beginnen. Bis hierher sind in aufrechter Haltung die maximale Drehung und die maximale Seitneigung des Kopfes erkennbar. Deshalb ist der oberste Abschnitt der Brustwirbelsäule Th_1 bis Th_4, den wir als zervikothorakalen Übergang bezeichnen, wieder beweglicher.

Der eigentliche funktionelle zervikothorakale Übergangswirbel ist C_7 und nicht Th_1. Hier geht der beweglichste Abschnitt der Wirbelsäule in den am wenigsten beweglichen über, wobei die oberste Brustwirbelsäule Pufferfunktion hat.

Eine Eigenart aller Übergangsregionen ist die Häufigkeit von Anomalien. So finden wir rudimentäre Ausbildungen der Rippen bei Th_{12} (Kranialvariante) oder eine Lendenrippe bei L_1 (Kaudalvariante). Es ist bemerkenswert, daß wir am zervikothorakalen Übergang zwar häufig eine Halsrippe oder Megatransversi an C_7 (also eine Kranialvariante) beobachten, aber fast niemals eine rudimentäre 1. Rippe oder gar einen 8. Halswirbel sehen. Diese Befunde sind auch in der Literatur nur ganz vereinzelt beschrieben. Dagegen kann sogar der Processus uncinatus ein- oder beidseitig bei C_7 fehlen (Kranialvariante).

3.5.3. Rippen

Die Wirbel sind mit den Rippen in den Kostovertebral- und Kostotransversalgelen-ken verbunden. Dabei artikuliert das Rippenköpfchen mit dem Oberrand des zugehörigen und dem Unterrand des nächsthöheren Wirbelkörpers. Dadurch ist die Spitze des Rippenköpfchens ligamentär mit der Bandscheibe verbunden (die 3. Rippe artikuliert also mit den Wirbelkörpern Th_2 und Th_3 und ist mit der Bandscheibe Th_2 verbunden).Eine Ausnahme bilden die 1. Rippe, die lediglich mit dem ersten Brustwirbel artikuliert, und die letzten zwei oder drei freien Rippen, die nur mit den rudimentären Querfortsätzen der entsprechenden letzten Brustwirbel in Verbindung stehen.

Die Bewegung der Rippen benutzt eine Achse, die vom Köpfchen durch den Rippenhals zum Transversokostalgelenk verläuft. Sie liegt in der oberen Brustwirbelsäule horizontal in der Frontalebene, und deshalb kommt es hier zu einer Art »Eimerhenkelbewegung«, die ein Heben und Senken des Thorax und eine Pumpenschwengelbewegung des Brustbeins zur Folge hat. In der unteren Brustwirbelsäule verläuft diese Achse schräg nach lateral, dorsal und kaudal und führt zu einer Flügelbewegung.

Aus dieser anatomischen Anordnung folgert WALTHER, daß die Degeneration der Bandscheibe zu einer Lockerung und damit auch zu einer größeren Störbarkeit der kostovertebralen Verbindung führen müsse.

3.5.4. Röntgenbild

Das Röntgenbild ist nicht so übersichtlich wie das der Lendenwirbelsäule. In der a.-p.-Projektion (Abb. 39) sehen wir die Wirbelkörper, Bogenwurzeln (Pedikel) und Dornfortsätze immer deutlich dargestellt. Die Gelenkspalte sind nicht zu sehen, weil sie in der Frontalebene stehen. Aber auch die Laminae und Gelenkfortsätze sind nicht zu erkennen. Wegen des schräg abwärts gerichteten Verlaufs der Dornfortsätze projizieren sich die Dornfortsatzspitzen von etwa Th_4 bis Th_{10} jeweils auf den nächst tieferliegenden Wirbelkörper, z. B. wird der Dorn von Th$_7$ meistens auf dem achten Brustwirbelkörper sichtbar.

Charakteristisch für die Brustwirbelsäule ist natürlich die kostovertebrale Verbindung. Wir sehen das Rippenköpfchen in engster Berührung mit der Bandscheibe und lateral davon die Überlagerung des Querfortsatzes durch den Rippenhals und das Tuberculum costae. Da der kostotransversale Gelenkspalt meist steil von dorsokranial nach ventrokaudal verläuft, ist er nur wenig oder überhaupt nicht einsehbar. Manchmal und vor allem in der unteren Thorakalregion verläuft er mehr dorsoventral und horizontal und ist dann gut zu erkennen. Die Rippe liegt dann gewissermaßen auf dem Querfortsatz.

In der Seitenprojektion (s. Abb. 40) sind Wirbelkörper und Bandscheiben von Rippen und Lungenstrukturen überlagert. Diese Verdeckung ist noch störender im Bereich des Wirbelbogens. Trotzdem können wir bei technisch gelungen Aufnahmen die Bogenwurzel und das Intervertebralforamen gut erkennen. Das Foramen öffnet sich zwar in einem Winkel von ungefähr 15° ventralwärts zur Frontalebene gerichtet, wird aber bei genau eingestellter Seitenprojektion nur wenig verzerrt. Auch den Gelenkspalt und die Gelenkfortsätze kann man dann gut erkennen. Die Laminae und der größte Anteil der Dornfortsätze sind durch die Rippenbögen überdeckt, auf guten Bildern sind die Dornfortsatzspitzen zu sehen. Der oberste Abschnitt der Brustwirbelsäule (etwa oberhalb Th$_3$) ist in der Seitenprojektion vom Schultergürtel völlig überdeckt und kann nur durch Schrägprojektionen oder die Tomographie zur Darstellung gebracht werden.

Es ist im Seitenbild mitunter schwierig zu erkennen, um welchen Brustwirbel es sich handelt. Der erste Brustwirbel ist nicht zu sehen, der zwölfte, selbst wenn er dargestellt ist, läßt sich nicht immer klar als solcher erkennen, weil die letzte Rippe rudimentär sein kann. Deshalb können wir uns durch das Aufsuchen des unteren Schulterblattwinkels (meist in Höhe des 7. Brustwirbels), der Luftröhrengabelung (etwa Th$_5$), des Aorten-

bogens (in Höhe von Th$_4$) und der Zwerchfellkuppe (meist in Höhe von Th$_{9/10}$) helfen.

3.5.4.1. Auswertung der Röntgenbilder

Um Röntgenbilder der Brustwirbelsäule auch unter funktionellen Gesichtspunkten auswerten zu können, verlangen wir lediglich unverdrehte Aufnahmen im a.-p.- und Seitenbild. Im Seitenbild ist dafür die Dekkung der Rippenbögen beider Seiten das wesentliche Kriterium.

In der a.-p.-Projektion sehen wir auch hier am häufigsten die Rotationsstellung eines Wirbels oder die relative Rotation eines Abschnitts der Brustwirbelsäule gegenüber den benachbarten. Wir erkennen sie an der Verzerrung der Bogenwurzeln und ihrer Abweichung gegenüber dem Wirbelkörper und an der entsprechenden Seitabweichung der um einen Wirbel tiefer projizierten Dornfortsatzspitze. Die Verzerrung der Bogenwurzel besteht in einer breiteren Darstellung auf der Rotationsseite und einer schmaleren auf der Gegenseite. Brustwirbelrotationen finden wir häufig selbst bei geringgradigen, begrenzten Skoliosen. Auch im Thorakalbereich rotieren die Wirbel meist zur Seite der Skoliose. Funktionsstörungen finden sich meist an den Stellen, wo diese Skoliosen anfangen, gipfeln oder in die kompensatorische Gegenskoliose übergehen.

Ein häufiges Zeichen für eine Funktionsstörung ist der Achsensprung der Dornfortsatzreihe, wobei wir an einer Stelle die plötzliche Abweichung beobachten. Meist findet sich hier auch eine entsprechende Verzerrung der Bogenwurzeln (Abb. 41). GUTZEIT machte auf die isolierte Skoliosierung zwischen zwei Nachbarwirbeln aufmerksam und bezeichnete sie als »stumpfwinklige Abknikkung«. Es sei aber betont, daß belanglose Asymmetrien von Dornfortsätzen oder Bogenwurzeln sehr häufig vorkommen. Die Diagnose einer Wirbelrotation kann deshalb nie allein auf Grund eines Zeichens gestellt

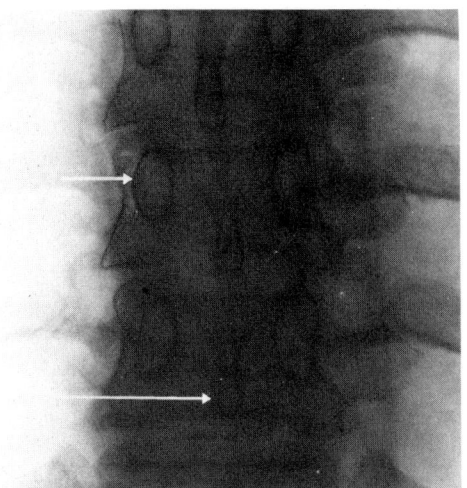

Bei Blockierungen der Rippen können wir mitunter Änderungen ihrer Zwischenräume (meist einseitig) beobachten.

3.6. Halswirbelsäule

Die Halswirbelsäule ist der beweglichste und gleichzeitig verletzbarste Wirbelsäulenabschnitt. Für die manuelle Therapie ist sie das dankbarste und dabei aber verantwortungsvollste Objekt. Wir wollen zunächst nur den Bereich von C_3 bis C_7 behandeln und die Kopfgelenke gesondert besprechen.

Abb. 41 Zeichen der Rotation eines Brustwirbels (Pfeile an Bogenwurzel und Dorn), Asymmetrie des nächsthöheren Wirbeldorns mit Verschiebung der Achse der Dornfortsatzreihe

3.6.1. Funktionelle Anatomie

Die Anatomie (Abb. 42 bis 44) zeigt als wesentliche Eigenart der Halswirbelsäule die seitlichen Randleisten – die Processus uncinati – mit dem sogenannten Unkovertebralgelenk, das erstmalig von LUSCHKA beschrieben wurde. Die Deckplatten der Halswirbel erhalten dadurch ihre konkave Form und die Bandscheiben ihre seitliche Verschmälerung. Diese knöchernen Leisten wirken zusammen mit den Bogengelenken wie Leitschienen für die Bewegung um eine frontale Achse (Vor- und Rückbeuge) und geben der Halswirbelsäule in der Seitneigung Stabilität.

werden. Auch bedeutet der Röntgenbefund einer solchen Stellungsanomalie noch bei weitem nicht, daß klinisch eine Funktionsstörung vorliegt.

In der Seitenprojektion der Brustwirbelsäule machen sich Funktionsstörungen kaum bemerkbar. Natürlich interessiert uns eine verstärkte oder abgeflachte Kyphose. Verschiebungen nach ventral oder dorsal, die lumbal und zervikal so häufig sind, werden hier nicht beobachtet. Eine kyphotische Abknickung ist hier meist die Folge einer keilförmigen Deformierung des Wirbelkörpers und nur selten durch Blockstellung oder Bandscheibenniedrigung bedingt. Wirbelverformungen kommen sehr häufig vor und sind bei weitem nicht immer Zeichen eines erlittenen Traumas oder gar einer Entzündung. Sie sind meist Folge einer juvenilen Osteochondrose, die in ihrer leichten, subklinischen Form sehr häufig ist. Degenerative Veränderungen an der Bandscheibe sind auch thorakal nicht selten. Dagegen kann die umschriebene Abflachung der Kyphose bei Jugendlichen ein Frühzeichen eines spinalen Tumors sein (JIROUT).

Bei Verschmälerung der Bandscheibe kommt es zum Kontakt zwischen dem Processus uncinatus und dem lateralen Rand der Grundplatte des kranialen Nachbarwirbels. Durch mechanische Reizung entstehen hier sogenannte unkovertebrale Nearthrosen (Abb. 45). Wenn sich die unkovertebralen Wulstungen dorsal entwickeln, haben sie eine Tendenz, das Zwischenwirbelloch einzuzuengen und dort die Nervenwurzel und die Vertebralarterie zu bedrängen. DUUS konnte allerdings zeigen, daß es dabei kaum zur Wurzelkompression kommt, weil sich das neugebildete Knochengewebe den Weichteilen anpaßt. Dadurch entsteht nicht einfach

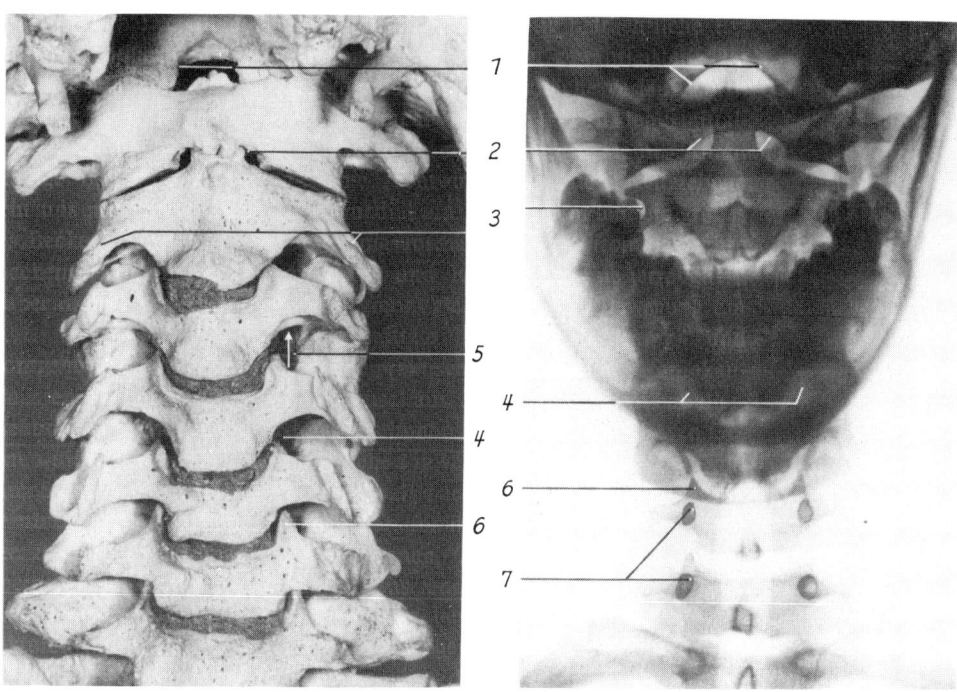

Abb. 42 Skelett der Halswirbelsäule in Ventralansicht und das a.-p.-Röntgenbild zum Vergleich der anatomischen Strukturen. *1* Vorderrand des Foramen magnum, *2* Unterrand des vorderen Atlasbogens, *3* Foramen der A.vertebralis um Axisquerfortsatz, *4* Foramen intervertebrale, *5* Verlauf der A.vertebralis, *6* Processus uncinatus, *7* Bogenwurzel (vgl. Abb. 63)

eine Einengung, sondern eher ein Umbau des Intervertebralkanals. Daraus ergibt sich dann, wie es Duus bezeichnet, keine absolute, sondern nur eine relative Raumnot. Erst wenn noch ein weiterer, z. B. ein funktioneller Faktor, ein sekundäres Ödem usw. hinzutreten, kann eine absolute Raumnot mit klinischen Kompressionserscheinungen zustande kommen.

Eine andere anatomische Besonderheit ist die Vertebralarterie, die durch die Foramina transversaria der Querfortsätze von C_6 bis C_1 hindurchzieht. Sie liegt dort in engster Nachbarschaft zu den knöchernen, aber auch zu den beweglichsten und verletzbarsten Strukturen der Halswirbelsäule, d. h. zu Gelenken, Bandscheiben und Processus uncinati, und dabei ist sie entscheidend für die Blutversorgung der vitalen Zentren im Hirnstamm.

Die Gelenkflächen der kleinen Wirbelgelenke haben einen schrägen Verlauf von ventrokranial nach dorsokaudal. In laterolateraler Richtung stehen sie beinahe in einer Ebene, so daß sie sich bei genau eingestellter Seitenprojektion decken. Wir sehen dann im Röntgenbild nur einen Gelenkspalt. Die Gelenke $C_{2/3}$ verlaufen dagegen meist steiler als die übrigen und etwas schräg nach lateraldorsal. Deshalb sind sie in der Seitenprojektion oft nicht einsehbar. Der Neigungswinkel aller Gelenke in der Frontalebene zeigt eine große individuelle Schwankungsbreite. In Neutralhaltung hängt die Neigung der Gelenkspalte gegenüber der Horizontalebene auch von der Halswirbelsäulenlordose ab. Zahlenangaben haben dabei nur statistischen Wert.

Die beschriebenen anatomischen Gegebenheiten ermöglichen als bevorzugte Bewegung die Vor- und Rückbeuge, die deshalb hier am ausgiebigsten ist. Infolge der Schräg-

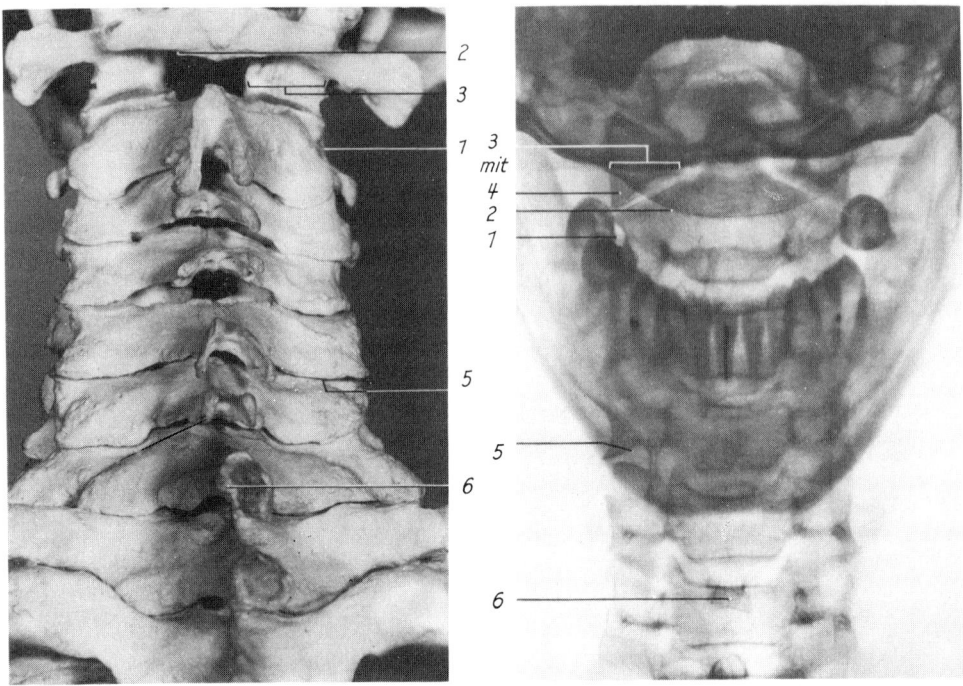

Abb. 43   Die anatomischen Strukturen der Halswirbelsäule in der Dorsalansicht (Skelett) und im a.-p.-Röntgenbild. *1* Foramen der A. vertebralis, *2* Unterrand des hinteren Atlasbogens, *3* Massa lateralis des Atlas mit *4* lateralem Dreieck, *5* Gelenkspalt, *6* Dornfortsatz

stellung der Gelenkflächen kommt es zu einer leichten Verschiebung des kranialen Wirbels auf dem kaudalen Nachbarwirbel – bei Rückbeuge nach hinten und bei der Vorbeuge nach vorne. Die Seitneigung ist hingegen durch die Processus uncinati gehemmt, und die Schrägstellung der Gelenke führt zu einer gleichzeitigen Rotation in Richtung der Neigung. Umgekehrt kommt es aus demselben Grund bei der Rotation zu einer Seitneigung.

Wir beobachten also bei jeder Seitneigung eine gleichzeitige Rotation entgegen der Skolioserichtung die kranialwärts zunimmt und ihr Maximum bei C_2 erreicht. Dies wird allgemein durch eine Summation von kaudal nach kranial erklärt (C_6 rotiert bei Seitneigung über C_7, C_5 dann wieder auf C_6 und so immer mehr). So einleuchtend diese Theorie auch erscheint, sie wurde von S. WERNE und neuerdings von JIROUT wider-

legt. JIROUT konnte zeigen, daß bei Seitneigung des Axis gleichmäßig nach rechts und links rotiert, auch wenn die Rotation z. B. von C_4 bei Rechtsseitneigung blockiert ist, was bei einfacher Summation natürlich nicht der Fall sein könnte. Umgekehrt, wenn bei der Seitneigung der Axis oder C_3 nicht rotieren, rotiert auch keiner der kaudal davon gelegenen Halswirbel (Abb. 46). Seitneigung und Rotation setzen sich also von kranial nach kaudal fort (s. 3.6.3.). JIROUT machte aber noch folgende Beobachtung: Wenn eine einfache Dornfortsatzsymmetrie besteht, z. B. eine Abweichung des Dornfortsatzes von C_2 nach rechts, so daß er begreiflicherweise bei Rechtsneigung die Mittellinie nach links nicht überschreitet, dann bleibt die Rechtsrotation der kaudalen Wirbel (C_3 usw.) aus, trotz normaler Rotationsbewegung des Wirbels C_2. Die Rotation wird also offenbar über die Dornfortsätze übertra-

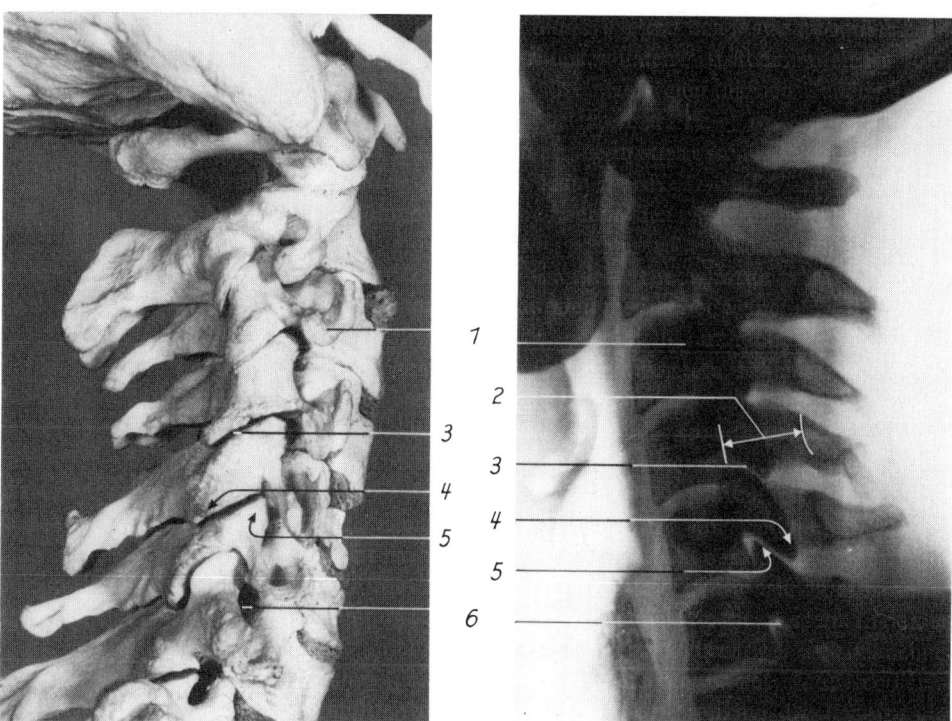

Abb. 44 Anatomische Strukturen der Halswirbelsäule in der Seitenansicht (seniles Skelett) und im seitlichen Röntgenbild. *1* Querfortsatz mit Sulcus n. spinalis, *2* Tiefenausdehnung des Vertebralkanals, *3* Gelenkspalt, *4* unterer Gelenkfortsatz, *5* oberer Gelenkfortsatz, *6* Foramen intervertebrale

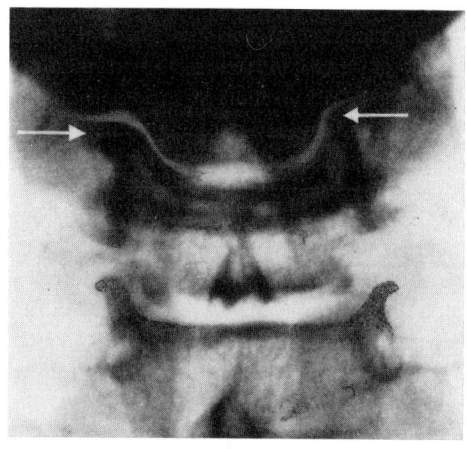

Abb. 45 Unkovertebrale Nearthrosen (Pfeile) im a.-p.-Röntgenbild der Halswirbelsäule (Ausschnitt)

gen (Abb. 47). Das gilt in vollem Maße für die reine Seitneigung, bei der der Kopf genau in der Frontalebene eingestellt ist, wie bei den röntgenologischen Bewegungsstudien. Im täglichen Leben kommt diese Bewegung kaum in Betracht, weil wir bei der Seitneigung den Kopf gleichzeitig drehen (»zur Seite wenden«).

Das Zwischenwirbelloch öffnet sich in der Halswirbelsäule schräg nach ventrolateral in einem Winkel von ungefähr 30° zur Frontalebene. Das Foramen kommt deshalb in der Seitenaufnahme kaum zur Darstellung. Dementsprechend konvergieren die Bogenwurzeln auf beiden Seiten zum Wirbelkörper hin und stellen sich im Unterschied zur Brust- und Lendenwirbelsäule im sagittalen Strahlengang sehr wenig dar, während sie im Seitenbild deutlich erkennbar sind.

Eine Sonderstellung nimmt der siebte

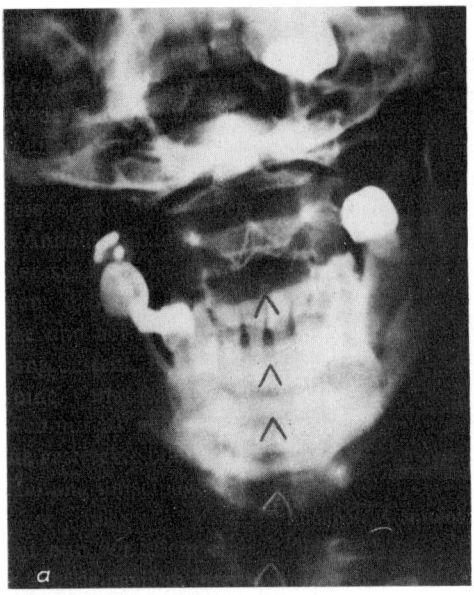
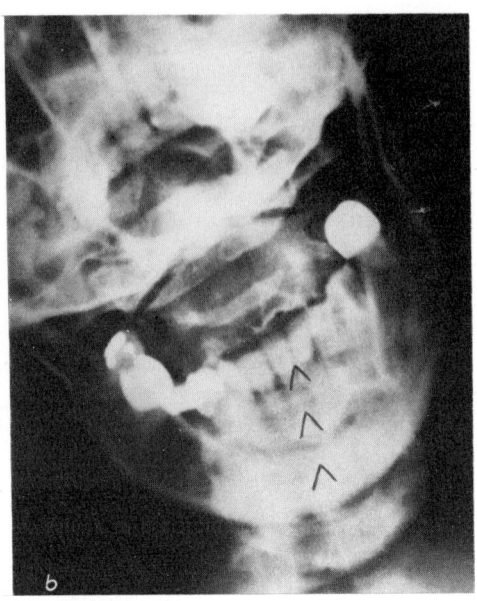

Abb. 46   Nachweis der Lösung einer Blockierung der Seitneigung bei $C_{1/2}$. *a* Bei Seitneigung ist die Rotation von C_2 blockiert, auch die übrigen Halswirbel rotieren nicht; *b* nach Manipulation zeigt die Halswirbelsäule eine ausgiebige Seitneigung und normale Rotation

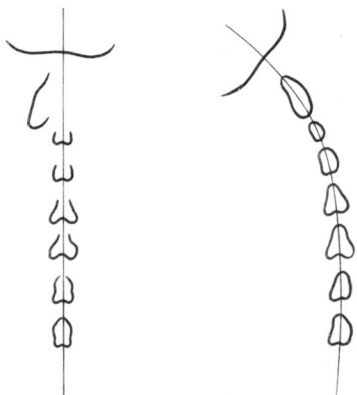

Abb. 47   Einwirkung einer Dornfortsatzasymmetrie von C_2 auf die Rotation der kaudal davon liegenden Wirbel während der Seitneigung nach JIROUT. *Links* Neutralhaltung mit Dorn C_2 rechts von der Medianebene; *rechts* bei Rechtsneigung rotiert C_2 normal nach rechts, sein Dorn gelangt dadurch aber nur bis zur Mittellinie. Die darunter liegenden Wirbel bleiben in der Mittelstellung

Halswirbel ein, weil er mit seinem oberen Anteil der Halswirbelsäule, mit seinem unteren jedoch der Brustwirbelsäule entspricht. Hier sind auch Anomalien häufig: Halsrippen, Megatransversi, ein- oder beidseitiges Fehlen des Processus uncinatus.

Im mittleren Abschnitt sind Anomalien nicht so häufig. Funktionell bedeutsam sind vor allem Blockwirbel, weil sie eine kompensatorische Hypermobilität in den Nachbarsegmenten verursachen, am häufigsten im kranialen. Eine weitere wichtige Anomalie ist der enge Spinalkanal (Abb. 48). Im Seitenbild ist sein ventrodorsaler Durchmesser kleiner als der des Wirbelkörpers, wodurch sich die Hinterwand des Wirbelkanals in der Projektion dem Hinterrand der Gelenkfortsätze nähert oder sie sogar erreicht.

Der Bereich C_3 und C_4 bildet den Übergang zu den Kopfgelenken. Er ist bedeutsam wegen der Ansatzpunkte des M. levator scapulae und M. trapezius, so daß, wie sich WOLFF ausdrückt, der Schultergürtel gewissermaßen an den Dorn- und Querfortsätzen von C_2 bis C_4 aufgehängt ist.

Die Vor- und Rückbeugebeweglichkeit der Zervikalsegmente nimmt von C_2 nach kaudal stetig zu und erreicht ihr Maximum meist im Segment $C_{5/6}$, bei Kindern und Ju-

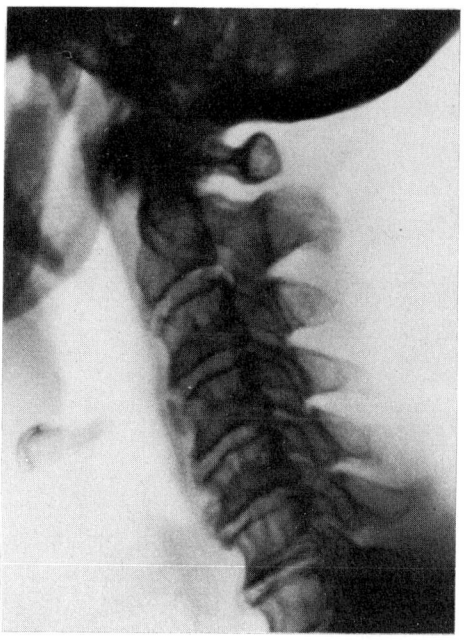

Abb. 48 Enger Spinalkanal im Seitenbild der Halswirbelsäule, Pat. G. B., zervikale Myelopathie

gendlichen im Segment $C_{4/5}$. Die Seitneigung hat ihr Maximum schon bei $C_{3/4}$ und wird nach kaudal immer geringer.

3.6.2. Röntgenanatomie und funkionelle Bewertung

Röntgenanatomie: In der a.-p.-Aufnahme (s. Abb. 42 und 43, Technik s. 3.7.2., Abb. 62) sehen wir zunächst die Dornfortsätze, deren Spitze oft zweigeteilt und unsymmetrisch ist (aus diesem Grund erlaubt die Palpation der Dornfortsätze keine Schlüsse auf die Wirbelstellung). Lateral beidseits geht die Kontur der Deckplatte in den Processus uncinatus über. Unterhalb des Processus uncinatus projiziert sich auf den lateralen Rand des Wirbelkörpers der schmale Schatten der Bogenwurzel. Noch weiter lateral erscheint in Höhe der Bandscheibe eine diskrete, aber immer erkennbare, beinahe kreisförmige Aufhellung, die dem Foramen interverte-

brale in der Aufsicht entspricht. Der Gelenkspalt ist dagegen im sagittalen Summationsbild nicht zu sehen, es sei denn, er verläuft etwa in der Ebene des Strahlengangs (z. B. bei Hyperlordose). Er wird auch erkennbar, wenn die Gelenke infolge einer Arthrose kondensiert sind (Abb. 49). Die seitliche Begrenzung der Halswirbelsäule wird durch die Querfortsätze gebildet.

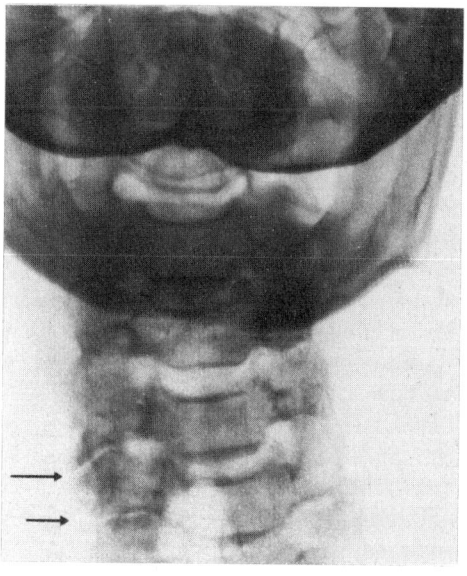

Abb. 49 Wirbelbogengelenke der Halswirbelsäule (Pfeile) im a.-p.-Bild bei Hyperlordose

In der Seitenaufnahme (s. Abb. 44) sehen wir vorn den Wirbelkörper, der in seinem dorsokranialen Anteil vom Schatten der Querfortsätze und Bogenwurzeln überdeckt ist. Infolge dieser Verschattung ist die Deckplatte in ihrem dorsalen Anteil oft weniger deutlich konturiert. Die Deck- und Grundplatte sind konkav, so daß die Wirbelkanten manchmal zugespitzt erscheinen, auch ohne daß produktive Veränderungen vorliegen. Dicht hinter die Wirbelkörper projizieren sich in Höhe der Bandscheiben die Zwischenwirbellöcher als schmale Aufhellung. Nur in Höhe von $C_{2/3}$ ist das Zwischenwirbelloch oft etwas besser zu sehen. Weiter dorsal liegt die deutliche Verdichtung der Gelenkfortsätze mit den Gelenkspalten (bei $C_{2/3}$ oft weniger einsehbar). Dahinter projiziert sich der viel weniger dichte Schatten der Laminae, der nach dorsal durch eine scharfe Kontur, die mediale innere Kortikalis, an der Basis des Dornfortsatzes abgeschlossen wird. Diese ist gleichzeitig Hinterwand des Wirbelkanals. Die Tiefe des Wirbelkanals ist somit zwischen der Hinterkante des Wirbelkörpers und der Basis des Dornfortsatzes bestimmbar.

Aus der Fülle *morphologischer Veränderungen* seien nur einige kurz erwähnt. Allgemein bekannt sind die unkovertebralen Nearthrosen (s. Abb. 45) weniger die Formen der juvenilen Osteochondrose im Zervikalbereich. Dabei bilden sich (nach FRIED) keilförmige ventrale Verschmälerungen, Flachwirbel, Mikrospondylie und vermehrte Konkavität der Abschlußplatten. Arthrotische Veränderungen gehen oft Hand in Hand mit Hyperlordosen und der dabei horizontalen Stellung der Gelenkflächen in den unteren Zervikalsegmenten im Sitzen. Unter diesen Umständen werden die Gelenkflächen zu Tragflächen und müssen sich kondensieren und verformen, um sich dieser Funktion anzupassen.

Wichtig ist die Diagnose des Blockwirbels, insbesondere seine Abgrenzung gegen eine Bandscheibendegeneration, wenn er nicht vollständig ist, wenn noch eine schmale Bandscheibe besteht. Beim kongenitalen Blockwirbel beobachten wir regelmäßig eine Einziehung in Höhe der hypoplastischen Bandscheibe, weil hier ja die Wachstumszone des Wirbels liegt (Abb. 50). Beim sekundären Blockwirbel infolge einer Bandscheibenschädigung (Degeneration, Entzündung) kommt es dagegen zu reaktiven Veränderungen mit Auswulstung dieses Bereichs. Deshalb erkennt der Erfahrene den Unterschied auf den ersten Blick. Der primäre Blockwirbel ist noch einfacher erkennbar, wenn gleichzeitig mit der Veränderung der Bandscheibe auch Verschmelzungen im Wirbelbogenbereich bestehen. Getrennte Wirbelbögen bei fehlendem Gelenkspalt und

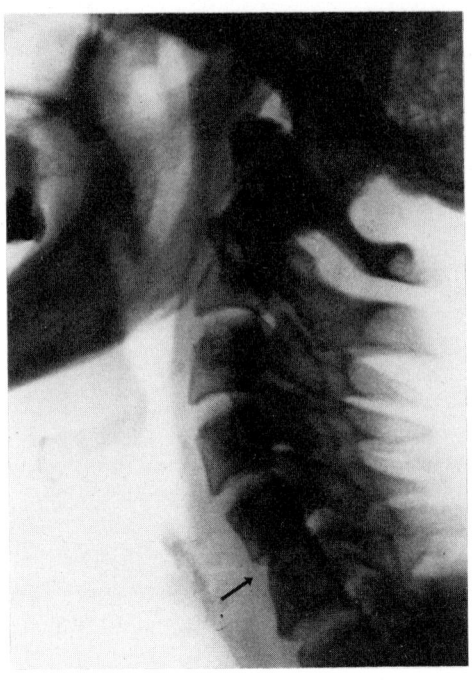

Abb. 50 Unvollständiger Blockwirbel $C_{5/6}$. Dazwischen liegt eine hypoplastische Bandscheibe mit Verkürzung des ventrodorsalen Durchmessers beider benachbarter Wirbelkörper (Pfeil)

hypoplastischer Bandscheibe sprechen für die Folgen einer kindlichen Rheumaerkrankung und gegen einen primären Blockwirbel, auch wenn reaktive Veränderungen fehlen.

Eine weitere, oft nur wenig beachtete morphologische Veränderung von größter klinischer Bedeutung besteht darin, daß die beiden Gelenkspalten des gleichen Segments nicht parallel stehen (Abb. 51), trotz korrekter Projektion. Dadurch muß es zwangsläufig bei Vor- und Rückbeuge zu einer Verdrehung der Nachbarwirbel kommen, worunter vor allem die Vertebralarterien leiden. Deshalb sehen wir diese Veränderung besonders bei Kranken mit synkopalem Vertebralsyndrom (s. 8.3.8.2.–8.3.8.4.).

Die im a.-p.-Bild am häufigsten erkennbaren Zeichen einer Funktionsstörung sind die Rotation und die Skoliosierung. Eine reine Seitenverschiebung kommt kaum in Betracht. Wie schon gesagt, überwiegen Sko-

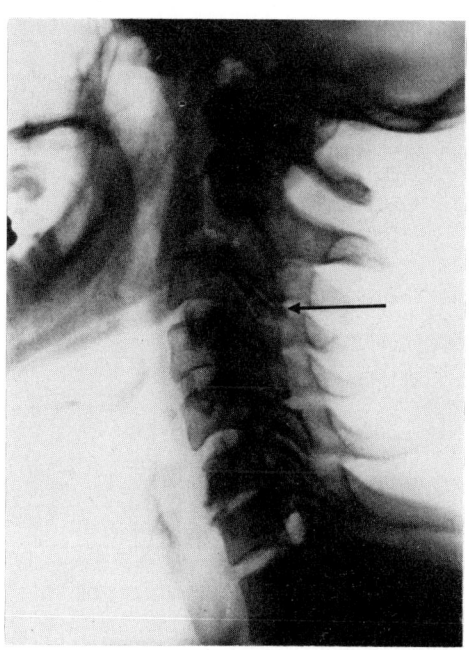

projizieren. Auch die Umrisse des Wirbelkörpers verzerren sich bei der Rotation: Die Processus uncinati werden unsymmetrisch, auf der einen Seite steiler, auf der anderen flachen sie sich ab – weil sich der dorsale Anteil der Randleiste umgekehrt verhält wie ihr ventraler Anteil. Die Steilstellung findet sich häufiger auf der Rotationsseite, aus Projektionsgründen jedoch nicht immer. Der Medialrand des Foramen intervertebrale stellt sich auf der Rotationsseite schräger, auf der anderen steiler dar, die Bandscheibe ist auf der Rotationsseite breiter und der Wirbelkörper schmaler (Abb. 52).

Abb. 51 Ungleicher Verlauf der beiden Gelenkspalte zwischen C_3 und C_4 im seitlichen Röntgenbild (Pfeil)

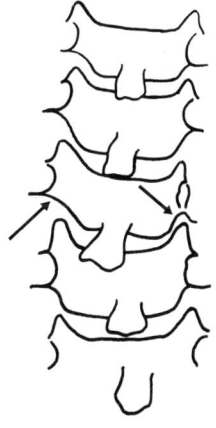

Abb. 52 Rotationszeichen eines Halswirbels im a.-p.-Bild (s. auch Bild 59)

liosierung mit Rotation entgegen dem Skoliosesinn. Deshalb sind Skoliosen mit Rotation in der Skolioserichtung als Funktionsstörung besonders verdächtig, nur in der unteren Halswirbelsäule gehen solche Skoliosen meist von der Brustwirbelsäule aus. Sie sind hier wesentlich häufiger links konvex als nach rechts (JIROUT).

Eine Ausnahme von dieser Regel bildet ein skoliotischer Axis mit Densschrägstellung: Hier rotiert der Axis und mit ihm meist auch die übrige Halswirbelsäule im Sinne der Skoliose im Neutralhaltungsbild.

Für die Diagnose einer Rotationsstellung genügt natürlich die asymmetrische Stellung des Dornfortsatzes nicht. Immer muß gleichzeitig die Stellung der Bogenwurzeln berücksichtigt werden. Dabei wandern sie auf der Seite der Drehrichtung mehr nach medial, auf der anderen Seite nach außen, so daß sie sich auf der Rotationsseite an den Medialrand und auf der anderen Seite sogar auf den lateralen Rand des Foramen intervertebrale

In der frontalen Projektion beurteilen wir zunächst die statischen Verhältnisse der Halswirbelsäule (im Sitzen!). Auf Grund von Messungen an 45 gesunden Versuchspersonen liegt der äußere Gehörgang (Kopflot) im Mittel oberhalb der Vorderkante des siebten Halswirbelkörpers. Nach diesem Kriterium müssen wir die Gesamtkrümmung der Halswirbelsäule beurteilen. Sie ist dann statisch ausgeglichen, wenn das Kopflot durch oder hinter die Vorderkante von C_7 fällt, auch wenn es sich um eine Steilstellung oder sogar kyphotische Haltung handeln sollte (Abb. 53). Die für die Halswirbelsäule charakteristische Störung der Statik ist der vor-

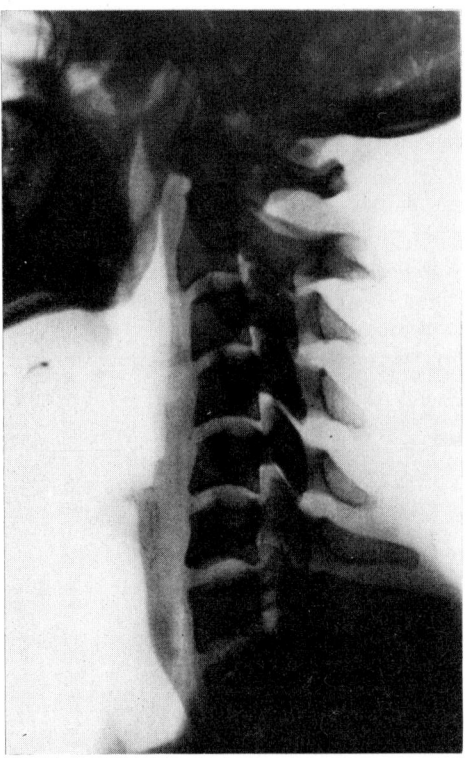

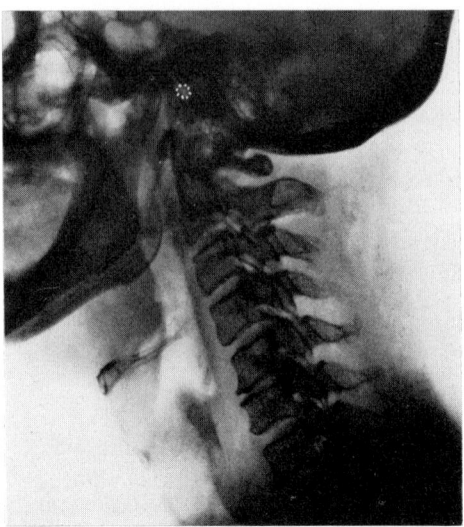

Abb. 54   Der vorgeschobene Kopf mit der charakteristischen statischen Störung der Halswirbelsäule: Foramen Magnum und äußerer Gehörgang (Kopflot) liegen weit vor dem Wirbelkörper C_7, die Halswirbelsäule verläuft gestreckt schräg nach vorn. Um die Blickebene horizontal zu halten, werden die Kopfgelenke in eine kompensatorische Hyperlordose gezwungen

Abb. 53   Halswirbelsäule im frontalen Strahlengang im aufrechten Sitzen. Der äußere Gehörgang (Kopfschwerpunkt) liegt über der Vorderkante des Wirbelkörpers C_7. Es handelt sich also um eine statisch ausgeglichene Haltung, die durch Kombination einer flachen Lordose und Kyphose erreicht wird (hypermobiler Patient)

geschobene Kopf (Abb. 54). Dieser führt zu einer kompensatorischen Hyperlordose in den Kopfgelenken.

GAIZLER konnte (1973) zeigen, daß die Haltung der Halswirbelsäule im Seitenbild weitgehend von der Aufnahmetechnik abhängig ist, je nachdem, ob der Patient in straff aufrechter oder in schlaffer Haltung sitzt. Vom klinischen Standpunkt ist die (schlaffe) Ruhehaltung für den einzelnen Patienten bezeichnender. Vom aufnahmetechnischen Standpunkt ist jedoch die straff aufrechte Haltung vorteilhafter. Dabei hat auch der Patient die Tendenz, sich zunächst (»beim Fotografen«) in aufrechter Haltung hinzusetzen. Erst wenn man den Patienten

auffordert zu *erschlaffen*, erhalten wir seine Ruhehaltung. Das wird aber in der Regel unterlassen. Um diesen Tatsachen nachzugehen, untersuchten wir 50 Patienten in straff aufrechtem Sitzen (Abb. 55), im Stehen (Knien) (Abb. 56) und in schlaffer Sitzhaltung (Abb. 57). Auch in dieser Gruppe lag der äußere Gehörgang bei aufrechtem Sitz beinahe genau vertikal oberhalb der oberen Vorderkante des 7. Wirbelkörpers (0,9 mm dorsal); im Stehen lag er jedoch im Durchschnitt 7,7 mm und im *schlaffen Sitz* sogar 16 mm ventral davon. In einzelnen Fällen waren die Unterschiede wesentlich größer: Der größte Unterschied zwischen straffem und schlaffem Sitz betrug 49 mm, zwischen Sitzen und Stehen sogar 58 mm. Neben dieser Gesamtkonfiguration interessieren uns vor allem Stellungsanomalien zwischen zwei Nachbarwirbeln. Wir unterscheiden die Blockstellung, die lordotische und kyphotische Abknickung, bei der auch das Gelenk

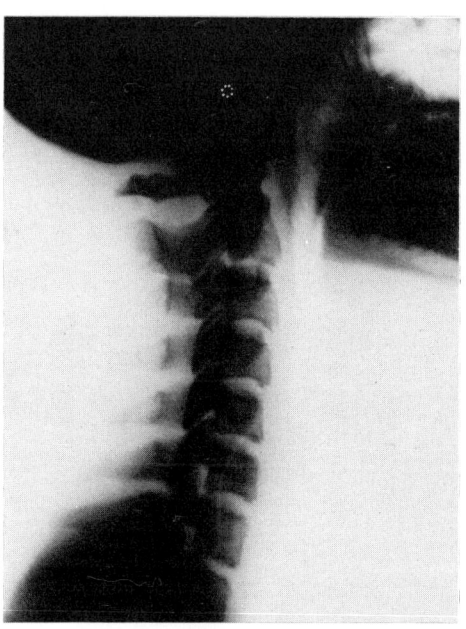

Abb. 55 bis 57   Seitenbild der Halswirbelsäule (Pat. K. M.) in verschiedenen statischen Situationen (für Überlassung dieser Bilder danken wir Herrn Dr. STEJSKAL, Zentralinstitut des Bahnärztlichen Dienstes, Prag)

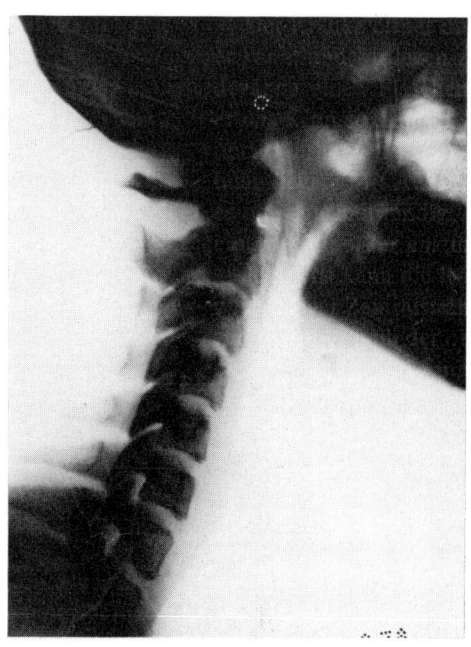

Abb. 57   Dieselbe Patientin. *Bei schlaffer Sitzhaltung* fällt das Lot vom äußeren Gehörgang 35 mm *vor* die Vorderkante des 7. Halswirbelkörpers (Vorhaltung!)

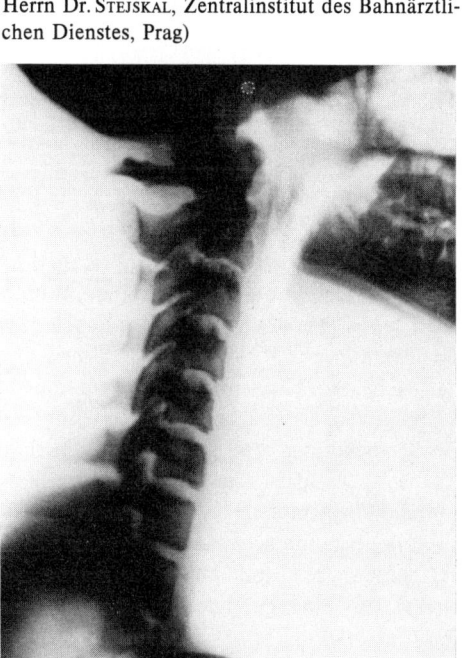

Abb. 56   Dieselbe Patientin. *Im Stehen* fällt das Lot vom äußeren Gehörgang 25 mm *vor* die Vorderkante des 7. Halswirbelkörpers

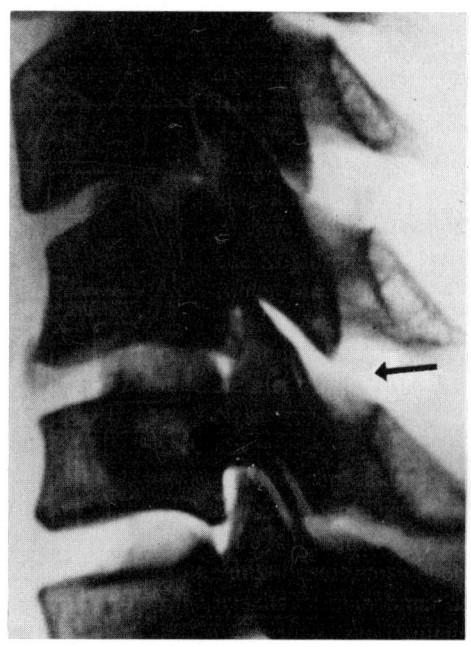

Abb. 58   Klaffen des Gelenkspaltes in einem Segment bei Kyphose der Halswirbelsäule (Pfeil)

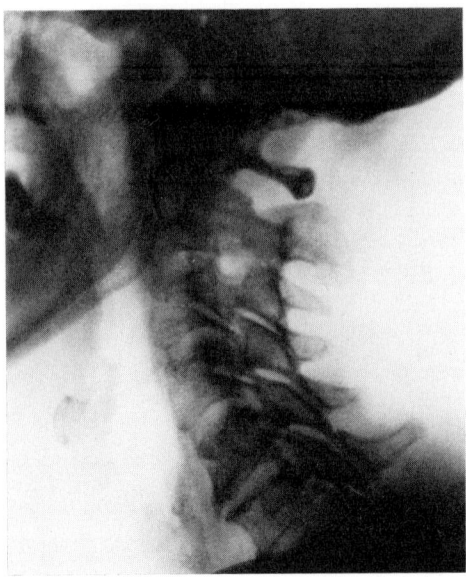

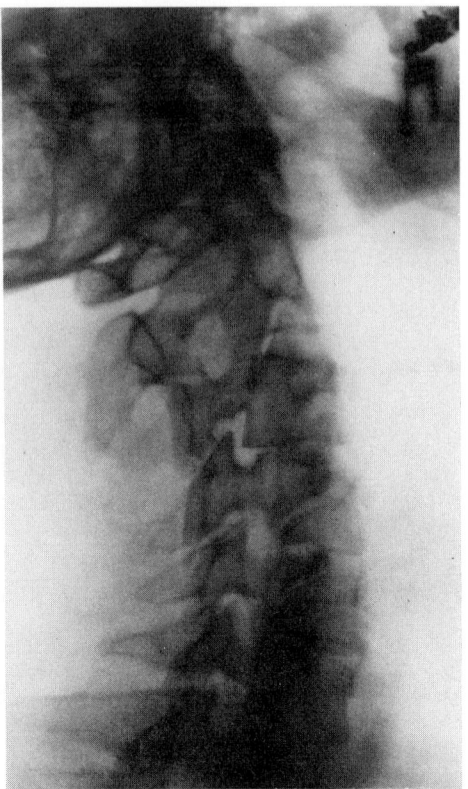

Abb. 59   Rotation der Halswirbelsäule im Seitenbild. Die Quer- und Gelenkfortsätze (Gelenkspalte) beider Seiten sind in ventrodorsaler Richtung auseinanderprojiziert

Abb. 60   Einengung des Foramen intervertebrale
$C_{3/4}$ rechts während der Rückbeuge, Schrägaufnahme

klaffen kann (Abb. 58), und Verschiebungen
nach ventral oder dorsal. Auch die Rotationsstellung wird im Seitenbild erkennbar,
wenn sich bei regelrechter Projektionsein-
stellung die Gelenkfortsätze, Gelenkspalte
und Querfortsätze beider Seiten auseinanderprojizieren (Abb. 59–60).

Die *Schrägprojektion* zeigt uns bei 45° die
Veränderungen des Foramen intervertebrale
(Abb. 60) und bei 10° die Veränderungen im
Bereich der Gelenke.

3.6.3. Bewegungsstudien

Den eigentlichen Nachweis einer Störung
der Beweglichkeit kann neben der klinischen
Untersuchung allein die Bewegungsstudie
erbringen. Im Seitenbild finden wir, ähnlich
wie in der Lendenwirbelsäule, eine Blockstellung mit fehlender Bewegung und meist
mit kompensatorischer Hypermobilität im
(kranialen) Nachbarsegment. Diese Hypermobilität kann sich in einer verstärkten Ab-

winkelung (Knickung) oder häufiger als Verschiebung kundtun. Eine leichte, stufenförmige Verschiebung der kranialen Wirbel
nach ventral bei der Vorbeuge und nach dorsal während der Rückbeuge ist dagegen in
der Halswirbelsäule physiologisch. Gröbere
Verschiebungen in einem Segment sind als
Gefügelockerung zu werten. JIROUT und
KRAUSOVÁ konnten kinematographisch zeigen, daß diese plötzlich als Sprung in der Bewegung zustande kommen. Stärkere Dorsal-
verschiebungen sind klinisch bedeutsam,
weil sie zur Einengung des Spinalkanals führen (PENNING).

Bei der Seitneigung der Halswirbelsäule
(Abb. 61) beobachten wir eine nach kranial
zunehmende Rotation in Richtung der Seitneigung. Trotzdem kann isoliert die Neigung

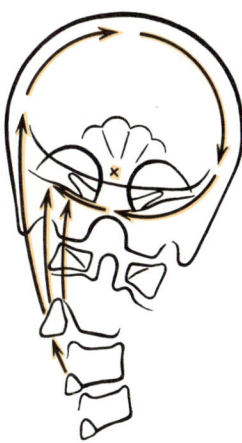

Abb. 61 Mechanismus der Seitbeuge der Halswirbelsäule nach JIROUT. Bei Seitbeuge führt der
Kopf seine Neigung um eine sagittale Achse (x)
aus, die durch die vordere Schädelgrube verläuft.
Das Schema zeigt, wie sich die Schädelbasis mit
den Hinterhauptkondylen gegenüber dem Atlas in
der zur Neigung entgegengesetzten Richtung verschiebt und wie der Axis und mit ihm die tieferen
Halswirbel in Richtung der Seitneigung rotieren
und durch Kranialzug am Dornfortsatz nach ventral gekippt werden

gestört sein (bei erhaltener Rotation), oder
bei bestehender Neigung kann die Rotation
allein ausfallen. Es ist von praktischer Bedeutung, daß bei Dornfortsatzsymmetrie der
kaudale Nachbarwirbel zu der Seite der
Dornfortsatzabweichung nicht rotieren
kann. JIROUT fand bei Blockierungen oberhalb von C_5 häufiger die Rechtsrotation und
Rechtsneigung eingeschränkt und im zervikothorakalen Übergang häufiger die Linksneigung gestört mit einem Überwiegen der
Linksskoliosen.

Damit hängt ein weiteres Zeichen, das JI-
ROUT als *latente Skoliose* bezeichnet hat, zusammen. Er konnte nämlich zeigen, daß sich
bei Rechtsneigung die von C_2 ausgehende
Rechtsrotation meist schon in der mittleren
Halswirbelsäule erschöpft und dann sogar in
eine zervikothorakale Linksrotation umschlägt. Bei der Linksneigung hingegen erreicht diese auch die oberste Brustwirbelsäule. Das entspricht auch unserer Erfahrung, daß bei Dextrorotation des Axis in

Neutralhaltung des Kopfes nur wenige kaudale Nachbarwirbel mitrotieren; bei Sinistro-
rotation des Axis (oder Dornfortsatzasymmetrie mit Abweichung nach rechts) beobachten wir die Linksrotation der Halswirbel
oft bis einschließlich des zervikothorakalen
Übergangs.

Außerdem beschrieb JIROUT eine *Kippbewegung* der Halswirbel in der sagittalen
Ebene während der Seitbeuge. Durch die
Hebelwirkung der Schädelbasis bei der Seitneigung (Abb. 61) kommt es über Muskelzug
zu einem ventralen Kippen des Axis, das
sich nach kaudalwärts überträgt. Durch Zug
des Lig. nuchae entsteht ein ventrales Kippen im zervikothorakalen Übergang, das sich
auch nach kranial auswirkt. Die Interspi-
nalbänder übertragen darüberhinaus ein
Dorsalkippen aus der Thorakalregion. Infolge dieser unterschiedlichen und zum Teil
sogar gegensinnigen Mechanismen ergeben
sich sehr wechselnde Bilder, wobei die Kippbewegungen manchmal von kaudal nach
kranial oder von kranial nach kaudal zunehmen. Dabei herrscht das Kippen nach ventral meistens, das nach dorsal seltener vor.
Relativ selten, insbesondere bei Funktionsstörungen, erhält man ganz unregelmäßige
Bilder. Ohne diese etwas komplizierten Verhältnisse hier eingehender besprechen zu
können, wollen wir betonen, daß dieser »sagittale Faktor« bei der Seitbeuge sehr empfindlich auf Belastung reagiert, sich im Sitzen oder Liegen, bei aktiver oder passiver
Seitbeuge anders gestaltet und daß er
schließlich bei Blockierungen den empfindlichsten Indikator einer Manipulationswir-
kung darstellt. Bei 250 Patienten änderte er
sich nach manueller Behandlung in 91,6 %!
Nach JIROUTS Meinung entsprechen die von
ihm beschriebenen Kippbewegungen dem
Gelenkspiel im Bereich der Halswirbelsäule.
Daß hier tatsächlich »Spielraum« besteht,
konnte er dadurch beweisen, daß nach Rückkehr in die Neutralstellung, die in einer Extremstellung (Seitenbeuge, Rotation oder
auch Nickbewegung) entstandene sagittale
Synkinese weiterbesteht!

Für den Nachweis und die Dokumentation von Blockierungen sind vor allem Bewegungsstudien in Seitneigung geeignet. Sie sind allerdings technisch schwierig und zeitraubend (s. 3.7.7.).

3.7. Kopfgelenke

Vom Standpunkt der Funktionsdiagnose aus handelt es sich um das interessanteste Gebiet. Das liegt auch daran, daß die Kopfgelenke unserer Inspektion und Palpation völlig entzogen sind und uns nur das Röntgenbild über die Bewegungsvorgänge unterrichten kann. Während wir an der übrigen Halswirbelsäule die Quer- und Gelenkfortsätze und ihre Beweglichkeit direkt palpieren können, sind im Kopfgelenkbereich nur die Querfortsätze des Atlas und der Dornfortsatz des Axis tastbar. Da Anomalien und Asymmetrien im Bereich der Kopfgelenke ebenso häufig vorkommen wie am kaudalen Ende der Wirbelsäule, kann der Palpationsbefund so gut wie nichts über die Stellung der Kopfgelenke aussagen, und nur das Röntgenbild kann uns zuverlässig über die anatomischen Gegebenheiten informieren. Kenntnisse der Röntgenanatomie und der Bewegungsuntersuchungen im Röntgenbild sind also unerläßliche Voraussetzung für das Vorstellungsvermögen des Behandlers über die normale und blockierte Funktion in diesem Bereich und über das Vorgehen bei der Manipulationstherapie.

Allerdings sind die für die Funktionsdiagnostik wesentlichen Befunde nur dann zu erheben, wenn die Aufnahmen gewissen, recht anspruchsvollen Kriterien gerecht werden. Die Aufnahmen müssen zunächst »lesbar« sein, d. h., wir müssen in der a.-p.-Projektion die Hinterhauptkondylen, den Atlas und den Axis mit den Foramina arteriae vertebralis erkennen. Weiterhin sollen die anatomischen Strukturen, die ein Urteil über die Zentration oder einen geringen Zentrationsfehler erlauben, dargestellt sein, damit

wir mit Wiederholungsaufnahmen vergleichen können. Schließlich sollen unsere Aufnahmen womöglich die charakteristische Gewohnheitshaltung des Kranken wiedergeben. Diesen Anforderungen wird am besten die Aufnahmetechnik nach SANDBERG-GUTMANN gerecht, und diese ist deshalb für unsere Zwecke unerläßlich. Sie soll im folgenden beschrieben werden.

3.7.1. Aufnahmetechnik

Die *a.-p.-Aufnahme* zeigt außer den Kopfgelenken die ganze Halswirbelsäule. Sie wird im Liegen angefertigt (Abb. 62). Um den Kranken seiner Haltung entsprechend zu lagern, setzt er sich so auf den Röntgentisch, daß die Analfalte genau auf und beide Beine symmetrisch neben der Mittellinie des Tisches liegen.. Erst jetzt fordern wir den Patienten auf, sich ohne Hilfe der Arme, den Blick geradeaus, in natürlicher Weise hinzulegen. Dies können wir mehrmals wiederholen, um uns zu überzeugen, daß der Kranke regelmäßig die gleiche Lage einnimmt, und um Zufallsbefunde auszuschließen. Wenn der Kopf immer zur selben Seite abweicht, darf das nicht korrigiert, sondern Kassette und Röntgenröhre müssen entsprechend verschoben werden.

Andernfalls besteht die Gefahr, daß wir entweder eine zervikale Skoliosierung korrigieren oder im Gegenteil artefiziell herstellen und damit gleichzeitig (s. 3.7.4.) eine Rotationsstellung des Axis und eine Seitverschiebung des Atlas. Als Filmformat wird 18×24 oder auch 15×40 verwendet. Es ist nämlich vorteilhaft, auch die obere Brustwirbelsäule mit abzubilden.

Die Kassette wird so eingelegt, daß wir den Vorderrand des Foramen occipitale magnum und die oberen Schneidezähne und am kaudalen Ende zumindest Th_1 noch gut beurteilen können. Dies ist meist dann der Fall, wenn der Oberrand der Kassette die Ohrmuschel des Patienten etwas nach kranial überragt.

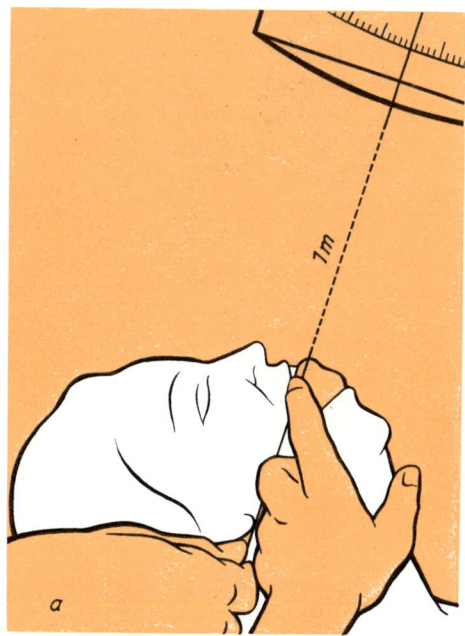

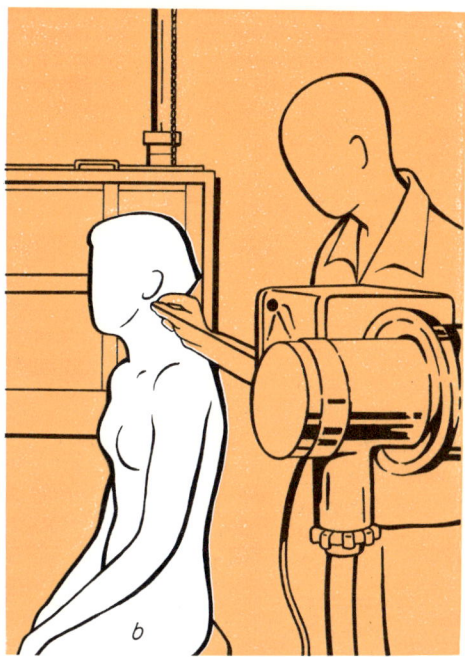

Der Kranke öffnet nun den Mund so weit er kann, und wir legen zwischen die Schneidezähne einen Flaschenkorken. Dann zieht er das Kinn so weit an, daß Stirn (Glabella) und Oberlippe (Filtrum) auf einer Horizontalen liegen. Mit Ausnahme von Kindern ist es oft sogar notwendig, das Hinterhaupt mit einem Keilpolster anzuheben.

Jetzt erst kann die Röntgenröhre zentriert werden. Der Zentralstrahl verläuft einen Fingerbreit unterhalb der oberen Prämolaren zu einem Punkt einen Fingerbreit oberhalb der tastbaren Unterfläche des Hinterhaupts in der Mittellinie. Zu diesem Zweck benutzen wir ein Lichtvisier oder einen Bindfaden, der vom Röhrenfokus ausgeht und den wir am Gesicht des Kranken an den genannten Punkten entlangführen. Die Röntgenröhre wird dann so eingestellt, daß der Zentralstrahl in der Verlängerung des schon eingestellten Bindfadenabschnitts verläuft (Abb. 62 a). Es ist weiterhin empfehlenswert, in 1 m Entfernung vom Röhrenfokus einen Knoten in den Faden zu binden, um damit den Fokusfilmabstand von 1 m auf einfache Weise konstant halten zu können (GUTMANN). Bei zahnlosen Patienten führen wir den Zentralstrahl (Bindfaden) einen Querfinger unterhalb des Oberkiefers zum Rand der Hinterhauptschuppe und bei zahnlosen Säuglingen vom Unterrand des Oberkiefers zum Rand der Hinterhauptschuppe.

Zum Schluß korrigieren wir eine mögliche Kopfdrehung des Kranken, da sonst die Bilder nur schwer zu beurteilen wären. Zu diesem Zweck empfiehlt es sich, die Schneidezähne als Richtpunkt zu beachten, falls sie nicht unregelmäßig gewachsen sind. Die Nase ist für eine genaue Einstellung meist ungeeignet.

Man kann in analoger Weise auch im Sitzen vorgehen. Das ist technisch schwieriger, wäre im Sinne der statisch-dynamischen Funktionsdiagnose aber vorteilhafter. Andererseits ist manchmal der Vergleich der Befunde im Sitzen (Seitenbild) und Liegen (a.-p.-Bild) diagnostisch wertvoll. So erfahren wir dadurch beispielsweise, daß eine im Sit-

Abb. 62 Röntgenaufnahmetechnik der Halswirbelsäule (SANDBERG, GUTMANN). *a* Einstellung des Zentralstrahls für die a.-p.-Projektion mit Hilfe des Bindfadens, Fadenführung am horizontal gelagerten Kopf; *b* Einstellung der frontalen Projektion der Halswirbelsäule

zen bestehende und im Liegen fehlende Rotation statisch bedingt ist, d. h. von kaudal herrührt (Schiefebenen der Brustwirbelsäule).

Seitenbild: Der Kranke sitzt in entspannter Haltung seitlich vor der Stehblende (Abb. 62 *b*). Er blickt auf einen entfernten Gegenstand in Augenhöhe, wodurch der harte Gaumen meist schon in die Horizontalebene gerichtet wird. Weiter müssen wir darauf achten, daß der Kopf weder geneigt noch verdreht ist. Die Bilder zeigen dann beide Unterkiefer in Deckung. Sonst ist es nämlich unmöglich, die Aufnahmen zuverlässig zu beurteilen.

Der Zentralstrahl wird nicht wie üblich auf die mittlere Halswirbelsäule, sondern auf die Spitze des Warzenfortsatzes eingestellt, wozu wir wieder den Bindfaden oder das Lichtvisier benutzen können. Wir wählen einen Fokus-Film-Abstand von mindestens 1,5 m oder auch 2 m. Dadurch erhalten wir ein unverzerrtes Bild der Schädelbasis und der ganzen Halswirbelsäule und einen Expositionsausgleich, weil die massive Schädelbasis natürlich mehr Belichtung beansprucht als die Halswirbelsäule.

3.7.2. Beurteilung
der anteroposterioren Aufnahme

Vor der Beurteilung (Abb. 63) kontrollieren wir zunächst, ob Hinterhauptkondylen, Atlas und Axis mit den Foramina der A. vertebralis zu sehen und die ersten Brustwirbel mit abgebildet sind. Dann überzeugen wir uns davon, daß die Aufnahme nicht verdreht ist. Bei richtiger Einstellung liegen die Mitten der Schneidezähne, des Dens axis und der Hinterhauptschuppe auf einer Geraden untereinander. Die Kinnspitze projiziert sich auf die Mitte der Halswirbelsäule, und diese verläuft symmetrisch zwischen den Unterkieferästen. Auch die Mastoide stehen symmetrisch. Um die untere Halswirbelsäule beurteilen zu können, müssen wir uns davon überzeugen können, daß die obere Brustwir-

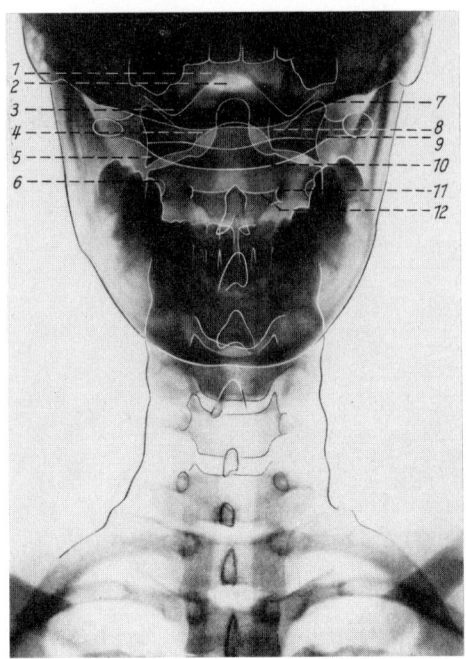

Abb. 63 Anatomische Strukturen der Kopfgelenke im a.-p.-Röntgenbild. *1* Unterrand des Klivus, *2* Foramen magnum, *3* Condylus occipitalis, *4* Unterrand des vorderen Atlasbogens, *5* laterales Dreieck, *6* Foramen der A. vertebralis im Querfortsatz des Axis, *7* untere Kontur der Hinterhauptschuppe, *8* mediale Aufhellung des Atlas, *9* Atlasquerfortsatz, *10* Unterrand des hinteren Atlasbogens, *11* Bogenwurzel des Axis, *12* Lamina des Axis (Oberrand)

belsäule nicht verdreht ist. Wenn nun auch jede einzelne der genannten Strukturen asymmetrisch sein kann, bleiben immer noch genügend Anhaltspunkte, um die Projektion beurteilen und bei Wiederholung vergleichen zu können. Dies ist allerdings *nur bei dieser* Aufnahmetechnik möglich. So wie man über die Funktion der Lendenwirbelsäule nichts aussagen kann, ohne das Becken und seine Stellung zu beachten, kann auch die Halswirbelsäulenfunktion nicht ohne Darstellung der Kopfgelenke beurteilt werden. Deshalb müssen deren anatomische Strukturen unabdingbar zu erkennen sein: An den *Hinterhauptkondylen* und am Hinterhauptloch beachten wir, ob sie symmetrisch sind oder nicht. Zwischen dem

Hinterhauptkondylus und der *Massa lateralis* des Atlas sehen wir den atlantookzipitalen Gelenkspalt. Die Massa lateralis ist ungefähr keilförmig. Ihr lateraler Anteil ist kompakt strukturiert und geht manchmal jäh in die *mediale Aufhellung* über. Das kann zu der Fehldeutung führen, daß es sich schon hier um die mediale Kontur der Massa lateralis oder sogar um eine Osteolyse handele. Die mediale Aufhellung ist aber weiter medial noch durch die Kortikaliskontur, einen dichten, kommaförmigen Schatten, begrenzt, der den eigentlichen Medialrand der Massa lateralis bezeichnet. Die mediale Aufhellung entspricht dem Kanal der A. vertebralis (WACKENHEIM).

Zu beiden Seiten der Massa lateralis sehen wir die weit nach lateral ausladenden *Atlasquerfortsätze* und bei verstärkter Lordose auch die Foramina transversaria. Regelmäßig können wir den spindelförmigen Schatten des *hinteren Atlasbogens* erkennen, dessen Mitte sich auf den Dens projiziert. Der Unterrand des dorsalen Atlasbogens schneidet von der Massa lateralis zu beiden Seiten die *lateralen Dreiecke* ab. Manchmal können wir auch den Schatten des vorderen Atlasbogens auf die Densspitze projiziert erkennen. Meistens ist er jedoch von der Hinterhauptschuppe überdeckt. Mitunter sehen wir auch den diskreten Schatten eines kleinen Atlasdornfortsatzes, der sich dicht unterhalb der Bogenspindel des hinteren Atlasbogens darstellt.

Die Gelenkflächen des breiten Gelenkspalts zwischen Atlas und Axis sind zueinander konkav gestaltet. Medialwärts enden die Axisgelenkflächen mit einer Einkerbung gegen den Dens abgesetzt. Die auffallendsten Strukturen des Axis sind der *Dens*, der mächtige *Körper* und der *Dornfortsatz*. Beiderseits zwischen Dornfortsatz und den Bogenwurzeln können wir den leicht geschwungenen Axisbogen erkennen, und bei verstärkter Lordose sehen wir sogar in den Wirbelkanal. Am lateralen Rand des Axis dicht unterhalb der Gelenkflächen findet sich eine halbmondförmige Aufhellung, die dem *Foramen*

costotransversarium (A. *vertebralis)* entspricht.

3.7.3. Beurteilung der frontalen Projektion

Auch bei der frontalen Projektion (Abb. 64) muß zuerst geprüft werden, ob die Einstellung korrekt ist. Die Aufnahme muß folgenden Anforderungen gerecht werden: Die *Schädelbasis* mit *Sella* und *Klivus*, der *harte Gaumen* und die Halswirbelsäule nach Möglichkeit bis C_7 hinunter sollen sichtbar sein. Bei stark abfallenden Schultern lassen die Aufnahmen manchmal noch Th_2 oder ausnahmsweise gar Th_3 erkennen, während bei Schulterhochstand und Fettleibigkeit C_6 oder auch C_5 der letzte dargestellte Wirbel sein kann. Der harte Gaumen muß horizontal verlaufen, und die Unterkiefer müssen sich weitgehend decken. Nur bei richtiger

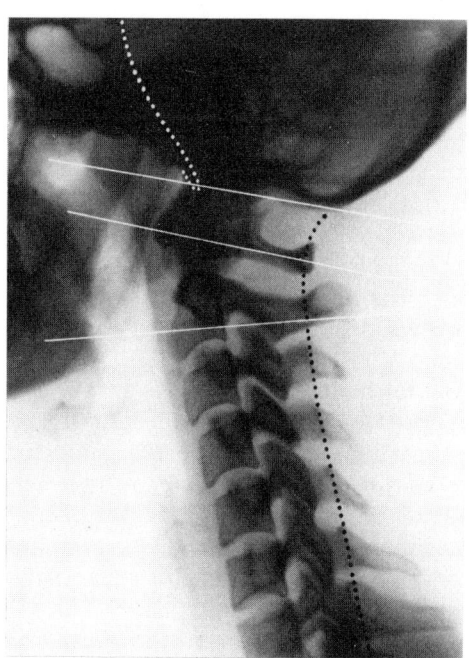

Abb. 64 Seitliches Röntgenbild der Halswirbelsäule mit eingezeichneter Foramen magnum-, Atlas- und Axisebene. Der Klivus mit Basion und der Hinterrand des Spinalkanals sind hervorgehoben

Einstellung der Unterkiefer und der Schultern können wir einen Rotationsbefund im dazwischenliegenden Zervikalbereich bewerten. Es sei auch hier wieder darauf hingewiesen, wie sinnlos es ist, die Haltung der Halswirbelsäule, z. B. eine Lordose, beurteilen zu wollen, wenn weder die Schädelbasis noch der harte Gaumen als Anhaltspunkte für die Kopfstellung abgebildet sind. Es ist ja von vornherein zu erwarten, daß bei Kopfvorbeuge eine kyphotische und bei Rückbeuge eine lordotische Haltung besteht. Es konnte gezeigt werden, daß eine Verlaufsänderung des harten Gaumens von nur 10° genügt, um eine lordotische in eine gestreckte oder sogar in eine kyphotische Haltung umschlagen zu lassen.

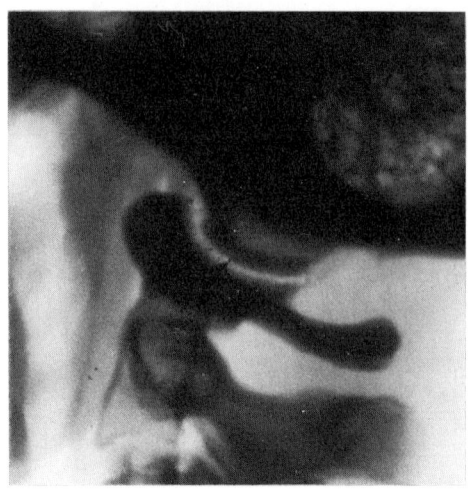

Abb. 65   Atlantookzipitalgelenk in der frontalen Projektion

Das Seitenbild zeigt nun vor allem eine genaue Projektion der Schädelbasis in ihrem Verhältnis zu Atlas und Axis. Bei keiner anderen Aufnahme können wir beispielsweise so zuverlässig erkennen, ob eine basiläre Impression vorliegt. Um die Lage (Ebene) des Hinterhauptlochs zu erkennen, verfolgen wir den Klivus bis zu seinem unteren Ende (Basion), das dem Vorderrand des Hinterhauptlochs entspricht. Den Hinterrand (Opisthion) erkennen wir am besten, wenn die Schädelbasis ein wenig durch Seitneigung verprojiziert ist. Bei exakter Projektion können wir die Lage des Opisthion nur einschätzen: Die Kontur der Hinterwand des Halswirbelkanals schneidet in ihrer Verlängerung von C$_2$ über C$_1$ zur Schädelbasis diese am Opisthion.

Das Foramen magnum und der Atlas sind ventral zum Teil durch die Warzenfortsätze überdeckt. Wenn die Kondylen aber sehr groß und die Warzenfortsätze kurz sind, sehen wir den Gelenkspalt des *Atlantookzipitalgelenks* auch in der Seitenprojektion (Abb. 65).

In der Seitenaufnahme sehen wir fernerhin den *vorderen Atlasbogen*, der mit dem obersten Abschnitt des *Dens* artikuliert. Die Breite des Gelenkspalts soll beim Erwachsenen 2 mm nicht überschreiten, kann jedoch bei Kindern bis 5 mm betragen. WACKENHEIM

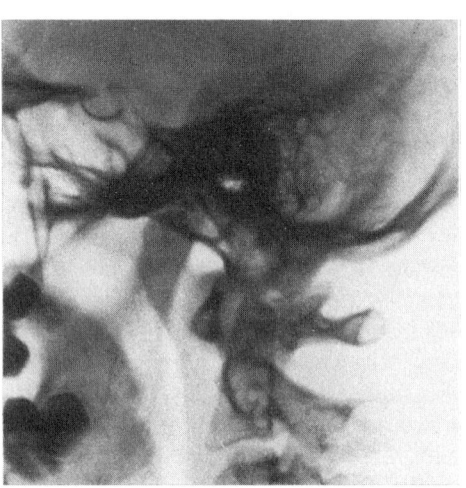

Abb. 66   Seitliche Aufnahme der Halswirbelsäule mit keilförmiger Verbreitung des Gelenkspalts zwischen vorderem Atlasbogen und Dens durch Insuffiziens des Atlasquerbandes (vgl. Abb. 67)

zufolge ist es für die Beurteilung einer möglichen Ventralverschiebung des Atlas wichtig, daß normalerweise der Vertebralkanal in Höhe des Atlas nicht enger ist als in Höhe des Axis. Die Gelenkflächen des vorderen Atlasbogens und am Dens sollen ungefähr parallel verlaufen (Abb. 66). Die Massa lateralis des Atlas ist im Seitenbild durch den

Densschatten und die Processus mastoidei überlagert, wenn die Aufnahme nicht verdreht ist. Immer sehen wir deutlich den *hinteren Atlasbogen.* Über seiner Wurzel dicht hinter der Massa lateralis und dem Dens liegt die Kehlung, in der die Vertebralisschlinge verläuft und die öfter zum Foramen arcuale überbrückt ist. Der hintere Atlasbogen ist wie alle übrigen Wirbelbögen der Halswirbelsäule dorsal durch eine dichte bogige Kontur begrenzt, wo sich beide Laminae median begegnen. Dorsal davon liegt der meist rudimentäre Atlasdorn. Wenn der erwähnte Schatten (als Hinterwand des Wirbelkanals) fehlt, handelt es sich um eine Spina bifida, die bei C_1 häufig ist und in der Halswirbelsäule am leichtesten im Seitenbild erkannt werden kann. (s. Abb. 44).

Wenn wir die halbe Höhe des vorderen und hinteren Atlasbogens verbinden, erhalten wir die Atlasebene, deren Verlauf wir mit der Foramen-magnum-Ebene vergleichen können. Wenn die Ebenen nach ventral konvergieren, steht das Hinterhaupt in einer Anteflexionsstellung (gegenüber dem Atlas), wenn sie nach dorsal konvergieren, in einer Retroflexionsstellung. Da wir in der Relationsdiagnostik jeweils die Stellung des kranialen Wirbels gegenüber dem kaudalen beurteilen, müssen wir folgerichtig auch die Stellung des Hinterhaupts dem Atlas zuordnen und nicht umgekehrt, wie bisher üblich (Abb. 67).

Am Axis beachten wir zunächst die Stellung des Dens zur Schädelbasis, um eine basiläre Impression nicht zu übersehen. Der Dens soll im Seitenbild die palatookzipitale Linie, d. h. die Verbindung des harten Gaumens mit dem Opisthion (CHAMBERLAINsche Linie) bzw. die Verbindungslinie des harten Gaumens mit dem tiefsten Punkt der Hinterhauptschuppe (McGREGORsche Linie), nicht wesentlich überschreiten. Die Densspitze soll weiterhin nicht das Basion erreichen, und der vordere Atlasbogen soll vom Temporomandibulargelenk in dieser Projektion mindestens 3 cm entfernt sein. Der wesentlichste – auch pathogenetisch bedeutsam-

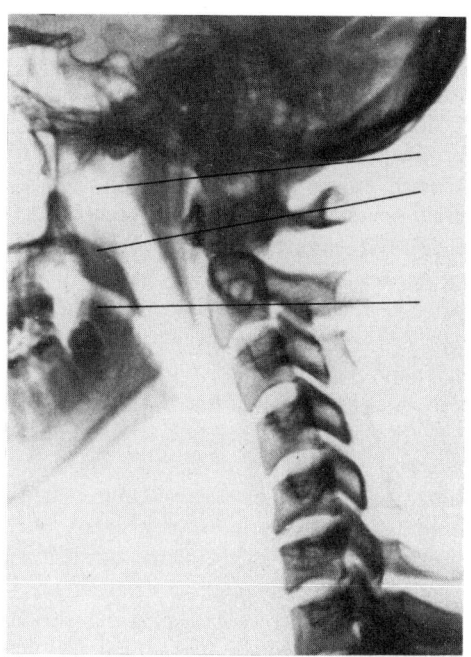

Abb. 67 Seitenbild der Halswirbelsäule mit Anteflexionsstellung des Atlas (gegenüber dem Axis) bei leichter Kopfvorbeugehaltung

ste – Befund im Seitenbild ist bei der basilären Impression wohl die Verkürzung des Klivus (der Pars basilaris des Hinterhauptbeins).

Auf den Axiskörper projiziert sich eine ovale Figur, die hier sogar die Vorderkante des Wirbelkörpers erreicht und die, wie in der übrigen Halswirbelsäule, den Querfortsätzen und den Bogenwurzeln entspricht. Die Verbindungslinie vom Unterrand dieses Schattens zum Unterrand des Axisbogens dorsal entspricht der Axisebene, deren Verlauf wir wieder mit dem der Foramen-magnum-Ebene und Atlasebene vergleichen können.

Wenn die Atlasebene und die Axisebene nach vorn konvergieren, sprechen wir von einer *Anteflexionsstellung des Atlas,* wenn sie nach hinten konvergieren, von dessen *Retroflexionsstellung.*

3.7.4. Funktionelle Anatomie der Kopfgelenke

Ehe wir die in diesen Projektionen erkennbaren Relationsstörungen würdigen können, müssen zunächst einige Grundlagen der funktionellen Anatomie der Kopfgelenke vorausgeschickt werden.

Zunächst die Bänder: Das stärkste Band, das Lig. transversum atlantis, bildet gleichzeitig das hintere Densgelenk. Es ist der horizontale Anteil des Lig. cruciforme, dessen vertikaler Schenkel weniger stark entwickelt ist. Mit der Membrana tectoria bildet es die Vorderwand des Wirbelkanals. Die Membrana tectoria ist die Fortsetzung des Lig. longitudinale posterius und inseriert dicht hinter dem Lig. apicis dentis am Klivus. Nach S. WERNE schränkt sie die Rückbeuge und die Rückwärtsverschiebung des Hinterhaupts gegenüber dem Atlas ein, und bei der Vorbeuge hemmt sie die Ventralflexion des Atlas gegenüber dem Axis.

S. WERNE machte auch auf die Bedeutung der Ligg. alaria aufmerksam. Sie ziehen vom Dens zu den Rändern des Foramen occipitale magnum, sind in der Mittelstellung schlaff und straffen sich erst bei der Rotation einseitig, wodurch sich der Dens von der Massa lateralis auf der Rotationsseite entfernt. Im Röntgenbild wird dies jedoch nicht immer erkennbar, weil die Rotation auch zu einer Verzerrung des Axis führt, wobei der Atlas auf der Rotationsseite wieder gegenüber dem Axiskörper nach medial verschoben erscheint. WERNE ist der Meinung, daß die Straffung der Ligg. alaria während der Seitneigung die Axisrotation bewirkt. Sicher ist aber nur, daß ihre Schlaffheit in Neutralhaltung die Rotation des Axis ermöglicht.

Die kraniozervikale Verbindung besteht einschließlich des Gelenks zwischen Lig. Transversum atlantis und Dens aus sechs Gelenken und bedeutet ein Kardangelenk, das Exkursionen in allen drei Ebenen des Raumes ermöglicht. Die Verbindung von Atlas und Axis ist am besten für die *Drehbewe-*gung geeignet. Das Bewegungsausmaß zwischen den Endstellungen beider Seiten wurde schon von Anatomen und auch S. WERNE an Leichen auf ungefähr 50° abgeschätzt, und wir konnten es mit Hilfe einer Eichungsmethode der Axisrotation (Abb. 68 und 69) im Röntgenbild messen und fanden ebenfalls Durchschnittswerte von ungefähr 50°, d. h. von etwa 25° zu jeder Seite.

Viel bedeutender als das Gesamtausmaß der Kopfrotation (mit Atlas) auf dem Axis ist jedoch die Tatsache, daß kleine Kopfdrehungen nach beiden Seiten von der Mittelstellung, die bei weitem am häufigsten sind, vorallem zwischen Atlas und Axis vor sich gehen. Wir können uns bei Gesunden davon überzeugen, wenn wir den Axisdorn während solcher geringer Kopfdrehungen tasten: Er bleibt ruhig stehen. Neuerdings (1984) gelang es uns auch (BERGER, LEWIT, STAMPFEL) röntgenologisch nachzuweisen, daß tatsächlich der Axis manchmal erst nach etwa 25°, bei Hypermobilen sogar nach 35° Kopfrotation mitzurotieren beginnt.

Erst bei größeren Exkursionen folgen dann C_2, C_3, C_4 usw. der Kopfdrehung und bei maximaler Rotation in aufrechter Haltung sogar die obere Brustwirbelsäule bis Th_4. Bei wenig vorgebeugtem Kopf endet die Rotation bei C_7. Bei passiv ausgeführter Kopfdrehung kommt es zum Schluß noch zu einer geringen federnden Rotationsbewegung zwischen Atlas und Hinterhaupt. Die Rotation ist also in der Halswirbelsäule asynchron und geht von den Kopfgelenken aus.

In der zweiten Bewegungsebene, der *Seitneigung*, läßt sich folgendes regelmäßig feststellen:

1. Der Winkel zwischen der Verbindungslinie beider Kondylen (als Entsprechung für die Foramen-magnum-Ebene) und der Axisebene ändert sich von Seite zu Seite im Druchschnitt um ungefähr 5°, wobei unter symmetrischen Verhältnissen beide Ebenen (wie zu erwarten) in der Richtung der Seitneigung konvergieren.

2. Der Axis rotiert in Richtung der Seit-

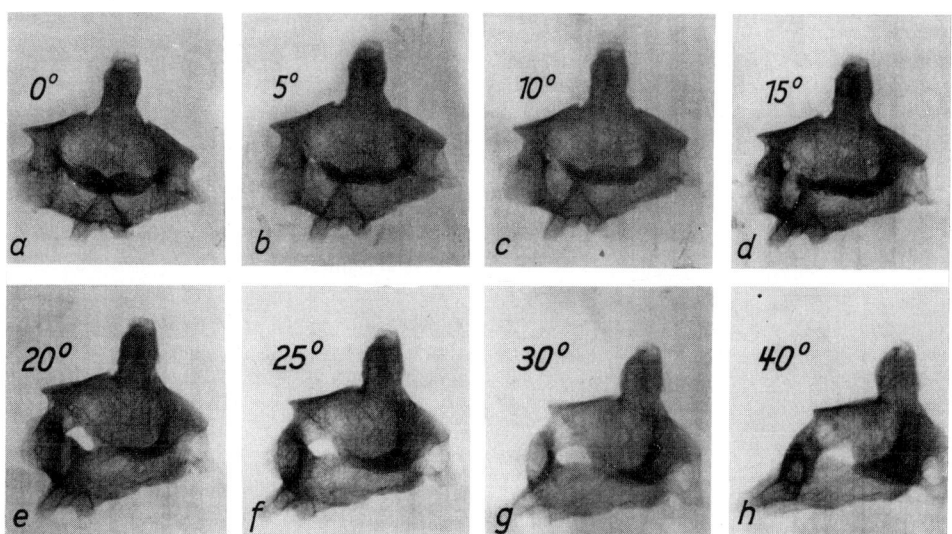

Abb. 68 a.-p.-Röntgenaufnahmen eines isolierten Axis. *a* in Neutralstellung und *b* bis *h* in verschiedenen Drehstellungen, geeignet als Eichung für die Auswertung von Röntgenbildern

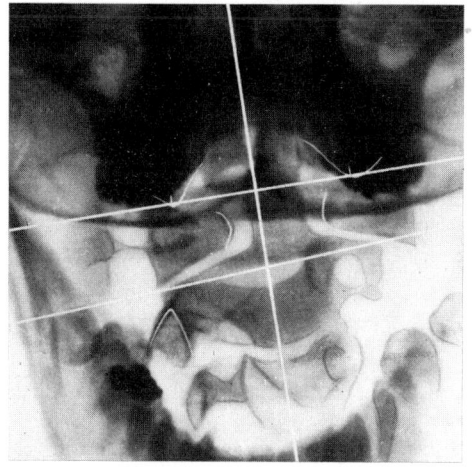

Abb. 69 Bewegungsstudie der Rotation zwischen Atlas und Axis. Bei orthograd fixiertem Kopf wurde der Körper mit dem Axis gegen den sagittalen Strahlengang gedreht (hier 40° Axisrotation, vgl. Abb. 68 *h*)

neigung. Diese Rotation beträgt durchschnittlich 20° beide Seiten zusammen.

3. Der Atlas verschiebt sich gegenüber den Kondylen und dem Axis in die Richtung der Neigung (Konkavseite).

4. Die Verschiebung des Atlas gegenüber

dem Axis bei der Seitneigung zeigt sich in einer Stufenbildung an der lateralen Begrenzung des Gelenks. Bei *ausgiebiger* Axisrotation erscheint sie häufiger allein auf der Neigungsseite, seltener allein auf der entgegengesetzten Seite. Bei *geringer* Axisrotation beobachtet man die Verschiebung auf beiden Seiten oder das völlige Fehlen einer Verschiebung (JIROUT, 1974).

Die Seitneigung geht wie die Rotation von den Kopfgelenken aus, d. h., schon bei geringer Kopfneigung zur Seite ist der Bewegungsausschlag im Bereich der Kopfgelenke beträchtlich. Erst dann folgen die übrigen Halswirbel von kranial nach kaudal. Für die Praxis ist daher zu folgern: Wir müssen bei der Beschreibung von Röntgenbildern stets die Seitneigung (Skoliose) beachten und in Analogie zum Lumbosakralbereich auch hier bei einem gewissen Grad der Seitneigung eine gewisse Atlasverschiebung und Axisrotation in Richtung der Seitneigung erwarten. Ihr Fehlen oder eine sogar gegensinnige Rotation spricht für eine Funktionsstörung.

Während sich die Axisrotation in Bewegungsstudien bei Normalpersonen als völlig konstant erwies, so daß ihr Fehlen bei Seitneigung als Beweis für eine Funktionsstörung gelten kann, fehlt die Seitverschiebung des Atlas und die zu erwartende Winkelveränderung zwischen der Foramen-magnum-Ebene und der Axisebene nicht selten. Mit-

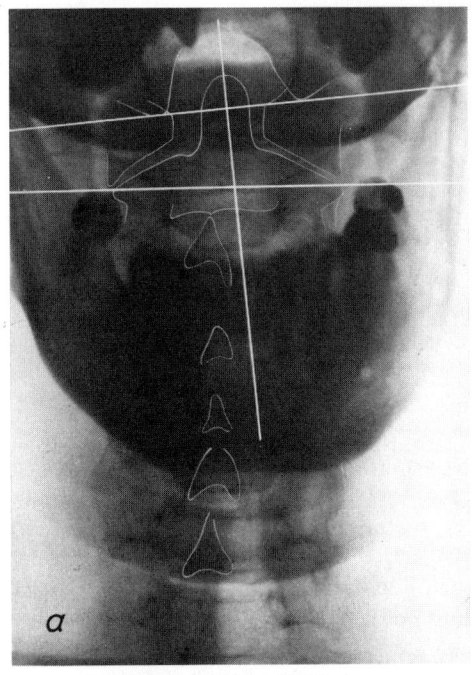
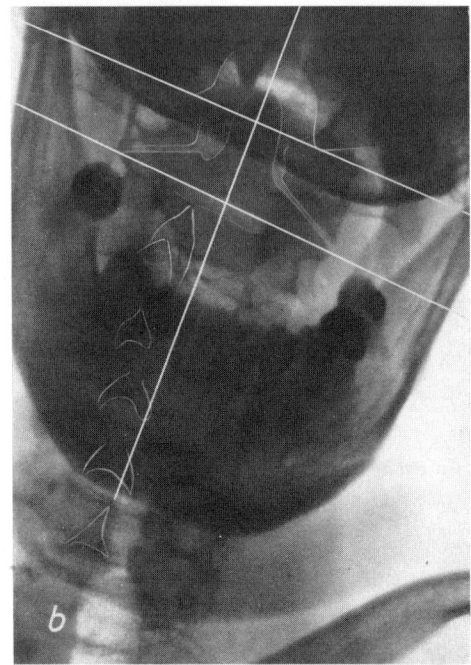

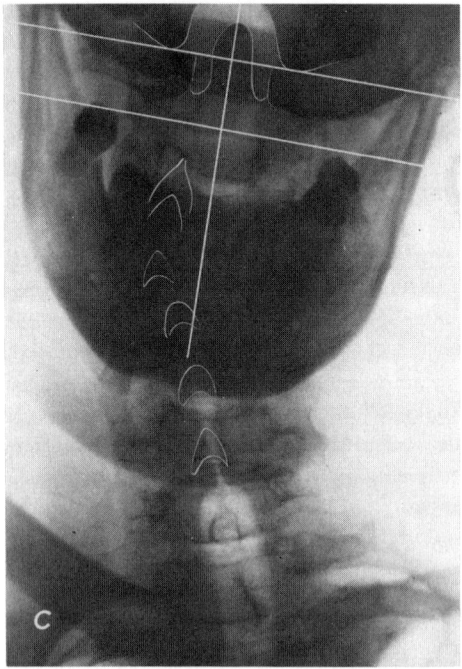

Abb. 70 a.-p.-Aufnahmen der Halswirbelsäule einer gesunden Versuchsperson zum Vergleich zwischen Neutralhaltung (asymmetrisch), der aktiven Seitneigung und des passiven Seitnickens. *a* In Neuralstellung steht der Atlas gegenüber den Kondylen rechts, und dementsprechend konvergieren die Kondylen- und Axisebene auf der rechten Seite, der Axis ist etwa 5° nach links (!) rotiert; *b* bei aktiver Seitneigung nach links steht der Atlas gegenüber den Kondylen immer noch ein wenig rechts, die Kondylen- und die Axisebene konvergieren ebenfalls leicht auf der rechten Seite, der Axis ist jetzt stärker (ungefähr 10°) nach links rotiert; *c* passives Seitnicken (Abwickeln des Kopfes gegenüber der Halswirbelsäule) nach links, der Atlas steht jetzt deutlich links gegenüber den Kondylen, Kondylen- und Axisebene verlaufen parallel, der Axis ist etwa 10° linksrotiert

unter lassen sich sogar Paradoxbewegungen in entgegengesetzter Richtung beobachten. Das ist besonders dann der Fall, wenn der Atlas in Neutralhaltung asymmetrisch zu den Kondylen steht. Konstanter ist die seitliche Verschiebung des Atlas bei passiven Bewegungen, d. h. während der Lateroflexionsuntersuchung der Kopfgelenke in der Frontalebene (s. 4.2.5.), die wir als »Seitnicken« bezeichnen. Dabei zeigt sich nämlich, daß die Seitverschiebungen des Atlas und die Winkeländerungen der Foramen-magnum- und Axisebene gegeneinander ungefähr auf den doppelten Wert zunehmen und daß Paradoxbewegungen beim Gesunden ausblieben (Abb. 70). Die Verschiebungen können jedoch auch hier fehlen.

Das wird erklärlich, wenn wir den Mechanismus der Seitverschiebung des Atlas betrachten. Folgende Erklärung liegt nahe: Die keilförmige Massa lateralis wird auf der Seite, zu der sich der Kopf neigt und auf der sich daher die Kondylen an den Axis annähern, förmlich seitwärts in Richtung dieser Neigung herausgepreßt. Das ist möglich, weil sich auf der gegenüberliegenden Seite die Entfernung zwischen Kondylen und Axis vergrößert und dort die Massa lateralis medialwärts rutschen kann (Abb. 71). Bei der Paradoxbewegung ist es dagegen so, als ob sich bei der Seitwärtsbewegung der Kopf mit den Hinterhauptkondylen noch weiter als

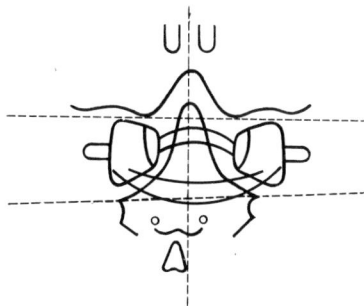

Abb. 71 Seitverschiebung des Atlas während der Seitneigung, am sichersten ablesbar am unterschiedlichen Abstand der beiden Massae laterales des Atlas von der Mittelsenkrechten zwischen den Kondylen

der Atlas zur Neigungsseite verschiebt. Das geschieht besonders dann, wenn der Atlas schon in Neutralhaltung zu dieser Seite verschoben stand. Wir beobachten das am häufigsten bei der Seitneigung im Liegen. Das Gewicht des Kopfes fällt dabei weg, und der Druck auf den Atlas ist gering. Im Sitzen (JIROUT) und noch mehr beim passiven Seitnikken ist dieser Druck auf der Konkavseite jedoch erheblich, und deshalb beobachten wir Paradoxbewegungen beim »Seitnicken« nie und im Sitzen nur ausnahmsweise.

Weiterhin konnten wir zeigen, daß eine Blockierung des Okziput gegenüber dem Atlas für die Seitnickung in der Frontalebene von untergeordneter Bedeutung ist und daß sie, selbst wenn sie besteht, diese Seitnickung kaum beeinträchtigt.

Das wesentlichste Zeichen einer blockierten Seitnickbewegung in den Kopfgelenken ist die gehemmte Axisrotation. Dabei ist der Mechanismus dieser Rotation nicht klar. Nach Widerlegung der üblichen Summationstheorie und der Ansicht von S. WERNE, daß die Ligg. alaria dafür verantwortlich seien, scheint in erster Linie die gelenkige Verbindung von C_2 und C_3 die Axisrotation bei Seitneigung zu bewirken.

Eine weitere Erklärung liefert der Versuch am Skelettmodell: Wenn wir die Hinterhauptkondylen auf einer Seite dem Axis annähern wollen, so gelingt dies erst dann, wenn wir den *Axis rotieren*. Mit anderen Worten: Der Axiskörper mit seinen Gelenkflächen ist so gestaltet, daß seine Rotation die Seitneigung des Kopfes ermöglicht und die Seitneigung des Kopfes die Rotation des Axis erzwingt.

Die Blockierung des Okziput gegenüber dem Atlas zeigt sich bei der Seitneigung erst dann, wenn wir den Kopf vorher rotieren und nun bei gesperrtem $C_{1/2}$-Bewegungs-Segment die Seitnickung (klinisch oder röntgenologisch) prüfen.

Zusammenfassend können wir über die Seitneigung in den Kopfgelenken aussagen:

1. Die Rotation des Axis gegenüber dem Atlas ist für die Lateralflexion in den Kopf-

gelenken ausschlaggebend. Sie ermöglicht es, daß sich der Kopf auf einer Seite dem Axis annähert.

2. Wenn wir also eine Seitbeuge in den Kopfgelenken in der Frontalebene untersuchen, untersuchen wir damit die relative Rotation von Atlas gegen Axis. Mit der passiven Neigungsbewegung oder der Manipulation im Sinne der Seitneigung in den Kopfgelenken stellen wir also die (vorher blockierte) Rotation zwischen Atlas und Axis wieder her.

3. Die Lateralflexion im ersten Bewegungssegment kann röntgenologisch und klinisch allein unter Sperrung des zweiten Bewegungssegments, d. h. bei gedrehtem Kopf, untersucht werden.

4. Eine Blockierung zwischen Okziput und Atlas beeinträchtigt keineswegs die Seitbeuge in den Kopfgelenken bei nicht gedrehtem Kopf. Dabei kann sogar die Lateralverschiebung der Hinterhauptkondylen gegenüber dem Atlas als *Synkinese* der Rotation zwischen Atlas und Axis zustande kommen.

Die dritte Bewegung in den Kopfgelenken findet um eine frontale Achse statt. Wir wollen hier mit dem Mechanismus beginnen. Auf den ersten Blick könnten wir die *Vor- und Rückbeuge* getrennt im Atlantookzipitalgelenk und zwischen Atlas und Axis betrachten. Bei der Vorbeuge rutscht das Ovoid des Kondylus in der Gelenkpfanne des Atlas nach hinten und unten und bei der Rückbeuge nach vorn und oben (Abb. 72). Zwischen Atlas und Axis geht die Bewegung zwischen dem vorderen Atlasbogen und dem Axiszahn vor sich. Bei der Rückbeuge des Atlas kommt es bei schlaffem Lig. transver-

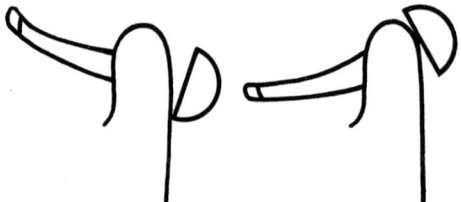

Abb. 73   Schematisiert übertriebene Darstellung der Sagittalbewegung zwischen Atlas und Axis

sum atlantis so zur Abwinkelung des vorderen Atlasbogens zum Dens, daß der Winkel nach kaudal klafft; bei der Vorbeuge des Atlas ist er nach kranial geöffnet (Abb. 73).

Diese einfachen Vorstellungen entsprechen aber nur zum Teil den Vorgängen, die wir bei röntgenologischen Bewegungsstudien tatsächlich beobachten. Wichtiger ist hier vor allem die Beobachtung, daß sich der hintere Atlasbogen bei der Vorbeuge paradox der Hinterhauptschuppe genauso annähert wie bei der Rückbeuge (GUTMANN).

Um diese Gegebenheit zu klären, muß bei der Anteflexion des Kopfes zwischen einer Nickbewegung (die sich auf die Kopfgelenke beschränkt) und einer Vorbeuge (die die ganze Halswirbelsäule einbezieht) unterschieden werden.

Dabei konnten wir folgende Beobachtungen machen (Abb. 74 und 75).

1. Schon bei aufrechter Haltung (Horizontalstellung des harten Gaumens) schließt die Atlas- mit der Foramen-magnum-Ebene meist einen kleinen, dorsal offenen Winkel (durchschnittlich 6°) ein, d. h., der Kopf ist schon leicht anteflektiert. Gegenüber dem Axis steht der Atlas durchschnittlich um 5° in Retroflexion.

2. Bei der Nickbewegung (Heranziehen des Kinns an den Kehlkopf) nimmt die Anteflexion zwischen Okziput und Atlas nur wenig zu, zwischen Atlas und Axis kommt es jedoch zu einer erheblichen Anteflexion.

3. Die Vorbeuge (der ganzen Halswirbelsäule) führt dann zu einer erheblichen, manchmal maximalen Retroflexion des Hinterhaupts gegenüber dem Atlas. Die Antefle-

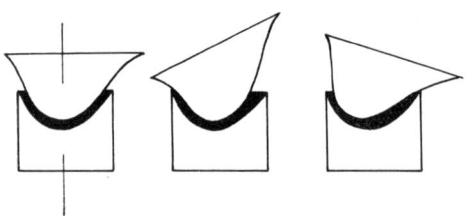

Abb. 72   Sagittalbewegung im Atlantookzipitalgelenk (Ante- und Retroflexion)

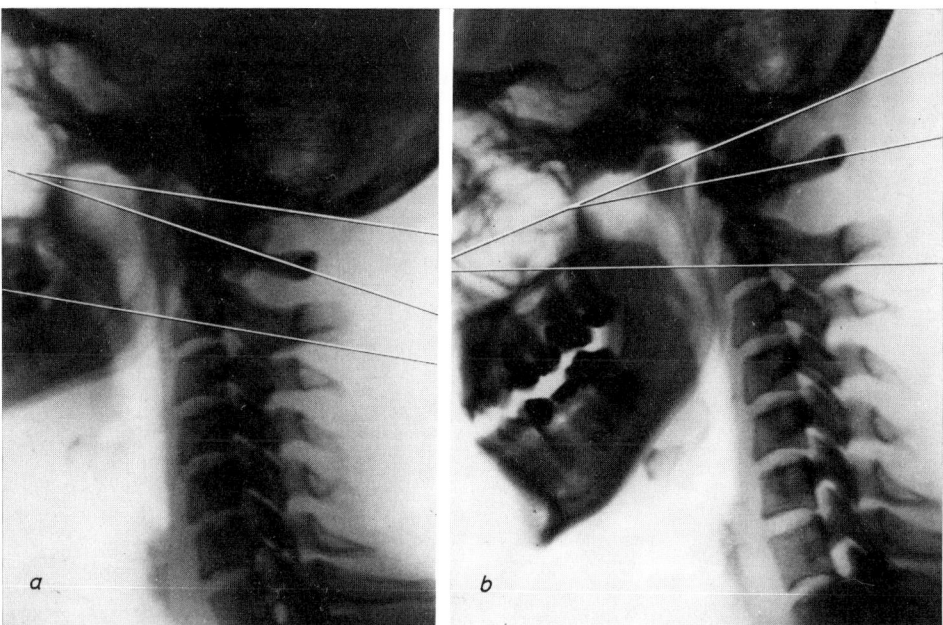

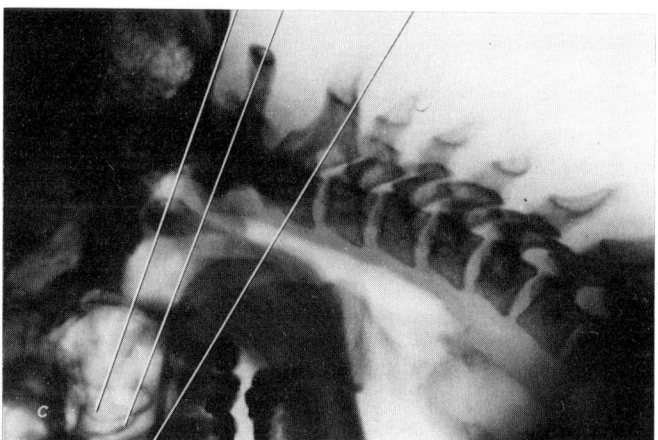

Abb. 74   Sagittalbewegungen der Kopfgelenke im seitlichen Röntgenbild. *a* Neutralhaltung des Kopfes bei aufrechtem Sitzen. Der Atlas befindet sich (hier) in Reflexionsstellung; *b* Nicken – der Winkel zwischen Foramen-magnum- und Atlasebene vergrößert sich kaum noch, es kommt aber zu einer erheblichen Anteflexion des Atlas gegenüber dem Axis; *c* Vorbeuge – die Anteflexion des Atlas gegenüber dem Axis ist im Vergleich zur Nickbewegung noch größer geworden, der Atlas ist nach vorn gekippt, der Kopf hat sich gegenüber dem Atlas retroflektiert, Foramen-magnum- und Atlasebene verlaufen nun beinahe parallel; *d* Rückbeuge im Sitzen – Retroflexion des Atlas gegenüber dem Axis und des Hinterhaupts gegenüber des Atlas, letztere ist durch Atlaskippung nicht maximal, wie bei der Vorbeuge verlaufen die Foramenebene und Atlasebene beinahe parallel; *e* Rückbeuge in Seitenlage. Da nun das Gewicht des Kopfes wegfällt, bleibt das Zurückkippen des Atlas aus, erkennbar an einer maximalen Retroflexion des Atlas gegenüber dem Axis und etwa gleichem Retroflexionswinkel zwischen Okziput und Axis

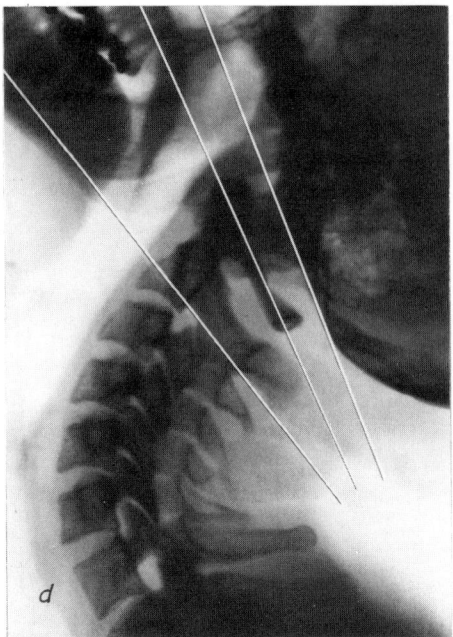
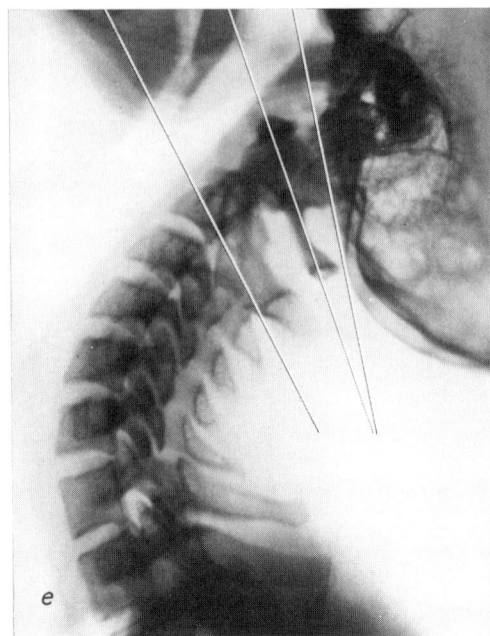

Abb. 74 *d* und *e*

xion zwischen Atlas und Axis ist nur geringfügig stärker als bei der Nickbewegung. Die
summarische Anteflexion der Kopfgelenke
ist also bei der Vorbeuge wesentlich geringer
als beim Nicken und kaum größer als in der
aufrechten Ausgangshaltung. Deshalb ist der
Klivus-Dens-Winkel als Maß der Kyphose
zwischen Schädelbasis und Axis normalerweise bei Vorbeuge nicht größer als in aufrechter Haltung.

4. Bei der Kopfrückbeuge im Sitzen
kommt es zur maximalen Retroflexion zwischen Atlas und Axis, während die Rückbeu-
gebewegung zwischen Okziput und Atlas oft
den Maximalwert nicht erreicht.

5. Bei der Rückbeuge in Seitlage kommt
es dagegen meist zur maximalen Retroflexion zwischen Okziput und Atlas.

Der diesen auf den ersten Blick paradox
anmutenden Vorgängen zugrunde liegende
Mechanismus wurde von uns als Kippen des
Atlas bezeichnet und beruht auf folgendem
Umstand: Sobald sich bei der Anteflexion
im Sitzen der Schwerpunkt des Kopfes nach

ventral verschiebt, üben die Hinterhauptkondylen einen Druck auf den vorderen, aufstei-
genden Teil der Atlasgelenkpfanne aus, wodurch der Atlas nach vorn abwärts kippt. Auf
analoge Weise kippt der Atlas bei der Rückbeuge im Sitzen nach hinten (Abb. 75).

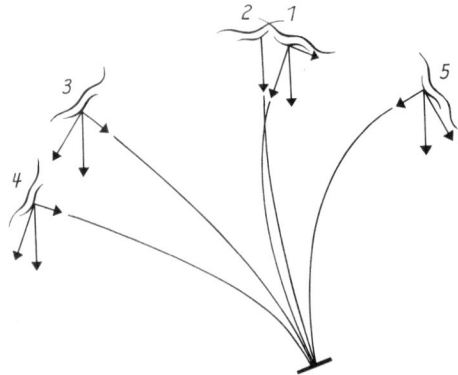

Abb. 75 Mechanismen bei Vor- und Rückbeuge
der Halswirbelsäule mit Kraftwirkungen. *Senkrecht* Schwerkraft, die schräge Basis entspricht
C_7

Außerdem bewegt sich das Basion einige Millimeter während der Vorbeuge nach vorn und während der Rückbeuge nach hinten.

Unter Berücksichtigung dieses Mechanismus ergaben Messungen der Ante- und Retroflexion im Atlantookzipitalgelenk ein Bewegungsausmaß von durchschnittlich 15° und zwischen Atlas und Axis von 16°, zusammen also 31°.

Aus diesen recht komplizierten Bewegungsmechanismen wird verständlich, daß es gar nicht einfach ist, eine Blockierung der Kopfgelenke bei Vor- und Rückbeuge zu diagnostizieren. So kann es durchaus vorkommen, daß wegen dieses Atlaskippens nach vorn bzw. hinten trotz vorzüglicher Beweglichkeit die Winkelstellung des Atlas gegenüber dem Hinterhaupt in Vor- und Rückbeuge dieselbe ist (Abb. 74 c und d). Dadurch wird es auch verständlich, daß der Atlas bei ausgeprägter Lordose die Tendenz hat, nach hinten zu kippen, weshalb wir den Atlas bei lordotischer Haltung meist in Retroflexions- und bei kyphotischer Haltung in Anteflexionsstellung sehen.

3.7.5. Morphologische Veränderungen im Kopfgelenkbereich

Von den morphologischen Veränderungen im Kopfgelenkbereich interessieren am meisten die hier sehr häufigen Anomalien. Unter ihnen steht die basiläre Impression mit den sie begleitenden Veränderungen an erster Stelle. Wenn man nicht nur hochgradige Deformierungen beachtet, dürften Anomalien hier ebenso häufig sein wie in der Lumbosakralregion. Daß sie im allgemeinen viel seltener erkannt werden, hängt wohl mit der herkömmlichen Aufnahmetechnik zusammen, bei der der Kopfgelenkbereich ganz ungenügend und verzerrt zur Darstellung kommt.

Auf die basiläre Impression und ihre Diagnostik wurde schon bei der Besprechung der Röntgenanatomie im Seitenbild hingewiesen (s. 3.7.3.). Das Wesen der basilären

Impression besteht gewissermaßen in einer Einstülpung der Ränder des Hinterhauptlochs in die hintere Schädelgrube, meist als Folge einer Hypoplasie des Basiokzipitale (Klivusverkürzung und Hypoplasie der lateral vom Foramen magnum gelegenen Teile des Os occipitale). Selten entsteht sie sekundär durch Knochenerweichung, z. B. bei der echten Rachitis oder beim Morbus PAGET. Dabei kommt es zur Verformung und Einengung des Hinterhauptlochs, zusätzlich durch den Dens, der hier hineinragen kann.

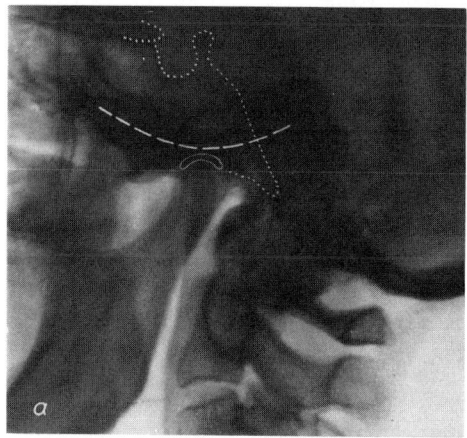

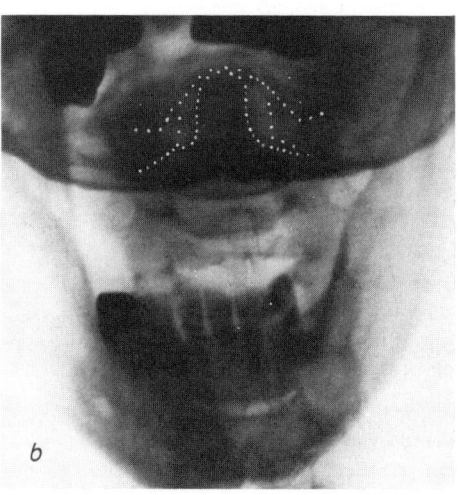

Abb. 76 Basiläre Impression. a Seitenbild mit Klivusverkürzung; b a.-p.-Bild mit Denshochstand zwischen den Kondylen

Wir sehen in solchen Fällen eine Einengung des »effektiven Foramen magnum« (McRae), d. h. der Entfernung von der Dorsalkante des Dens zum Hinterrand des Foramen magnum und zur Hinterwand des Wirbelkanals bei C_1 (Abb. 76 a).

Oft geht die basiläre Impression mit einer Arnold-Chiari-Malformation (Abb. 77) einher, einer Fehlbildung, bei der der kaudale Anteil des Vermis cerebelli durch das Foramen magnum bis in die oberste Zervikalregion hinunterreicht. In diesen Fällen beobachten wir trotz basilärer Impression einen weiten Wirbelkanal und ein weites Hinterhauptloch. Der hintere Atlasbogen ist dabei meistens hypoplastisch und oft gespalten. Eine Hypoplasie des Atlas oder eine völlige Atlasassimilation an das Hinterhaupt wird häufig von einer basilären Impression begleitet.

Im Seitenbild sehen wir neben den schon beschriebenen Zeichen meistens eine tief ausladende Hinterhauptschuppe, die den Atlas in Retroflexionsstellung zwingt und damit eine Hyperlordose der oberen Halswir-

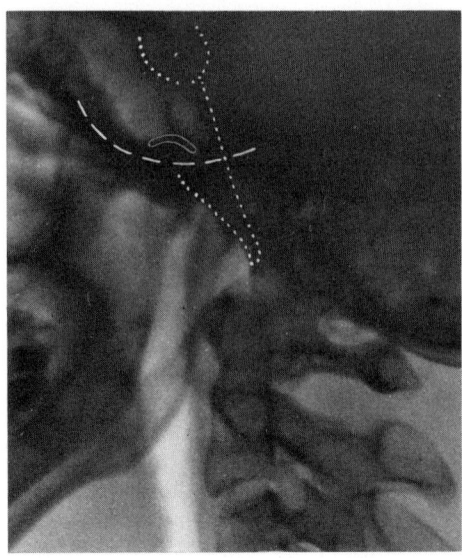

Abb. 78 Hypoplastische Kondylen, basiläre Pseudoimpression im Seitenbild

belsäule, oft einschließlich des Axiszahns, hervorruft. Daher kann eine Hyperlordose allein ebenso wie hypoplastische Kondylen (Abb. 78) manchmal eine basiläre Impression vortäuschen. Es ist deshalb wichtig, daß das Überragen des Dens über die palatookzipitale Linie für die Diagnose der basilären Impression nicht genügt – vor allem wenn es nicht sehr ausgeprägt ist. Daher ist die Klivusverkürzung als besonders wertvolles Zeichen zu betonen.

In der a.-p.-Aufnahme der basilären Impression sind Kondylenasymmetrien (Abb. 79) häufig zu sehen, und wir können hier auch die Atlasassimilation erkennen, bei der die »Kondylen« einen Processus transversus haben und direkt mit den Gelenkflächen des Axis artikulieren. Am auffallendsten ist allerdings im a.-p.-Bild der Dens, der wie eine Säule viel höher als normal zwischen den Kondylen steht und den Vorderrand des Foramen magnum erreicht (s. Abb. 76).

Sehr wichtig, wenn auch selten, sind für die manuelle Therapie die Densaplasie und das Os odontoides, die nicht verkannt werden dürfen, weil sie eine absolute Kontrain-

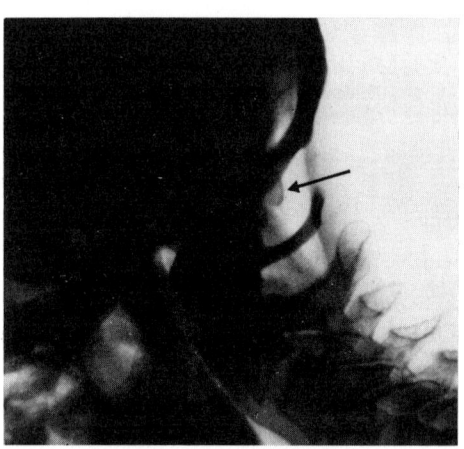

Abb. 77 Arnold-Chiari-Malformation mit weitem Wirbelkanal in der oberen Halswirbelsäule und dünnem hinteren Atlasbogen. Die Pneumomyelographie stellt die Umstülpung des Vermis cerebelli nach kaudal (Pfeil) über die Medulla oblongata dar (Pat. S. J., s. Fallbericht 2 unter 8.4.)

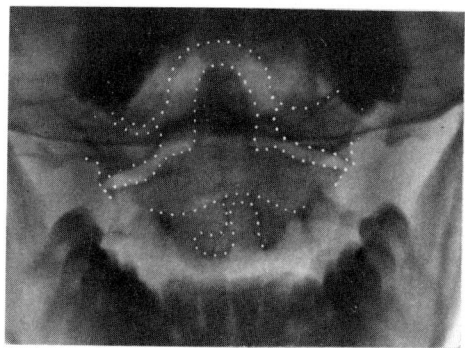

Abb. 79 Kondylenasymmetrie im a.-p.-Bild; vgl. die Lage der Kondylenspitzen im Verhältnis zum Hinterhaupt

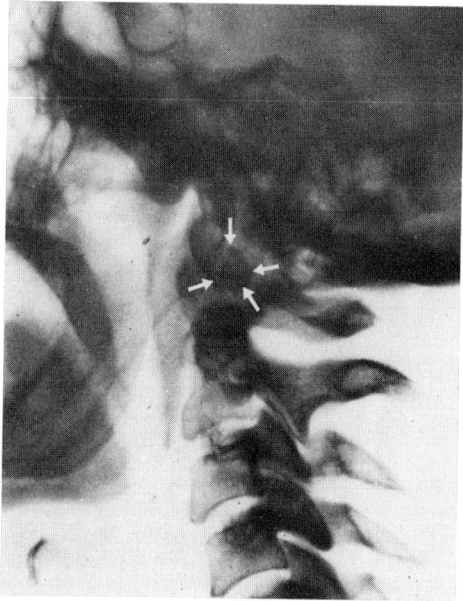

Abb. 80 Os odontoideum im Seitenbild durch Pfeil markiert (für die Überlassung des Bildes danken wir Herrn Dr. METZ, Potsdam)

sich in diesen Fällen nicht um eine Funktionsstörung handelt.

Für die Funktion bedeutet die basiläre Impression stets eine Minderwertigkeit der kraniozervikalen Verbindung, die zu Funktionsstörung neigt. Die anatomischen Asymmetrien, denen wir hier häufig begegnen, erschweren außerdem die Beurteilung von Stellungsanomalien und müssen unbedingt berücksichtigt werden. Die Kranken mit basilärer Impression leiden sehr häufig nur unter erheblichen vertebragenen Beschwerden und nur relativ selten, bei hochgradigen Veränderungen, kommt es zu den neurologischen Kompressionserscheinungen, die aus der Literatur gut bekannt sind.

Die genannten Anomalien sind die für uns wesentlichsten und häufigsten morphologischen Veränderungen im Bereich der Kopfgelenke.

3.7.6. Relationsdiagnose

In der a.-p.-Projektion erkennen wir besonders leicht die Seitverschiebung des Atlas (Abb. 81 und 82). Wir müssen dabei von der relativen Stellung des Atlas zu den Hinterhauptkondylen und nicht zum Dens ausgehen. Wenn der Atlas zu den Hinterhauptkondylen symmetrisch, zum Dens jedoch unsymmetrisch steht, handelt es sich eher um eine Verschiebung oder häufiger eine Rotation des Axis. Bei der Seitverschiebung

dikation gegen die Stoßmanipulation ergeben (Abb. 80). Dagegen ist die Densasymmetrie nicht selten. Der Dens steht nicht vertikal, wodurch eine strukturelle Skoliose der obersten Halswirbelsäule entsteht. Der Axis ist in diesen Fällen eigenartigerweise meistens in Richtung seiner Konvexität rotiert. Wir konnten uns überzeugen, daß es

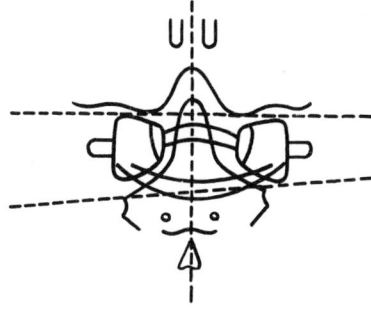

Abb. 81 Linksstellung des Atlas gegenüber den Kondylen

des Atlas sehen wir in der Regel eine leichte Konvergenz zwischen der Kondylenlinie und

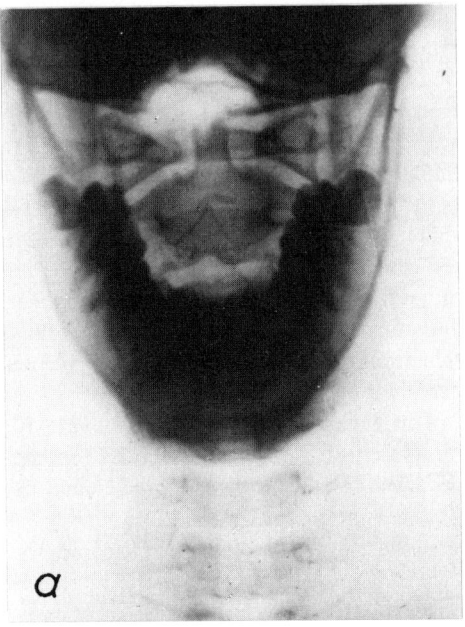

der Axisebene auf der Seite, zu der der Atlas verschoben ist. Voraussetzung für die zuverlässige Beurteilung dieser Befunde ist allerdings die Symmetrie der Kondylen und Massae laterales des Atlas.

Die Zeichen der *Atlasrotation* entstehen zum Teil durch Projektionsverzerrung, zum Teil auch dadurch, daß auf der Rotationsseite die abgebildeten Strukturen plattennahe und deshalb kleiner als auf der plattenfernen Gegenseite dargestellt sind. Die Massa lateralis einschließlich der medialen Aufhellung erscheint nun auf der Rotationsseite relativ kleiner, der Querfortsatz dünner und länger, der hintere Atlasbogen weicht mit seiner medialen spindelförmigen Verbreiterung zur Gegenseite ab, und infolgedessen verbreitert sich das laterale Dreieck auf der Rotationsseite. Der Gelenkspalt zwischen Atlas und Axis wird schmaler auf der Seite, zu der der Atlas rotiert ist. Dem entspricht im Falle einer Rotation des Axis eine Verschmälerung auf der Gegenseite der

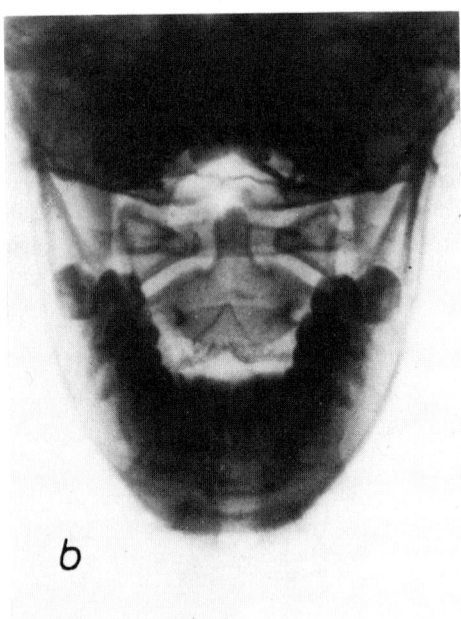

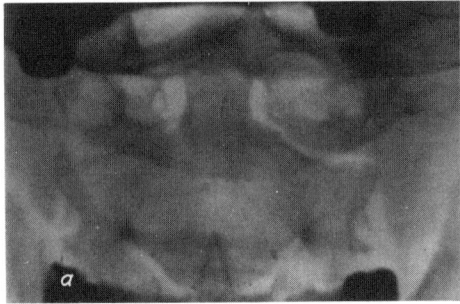

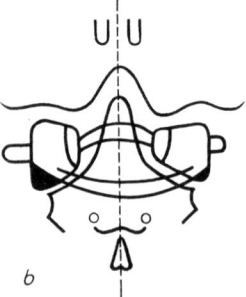

Abb. 82 a.-p.-Röntgenbild mit Linksstellung des Atlas gegenüber den Kondylen vor Behandlung (*a*) und symmetrischer Stellung nach der Behandlung (*b*), sogenannter Repositionseffekt

Abb. 83 Altlasrotation nach rechts. *a* a.-p.-Bild (Ausschnitt); *b* Schemazeichnung

Axisrotation. Auch hier dürfen wir eine Rotation niemals auf Grund nur eines einzelnen Zeichens diagnostizieren (Abb. 83).

Für den *Axis* ist die *Rotation* die häufigste Stellungsanomalie. Wie bei jedem Wirbel wandern Dornfortsatz und Bogenwurzeln zur Rotationsgegenseite, wobei sich der Axisbogen verzerrt. Auf der Rotationsseite wird er länger (Abstand Bogenwurzel-Dorn). Das Foramen der A. vertebralis öffnet sich auf der Rotationsseite und schließt sich auf der

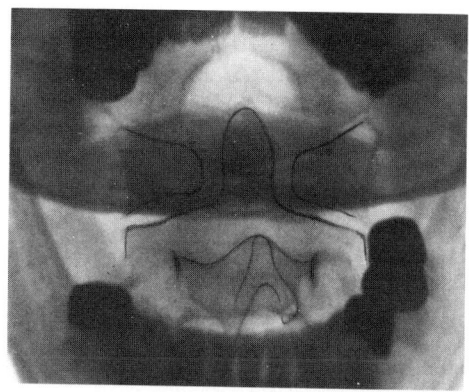

Abb. 85 Axisdornsymmetrie ohne Axisrotation

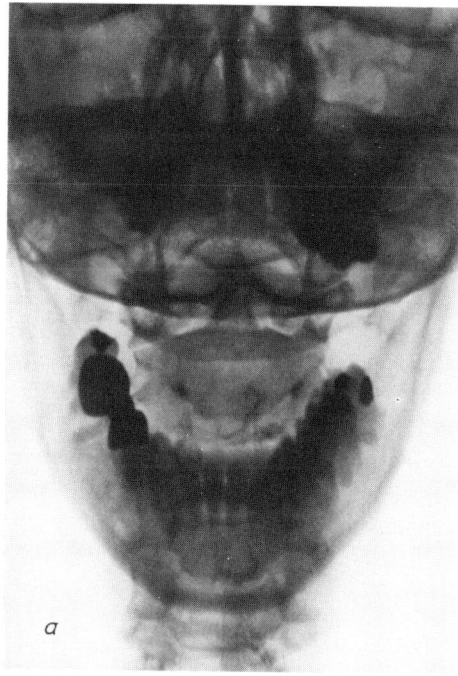

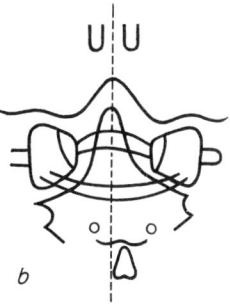

Abb. 84 Axisrotationsstellung nach rechts. *a* a.-p.-Aufnahme; *b* Schemazeichnung

Gegenseite. Der ventral liegende Dens hat die Tendenz, gegenüber dem Körper zur Rotationsseite abzuweichen (Abb. 84 und 85).

Eine reine Seitverschiebung des Axis gegenüber den Kondylen und dem symmetrisch stehenden Atlas ist relativ selten, aber leicht zu erkennen (Abb. 86).

In der Seitenaufnahme beachten wir in erster Linie das Verhältnis der Foramen magnum-, Atlas- und Axisebene zueinander (Abb. 87). Eine geringe Anteflexionsstellung des Kopfes gegenüber dem Atlas ist die Regel (durchschnittlich 6°), wobei die Axis- und Foramen-magnum-Ebene beinahe parallel verlaufen. Wie aus dem Kippmechanismus des Atlas zu ersehen war, entspricht dessen leichte Retroflexionsstellung lediglich der Tatsache, daß bei der Mehrzahl der untersuchten Personen die Halswirbelsäule lordosiert war. Bei stärkerer Retroflexionsstellung können wir zwischen vorderem Atlasbogen und dem Axiszahn gelegentlich einen nach unten klaffenden Winkel und bei Anteflexionsstellung des Atlas einen nach oben klaffenden Winkel beobachten.

Wie in allen Abschnitten der Wirbelsäule sind Stellungsanomalien noch kein Beweis für eine Funktionsstörung, sie ergänzen gewissermaßen die klinische und röntgenologische Funktionsdiagnose.

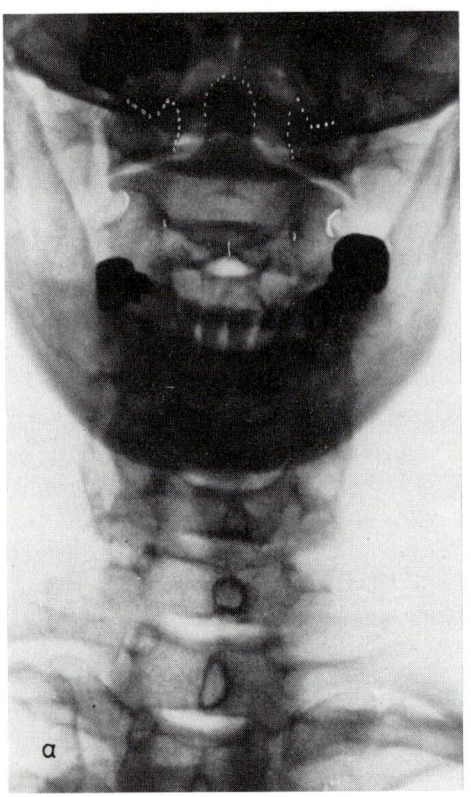

a

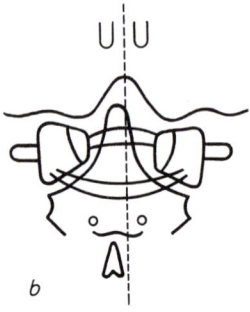

b

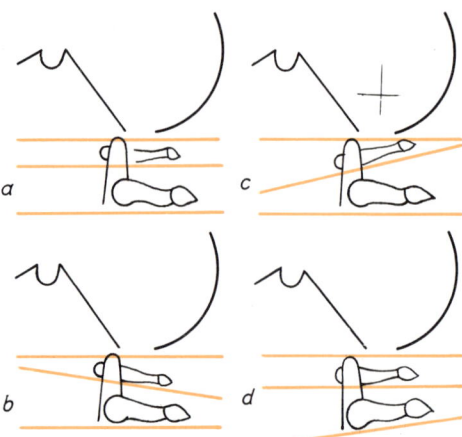

a

c

b

d

Abb. 87 Verschiedene Möglichkeiten der Relation zwischen Axis-, Atlas- und Foramen-magnum-Ebene in Seitenansicht. *a* Parallelstand aller Ebenen; *b* Atlas zwischen den parallelen Ebenen von Axis und Foramen magnum in Retroflexion gegenüber dem Axis (Foramen-magnum-Ebene also wieder in Anteflexion gegenüber dem Atlas); *c* Atlas zwischen den parallelen Ebenen der Axis und des Foramen magnum in Anteflexion gegenüber dem Axis, die Foramen-magnum-Ebene ist also im Verhältnis zum Atlas retroflektiert; *d* Atlas- und Foramen-magnum-Ebene sind parallel und gegenüber dem Axis retroflektiert

Abb. 86 Axis steht gegenüber den Hinterhauptkondylen und dem Atlas asymmetrisch rechts. *a* a.-p.-Bild; *b* Schemazeichnung

3.7.7. Bewegungsstudien

Den Beweis für eine Funktionsstörung können auch hier nur die Bewegungsstudien liefern, deren Grundzüge schon unter der funktionellen Anatomie der Kopfgelenke be-

schrieben wurden. Zum Nachweis von Blokkierungen sind die röntgenologischen Seitneigungsstudien (Abb. 88) am wichtigsten, manchmal ist es allerdings notwendig, auch die passive Bewegung (Seitnicken) zu untersuchen (Abb. 89).

Die Bewegungsstudien in Vor- und Rückbeuge lassen Blockierungen nicht zuverlässig erkennen, zeigen aber besonders die Symptome einer Hypermobilität. Die wesentlichsten Zeichen der *Hypermobilität* bei Vor- und Rückbeuge sind:

1. Bei 38 beschwerdefreien Versuchspersonen betrug die Verschiebung des Basion gegenüber dem Axiszahn 0 bis 13 mm (im Mittel 3,6 mm). Eine stärkere Verschiebung kann Folge der Hypermobilität in *beiden* Kopfgelenken sein.

2. Eine deutliche Abwinkelung des vorderen Atlasbogens nach ventral gegenüber dem Axiszahn während der Vorbeuge (mehr als

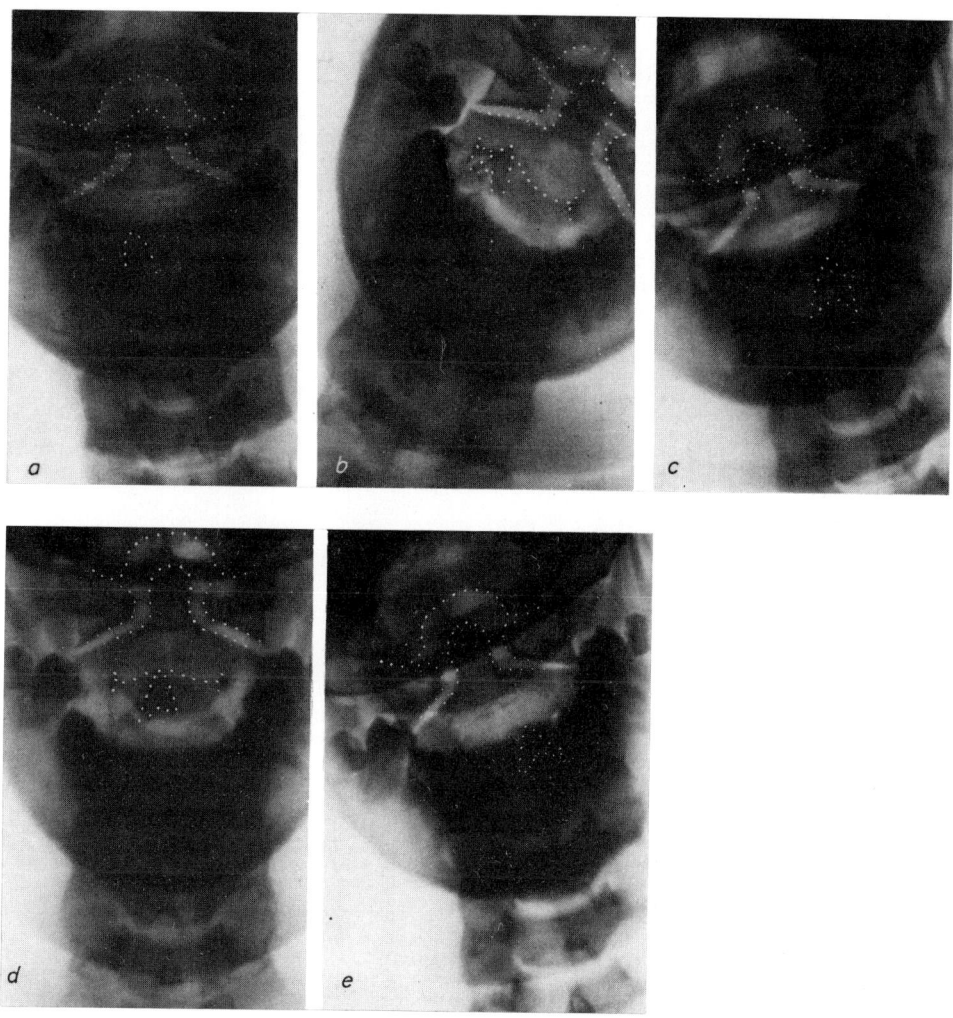

Abb. 88   Rechts*neigungs*blockierung der Kopfgelenke vor (*a* bis *c*) und nach (*d, e*) Manipulationsbehandlung. *a* In Neutralhaltung Atlas gegenüber den Kondylen links; *b* bei uneingeschränkter Linksneigung bleibt der Atlas in Linksstellung, und der Axis rotiert normal; *c* bei (eingeschränkter) Rechtsneigung bleibt der Atlas in Linksstellung, und der Axis rotiert kaum; *d nach Behandlung* steht der Atlas fast symmetrisch, der Axis ist etwas nach links rotiert; *e* bei Rechtsneigung bewegt sich nun der Atlas gegenüber den Kondylen nach rechts, und der Axis rotiert nach rechts

2 mm bei Erwachsenen und mehr als 4 mm bei Kindern) spricht für eine Lockerung im Bewegungssegment Atlas / Axis (Abb. 90 *b*) und ist regelmäßig kombiniert mit der Verschiebung des Basion gegenüber dem Dens.

3. Die Verkleinerung des (stumpfen) Klivus-Dens-Winkels ist beim Vornicken normal. Während der Kopfvorbeuge spricht sie

ebenfalls für eine Hypermobilität zwischen Atlas und Axis (Abb. 90 *c*).

4. Eine erhebliche Verschiebung des Basions gegenüber dem Axiszahn ohne Abwinklung des vorderen Atlasbogens während der Vorbeuge spricht für eine Hypermobilität allein zwischen Okziput und Atlas (Abb. 91).

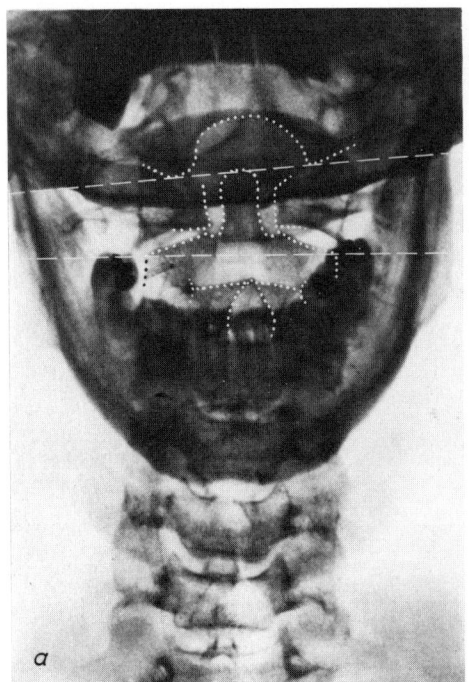

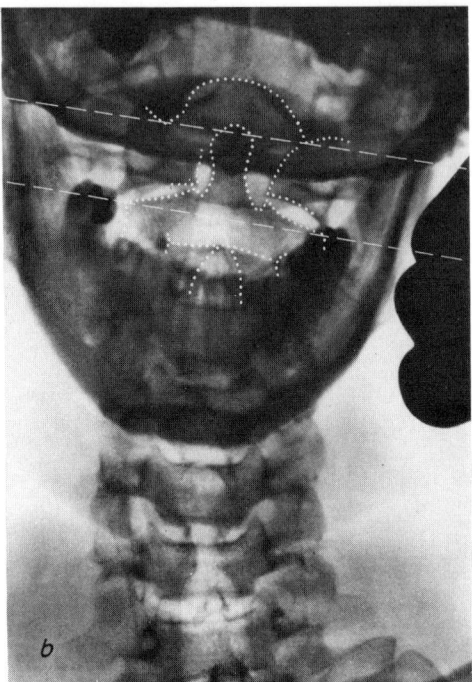

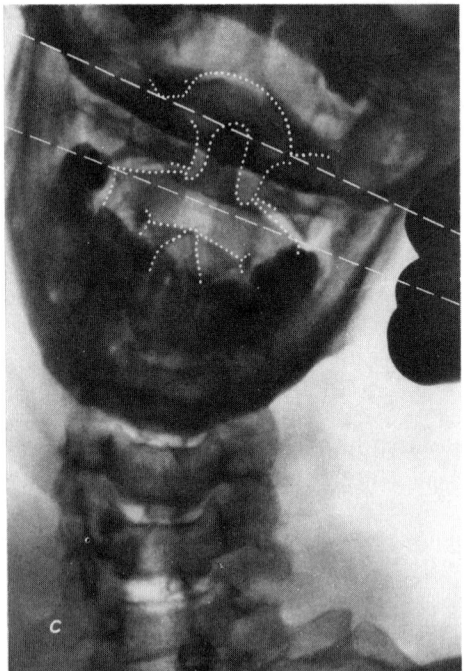

Abb. 89   Blockierung der Seit*nickbewegung* zwischen Atlas und Axis. *a* Neutralhaltung mit Rechtsstellung des Atlas zu den Kondylen, leichte Rechtsrotation des Axis; *b* die passive Linksseitnickung zeigt ein nahezu völliges Fehlen der Seitneige in den Kopfgelenken. Bei normaler Atlasverschiebung nach links ist die Axisrotation ausgeblieben; *c* nach Behandlung zeigt die passive Seitnickung nach links eine normale Seitneige zwischen Okziput und Axis mit normaler Atlasverschiebung und Axisrotation nach links

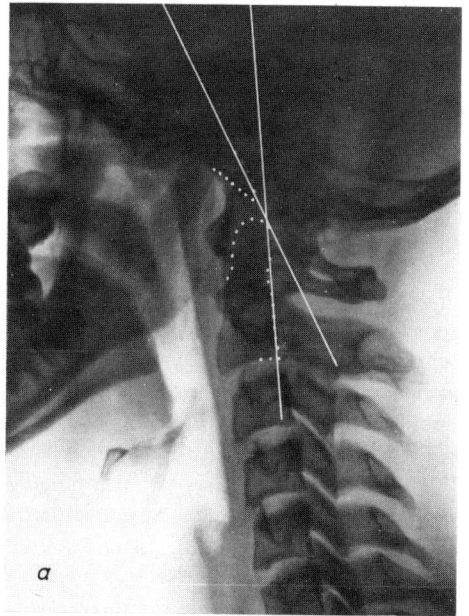
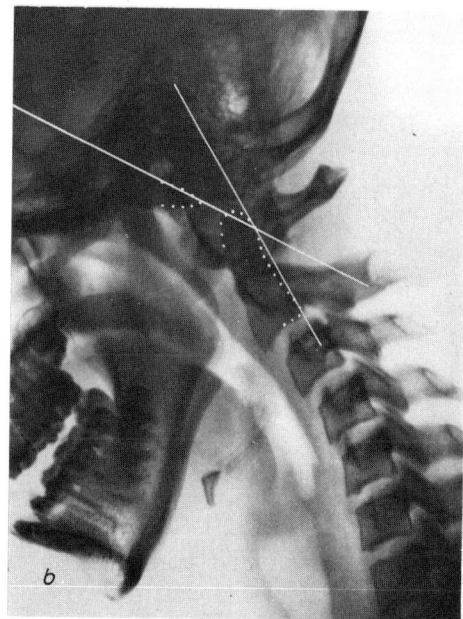
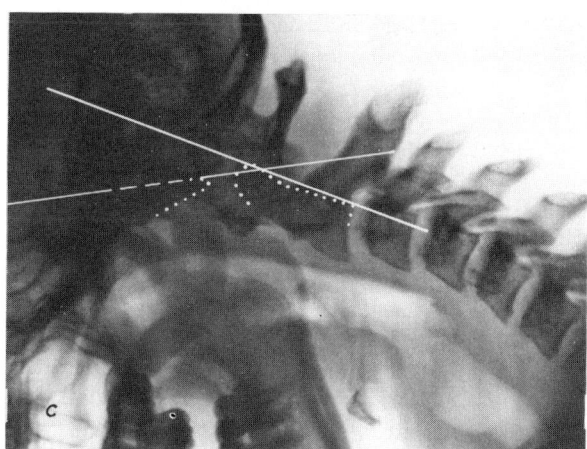

Abb. 90 Hypermobilität bei Kopfvorbeuge mit Lockerung des Atlasquerbandes (klinisch Anteflexionskopfschmerz). *a* Neutralhaltung, die
Gelenkfläche des vorderen Atlasbogens liegt parallel am Dens axis;
b leicht und *c* maximale Vorbeuge,
der vordere Atlasbogen bildet mit
dem Dens einen nach kranial offenen Spalt, der Klivus-Dens-Winkel
(stumpf) ist bei maximaler Vorbeuge deutlich kleiner als in Neutralhaltung (für die Überlassung der
Bilder danken wir Herrn Prof. Dr.
H. RENNERT, Halle)

Die so dargestellte Hypermobilität ist an
sich nicht pathologisch. Sie findet sich auch
bei Gesunden. Beim Anteflexionskopfschmerz (s. 8.3.5.) besteht aber häufig eine
Hypermobilität zwischen Atlas und Axis.
Der Retroflexionskopfschmerz (s. 8.3.6.)
kann mit der Hypermobilität zwischen Okziput und Atlas einhergegen.

3.8. Zusammenfassung

Die Bedeutung der röntgenologischen
Untersuchung für die manuelle Medizin
liegt in folgenden Punkten:

Die Röntgenuntersuchung hat an erster
Stelle die Aufgabe, uns vor schweren diagnostischen Irrtümern zu bewahren, und schon
deshalb sollten wir (mit wenigen Ausnahmen) keine Patienten behandeln, deren Wir-

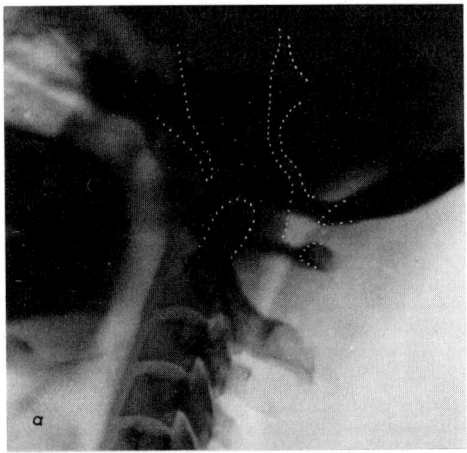

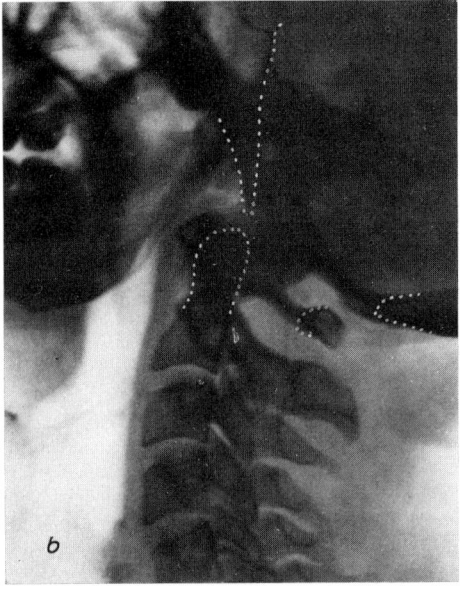

Abb. 91 Halswirbelsäule im frontalen Strahlengang mit Hypermobilität des Segments Okziput/C$_1$ (Pat. L. J., Retroflexionskopfschmerz). *a* Bei Kopfvorbeuge (automographisches Pneumogramm) liegt das Klivusende über dem vorderen Atlasbogen, der Hinterrand des Foramen magnum genau über dem hinteren Atlasbogen. Die Zysternendarstellung zeigt den gebogenen Verlauf der kaudalen Apertur des 4. Ventrikels (punktiert); *b* bei Rückbeuge verschiebt sich das Okziput gegenüber dem Atlas im Vergleich zu *a* um 2,5 cm nach dorsal, besonders deutlich ablesbar am hinteren Rand des Foramen magnum. *Um einen besseren Vergleich der anatomischen Verhältnisse zu ermöglichen, wurde das Bild a um 90° gedreht und aufgerichtet*

belsäule nicht röntgenologisch untersucht wurde.

Aber weit darüber hinaus vermag uns die Röntgenuntersuchung Aufschluß über die anatomischen Verhältnisse zu geben, vor allem über Anomalien, die im Einzelfall für die Funktion der Wirbelsäule und ihre Störungen von größter Bedeutung sein können. Es gilt darum, zu erkennen, daß wir die morphologischen Gegebenheiten und Veränderungen vom Standpunkt ihrer funktionellen Bedeutung her bewerten sollten. Es sei nur an den ungleichen Neigungswinkel der Gelenkflächen in einem zervikalen Gelenkpaar, an Seitenabweichungen des Axiszahns, Kondylenasymmetrien, einseitige Assimilationen im Lumbosakralbereich, asymmetrische Blockwirbel usw. erinnert. Genaue anatomische Vorstellungen sind letzten Endes die Voraussetzung für eine einwandfreie Handgrifftechnik. Nur die ständige Konfrontation mit den anatomischen Gegebenheiten des Röntgenbildes kann uns diese immer wieder vermitteln.

Die Röntgenuntersuchung ist die wichtigste Methode zur Erfassung statischer Störungen beziehungsweise ihrer Kompensation innerhalb der Wirbelsäule.

Sie ist die Methode der Wahl, um Funktionsstörungen (Blockierungen, Hypermobilität) objektiv nachzuweisen und diese, wie auch Behandlungserfolge, zu dokumentieren.

Vom Standpunkt der Forschung ist allein die Röntgenuntersuchung imstande, den Mechanismus der dynamischen und statischen Funktion des Bewegungssystems am lebenden Organismus aufzuklären und deren Gesetzmäßigkeiten zu erfassen und so mitunter auch bei klinisch unklaren Fällen Aufklärung zu bringen.

Am Schluß soll ein Zittat von Gutmann stehen, der sagte: »Allein auf Grund eines Röntgenbefundes zu behandeln, ist Unfug; die Behandlung ohne Röntgenbefund ist jedoch immer bedenklich und manchmal kriminell«.

4. Untersuchung und Diagnose von Funktionsstörungen des Bewegungssystems (vertebragene Störungen)

Vertebragene Störungen sind hierbei zweifellos die größte Gruppe, und diese Bezeichnung ist heute so geläufig, daß wir sie im wesentlichen beibehalten. Dennoch trifft sie nicht mehr ganz zu, wie wir schon in 2.10. begründet haben. Deshalb umfaßt dieses Kapitel auch die Funktionsdiagnostik an den Extremitätengelenken, bei reflektorischen Veränderungen mit Hinweisen auf die Muskelfunktionsstörungen, während muskuläre Fehlsteuerungen lediglich aus didaktischen Gründen in einem gesonderten Kapitel behandelt werden.

4.1. Anamnese vertebragener Störungen

Wie auf anderen Gebieten der Medizin stützt sich auch bei den vertebragenen Störungen die Diagnostik zunächst auf die Anamnese. Die charakteristischen Merkmale dieser Anamnese wurden insbesondere von GUTZEIT in klassischer Form zusammengestellt, und wir halten es deshalb für angebracht, ihm in der Darstellung der anamnestischen Hinweise auf eine vertebragene Erkrankung zu folgen.

4.1.1. Chronisch intermittierender Verlauf

Wenn es sich nicht um Jugendliche handelt, bestehen die Beschwerden meist schon seit Jahren und Jahrzehnten, manchmal allerdings in leichter Form und möglicherweise von Perioden völliger Schmerzfreiheit unterbrochen. Oft lassen sich diese Umstände nur durch gezieltes Befragen aufdek-ken. So erinnern sich Frauen unbefragt häufig nicht an Kreuzschmerzen vor und nach Entbindungen und während der Menstruation, die sie für belanglos halten. Im Gegensatz dazu sollte uns ein relativ kurzer, progredienter Verlauf stutzig machen.

4.1.2. Systemcharakter

Im Verlauf der Jahre zeigen sich Beschwerden in verschiedenen Abschnitten der Wirbelsäule. Nur ausnahmsweise bleiben Funktionsstörungen immer auf einen Bereich beschränkt. Auch hier sind meistens gezielte Fragen notwendig; denn der Kranke mit einem vertebragenen Kopfschmerz ahnt ebensowenig dessen Zusammenhang mit seinen Kreuzschmerzen wie der Lumbagokranke den Zusammenhang der Kreuzschmerzen mit einem vertebragenen Schwindel. So hören wir dann von unseren Kranken die verschiedensten Beschwerden, die einzeln genommen zwar alle unterschiedliche Ursachen haben können, deren gemeinsamer Nenner aber die Wirbelsäule ist. So könnte die Vorgeschichte eines Kranken beispielsweise so aussehen, daß er in der Jugend Kopfschmerzen hatte, später eine Lumbago, sodann Schulterschmerzen und Drehschwindel und zuletzt stenokardische Beschwerden. So verschieden alle Ursachen dieser Beschwerden sein können, der mögliche gemeinsame Nenner ist hier die Wirbelsäulenstörung. Je zahlreicher die einzelnen Leiden sind, die bei aller Verschiedenartigkeit auch vertebragen sein könnten, desto begründeter dürfen wir vermuten, daß sie tatsächlich vertebragen entstanden sind. So ist die Wahrscheinlichkeit, daß ein Kopfschmerz bei gleichzeitigem Schulter-Arm-Syndrom ebenfalls vertebragen ist, sicher beträchtlich. Wir können mit GUTZEIT sagen, daß die Wirbelsäule »wie ein roter Faden« Störungen von scheinbar verschiedener Natur verknüpft.

4.1.3. Abhängigkeit von Haltung, Lage und Belastung

Wir wollen die Bedingungen erfahren, unter denen die Beschwerden auftreten. Es ist deshalb weniger zweckmäßig, den Kranken zu fragen, *wonach* die Beschwerden aufgetreten sind – dadurch erfahren wir vor allem etwas über die Theorien, die sich der Patient selbst, seine Umgebung oder bestenfalls vorbehandelnde Ärzte darüber gemacht haben –, sondern wir fragen, *wobei* seine Beschwerden auftreten: ob während der Arbeit und dann bei welcher Arbeitsleistung, ob bei längerem Sitzen oder dem Aufstehen danach, ob morgens nach dem Aufstehen oder gar noch während des Liegens bei Nacht, beim Heben oder Tragen, bei Vorbeuge usw. Wir fordern den Kranken auf, sich zu erinnern, bei welcher Gelegenheit er seinen Schmerz erstmalig empfand und wobei die letzte Attacke auftrat, auch wenn ihm diese Bedingungen noch so unwesentlich erscheinen mögen. Die Tatsache, daß z.B. ein Kopfschmerz beim Tragen eines Koffers oder einer Einkaufstasche auftritt oder auch während der Kopfvorbeuge (beim Lesen), daß weiterhin ein Kopfschmerz oder ein Schmerz in der Herzgegend im Liegen und in einer bestimmten Lage vom Kranken empfunden wird, spricht mit sehr großer Wahrscheinlichkeit für seine vertebragene Natur. Auch das Verschwinden der Beschwerden in bestimmten Haltungen, Lagerungen oder Bewegungen ist Hinweis auf ihre vertebragene Genese.

Von der Pathogenese her gesehen unterscheiden wir zwei grundsätzlich verschiedene Gruppen von Kranken. Bei der ersten Gruppe treten die Beschwerden erst bei längerer Belastung, Anstrengung und Ermü-

dung auf. Neben Stoffwechselstörungen (Osteoporose u. a.) spielt hier die muskuläre oder ligamentäre Insuffizienz die wesentlichste Rolle. In der anderen Gruppe finden wir, daß die Beschwerden stärker nach dem Schlaf, nach längerem Sitzen, besonders in unbequemen Stellungen, hervortreten. Hier denken wir in erster Linie an Blockierungen, die ja auch bei arthrotischen Veränderungen besonders häufig sind.

4.1.4. Trauma in der Anamnese

Wie schon hervorgehoben wurde (s. 2.5.2.) ist das Trauma ein wesentlicher ätiologischer Faktor vertebragener Störungen, und deshalb erhöht ein Unfall in der Vorgeschichte die Wahrscheinlichkeit, daß es sich um eine vertebragene Störung handelt. Allerdings zieht beinahe jedes Trauma, auch wenn es »nur« die Extremitäten betrifft, ganz besonders aber das Schädeltrauma, das Achsenorgan in Mitleidenschaft. Dabei ist bekannt, daß viele Patienten »kleinere«, aber oft folgenschwere Verletzungen vergessen. Ein »Verknaxen« der Halswirbelsäule bei einem Purzelbaum während der Turnstunde, ein harter Fall aufs Gesäß bei Sprüngen verursachen bei Jugendlichen oft nur kurzdauernde Beschwerden, die sich rasch kompensieren und deren Folgen oft viel später erst in Erscheinung treten. Deshalb sollten wir uns nicht sofort mit der Angabe des Kranken abfinden, er könne sich an keinen Unfall erinnern, und sollten routinemäßig bei jedem Kranken auch seine Sportanamnese aufnehmen. Ein Beispiel für alle sei der Kranke, der sich auf direkte Befragung an kein Trauma erinnert und bei der Frage, welchen Sport er betrieben habe, berichtet, er sei Boxer gewesen.

4.1.5. Störfaktoren, die über das vegetative Nervensystem wirksam werden

Weil bei vertebragenen Erkrankungen nicht nur der mechanische Faktor eine Rolle spielt, sondern auch die vegetative Reaktionsbereitschaft, zeigen die folgenden Charakteristika als Gemeinsamkeit die Abhängigkeit von Bedingungen, die letzten Endes alle über das vegetative Nervensystem wirksam werden.

Die *Abhängigkeit von Witterung und Abkühlung* ist wohl einer der Gründe, warum viele der vertebragenen Krankheitszustände früher als »rheumatisch« angesehen wurden. Aus dem gleichen Grunde könnten wir dann auch die meisten Kreislauferkrankungen, die Epilepsie u. a. als rheumatisch bezeichnen. Darüber hinaus kann ein Kältereiz, wenn er bei bestehender Blockierung auf eine Hyperalgesiezone einwirkt, direkt reflektorisch im Segment die Beschwerden auslösen. So können z. B. Kreuzschmerzen bei Hitze- und Schwerarbeiten entstehen, wenn diese sich schwitzend der Zugluft ausetzen.

Die Beschwerden können nach Infekten, fieberhaften Erkrankungen, besonders nach Grippe und Anginen, erstmals auftreten, sich verschlechtern oder rezidivieren.

Häufig spielt auch ein hormonaler, ja sogar ein allergischer Faktor eine Rolle. So haben Frauen oft die stärksten Beschwerden während der Menstruation und im Klimakterium, also dann, wenn alle vegetativen Regulationen am störanfälligsten sind. Allergische Reaktionen gehen ebenfalls stets mit größerer vegetativer Störbarkeit einher. Deshalb spricht ein hormonaler oder allergischer Faktor durchaus nicht gegen eine gleichzeitige vertebragene Teilursache.

4.1.6. Psychischer Faktor

Von besonderer Bedeutung, auch für den behandelnden Arzt, ist der beinahe regelmäßig erkennbare psychische Faktor, die große emotionale Labilität und psychische Störbarkeit. Nicht selten sind sich die Kranken dieser Umstände selbst bewußt und betonen die ungünstige Wirkung von Aufregungen und psychischen Belastungen. Bei Kopfschmerzen dürfte das kaum überraschen, wir

konnten es aber auch bei lumboischialgischen Syndromen beobachten. Wir erinnern deshalb an die Pathogenese und die große Rolle, die nervöse Regulationen mit der motorischen Steuerung der Wirbelsäule und der Möglichkeit zur Fixation bedingter Schmerzreflexe darin spielen. Schon die Tatsache, daß der Schmerz mit seinen unausbleiblichen psychischen Auswirkungen bei vertebragenen Leiden meist im Vordergrund steht, belegt diese Zusammenhänge. Wenn zum Schmerz noch andere psychisch belastende Störungen, z. B. der vertebragene Schwindel, hinzutreten, bleibt die »psychische Überlagerung« nur selten aus.

Daraus ergibt sich, daß eine markante psychische Mitbeteiligung durchaus nicht gegen, sondern eher für eine vertebragene Störung spricht. So sehen wir immer wieder, daß unsere Patienten – nicht ganz zu Unrecht – als Neurotiker bezeichnet werden, aber dann ganz zu Unrecht nur als Neurotiker behandelt werden. Diese Behandlung scheitert meistens, weil die Schmerzen als Hauptleiden des Kranken organisch begründet sind, auch wenn die psychische Überlagerung noch so evident ist. Deshalb reagiert der Kranke auf alleinige Psychotherapie oft mit Argwohn und Ablehnung. So untergräbt die Unfähigkeit des Arztes, vertebragene Störungen zu erkennen, das Vertrauen des Patienten und damit die Voraussetzungen für eine erfolgreiche Psychotherapie. Wenn es andererseits auf Grund einer genauen Diagnose gelingt, den vertebragenen Schmerz oder den Schwindel zu beseitigen, kann sich der psychische Zustand allein schon dadurch wesentlich bessern, und das Vertrauen des Patienten zu seinem Arzt und in die Möglichkeit der Genesung steigt. Dann wird er auch für die Psychotherapie zugänglicher sein, falls diese noch angezeigt ist. Damit wollen wir die Bedeutung des psychischen Faktors keineswegs schmälern. Wir sind sogar überzeugt, daß er unter Umständen die eigentliche Ursache der Wirbelsäulenstörung sein kann.

Wir müssen also bei vertebragenen Störungen regelmäßig mit dem psychischen Faktor rechnen und dürfen den organischen Befund nicht übersehen. Meistens bringt erst der Verlauf der Behandlung Klarheit darüber, welchen Anteil der organische und welchen der psychische Faktor hat. Es gibt sogar Kranke, bei denen der psychische Faktor im Vordergrund stehen kann, und doch gehen nach der Behandlung der Wirbelsäule alle Beschwerden einschließlich der psychischen zurück. Andere Patienten berichten, daß nach der Wirbelsäulenbehandlung die Schmerzen zwar zurückgehen, die psychischen Symptome aber weiterbestehen, und dann gibt es noch Kranke, die nach Behandlung der Wirbelsäule unverändert über ihre Schmerzen klagen, obgleich nun der objektive Befund normal geworden ist.

Zur Unterscheidung des »rein« psychogenen Schmerzes von einem organisch bedingten Schmerz noch zwei Hinweise: Erstens ist der rein psychogene Schmerz selten. Wir möchten als Warnung betonen, daß ein Arzt, der die Diagnose eines psychogenen Schmerzes häufig stellt, meistens ein schlechter Diagnostiker ist. Zweitens ist ein Schmerz, den der Kranke beschreiben und lokalisieren kann, immer als organisch anzusehen. Für den psychogenen Schmerz ist es dagegen charakteristisch, daß der Kranke statt der Beschreibung ausweichende Antworten gibt und seine Angaben wechselt. »Druck-« oder »Bedrückungsgefühl«, »Benommenheit« und ähnliches bleibt dann oft alles, was der Patient von seinem »Schmerz« aussagen kann. Es sind also die Klagen, die wir auch von endogen depressiven Kranken erkennen.

4.1.7. Paroxysmales Auftreten der Beschwerden

Mit Recht betont Gutzeit den paroxysmalen Charakter vertebragener Beschwerden. Das gilt allerdings nur für diejenigen, die vor allem vegetativ-vasomotorischer Natur sind, wie Kopfschmerz, Schwindel, stenokardische

und andere pseudoviszerale Beschwerden. Die anhaltend gleiche Stärke der Schmerzen spricht deshalb, z. B. bei Kopfschmerzen, eher gegen ihre zervikokraniale Genese.

4.1.8. Asymmetrische Lokalisation

Vertebragene Schmerzen sind meist asymmetrisch. Wurzelschmerzen, pseudoradikuläre Schmerzen, vertebragene Kopfschmerzen usw. sind nur ausnahmsweise seitengleich, aber häufig sogar rein einseitig.

4.1.9. Bedeutung des Alters

Darüberhinaus möchten wir auf das Alter des Kranken als anamnestischen Faktor hinweisen. Bei Jugendlichen werden wir neben banaler Blockierung an die juvenile Osteochondrose denken, bei etwas älteren an den Morbus BECHTEREW. In der mittleren Altersgruppe sind neben den banalen Blockierungen die Bandscheibenvorfälle die häufigste ernsthafte Krankheitsursache vertebragener Beschwerden. Im höheren Alter muß zunächst eine maligne Erkrankung ausgeschlossen werden, besonders wenn die Anamnese kurz ist. Bei Frauen denken wir dann an die Osteoporose und bei Schmerzen in der Hüft- und Lendengegend an die Koxarthrose.

4.2. Untersuchung der Wirbelsäule

4.2.1. Untersuchung der Gesamthaltung

Wie auf allen Gebieten der Medizin folgt der Anamnese die klinische Untersuchung. Diese beginnt für den Erfahrenen schon in dem Augenblick, in dem der Kranke das Sprechzimmer betritt. Wir beobachten seine Bewegungen, sehen, wie er sich auszieht, usw. Es ist unerläßlich, daß sich der Patient völlig entkleidet, wir können allerdings Unterhosen oder Slips und Büstenhalter belassen. Auf Entkleidung bestehen wir auch dann, wenn die Beschwerden von der Halswirbelsäule auszugehen scheinen.

Wir beginnen die Untersuchung mit der *Betrachtung des ganzen Patienten* von hinten, anschließend von der Seite und vorne, indem wir mit den Augen von den Füßen zum Kopf aufsteigen. Dabei registrieren wir jede Unregelmäßigkeit der einzelnen Abschnitte: die Stellung und Form der Füße, der Knie, die Höhe der Glutäallinie, den Verlauf der Analfalte, die Stellung der Hüften und des Beckens, wobei unser besonderes Augenmerk den beiden Taillendreiecken gilt, die durch die Arme, Hüften und die Taille gebildet werden. Seitenasymmetrien der beiden Dreiecke, insbesondere das Ausladen einer Hüfte, sind mindestens ebenso wichtig wie die Seitenabweichungen vom Basislot. Das Lot wird in die Mitte zwischen die Fersen gefällt und läßt uns Abweichungen der Analfalte, der einzelnen Wirbelsäulenabschnitte und des Kopfes von dieser Senkrechten erkennen. Dabei beachten wir auch schon gröbere skoliotische Verformungen, die Höhe beider Schultern, die Stellung und Höhe der Schulterblätter, die Schulterwölbung (Hypertonus) und die Kopfhaltung. Obwohl die Dornfortsatzreihe trotz bestehender Skoliose wegen der skoliotischen Rotation oft kaum von der Mittellinie abweicht, können wir uns bei Vorbeuge des Patienten auf den ersten Blick über Rotation im Bereich des ganzen Rumpfes informieren und dabei auch geringfügige Skoliosen bzw. Skoliosierungen erkennen.

Auch *Asymmetrien der Muskulatur* und ihrer Trophik sollen uns nicht entgehen: So läßt sich das etwas schlankere Spielbein in der Regel von dem in Wade und Oberschenkel meistens etwas plumperen Standbein unterscheiden. Die Fixation des Schulterblatts kann asymmetrisch sein. Dann kann auf der Seite der höhergezogenen Schulter eine angedeutete Scapula alata erkennbar sein.

Asymmetrien bestehen auch an den oberen Extremitäten und im Bereich des Gesichts, u. a. auch in der Höhe der Augenhöhlen. An der Bauchwand kann der Nabel etwas zur muskelkräftigeren Seite abweichen – eine laterale Eindellung spricht für eine Verkürzung der schrägen Bauchmuskeln. Die obere Kontur der Schultern, die den oberen Anteilen des M. trapezius entspricht, ist (nach oben) leicht konkav, ihre konvexe Form weist auf den Hypertonus dieses Muskels hin.

Untersuchungstechnisch ist wichtig, daß viele Kranke die Beine nicht gleichmäßig belasten und dann von einer Seite zur anderen schwanken. Die Abweichung vom Lot dürfen deshalb nicht mit einem Blick, sondern nur nach längerer Beobachtung beurteilt werden. Aus demselben Grund warnen wir vor der Bewertung von Lotabweichungen allein auf Grund von Fotografien.

Es ist sehr empfehlenswert, die Untersuchung vor dem Lot durch die Prüfung der Gewichtsverteilung im Stehen auf zwei Federwaagen zu ergänzen, wobei das Lot hinter und zwischen beiden Waagen angebracht werden kann (Abb. 92). Dabei ist uns bewußt, daß wir mit dieser Prüfung die für den Untersuchten typische Statik gar nicht erfassen: Normalerweise wird im Stehen das Gewicht auf ein Standbein verlegt und nicht auf beide Beine gleichmäßig verteilt. Wir prüfen somit eigentlich die Fähigkeit des Untersuchten, die symmetrische Belastung beider Beine richtig abzuschätzen. Da die Wirbelsäule wie gesagt ein Gleichgewichtsorgan ist, zeigt es sich, daß Wirbelblockierungen die häufigste Ursache für die unterschiedliche Belastung der beiden Beine sind. Wir fanden in über 80 % der Blockierungen im Bereich der Wirbelsäule Belastungsunterschiede von mehr als fünf kg zwischen rechts und links. Mehr als 70 % davon glichen sich nach Behandlung aus. Dabei sind die Befunde bei wiederholt untersuchten Fällen in 85 % konstant geblieben. Am stärksten wirken sich Blockierungen im Bereich der Kopfgelenke aus. Deshalb sollten Kranke,

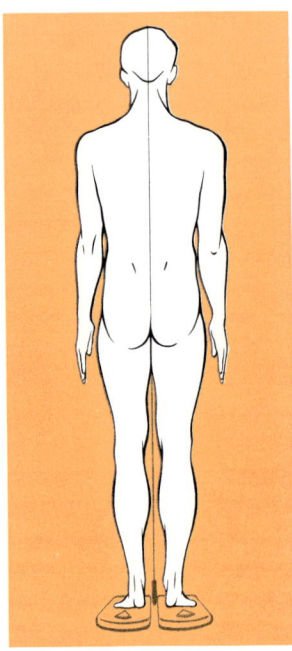

Abb. 92   Statische Untersuchung auf zwei Waagen mit Basislot

z. B. mit einer Lumbago und mit Weiterbestehen der Belastungsdifferenz nach Behandlung der Lendenwirbelsäule und des Beckens, nach Ausgleich einer Beinlängendifferenz usw. sorgfältig im oberen Zervikalbereich untersucht werden. Die Untersuchung auf zwei Waagen ist somit oft wegweisend für die Untersuchung der Statik.

Zur Technik dieser einfachen Untersuchung ist nur zu bemerken, daß wir den Kranken ausdrücklich auffordern, beide Beine gleichmäßig zu belasten, wobei wir natürlich die Federwaagen so stellen, daß er die Meßwerte nicht selbst ablesen kann. Geringe Schwankungen kann der Patient nicht vermeiden. Deshalb ist es oft gar nicht möglich, Belastungsunterschiede von weniger als zwei Kilogramm überhaupt zu erkennen, und unserer Erfahrung nach sollte man bei Erwachsenen Unterschiede von weniger als fünf Kilogramm nicht werten. Bei Kindern sind allerdings schon Unterschiede von drei Kilogramm klinisch bedeutungsvoll. Dabei muß man auch hier mit dem Ablesen abwar-

ten, bis sich entweder ein konstanter Wert eingestellt, bei dem der Patient das Gefühl hat, er belaste beide Beine gleich stark, oder bis die Schwankungen konstant um einen Mittelwert pendeln. Artefakte durch Bein- oder Fußschmerzen müssen beachtet werden.

Auch bei der *Beobachtung von der Seite* beginnen wir an den Füßen, steigen zu den Knien (Genua recurvata) auf und beachten dann die Krümmungen des Rückens. Auch hier bewährt sich das Lot, das vor die Knöchelgegend – zum Os naviculare – gefällt wird. Im Normalfall verläuft dieses Lot vom äußeren Gehörgang über die Wirbel C_7 und L_5 und knapp hinter den Hüftgelenken entlang. Ein typischer Befund ist die »schlaffe« Haltung, bei der sich die ganze Lendengegend oft weit vor das Lot schiebt. Bestehen gleichzeitig Genua recurvata, dann weicht auch das Becken mit den Hüften nach vorn ab. Gleichzeitig sehen wir, ob der vorgewölbte Bauch durch Fettleibigkeit – eingezogener Nabel – oder allein durch Muskelschwäche oder muskuläre Fehlsteuerung – oberflächlich liegender Nabel – entstanden ist. Eine kurze Hyperlordose, ein lordotisches Abknicken zwischen Lendenwirbelsäule und Becken spricht vor allem für eine Abschwächung der Gesäßmuskulatur bzw. für eine Verkürzung des M. iliopsoas. Eine langbogige Hyperlordose mit Gipfel etwa in Nabelhöhe spricht für eine Abschwächung der Bauchmuskulatur oder / und Verspannung der lumbalen Rückenstrecker.

Weiterhin betrachten wir die thorakale Krümmung und die Haltung von Schultern, Hals und Kopf. Von besonderer Bedeutung ist die Ventralverlagerung der Schultern und des Halses mit Hyperlordose der oberen Halswirbelsäule. Von der Seite beobachten wir auch die Ruheatmung in bezug auf das Verhältnis von thorakaler und abdominaler Atmung und die Thoraxstellung (s. 7.4.4.4.).

Beim *Blick von oben hinten* können wir sehen, ob Schulter- und Beckengürtel parallel stehen oder ob sie um die Körperlängsachse gegeneinander verdreht sind.

Die Untersuchung im Stehen kann noch durch die *im Sitzen* ergänzt werden. Dabei beobachten wir, wieweit sich die Lendenlordose abflacht oder sogar eine lumbale Kyphose entsteht, ob der Kranke symmetrisch auf beiden Gesäßhälften sitzt oder von einer zur anderen Seite wechselt.

Nach dieser orientierenden Betrachtung des Achsenorgans folgt die Untersuchung der einzelnen Abschnitte vom Becken aufwärts zur Halswirbelsäule.

4.2.2. Untersuchung
der unteren Extremitäten und des Beckens

Die *unteren Extremitäten* wurden schon bei der allgemeinen Inspektion genauer betrachtet. Es sei noch betont, daß zur Feststellung von Plattfüßen nicht nur die Fußform berücksichtigt werden sollte, sondern auch das Verhalten der Fußwölbung während des Barfußlaufens, wobei wir insbesondere das Einsinken des Fußgewölbes beachten. Für die Statik der Beine und damit auch für den ganzen Körper ist die Valgosität und Auswärtsdrehung des Fußes von Bedeutung.

Am Knie ist neben der Varosität oder Valgosität insbesondere das *Genu recurvatum* wichtig, weil es die Statik des Beckens weitgehend beeinflußt.

Eine Beugestellung der Hüfte bei gleichzeitiger (kompensatorischer) Hyperlordose ist auf den ersten Blick für eine Störung im Hüftgelenk charakteristisch und von der Lumbago zu unterscheiden.

Die Untersuchung der einzelnen Extremitätengelenke wird an anderer Stelle (s. 4.3.) näher besprochen.

Am *Becken* erkennen wir bei *Inspektion* Verzerrungen der MICHAELISschen Raute (gebildet von den beiden Grübchen oberhalb der hinteren Darmbeinstachel, vom Dorn L_5 und dem obersten Punkt der Analfalte), das Ausladen einer Hüfte zur Seite oder auch einer Gesäßhälfte nach hinten (bei symmetrischem Stand der Füße), den verschiedenen Stand der Glutäallinien und den Verlauf

der Analfalte. Ein Abweichen des oberen Endes der Analfalte z.B. nach rechts bedeutet ein Abweichen der Kreuzbeinspitze nach links.

Nun folgt die *Palpation der Beckenkämme*, zuerst lateral am höchsten Punkt auf beiden Seiten. Es empfiehlt sich, die horizontale Stellung mit einer Wasserwaage zu kontrollieren (Abb. 93). Dabei ist es technisch wich-

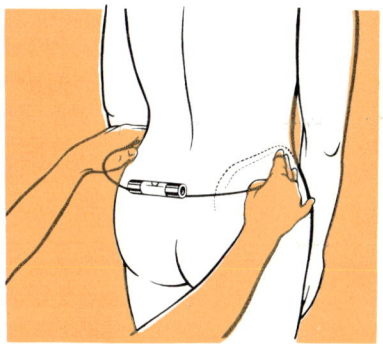

Abb. 93 Vergleichsmessung der Höhe der Bekkenkämme oder der Spinae iliacae posteriores superiores und anteriores superiores mit Hilfe einer Wasserwaage

tig, den Beckenkamm stets von oben her zu tasten. Solange das Becken gerade steht, ist das meist nicht schwierig. Wenn das Becken jedoch zu einer Seite auslädt, müssen wir auf der anderen Seite meist kräftig die Weichteile wegschieben, um tatsächlich den Beckenkamm von oben zu erreichen. Wenn wir das nämlich nicht tun, erscheint das Becken immer auf der Seite, zu der die Hüfte auslädt, höher, auch wenn es in Wirklichkeit horizontal steht. Danach tasten wir den Beckenkamm nach dorsal ab und vergleichen die Höhe der dorsal paravertebral gelegenen Abschnitte des Beckenkamms miteinander. Bei der anschließenden vergleichenden Palpation der hinteren oberen Darmbeinstachel muß folgendes Vorgehen beachtet werden, wenn Fehler vermieden werden sollen: Da die Spinae nach unten gerichtet sind, müssen wir von unten herantasten, um korrespondierende Punkte auf beiden Seiten zu erreichen. Das gleiche gilt für die vorderen Darmbeinstachel.

Wenn nun die Darmbeinkämme und die vorderen und hinteren Darmbeinstachel auf beiden Seiten gleich hoch stehen, ist das Becken horizontal, und beide Beine sind mit größter Wahrscheinlichkeit gleichlang. Wenn in diesem Fall das Becken zu einer Seite auslädt, handelt es sich meistens um eine Skoliose. Wenn dagegen das ganze Becken vorn und hinten *gleichmäßig* auf einer Seite tiefer steht, dann handelt es sich wahrscheinlich um eine *echte Beinlängendifferenz*.

4.2.2.1. Beckenschiefstand

Wie bekannt, sind Messungen der Beinlänge gar nicht einfach und können sogar in verschiedenen Stellungen unterschiedliche Ergebnisse bringen. So konnte DERBOLOWSKI bei Beckenverwringung, Beckenrotation, mitunter auch bei Skoliosen wechselnde Beinlängen finden, je nachdem, ob er die Messung im Sitzen oder Liegen vornahm. Die Längenmessungen des ganzen Beines sind mit zahlreichen Fehlermöglichkeiten behaftet – nur die Unterschenkellänge kann verläßlich gemessen werden.

Eben wegen dieser Schwierigkeiten scheint uns der *echte Beckenschiefstand im Stehen* das zuverlässigste Zeichen einer Beinlängendifferenz zu sein. Man könnte zwar erwarten, daß die echte Beinlängendifferenz auch im Liegen oder im Hang an beiden Händen am Höhenunterschied der Knöchel erkennbar wird. Dies ist aber meist nicht der Fall. Wenn wir dann z.B. im Liegen die Beckenstellung untersuchen, finden wir, daß der Abstand des Beckenkamms vom Rippenbogen auf der Seite des kürzeren Beins größer ist. Die Ursache liegt in einer (kompensatorischen) Verkürzung des M. quadratus lumborum auf der Seite des längeren Beins und der Skoliose zur Seite des kürzeren Beins. Von diagnostisch größter Bedeutung ist es nun, wenn wir das kürzere Bein unterle-

gen. Beim echten Beckenschiefstand weicht das Becken, wie bereits besprochen (s. 3.2.2.) zur Seite des längeren Beins aus, und es richtet sich nach Unterlagen des kürzeren Beins gerade, wobei sich sogar ein Schulterschiefstand mit Abweichung des Kopfes aufrichten kann: »positiver ästhetischer Effekt«. Dieser Test ist gleichzeitig der funktionelle Beweis für die Beinlängendifferenz, d. h. ihrer statisch-klinischen Auswirkung, um die es ja geht.

So wichtig dieser funktionelle Beweis für die Beinlängendifferenz auch sein mag, so muß nachdrücklich betont werden, daß er nur erbracht werden kann, wenn sich Becken und Wirbelsäule normal verhalten, d. h., wenn keine Funktionsstörungen bestehen. Das gilt ebenso für die Kopfgelenke wie für den lumbosakralen oder iliosakralen Übergang. Deshalb müssen wir grundsätzlich zuerst die Wirbelsäule behandeln, ehe wir überhaupt eine Diagnose eines Beckenschiefstandes stellen können.

Gleichzeitig beachten wir den Effekt des Unterlegens auf zwei Waagen. Dabei gibt es vier Möglichkeiten: 1. eine Belastungsdifferenz gleicht sich aus, 2. eine Belastungsdifferenz besteht weiter, 3. eine Belastungsdifferenz kommt erst dadurch zustande, 4. vor und nach Unterlagen besteht kein Belastungsunterschied.

Wir sehen also, daß die klinische Diagnose einer Beinlängendifferenz vielschichtig ist, wobei auch die Röntgenuntersuchung unerläßlich ist.

Wenn wir so eine Beinlängendifferenz haben, überzeugen wir uns noch, ob nicht ein asymmetrischer Plattfuß oder eine unterschiedliche Stellung im Knie vorliegt (asymmetrisches Genu varum u. a.), wodurch auch die Ursache geklärt würde.

4.2.2.2. Beckenuntersuchung, Beckenverwringung

Wir wollen uns nun den wichtigsten Funktionsstörungen des Beckens, der Iliosakralverschiebung oder *Beckenverwringung* und der *Iliosakralblockierung* zuwenden. Der Mechanismus der Beckenverwringung wurde schon besprochen (s. 3.3.2.). Wir erkennen sie zunächst an der Beckenstellung: Der hintere Darmbeinstachel und der Hinterrand des Darmbeinkamms stehen auf der einen Seite tiefer, und der vordere Darmbeinstachel ist dann auf der gegenüberliegenden Seite tiefer, wobei die Darmbeinkämme seitlich auf gleicher Höhe stehen können. Manchmal finden wir allerdings einen erheblichen Unterschied an den hinteren Darmbeinstacheln, aber keinen an den vorderen oder umgekehrt einen ausgeprägten Höhenunterschied vorn und Symmetrie hinten, wobei dann meist eine gewisse Differenz an den seitlichen Beckenkämmen besteht. Das Wesentlichste ist also die *Diskrepanz zwischen dem Befund an hinteren und vorderen Darmbeinstacheln und am Beckenkamm.* Auf der Seite der tieferen Spina iliaca posterior superior steht auch die Gluäalfalte tiefer. Außerdem wölbt sich das Gesäß auf der Seite des tieferstehenden hinteren Darmbeinstachels etwas stärker nach hinten vor. In Rückenlage findet sich auf dieser Seite meist eine Außenrotation des Beines (s. 3.3.2.).

Während der Vorbeugebewegung im Stehen beobachten wir das Verhalten der hinteren Darmbeinstachel und palpieren nach erfolgter Vorbeuge von neuem. Dabei zeigt sich bei der Beckenverwringung, daß der in aufrechter Haltung tiefere hintere Darmbeinstachel weiter kranial liegt *(Vorlaufphänomen)*. Bei symmetrischer Ausgangslage der hinteren Darmbeinstachel und Asymmetrie vorn verrät das Vorlaufphänomen die Beckenverwringung. Wir müssen allerdings sofort nach erfolgter Vorbeuge untersuchen, weil sich der Unterschied im Laufe von ungefähr 20 Sekunden schon ausgleichen kann.

Die Ursache dieses Phänomens liegt wahrscheinlich darin, daß auf der Seite des hinten tiefer stehenden Darmbeinstachels das Kreuzbein im Becken nach vorn und unten gekippt ist, weshalb auf dieser Seite zwi-

schen Kreuz- und Darmbein mehr Spannung besteht. Bei der Vorbeuge wird dann auf dieser Seite des Darmbeins zunächst stärker mitgezogen.

Mit der veränderten Beckenstellung hängt das Problem der sogenannten *variablen Beinlängendifferenz* eng zusammen. Es ist leicht zu verstehen, daß die relative Verschiebung beider Beckenhälften gegeneinander die Stellung der Hüftgelenkpfannen beeinflußt, was sich auch auf die scheinbare Beinlänge auswirken kann, und zwar im Sitzen anders als im Liegen. DERBOLOWSKI vergleicht deshalb die relative Beinlänge an den Knöcheln wiederholt im Sitzen und Liegen und behandelt danach durch forcierte Bewegungen über das Hüftgelenk. Er sieht in der variablen Beinlängendifferenz ein wesentliches Zeichen der Beckenverwringung. Unserer Erfahrung nach ist dieses Zeichen aber durchaus nicht so regelmäßig zu sehen. Die Seite des hinten tiefstehenden Darmbeinstachels sollte dabei mit dem im Liegen kürzeren Bein korrelieren.

Wir erörtern diese Frage hier, weil DOWNING eine ganz analoge *Technik im Liegen* dazu benutzt, um die *Beweglichkeit der Iliosakralgelenke* zu prüfen. Bei beweglichen Iliosakralgelenken kann er damit eine scheinbare Beinlängendifferenz hervorrufen. Er geht folgendermaßen vor: Der Patient liegt auf dem Rücken, ein Bein gestreckt und das andere leicht gebeugt und über die Mittellinie adduziert. Wenn in dieser Stellung eine Außenrotation im Hüftgelenk passiv vorgenommen wird, läßt sich anschließend im Liegen eine scheinbare Verlängerung des so behandelten Beines feststellen. Um das (andere) Bein zu »verkürzen«, wird es bei angewinkeltem Knie abduziert und innenrotiert.

Besonders wenn wir das Ergebnis nach diesem Handgriff wiederholt kontrollieren, läßt sich feststellen, daß die scheinbare Beinlängendifferenz nur bei sehr mobilen jungen Personen zu erzielen ist. Was aber regelmäßig zustande kommt, ist die Beckenverwringung! Wir können also mit Hilfe dieser Technik nach DOWNING (und DERBOLOW-

SKI) eine Beckenverwringung nicht nur behandeln, sondern auch experimentell hervorrufen. Dabei steht der hintere Darmbeinstachel, wie erwartet, auf der Seite der scheinbaren Beinverkürzung tiefer und auf der Seite der Verlängerung höher. Das Experiment zeigt also recht eindeutige Korrelationen, die mit unseren anatomischen Vorstellungen gut übereinstimmen.

Nach der Diagnose der Beckenstellung untersuchen wir im Liegen zuerst das LASÈGUEsche Zeichen. Dieses wird im allgemeinen als Zeichen einer Wurzelläsion angesehen. Das muß aber nicht immer der Fall sein. Zunächst müssen wir den *Pseudo*-LASÈGUE ausschließen, wobei der Kranke bei der Hüftbeugung des im Knie gestreckten Beines lediglich eine Spannung in der Kniekehle empfindet, deren Ursache eine Verkürzung der Kniegelenkbeuger ist. Der typische Schmerz beim LASÈGUEschen Manöver kann nicht allein als Wurzelschmerz durch Dehnung der Nervenwurzel, sondern auch durch die Rotationsspannung einer Beckenseite gegenüber dem Kreuzbein bei der Lumbosakralblockierung oder Iliosakralblockierung hervorgerufen werden. Die Unterscheidung ist von praktischer Bedeutung. Wir können dazu entweder beide gestreckten Beine gleichzeitig in den Hüften beugen oder den Kranken bei gestreckten Beinen aufsetzen. Wenn wir so vorgehen, ist der Rotationszug auf beiden Beckenseiten gleichmäßig und gleichsinnig, und damit fällt die Spannung im Iliosakralgelenk fort. Deshalb finden wir bei der Iliosakralblockierung und Lumbosakralblockierung, daß dieses »beidseitige« LASÈGUEsche Zeichen negativ oder zumindest viel weniger ausgeprägt ist als das einseitig geprüfte. Das sind also die Fälle, in denen wir den Kranken bei gesteckten Beinen aufsetzen können, obwohl der LASÈGUE positiv ist, und die, wie bekannt, als simulationsverdächtig angesehen werden. Allerdings ist das LASÈGUEsche Zeichen bei einer Iliosakralstörung allein nie so ausgeprägt wie bei einer echten Wurzelkompression. Wir müssen dann aber immer die übrigen Zeichen einer

Wurzelläsion untersuchen: die Hypotonie und Atrophie einzelner Muskelgruppen an den unteren Extremitäten und ihre Kraftminderung, die Reflexabschwächung, die erhöhte idiomuskuläre Reizbarkeit und Sensibilitätsstörungen.

Der LASÈGUEschen Probe folgt der *Hyperabduktionstest* (PATRICKsches Phänomen, Abb. 94). Der Patient hat in Rückenlage ein Bein gestreckt, das andere Knie gebeugt, wobei der Fuß des gebeugten Beines innen am Knie des anderen Beines abgestützt bleibt, wenn wir jetzt das flektierte Bein nach außen fallen lassen. Der Oberschenkel des gestreckten Beines muß dabei von oben auf die Unterlage fixiert werden, um eine Mitbewegung des Beckens zu vermeiden. Normalerweise erreicht das Knie des so abgespreizten Beines fast die Unterlage. Wenn nicht, messen wir den Abstand zwischen Knie und Unterlage und vergleichen beide Seiten. Auf der Seite des positiven Hyperabduktionsphänomens ist die Bewegung behindert, der Abstand des Knies von der Unterlage also vergrößert. Wir erkennen dabei die deutliche

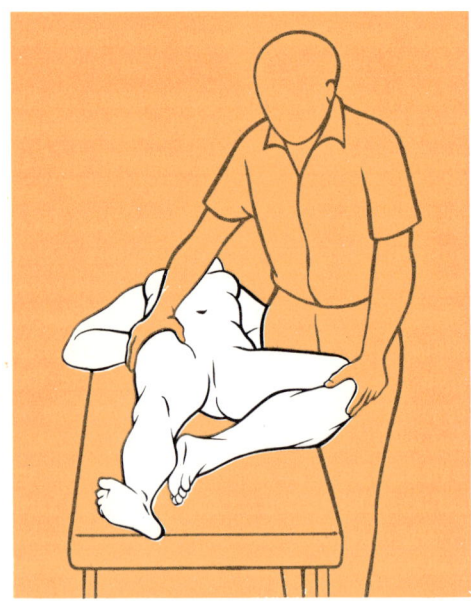

Abb. 94 Hyperabduktionsuntersuchung (PATRICKsches Zeichen oder Phänomen)

Anspannung der Adduktoren, die auf der anderen Seite fehlt. Wenn wir in der Endstellung der eingeschränkten Hyperabduktion nachfedern, empfindet der Patient Schmerzen.

Der häufigste technische Fehler besteht darin, daß wir das Becken nicht genügend fixieren und dadurch nicht vergleichen können. Die Fixation am Oberschenkel ist vorteilhafter als am Becken, da ein Druck von ventral auf den Beckenkamm oft schmerzhaft ist.

Ein positives Hyperabduktionsphänomen spricht
1. bei starker Ausprägung für ein schmerzhaftes Hüftgelenk,
2. bei geringer Ausprägung ist es wenig spezifisch und spricht für eine leichte Koxalgie oder häufig für eine Iliosakralblockierung. Es kann aber auch bei Blockierung im Bereich der Lendenwirbelsäule und beim schmerzhaften Steißbein beobachtet werden.

Die vielfach zitierten MENNELLschen *Tests* werden technisch auf dieselbe Weise ausgeführt wie die Untersuchungen des verkürzten M. psoas (s. Abb. 2.1.2.). Sie mögen bei schmerzhafter Sakroileitis von Bedeutung sein, für die Diagnose von Funktionsstörungen im Bereich des Beckens haben sie keine Bedeutung. In Bauchlage wird der »umgekehrte LASÈGUE« untersucht. Er besteht darin, daß wir gleichzeitig eine Dorsalflexion im Hüftgelenk und eine Beugung im Kniegelenk ausführen. Im Normalfall soll es möglich sein, mit der Ferse das Gesäß in Bauchlage zu erreichen. Analog dem Pseudo-LASÈGUE ist das *bei Verkürzung des M. rectus femoris nicht möglich (Schmerz vorn am Oberschenkel).* Der umgekehrte LASÈGUE ist typisch für eine Störung im Segment L_4.

Für die Diagnose der Beckenverwringung sind auch gewisse schmerzhafte Druckpunkte von Bedeutung. Bei weitem der wichtigste ist der schmerzhafte Spasmus des M. iliacus auf der Seite der tieferen Spina iliaca posterior. Obwohl er in ungefähr 15 % der Beckenverwringungen fehlen kann, hat er seine besondere Bedeutung, wenn er allein besteht: Er ist dann ein Hinweis auf eine Lumbosakralblockierung. Wir palpieren den M. iliacus lateral auf der Beckenschaufel parallel mit dem Lig. inguinale knapp unterhalb der Spina iliaca anterior superior. Wenn ein Spasmus besteht, springt der Muskel wie ein Wulst vor und ist auch dann schmerzhaft, wenn kein Spontanschmerz besteht. Weitere Druckpunkte sind die hinteren Darmbeinstacheln, der Beckenkamm und beide vordere Darmbeinstacheln in Rückenlage.

Beim Druck auf den hinteren Darmbeinstachel ist es wichtig zu unterscheiden, ob der Schmerz durch Oberflächenpalpation d. h. mit der Fingerspitze, als Periostschmerz ausgelöst wird oder durch Federn mit dem gestreckten Arm und der aufgelegten Handwurzel, wobei der Schmerz in der Tiefe des Iliosakralgelenks oder Lumbosakralgelenks empfunden wird.

Nach der Beschreibung der Beckenverwringung in ihren wesentlichsten diagnostischen Zügen und anatomischen Mechanismen wollen wir noch darauf hinweisen, daß ihr eigentliches Wesen erst nach Besprechung der Therapie klar werden kann (s. 6.3.3.).

4.2.2.3. Klinische Diagnose von Blockierungen

Deshalb müssen wir jetzt die *Iliosakralblockierung* gesondert behandeln. Sie kann zwar mit der Beckenverwringung kombiniert beobachtet werden, aber meist ist das nicht der Fall. Hier handelt es sich um die ersten diagnostischen manualtherapeutischen Griffe zur Feststellung von Blockierungen. Deshalb ist es notwendig, einige prinzipielle Bemerkungen zur klinischen Diagnose von Blockierungen vorauszuschicken. Blockierung bedeutet (s. 2.4.5.) reversible Bewegungseinschränkung. *Einschränkung* der Bewegung im eigentlichen Wortsinn wird dabei nur unter bestimmten Bedingungen klinisch festgestellt. Häufiger und insbesondere in den einzelnen Bewegungssegmenten der Wirbelsäule fühlen wir einen *Widerstand*, der jäh in der Endstellung des Gelenks oder des Bewegungssegments der Wirbelsäule auftritt. FIGAR und KRAUSOVÁ ist es gelungen, den Widerstand, den der untersuchende Finger während der Untersuchung empfindet, mit Hilfe der Elektrokapazität zu messen. Sie benutzten dazu die Seitneigung der Halswirbelsäule. Sie konnten damit die Widerstandserhöhung in der Extremstellung des blockierten Segments objektivieren. Mit derselben Methode zeigten sie auch den Kraftaufwand bei der Manipulation und die veränderten Widerstände bei der Nachuntersuchung nach Lösung und Blockierung (Abb. 95).

Um dies genauer zu erklären, wollen wir darauf aufmerksam machen, daß es in einem normalen Gelenk auch in Extremstellung immer möglich ist, durch Drucksteigerung das Bewegungsausmaß (federnd) noch etwas zu steigern. Immer ist eine Federung in Endstellung möglich. Genauso verhält sich das Gelenkspiel (joint play). Im blockierten Gelenk ist eben dieses Federn gestört. Dieser diagnostisch entscheidende Unterschied gilt besonders für die *Federungstests*, mit deren Hilfe wir z. B. die Beweglichkeit des Iliums gegenüber dem Kreuzbein auf beiden Seiten untersuchen und vergleichen. Wenn man ein Gelenk in Mittelstellung untersucht, federt es auch meistens bei Bestehen einer Blockie-

rung. Um eine Blockierung zu erkennen, müssen wir deshalb zuerst in Vorspannung gehen und aus dieser Vorspannung (Extremstellung) heraus den Druck federnd steigern. Bei dieser Untersuchungstechnik erkennen wir deutlich, daß ein normales Gelenk immer noch nachgibt, während das blockierte Gelenk harten Widerstand leistet. Wir dürfen allerdings den (leider häufigen) Fehler, die Vorspannung *nachzulassen*, bevor wir den Druck steigern, nicht begehen. Die dann entstehende Wackelbewegung erlaubt die Palpation des Federns oder der Blockierung nicht, weder die Blockierung noch die Hypermobilität sind zu erkennen. Die wichtigsten Kriterien für die Diagnose einer Blockierung sind demnach die Bewegungseinschränkung, das Fehlen des (End-) Federns und die palpatorisch erhöhte Spannung in der blockierten Richtung am blockierten Segment.

4.2.2.4. Iliosakralblockierung

Der Schmerz strahlt im Segment S_1 aus. Das erste Zeichen, das uns auf die Iliosakralblockierung hinweist, ist das schon beschriebene Hyperabduktionsphänomen. Dazu kommt der schmerzhafte Druckpunkt seitlich von der Symphyse am Ansatz der verspannten Adduktoren. Daran erkennen wir auch am schnellsten den Unterschied zwi-

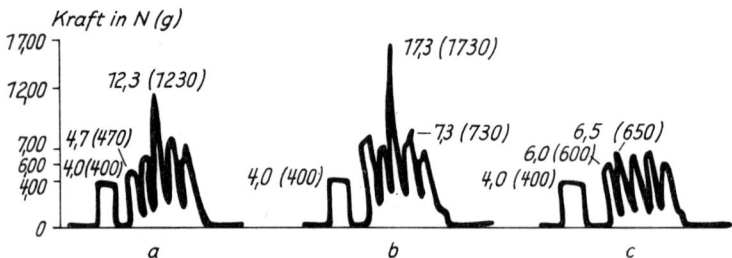

Abb. 95   Kraftregistrierung während der Untersuchung der Halswirbelsäulenseitneigung. *a* Höherer Ausschlag im blockierten Segment; *b* Ausschlag bei der Manipulation des blockierten Segments; *c* nach der Behandlung zeigen alle Segmente gleiche Ausschläge. Die Werte wurden an einer geeichten Skala abgelesen. Die Eichzacke für 4,0 N (400 g) findet sich vor jeder Kurve (nach FIGAR und KRAUSOVÁ 1967)

schen der Iliosakralblockierung und der schmerzhaften Hüfte (Koxalgie), bei der der schmerzhafteste Druckpunkt einige Zentimeter höher und lateral am Rande der Hüftgelenkpfanne liegt.

Am vorteilhaftesten erscheint uns folgender Test: In Rückenlage des Patienten erfassen wir das gebeugte Bein der gegenüberliegenden Seite (das andere bleibt gestreckt) und adduzieren es soweit, bis das Becken des Patienten gerade zu folgen beginnt. In diesem Augenblick ist nämlich schon eine Vorspannung erreicht. Bei etwas gröberen Iliosakralblockierungen wird dieser Augenblick früher erreicht als auf der gesunden Seite, und zwar ist die Hüftadduktion bei gebeugtem Knie und Hüftgelenk auf der Seite einer ausgeprägten Iliosakralblockierung *meßbar* und deshalb auch demonstrierbar geringer als auf der gesunden Seite. Dabei sollte das Becken auf der geprüften Seite von ventral fixiert werden. Beim Federungstest gehen wir von der eben beschriebenen Adduktionsstellung aus und üben mit der Hand vom Knie her einen Schub auf den Oberschenkel in Richtung zum hinteren Darmbeinstachel aus. Wir fühlen dabei den Widerstand gegen den Druck am Knie, und mit der anderen Hand tasten wir das normale oder verminderte Federn des Darmbeinstachels gegenüber dem Kreuzbein (Abb. 96). Auch bei dieser Prüfung kann der Patient einen Schmerz empfinden.

Wenn wir in Bauchlage des Patienten mit der Handwurzel des durchgestreckten Armes einen federnden Druck auf das kaudale Ende des Kreuzbeines ausüben, können wir mit dem Daumen oder Zeigefinger der anderen Hand unter gleichzeitiger Palpation des hinteren Darmbeinstachels und der Dorsalfläche des Kreuzbeins eine leichte Spannungsbewegung zwischen diesen Strukturen fühlen. Manchmal wird auf diese Weise auch ein Schmerz hervorgerufen. Diese Beweglichkeit kann auch beim Treten auf der Stelle getastet werden. Noch besser ist es, mit den gebeugten Fingern einer Hand die Spina iliaca anterior superior von unten zu

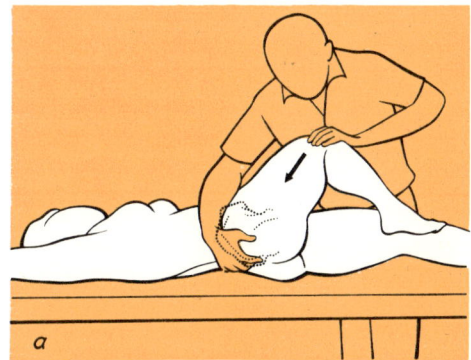

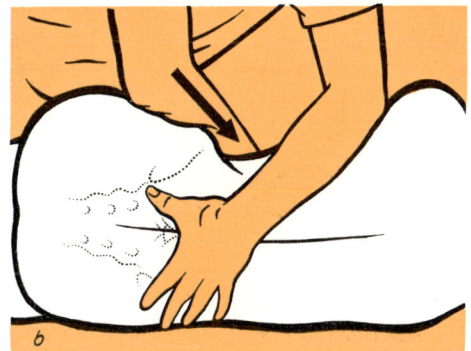

Abb. 96 *a* Lagerung für die Palpation der Beweglichkeit des Darmbeins gegenüber dem Kreuzbein, wie sie in Rücklage durch federnden Schub auf das Knie bei 90° gebeugtem und bis zur Vorspannung adduziertem Oberschenkel erzeugt wird; *b* in Seitlage wird der Druck auf den vorderen Rand des obenliegenden Iliums mit schräg nach vorn zur Leistenbeuge hinweisendem Unterarm erzeugt und die federnde Bewegung mit dem Daumen der anderen Hand palpiert. Diese Bewegung ist auch zur repetitiven Mobilisation und Stoßmanipulation geeignet

umfassen, etwas mehr nach dorsal anzuheben (Vorspannung) und dann federnd nach oben zu schütteln. Mit der anderen Hand palpieren wir, am günstigsten von kranial her am Kreuzbein, unmittelbar neben der Spina iliaca posterior superior, wie sich die (leichte) schüttelnde Bewegung überträgt: Normalerweise fühlt man nur sehr wenig. Bei der Iliosakralblockierung überträgt sich das Schütteln erheblich (hart). Dabei vergleichen wir stets beide Seiten.

Die folgende *Untersuchungstechnik in Seitenlage* läßt sich auch als repetitive Mobilisationstechnik und zur Stoßmanipulation benutzen. Der Patient hat in Neutralstellung das obere, gebeugte Bein mit dem Knie auf der Liege abgestützt. Wir legen den fußwärts gerichteten Arm mit Ellbogen und Unterarm auf die Gegend der Spina iliaca anterior superior so auf den Beckenkamm, daß der Unterarm schräg nach ventral, medial und kranial weist. In dieser Richtung üben wir einen federnden Druck auf die Beckenschaufel aus und bewirken dorsal ein Aufklappen des Iliosakralgelenks. Der Daumen der anderen Hand tastet die federnde Bewegung zwischen Spina iliaca posterior superior und Kreuzbein (s. Abb. 96). Es ist technisch wichtig, den Schub so zu führen, daß sich *das Becken nicht bewegt*, vor allem nicht um seine Längsachse dreht. Mit dieser Technik wird die Beweglichkeit um eine kraniokaudale Achse geprüft, währenddem die vorausgehenden Techniken eher die Beweglichkeit in der sagittalen Ebene (um eine frontale Achse) prüfen. Dies ist deshalb so wichtig, weil wir nicht selten Iliosakralblockierungen sehen, die sich nur in einer Ebene manifestieren, und deshalb sollten wir immer auch diese Untersuchung ausführen. Nicht selten erkennen wir dann, daß ein vermeintlicher ligamentärer Schmerz doch durch eine Iliosakralblockierung verursacht ist.

Differentialdiagonistisch bleibt noch zu sagen, daß die Unterscheidung der iliosakralen Blockierung und der Beckenverwringung vom Wurzelschmerz nicht schwierig ist und bei der Besprechung der radikulären und pseudoradikulären Syndrome klar wird. Auch die Abgrenzung zur Koxalgie ist nicht schwer. Einiges wird dazu noch bei der Behandlung der Extremitätengelenke zu sagen sein.

Es bleibt die Differentialdiagnose zur Beinlängendifferenz. Natürlich kann sich eine Beckenverwringung oder Iliosakralblockierung mit einer Beinlängendifferenz kombinieren. Andererseits kann auch bei der Beckenverwringung der Beckenkamm seitlich verschieden hoch sein und die Iliosakralblockierung ausnahmsweise zu dem Bild eines echten Beckenschiefstandes führen. Bei der Beckenverwringung findet sich dabei allerdings immer eine gewisse Diskrepanz der Beckenpunkte vorn und hinten. In solchen Situationen hilft uns die Untersuchung nicht weiter. Wir müssen die Störung, die die Beckenverwringung verursacht, behandeln und dann nachuntersuchen, ob nun das Becken geradesteht oder nicht.

4.2.3. Untersuchung der Lendenwirbelsäule

Die Untersuchung der Lendenwirbelsäule wird eigentlich schon durch die Beckenuntersuchung eingeleitet. Einige Prüfungen sind beiden gemeinsam, und wir zeigten bereits die engen Beziehungen zwischen Lumbosakralblockierung und Beckenverwringung bzw. Iliosakralgelenkblockierung.

Wir beginnen die Untersuchung im *Stehen* am besten mit der *Rückbeuge*. Dabei beachten wir nicht nur ihr Gesamtausmaß, sondern auch, ob sie bis zum lumbosakralen Segment durchläuft. Dies ist bei normalen Verhältnissen gut zu erkennen, weil die Dorsalflexion im Lumbosakralsegment am größten ist, während die übrigen Bewegungsrichtungen im Segment L$_{4/5}$ die größten Exkursionen haben (s. 3.4.). Wir erkennen nun nicht nur eine Bewegungshemmung, sondern auch die lokale Hypermobilität, für die bei der Rückbeuge ein lordotischer Knick – meist in der untersten Lendengegend – charakteristisch ist. Eine schmerzhafte Rückbeuge ohne Blockierung spricht für einen Dornfortsatz- oder Symphysenschmerz.

Bei der *Seitbeuge* müssen wir zunächst darauf achten, daß der Patient weder nach vorn noch nach rückwärts ausweicht und die Beine geschlossen hat. Dann vergleichen wir auf beiden Seiten, wie weit er mit ausgestreckten Armen und Fingern an den eigenen Beine hinunterfahren kann (oberhalb oder meist unterhalb der Kniekehle). Dabei achten wir darauf, ob sich die Wirbelsäule nach beiden Seiten in einem regelmäßigen Bogen krümmt oder ob sie an irgendeiner Stelle abknickt oder starr bleibt. Auch hier erkennen wir nicht nur Bewegungseinschränkungen, sondern auch Hypermobilität. Beim Normalbeweglichen wandert die Achselfalte bis über die Beckenmitte, während sie beim Hypermobilen den gegenseitigen Lateralrand des Beckens erreichen und sogar überschreiten kann. Eine schmerzhafte Hemmung der Seitneigung ohne Blockierung finden wir beim schmerzhaften Beckenkamm und bei der Koxalgie zur Seite der schmerzhaften Hüfte.

Außerdem achten wir nach GAYMANS auf eine rotatorische Synkinese des Beckens. Wenn die Seitneigung den thorakolumbalen Übergang erreicht, beginnt das Becken geringfügig in einer der Seitneigung entgegengesetzten Richtung zu rotieren, bei Seitneigung der Lendenwirbelsäule dreht sich das Becken wieder zurück, um beim Erreichen des lumbosakralen Übergangs erneut und deutlicher der der Seitneigung entgegengesetzten Richtung zu rotieren. Wenn die erste Rotation ausbleibt, spricht dies für eine Blockierung im thorakolumbalen Übergang, wenn die zweite Rotation ausbleibt, spricht dies für eine iliosakrale oder auch lumbosakrale Blockierung. Eine *fehlende rotatorische Synkinese ist demnach ein feiner Hinweis, daß Becken, lumbosakraler und thorakolumbaler Übergang untersucht werden sollten.*

Bei der *Vorbeuge* prüfen wir den Finger-Boden-Abstand bei durchgestreckten Knien und die bogenförmige Wölbung der Lendengegend. Dabei vergleichen wir die Prominenz der Querfortsatzreihen und des über ihn gespannten Erector spinae und die Unterschiede bei Bestehen einer Skoliose und beachten mögliche Seitabweichungen der Wirbelsäule während der Vorbeugebewegung. Die Seitabweichung sehen wir meist bei Wurzelsyndromen. Wir sollten nicht nur einen vergrößerten positiven Finger-Boden-Abstand messen, sondern auch einen »negativen« Finger-Boden-Abstand, wenn z.B. der Patient mit dem ganzen Handteller den Fuß-

boden erreicht. Das zeigt allerdings vor allem die Überdehnbarkeit der Ischiokruralmuskulatur.

Nicht selten ist die Vorbeuge schmerzhaft, aber im Ausmaß nicht beschränkt. Eine Ursache dafür kann der »painful arc« (Schmerzbogen) nach CYRIAX sein. Dabei verspürt der Kranke im Verlauf der Vorbeuge, oft schon bald nach Beginn, einen scharfen Schmerz. Wir sehen dann eine Ausweichbewegung der Wirbelsäule, wie um einen Widerstand herum, wonach die weitere Vorbeuge normal verläuft. Beim Aufrichten meldet sich der Schmerz wieder, und in der gleichen Stellung kommt es zur Ausweichbewegung. Dabei handelt es sich um ein ernstes Zeichen, das für einen Bandscheibenvorfall spricht. Manchmal ist das Vorbeugen vollkommen frei und schmerzlos, und der Kranke empfindet nur beim Aufrichten Schmerzen. Das ist meistens bei blockierter Rückbeuge der Fall.

Wenn wir einen positiven Finger-Boden-Abstand festgestellt haben, kann das nicht nur Ausdruck einer blockierten Lendenwirbelsäule, sondern auch eines positiven LASÈGUEschen Zeichens sein. Deshalb untersuchen wir danach immer die Vorbeuge im Sitzen mit gebeugten Knien, am besten auf einem Stuhl. Wenn auch jetzt trotz freibeweglicher Hüftgelenke die Vorbeuge gehemmt ist, handelt es sich um eine Störung der Lendenwirbelsäule.

Die weitere spezifische manualtherapeutische Funktionsdiagnostik, mit deren Hilfe wir das gestörte Segment genau erkennen, wird nun im Liegen in der Richtung ausgeführt, in der sich bei den genannten orientierenden Untersuchungen im Stehen und Sitzen eine Störung zeigte.

Der Patient liegt seitlich auf der Untersuchungsbank. Wir umfassen nun die gebeugten Knie mit der Hand, die zum Fußende gerichtet ist, und führen damit einmal eine *Rumpfvorbeuge* und einmal durch Extension der Hüfte eine *Rumpfrückbeuge* aus (Abb. 97). Mit der freien Hand palpieren wir jeweils zwischen zwei Dornfortsätzen der

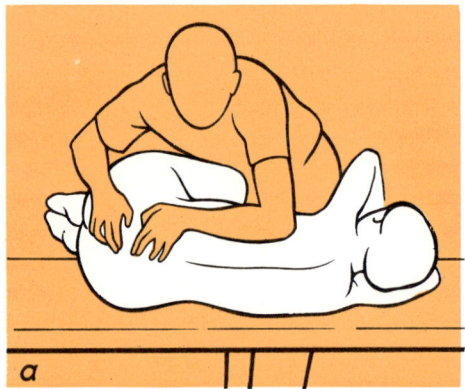

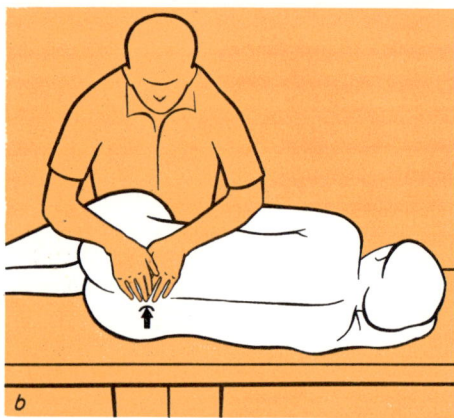

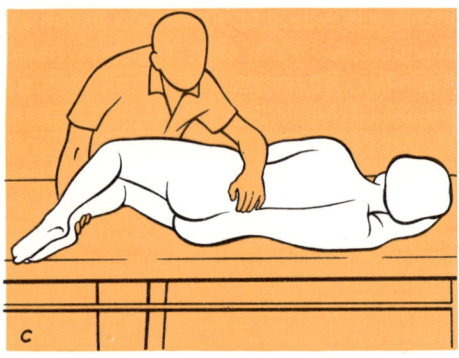

Abb. 97 Untersuchung der passiven Vor- und Rückbeuge sowie des Federns in den einzelnen Bewegungssegmenten der Lendenwirbelsäule. *a* Vorbeuge; *b* Federung in Mittelstellung; *c* Rückbeuge

Lendenwirbelsäule. Während der Beugung können wir auch die Knie des Kranken mit unseren Schenkeln durch Seitwärtsbewe-

gung unseres Körpers führen und die Lendenwirbelsäule so flektieren. Dadurch haben wir beide Hände frei. Die Palpation wird dann mit dem Zeigefinger der Hand, die vom Becken herkommt, ausgeführt, während wir mit dem anderen Arm und der Hand den Rumpf des Patienten bis zum untersuchten Segment *fixieren*. Wir fühlen so in jedem Segment Beweglichkeit oder Resistenz (Bewegungseinschränkung).

In Mittelstellung (wie Abb. 97 *b*) wird das Gelenkspiel untersucht. Auf dem Dornfortsatz des kranialen Partnerwirbels liegt je ein Finger beider Hände übereinander zur Fixation. Die Knie des Behandlers drücken die Knie des Patienten nach dorsal. Wir fühlen dabei die (geringe) Dorsalverschiebung des kaudalen Partnerwirbels, die bei Blockierung ausbleibt.

Von vornherein ist zur Technik aller dieser spezifischen manualtherapeutischen Funktionsuntersuchungen zu bemerken, daß sie so *leicht und schmerzlos wie nur möglich* ausgeführt werden sollen. Das gilt nicht nur, um den Patienten zu schonen, sondern besonders um Fehldiagnosen zu vermeiden. Ein schmerzhaftes Segment ist nämlich nicht immer blockiert. Es kann normal beweglich und sogar hypermobil sein. Wenn wir nun durch gewaltsames Untersuchen einen Schmerz verursachen, wehrt sich der Patient gegen die passive Bewegung, und wir glauben auch dort eine Blockierung zu fühlen, wo eine Hypermobilität besteht. Wir betonen das so nachdrücklich gleich bei der ersten hier zu beschreibenden Prüfung, um ein für allemal darauf aufmerksam gemacht zu haben.

In Seitenlage können wir auch die Störungen der *Seitbeuge* erkennen. Dabei hat der Patient beide Beine im Hüft- und Kniegelenk im rechten Winkel gebeugt, so daß die Unterschenkel mit dem Rumpf parallel verlaufen. Wir wenden uns nun mit Gesicht und Körper zu den Füßen des Kranken, so daß wir mit der Seite an der Bank anlehnen, und erfassen mit der vom Kranken abgewendeten Hand seine Füße oder Knöchel und

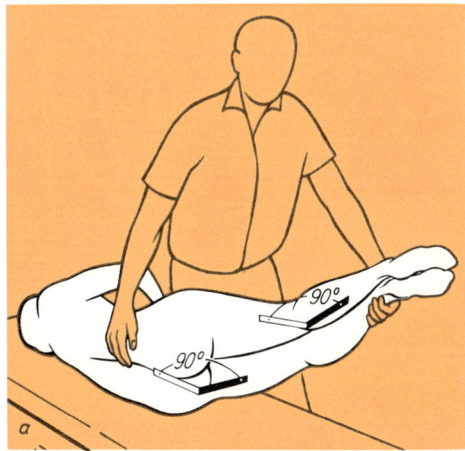

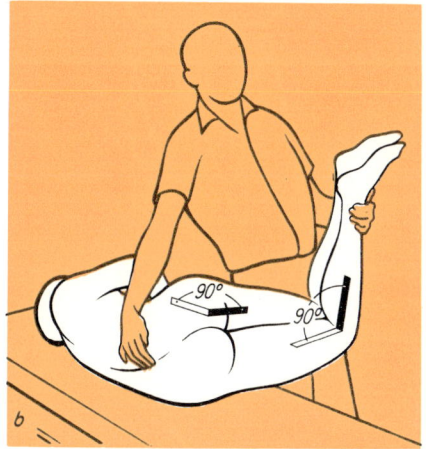

Abb. 98 Untersuchung der Seitbeuge in den einzelnen Bewegungssegmenten der Lendenwirbelsäule mit dem Unterschenkel als Hebelarm. *a* Ausgangsstellung; *b* Seitbeuge

zustützen, daß der rechte Winkel im Knie und Hüftgelenk während der Prüfung erhalten bleibt. Wir müssen die Seitbeuge so führen, daß sie sich in dem Segment abspielt, das wir palpieren. Dazu hilft der Druck mit der Handwurzel der tastenden Hand.

Wir können *Vor- und Seitbeuge auch in Rückenlage* untersuchen. Der Patient überkreuzt die Knie der gebeugten Beine so, daß das von uns entferntere Bein unter der Kniekehle des anderen Beines liegt. Wir stehen dem Patienten zugewendet neben der Bank und führen unseren Arm, der zum Fußende der Bank gerichtet ist, zwischen beiden Unterschenkeln durch und fassen auf das obere Knie. Wir können nun den Rumpf bequem vorwärtsbeugen oder zu unserer Seite neigen. Mit der anderen Hand palpieren wir bei der Vorbeuge zwischen den Dornfortsätzen, bei der Seitneigung zwei benachbarte Dornfortsätze von der Konkavseite und üben wieder mit der Handwurzel einen Druck von der Flanke her aus, um so ein Hypomochlion zu schaffen.

Eine Grenzstellung zwischen Funktions-

stützen seine Oberschenkel auf unserem vorgesetzten bankseitigen Bein ab. Dann bedienen wir uns seiner Unterschenkel als Hebel, mit deren Hilfe wir seinen Rumpf zur Seite beugen, indem wir selbst eine Rückbeuge ausführen. Mit der anderen Hand palpieren wir an der Konkavseite mit der Fingerspitze zwischen die lumbalen Dornfortsätze, wobei wir mit der Handwurzel noch einen Druck von der Flanke her ausüben (Abb. 98).

Technische Bemerkung: Es ist unbedingt notwendig, die Schenkel des Kranken so ab-

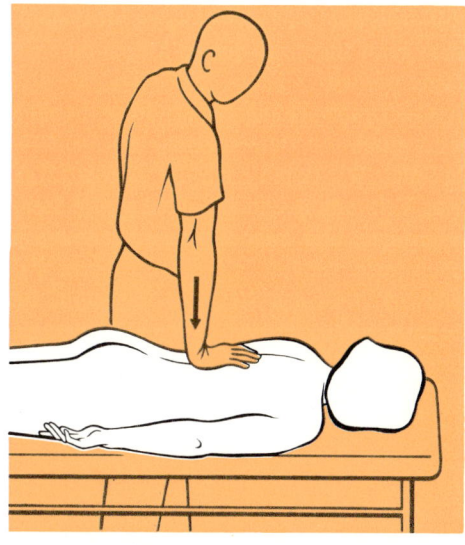

Abb. 99 Federungsuntersuchung der Brust und Lendenwirbelsäule mit gestrecktem Arm und Handwurzelkontakt

prüfung und Palpation nimmt das *Federn* der
einzelnen Wirbel ein. Wir setzen dabei die
Handwurzel des durchgestreckten Armes auf
den Dornfortsatz (Abb. 99) auf und stellen
durch federnden Druck, der von der Schulter
ausgeht, die Resistenz und Schmerzhaftigkeit im Bewegungssegment fest. Um einen
Dornschmerz zu umgehen, können wir auch
die Fingerkuppen des 2. und 3. Fingers von
kaudal her über die Querfortsätze legen, mit
der Ulnarkante der anderen Hand, darüber
Kontakt nehmen und damit den federnden
Stoß ausüben (Abb. 100). Es kann sich dabei
allerdings sowohl um das Segment oberhalb
als auch unterhalb des geprüften Wirbels
handeln. Nur für die gehemmte und (oder)
schmerzhafte Federung bei S_1 ist allein das
lumbosakrale Segment anzuschuldigen.

Bei der eigentlichen *Palpation* suchen wir
mit den Fingerspitzen nach schmerzhaften
Punkten auf den Dornfortsätzen. Dabei beachten wir, ob der Schmerz seitlich oder in
der Mitte empfunden wird. Knapp lateral der
Dornfortsätze in der Tiefe liegt das Bogengelenk und weiter lateral der Erector spinae. Es
ist wichtig, ob ein Hartspann des M. erector
spinae im Stehen, bei der Rückbeuge oder
sogar im Liegen besteht. Die tiefe Schicht
mit den segmentär verlaufenden Muskelbün-
deln kann allerdings nur im Liegen durchge-
tastet werden.

Die Untersuchung der Lendenwirbelsäule
wird durch die Untersuchung des *Steißbeins*
beendet. Wir tasten nach der sakrokokzyge-
alen Verbindung und vor allem an die Steißbeinspitze, und zwar von ventral, da sie ja
nach vorn verläuft. Bei schmerzloser Pal-
pierbarkeit ist das Steißbein ungestört. Bei
Schmerzhaftigkeit untersuchen wir per rectum, stellen die Beweglichkeit und Schmerzrichtung fest und achten vor allem auf einen

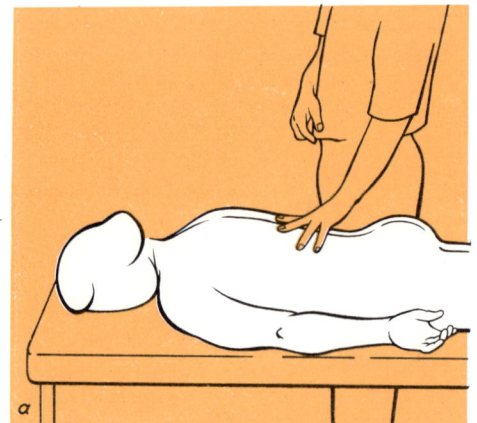

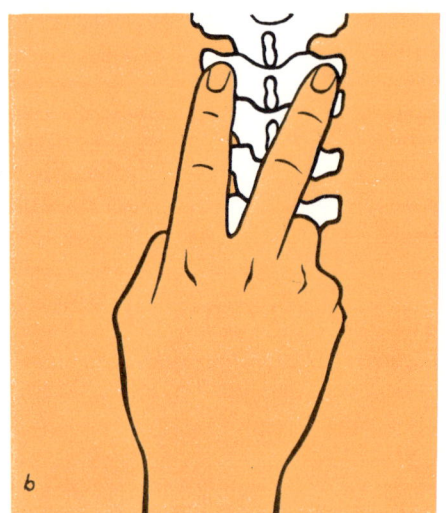

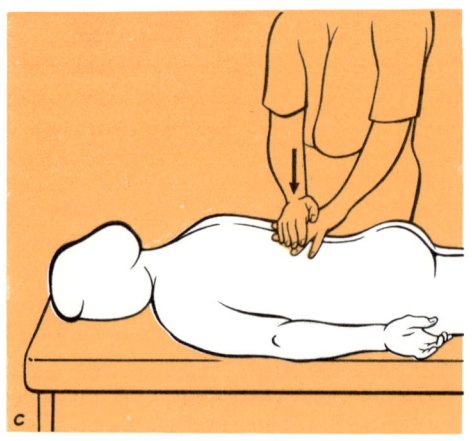

Abb. 100 Federungsuntersuchung wie Abb. 99.
a Zur Vermeidung des Drucks auf die Dornfortsätze werden 2 Finger der freien Hand auf die
Querfortsätze gelegt; *b* Darstellung im Detail;
c der federnde Arm gibt den Druck über die ulnare
Handkante auf die Fingerkuppen

Spasmus des M. levator ani. Oft besteht ein Hypertonus des M. glutaeus maximus und eine sehr charakteristische Hyperalgesiezone über dem Kreuzbein, die wie ein Fettpölsterchen aussieht, aber nur der Verquellung in Haut und Bindegewebe entspricht.

Die Palpation des Steißbeins als Routineuntersuchung ist so wichtig, weil nur ungefähr ein Fünftel der Fälle mit druckempfindlichem Steißbein spontan einen Schmerz dort verspürt, während die übrigen vor allem über Kreuzschmerzen klagen, bei denen sonst jedoch kein positiver Befund erhoben werden kann. Die Therapie ist sehr einfach und dankbar (s. 6.6.5. und 7.7.1.17.).

4.2.4. Untersuchung der Brustwirbelsäule und der Rippen

Obwohl die Brustwirbelsäule der am wenigsten bewegliche Wirbelsäulenabschitt ist, beginnen wir auch hier mit der Funktionsdiagnose. Der Kranke sitzt rittlings am Bankende (wodurch das Becken fixiert wird) und hält die Hände im Nacken verschränkt. In dieser Stellung können wir die Beweglichkeit der Brustwirbelsäule in allen Richtungen untersuchen. Zunächst lassen wir den Patienten aktiv die Vor-, Rück- und Seitbeugung sowie die Rotation nach beiden Seiten ausführen.

Es empfiehlt sich auch, die Atemwelle in Bauchlage zu beobachten: Der Patient wird aufgefordert, langsam in den Bauch und dann in die Brust zu atmen, und wir sehen, wie sich die Wirbelsäule und vor allem ihr thorakaler Abschnitt nicht nur hebt und senkt, sondern gleichzeitig fächerförmig entfaltet. Diese Bewegung ist im blockierten Abschnitt gestört.

Während der aktiven Vor- und Rückbeuge kann fernerhin mit 2 Fingern untersucht werden, und zwar so, daß wir beispielsweise die Daumen oder Zeigefinger beider Hände auf die Querfortsätze des untersuchten Bewegungssegments legen. Bei einseiti-

ger Blockierung kommt es dabei nämlich zu einer Rotation. Wenn beispielsweise auf einer Seite die Anteflexion behindert ist, bleibt auf der blockierten Seite die Kyphosierung aus, währenddessen sich die nicht blockierte Seite kyphotisch auswölbt. Es kommt also zu einer Rotation nach der normalen Seite. Wenn jedoch die Retroflexion behindert ist, bleibt während der Rückbeuge die Lordosierung auf der blockierten Seite aus, während es auf der freien Seite zu einer Retroflexion kommt. Die Rotation erfolgt also zur blockierten Seite. Diese Methode hat den zusätzlichen Vorteil, die Seite der Blockierung zu bestimmen, was mit den meisten üblichen Methoden nicht möglich ist (s. auch Abb. 169).

Bei der passiven *Rückbeuge* erfassen wir beide Oberarme des Kranken von unten und führen mit ihrer Hilfe die Bewegungen aus. Bei der *Vorbeuge*, die bei Flachrücken meist im oberen Thorakalbereich gestört ist, fassen wir von oben auf die Unterarme und führen eine stauchende Bewegung aus. Während dieser Bewegungen betrachten wir zunächst den Rücken des Patienten und erkennen schon dabei den blockierten Abschnitt. Der Patient muß so geführt werden, daß das Bewegungsmaximum im zu untersuchenden Bereich liegt. Es genügt daher nicht, den Patienten nur an den Armen zu fassen, wir müssen ihn an uns herandrücken und die Bewegung mit ihm zusammen ausführen; wir bilden förmlich mit dem Patienten eine Bewegungseinheit. Mit der freien Hand palpieren wir stets mit einem Finger zwischen zwei Dornfortsätzen und erkennen das blockierte oder auch hypermobile Segment (Abb. 101). In ähnlicher Weise können Vor- und Rückbeuge auch in Seitenlage untersucht werden. Eine Abflachung im unteren Thorakalbereich während der Vorbeuge ist physiologisch und sollte deshalb – besonders bei Abwesenheit der für diesen Abschnitt typischen Rotationsblockierung – nicht gewertet werden.

Zur Prüfung der *Seitbeuge* stehen wir hinter dem sitzenden Patienten und legen eine

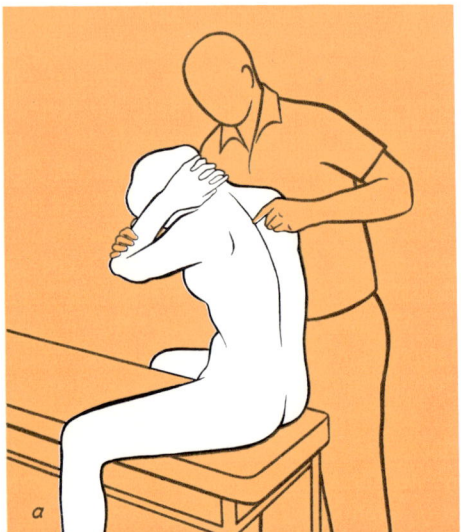

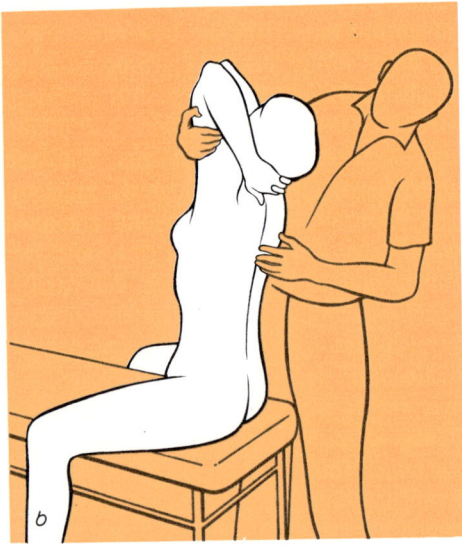

Abb. 101 Untersuchung der passiven *a* Vor- und
b Rückbeuge in den einzelnen Bewegungssegmenten der Brustwirbelsäule

Hand um die Rippen des Patienten in Höhe des untersuchten Bewegungssegments, wobei der Daumen zwischen den Dornfortsätzen von der Seite palpiert. Die andere Hand liegt auf der anderen Seite, je nach Höhe des untersuchten Segments in Schulterhöhe, oder etwas höher oder tiefer. Mit dieser Hand wird die Seitbeuge ausgeführt, während die andere Hand von der Seite den Thorax stabilisiert und mit dem Daumen Bewegung und Widerstand palpiert. Vom technischen Standpunkt ist zu betonen, daß wir mit den Fingern an den Rippen ein Hypomochlion bilden, wobei wir dann scheinbar Schwierigkeiten haben, bei breitgebauten Patienten mit dem Daumen die Dornfortsätze zu erreichen. Während der Seitbeuge kommt es jedoch zur Rotation, und dadurch kommen die Dornfortsätze dem palpierenden Daumen entgegen (s. Abb. 176).

Zur Prüfung der *Rotation* schieben wir eine Hand unter der Achsel des Patienten hindurch und fassen von oben auf die gegenseitige Schulter. Jetzt führen wir zunächst eine maximale Drehung zu einer Seite und dann – nach Wechsel des führenden Armes – zur anderen aus, um orientierend zu prüfen, ob die Rotation seitengleich ist. Normalerweise beträgt die Rotation bis 60° zu jeder Seite. Darüber hinaus handelt es sich um Hypermobilität. In Richtung der eingeschränkten oder schmerzhaften Rotation untersuchen wir dann segmentweise. Dazu palpieren wir jeweils entweder zwei benachbarte Dornfortsätze und stellen ihre Beweglichkeit zueinander am *Bewegungsbeginn* fest oder paravertebral über den Querfortsätzen der der Rotation entgegesetzten Seite und fühlen bei *maximaler Rotation* einen vorzeitig erhöhten Widerstand, wenn eine Blockierung besteht (Abb. 102). Bei nicht allzu fettleibigen Patienten empfiehlt sich die Ausführung der Rumpfrotation in leicht kyphotischer Haltung, in der die Dornfortsätze gut zu sehen sind. Dabei können wir das blockierte Segment oft schon durch Aspektion erkennen.

Der häufigste technische Fehler bei der Rotationsprüfung besteht darin, daß die Drehung nicht genau um die Wirbelsäulenachse erfolgt, so daß Rumpf und Kopf von einer Seite zur anderen schwanken. So ist die Untersuchung diagnostisch wertlos. Der Kopf des Patienten sollte sich bei der Rotationsprüfung nicht von der Stelle rühren; wir müssen uns um die Achse des Patienten drehen!

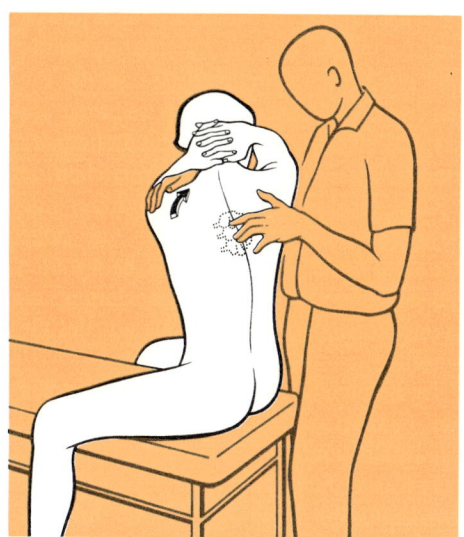

Abb. 102 Untersuchung der passiven Rotation in den einzelnen Bewegungssegmenten der Brustwirbelsäule

Wie in der Lendenwirbelsäule, führen wir auch in der Brustwirbelsäule die Federungsprobe in Bauchlage aus (s. Abb. 99 und 100). Dabei kann es vorteilhaft sein, dem Patienten ein festes quaderförmiges Polster von ungefähr 50 cm×25 cm×10 cm unter die Brust zu legen und den dann etwas herabhängenden Kopf auf die Stirn zu stützen, damit er ihn nicht zur Seite dreht.

Danach folgt die oberflächliche Palpation der Dornfortsätze nach Schmerzpunkten wie in der Lendenwirbelsäule. Wenn der Dornfortsatz lateral schmerzhaft ist, spricht das für eine Spannungsvermehrung auf dieser Seite, z. B. weil die Rotation zur entgegengesetzten Seite gehemmt ist. Oft findet sich jedoch der intensivste Schmerz am Ansatzpunkt des Lig. interspinale. Dazu bringen wir den Patienten in eine kyphotische Sitzhaltung, indem er beide Arme verschränkt und wir die verschränkten Arme nach unten mit den Ellbogen gegen den Bauch drücken. Dadurch spreizen sich die Dornfortsätze auseinander, und wenn wir nun in der Richtung der Dornfortsätze schräg von unten palpieren, überträgt sich der Druck auf das Lig. interspinale (Abb. 103).

Dicht neben der Dornfortsatzreihe palpieren wir das Gelenk, wobei wir uns bewußt sein müssen, daß im Thorakalbereich in Höhe einer Dornfortsatzspitze das Gelenk des kaudalen Nachbarwirbels liegt.

Lateral vom Gelenk liegt der M. erector spinae, und seitlich neben dessen Muskelbauch, ungefähr 3 cm von der Mittellinie entfernt, tasten wir das Transversokostalgelenk. Der typische Schmerzpunkt entspricht jedoch dem Angulus costae (TILSCHER 1974).

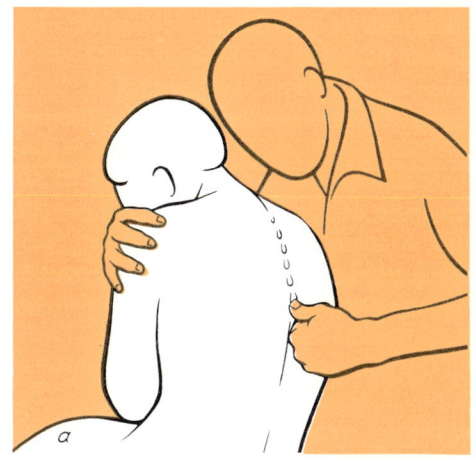

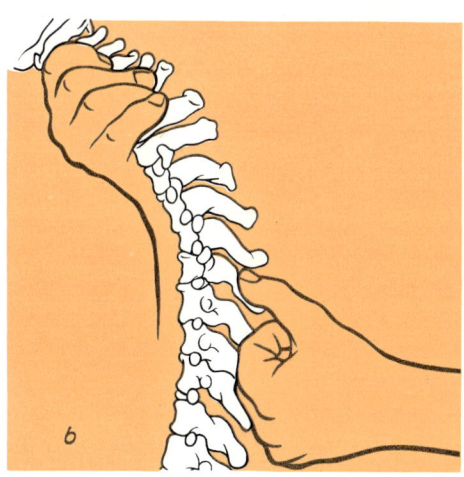

Abb. 103 a Schmerzpalpation durch Druck auf die Ligg. supra- und interspinale der anteflektierten Brustwirbelsäule (Auseinanderspreizen der Dornfortsätze); b Darstellung am Skelett

Besonders wertvoll für die Funktionsuntersuchung der Brustwirbelsäule und des Thorax, gleichzeitig aber auch für die Lendenwirbelsäule bis zum Becken, ist die Betrachtung von der Seite während tiefer Atmung in Bauchlage nach TESAŘOVÁ. Mit einiger Übung erkennen wir dabei die Stelle der Blockierung und sogar die Richtung (gehemmte Hebung und Senkung) einschließlich asymmetrischer Bewegung oder Blockierung der Iliosakralgelenke und sogar die Hypermobilität, meist in der Nachbarschaft der Blockierung. Diese Prüfung ist so zuverlässig, daß sie uns vor schwerwiegenden Irrtümern bewahren kann: Wenn wir beispielsweise bei der manualtherapeutischen Untersuchung eine Blockierung zu erkennen glauben und bei der Durchatmung eine normale Beweglichkeit feststellen, dann ist die Diagnose der Blockierung in Frage gestellt. Bei Kindern, deren Blockierungen sehr weich sein können, erkennen wir sie manchmal im Atmungstest, während sie sich der Palpationsdiagnose entziehen.

Die weitere Untersuchung gilt dem Brustkorb, insbesondere den Rippen. Die Beschwerden zeigen sich meistens in engem Zusammenhang mit der Atmung. Die obersten Rippen verursachen hauptsächlich Schulterschmerzen. Auch Schmerzen am Schulterblatt, besonders solche am Margo medialis, stammen häufig von blockierten Rippen her.

Bei der Untersuchung wird vielfach (neuerdings auch von BERGSMANN) eine Blokkierung in *Exspirationsstellung* und *Inspirationsstellung* unterschieden, wobei begreiflicherweise die Rippe in Inspirationsstellung angehoben ist und mit ihrem Margo inferior vorspringt. Bei Exspirationsstellung ist das Gegenteil der Fall.

Unserer Erfahrung nach ist wieder weniger die Stellungsdiagnose als vielmehr die Funktionsdiagnose entscheidend. Wir halten es deshalb für wichtiger, während der Atembewegung im Liegen beide Seiten zu vergleichen, sowohl durch Inspektion als auch durch Palpation in den Zwischenrippenräu-

men. Relativ häufig beobachtet man in Rükkenlage in den oberen Zwischenrippenräumen ein Vorlaufphänomen (GAYMANS). Finden wir in Ruhelage oder während der Exspiration eine asymmetrische Stellung der Rippen, beispielsweise ein Tieferstehen der 5. Rippe rechts, dann tasten wir während der Inspiration, daß diese Rippe nun höher steht. In Bauchlage kann man beobachten, daß auf der Seite einer Blockierung die Atemexkursion geringer ist als auf der Gegenseite.

Im Bereich der oberen und mittleren Rippen bewährt sich am besten die Widerstandspalpation während der Rückbeuge nach KUBIS. Der Patient sitzt, wie bei der Untersuchung der Rückbeuge in der Brustwirbelsäule (Abb. 104), mit dem Unterschied, daß er nur auf der Seite der untersuchten Rippe die Hand an den Hinterkopf legt und den Ellbogen maximal anhebt. Wir stehen auf der nichtuntersuchten Seite, fassen den Ellbogen des Kranken von vorn her und beugen damit den Rumpf zurück. Die flach aufgelegten Fingerkuppen der anderen Hand leisten über dem geprüften Angulus costae Widerstand und verhindern eine Rumpfrota-

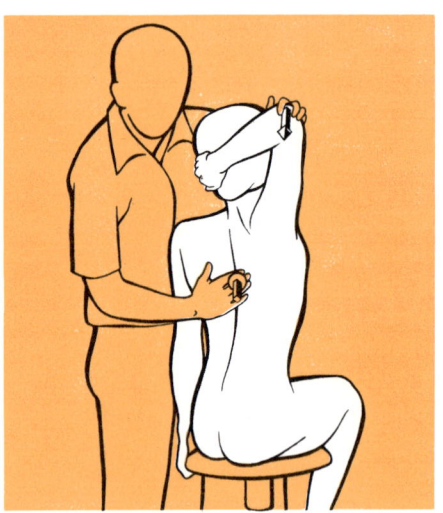

Abb. 104 Palpation des Widerstandes an den oberen Rippen während der Rückbeuge nach KUBIS

tion. Der Oberkörper wird gewissermaßen über das seitliche Hypomochlion der Fingerkuppen nach hinten gebeugt. Dies gelingt auch im Bereich der 2. bis 5. Rippe, obwohl sie vom Schulterblatt überdeckt sind. Diese Prüfung ist allerdings nur dann für eine Rippenstörung verwertbar, wenn keine Wirbelgelenkblockierung im selben Bewegungssegment (mehr) besteht.

Weiterhin ist die Druckpalpation der Rippenwinkel diagonstisch wertvoll. Wir finden diesen lateral vom Muskelbauch des Rückenstreckers. Bei der Palpation der oberen Rippen (2 bis 4) müssen wir das Schulterblatt des Patienten maximal abduzieren, am besten, indem wir seinen Oberarm am Ellbogen nach vorn ziehen und gegen den Thorax drücken. Dadurch wird die Brustwirbelsäule kyphosiert, und die Rippenwinkel springen besser hervor. Das gestörte Gelenk und vor allem der Angulus costae sind druckschmerzhaft (TILSCHER und Mitarb. 1974).

Die schmerzhafte 12. Rippe korreliert meistens mit einer Schmerzhaftigkeit des Beckenkamms. Der Schmerz kann von hier – angeblich durch Reizung des N. pudendus – in die Genitalgegend einstrahlen.

Bei der Blockierung der 7. Rippe ist manchmal der Processus xiphoideus druckschmerzhaft. Blockierungen der oberen Rippen bewirken oft eine Schmerzhaftigkeit der kostosternalen Synchondrosen (die Beziehungen zum TIETZESCHEN Syndrom sind allerdings unklar). Außerdem können zahlreiche periostale Schmerzpunkte an den Rippen bestehen (s. 7.7.1.5., 7.7.1.6., 7.7.1.15., 7.7.1.25.).

Die Untersuchung der 1. Rippe wird in 4.2.5. besprochen.

4.2.5. Untersuchung der Halswirbelsäule

Wegen ihrer guten Beweglichkeit und Zugänglichkeit eignet sich die Halswirbelsäule besonders zur Funktionsprüfung. Wir beginnen im Sitzen und prüfen zunächst orientierend aktiv die maximalen Ausschläge der drei Bewegungsrichtungen. Dann folgt die (isometrische) Prüfung in den erwähnten Richtungen gegen Widerstand, um den muskulär bedingten Schmerz besonders bei frischen Verletzungen zu erkennen. Die passive Untersuchung können wir mit der Vor- und Rückbeuge beginnen, während eine Hand gleichzeitig die Dornfortsätze abtastet, um Schmerzpunkte festzustellen.

Dabei läßt sich der Dornfortsatz von C_7 genau bestimmen, weil hier die starke Beweglichkeit zwischen C_6 und C_7 und das »Verschwinden« des Dornfortsatzes von C_6 bei der Rückbeuge mit der relativ geringen Beweglichkeit zwischen C_7 und Th_1 kontrastiert. Bekanntlich muß die Vertebra prominens nicht der 7. Halswirbel sein.

Die klinische Untersuchung der Halswirbelsäule beginnt mit der aktiven Bewegung des Kranken in Vor- und Rückbeuge, in Seitbeuge (Ohr auf die Schulter!) und Kopfrotation. Darauf folgen die Anspannungen gegen Widerstand und erst dann die Prüfungen der passiven Bewegungen.

Wenn wir nun bei der passiven Rückbeuge mit der freien Hand zuerst dicht unter dem Hinterhaupt, dann in Höhe der mittleren Halswirbelsäule und schließlich über dem zervikothorakalen Übergang mit flachem Druck Widerstand leisten, orientieren wir uns rasch, ob die Rückbeuge in den Kopfgelenken, in der mittleren Halswirbelsäule oder im zervikothorakalen Übergang eingeschränkt ist. Am häufigsten ist sie im Bereich des zervikothorakalen Übergangs, also zwischen C_7 und Th_1 eingeschränkt.

Um die Beweglichkeit in den einzelnen Segmenten der Halswirbelsäule im Sitzen zu untersuchen, umfassen wir den Kopf des Patienten mit einem Arm so, daß unsere Ellenbeuge vor seinem Gesicht (Kinn bzw. Stirn) liegt und die Hand das Hinterhaupt bzw. den Nacken umfaßt. Dabei stehen wir seitlich vom Patienten. Die andere Hand umgreift mit Daumen und Zeigefinger von hinten den Wirbelbogen des unteren Wirbels im zu untersuchenden Bewegungssegment (im zervikothorakalen Übergang lediglich den

Dornfortsatz). Die Hand, mit der wir den Kopf führen, umfaßt gleichzeitig den Bogen des oberen Partnerwirbels mit der Ulnarkante und dem kleinen Finger. Deshalb liegt unsere Ellenbeuge, wenn wir C_2 gegenüber C_3 nach vor- und rückwärts verschieben, ungefähr in Höhe des Patientenkinns, wenn wir jedoch die Höhe des zervikothorakalen Übergangs untersuchen, in Stirnhöhe. Dabei führt die Hand, die den Kopf umgreift, in Höhe des zervikothorakalen Übergangs einen Druck seitlich über den M. trapezius nach dorsal aus (Abb. 105). Mit derselben Technik untersuchen wir auch die Seitwärtsverschiebung. Die Technik ist ganz besonders wertvoll, weil sie weitgehend dem Gelenkspiel entspricht.

Nun prüfen wir die Bewegung um eine sagittale Achse, d. h. die *Seitneigung*, wobei wir wieder beide Seiten vergleichen. Dabei müssen wir die Kopfrotation vermeiden und die Schulter fixieren, zu der wir den Kopf neigen. Es ist ein Zeichen der Hypermobilität, wenn das Ohr des Patienten die nicht emporgezogene Schulter berührt.

Bei der Seitneigung zwischen Hinterhaupt und Axis ist die Axisrotation ausschlaggebend. Dabei bewegt sich der große Axisdorn in die Konvexität. Diese Bewegung kann man sehr deutlich tasten und bei der Seitneigung des Kopfes beiderseits vergleichen.

Bei Bewegungseinschränkungen können wir nun von C_2 kaudalwärts von Segment zu Segment die Resistenz von der Seite her mit der Zeigefingerkante palpieren. Im zervikothorakalen Bereich untersuchen wir mit dem Daumen, indem wir einen leichten, federnden Druck in Richtung auf den unteren Dornfortsatz von der Seite her ausüben, wobei wir den oberen Partnerwirbel mit der Handwurzel der anderen Hand von der Gegenseite fixieren (Abb. 106). Dabei ist es empfehlenswert, mit den Fingern der fixierenden Hand den Kopf unter leichter Rückbeuge auch geringgradig in der der Neigung entgegengesetzten Richtung zu drehen, wodurch sich die Blockierung verdeutlicht.

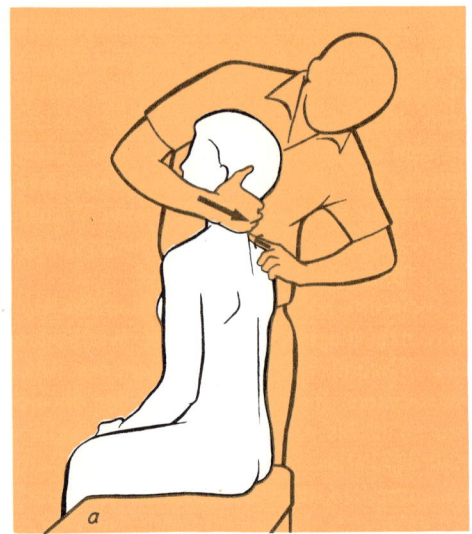

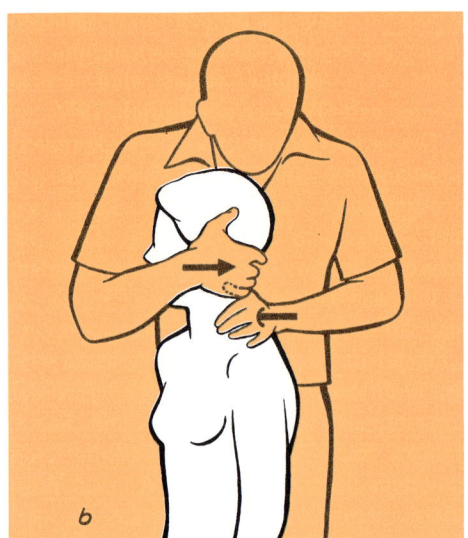

Abb. 105   Untersuchung der Dorsalverschiebung des jeweils kranialen gegenüber dem kaudalen Nachbarwirbel *a* im zervikothorakalen Übergang und *b* in der Halswirbelsäule im Sitzen. Der Kopf wird gleichzeitig mit dem kranialen Gelenkpartner nach rückwärts verschoben und die Bewegung (Widerstand) am Dornfortsatz bzw. Wirbelbogen palpiert

Eine Sonderstellung nimmt die Untersuchung der *1. Rippe* ein (Abb. 107). Dabei drehen wir den Kopf bis zur Spannung von der

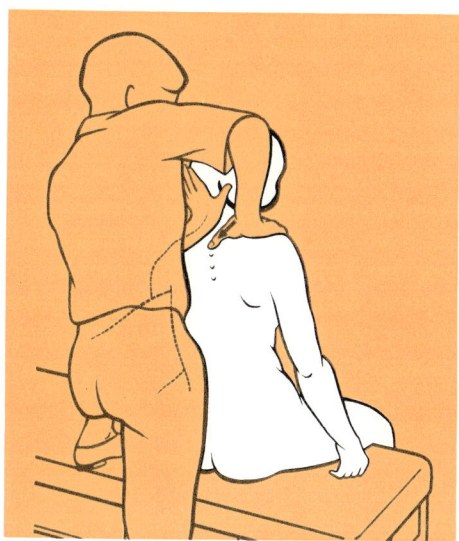

Abb. 106 Untersuchung des lateralen Federns im zervikothorakalen Übergang durch Federungsschub am unteren Dornfortsatz von der Seite

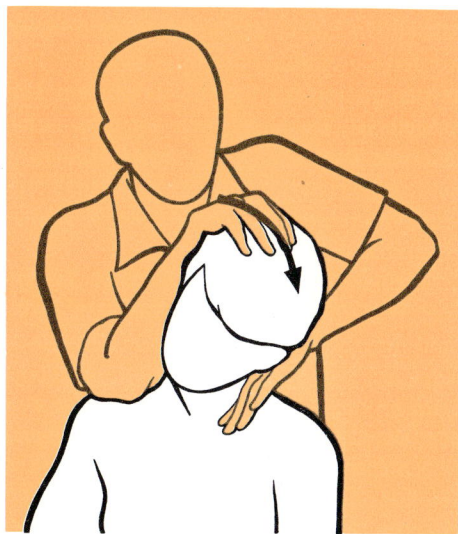

Abb. 107 Untersuchung der ersten Rippe durch Vorwärtsführung des bis zur Spannung gedrehten Kopfes

untersuchten Seite weg und beugen ihn nun schräg vorwärts zur untersuchten Seite und leisten mit der Zeigefingerkante der freien Hand Widerstand in der oberen Schlüsselbeingrube über dem Transversokostalgelenk

der 1. Rippe. Bei deren Blockierung ist diese schräge ventrolaterale Beugung im Vergleich zur anderen Seite eingeschränkt, manchmal auch schmerzhaft.

Die häufigste zervikale Bewegungseinschränkung ist wohl die der *Rotation*. Wir prüfen sie bei aufrechtem Sitz zunächst orientierend nach beiden Seiten und vergleichen die Exkursionen, indem wir den Abstand des Kinns zur Schulter messen (Abb. 108). Dabei müssen wir jede Seitneigung peinlich vermeiden. Normalerweise beträgt diese Rotation bis zu 90° auf jeder Seite. Ein größeres Rotationsvermögen ist ein Zeichen erheblicher Hypermobilität.

Findet sich eine Rotationseinschränkung, wird zunächst geprüft, ob sie in den Kopfgelenken oder in der übrigen Halswirbelsäule liegt. Wir untersuchen dazu weiter im Sitzen.

Kopfrotation bei maximaler Vorbeuge: In dieser Stellung sind die Segmente unterhalb von C_2 gesperrt, wovon man sich leicht durch Seitbeuge in dieser Stellung überzeugen kann. Wenn die Rotationseinschränkung un-

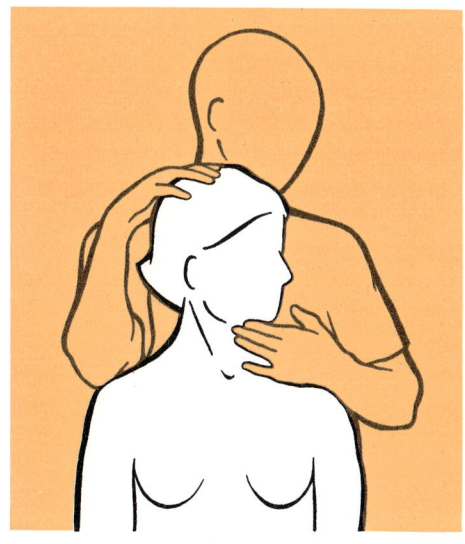

Abb. 108 Prüfung der Gesamtrotation der Halswirbelsäule; bei aufrecht geführtem Kopf wird der Kopfrotationswinkel im Vergleich mit der Schulter und am Abstand vom Kinn zur Schulter abgeschätzt

terhalb von C_2 liegt, wird sie sich dabei überhaupt nicht zeigen, während sich eine Blokkierung der Kopfgelenke erheblich verdeutlicht, weil sie nicht mehr durch die übrige Halswirbelsäule kompensiert werden kann. Dabei deutet eine ausgeprägte Bewegungseinschränkung auf eine Blockierung zwischen Atlas und Axis, eine geringfügige Einschränkung kann eher zwischen Okziput und Atlas liegen (oder einer nur geringfügigen Blockierung $C_{1/2}$ entsprechen), da das Bewegungsausmaß von Atlas / Axis wesentlich größer ist als das von Okziput / Atlas.

Kopfrotation beim »Vornicken«: In dieser Stellung mit angezogenem Kinn sind die Kopfgelenke gesperrt und $C_{2/3}$ bleibt frei, dabei verdeutlicht sich eine Rotationsblockierung von $C_{2/3}$.

Rotation des Kopfes in Rückbeuge: Bei der Rückbeuge werden zuerst die Kopfgelenke und im weiteren Verlauf der Rückbeuge die Halssegmente von kranial nach kaudal gesperrt. Infolgedessen macht sich eine Blokkierung der Kopfgelenke in Rückbeuge nicht bemerkbar, während Blockierungen unterhalb des Axis deutlicher werden, weil die Kompensation durch die Kopfgelenke wegfällt. Je weiter kaudal die Blockierung liegt, desto mehr Rückbeuge brauchen wir, um sie zu verdeutlichen.

Der *Axisdornfortsatz* wird während kleiner Kopfrotationen getastet. Er soll dabei unbewegt bleiben, wir spüren kein Seitenabweichen des Dorns. Erst bei stärkerer Kopfdrehung nehmen C_2 und die übrige Halswirbelsäule an der Bewegung teil. Fühlen wir aber schon bei geringer Rotation eine Mitbewegung des Axisdorns, handelt es sich um eine Blockierung zwischen Atlas und Axis. Bei schlecht tastbarem Axisdorn ist diese Probe unsicher.

Um eine *Rotationsblockierung der einzelnen Bewegungssegmente der Halswirbelsäule* von Atlas / Axis bis zu $C_{5/6}$ festzustellen, ist es am einfachsten, den unteren Partnerwirbel des Bewegungssegments am Bogen zwischen Daumen und Zeigefinger festzuhalten und den Kopf bis zum Anschlag nach rechts und

dann nach links zu drehen. Daumen und Zeigefinger müssen dabei ohne zu kneifen flach angelegt werden. Die Technik eignet sich besonders gut zur Demonstration von Blockierungen.

Um eine *Rotationsblockierung der obersten Thorakalsegmente* im einzelnen festzustellen, lassen wir den Patienten in aufrechter Haltung den Kopf maximal aktiv drehen und palpieren dabei die Dornfortsätze von C_7 bis Th_4 mit zwei Fingern und stellen die Seitbewegung fest.

Am Ende der maximalen passiven Rotation des Kopfes kommt es schließlich noch zu einer *federnden Rotationsbewegung zwischen Atlas und Hinterhaupt,* die wir hinter dem sitzenden Patienten stehend untersuchen. Den schon in Endstellung gedrehten Kopf des Patienten stützen wir bei aufrechter Haltung an unserem Körper ab und drükken ihn, mit der Hand auf der Wange federnd, noch etwas weiter in die Rotation. Mit einem Finger der anderen Hand tasten wir den Querfortsatz des Atlas zwischen Processus mastoideus und aufsteigendem Unterkieferast. Dabei nehmen wir eine weich federnde Bewegung wahr. Bei Blockierung fehlt diese Federung, und es besteht ein auffallender Spasmus im Ansatz des M. sternocleidomastoideus.

Untersuchung der *Halswirbelsäule in Seitlage.* Wir stehen vor dem seitlich am Bankrand liegenden Patienten, nehmen seinen Kopf auf den Unterarm und stützen seine Stirn an unserer Brust ab. Wir können nun den Kopf anheben und damit nach lateral verschieben oder ihn zu uns heran (nach ventral) oder von uns weg (nach dorsal) führen. Die Hand, die den Kopf trägt, umgreift mit dem kleinen Finger den oberen Partnerwirbel im untersuchten Segment. Die andere Hand umgreift in der Halswirbelsäule den Bogen und im zervikothorakalen Übergang den Dornfortsatz des unteren Partnerwirbels und fixiert ihn (s. Abb. 191). Die Technik ist weitgehend der Untersuchung im Sitzen (s. 4.2.5.) analog.

Die *weiteren Funktionsuntersuchungen erfol-*

gen in Rückenlage. Da hier die Muskelspannung fortfällt, sind sie sehr genau, erlauben jedoch keine Prüfung der obersten Brustwirbelsäule. Der Kranke liegt auf dem Rücken, der Kopf ragt über das Bankende. Wir stützen ihn nun gegen unseren Körper und können ihn durch seitliche Bewegungen zur Seite neigen und durch Beugen oder Strecken unserer Knie vor- und rückbeugen. Mit den Fingerkuppen beider Hände können wir dabei die Gelenkfortsätze von der Seite und hinten abtasten und die Beweglichkeit in jedem einzelnen Segment feststellen.

Noch exakter ist es allerdings, wenn wir bei der *Seitneigung* den Hinterkopf mit der äußeren Hand führen und in der Neigungsseite mit der lateralen Zeigefingerkante der anderen Hand die Beweglichkeit in den einzelnen Bewegungssegmenten tasten. Dabei ist zu empfehlen, den Kopf des Patienten ganz leicht der Neigungsrichtung entgegengesetzt zu drehen und ihn bei nach kaudal fortschreitender Untersuchung gleichzeitig etwas zu heben (vorwärtsbeugen), um den Befund zu verdeutlichen (Abb. 109).

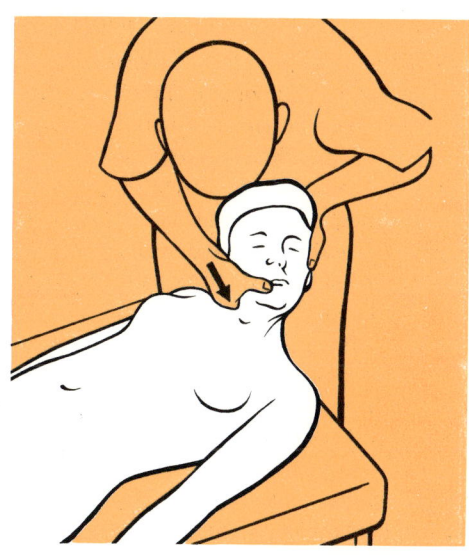

Abb. 109   Palpation der passiven Seitneigung in den einzelnen Bewegungssegmenten der Halswirbelsäule im Liegen; hier untere Segmente

Bei der Untersuchung der *Rotation* stehen wir seitlich am Kopfende, legen den etwas von uns weggedrehten Kopf des Patienten auf den kopfwärtigen Unterarm und umfassen das Kinn mit der Hand zur sicheren Führung der weiteren Rotation. Mit der anderen Hand tasten wir (mit dem Daumen oder mit den Fingern) in der Rotationsrichtung die Querfortsätze von hinten und fühlen bei Blockierungen die Residenz. Beide Arme bewegen sich also in der gleichen Richtung (bei der Seitneigung in entgegengesetzter Richtung), wobei wir empfehlen, den Kopf vorher in der der Rotation entgegengesetzten Richtung etwas zu neigen und mit Fortschreiten der Untersuchung nach kaudal auch zu heben, um den Befund zu verdeutlichen (Abb. 110).

Der häufigste technische *Fehler* besteht darin, daß wir den Kopf, ohne ihn zur Gegenseite zu neigen und zu heben, vorzeitig maximal drehen und damit förmlich »an der Blockierung vorbei« untersuchen.

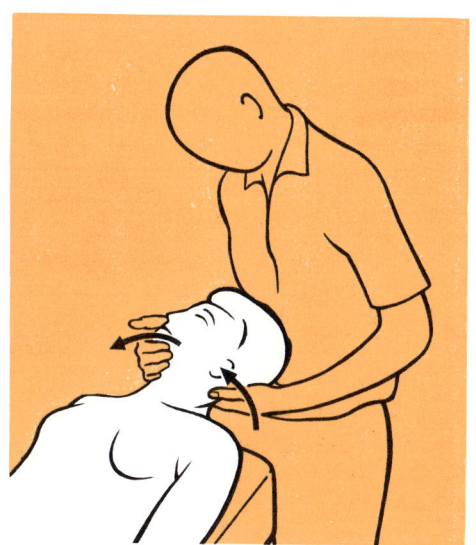

Abb. 110   Palpation der passiven Rotation in den einzelnen Bewegungssegmenten der Halswirbelsäule im Liegen

Die folgenden Untersuchungen im Liegen gelten der *Seitneigung in den Kopfgelenken*: Zunächst führen wir die Seitneigung des Kopfes in Neutralstellung so aus, daß wir ihn gewissermaßen um eine sagittale Achse drehen, die durch die Nasenspitze (und die Kopfgelenke) geht. Durch Widerstand von der Neigungsseite her (Hypomochlion) vermeiden wir die Mitbewegung der übrigen Halswirbelsäule. Wir knicken also den Kopf förmlich gegen die gestreckte Halswirbelsäule ab. Wir wollen diese Bewegung als *Seitnicken* bezeichnen. Zur Seite einer blockierten Seitnickung ist der Knickungswinkel deutlich geringer, und wir können die Residenz mit den Fingerkuppen der inneren Hand in Höhe des Atlas fühlen (Abb. 111). Gleichzeitig können wir mit der Zeigefingerspitze die seitliche Verschiebung des Axisdorns nach der Konvexität hin palpieren und ihre Einschränkung beurteilen.

Zur Technik ist zu bemerken, daß der häufigste *Fehler* natürlich darin besteht, daß der Patient mit der ganzen Halswirbelsäule in die Untersuchungsrichtung ausweicht. Um das zu vermeiden, muß so leicht wie nur möglich untersucht werden. Wir »legen« förmlich den Kopf in diese Stellung.

Obwohl diese Bewegung in den oberen und in den unteren Kopfgelenken abläuft,

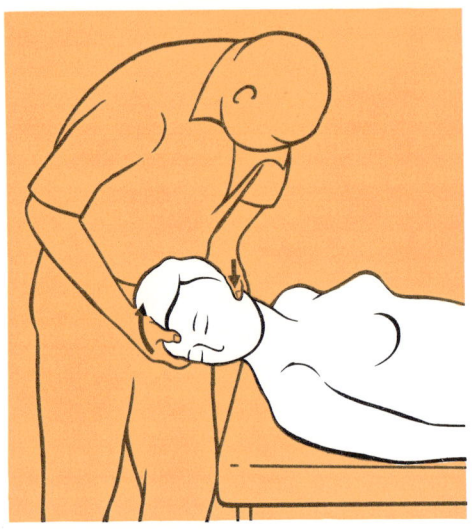

Abb. 112 Prüfung der passiven Seitneigung in den Kopfgelenken (Okziput / Atlas) bei zur Gegenseite gedrehtem Kopf

macht sich nach unseren Untersuchungen hierbei lediglich eine Blockierung des Atlas gegenüber dem Axis geltend.

Um die *Seitneigung des Okziput gegenüber dem Atlas* zu prüfen, drehen wir den Kopf des Patienten zur Seite und legen ihn auf unsere Hand. Die Seitneigung erfolgt wieder um die durch die Nase gehende Saggitalachse, jetzt jedoch nach oben (zur Rotationsgegenseite). Wir können die Knickung in Höhe des Atlas sowohl sehen als auch fühlen (Abb. 112). Da in dieser Rotationsstellung die unteren Kopfgelenke gesperrt sind, untersuchen wir ausschließlich die oberen. In der Richtung der Blockierung fehlt die beschriebene Bewegung.

Zur Prüfung der *Vorbeuge zwischen Atlas und Okziput* umgreifen wir mit der abgestützten Hand unter dem Kopf des liegenden Patienten mit Daumen und Zeigefinger den hinteren Atlasbogen und fixieren die Atlasquerfortsätze mit den Fingerkuppen. Die andere Hand übt auf die Stirn einen nach kaudal gerichteten Druck aus, der eine geringe, federnde Nickbewegung hervorruft, die von der dorsal gelegenen Hand in der Atlasregion getastet wird (Abb. 113).

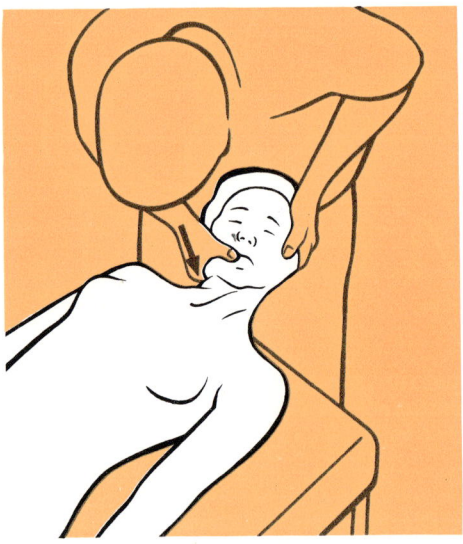

Abb. 111 Prüfung der passiven Seitneigung in den Kopfgelenken (Atlas / Axis), das »Seitnikken«

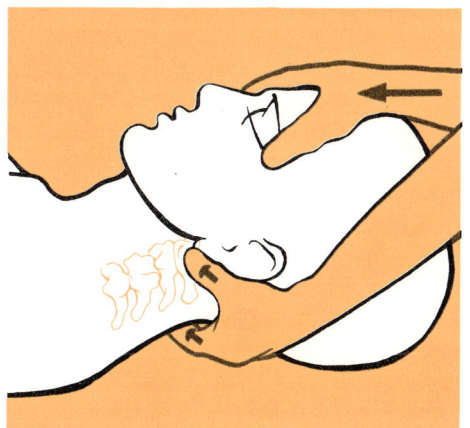

Abb. 113   Prüfung der passiven Vorbeuge in den Kopfgelenken (Okziput / Atlas) bei Fixation der Atlasquerfortsätze

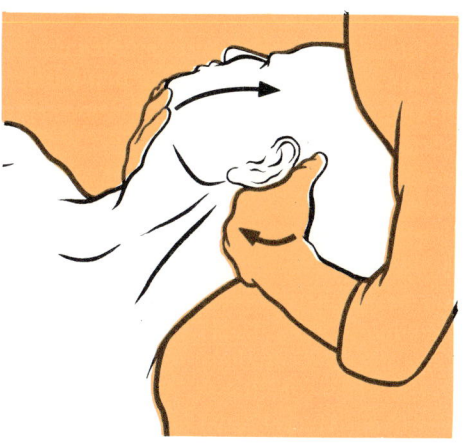

Abb. 114   Prüfung der passiven Rückbeuge in den Kopfgelenken (Okziput / Atlas) bei gedrehtem Kopf

Rückbeuge. Zwischen Hinterhaupt und Atlas wird bei zur Seite gedrehtem Kopf untersucht (Abb. 114): Der Patient liegt auf dem Rücken. Wir stehen am Kopfende, legen den zur Seite gedrehten Kopf auf den Unterarm, fassen unter das Kinn und reklinieren den Kopf. Mit der Zeigefingerkante der anderen Hand, die unterstützend am Hinterhaupt liegt, tasten wir in Höhe des hinteren Atlasbogens, ob die Rückbeuge frei oder blockiert ist. Dann drehen wir den Kopf

zur anderen Seite und wiederholen die Prüfung. Durch die Kopfrotation ist die übrige Halswirbelsäule und besonders das Bewegungssegment Atlas / Axis gesperrt. Deshalb wird ein Widerstand zwischen Atlas und Okziput deutlicher erkennbar. Diese beiden Prüfungen zeigen gut, wie Untersuchungs- und Mobilisationstechniken spielend ineinander übergehen.

Hier möchten wir betonen, daß es sich besonders bewährt hat, im Segment $C_{0/1}$ das Dorsalfedern im Sitzen (s. Abb. 105 b) aber in einer leichten Anteflexionshaltung des Kopfes zu untersuchen. Dabei wird der Bogen von C_2 fixiert, da zwischen $C_{1/2}$ ein Dorsalfedern ausgeschlossen ist.

Auch in der Halswirbelsäule ist die Palpation von *Schmerzpunkten* und *Muskelspasmen* diagnostisch wichtig. Schon im Sitzen palpieren wir die Dorn- und Querfortsätze. Sehr wichtig ist die Abtastung der Atlasquerfortsätze zwischen Mastoid und Unterkiefer von unten heran, weil die Querfortsätze des Atlas viel weiter nach lateral reichen als die der übrigen Halswirbel (Abb. 115). Ein weiterer bedeutsamer Druckpunkt ist die laterale Kante des Axisdornfortsatzes. In Kopfseitneigung (Rotation des Axis) tasten wir von der Konvexseite her.

Die Palpation im Liegen hat den Vorteil, daß die Muskelspannung nachläßt, so daß wir vorzüglich die Gelenkfortsätze und La-

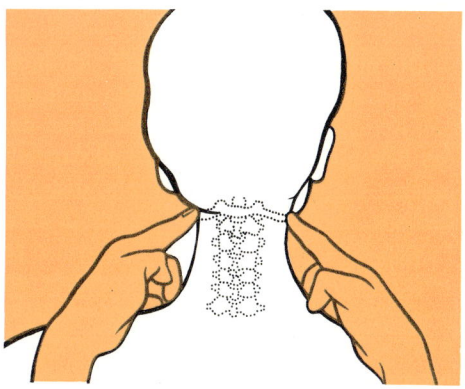

Abb. 115   Palpation der Atlasquerfortsätze im Sitzen

minae von C_2 bis C_7 abtasten können. Bei anteflektiert gehaltenem Kopf können wir sogar den hinteren Atlasbogen tasten und dessen Druckdolenz und die der verspannten kurzen Muskeln feststellen. Rotationsstellungen und ein Hartspann der tiefen Muskulatur lassen sich erkennen (Abb. 116). Der Hartspann im oberen Anteil des M. trapezius ist in dieser Lage am besten zu palpieren, weil dabei einzelne Faserbündel unterschieden werden können. Dieser Hartspann ist mitunter der einzige Befund beim Zervikalsyndrom.

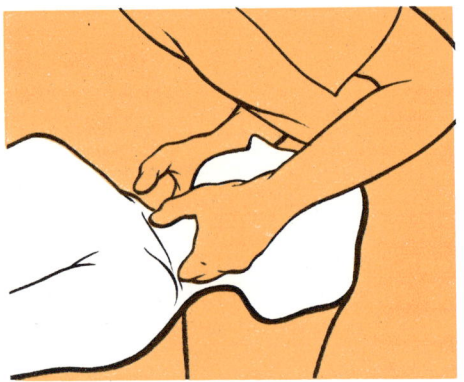

Abb. 116   Palpation der Querfortsätze der Halswirbelsäule im Liegen

4.3. Untersuchung der Extremitätengelenke

Die manuelle Therapie befaßt sich nicht nur mit der Wirbelsäule, sondern auch mit den Extremitäten. Wenn wir bedenken, daß das Bewegungssystem eine Einheit darstellt, müssen wir uns klar darüber sein, daß Wirbelsäule und Extremitätengelenke in ihrer Funktion eng zusammenhängen und sich gegenseitig beeinflussen. Deshalb ist es ein grundsätzlicher Fehler, eine Arthrose, selbst wenn sie nur ein einziges Gelenk betrifft, als rein lokale Erkrankung aufzufassen und in der Behandlung nur das betroffene Gelenk zu berücksichtigen. Wir müssen vielmehr

versuchen, die übergeordnete Funktionsstörung im Bewegungssystem zu ermitteln, weil sie die Funktionsstörung und schließlich auch die Arthrose im betroffenen Gelenk hervorruft. Deshalb können wir beispielsweise eine Kniegelenkarthrose nicht erfolgreich behandeln, wenn eine Iliosakralblockierung unbeachtet bleibt, und wir können ebenso eine Iliosakralstörung nicht nachhaltig beseitigen, wenn wir eine Beinverkürzung infolge einer eingesunkenen Fußwölbung unbeachtet lassen.

Bei der *Untersuchung der peripheren Gelenke* wird grundsätzlich so vorgegangen, daß immer aktive Bewegung, passive Bewegung und Bewegung gegen Widerstand untersucht werden. Das ist erforderlich, weil hier noch häufiger muskuläre Störungen bestehen als am Achsenorgan.

Die aktive Bewegung ist natürlich das Ergebnis aktiver Muskelfunktion und passiver Beweglichkeit der Gelenke, und dementsprechend muß jede Einschränkung der Willkürbeweglichkeit in den muskulären und den Gelenkfaktor zerlegt werden.

Den muskulären Faktor untersuchen wir durch aktive Spannung gegen Widerstand, am besten nach der Technik der Muskelfunktionsprüfung. Dabei kann die Behinderung durch Kraftminderung (Parese) oder durch Schmerzhaftigkeit (z. B. bei einem Einriß der Muskelfaszie) bedingt sein.

Aus unserem Blickwinkel ist natürlich auch hier die passive Bewegung am wichtigsten. Dabei unterscheiden wir grundsätzlich die passiv nachgeahmte eigentliche Funktionsbewegung und das Gelenkspiel (joint play). Bei der Einschränkung der Funktionsbewegung unterscheiden wir ein Hindernis, das von außen die Gelenkfunktion beeinflußt (z. B. Störungen der Bursa subdeltoacromialis am Schultergelenk) und die eigentliche Gelenkstörung innerhalb der Gelenkkapsel. Im ersteren Fall ist die Beweglichkeit im Gelenk nur in der Richtung eingeschränkt, in der sich das Hindernis auswirkt, z. B. die Abduktion der Schulter bei Störung der Bursa subdeltoacromialis.

Im anderen Fall sind alle Bewegungen im Gelenk eingeschränkt, jedoch nicht in allen Richtungen gleichstark, sondern stets in einem festen Verhältnis zueinander, das von CYRIAX als »Kapselmuster« (capsular pattern) bezeichnet worden ist. Jedes Gelenk hat sein charakteristisches Störungsmuster, woraus sich die diagnostische Bedeutung ergibt.

Bei jeder Bewegungseinschränkung des Gelenks selbst muß auch das Gelenkspiel eingeschränkt sein (s. 2.4.4.). Es soll daher stets untersucht werden, auch deshalb, weil das Gelenkspiel und seine Wiederherstellung der eigentliche Gegenstand der Therapie ist. Die Technik dieser Untersuchung, die mit der therapeutischen Mobilisation identisch ist, soll deshalb unter den Behandlungsverfahren im Zusammenhang behandelt werden (s. 6.2.).

4.3.1. Schulter

Die aktive Bewegung läßt sich vor allem in die Abduktion (bis zu 180°), die Außen- und Innenrotation, die Vor- und Rückwärtsführung gliedern. Am meisten zu beachten ist die Abduktion. Sie ist am häufigsten schmerzhaft. Dabei beobachten wir nicht selten einen umschriebenen überwindbaren Bewegungsschmerz (painful arc nach CYRIAX): Der Kranke empfindet bei einem bestimmten Abduktionswinkel unterhalb 90° Schmerzen, und wenn er sie überwinden kann, läßt sich der Arm dann frei in die Extremstellung weiterheben. Die Ursache dieses Phänomens besteht darin, daß der Schultergelenkkopf mit der Rotatorenmanschette während der Abduktion unter das Lig. coracoacromiale schlüpft, was durch die Bursa subacromialis ermöglicht wird. Bei einer Störung der Bursa oder in der Rotatorenmanschette kommt es zunächst zu vorübergehender Hemmung, bei fortgeschritteneren Veränderungen jedoch zur schmerzbedingten, absoluten, isolierten Abduktionssperre.

Die häufigen schmerzhaften Veränderungen der Muskelansätze im Bereich der Rotatorenmanschette untersuchen wir durch isometrische Anspannung gegen Widerstand in Ausgangslage. Schmerzhafte Abduktionsspannung (bei völlig adduziertem Arm) bedeutet eine Läsion des M. supraspinatus (Abb. 117 a), eine schmerzhafte Außenrotationsspannung zeigt eine Störung des M. infraspinatus (Abb. 117 b). Die schmerzhafte lange Bizepssehne kann direkt getastet werden. Wir können den Schmerz aber auch durch eine Vorwärtshebung des im Ellbogen leicht flektierten Armes gegen Widerstand auslösen (Abb. 117 c). Paretische Muskeln, insbesondere der oft betroffene M. deltoideus, werden mit Hilfe der üblichen Muskelfunktionsteste untersucht (Untersuchung sowie auch Behandlung des äußerst wichtigen M. subscapularis s. Kap. 7, Abb. 265).

Für die passive Bewegung gilt bei Störungen im *eigentlichen Schultergelenk* folgendes *Gelenkmuster*: Am meisten behindert (in Winkelgraden) ist die Außenrotation, dann folgt die Abduktion und dann erst die Innenrotation, wobei als Ausgangsstellung der adduzierte Arm mit nach ventral gerichteter Ellbeuge gilt.

Technik: Die Außenrotation wird bei völlig adduziert gehaltenen Oberarmen und um 90° gebeugten Ellbogen beidseits gleichzeitig ausgeführt und verglichen. Wir stehen hinter dem Patienten, drehen dessen Unterarme nach außen und achten darauf, daß der Ellbogen selbst adduziert bleibt (Abb. 118). Die Innenrotation vergleichen wir, indem wir die Daumen des Patienten hinter seinem Rücken vergleichend aufwärts ziehen.

Wir sehen also schon hier, daß zwischen einer Störung *im* eigentlichen Humeroskapulargelenk und einer "*Peri*arthritis" scharf zu unterscheiden ist.

In Anbetracht der erheblichen Inkongruenz zwischen Gelenkpfanne und Schultergelenkkopf hat das Schultergelenk ein beträchtliches Gelenkspiel, das in allen Ebenen untersucht werden kann, am einfachsten im Sitzen bei 90° abduziertem Arm durch Druck von oben auf den Oberarmkopf, der federnd abwärts gedrückt wird (Abb. 119).

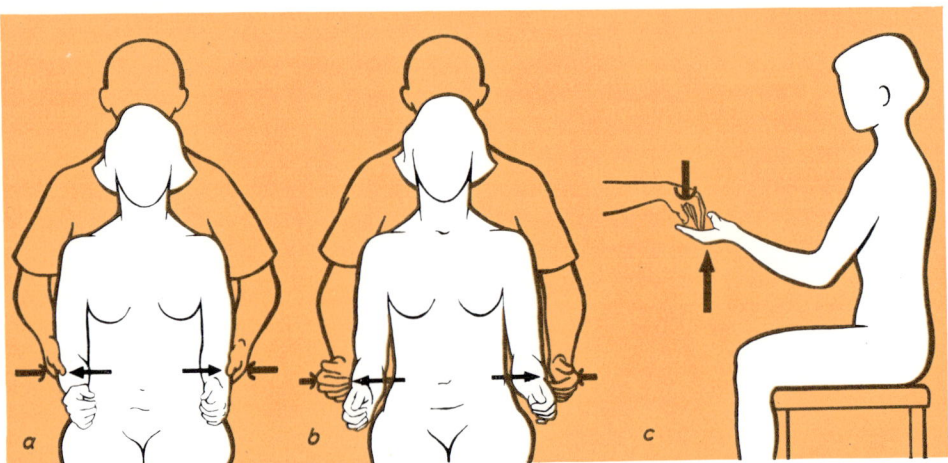

Abb. 117   Schmerzprüfung der Muskeln und Sehnen des Schultergelenks (der Rotatorenmanschette) durch Anspannung des Muskels gegen Widerstand (isometrisch). *a* Prüfung der Supraspinatussehne durch Abduktionsspannung gegen Widerstand am Ellbogen bei adduziertem Oberarm; *b* Prüfung der Infraspinatussehne durch Außenrotationsspannung gegen Widerstand außen am Unterarm bei adduziertem und rechtwinklig gebeugtem Ellbogen; *c* Prüfung der langen Bizepssehne durch Widerstand gegen das Vorwärtsheben des im Ellbogen leicht gebeugten Unterarms

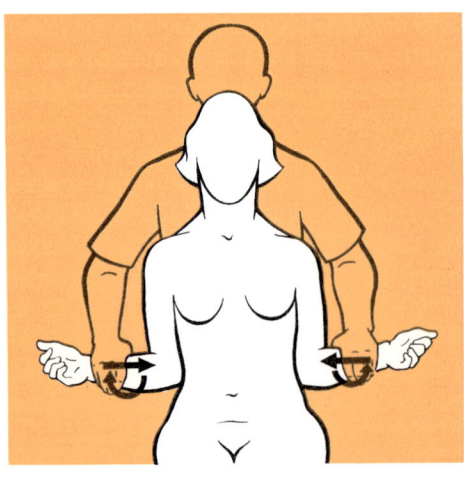

Abb. 118   Prüfung der passiven Außenrotation des Schultergelenks auf Bewegungseinschränkung bei adduziertem und rechtwinklig gebeugtem Ellbogen

daß eine Abduktion von ungefähr 90° noch möglich ist.

Mit dem Schultergelenk bilden die akzessorischen Schultergelenke, das Sterno- und Akromioklavikulargelenk, eine funktionelle Einheit. Die Funktionsbewegung im *Sternoklavikulargelenk* ermöglicht die Bewegungen des Schulterblatts in allen Richtungen im Raum. Das Gelenkspiel besteht in einer Dorsoventralverschiebung des Schlüsselbeins gegenüber dem Brustbein.

Diagnostisch ist hier die Druckschmerzhaftigkeit des Gelenks bedeutungsvoll. Sie kann allerdings durch eine Tendomyose des M. sternocleidomastoideus vorgetäuscht werden (s. 7.7.1.4.). Verformung und/oder Schwellung sind bei Arthrose bzw. Arthritis wichtig.

Auch bei Störungen im *Akromioklavikulargelenk*, wo Blockierungen unvergleichlich häufiger sind, besteht Druckschmerzhaftigkeit im Bereich des Gelenkspalts. Das charakteristische Zeichen ist hier die schmerzhaft eingeschränkte Adduktion des gebeugten Oberarms: Der Ellbogen wird zur gegenseitigen Schulter geführt und im Aus-

Dieses Gelenkspiel ist insbesondere bei der reinen Abduktionseinschränkung, also bei Störungen der Bursa subdeltoacromialis gestört, nicht jedoch bei der »frozen shoulder« (bei einem Kapselmuster), vorausgesetzt,

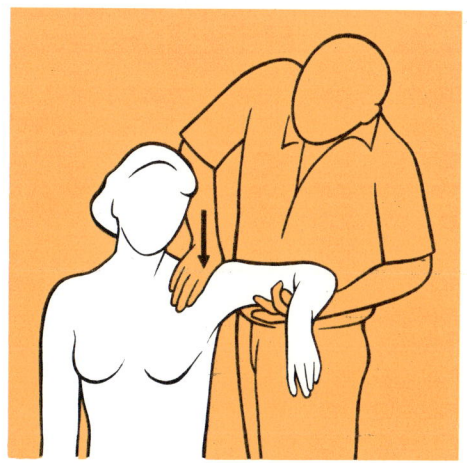

Abb. 119 Prüfung des Gelenkspiels (Kaudalwärtsgleiten) im Schultergelenk im Sitzen durch Druck auf den Humeruskopf von oben bei abduziertem Arm. Schon die geringste Störung beim Durchschlüpfen des Humeruskopfes unter dem Lig. coracoacromiale während der Abduktion macht sich dabei bemerkbar

schlag mit der gesunden Seite verglichen. Eine eigentliche Funktionsbewegung gibt es hier ebensowenig wie im Iliosakralgelenk, und so haben wir hier lediglich ein Gelenkspiel. Es handelt sich dabei um eine ventrodorsale und kraniokaudale Verschiebung des Schlüsselbeins gegenüber dem Akromion.

Die manchmal zu beobachtenden Stellungsasymmetrien der Klavikula haben keine gesicherte Beziehung zu Funktionsstörungen der beiden Gelenke.

Außer den obengenannten Druckpunkten der Schultergegend beachten wir noch die obersten Rippenwinkel, den Ansatz des M. deltoideus, die lange Bizepssehne und den Humeruskopf.

4.3.2. Ellbogengelenk

Bei einer Störung im Ellbogengelenk sind begreiflicherweise immer Flexion und Extension eingeschränkt, wobei die Flexion stärker betroffen ist. Das Gelenkspiel besteht hier in einer radialen beziehungsweise ulnaren Seitneigungsfederung des Unterarms

(vor allem der Ulna) gegenüber dem Oberarm. Bei dieser Bewegung kommt es außerdem zu einer relativen Verschiebung des Radius gegenüber der Ulna in Richtung der Längsachse. Dieses Gelenkspiel steht deshalb in engstem Zusammenhang mit den Radioulnargelenken, die bei flektiertem Ellbogen für die Pronation und Supination verantwortlich sind. Das Gelenkspiel des proximalen Radioulnargelenks zeigt außer der genannten radioulnaren Federung eine dorsoventrale Verschiebung des Radius gegenüber der Ulna, die außerdem das radiohumerale Gelenk betrifft.

Die wichtigsten Druckpunkte sind die beiden Epikondylen, die auch Muskelansatzpunkte sind. Außer durch direkten Druck kann der Schmerz am radialen Epikondylus entweder durch einfachen Händedruck oder durch Heben von Gegenständen (eines Stuhls) in Pronationsstellung der Hand und am ulnaren Epikondylus durch Heben in Supination ausgelöst werden.

4.3.3. Handwurzelgelenke

Bei der Analyse der einzelnen Bewegungen ist es von größtem Interesse, daß jeder Funktionsbewegung (auch ihrer Einschränkung) eine spezifische Bewegung des Gelenkspiels entspricht.

Dabei zeigt es sich, daß die Handwurzel zumindest aus zwei Gelenken besteht: dem proximalen Gelenk zwischen Radius und der proximalen Reihe der Handwurzelknochen (Radiokarpalgelenk) sowie dem distalen Gelenk zwischen dem proximalen und der distalen Handwurzelreihe (Mediokarpalgelenk).

Das *Radiokarpalgelenk* gleicht auf den ersten Blick einem Ovoid, das in der flachen Gelenkpfanne des Radius Bewegungen in allen Ebenen ausführen könnte. Aber auch im Zusammenspiel mit dem *Mediokarpalgelenk* beschränken sich die Funktionsbewegungen auf die Palmar- und Dorsalflexion und die radiale und ulnare Duktion. Eine Rotation ist zwar im Sinne des Gelenkspiels passiv möglich, es fehlen aber Muskeln, die sie aktiv ermöglichen würden.

Bei der Dorsalflexion verschiebt sich die distale Reihe gegenüber der proximalen nach palmar. Bei der Palmarflexion gleitet die proximale Reihe gegenüber dem Radius nach dorsal. Bei der ulnaren Duktion verschiebt sich die proximale Reihe gegenüber dem Radius nach radial. Den kompliziertesten Mechanismus weist die Radialduktion auf. Sie besteht in einer Annäherung des ersten Metakarpalen an den Radius, die dadurch zustande kommt, daß das Skaphoideum mit seinem radialen Ende nach palmar ausweicht (kippt). Ähnlich wie bei der Dorsalflexion wandern auch Trapezium und Trapezoideum nach palmar. Deshalb läßt sich die radiale Duktion bei gleichzeitiger leichter Dorsalflexion ausführen, während sie bei Palmarflexion gesperrt ist.

Außerdem ist die ulnare und noch mehr die radiale Duktion von der ungestörten Beweglichkeit von Ulna und Radius abhängig: Wenn wir nämlich eine maximale Radialduktion ausführen, kommt es dabei zu einer Pronation des Unterarms, wenn die Hand in der Ebene bleibt, und während der Ulnarduktion ganz entsprechend zu einer (leichten) Supination.

Der wichtigste Druckpunkt der Handwurzel ist der Processus styloideus radii.

Von großer klinischer Bedeutung ist die Tatsache, daß beim Karpaltunnelsyndrom ein erhöhter Widerstand in der Verschieblichkeit der *einzelnen* Karpalknöchelchen gegeneinander besteht. Das wird kenntlich, wenn man benachbarte Karpalknochen oder auch Metakarpalen zwischen Daumen und Zeigefinger faßt und mit *minimaler* Kraft gegeneinander bewegt. Normalerweise ist auch mit geringster Kraft die Gelenkspielbewegung immer festzustellen. Beim Karpaltunnelsyndrom fehlt die Beweglichkeit jedoch bei so feiner Untersuchung.

4.3.4. Fingergelenke

Die *Metakarpophalangealgelenke* sind eigentlich Kugelgelenke. Sie gestatten Bewegungen in allen Ebenen. Da jedoch wiederum Rotatoren fehlen, sind als aktive Funktionsbewegungen nur palmare und dorsale Flexion (Hyperextension) und die radiale und ulnare Duktion möglich. Dorsalflexion von mehr als 45° ist ein Zeichen von Hypermobilität.

Das Gelenkspiel besteht hier in einer dorsopalmaren und radioulnaren Verschieblichkeit, der Rotation und Traktion in der Längsachse.

Die *Interphalangealgelenke* sind Scharniergelenke, die aktiv lediglich Flexion und Extension gestatten, das Gelenkspiel besteht in einer dorsopalmaren Verschieblichkeit, der Traktion in der Längsachse und einer radioulnaren Verschiebung unter Traktion.

Im wesentlichen trifft das Gesagte auch für die Daumengelenke zu, wobei das Daumengrundgelenk (Metakarpophalangealgelenk) oft viel weniger beweglich ist als das an den anderen Fingern. Dafür erhält der Daumen seine freie Beweglichkeit im Karpometakarpalgelenk (Sattelgelenk).

4.3.5. Hüftgelenk

Wie das Schultergelenk ist auch das Hüftgelenk ein Kugelgelenk, das Bewegungen in allen Ebenen gestattet, die auch aktiv ausgeführt werden. Bei Koxalgien finden wir am häufigsten ein gestörtes Verhältnis zwischen Abduktoren und Adduktoren. Diese Muskeln sollten deshalb stets gegen Widerstand getestet werden. Einzelheiten darüber werden im Abschnitt über Fehlsteuerungen (s. 7.4.) besprochen.

Bei Störungen des Gelenks ist folgendes *Kapselmuster* charakteristisch: Zuerst und am deutlichsten eingeschränkt ist die Innenrotation, dann folgt die Dorsalflexion (Hyperextension), dann die Abduktion, Außenrotation und Ventralflexion. Wegen der Bedeutung der Innenrotation empfehlen wir, sie nicht nur auf beiden Seiten gleichzeitig (z.B. in Bauchlage bei gebeugten Knien) zu untersuchen, sondern in Rückenlage *einzeln* und unter rechtwinkliger Beugung von Hüfte und Knie die Unterschenkel um die als Achse vertikal stehenden Oberschenkel nach außen zu führen und dann den Winkel, den der Unterschenkel bei maximaler Rotation mit der Körperlängsachse einschließt, zu messen (abzuschätzen) und mit der anderen Seite zu vergleichen (Abb. 120). Die so gemessene Innenrotation schwankt erheblich um einen durchschnittlichen Normalwert von ungfähr 45°, aber Werte von 30 bis 70° (bei Hypermobilität noch mehr) können vorkommen, deshalb ist der Vergleich mit der gesunden Seite entscheidend. Bei funktionellen Koxalgien finden wir meistens keine Einschränkung der Innenrotation. Aber das passive Nachfedern in Innenrotationsendstellung ist schmerzhaft.

Im Unterschied zum Schultergelenk ist hier die Kongruenz von Hüftgelenkkopf und

-pfanne erheblich und deshalb das Gelenkspiel minimal. Es existiert lediglich in der Längsachse des Schenkelhalses. Wir ermitteln es mit der Traktion.

Zur Untersuchung der Hüfte gehört auch der Hyperabduktionstest (PATRICKSCHES Zeichen, s. 4.2.2.2.) und die Palpation des Druckschmerzpunktes über dem Azetabulumrand am Schambein. Sie sind die konstantesten Zeichen der Koxalgie, noch bevor Bewegungseinschränkungen im Gelenk zustande kommen. Weitere wichtige Druckpunkte sind die Ansätze der Adduktoren an der Symphyse und am Pes anserinus an der Tibia, außerdem der Iliopsoasansatz am Trochanter minor, der Ansatz der Abduktoren am Trochanter major und endlich der Beckenkamm einschließlich der Spina iliaca posterior superior.

Oft ist die maximale aktive Abduktion der unteren Extremität in Seitenlage schmerzhaft. Im Grätschstand ist bei diesen Kranken die Abduktion auf der Seite des gestörten Hüftgelenks geringer, das Becken stellt sich schief. Es handelt sich um ein Frühzeichen, das schon bei einfacher Koxalgie positiv sein kann. Bei Koxarthrosen mit erheblicher Bewegungseinschränkung ist regelmäßig die Streckung eingeschränkt. Es kommt zur Beugekontraktur, die im Stehen auf den ersten Blick erkannt werden kann: Auf der gestörten Seite ist das Knie nicht durchgestreckt, und das Gesäß springt nach hinten vor, wobei die Lendenwirbelsäule hyperlordosiert wird.

4.3.6. Kniegelenk

Ähnlich wie am Ellbogengelenk bestehen auch hier zwei Gelenke, nämlich das eigentliche Kniegelenk und das Gelenk zwischen Fibula und Tibia, die allerdings meistens nicht miteinander in Verbindung stehen.

Die Funktion des eigentlichen Kniegelenks besteht in Flexion und Extension und Rotationsbewegungen in Beugestellung. Angesichts der Inkongruenz der Gelenkflächen

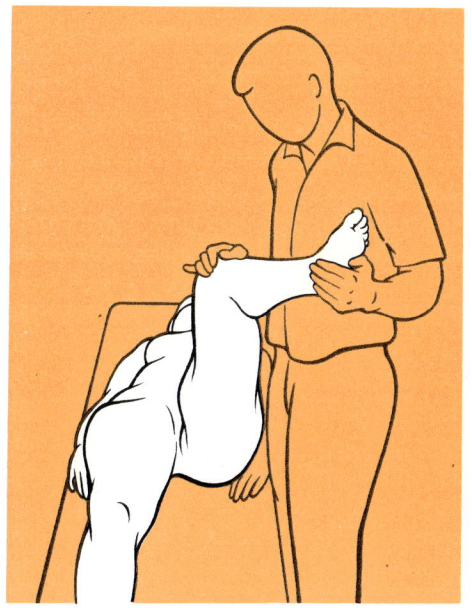

Abb. 120 Prüfung der passiven Innenrotation des Hüftgelenks in Rückenlage bei rechtwinklig gebeugtem Hüft- und Kniegelenk

und der gelenkigen Verbindung mit der Kniescheibe ist das Gelenkspiel vielseitig und erheblich. Wir prüfen die laterolaterale und proximodistale Verschieblichkeit der Kniescheibe, die anteroposteriore Verschieblichkeit der Tibia gegenüber dem Femur bei etwa rechtwinklig gebeugtem Knie und eine federnde laterolaterale Abwinkelung des fast gestreckten Unterschenkels (Tibia) gegenüber dem Oberschenkel.

Im *Kapselmuster* ist die Flexion früher und stärker eingeschränkt als die Extension, obwohl sich die Extension klinisch mehr auswirkt. Deshalb untersuchen wir stets die maximale Flexion.

Die wichtigsten Druckschmerzpunkte finden sich am Lig. collaterale mediale und laterale und in der Kniekehle.

Das *Tibiofibulargelenk* führt eine wichtige Synkinese bei der Innen- und Außenrotation des Unterschenkels bei gebeugtem Knie aus. Diese Rotation untersuchen wir am besten in Bauchlage bei vertikal stehenden Unterschenkeln auf beiden Seiten gleichzeitig, um vergleichen zu können. Bei Blockierung in diesem Gelenk ist die Rotation des Unterschenkels eingeschränkt.

Das Gelenkspiel besteht hier in einer ventrodorsalen Verschieblichkeit der Fibula gegenüber der Tibia. Dabei ist bei der Einschränkung der Außenrotation des Fußes die Verschieblichkeit nach dorsal und bei eingeschränkter Innenrotation diejenige nach ventral gehemmt.

4.3.7. Sprunggelenke

Wir unterscheiden das obere Sprunggelenk (Talokruralgelenk) und das mehrteilige untere.

Das *obere Sprunggelenk* ist ein Scharniergelenk, das als Funktionsbewegung lediglich die Dorsal- und Plantarflexion gestattet. Das Kapselmuster zeigt eine stärkere Einschränkung in der Dorsal- als in der Plantarflexion. Deshalb untersuchen wir hauptsächlich die Dorsalflexion. Dabei ist zu beachten, daß

wir sie bei (leicht) flektiertem Kniegelenk und auf beiden Seiten gleichzeitig untersuchen, um vergleichen zu können. Bei gestrecktem Knie behindert der oft verkürzte M. gastrocnemius die Dorsalflexion.

Das Gelenkspiel besteht in einer dorsoventralen Verschiebung des Unterschenkels gegenüber dem Talus und in der Traktion in der Längsachse des Beines.

Das *untere Sprunggelenk* besteht aus den gelenkigen Verbindungen des Talus mit dem Kalkaneus und mit dem Navikulare. Diese Gelenke haben als gemeinsame Funktionsbewegung die Pronation und Supination des Vorderfußes.

Das Gelenkspiel besteht hier in einer Plantarverschiebung des Fersenbeins gegenüber dem Talus und einer Flexion gegenüber der Fußwurzel, in einer laterolateralen Abwickelung von Talus und Kalkaneus gegenüber der übrigen Fußwurzel und endlich in einer Rotation der Fußwurzel gegenüber dem Talus und Fersenbein um die Längsachse des Fußes.

4.3.8. Übrige Gelenke des Fußes und der Zehen

Als *orientierende Prüfung für den ganzen Fuß* bewährt sich die Rotationsuntersuchung nach GAYMANS: Wir greifen den Vorfuß in Neutralstellung über dem 1. bis 5. Metatarsalenköpfchen und rotieren ihn um seine Längsachse. Dabei kommt es zu einer Drehung mit dem Drehpunkt im Bereich des Taluskopfes. Bei den verschiedensten Blockierungen, besonders häufig sind es die des 2. bis 4. Tarsometatarsalgelenks, erweist sich diese Drehung als gestört. Die Untersuchung des Fußes sollte deshalb mit dieser Prüfung *beginnen*.

In den gelenkigen Verbindungen der Fußwurzelknochen kann nur das passive Gelenkspiel untersucht werden, die dorsoplantare Verschieblichkeit im *Chopartschen* und *Lisfrancschen Gelenk* und dann noch gesondert die dorsoplantaren Exkursionen der einzelnen Metatarsalknochen an ihrer Basis.

Für die *Zehengelenke* ist die Untersuchung mit der der Fingergelenke identisch. Obwohl zwischen den Metatarsalköpfchen keine gelenkige Verbindung besteht, ist deren freie Verschieblichkeit gegeneinander am Fuß besonders wichtig und nicht selten beim schmerzhaften Spreizfuß gestört. Sie soll deshalb untersucht werden.

4.3.9. Temporomandibulargelenk

Es ist klinisch bedeutsam, weil es Schmerzen im Gesicht verursacht, die als Trigeminusneuralgie verkannt werden können. Zusammen mit Schwindelattacken gehören diese zum COSTEN-Syndrom. Das deutet auch auf seine engen Beziehungen zur oberen Halswirbelsäule hin.

Charakteristisch ist die Druckschmerzhaftigkeit des Gelenkköpfchens vor dem Tragus oder bei Palpation vom äußeren Gehörgang her.

Die Funktionsbewegungen sind das Öffnen und Schließen des Mundes, die Verschiebung des Unterkiefers nach vorn und hinten und die Lateralverschiebung. Bei Funktionsstörungen beobachten wir Kieferklemme, Einschränkung der Lateralbewegungen oder/und Abweichen des Unterkiefers beim Mundöffnen. Bei normaler Beweglichkeit soll man in der Lage sein, bei maximal geöffnetem Mund 3 Fingerknöchel zwischen die Schneidezähne legen zu können.

Das Gelenkspiel besteht in einer Distraktion nach unten, aber auch in der Verschiebung nach der Seite, besonders in Extremstellung.

Die Hauptursache von Funktionsstörungen und Arthrosen ist eine fehlerhafte Okklusion (Bißkontakt) infolge defekter Zähne oder fehlerhafter Prothesen, wovon wir uns dann immer überzeugen müssen.

Wenn wir an dieses Gelenk nicht denken, können wir Fehldiagnosen und therapeutische Fehlschläge bei gewissen Kopf, Ohren- und Gesichtsschmerzen, die bei richtiger Diagnose leicht beeinflußbar sind, nicht vermeiden.

Nicht weniger wichtig als das Temporomandibulargelenk sind fernerhin schmerzhafte Verspannungen (Triggerpunkte) in der Kaumuskulatur, die sorgfältig aufgesucht werden sollen, weil hier die Therapie bei Kopfschmerzpatienten eine erhebliche Rolle spielen kann. Dazu gehört auch die Palpation des M. temporalis im Schläfenbereich. Sogar der Schmerzpunkt am Temporomandibulargelenk selbst kann mitunter ein Übertragungsschmerz aus den Muskeln sein (TRAVELL und SIMONS 1983).

4.4. Untersuchung reflektorischer Störungen

Palpation

Ein kurzer Absatz über Palpation wäre an dieser Stelle angebracht, weil sie uns die wesentlichsten Diagnosen bei reflektorischen Veränderungen ermöglicht und überdies auch für die manuelle Therapie von großer Bedeutung ist. Es ist aber äußerst schwierig, mit Worten das zu beschreiben, worüber uns die Palpation informiert. Das ist auch einer der Gründe, warum man sie nicht aus Büchern erlernen kann.

Bei der Palpation von Geweben stellen wir die Konsistenz, den Widerstand, Wärme und Feuchtigkeit fest sowie die Möglichkeit, die palpierte Struktur zu bewegen, zu dehnen oder zu drücken. Wenn wir uns auf die getasteten Gewebe konzentrieren und eine Schicht nach der anderen zur Seite schieben, unterscheiden wir zwischen Haut, Unterhaut-Bindegewebe, Muskel, Faszie und Knochen. Folgen wir einem Muskel, erkennen wir seinen Übergang zur Sehne und endlich den Sehnenansatzpunkt. Wenn wir Knochen palpieren, erkennen wir Höcker und Rauhigkeiten und den Übergang zum Gelenk. Reflektorische Veränderungen, vor allem bei Schmerzen, betreffen alle diese Strukturen und können durch Palpation erfaßt werden; bezeichnend ist für alle diese Veränderungen eine vermehrte Spannung.

Auch die Beweglichkeit von Gelenken wird getastet; wir fühlen sowohl Widerstände während der Bewegung (Haften) als auch das Bewegungsausmaß. Bevor wir die Endstellung erreichen, nimmt der Widerstand zu, und zwar allmählich und elastisch oder jäh und hart, je nachdem es sich um eine physiologische oder pathologische Barriere handelt. Wir tasten jedoch auch die relative Beweglichkeit der Gewebe (Haut, Muskeln, Knochen) und erkennen Adhäsionen.

Immer müssen wir dabei tunlichst zwischen Tastempfindung und Interpretation unterscheiden, was unter Umständen schwerfällt.

4.4.1. Hyperalgetische Hautzonen (HAZ)

Wenn wir die hyperalgetischen Zonen auch der Übersichtlichkeit halber an dieser Stelle getrennt besprechen wollen, so untersuchen wir sie doch immer zugleich mit den entsprechenden Abschnitten der Wirbelsäule. Ganz automatisch tasten wir bei der Untersuchung eines Wirbelsäulenabschnitts auch die Haut und Muskulatur durch.

Die von HEAD entdeckten reflektorischen Hautschmerzzonen werden unseres Erachtens noch weniger gewürdigt, als es ihrer Bedeutung zukommt. Ein Grund dafür dürfte in der Untersuchungstechnik liegen. Die meistgeübte Methode, auf Grund der Schmerzsensibilität, meist mit Hilfe von Nadelstichen, die Zone festzustellen, ist subjektiv und deshalb unzuverlässig. Indolente Patienten empfinden keine Unterschiede, und hyperpathische und hypochondrische Kranke verzerren ihre Auskünfte. Deshalb ist es ein wesentlicher Fortschritt, daß wir Methoden reflektorischer Massageverfahren zu diagnostischen Zwecken anwenden (Gewebsbefund).

Die einfachste Methode besteht in der *Faltung der Haut* nach KIBLER (»Kiblerfalte«). Dabei heben wir zwischen Daumen und Zeigefinger eine Hautfalte ab und »rollen« sie den Rumpf entlang ab oder auch an den Extremitäten quer zum Verlauf der Dermatome. Dabei stellen wir die Dicke und den Widerstand fest, den sie gegen das Abheben und beim Abrollen leistet. Wo sich eine Hyperalgesiezone befindet, ist die Hautfalte derber, läßt sich schlecht abheben und leistet beim Abrollen Widerstand, wobei der Patient Schmerz angibt. Wir brauchen den Kranken oft gar nicht zu befragen, denn wir erkennen seinen Schmerz an der unwillkürlichen Abwehrreaktion, die allein auf die Hyperalgesiezone beschränkt ist. Bei größerer Erfahrung spüren wir die Zonen schon bei leichter Palpation, ohne dabei Schmerz zu verursachen. Die Methode ist also subjektiv und objektiv zugleich. Ähnlich geht die *Bindegewebsmassage* (LEUBE und DICKE) vor, wobei statt der Hautfalte nur eine Hautwelle vor der Fingerkuppe her verschoben wird. Dabei verspüren wir ebenfalls in den Segmenten, in denen eine HAZ besteht, einen vermehrten Widerstand, die Haut verschiebt sich wie ein »Panzer«, ohne sich zu wölben, und wir sehen eine vermehrte Grisselung. Dabei empfindet der Kranke einen schneidenden Schmerz, als ob mit dem Fingernagel gekratzt würde.

Es gibt noch eine Reihe *weiterer Methoden*, reflektorische Hautzonen zu prüfen: Wir können den Dermographismus beobachten und die Hauttemperatur und den elektrischen Hautwiderstand messen. Auch die Prüfung der Dehnbarkeit der Haut hat sich ausgezeichnet bewährt.

4.4.2. Reflektorische Störungen der Muskulatur und »Maximalpunkte«

Reflektorische Störungen der Muskulatur und auch der tiefen Schichten des Bindegewebes gehören ebenfalls zu den klinischen Befunden segmentärer Störungen und sind für die gezielte Therapie von großer Bedeutung. Sie werden gleichzeitig mit dem entsprechenden Wirbelsäulenabschnitt und den Extremitätengelenken untersucht und wurden deshalb schon zum großen Teil besprochen.

Es wurde schon erklärt (s. 2.9.), daß mit jedem Gelenk gewisse Muskeln in engster funktioneller und reflektorischer Beziehung stehen, die bei Störungen des ihnen zugeordneten Gelenks meist mit Hemmung oder Hartspann reagieren und dann an ihren Ansatzstellen, in Sehnen, im Periost u. a. Schmerzpunkte hervorrufen (reflektorische Myotendinosen nach BRÜGGER). Diese sind deshalb von so großer diagnostischer und auch therapeutischer Bedeutung, weil sie trotz ihres reflektorischen Ursprungs wie ein »Kristallisationspunkt« die reflektorische Störung unterhalten können.

Die charakteristischen Veränderungen der Muskulatur sind der lokale Hartspann und die Myogelose. Der *Hartspann* ist immer intensiv schmerzhaft, so daß der Patient bei der Palpation oder Massage eine Abwehrbewegung nicht vermeiden kann. Die *Myogelose* ist weniger schmerzhaft und gibt bei der Massage nach. In den tiefen Schichten des Bindegewebes finden wir oft schmerzhafte Knötchen und Fettpölsterchen. Auch an den schmerzhaften »Periostpunkten« sind Verquellungen zu tasten. Die Diagnose beruht auch hier, wie wir sehen, nicht allein auf subjektiven Angaben, sondern stützt sich auf einen Untersuchungsbefund.

Wo das Gelenk selbst zu tasten ist, befindet sich bei Störungen ein Maximalpunkt.

Die Technik der *Palpation der Maximalpunkte* besteht darin, daß wir die oberflächlichen Schichten des Bindegewebes und der Muskulatur weich und mit leichter Hand zur Seite schieben und so in die Tiefe durchtasten.

Obwohl sie schon zum großen Teil besprochen wurden, wollen wir nun die wichtigsten maximalen Schmerzpunkte oder kurz »Maximalpunkte« aufzählen.

Muskeln: die Adduktoren und ihre Ansätze bei Störungen im Hüftgelenk und bei

der Iliosakralblockierung. Auch die Ansatzpunkte der Abduktoren, der Trochanter major und der Unterrand des Beckenkamms, sind beim schmerzhaften Hüftgelenk druckempfindlich.

Die schmerzhaft verspannte Bauchmuskulatur äußert sich durch einen Widerstand, der auch als »défense musculaire« bezeichnet wird; am charakteristischsten ist jedoch der schmerzhafte Ansatzpunkt am Oberrand der Symphyse und kranial der Processus xiphoideus sowie die benachbarten Anteile der unteren Rippenbögen. Der Psoas (bei Hüftgelenkstörungen und vor allem bei Blockierungen im thorakolumbalen Übergang) wird paravertebral durch die Bauchmuskeln palpiert, wobei sich der Schmerz verstärkt, wenn der Patient aktiv die Hüfte beugt, und an der Ansatzstelle am Trochanter minor. Besonders wichtig ist sein Hartspann als Hinweis für eine Blockierung der untersten Brustwirbelsäule. Deshalb kann er als Kennmuskel einer Blockierung im thorakolumbalen Übergang angesehen werden (KUBIS). Gleichzeitig ist oft auch der M. quadratus lumborum auf derselben Seite verspannt. Deshalb ist bei Blockierung des thorakolumbalen Übergangs außerdem oft der Oberrand des Beckenkamms ungefähr in der Axillarlinie schmerzhaft (point de la crète nach MAIGNE).

Gleichzeitig ist meist auch der thorakolumbale Anteil des M. erector spinae schmerzhaft verspannt, und es ist interessant, daß reflektorische Wechselbeziehungen zwischen dem M. psoas, dem thorakolumbalen Rückenstrecker und auch der verspannten Bauchmuskulatur bestehen. Der M. iliacus ist verspannt bei der Beckenverwringung und Lumbosakralblockierung, der M. piriformis bei Blockierung im Segment $L_{4/5}$, der M. rectus femoris im Segment $L_{3/4}$ und der M. erector spinae bei den verschiedensten Störungen im Bereich der Wirbelsäule. Besonders wichtig ist die Palpation seiner tiefen Schicht, da sich hier der Hartspann auf das gestörte Segment beschränkt. Die Entspannung der darüberliegenden

Schicht ist dafür Vorbedingung. Am einfachsten ist die Tastung in Rückenlage in der Halswirbelsäule.

Die Interskapularmuskeln und ihre Ansätze sind besonders bei Störungen in den oberen Transversokostalgelenken schmerzhaft. Der Hartspann im Bereich des M. pectoralis findet sich vor allem beim vertebrokardialen Syndrom und Blockierung der obersten Rippen. Der Hartspann im oberen Anteil des M. trapezius, im M. levator scapulae und in den Mm. scaleni ist beim Zervikalsyndrom schlechthin ungemein häufig, ist aber nicht für ein spezifisches Segment oder Gelenk charakteristisch. Die Schmerzhaftigkeit im M. deltoideus mit dem Maximalpunkt an seinem Ansatz finden wir bei Störungen im Schultergelenk.

Für die typische Schultersteife (frozen shoulder) ist jedoch der schmerzhaft verspannte M. subscapularis besonders charakteristisch, erfordert jedoch eine ganz spezifische Untersuchungstechnik: Wir ziehen an dem leicht (schmerzlos!) abduzierten Arm nach distal, und mit der anderen Hand dringen wir mit den Fingern über den Rand des M. latissimus dorsi in die Achselhöhle zur ventralen Oberfläche des Schulterblatts vor, wo sich die Verspannungen dieses Muskels befinden. Dabei ist auch oft die lange Bizepssehne schmerzhaft. Der M. sternocleidomastoideus ist bei Affektionen des Sternoklavikulargelenks im unteren Anteil und bei Funktionsstörungen in den oberen Kopfgelenken im Ansatz am Warzenfortsatz schmerzhaft gespannt. Der verspannte M. levator scapulae manifestiert sich durch (gleichzeitige) Druckpunkte lateral am Dornfortsatz C$_2$ und am oberen Skapulawinkel. Die verspannten Kaumuskeln wurden schon bei Besprechung des Temporomandibulargelenks erwähnt.

Periostpunkte: Schmerzhafte Druckpunkte haben vor allem am Periost ihre Ursache in mechanischer Spannung, sind also ein zuverlässiges Zeichen gestörter Funktion. Deshalb ist ihr Auffinden von beträchtlichem diagnostischem Wert und an der Wirbelsäule selbst, nach der Funktionsprüfung, der wichtigste diagnostische Wegweiser für die Lokalisation der Funktionsstörung und für ihre Richtung. Wenn beispielsweise ein Dornfortsatz auf einer Seite schmerzhaft ist, besagt dies erstens, welcher Wirbel, und zweitens in welcher Richtung er wahrscheinlich blockiert ist. Es ist so, als ob sich das Achsenorgan »bemüht«, die Blockierung zu überwinden. Es besteht eine erhöhte Spannung auf der der Blockierung entgegengesetzten Seite, weil ja der Dornfortsatz hinter der Rotationsachse liegt. Wir können also aus der Schmerzhaftigkeit des Dornfortsatzes auf der rechten Seite auf eine blockierte Linksrotation schließen. Der Druckschmerz des rechten Atlasquerfortsatzes von vorn spricht für eine Blockierung der Atlasrotation nach links. Das führt manche Manualtherapeuten dazu, sich weitgehend auf die Schmerzpalpation zu stützen, um so mehr, als die Palpation von Schmerzpunkten technisch leichter ist als die Funktionsdiagnose. Dies gilt vor allem für die chiropraktischen Schulen.

Ohne den soeben hervorgehobenen beträchtlichen Wert der Palpationsdiagnose schmälern zu wollen, ist prinzipiell zu betonen, daß jede Diagnose, die sich vor allem auf den Schmerz stützt, mit der Fehlerquelle der Subjektivität behaftet ist. Einerseits sind die Angaben des Patienten nicht immer zuverlässig, und andererseits ist der Druck, den der Untersuchende ausübt, nicht unbedingt konstant. Außerdem ist die Palpation des Periosts an und für sich zumindest unangenehm, auch wenn es sich um normale Verhältnisse handelt. Demgegenüber ist die Funktionsdiagnose, wenn sie technisch beherrscht wird, schmerzlos und objektiv, und die Palpation der Schmerzpunkte dient uns dann lediglich zur Kontrolle der schon objektiv festgestellten Befunde. Weiterhin prüft die Funktionsuntersuchung direkt das Bewegungssegment, die Schmerzpalpation aber eine knöcherne Struktur. So besagt die schon angeführte Druckschmerzhaftigkeit am Atlasquerfortsatz nur, in welcher Richtung der Atlas blockiert ist, aber nicht, ob gegenüber dem Okziput oder gegenüber dem Axis. Außerdem ist der Atlasquerfortsatz besonders häufig dann schmerzhaft, wenn der M. sternocleidomastoideus verspannt ist, nach dessen Relaxation er in der Regel aufhört schmerzhaft zu sein. Am wichtigsten ist schließlich der Umstand, daß allein die Funktionsprüfung den Beweis der Blockierung zu erbringen vermag, denn der Spannungszustand kann auch umgekehrt durch Hypermobilität hervorgerufen werden, und die Palpationsdiagnose allein ist natürlich nicht in der Lage, diese grundsätzliche Unterscheidung zu erbringen. Maximalpunkte können zudem reflektorisch bei Störungen innerer Organe im entsprechenden Segment auftreten.

Wichtigste Periostpunkte: an den Füßen die Köpfchen der Metatarsalia beim schmerzhaften Senk- und Spreizfuß; unter der Ferse beim unteren Fersenbeinsporn. Die Ursache hier ist eine erhöhte Spannung der Aponeurosis plantaris und der kurzen Zehenbeuger u. a. bei Blockierung im unteren Sprunggelenk. Ein weiterer Schmerzpunkt liegt am Ansatz der Achillessehne.

Ein wichtiger Periostpunkt ist der Pes anserinus an der Tibia bei Affektionen des Hüftgelenks. Etwas oberhalb davon palpieren wir das Lig. collaterale mediale, das bei Störungen im Kniegelenk meistens schmerzhaft ist, insbesondere natürlich bei Verletzungen des Meniscus medialis. Für eine Affektion im Hüftgelenk spricht auch der Schmerzpunkt am Trochanter major. Weniger spezifisch sind die hinteren Darmbeinstachel, in deren Nachbarschaft man oft schmerzhafte Fettpölsterchen tastet, und der schmerzhafte Beckenkamm. Wir finden sie bei Störungen der Hüfte, des Beckens und auch bei Wurzelsyndromen. Eine isolierte Schmerzhaftigkeit am Beckenkamm kann auch durch zu geringen Abstand zwischen Beckenkamm und unterem Rippenbogen verursacht sein, z. B. bei Spondylolisthese, Hyperlordose und einseitig bei Skoliosen und außerdem durch Verspannung des

M. quadratus lumborum. Das Steißbein ist schmerzhaft bei Spannung der tiefen Beckenmuskulatur, besonders der Mm. levator ani und glutaeus maximus, die hier ansetzen – die traumatische Ätiologie des Steißbeinschmerzes ist durchaus nicht die Regel. Wie schon erwähnt, finden wir bei Verspannung der Adduktoren einen Schmerzpunkt lateral an der Symphyse und bei Verspannung der Bauchmuskulatur am Oberrand der Symphyse.

Über die wesentlichen Druckpunkte im Bereich der Wirbelsäule wurde schon eingangs gesprochen. Hier können alle der Palpation zugänglichen Strukturen schmerzhaft gereizt sein. Die isolierte Druckschmerzhaftigkeit des Dornfortsatzes L$_5$ und auch S$_1$ ist charakteristisch für den ligamentären Kreuzschmerz (s. 4.6.) und ist deshalb ein Hinweis, die Bänder zu prüfen. Sehr oft sind schmerzhafte Periostpunkte an den Rippen zu finden, und zwar vorn am Brustkorb und seitlich unter der Axilla. Sie sind besonders häufig beim vertebrokardialen Syndrom. Der Rippenansatz am Sternum und der Processus xiphoideus können schmerzhaft sein. Besonders möchten wir allerdings den engen Zusammenhang des schmerzhaften Processus xiphoideus mit der verspannten Bauchmuskulatur betonen. Ein besonders wichtiger Schmerzpunkt wird medial vom Oberrand des Schulterblatts palpiert – es handelt sich hier um den Ansatz des mittleren Anteils des M. trapezius. Der bekannte ERBsche Punkt liegt in der Masse des M. scalenus. Diese beiden Schmerzpunkte sind für Wurzelsyndrome der oberen Extremität charakteristisch. An den oberen Extremitäten sind es insbesondere die Epikondylen des Humerus, meist infolge einer Blockierung im Radioulnargelenk. Auch der schmerzhafte Processus styloideus radii dürfte damit zusammenhängen, weil die radioulnare Bewegungshemmung auch die Radialduktion der Hand behindert.

Die wichtigsten Druckpunkte im Zervikalbereich sind die Querfortsätze des Atlas, die Seitenkanten des Axisdornfortsatzes, der

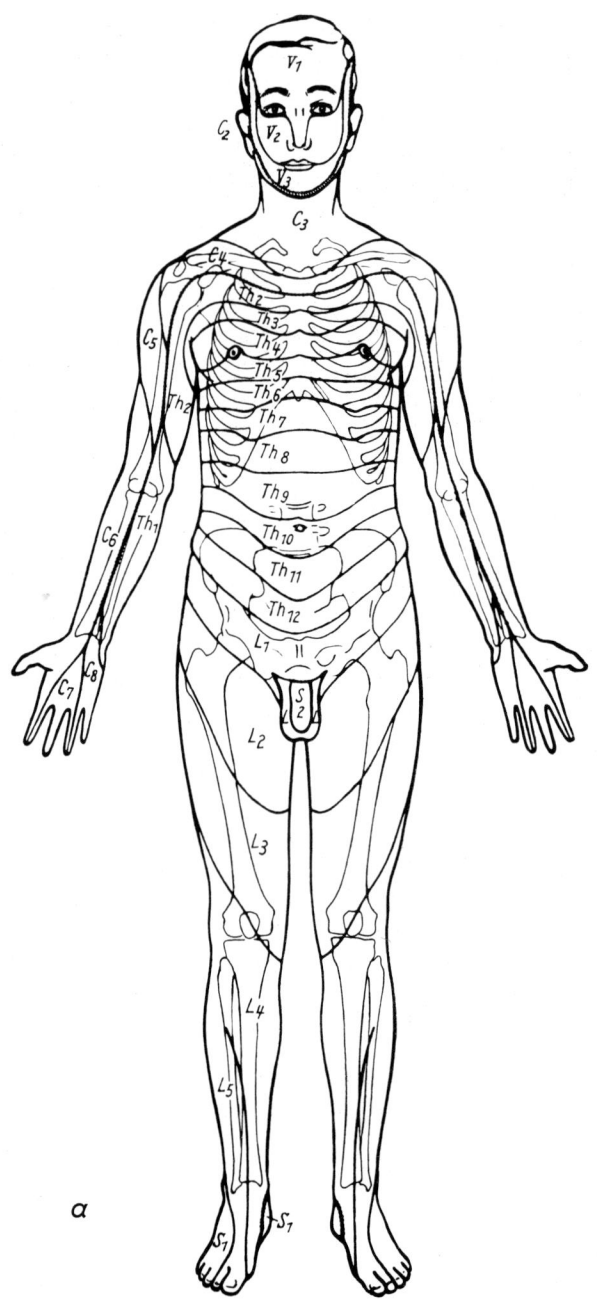

Abb. 121   Dermatomgrenzen. *a* Dermatome in der Ansicht von vorn, *b* von hinten

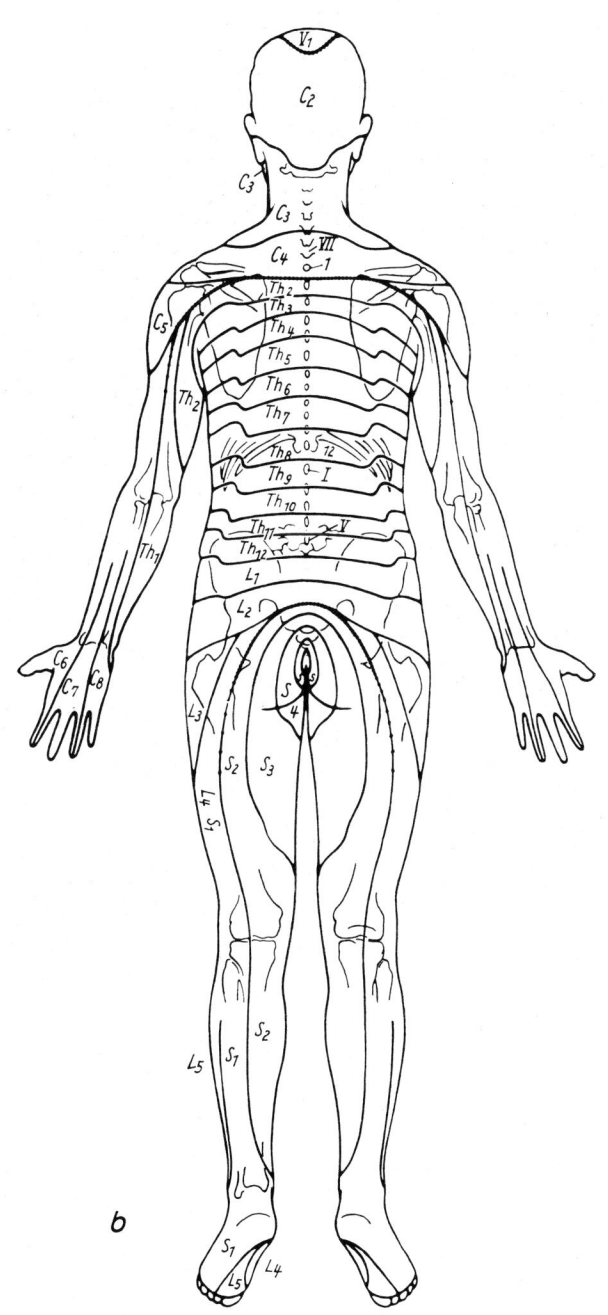

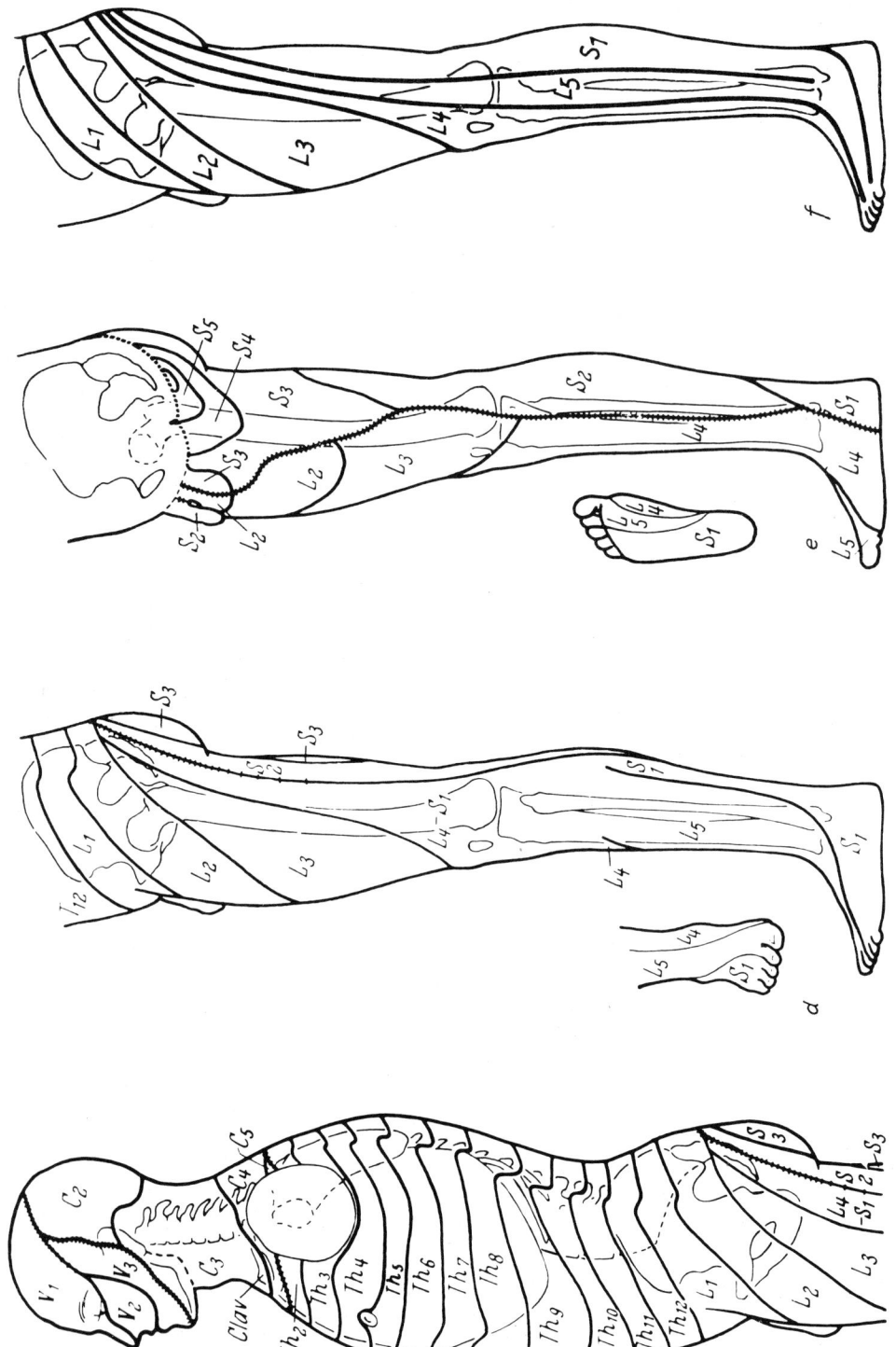

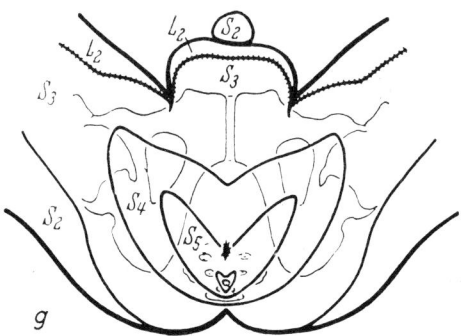

Abb. 121 *c* Rumpfdermatome in Seitenansicht; *d* Beinaußenseite und *e* Beininnenseite mit dem Fuß; *f* Beinaußenseite nach KEEGAN; *g* Dammregion (nach K. HANSEN und H. SCHLIACK, Segmentale Innervation, Stuttgart 1964 (*a* bis *e*, *g*) und KEEGAN (*f*))

hintere Atlasbogen und die übrigen Dorn- und Gelenkfortsätze. Sehr häufig sind auch Druckpunkte am Kopf, und zwar im Bereich der Muskelansätze (vor allem am Hinterhaupt die sogenannten Austrittspunkte der Okzipitalnerven) und in der Schläfengegend am M. temporalis. Nicht selten können die Kranken selbst an den verschiedensten Stellen der Kopfschwarte Schmerzpunkte zeigen.

Gelenke: Oberflächlich liegende Gelenke wie Finger-, Zehen- und Klavikulagelenke erlauben bei der Palpation die Beurteilung der Schmerzhaftigkeit und geweblicher Veränderungen. Bei palpatorisch weniger zugänglichen Gelenken wird die Gewebsbeurteilung schwieriger (Sprunggelenk, Ellbogengelenk, zervikale Wirbelgelenke), und es bleibt schließlich nur die Schmerzpunktpalpation mit der dabei tastbaren Spannungsvermehrung bei tiefliegenden Gelenken (Hüftgelenk von vorn, Wirbelbogengelenke thorakal und lumbal). Die Kopfgelenke, Tabokruralgelenke und Transversokostalgelenke sind einer direkten Palpation unzugänglich. Häufig weisen Schmerzmaximalpunkte an der Knochenoberfläche auf ein benachbart liegendes Gelenk hin, der Epicondylus humeri auf das Ellbogengelenk, der Angulus costae auf das Transversokostal-

gelenk, der Atlasquerfortsatz auf das Atlantookzipitalgelenk.

Bei Wurzelsyndromen der unteren Extremitäten sind die VALLEIXschen Druckpunkte und manchmal der Sitzbeinhöcker schmerzhaft, an den oberen Extremitäten der ERBsche Punkt und ein Druckpunkt über dem Angulus costae der 2. Rippe, der vom Patienten oft als Ausgangspunkt seiner Schmerzen empfunden wird.

4.4.3. Diagnose von Wurzelsyndromen

Es wurde schon zur Genüge betont, daß die angeführten reflektorischen Veränderungen im Segment einschließlich des Ausstrahlungsschmerzes nicht für die Diagnose des echten Radikulärsyndroms ausreichen, weshalb wir den Terminus des pseudoradikulären Syndroms übernommen haben. Wann sind wir also berechtigt, die Diagnose des Wurzelsyndroms zu stellen? Die Antwort lautet: Wenn neurologische *Ausfall*erscheinungen vorliegen. Die Sensibilitätsstörung besteht in der Hypästhesie und Hypalgesie, die motorische Störung in lokalisierter Hypotonie, Muskelatrophie und Abschwächung der Muskelkraft, der Muskeleigenreflexe und schließlich in erhöhter idiomuskulärer Reizbarkeit. Solange diese Zeichen fehlen, können wir zwar eine Wurzelläsion vermuten, sie aber nicht für erwiesen halten. Und gerade im Akutstadium einer Wurzelkompression können alle diese Zeichen noch fehlen, es braucht lediglich eine Hyperästhesie vorhanden zu sein.

Ein Zeichen macht jedoch im Bereich der unteren Extremitäten eine Wurzelläsion auch dann wahrscheinlich, wenn die obengenannten neurologischen Ausfallserscheinungen fehlen. Das ist das LASÈGUEsche Zeichen bei erheblicher Ausprägung. Wir erklärten schon bei der Untersuchung des Beckens, daß das LASÈGUEsche Zeichen auch bei der Iliosakralstörung positiv sein kann (s. 4.2.2.2.), ja es kann sogar bei einem schmerzhaften Steißbein gefunden werden.

Allerdings spricht ein »positiver LASÈGUE« von unterhalb 45° oder gar unter 30° stets für eine Bedrängung der Wurzel. Ebenso weist das Ausstrahlen des Schmerzes bis in die Finger oder Zehen auf eine echte Wurzelläsion hin.

Die einzelnen Wurzelsyndrome werden im speziellen Teil behandelt werden. Wie bekannt, ist der Verlauf der Segmentzonen noch immer strittig, und wie HANRAETS zeigen konnte, muß auch mit einer gewissen individuellen Variabilität gerechnet werden. Bei Vergleich verschiedener Schemata, vom FÖRSTERSchen bis zum KEEGANSchen, scheint das neueste von HANSEN und SCHLIACK den Tatsachen am meisten zu entsprechen. Es synthetisiert die Befunde bei Wurzelläsionen, die HEADSchen Zonen und die klinischen Bilder bei Zostereruptionen. Ein wesentlicher Fortschritt ist darin der Nachweis des sogenannten zervikothorakalen und lumbosakralen »Hiatus«. Wie aus den Schemata (Abb. 121) hervorgeht, sind die Segmente C_5 bis Th_1, auf die obere, die Segmente L_3 bis S_1 auf die untere Extremität abgewandert, so daß am Rumpf auf das Dermatom C_4 unmittelbar Th_2 und auf L_2 am Rücken S_2 folgt. Weiterhin erkennt man an diesem Schema ungefähr in der Skapularlinie am Rücken eine Stufe im Verlauf des Dermatoms. Sie dürfte der Grenze zwischen den Versorgungsgebieten des Ramus dorsalis und ventralis entsprechen und ist bei Zostereruptionen sehr deutlich zu erkennen.

4.4.4. Reflektorische Halbseitenzeichen

Zum Schluß sind noch einige reflektorische Halbseitenzeichen zu erwähnen, die HANSEN und SCHLIACK, besonders bei inneren Erkrankungen, beschrieben haben. Sehr konstant scheint die Mydriasis auf der Seite des erkrankten Organs zu sein, wo die Autoren auch eine Krampfung der mimischen Muskulatur beobachteten. Regelmäßig finden sie den MUSSYSchen Schmerzpunkt in der oberen Schlüsselbeingrube direkt neben dem

Ansatz des M. sternocleidomastoideus. Auf der Seite des erkrankten Organs besteht außerdem sehr häufig eine HAZ im Segment C_4 oberhalb des Schulterblatts. Es scheint sich hier überhaupt um eine Prädilektionsstelle für das Auftreten einer Hyperalgesiezone zu handeln. Wie bekannt, entspricht dieses Dermatom dem Segment des N. phrenicus. Weitere Symptome reflektorischer Veränderungen bei Störungen innerer Organe sind Skoliosekrümmungen des entsprechenden Wirbelsäulenabschnitts mit Konkavität zum erkrankten Organ und abgeschwächte Atmung auf derselben Seite.

4.4.5. Instrumentelle Methoden

Neben diesen rein klinischen Methoden, mit deren Hilfe wir reflektorische Störungen erkennen, gibt es auch instrumentelle graphische Methoden, die der Objektivierung dienen. Sie wurden schon erwähnt. Hier sei lediglich gesagt, daß nach STARÝ Unterschiede der Hauttemperatur von mehr als einem halben °C an symmetrischen Stellen als klinisch signifikant angesehen werden sollen.

4.4.6. Zusammenfassung

Abschließend ist hervorzuheben, daß sich tatsächlich eine umfangreiche Symptomatologie reflektorischer Störungen verschiedenster Natur und Ätiologie aufzeigen ließ. Sie befähigt uns zu präzisen Diagnosen und damit auch zu gezieltem therapeutischem Vorgehen (s. auch 5.). Die Erscheinungen lassen sich auch instrumentell objektiv registrieren, wobei die funktionelle Röntgendiagnose eine große Rolle spielt. Von praktischer Bedeutung ist es aber, daß der erfahrene und dazu eigens geschulte Arzt jederzeit mit den einfachsten Mitteln, die auch dem Landarzt zur Verfügung stehen, vorzügliche Arbeit leisten kann. Die Konstellation der Symptome und ihr zeitlicher Verlauf führen nicht nur zur Diagnose, sondern erlauben auch Rückschlüsse auf die Pathogenese, die »pathogenetische Aktualitätsdiagnose« nach GUTMANN, die dann eine pathogenetisch begründete Therapie ermöglicht.

4.5. Untersuchung von Muskelfehlsteuerungen

Die bisher besprochenen Untersuchungen an der Wirbelsäule, der Muskulatur, Haut usw. lassen lediglich die reflektorischen Störungen im Segment, bestenfalls ihre suprasegmentären Ausbreitungen erkennen. Wie schon anfangs begründet worden ist, müssen wir aber auch die zentralen Störungen, und hier an erster Stelle die Muskelfehlsteuerungen, erkennen und klinisch erfassen. Wir sehen also, daß die Muskulatur einmal *reflektorisch* (im Segment) gestört und einandermal zentral *fehlgesteuert* sein kann. Die Diagnostik, Klinik und Therapie dieser Fehlsteuerungen werden im Zusammenhang gesondert behandelt (s. 7.).

4.6. Untersuchung von Ligamenten – der ligamentäre Schmerz

Falls der Schmerz nicht von den Gelenken und auch nicht von den Muskeln und Sehnen ausgeht, kann er von den Ligamenten herrühren. Da die Bänder vor allem der Verstärkung der Gelenkkapseln dienen und deshalb wie die Gelenke bei passiver Bewegung angespannt werden, ist auch der von ihnen ausgehende Schmerz mit dem Gelenkschmerz meistens identisch. Darum diagnostizieren wir den Bänderschmerz erst, wenn die Gelenkfunktion normal ist und trotzdem die passive Bewegung schmerzt. Es ist für den Bänderschmerz charakteristisch, daß er vor allem bei anhaltender statischer Belastung auftritt unter Bedingungen, bei

denen die Muskulatur nur wenig beansprucht wird, so beispielsweise beim Stehen, Sitzen oder auch in der maximalen Vorbeuge, wobei die Muskeln unter physiologischen Bedingungen nur wenig oder gar nicht belastet werden. Sehr charakteristisch ist ein Schmerz, der bei anhaltender Vorbeuge entsteht. Es kann im Bereich der ganzen Wirbelsäule auftreten, ist aber am häufigsten im Kopfgelenkbereich und am lumbosakroiliakalen Übergang. Er findet sich begreiflicherweise häufig bei Hypermobilität, man sollte jedoch Hypermobilität durchaus nicht mit dem Bänderschmerz gleichsetzen. Oft ist der Bänderschmerz Folge von Traumen, besonders im Zervikalabschnitt. Im Bereich der Kopfgelenke untersuchen wir den Schmerz, der durch passive Kopfvorbeuge verursacht wird. Bei diesem Anteflexionstest wird der Kopf des Patienten maximal vorwärts gebeugt, das Kinn an die Brust gezogen und diese Stellung ein Weilchen gehalten. Beim Bänderschmerz löst das den Schmerz aus. Beim ligamentären Kreuzschmerz untersuchen wir die Druckempfindlichkeit der Dornfortsätze L_5 und S_1 und die Schmerzhaftigkeit folgender Bänder:

1. des Lig. iliolumbale,
2. der iliosakralen Bänder,
3. des Lig. sacrotuberale.

Voraussetzung ist, daß Iliosakralgelenk und Hüftgelenk keine Funktionsstörungen aufweisen und daß an den Iliosakral- und Hüftdruckpunkten kein Schmerz besteht.

Ad 1: Das *Lig. iliolumbale* wird unter dieser Voraussetzung durch eine reine Adduktionsbewegung des im Hüftgelenk um 90° gebeugten Oberschenkels geprüft. Der Schmerz projiziert sich dabei in die gleichseitige Leistengegend (Abb. 122). Wenn jedoch bei der reinen Adduktionsbewegung der Schmerz lediglich im Bereich des Trochanter major empfunden wird, dann handelt es sich oft um einen Schmerz im Abduktorensatz, der weitgehend der »Periarthritis coxae« entspricht. Beweisend dafür ist 1. die Druckschmerzhaftigkeit des Trochanter major, 2. die Schmerzhaftigkeit der maxi-

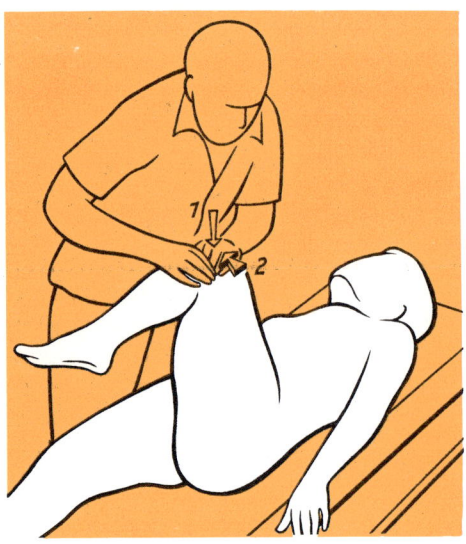

Abb. 122   Schmerzprüfung des Iliolumbalbandes. Der Oberschenkel wird rechtwinklig gebeugt und dann adduziert. Durch Druck in Längsrichtung des Oberschenkels (Pfeil 1) wird das Becken auf der Unterlage fixiert. Dann wird das Band durch eine langsam drückende Adduktion des Oberschenkels (Pfeil 2) angespannt und damit der Schmerz provoziert

malen aktiven Abduktion, evtl. gegen Widerstand in der Endstellung.

Ad 2: Die Ligg. sacroiliaca werden beim Aufklappen des Gelenks gespannt. Die Prüfung besteht – wieder unter den genannten Voraussetzungen – in einer kräftigen Beugung und Adduktion des Oberschenkels im Hüftgelenk (Knie in Richtung zur gegenseitigen Schulter). Dabei strahlt der Schmerz etwa im Dermatom S_1 außen hinten über die Hüfte bis zum Knie aus.

Ad 3: Unter den gleichen Voraussetzungen wird das *sakrotuberale Band* durch eine maximale reine Flexion in der Hüfte (Knie gegen die gleichseitige Schulter) gespannt, wobei der Schmerz wieder an der Rückseite des Oberschenkels ausstrahlt. Hier ist auch die LasÈGUEsche Probe schmerzhaft, wobei der Dehnungsschmerz nach Umspritzung des Bandansatzes sistiert. Der Tuber ossis ischii ist druckschmerzhaft.

Wenn diese sogenannten *Bändertests* posi-

tiv sind, kann man auch eine erhöhte Spannung feststellen, und zwar ist die Adduktion bei den Prüfungen des Iliolumbal- und Iliosakralbandes meßbar eingeschränkt, und analog wird für das sakrotuberale Band die LasÉGUEsche Probe positiv. Diese Spannung kann natürlich nicht nur aus den Bändern selbst stammen, sie ist muskulär bedingt. Es hat sich weiterhin herausgestellt, daß diese Spannung durch postisometrische Relaxation (s. 7.7.) beseitigt werden kann, wodurch der ligamentäre Schmerz wirksam zu behandeln ist.

4.7. Untersuchung von Gleichgewichtsstörungen

Wie schon verschiedentlich betont (s. 2.2.), spielt die Wirbelsäule eine erhebliche Rolle bei der Gleichgewichtserhaltung und deren Störung. Deshalb ist die Untersuchung dieser Störungen besonders dann von großem Wert, wenn sie die Analyse des vertebragenen Faktors ermöglicht. Die Untersuchung ist angezeigt, wenn der Kranke über Schwindel klagt oder Untersuchungsbefunde, beispielsweise ein Schwanken im 2-Waagen-Test, eine Gleichgewichtsstörung vermuten lassen.

Nachdem grobe neurologische und otologische Befunde ausgeschlossen wurden, stehen an erster Stelle Prüfungen, die eine Seitenabweichung objektivieren. Sie sind bei schneller ambulanter Untersuchung besser geeignet und gleichzeitig empfindlicher als die heute verbreitete Nystagmusprüfung (Nystagmographie). Gegenüber der Untersuchung im Stehen (ROMBERG) oder im Gehen hat die Seitenabweichungsprüfung der vorgestreckten Arme im Sitzen bei geschlossenen Augen (HAUTANT) den Vorteil, daß sich der Kranke sicher fühlt. Schwindelkranke sind zudem oft psychisch überlagert und deshalb im Stehen und Gehen bei geschlossenen Augen geneigt, ihren Angstgefühlen Ausdruck zu verleihen. Der Patient sitzt an-

gelehnt und bequem mit vorgestreckten Armen und geschlossenen Augen. Wir stehen vor dem Patienten und stellen unsere Daumen vor seinen Fingerspitzen ein. Daran können wir eine möglicherweise auftretende Seitenabweichung der Arme (Rumpfdrehung) ablesen (Abb. 123).

Um dann die Rolle der Halswirbelsäule zu testen, wiederholen wir diese Prüfung bei verschiedenen Kopfhaltungen (relativ zum Rumpf) nach STEJSKAL. Wir erkennen dabei »pathogene«, aber auch »Entlastungsstellungen« je nachdem, ob sich die Abweichung zeigt, verdeutlicht oder auch verschwindet. Oft deckt sich dann die pathogene mit der blockierten Richtung. Wir können somit die Rolle der Halswirbelsäule *direkt* klinisch belegen.

Wir konnten neuerdings (LEWIT und BERGER 1983) ein »zervikales Störungsmuster« feststellen, das darin besteht, daß die Abweichung bei der HAUTANTschen Probe sich

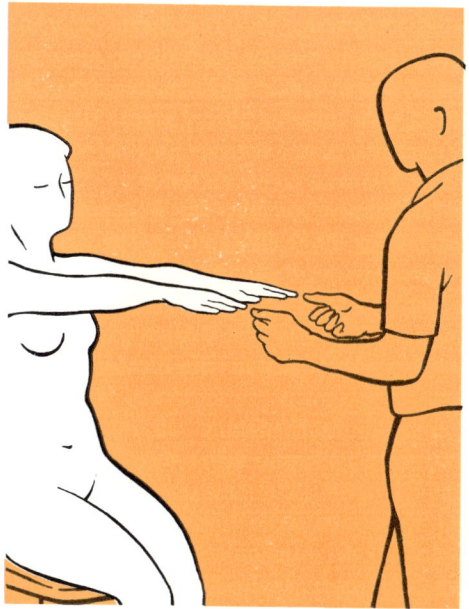

Abb. 123   Schwindeltest nach HAUTANT. Der Untersuchte sitzt angelehnt mit geschlossenen Augen und streckt die Arme gerade vor. Der Behandler beobachtet an den Fingerspitzen, ob sich der Kranke zu einer Seite wegdreht

dann verschlechtert oder erst entsteht, wenn der Patient den Kopf in der zu dieser Abweichung entgegengesetzten Richtung dreht, und sich bessert (verschwindet), wenn der Patient den Kopf in Richtung der Abweichung dreht. Außerdem verschlimmert sich die Abweichung in Rückbeuge und schwindet in Kopfvorbeuge. Es hat sich weiterhin gezeigt, daß diese Abweichungen auch bei Patienten ohne Schwindel sehr häufig bestehen und daß wir sie dann aufsuchen sollen, wenn der Patient im 2-Waagen-Test eine Belastungsdifferenz von mehr als 4 kg aufweist.

Um nun den Anteil der A. vertebralis bei einem Schwindelkranken zu erkennen, untersuchen wir in Stellungen, die das Gefäß drosseln. Dafür eignet sich besonders die Rückbeuge und Rotation des Kopfes im Liegen. Für die Beurteilung müssen wir beachten, daß bei der Rotation vor allem das Gefäß auf der Rotationsgegenseite gedrosselt wird, und daß bei der Insuffizienz einer Vertebralarterie die Drosselung der anderen suffizienten A. vertebralis zu klinischen Erscheinungen führt. So wirkt sich beispielsweise bei Insuffizienz der rechten A. vertebralis die Rückbeuge und Rotation nach rechts, d.h. die Drosselung der linken A. vertebralis, klinisch aus. *Technisch* wird dann so vorgegangen: Der Patient ragt in Rückenlage mit dem Kopf über das Bankende. Wir führen den Kopf unter Beobachtung der Augen und des Patienten in die Rückbeuge und Rotation. In dieser Stellung prüfen wir den (Endstellungs-)Nystagmus und achten auf eine eventuelle Übelkeitsreaktion des Patienten. Sobald eines davon eintritt, wird die Probe abgebrochen, d. h., der DE KLEYNSCHE Test ist positiv. Bei kritischer Betrachtung ist allerdings diese Prüfung nicht ganz eindeutig: Wenn nämlich die Kopfstellung während des DE KLEYNSCHEN Tests einer Blockierungsrichtung entspricht, kann die Reaktion allein oder zum Teil durch diese Blockierung ausgelöst werden. Sie soll deshalb nach Lösung der Blockierung wiederholt werden: Ist dann die Reaktion weiter positiv, so spricht dies eindeutig für eine Zirkulationsstörung.

Grundsätzlich wird nach Testmanipulation, Testmobilisation oder nach dem Traktionstest die Schwindeluntersuchung wiederholt: Wenn nach diesem Eingriff die HAUTANTsche Probe in den verschiedenen Kopfstellungen negativ ausfällt bzw. auch DE KLEYNsche Prüfungen negativ werden, spricht dies für eine weitgehend vertebragene Ätiologie. Wir müssen allerdings in jedem Einzelfall genau abwägen, ob nicht eine Kontraindikation gegen die Behandlung bestimmter Segmente oder Richtungen vorliegt (s. 3.1.1., 8.4.3.).

Endlich untersuchen wir auch die Wirkung von Lage und Lagerung, d. h. die Stellung oder Stellungsänderung des Kopfes *im Raum* in gleichbleibender Neutralhaltung relativ zum Rumpf, um den rein labyrinthären Schwindel zu erkennen und von dem zervikal mitbedingten abzugrenzen. Wir untersuchen zu diesem Zweck zuerst die Wirkung des (raschen) Hinlegens und Wiederaufsetzens auf der Liege, wobei der Kopf passiv abgestützt wird. Wir warten ab, ob eine Reaktion erfolgt. Bei positiver Reaktion gibt der Patient heftigen Schwindel an, und wenn er die Augen offenhält, können wir einen kurzdauernden Nystagmus beobachten. Dann untersuchen wir die Wirkung verschiedener Lagen, vor allem die rechte und linke Seitenlage, wobei sich wieder bei positiver Beantwortung in einer bestimmten Lage nach kurzer Zeit Schwindel mit kurzdauerndem Nystagmus einstellt.

4.8. Test

Wenn eine gezielte und pathogenetisch begründete Reflextherapie angestrebt wird, der auch die manuelle Therapie dient, dann ist das systematische Testen (d. h. *der Vergleich der Befunde vor und nach der Behandlung*) der wichtigste Wegweiser zu diesem Ziel. Der Test kann die Bestätigung, aber auch die Widerlegung unserer Diagnose bringen. Er kontrolliert die Berechtigung un-

seres therapeutischen Handelns. Er hat für uns die Bedeutung einer Art Rückkopplung, die für den kritischen Therapeuten unentbehrlich wird, sobald er ihren Wert erkannt hat. Die Möglichkeit zu testen erbringt in der alltäglichen Praxis den Beweis der Wissenschaftlichkeit und der Wirksamkeit der Reflextherapie. Um uns das klarzumachen, vergleichen wir nur mit der üblichen Pharmakotherapie, bei der wir eine augenblicklich feststellbare Wirkung meistens nicht einmal erwarten können. Dabei ist die klinische Beurteilung eines therapeutischen Effekts in Anbetracht des äußerst variablen, ja unvoraussehbaren Verlaufs in der Mehrzahl der Fälle, um die es sich hier handelt, stets ein heikles Problem. Um so bedeutsamer ist es daher, daß wir bei richtig gewählter Reflextherapie meistens sofort eine Wirkung feststellen können.

Was wird nun getestet?

Prinzipiell können alle Normabweichungen, die wir bei der Untersuchung festgestellt haben, in erster Linie aber die quantitativ meßbaren, als Testobjekte dienen. Dabei lassen wir die subjektiven Angaben des Kranken auch nicht außer acht. Je gründlicher und vielseitiger unsere Untersuchung ist, desto seltener finden wir bei einem Kranken nichts zu testen.

So können wir uns der Bewegungseinschränkung durch Blockierung, der Beckenstellung bei der Beckenverwringung, des LASÈGUEschen Zeichens, des Finger-Boden-Abstandes, des Hyperabduktionsphänomens usw. sehr gut bedienen. Die Blockierung im Bewegungssegment verschwindet nach der Manipulationsbehandlung so regelmäßig, daß wir in Fällen, in denen das nicht so ist, den Handgriff als mißlungen ansehen müssen. Das LASÈGUEsche Zeichen kann z. B. vor und nach der Manipulation, vor und nach der Traktion, der Wurzelinfiltration, der Applikation von Quaddeln in die HAZ, vor und nach Massage usw. verglichen werden. Es sollten allerdings nur erhebliche Unterschiede gewertet werden, und es ist zu empfehlen, daß der Kranke das Heben des gestreckten Beins selbst (aktiv!) ausführt, um Beeinflussung durch den Behandler zu vermeiden. Als Test für eine Behandlung der Hals- und oberen Brustwirbelsäule kann mitunter auch die eingeschränkte Abduktion im Schultergelenk dienen.

Bei Kranken, die an Schwindel leiden, kann man oft Seitenabweichungen messen. Dazu eignet sich besonders die HAUTANTsche Probe (s. 4.7.). Natürlich können auch die ROMBERGsche Probe, der Gang mit geschlossenen Augen oder noch besser das Auf-der-Stelle-Treten bei geschlossenen Augen untersucht werden. Die Nachuntersuchung nach der Manipulation oder der einfachen Traktion zeigt uns die Wirksamkeit oder auch Wirkungslosigkeit unseres Vorgehens und damit gleichzeitig die Natur des Schwindels. In diesem Zusammenhang sind auch die Untersuchungen auf zwei Waagen wertvoll, die nach manueller Behandlung oft einen Ausgleich der Belastungsdifferenz zeigen.

Auch reflektorische Veränderungen wie der Hartspann der Muskulatur und die Hyperalgesiezone eignen sich vorzüglich zum Testen. Es ist eindrucksvoll, wenn eine derbe HAZ oder ein Muskelhartspann nach erfolgreicher Manipulation schlagartig verschwinden. Auch während der Massage können wir fühlen, wie unter unseren Fingern eine HAZ oder ein Hartspann manchmal nachgeben, manchmal jedoch schlimmer werden und sich förmlich »sträuben«. Die Folgerungen aus solchem Verhalten ergeben sich von selbst.

Auch die Abschwächung gewisser Muskelgruppen, insbesondere bei Wurzelsyndromen, manchmal auch bei einfachen Blockierungen, eignet sich gut zum Testen. Besonders an der oberen Extremität sehen wir recht häufig, daß abgeschwächte Muskeln bei Wurzelsyndromen nach der Manipulation augenblicklich größere Kraft entfalten. Mitunter kann die Besserung eines abgeschwächten Sehnenreflexes beobachtet werden. Manchmal ist der Schmerz die Ursache der verringerten Kraftentwicklung, wie bei

Epikondylitiden. Wir können dann beobachten, wie sich der Händedruck nach der Manipulation (an der Halswirbelsäule oder am Ellbogen) verbessert, und erkennen bei diesem Vorgehen sogar, ob die Störung mehr vertebragen oder lokal bedingt ist.

Läßt sich bei der klinischen Untersuchung nichts finden, was zu testen wäre, dann können uns objektive instrumentelle Methoden behilflich sein, wie die Messungen der Hauttemperatur an symmetrischen Körperstellen. Wenn sich dabei Unterschiede ergeben, können sie sich nach dem Handgriff oder nach einer Wurzelinfiltration ausgleichen. Auch andere Methoden, die Messung des Hautwiderstandes, die Plethysmographie usw., können dafür verwendet werden.

Auch wenn wir uns nicht gern allein auf die Angaben des Kranken verlassen, so ist doch eine augenblickliche, wesentliche, subjektive Besserung von Bedeutung, und der Kranke schätzt sie natürlich am meisten. So kann es bei Kopfschmerzen vorkommen, daß der Befund an der Wirbelsäule wenig überzeugend ist und auch die reflektorischen Veränderungen nicht deutlich sind und daß uns erst der Traktionstest, bei dem die Schmerzen zum Verschwinden gebracht werden, ihre vertebragene Natur zeigt und gleichzeitig den Weg zur Therapie weist. Daraus ergibt sich, daß es vorteilhaft ist, den Kranken zu dem Zeitpunkt zu untersuchen, wenn er Beschwerden hat. Der oft paroxysmale Charakter vertebragener Beschwerden wurde schon betont. Im beschwerdefreien Intervall kann dann auch der Befund völlig negativ sein. Demgegenüber gelingt es manchmal, einen Migräneanfall, ja sogar einen Anfall von Drehschwindel während der Traktionsuntersuchung zu bessern, mitunter sogar zu kupieren. Deshalb sollten die Kranken vor der Untersuchung nichts einnehmen. Manchmal fordern wir sie sogar auf, dann zur Untersuchung zu kommen, wenn sich die Beschwerden einstellen.

Dennoch gibt es Fälle, die wir im schmerzlosen Intervallstadium untersuchen und behandeln müssen, ohne einen Test ausführen zu können. Bei schweren Wurzelsyndromen läßt sich eine augenblickliche Besserung (im Test) nicht erwarten. Dann bleibt nichts anderes übrig, als das Behandlungsergebnis abzuwarten.

Zusammenfassung:

1. Der Test dient der Diagnosestellung. Er ist besonders geeignet, die vertebragene Natur einer Störung zu zeigen. So können Kopfschmerzen, Schwindel, Epikondylitis, Viszeralschmerzen usw. nach der Traktion oder einem Handgriff verschwinden, wodurch ein vertebragener Faktor weitgehend gesichert erscheint.

2. Der Test dient der Indikationsstellung. Die Maßnahme, die im Test Besserung bringt, kann als therapeutisch indiziert angesehen werden. *Eine ungünstige Reaktion im Test* (z. B. bei Traktion) *sollte uns warnen, diese Methode anzuwenden.*

3. Der Test ist eine Kontrolle für die Richtigkeit unserer Erwägungen. Er kann uns darüber hinaus davon unterrichten, welchen Anteil die einzelnen Faktoren am Krankheitsgeschehen haben. Wenn nach einer Manipulation an der Wirbelsäule auch die Hyperalgesiezone verschwindet, dann war der vertebragene Faktor offenbar ausschlaggebend; wenn die HAZ jedoch weiterbesteht, obwohl nun die Blockierung gelöst ist, dann dürfte noch ein weiterer wichtiger Faktor mit im Spiel sein.

Zum Schluß noch eine *Warnung*: Ein positiver Test, ja sogar ein vorübergehender therapeutischer Erfolg, insbesondere nach Manipulation, bedeutet noch nicht, daß es sich mit Sicherheit *allein* um eine Funktionsstörung der Wirbelsäule handelt. Wir haben vorübergehende, ausgezeichnete Erfolge nach Manipulationsbehandlung sogar bei spinalen Tumoren, ja auch bei Hirntumoren mit okzipitalem Druckkonus beobachten können!

4.9. Untersuchungsgang im Hinblick auf Verkettungen

Es wird immer wieder gefragt, wie ein »manualtherapeutisches Krankenblatt« aussehen sollte. Mit der Kenntnis der Untersuchungstechnik stellt sich die Frage, wie man in der Praxis vorgeht, um in möglichst kurzer Zeit zu brauchbaren Ergebnissen zu kommen und dabei Fehler so weit wie möglich zu vermeiden.

Die Antwort ist schwierig, weil der Gegenstand unserer Untersuchung, die Funktionsstörung des Bewegungssystems mit ihren reflektorischen Auswirkungen, in viele Fachgebiete eingreift. Wir untersuchen also einmal vorwiegend »manualtherapeutisch«, ein anderes Mal neurologisch oder orthopädisch oder rheumatologisch, aber auch intern oder sogar otologisch oder gynäkologisch. Wollten wir also jedesmal alles durchuntersuchen, wäre das schon allein von der verfügbaren Zeit her nicht zu bewältigen.

Deshalb müssen wir jeweils von der Art der Beschwerden ausgehen und uns dann von Befund zu Befund neu orientieren. Die Erfahrung hat uns nämlich gelehrt, daß sich Befunde (Funktionsstörungen) auf gesetzmäßige Art miteinander *verketten.* Wenn wir beispielsweise »A« finden, können wir »B« erwarten und dann noch »C« prüfen.

Wüßten wir von unserem Patienten gar nichts und wäre seine Haltung und die Trophik seiner Muskulatur unauffällig, würden wir als *Mindestprogramm* lediglich die Halswirbelsäule und die Kopfgelenke orientierend im Sitzen, die Atemwelle (Brustwirbelsäule) in Bauchlage, die orientierende Vor-, Rück- und Seitbeuge der Lendenwirbelsäule und die Beckenpalpation im Stehen, das PATRICKsche Zeichen und die gebeugte Adduktion des Oberschenkels bei fixiertem Becken im Liegen und die Fußrotation nach GAYMANS untersuchen.

In der Praxis gehen wir auf der Grundlage der Anamnese von Anfang an gezielt vor. So ist es beim Kopfschmerzpatienten (bei negativem neurologischem Befund) unerläßlich, die Kopfgelenke auch im Liegen in allen Richtungen zu untersuchen, einschließlich der Schmerzpalpation am hinteren Atlasbogen und an der Lateralkante des Dornfortsatzes von C$_2$ sowie die Kaumuskulatur und den Sternocleidomastoideus. Bei Kopfvorhaltung fahnden wir nach einer steifen thorakalen Kyphose, nach Verspannungen des M. pectoralis, trapezius und levator scapulae und nach Abschwächungen der unteren Fixatoren des Schultergürtels. Wird die Vorhaltung nur im Sitzen und nicht im Stehen beobachtet, dann handelt es sich um eine hypermobile Lendenwirbelsäule (!), die bei entspanntem Sitzen in eine Kyphose kippt. Eine thorakale Hochatmung darf bei allen zervikalen Störungen nicht übersehen werden. Bei Kopfgelenkblockierungen muß in jedem Fall die 2. bis 4. Rippe untersucht werden.

Beim Schulterschmerz und Zervikobrachialsyndrom untersuchen wir außer der Halswirbelsäule einschließlich der Kopfgelenke, des zervikothorakalen Übergangs und der obersten Rippen immer auch das Humeroskapulargelenk (die Abduktion unter Berücksichtigung des painful arc und das Gelenkspiel bei horizontal abduziertem Arm) und die Schlüsselbeingelenke. Dazu gehören Anspannungen gegen Widerstand zu Erfassung schmerzhafter Muskelansätze, die Palpation der Epikondylen und die Funktionsuntersuchung der Handwurzel. Wie bei den zervikokranialen Störungen sind auch hier die Muskelfehlsteuerungen im Schultergürtelbereich bedeutungsvoll. Die vorgezogenen Schultern sind besonders bei Schmerzen durch Lastentragen charakteristisch.

Beim Kreuzschmerz prüfen wir die Halswirbelsäule orientierend, den Beckenstand, die wichtigsten Kennmuskeln (M. psoas, rectus femoris iliacus und piriformis), die Federungsprobe der Lendenwirbelsäule in Bauch- oder Seitenlage, die Iliosakralgelenke und das Steißbein. Bei eingeschränkter Vorbeuge im Stehen untersuchen wir die Vorbeuge im Sitzen und die LASÈGUEsche Probe. Fehlen Blockierungen, dann untersuchen wir Schmerzpunkte und Ligamente. Bei Hal-

tungsstörungen wird die Muskelfunktion, und zwar Bauch- und Gesäßmuskulatur sowie Hüftgelenkbeuger und Rückenstrecker, geprüft. Bei Schmerzen nach Verheben ist immer die Spannung der Bauchmuskulatur während des Hebens zu untersuchen.

Diese Beispiele wären beliebig fortzusetzen. Es scheint aber zweckmäßiger zu sein, auf typische Verkettungen hinzuweisen, die eine schnelle Orientierung ermöglichen. Funktionsstörungen führen nämlich zu bestimmten Störungsmustern. Dies ist verständlich, weil die Funktion vom Nervensystem gesteuert ist, das nicht lediglich aufgrund segmentaler Organisation seine Funktion ausübt, sondern vor allem den Zweck erfüllt, eine koordinierte Funktion des Bewegungssystems zu gewährleisten. Wenn wir also von den grundlegenden Funktionen der wichtigsten Abschnitte des Bewegungssystems ausgehen, erkennen wir typische Störungsmuster, wie wir sie erfahrungsgemäß regelmäßig vorfinden.

1. Die untere Extremität: Die Hauptfunktion ist der Gang. Wir unterscheiden zwei Phasen: a) die Schwungphase, b) die Standphase. Die erstere entspricht der Flexion, die letztere der Extension. Dabei kommt es auch zu einer Synkinese der Lendenwirbelsäule und des Beckens im Sinne der Beugung und Streckung.

a) Gestörte Extension: Vermehrte Spannung in den Fuß- und Zehenstreckern, der Hüftbeuger einschließlich des M. tensor fasciae latae, der Adduktoren mit Schmerzpunkt am lateralen Symphysenrand, Überlastung des Knie- und Hüftgelenks, Hemmung der Glutealmuskulatur, Blockierung des Sakroiliakalgelenks in Flexion und Blockierung des thorakolumbalen Übergangs sowie auch L$_{3/4}$.

b) Gestörte Flexion: Vermehrte Spannung der Beuger des Fußes und Blockierung der (kleinen) Fußgelenke, schmerzhafter Fersensporn, vermehrte Spannung des Triceps surae und schmerzhafte Achillessehne, Blockierung des Fibulaköpfchens, Blockierung des Iliosakralgelenks in Extension, vermehrte Spannung in den Mm. glutaeus maximus und levator ani mit Steißbeinschmerz, vermehrte Spannung des M. glutaeus medius mit Schmerzpunkt am Trochanter major. Blockierung der Lendenwirbelsäule vor allem in den Segmenten $L_{4/5}$ und L_5S_1.

2. Hals und Rumpf (die Wirbelsäule). Hauptfunktionen:

a) Die Körperstatik, d. h. die aufrechte Haltung (im Stehen und Sitzen) bei möglichst geringer Muskelarbeit. Bei gestörter statischer Funktion wird die Muskulatur überlastet, und es kommt zu Blockierungen in den Bewegungssegmenten der Wirbelsäule.

- Verspannungen finden sich in folgenden Muskelpaaren (ventral und dorsal von der Wirbelsäule): des Sternocleidomastoideus und der kurzen Extensoren der Kopfgelenke; der Skaleni und tiefen Halsbeuger auf der einen und der Mm. trapezius und levator scapulae auf der anderen Seite; des M. pectoralis und der Interskapularmuskulatur; der Mm. iliopsoas und rectus abdominis auf der einen und des thorakolumbalen M. erector spinae auf der anderen Seite und oft auch der Quadrati lumborum. Die wichtigsten Schmerzpunkte sind an den Insertionen am hinteren Atlasbogen, an den Atlasquerfortsätzen, am Dornfortsatz des Axis, am medialen Ende des Schlüsselbeins, am Schwertfortsatz und am Oberrand der Symphyse.

- Die wichtigsten Blockierungen: In allen Schlüsselregionen, in denen auch die Muskelverspannungen sich am intensivsten auswirken, d. h. am kraniozervikalen Übergang, am zervikothorakalen Übergang und den obersten Rippen, im Bereich des thorakolumbalen Übergangs und im Lumbosakroiliakalbereich; sehr häufig finden wir auch eine steife thorakale Kyphose.

b) Die zweite Hauptfunktion ist die Atmung. Ihre typischste Störung ist die thorakale Hochatmung. Dabei finden wir:

- Verspannung der Skaleni, der oberen Fixatoren des Schultergürtels, der Sternokleidomastoidei, der kurzen Strecker im Kopfgelenkbereich und der Mm. pectorales. Schmerzpunkte finden wir wieder an den Atlasquerfortsätzen und am hinteren Atlasbogen, am Dornfortsatz von C_2 und am Oberrand des Schulterblatts, an den Ansatzpunkten des M. pectoralis an den Rippen und im Bereich der kostosternalen Synchondrose der oberen Rippen.

- Blockierungen bestehen am häufigsten im Bereich der Kopfgelenke, am zervikothorakalen Übergang, an den oberen Rippen und im Bereich der mittleren Brustwirbelsäule.

3. Obere Extremität: Die Hauptfunktion ist das Greifen, wobei wir zwei Phasen unterscheiden können: Die Streckung und Beugung. Sie entsprechen der ersten Diagonale nach KABAT. Auch hier bestehen Synkinesen im Bereich der Halswirbelsäule.

a) Gestörte Flexion. Verspannung der Finger- und Handwurzelstrecker, der Supinatoren, des M. biceps einschließlich des Caput longum mit Schmerzpunkt am Epikondylus radialis und Processus styloideus radii mit Blockierung im Bereich des Ellbogens. Verspannungen des Infraspinatus, Deltoideus, der oberen Fixatoren des Schultergürtels mit Blockierung vor allem im Bereich der mittleren Halswirbelsäule und auch am zervikothorakalen Übergang.

b) Gestörte Extension. Blockierungen im Bereich der Handwurzelknöchelchen mit Zeichen des Karpaltunnelsyndroms, Verspannung der Finger- und Handwurzelbeuger und oft auch des M. adductor pollicis mit Schmerzpunkt an der Radialkante des 2. Metakarpale, Verspannung des M. pronator mit Schmerzpunkt am Epicondylus ulnaris und (seltener) am Proc. styloideus (ulnae); Verspannung des M. subscapularis, pectoralis, latissimus dorsi mit Bewegungseinschränkung im Skapulohumeralgelenk, Verspannung der Mm. scaleni, sternocleidomastoidei und der ersten Rippe, deshalb auch am zervikothorakalen Übergang (mit »Skalenussyndrom«), und oft auch Blockierungen im Bereich der Kopfgelenke.

4. Kopf und Hals. Hauptfunktionen:

a) Aufrechterhaltung des Gesichtsfeldes (statische Funktion s. unter 2.).

b) Nahrungsaufnahme, Atmung und Sprache. Bei Funktionsstörungen finden wir Verspannung der Kaumuskulatur, Schmerzen im Bereich des Temporomandibulargelenks, Verspannung des M. sternocleidomastoideus, Blockierung zwischen Okziput und Atlas, Schmerzpunkte am Atlasquerfortsatz und am hinteren Atlasbogen, Verspannung der Skaleni und des M. pectoralis und Druckschmerzhaftigkeit der Pektoralisansätze an den oberen Rippen und der sternokostalen Synchondrosen der oberen Rippen; Abschwächung des M. digastricus und der tiefen Halsbeuger.

Die Verkettung sind vorwiegend auf einer Seite. Es ist zu beachten, daß die Ursache von Funktionsstörungen im Bewegungsapparat auch viszerale Erkrankungen sein können, die dann auch derartige Verkettungen hervorrufen (s. 8.6.). Dabei beobachten wir meist eine Verspannung der Flexoren mit Blockierungen in Flexion.

4.10. Probleme der Differentialdiagnose

Die in 4.8. ausgesprochene Warnung soll uns mahnen, daß kein Testen und keine noch so ausgefeilte Untersuchung reflektorischer Veränderungen uns die sorgfältige klinische Diagnostik und Differentialdiagnose des Grundleidens erspart. Deshalb wollen wir dieses Kapitel über die Untersuchung und Diagnose mit dieser Problematik abschließen.

Es ist allerdings unmöglich, die ganze Problematik der Differentialdiagnose vom Gesichtspunkt der manuellen oder Reflextherapie zu behandeln. Es wird daher notwendig sein, uns auf Gebiete zu beschränken, wo Irrtümer am häufigsten unterlaufen und wo sie am gefährlichsten sind. Der Grund zu dieser Beschränkung liegt darin, daß reflektorische Störungen einschließlich

der Funktionsstörungen der Wirbelsäule bei den meisten Erkrankungen vorkommen und daß die Reflextherapie bei einer Unzahl von Krankheitszuständen einmal eine größere, das anderemal eine geringere Rolle spielen kann. Ja, selbst wenn wir uns auf Krankheitsbilder beschränken wollten, bei denen nach unseren heutigen Erfahrungen der vertebragene Faktor im Vordergrund steht, wäre es kaum möglich, im Rahmen eines Lehrbuchs der Differentialdiagnose gerecht zu werden. Denken wir nur an den Kopfschmerz, Schwindel, die pektanginösen Beschwerden, die Dysmenorrhoe, viszerale Schmerzen oder Extremitätenschmerzen. Deshalb wird es oft notwendig sein, die Diagnose und Differentialdiagnose des Grundleidens in Zusammenarbeit mit dem betreffenden Facharzt zu sichern. Wenn jedoch die Diagnose einmal feststeht und eine Reflextherapie indiziert wird, dann werden wir uns damit allein nicht begnügen, sondern werden die pathogenetische Aktualitätsdiagnose stellen (s. 1.1.), d. h. den im Augenblick wesentlichen Faktor im reflektorischen Geschehen ermitteln, um dann so zweckmäßig wie möglich vorzugehen. Dies wird Gegenstand des folgenden Kapitels über Indikationsstellungen sein.

Einige Fragen der Differentialdiagnose (z. B. die radikulären und pseudoradikulären Syndrome) sind zusammen mit dem Untersuchungsgang schon behandelt worden. Andere werden im speziellen Teil folgen. Wir wollen uns jetzt auf die Differentialdiagnose der Wirbelsäulenerkrankungen beschränken, weil Fehler auf diesem Gebiet ein adäquates therapeutisches Vorgehen ausschließen. Deshalb sind hier die möglichen Irrtümer am gefährlichsten.

Ganz allgemein sind die wichtigsten Erkrankungen, die es auszuschließen gilt, ehe wir überhaupt eine Manipulationsbehandlung erwägen dürfen, entzündliche und neoplastische Prozesse, manche Stoffwechselstörungen (insbesondere schwere Formen der Osteoporose), manche Anomalien oder Mißbildungen (z. B. ein Os odontoideum), schwere Formen der juvenilen Osteochondrose und schwere Verletzungen, wie Frakturen und Luxationen. Das ist natürlich allgemein bekannt, eigentlich eine Selbstverständlichkeit. Wir wollen jedoch darauf hinweisen, daß die Differentialdiagnose so schwierig sein kann, daß zwangsläufig auch der Erfahrenste mitunter Fehler begehen wird. Wir müssen darum wissen, was man nicht vernachlässigen darf, um wenigstens unnötige Fehler zu vermeiden und, wenn schon ein Irrtum unterlaufen ist, wie wir ihn erkennen, ehe es zu spät ist.

Eine Ursache von Irrtümern besteht zweifellos darin, daß die banalen vertebragenen Störungen unverhältnismäßig viel häufiger vorkommen als alle übrigen und daß deshalb der Arzt in der Allgemeinpraxis, der vor allem die häufigen Krankheitsbilder zu sehen bekommt, dann auch an andere Ursachen weniger denkt. Dabei hat gerade der Arzt in der Allgemeinpraxis am ehesten Gelegenheit, frische Fälle zu behandeln, bei denen immerhin ein gewisses Periculum in mora besteht. Eine akute Blockierung soll, wenn möglich, sofort behandelt werden, um Komplikationen mit chronischem Verlauf vorzubeugen. Wenn dann nicht gleich die Möglichkeit röntgenologischer Untersuchung gegeben ist, steht der Arzt vor dem Dilemma, eine wirksame erste Hilfe »vorsichtshalber« zu verweigern. Dabei können wir mit voller Verantwortung sagen, daß es bei feiner Technik und richtiger technischer Indikationsstellung kaum vorkommen kann, daß wir dem Kranken Schaden zufügen.

Aber selbst wenn wir alle notwendigen Untersuchungen anstellen, dürfen wir uns nicht der Illusion hingeben, daß wir uns nicht irren können. Mit Recht verlangen wir an erster Stelle die Röntgenuntersuchung. Wir müssen uns jedoch bewußt sein, daß die Mehrzahl der *Spinaltumoren*, insbesondere der benignen, in der Leeraufnahme keine Veränderungen aufweist. Die ersten manifesten Anzeichen solcher Geschwülste sind dann bereits Zeichen einer Rückenmarkskompression. Dabei bedrängen die benig-nen, langsam wachsenden Neubildungen das Rückenmark erst bei beträchtlicher Größe. Deshalb sind Rückenschmerzen, die natürlich auch ausstrahlen können, oft lange, mitunter jahrelang, das einzige Zeichen eines Tumors. Kann es da wundernehmen, wenn solche Kranken auch eine Zeitlang manuell behandelt werden? Es kann dabei sogar vorkommen, wie wir es selbst erlebt haben, daß sich die Beschwerden zunächst einmal bessern, weil benigne Tumoren auch zu Blockierungen führen können, die wir vorübergehend beseitigen. So machte JIROUT (1956) darauf aufmerksam, daß bei Kindern die Steil- oder Blockstellung von zwei oder mehr Wirbeln, d. h. die Unterbrechung der physiologischen Krümmung der Wirbelsäule im Röntgenbild, ein Frühzeichen für einen Spinaltumor sein kann. Aus unseren Erfahrungen wollen wir folgende Faustregel ableiten: Eine schmerzhafte Blockierung, die entweder überhaupt nicht auf manuelle Therapie anspricht und sich auch spontan nicht bessert oder die nach erfolgreicher Behandlung an derselben Stelle ohne offensichtliche Ursache wiederholt rezidiviert, ist verdächtig für eine *innere Erkrankung* im entsprechenden Segment oder ist *tumorverdächtig* und sollte dann myelographiert werden.

Zur Illustration zwei Fallberichte:

A. F., geb. 1915, Tischler. 1959 wurde er wegen eines schmerzhaften Tumors am linken Daumenballen und wegen einer DUPUYTRENschen Kontraktur des vierten Fingers links operiert. 1959 setzten Nackenschmerzen mit Steifigkeit ein. Die Schmerzen verschlimmerten sich zunehmend, so daß der Kranke Anfang 1961 in der neurologischen Klinik in Hradec Králové aufgenommen wurde. Eine Kontrastmitteluntersuchung blieb jedoch ergebnislos, und deshalb wurde uns der Kranke im Mai 1961 zur manuellen Therapie überwiesen. Bis zum Herbst 1961 war er viermal immer nur mit vorübergehendem Erfolg behandelt worden. Ohne das Vorliegen neurologischer Symptome empfahlen wir nur aus diesem Grund eine Wiederholung der Kontrastmitteluntersuchung. Bei der Aufnahme in der Neurologische Klinik der Medizinisch-Hygienischen Fakultät Prag am 13.10.1961 zeigte die Untersuchung eine Nackensteife, wobei der Kopf in leichter Vorbeuge und Rechtsrotation fixiert war. Der ERBsche Punkt war rechts druckempfindlich, die Dornfortsätze C_2 bis C_4 waren druckschmerzhaft. Die Kopfbeweglichkeit war in allen Richtungen eingeschränkt, am meisten jedoch die Linksdrehung. Im übrigen bestand nur ein statischer, offenbar funktioneller Tremor der rechten Hand. Die Einblasung von 30 ml Luft lumbal im Sitzen bei maximaler Vorbeuge des Kopfes ergab eine Vorwölbung des Rükkenmarks in Höhe von C_2 nach dorsal. Der gleichzeitig gefüllte ventrale Subarachnoidalraum zeigt eine trichterförmige Erweiterung an der Grenze von C_2 und C_3, die in Höhe von C_2 amputiert war. Erst am Unterrand von C_1 war wieder Luft erkennbar. Der Liquor wies eine albuminozytologische Dissoziation auf. Nach der Myelographie zeigten sich erstmals Symptome einer Wurzelläsion (bei C_8!).

Auf Grund des markanten pneumomyelographischen Befundes schlossen wir auf ein Neurinom bei C_2, das zum Teil intradural vor dem Rükkenmark gelegen war. Am 31. 10. wurde der Kranke in der neurochirurgischen Klinik Prag (Prof. KUNC) operiert und ein Neurinom der rechten Spinalwurzel von C_2 entfernt, das intradural an der Vorderwand wuchs. Sofort nach der Operation verschwanden die unerträglichen Schmerzen.

Die Folgerungen aus der eben erwähnten Kasuistik gelten nicht nur für alle übrigen Wirbelsäulenabschnitte, sondern auch für Blockierungen im zervikokranialen Übergang mit Zwangshaltung des Kopfes bei *Hirntumoren* mit okzipitalem Druckkonus, der sich wie ein extramedullärer Tumor auswirkt.

F. M., geb. 1914, Arbeiterin, klagte über Hinterkopfschmerzen seit September 1961 und hatte wiederholt dabei erbrochen. Am 30. 11. 1961 wurde sie in der Ambulanz unserer neurologischen Klinik untersucht, wobei ein zervikokranialer Kopfschmerz diagnostiziert wurde. Eine Manipulationsbehandlung war indiziert und erbrachte augenblicklich Schmerzfreiheit. Die Besserung hielt ungefähr einen Monat an. Bei der Kontrolluntersuchung am 21. 12. bestand ein intensiver Nackenschmerz, und der Querfortsatz von C_2 war äußerst druckempfindlich. Da diesmal ein Handgriff an C_2 ohne Erfolg blieb, wurde der Schmerzpunkt mit Prokain infiltriert. Auch dies zeigte keine Wirkung. Bei der nächsten Kontrolluntersuchung am 12. 2. 1962 stellten wir eine Zwangshaltung des Kopfes in Vorbeuge und Linksneigung fest. Bei passiver Prüfung der Kopfbeweglichkeit fanden wir indes keine typische Blockierung, sondern einen Widerstand, bei dessen Überwindung die Kranke Übelkeit angab. Damit war die Verdachtsdiagnose einer Zwangshaltung des Kopfes

bei intrakranieller Drucksteigerung gegeben. Die Schädelleeraufnahme zeigte tatsächlich eine Drucksella. Bei der stationären Aufnahme am 21. 2. war die Kranke völlig beschwerdefrei. Der neurologische Befund war negativ, das EEG regelrecht. Die Lufteinblasung zeigte einen ausgeprägten Okzipitalkonus. Nur eine geringe Luftmenge drang in den dritten Ventrikel vor und zeigte seiner Verlagerung nach links. Auf Grund dieses Befundes konnte nun die rechtsseitige Karotisarteriographie vorgenommen werden, die einen vaskularisierten Tumor in der Parietalregion parasagittal zur Darstellung brachte und ein Meningiom vermuten ließ.

Erst nach der Pneumenzephalographie zeigte sich eine inzipiente Stauungspapille und eine leichte EEG-Störung temporal rechts.

Die Kranke wurde am 21. 5. 1962 in der neurochirurgischen Klinik Prag (Prof. KUNC) operiert, wobei ein Falxmeningiom der rechten Parietookzipitalregion entfernt wurde.

In diesem Fall rief ein Okzipitalkonus Nackenschmerzen und eine Zwangshaltung des Kopfes hervor, die eine banale Blockierung imitierten.

Die beiden angeführten Fälle dokumentierten, daß bis zu einem gewissen Stadium der Erkrankung Irrtümer unvermeidlich sein können. Es ist dann der Krankheitsverlauf und der Mißerfolg unserer Therapie (die hier völlig harmlos war), die zur richtigen Diagnose führen, vorausgesetzt allerdings, daß wir es uns zum Prinzip machen, bei jeder Kontrolle und besonders wenn die Behandlungsergebnisse unbefriedigend sind und Atypien im Verlauf auftreten, den ganzen Fall zu revidieren und die Befunde zu überprüfen.

Glücklicherweise geben jene Geschwülste, die bei (allerdings nur grober) Manipulation gefährlich werden können, d. h. destruktive, osteolytische Prozesse und Hämangiome, oft deutliche Röntgenbilder, die rechtzeitig warnen.

Schwieriger kann die Differentialdiagnose gegenüber *entzündlichen Prozessen* sein. Wir denken besonders an Spondylitiden, von denen die tuberkulöse und die BECHTEREWsche Erkrankung die häufigsten sind. Die voll entwickelten Formen sind natürlich leicht zu erkennen. Es genügt, an sie zu denken und neben den Röntgenaufnahmen noch die Blutsenkungsgeschwindigkeit zu untersuchen. Die Anfangsstadien können jedoch sehr uncharakteristisch sein. Wie bekannt, muß sich die Spondylitis tuberculosa nicht zwangsläufig im Röntgenbild zeigen. Auch die Unterscheidung von tuberkulöser Spondylitis und juveniler Osteochondrose kann im Initialstadium bei Jugendlichen schwierig sein.

Die Spondylitis ankylopoetica kann am Anfang als banale Lumbago oder als Sakroiliakalschmerz imponieren. Wenn der Schmerz im Segment irradiert, kann sogar ein Wurzelschmerz vermutet werden, weshalb es vorgekommen ist, daß BECHTEREW-Kranke irrtümlich an Bandscheibenvorfall operiert worden sind. Nach unserer Erfahrung kann gerade hier die genaue Funktionsprüfung des Beckens und der Wirbelsäule die erheblichen Bewegungseinschränkungen, wie sie bei banalen Blockierungen und Bandscheibenläsionen kaum vorkommen, aufdecken und uns oft zur Verdachtsdiagnose führen. Typisch ist bei frischen Fällen der Schmerz durch Zusammendrücken oder Auseinanderspreizen der Spinae iliacae anteriores superiores. Am beweiskräftigsten ist das völlige Mißlingen der Iliosakralgelenkmobilisation nach STODDARD (s. 6.6.4.) oder in initialen Fällen das Rezidivieren innerhalb von wenigen Tagen nach Mobilisation. Allerdings werden auch hier die Untersuchung der Blutsenkungsgeschwindigkeit, der Röntgenbefund, und der Nachweis des *HLA B 27* Antigens die Verdachtsdiagnose bestätigen müssen.

Bei Jugendlichen müssen wir in erster Linie an die *juvenilen Osteochondrosen*, insbesondere an den Morbus SCHEUERMANN, denken. Leichte Formen der juvenilen Osteochondrose, bei denen man im Röntgenbild lediglich Unebenheiten der Deckplatten und SCHMORLsche Knötchen erkennt, sind ungemein häufig, und ihre Bedeutung dürfte gering sein. Demgegenüber stellen die floriden, schweren Formen der juvenilen Osteochondrose, d. h. die juvenile Kyphose

(Morbus SCHEUERMANN), eine Kontraindikation gegen die Stoßmanipulation, nicht jedoch gegen die Mobilisationstechniken dar. Es bestehen Schmerzen, und wir finden bei der klinischen Untersuchung, daß die Wirbelsäule im Bereich der Kyphose starr ist und nicht federt. Der Röntgenbefund zeigt dann grobe Einbrüche der Deckplatten und die Keilform der Wirbel im Kyphosebereich.

Im fortgeschrittenen Lebensalter denken wir bei Kranken mit Rückenschmerzen neben Metastasen vor allem an schwere Formen der *Osteoporose*. Im Röntgenbild sehen wir eine vermehrte Konkavität der Wirbelabschlußplatten mit einer Verbreiterung der Bandscheiben, in schweren Fällen zahlreiche Kompressionsfrakturen der Wirbelkörper, wobei es weniger zur typischen Keilform als zur Fischwirbelform kommt. Der wesentlichste Unterschied zur malignen Destruktion besteht darin, daß die Destruktion der Wirbelbögen fehlt, es kommt daher nicht zum Auslöschen der Bogenwurzeln.

Bei *Wirbelsäulenverletzungen*, bei denen die Manipulationsbehandlung sogar erste Hilfe sein kann, müssen natürlich Frakturen und Luxationen zunächst ausgeschlossen werden, denn diese stellen eine absolute Kontraindikation dar. Auch hier ist der Röntgenbefund ausschlaggebend, oft genügen aber zwei Routineaufnahmen nicht.

Wir müssen bei vertebragenen Störungen fernerhin wissen, ob und welche *Anomalien* vorliegen. Manche ergeben sogar eine Kontraindikation gegen die manuelle Therapie, z.B. das Os odontoideum, d.h. ein Dens, der mit dem Axiskörper nicht knöchern verwachsen ist. Manche Anomalien können die Funktion erheblich beeinträchtigen oder modifizieren und müssen deshalb erkannt werden, da hier die Manipulationsbehandlung natürlich ergebnislos bleiben kann. Wir denken an ausgedehnte Blockwirbel (KLIPPEL-FEIL), an basiläre Impressionen mit Atlasassimilation, an Verwachsungen des Atlas mit dem Hinterhaupt bei einem Processus supratransversarius atlantis. Aber auch die häufigen Asymmetrien bei Anomalien in der

Zervikokranialregion und im lumbosakralen Übergang müssen in Betracht gezogen werden, schon wegen ihrer statischen Auswirkungen. Andere Anomalien wie die Spina bifida und leichte Formen von Spondylolisthesis können allerdings belanglos sein.

Die schwierige Differentialdiagnose des *Bandscheibenvorfalls* wird unter 8.2.1. erörtert werden. Hier sei nur gesagt, daß er sich prinzipiell wie ein extraduraler benigner Tumor verhält.

Kurz wollen wir noch die *Subarachnoidalblutung* erwähnen. Eine akute Zervikalblokkierung kann bei vegetativ labilen Kranken einen Zustand verursachen, der einer Subarachnoidalblutung sehr ähnlich ist. In beiden Fällen kann ein akuter, vom Nacken ausgehender Kopfschmerz bestehen. Die Blockierung der Halswirbelsäule ist leicht mit der Nackensteife bei meningealer Reizung zu verwechseln, um so mehr, als die meningealen Symptome bei der Subarachnoidalblutung nicht immer sehr deutlich sein müssen. Das diagnostisch wichtigste Symptom ist dann die Bewußtseinsstörung (Desorientiertheit), die für die Subarachnoidalblutung sehr charakteristisch ist. Die psychische Reaktion auf ein akutes Zervikalsyndrom kann aber bei psychisch Labilen mitunter als Verworrenheit fehlgedeutet werden. Es gibt also Fälle, wo wir den Kranken einer Lumbalpunktion unterziehen müssen, um die Differentialdiagnose zu ermöglichen.

Der muskuläre Schmerz, der die meisten Funktionsstörungen im Bewegungssystem begleitet, muß vom Schmerz bei den (relativ) benignen Myositiden unterschieden werden, was schwierig sein kann. Die oft wechselhafte Lokalisation der Schmerzen und die Ermüdbarkeit führen auch zur Fehldiagnose einer Neurose. Für die klinische Diagnose ist entscheidend, daß nur diejenigen Muskeln schmerzen, deren Tonus verändert ist, wobei ein schmerzhafter *Hypotonus* diagnostisch am wertvollsten ist.

Ohne auf die Differentialdiagnose vorwie-gend psychogener Schmerzen einzugehen, muß hier auf die *larvierte Depression* aufmerksam gemacht werden. Sie versteckt sich nämlich besonders häufig hinter schmerzhaften Erkrankungen. Angesichts der engen Beziehungen von Psyche und Bewegungssystem gilt dies insbesondere für vertebragene Schmerzen. Bei therapeutischen Mißerfolgen, für die wir keine Erklärung finden, sollten wir auch an diese durchaus nicht seltene Möglichkeit denken. Eines der Leitsymptome, nach denen wir fahnden sollten, ist Schlaflosigkeit. Meistens kann der Patient zwar einschlafen, wacht aber nach wenigen Stunden auf, ohne wieder einzuschlafen. Wichtig ist fernerhin eine manifeste Depression in der Anamnese bzw. eine positive Familienanamnese. Entscheidend für die Diagnose – und dann auch für die Therapie – ist die Probetherapie mit Hilfe echter Antidepressiva (nicht jedoch Hypnotika).

Zusammenfassung: Die erste diagnostische Frage lautet, ob wir bei dem vorliegenden Krankheitsbild einen vertebragenen Faktor erkennen und ob eine Form der Reflextherapie einschließlich der Manipulationsbehandlung angebracht ist. Diese Fragen werden wir oft nur in Zusammenarbeit mit dem Spezialisten, der sich mit der betreffenden Störung beschäftigt, lösen können.

Die zweite Frage ist die genaue Wirbelsäulendiagnose. Hier steht an erster Stelle die klinische und röntgenologische Untersuchung und auch regelmäßig die Erythrozytensenkungsgeschwindigkeit. Wenn wir so vorgehen, werden wir mit der Manipulation kaum je Schaden anrichten, falls wir die Technik beherrschen. Wir müssen uns jedoch der Möglichkeit eines Irrtums in der Diagnose stets bewußt sein. Nur der weitere Ablauf der Krankheit und die Behandlung kann völlige Sicherheit bringen. Bei dem chronisch intermittierenden Verlauf vertebragener Störungen müssen wir unsere Kranken (mit Ausnahme von frischen Akutfällen) monatelang beobachten, um die Behandlungserfolge kritisch werten zu können. Wenn wir bei jeder Kontrolluntersuchung genau nachuntersuchen, was ja die Voraussetzung für einen gezielten Eingriff ist, dann werden uns auch Atypien im Verlauf, die uns warnen müssen, nicht entgehen.

5. Indikationsstellung

Die Indikationsstellung für eine Therapie ist das Ergebnis diagnostischer Erwägungen und der pathogenetischen Analyse. Sie ist das Spiegelbild unseres medizinischen Denkens. Die Indikation für die Reflextherapie ergibt sich nicht automatisch aus der Diagnose, sondern erst als Ergebnis einer Aufklärung der pathogenetischen Reihe, wobei jenes Glied bestimmt wird, das im gegebenen Augenblick das wesentlichste und dabei therapeutisch zugänglichste ist. Deshalb sollte jede Maßnahme in der Reflextherapie das Ergebnis einer erneuten Untersuchung und Überlegung über den augenblicklichen Zustand und den gesamten Verlauf sein. Dabei bleibt kein Platz für serienweise Injektionen, Serien von Iontophoresen oder anderen Applikationen, von deren Wirkung man sich oft nicht einmal überzeugen kann. Eine kritische Wertung der vorausgehenden Eingriffe und eine stetige Korrektur des Behandlungsplans je nach dem erzielten Ergebnis sind unerläßlich.

5.1. Indikationen für die mobilisierende Gelenkbehandlung

5.1.1. Kontraindikationen

Es scheint uns am übersichtlichsten zu sein, mit dem immer wieder betonten Problem der Kontraindikationen zu beginnen. Der große technische Fortschritt in der Manuellen Medizin hat gerade auf dem Gebiet der Indikationen und Kontraindikationen in den vergangen Jahren zu einem erheblichen Wandel geführt. Deshalb kann kurz so formuliert werden: Eine eigentliche Kontraindikation, bei der wir den Patienten gefährden könnten, gibt es nicht. *Kontraindiziert ist lediglich eine inadäquate Technik.* Die Basistechnik ist nämlich heute die Mobilisation mit Hilfe von Muskelfazilitations- und Muskelinhibitionstechniken und nicht mehr die Stoßmanipulation, die nur begrenzt und durch Mobilisation gut vorbereitet zur Anwendung kommt (s. 6.1.7.).

Welche technischen Fehler könnten zu einer Gefährdung des Patienten führen? Mobilisation und Stoßmanipulation werden gleichermaßen aus einer Gelenkstellung ausgeführt, die wir als *Vorspannung* (s. 6.1.5.) bezeichnen. Diese muß kraftlos erreicht werden. Das ist jedoch nur möglich, wenn sie auch schmerzlos erreicht werden kann. Daraus ergibt sich: Kontraindiziert ist jede Behandlung, die gegen die reflektorische Abwehrspannung oder den Schmerz (z. B. Schonhaltung) drückt oder stößt (technische Kontraindikation).

Hier sei darauf hingewiesen, daß wir auch bei der Untersuchung den Patienten nicht überlasten dürfen. Bei heftigen Schmerzen und vegetativ labilen Patienten kann eine intensive und dabei langdauernde Untersuchung Schmerz, Übelkeit und sogar einen Kollaps hervorrufen.

Wir müssen also tunlichst die schmerzhafte Richtung und jede Schmerzsteigerung vermeiden.

Um Mißverständnissen vorzubeugen, wollen wir das Gesagte noch näher erläutern. Wir sind uns natürlich klar darüber, daß es ein Fehler ist, die manuelle Therapie ohne *genaue* Indikationsstellung anzuwenden: Da sie lediglich auf Funktionsstörungen, Blockierungen abzielt, ist es in der Regel fehl am Platz, sie bei akut entzündlichen, frischen grob traumatischen, neoplastischen und anderen destruktiven Zuständen in Anwendung zu bringen. Nicht selten zeigt sich bei solchen Erkrankungen, daß schmerzlose abwehrfreie Verriegelung und Vorspannung gar nicht möglich sind, so daß wir die eben schon erwähnte Kontraindikation vor uns haben. Ja, die Tatsache, daß wir solche Verhältnisse vorfinden, ist ein wertvoller diagnostischer Hinweis darauf, daß ein ernstes organisches Leiden vorliegt, das unbedingt genauestens weiter untersucht werden muß, vor allem röntgenologisch. Auf der anderen Seite werden jedoch organische, pathomorphologisch definierte Erkrankungen oft durch Funktionsstörungen einschließlich von Blockierungen kompliziert, und dann kann die Lösung solcher Blockierungen mit adäquater Technik sehr wohl dem Patienten Erleichterung bringen, wenn auch meist nur vorübergehend. Diese Erleichterung kann geplantes therapeutisches Ziel einer symptomatischen Therapie bei bekannter Grundkrankheit oder auch ein ungewollt die Diagnostik erschwerender Effekt sein (s. Kasuistik 4.10.). Verfasser konnte Kompensationen von Hirndruckerscheinungen bei benignen Tumoren wiederholt beobachten.

Entsprechendes gilt u. a. für die Osteoporose, juvenile Osteochondrose u. a., wo schonende Wiederherstellung der Beweglichkeit und dadurch verbesserte Trophik und Muskelfunktion wesentlich zum Therapieerfolg beitragen. Sinnlos und fehl am Platz ist es, die hypermobile Richtung eines Segments oder Gelenks manualtherapeutisch zu behandeln. Wenn jedoch bei einer konstitutionellen Hypermobilität in einem Segment eine Blockierung gefunden wird, dann behandeln wir sie, weil diese sonst in der Nachbarschaft die Hypermobilität noch steigert. Wir müssen natürlich in solchen Fällen vorsichtig und äußerst präzis vorgehen, was schon von vornherein jede gewaltsame Technik ausschließt.

An dieser Stelle muß vor Behandlung der Halswirbelsäule in Rückbeuge *und* Rotation gewarnt werden. Das gilt besonders schon

dann, wenn nur die *Möglichkeit* einer vertebrobasialen Insuffizienz besteht, weil diese Kopfstellung bekanntlich zu einer Drosselung der A. vertebralis auf der der Rotation entgegengesetzten Seite führt. Tatsächlich sind die meisten in der Literatur angeführten Todesfälle nach Manipulation diesem Mechanismus zuzuschreiben (KRAYENBÜHL, CHRAST, GROSSIORD, VOGELSANG, Memorandum der DGMM, 1979 u. a.). Auf der anderen Seite kann die Lösung von Kopfgelenkblockierungen mit adäquater Technik gerade in diesen Fällen eine der wenigen Maßnahmen sein, die dem Patienten wesentlich helfen können (s. 8.3.8.).

DVOŘÁK und ORELLI (1982) sandten einen Fragebogen an Mitglieder der Schweizer Gesellschaft für Manuelle Medizin und errechneten aus den Ergebnissen, daß es durchschnittlich einmal in 400 000 Manipulationen (mit Hilfe der Stoßtechnik!) zu ernsten Komplikationen kommt, wobei dies vorwiegend einer Schädigung der A. vertebralis zuzuschreiben ist.

Dabei ist es allerdings sehr bedauerlich, daß in den zitierten Literaturangaben fast nie die Technik, die zur Komplikation geführt hat, näher beschrieben wird. Es ist dies, als ob man Komplikationen »nach chirurgischen Operationen« angeben würde, ohne die Operationstechnik näher zu beschreiben. Eine Ausnahme ist die eben zitierte Arbeit von DVOŘÁK und ORELLI, die eine höchst charakteristische Kasuistik anführen:

Eine 35jährige Patientin kollabierte während eines Begräbnisses und wurde wegen eines Torticollis, der seit drei Wochen im Anschluß an diesen Kollaps bestand, dreimal innerhalb weniger Tage manipuliert. Dabei lag die Patientin auf dem Rücken, und die Manipulation bestand in passiver Rotation, Reklination und Extension des Kopfes. Diese wurde von einem routinierten diplomierten Chiropraktiker durchgeführt. Danach kam es unmittelbar kurz zu Bewußtlosigkeit, gefolgt von Tetraplegie. Nach 36 Stunden maschineller Beatmung und Behandlung mit Dexametason konnte die Patientin wieder extubiert werden. Nach 4 Monaten war die Patientin bis auf eine diskrete Gangunsicherheit beschwerdefrei.

Stoßtechniken sind bei akutem Torticollis schon an und für sich bedenklich. Die Kombination von Rotation, Reklination und Traktion ist *der* typische Kunstfehler, und Wiederholung im Laufe weniger Tage ist unzulässig.

Vorsichtiges Vorgehen ist besonders angezeigt bei Fällen von *akuter Lumbago*, wenn dabei Hinweise auf einen Bandscheibenvorfall vorhanden sind (ein LASÈGUEsches Zeichen unterhalb von 45° und die typische Schonhaltung), und zwar deshalb, weil hier die Prognose an und für sich ungünstig ist. Wenn es also zu einer hier zu erwartenden Verschlechterung kommt, wird sie *dann* der Behandlung angelastet. Prognostisch ungünstige Zeichen sind Segmentstörungen, bei denen die Blockierung nur geringfügig, die übrigen reflektorischen Veränderungen (HAZ, Muskelspasmus, Maximalpunkte) aber sehr ausgeprägt sind. Es handelt sich dabei meist um vegatativ sehr labile Kranke und (oder) mitwirkende andere Krankheitsfaktoren. Beides sind keine eigentlichen Kontraindikationen.

Es wird mitunter gefragt, ob *hohes Alter* an sich eine Kontraindikation bedeutet. Das ist durchaus nicht von vornherein anzunehmen. Natürlich ist die Wiederherstellung jeglicher Funktion, also auch der Beweglichkeit im Gelenk, im Alter schwieriger, von Kontraindikation kann aber nicht die Rede sein. Auch bei alten Patienten sehen wir vorzügliche Therapieerfolge. Ähnliches gilt für die *Schwangerschaft*. Sie bedeutet eine erhebliche Belastung für die Lendenwirbelsäule und das Becken, und es besteht kein Grund, gut behandelbare Funktionsstörungen unbehandelt zu lassen. Oft wird es allerdings bei der schwangerschaftsbedingten Beckenlockerung notwendig sein, die Hypermobilität zu bekämpfen.

Es gibt nun eine Reihe von Zuständen, die weder Indikation noch Kontraindikation für die Manipulationstherapie sind. Sie sind überhaupt *nicht Gegenstand* der manuellen Therapie. Trotzdem wird die Frage danach immer wieder gestellt.

So wird gefragt, ob die Manipulationsbe-handlung bei der *Spondylose* (Osteochondrose der Wirbelsäule) angezeigt ist. Die Osteochondrose ist an und für sich keine Krankheit, und wir können an ihr durch Manipulationen auch nichts ändern. Wenn allerdings bei der Osteochondrose Blockierungen auftreten (und die Neigung dazu besteht hier in erhöhtem Maße), dann werden wir diese behandeln, und zwar dort, wo wir die Blockierungen diagnostiziert haben, gleichgültig wo wir (im Röntgenbild) die anatomischen Veränderungen finden.

Etwas ähnliches gilt auch vom *Bandscheibenvorfall*. Wir machen uns keine Illusionen darüber, daß wir mit Hilfe der Manipulation etwa einen Vorfall »reponieren« könnten. Wir versuchen vielmehr, unabhängig von dem Bandscheibenvorfall oder besser trotz seines Bestehens, die Funktion wiederherzustellen. Darüber hinaus mag es mitunter möglich sein, durch Traktion oder forcierte Flexion die komprimierte Wurzel in gewissem Grade zu entlasten.

Auch bei einer Reihe von *Anomalien* handelt es sich um analoge Situationen. Natürlich können wir keine Spondylolisthesis beeinflussen, und zwar weder zum Guten noch zum Bösen. Sie macht allerdings auch allein (mit Ausnahme von Extremfällen) keine Beschwerden. Wenn es zu Beschwerden kommt, ist der häufigste Grund dafür die Funktionsstörung, die wir dann ohne weiteres behandeln können. Ähnlich liegen die Dinge bei der basilären Impression, bei der wegen der ungünstigen anatomischen Verhältnisse im Bereich der Kopfgelenke eine erhöhte Tendenz zu Blockierungsrezidiven besteht. Noch deutlicher ist dies bei echten strukturellen Skoliosen, die wir auch nicht geraderichten können. Wir können und sollen aber die Funktionsstörungen behandeln, zu denen sie vermehrt neigen, ebenso wie die Störungen der Statik und der Muskelfunktion. Auch hier muß allerdings mit dem ungünstigen Einfluß der anatomischen Gegebenheiten gerechnet werden.

5.1.2. Indikationen

Grundsätzlich gehen wir nicht von der Krankheitsdiagnose, sondern von pathogenetischen Zusammenhängen aus. Voraussetzungen für unsere Behandlung ist also eine Funktionsstörung im Bewegungssystem in der Pathogenese. Der eigentliche Gegenstand der Manipulation ist dann die Funktionsstörung, hauptsächlich die Blockierung im Gelenk, wenn wir diese als pathogen ansehen. Sobald wir allerdings manuelle Therapie betreiben, behandeln wir nicht allein das blockierte Gelenk, sondern auch die Wirbelsäule und müssen uns daher nach den Regeln der Physiologie und Pathophysiologie des Achsenorgans und des Bewegungssystems überhaupt richten. Gleichgültig, ob der Kranke über kardiale, migräneartige oder radikuläre Schmerzen klagt, wenn wir sie als vertebragen ansehen, müssen wir die Wirbelsäule an der Stelle und auf die Weise behandeln, wie sie es erfordert, sei es beispielsweise durch Manipulation an den Kopfgelenken, durch Beinunterlage oder durch Kräftigung der Bauchmuskulatur.

Kehren wir zum eigentlichen Gegenstand der Manipulationsbehandlung, zur *Blockierung* selbst, zurück. Wann können und sollen wir eine Blockierung behandeln? Zweifellos vor allem dann, wenn sie irgendwie Beschwerden verursacht, mitunter auch aus Gründen der Prävention. Wenn wir uns zur Lösung einer (diagnostizierten) Blockierung entschlossen haben, dann besteht heute die Basistherapie in *Mobilisationen* mit Hilfe von Muskelfazilitations- und Muskelinhibitionstechniken. Diese sind schonend, risikolos, ungemein wirkungsvoll und im Vergleich zu früheren Mobilisationstechniken zeitsparend. Sie können so häufig wie nötig wiederholt werden, und in den meisten Fällen eignen sie sich zur Selbstbehandlung. Wenn Vorspannung und Verriegelung gelingen, können sie selbst bei schwersten Blockierungen angewandt werden, und bei größeren steifen Wirbelsäulenabschnitten sind sie bei weitem die wirksamste Therapieform.

Es fragt sich nun, ob wir die Stoßmanipulation überhaupt noch indizieren sollten. Korrekte Technik vorausgesetzt, ist diese Frage zu bejahen. Wir benutzen die Stoßmanipulation am ehesten dann, wenn nach gut ausgeführter Mobilisation noch »etwas hängen bleibt«. Da zur Mobilisation meistens eigentlich diagnostische Techniken verwendet werden, kann man sich dabei ständig von der zunehmenden Lösung der Blockierung überzeugen. Außerdem kann das Weiterbestehen von reflektorischen Veränderungen (Hartspann, HAZ einschließlich der Schmerzpunkte) als Hinweis dienen. Man versucht dann die Manipulation mit ganz geringer Kraft, gewissermaßen »ob noch etwas kommt«. Außerdem kann die Stoßmanipulation ausgeführt werden, wenn eine schmerzlose, leichte Blockierung vorliegt, bei der sich Vorspannung und Entspannung des Patienten ohne Schwierigkeit erreichen lassen. Dann kann man die Manipulation ohne vorhergehende Mobilisation ausführen, was nicht nur Zeit spart, sondern auch den Vorteil hat, daß der Kranke schon behandelt ist, ehe er sich der Störung bewußt wird und (unwillkürlich) entgegenspannt. Darin liegt auch der große Vorteil einer Untersuchungstechnik, bei der der Patient keinen Schmerz empfindet.

In bezug auf die Indikation der Stoßmanipulation wollen wir das *Stoddardsche Schema* wiedergeben, das fünf Grade der Beweglichkeit unterscheidet:

Grad 0, bei dem überhaupt keine Beweglichkeit besteht, entspricht einer Ankylose und kann nicht behandelt werden.

Grad 1 bedeutet eine schwere Blockierung, die nicht direkt manipuliert, sondern nach Möglichkeit zunächst in eine Blockierung von Grad 2 verwandelt werden soll.

Grad 2 bezeichnet eine Blockierung, die ohne Gewalt behandelt werden kann.

Grad 3 charakterisiert eine normale Beweglichkeit und soll wenn möglich in Ruhe gelassen werden; eine *einmalige* Behandlung eines normalen Gelenks ist allerdings belanglos.

Grad 4 bedeutet Hypermobilität, ihre Manipulation ist kontraindiziert.

Praktisch gehen wir so vor, daß wir das betroffene Bewegungssegment zunächst in der Richtung behandeln, in der eine Blockierung von Grad 2 vorliegt. Schematisch kann das so veranschaulicht (und dokumentiert) werden, wie Abbildung 124 zeigt. Natürlich sind Blockierungen von Grad 2 oft in mehreren Richtungen vorhanden. Dann behandeln wir in die *relativ freieste Richtung*, d. h. in die *Richtung der geringsten Blockierung*, wie wir das Prinzip auch allgemein ausdrücken könnten.

Dies ist jedoch nicht ein Dogma oder die »einzige Möglichkeit«. Die Osteopathen unterscheiden (u. a.) direkte und indirekte Techniken. Direkte Techniken sind diejenigen, die die Blockierung in der Richtung, in der sie besteht, behandeln, so wie wir dies auch in der Regel tun. Bei den indirekten Techniken wird im Gegenteil in der freien Richtung, ebenfalls nach Vorspannung, behandelt, wie dies vor allem auch MAIGNE tut.

Unbedingt sollten wir jedoch den Schmerz respektieren und der Schmerzrichtung immer ausweichen. Diese muß nicht in jedem Fall mit der Richtung der stärksten Blockierung übereinstimmen, z. B. bei radikulären Syndromen. Hier ist meist die Rotation und Neigung zur Seite der geschädigten Wurzel schmerzhaft, weil dadurch das Foramen intervertebrale eingeengt wird. Die Blockierung kann dabei durchaus in der entgegengesetzten Richtung bestehen, was dann für die Behandlung günstig ist. Außerdem wählen wir stets eine Behandlungstechnik, bei der wir den Kontakt an schmerzhaften Strukturen vermeiden können, um den Patienten nicht unnötig zu behelligen und Abwehrreaktionen hervorzurufen.

Auch gewisse technische Gesichtspunkte sind zu berücksichtigen: Wie noch (s. 6.1.) besprochen werden soll, bewirken die Handgriffe entweder eine Distraktion oder eine Verschiebung der artikulierenden Gelenkflächen. Ceteris paribus ist nun die reine Distraktion im Gelenk schonender, und deshalb sollten wir wenn möglich mit einer Technik beginnen, die eine Distraktion, d. h. ein Klaffen im Gelenk, bewirkt.

Mit welcher Technik auch immer wir eine Stoßmanipulation ausführen, nie darf sie gewaltsam erfolgen. Wir dürfen also das Phänomen des Gelenkknackens nie erzwingen. Dies ist auch vollkommen überflüssig, weil mit den modernen Mobilisationstechniken *bei Wiederholung* eine funktionell reversible Blockierung immer gelöst werden kann. FIGAR und KRAUSOVÁ konnten mit einem Kapazitätsdruckmesser zeigen, daß bei korrekter Technik bei der Stoßmanipulation in der Halswirbelsäule eine Kraft von nur ungefähr 10 N (1 kp) entwickelt wurde und dies ohne vorausgehende Mobilisation (s. Abb. 95). Man sollte sich stets vor Augen halten, daß eine gewaltsame Manipulation niemals wirklich gezielt ist, denn alle Verriegelungstechniken gewähren nur einen relativen Schutz

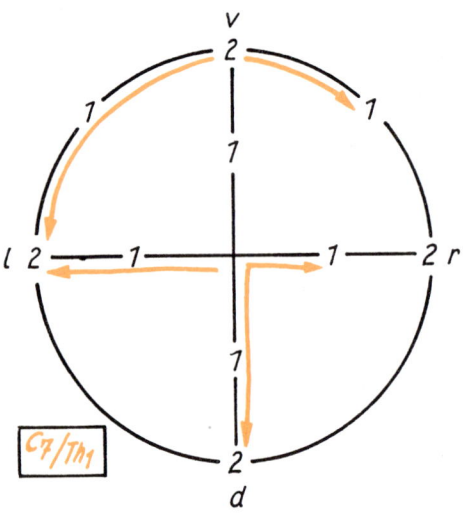

Abb. 124 Stempelschema für die Veranschaulichung und Dokumentation einer Blockierung. Hier sind für C_7 (gegen Th_1) Blockierungen unterschiedlichen Grades in den verschiedenen Richtungen eingetragen worden, und zwar 1° für Rotation und Seitbeuge nach rechts, 2° für Rotation und Seitbeuge nach links und für Rückbeuge; Hypermobilität könnte durch einen darüber hinauslaufenden Pfeil dokumentiert werden (4°)

der Nachbarsegmente, der bei größerer Krafteinwirkung nicht genügt.

Wir sehen, daß jede Stoßmanipulation sorgfältig indiziert, gut vorbereitet und korrekt ausgeführt werden muß und nie zu einer Traumatisierung oder gar Schädigung führen darf. Gewaltsame Technik, ungenügende Vorspannung (»Druckpunkt nehmen«) oder gar ein Stoß in eine schmerzhafte Richtung und gewaltsame Rotation der Halswirbelsäule in Rückbeuge sind als grobe Fehler deshalb streng zu meiden.

Im Einzelfall wird die Blockierung, die wir für klinisch relevant halten, mit der ihr adäquaten Technik in möglichst schonender Weise gelöst und sofort anschließend der Behandlungseffekt überprüft.

Wie oft und wie lange soll nun behandelt werden? Die erste Kontrolluntersuchung sollte innerhalb von 14 Tagen stattfinden. Die behandelten Segmente werden nachkontrolliert und die restlichen Blockierungen gelöst. Wenn nichts rezidiviert hat und der Patient Besserung angibt, genügt die nächste Kontrolle in 3 bis 4 Wochen.

Selbst wenn auch dann nichts rezidiviert hat und der Befund also negativ ist, dürfen wir den Fall nicht als abgeschlossen betrachten und müssen unbedingt in einem weiteren Monat oder nach 6 Wochen erneut nachuntersuchen. Wenn dann ein geringfügiger Befund entsteht, werden wir nicht nur behandeln, sondern eine weitere Wiedervorstellung vereinbaren. Man sollte einen Krankheitsfall prinzipiell auch bei günstigem Verlauf erst nach 4 bis 6 Monaten abschließen, es sei denn, es handelte sich um einen frischen Akutfall.

Häufiger ist der Verlauf jedoch durchaus nicht so glatt. Wenn sich »spontan« Rezidive einstellen, dann müssen wir vordringlich feststellen, warum das so ist, und auf die Ursache der Rezidive einwirken. Zur Behandlung der Rezidivbefunde kommen ausschließlich schonende Mobilisations- und Selbstmobilisationstechniken in Betracht.

Bei schweren Fällen mit erheblichen Bewegungseinschränkungen und chronischem Verlauf wird so ein Vorgehen indes nicht immer genügen. Dann ist es angezeigt, häufiger zu behandeln, und zwar mit reinen Mobilisationen 1- bis 2mal in der Woche, und dem Patienten Selbstmobilisationstechniken zu zeigen, die er 1- bis 2mal täglich selbst ausführt.

Auch die Kombination mit einigen unspezifischen Techniken wie Traktionen, forcierten Flexionen und passiven Übungen ist bei schweren Fällen, insbesondere bei Wurzelsyndromen, zu befürworten, wobei die Traktion sogar täglich erfolgen kann, falls sie als wohltuend empfunden wird. Sie muß aber immer vorher getestet werden, denn man kann mit einer falsch indizierten Traktion genauso schaden wie mit jeder anderen falsch indizierten Manipulation.

Eine häufige Ursache für die Unverträglichkeit der apparativen Traktionstherapie – insbesondere bei Wurzelsyndromen – sind unbehandelte Blockierungen, nach deren Lösung Traktionen wieder helfen. Ähnlich dürfen wir auch die forcierte Flexion nur dann anwenden, wenn sie den Schmerz lindert.

Wir sind also mit Manipulationen sparsam, was ihre Frequenz anbelangt, befürworten aber eine beträchtliche Behandlungsdauer, besonders dann, wenn die Ergebnisse gut sind. Wenn wir uns auch mit Rezidiven nicht abfinden sollten, gibt es doch Kranke, bei denen es berechtigt ist, einige Male im Jahr, auch Jahre hindurch zu behandeln, wenn man sie auf diese Weise beschwerdefrei erhält. Solche Patienten kommen dann schon zur Behandlung, bevor die Beschwerden wirklich überhandnehmen. Wenn wir die Geschwindigkeit und Einfachheit der Manipulationsbehandlung, besonders bei Patienten, die wir gut kennen und bei denen wir wissen, was getan werden muß, mit der Menge der Analgetika, die sie verbrauchen, und mit der Langwierigkeit und Kostspieligkeit anderer therapeutischer Prozeduren vergleichen, dann zeigt sich die Unschädlichkeit, Wirtschaftlichkeit und Wirksamkeit der manuellen Therapie. In der Regel ist allerdings darauf zu bestehen, die Ursache der Rezidive aufzudecken, so schwierig dies mitunter auch sein mag. Das ist dann eine Prüfung für das ärztliche Können.

Eine weitere technische Frage ist die Wahl zwischen gezielten Mobilisationen und ungezielten, unspezifischen Lockerungen. Verschiedene, natürlich zeitsparende Geräte ermöglichen es uns, unspezifische Traktionen, Durchhang oder auch forcierte Flexionen in Anwendung zu bringen. Je größer aber unsere eigene Erfahrung mit der Mobilisationsbehandlung wird, um so seltener arbeiten wir ungezielt, selbst wenn es sich lediglich um eine Mobilisation, geschweige eine Manipulation handelt.

Wie schon zur Genüge betont, ist der Gegenstand der Mobilisationsbehandlung die unmittelbar vorher diagnostizierte Blockierung, und wo keine festgestellt wurde, ist diese Behandlung fehl am Platz.

Wann müssen wir die Mobilisationsbehandlung schließlich als ergebnislos ansehen und abbrechen? Wenn nach drei bis vier Behandlungen überhaupt kein, also auch kein vorübergehender Erfolg erzielt wurde, nehmen wir von weiteren Behandlungen Abstand. Wenn die Besserung nur vorübergehend war, versuchen wir in Kombination mit anderen Methoden einschließlich der krankengymnastischen Übungen einen dauernden Erfolg zu erzielen. Das Vorgehen muß ganz auf den Einzelfall abgestimmt sein, und man darf sich nicht zu früh entmutigen lassen, darf aber auch sich und den Patienten nicht von falschen Illusionen täuschen lassen.

Es gibt Verläufe, die bereits bei der zweiten Kontrolle die Sinnlosigkeit einer weiteren manuellen Behandlung erkennen lassen. Dazu gehören Fälle, bei denen es sich um eine Versuchstherapie oder einen Test handelt. Manchmal kann man sich nur auf diese Weise überzeugen, ob z. B. ein Kopfschmerz einen vertebragenen Faktor hat oder nicht. Mitunter ist auch die Psyche ein Grund, die Therapie abzubrechen. Wie die manuelle Therapie selbst eine ausgezeichnete Wir-

kung auf das psychische Befinden haben kann, so kann es auch geschehen, daß der Kranke über dieselben Beschwerden weiterhin klagt, obwohl sich der Befund normalisiert hat. In solchen Fällen ist offensichtlich der psychische Faktor vordergründig, und die Therapie muß dieser Tatsache Rechnung tragen (sofern es sich allerdings nicht um eine Aggravation handelt).

Der bisher gegebene Überblick über die Indikationen, Kontraindikationen und den Verlauf der manuellen Therapie ist natürlich eine schematische Abstraktion. Die Methode und der Gang der Therapie können erst dann voll und ganz zutage treten, wenn die übrigen Arten der Reflextherapie und die Prinzipien für die Kombination verschiedener Methoden behandelt worden sind.

5.1.3. Indikationen für die manuelle Therapie vom Gesichtspunkt der Prävention

Die Prävention geht in der manuellen Therapie logisch schon aus den therapeutischen Grundsätzen hervor. Wenn wir behaupteten, daß es oft notwendig ist, eine vom Ort der schmerzhaften Störung entfernt liegende Blockierung zu behandeln, um Rezidive zu vermeiden, so wurde damit bereits der Gesichtspunkt der Prävention in die Therapie eingeführt. Nun geht es darum, daraus die logischen Folgerungen abzuleiten.

Es wurde schon in 2.7. gezeigt, wie oft bei Kindern eine Beckenverwringung und Kopfgelenkblockierungen vorkommen und daß jährliche Kontrollen nach einmaliger Behandlung die Aufrechterhaltung der richtigen Beckenstellung erwiesen. In Anbetracht der bereits begründeten Schädlichkeit der Beckenverwringung sind also hier die Voraussetzungen für eine Prävention zumindest im Kindesalter gegeben. In diesen Fällen ist die Manipulation völlig schmerzlos, erfordert allerdings Ärzte, die mit der Technik gut vertraut sind. Auch andere latente Blockierungen sollten bei Kindern beseitigt werden.

Wie bei jeder Prävention wird das Kindesalter bevorzugt. Hier kann der ganze Krankheitsprozeß in seinem noch vollkommen reversiblen Anfangsstadium erfaßt werden. Damit ist natürlich nicht gesagt, daß hier die Prävention endet. Auch die Verhütung von Komplikationen kann wichtig sein. Da es unmöglich ist, aus Gründen der Prävention die erwachsene Bevölkerung manualtherapeutisch zu untersuchen und zu behandeln, wird die Prävention im Erwachsenenalter eher den Weg der Dispensairebetreuung gehen müssen, und zwar bei besonders bedrohten Arbeitern, Sportlern, nach Unfällen, Operationen usw.

Dies mag heute, bei dem erheblichen Mangel an manualtherapeutisch ausgebildeten Ärzten, noch wie Zukunftsmusik klingen, ist aber angesichts der enormen wirtschaftlichen Bedeutung vertebragener Störungen und dem geringen Aufwand, den die manuelle Therapie erfordert, durchaus zu befürworten.

Wie schon gesagt, treibt jeder therapeutisch Tätige bei der Rezidivverhütung Prävention, und er muß sie zwangsläufig in seinen Therapieplan einbauen. Wenn wir außerdem Jugendliche und Kinder behandeln, bedeutet das immer gleichzeitig Prävention und ist dabei das dankbarste und interessanteste Gebiet.

5.1.4. Traktion

Die Traktion ist im Wesen eine Art der Mechanotherapie oder Manipulation. Im Unterschied von anderen Formen der Manipulation ist sie jedoch eine in der Allgemeinmedizin anerkannte Methode. Im Rahmen der manipulativen Techniken spielt die Traktion in der Hals- und Lendenwirbelsäule eine spezifische Rolle. Sie ist besonders günstig bei radikulären Syndromen und in der Lendenwirbelsäule insbesondere dann, wenn wir die Diagnose einer Bandscheibenläsion stellen. Dies ist sogar diagnostisch wertvoll: Wenn ein Schmerz nach

Traktion der LWS besser wird, spricht dies für eine Bandscheibenläsion. Traktion ist auch bei akutem Schiefhals sowie bei akuter Lumbago indiziert. Die genaue Technik wird in Kapitel 6 besprochen; hier möchten wir lediglich unserer Meinung Ausdruck geben, daß im Vergleich zur manuellen Traktion die instrumentelle nur von untergeordneter Bedeutung ist.

Es wäre noch zu betonen, daß wie auch immer wir über Traktion denken, diese nur dann indiziert ist, wenn sie schmerzlos ist. Wenn dies nicht der Fall sein kann, müssen wir die Technik ändern, und wenn auch das nicht hilft, müssen wir sie unterlassen. Ein Grund, warum dies der Fall sein kann, ist nicht selten eine Blockierung, die dann behandelt werden soll (z. B. bei Wurzelsyndromen).

5.2. Indikationen für die übrige Reflextherapie

5.2.1. Gezielte Infiltrationen (Nadelung)

Gegenstand gezielter Infiltrationen sind besonders die Nervenwurzel, die Strukturen, von denen der Schmerz ausgeht, die (reflektorischen) Maximalpunkte, und die Grenzstrangganglien. Vorbedingung ist dafür eine genauso präzise Diagnostik wie bei der Manipulationsbehandlung, denn es gilt, die schmerzhafte Struktur mit Sicherheit zu treffen. Dann sind gezielte Infiltrationen oder Nadelungen neben der manuellen Therapie die wirksamste Methode, um so ökonomisch wie möglich therapeutische Erfolge zu erzielen.

Im akuten Stadium führen wir gezielte Infiltrationen besonders dann aus, wenn die Manipulation wegen zu großer Schmerzhaftigkeit und Verspannung nicht möglich ist oder wenn nach einer Mobilisationsbehandlung (wie vor allem bei Wurzelsyndromen) heftige Schmerzen weiterbestehen. Wenn es sich um eine vertebragene Störung handelt,

ziehen wir es doch meistens vor, mit der Mobilisation zu beginnen, weil sie am zuverläs-
sigsten und schnellstens die Funktion wiederherzustellen und dadurch klinische Heil-
erfolge zu erzielen vermag. Es kann jedoch
nach einer gezielten Infiltration durch Ausschaltung des Schmerzes zur Lösung des
Muskelspasmus und dann mitunter auch der
Blockierung kommen. Es ist also durchaus
nicht als Fehler anzusehen, wenn man mit
einer gezielten Infiltration beginnt.

Nach vorausgegangener Mobilisationsbehandlung ist der häufigste Grund für gezielte
Infiltration das Andauern der Schmerzen
trotz wiederhergestellter Gelenkfunktion. So
kommt es besonders in der Brustwirbelsäule
nicht selten vor, daß nach ein bis zwei Manipulationen die Beweglichkeit frei oder sogar
hypermobil ist, der Patient aber weiter über
Schmerzen klagt. Eine weitere Mobilisation
wäre aus den genannten Gründen abzuleh-
nen. Meist findet sich jetzt aber ein Maximalpunkt in der Tiefe des Lig. interspinale
oder an einem der Gelenke. Wenn es sich
um das Gelenk handelt, dann infiltrieren wir
ja die Struktur, von der der Schmerz ausgeht; wenn wir in das Lig. interspinale spritzen, treffen wir den Maximalpunkt im Segment.

Über die reflektorische Wirkung von
Wurzelinfiltrationen wurde schon berichtet
(s. 1.2.1.). Die Bedeutung der Infiltration des
Ganglion stellatum besteht darin, daß hier
Afferenzen aus einem weiten Gebiet, das
dem »oberen Quadranten« entspricht, ausgeschaltet werden. Das ist bei diffus irradiie-
renden, z. B. zervikobrachialen Schmerzsyndromen in diesem Gebiet (»Schulter-Arm-
Syndrom«) und sogar bei radikulären Syndromen der oberen Extremitäten bedeutsam.

Bei der Auswahl zwischen der Struktur,
von der der Schmerz ausgeht, und einem sekundären (reflektorischen) Maximalpunkt
im Segment geben wir natürlich der primär
schmerzhaften Struktur den Vorzug. Besteht
z. B. ein Druckschmerz am Skapularand, ist es
meist viel wirksamer, die darunterliegenden
Rippen zu behandeln oder zu infiltrieren.

Wenn Prokaininfiltrationen den gewünschten Erfolg bringen, dann verabfolgen
wir sie einmal wöchentlich, allerdings nur
solange die betreffende Struktur noch
schmerzhaft ist und sich nicht wieder eine
Blockierung zeigt. Wenn uns der Verlauf
nicht ganz befriedigt, benutzen wir Hydrokortison mit Prokain und wiederholen die
Infiltration erst nach 3 Wochen. Wir möchten darauf hinweisen, daß ähnlich wie nach
der Manipulation oft und besonders bei vegetativ Labilen nach Abklingen der Anästhesie oder am nächsten Tag eine Reaktion mit
Schmerzverschlimmerung eintreten kann,
die prognostisch durchaus nicht ungünstig
ist, auf die wir den Patienten aber aufmerksam machen sollten. Wenn allerdings die Infiltrationen keine Wirkung zeigen, dann geben wir sie schon nach der zweiten
erfolglosen Spritze auf. Unmittelbar nach
der Infiltration testen wir die Wirkung genau
so wie nach Manipulationen.

Wir sollten uns immer vergewissern, ob
der Patient nicht auf Prokain allergisch reagiert (Frage nach früheren Anästhesien,
z. B. beim Zahnarzt) und im Falle einer
Allergie ein anderes Anästhetikum wählen.
Neuerdings konnten wir zeigen, daß der therapeutische Effekt von Infiltrationen
schmerzhafter Strukturen (im Unterschied
zur Leitungsanästhesie) nicht dem Anästhetikum, sondern dem Nadelstich zuzuschreiben ist. Wenn die Nadel genau den
Schmerzpunkt trifft, dann bewirkt sie eine
augenblickliche Analgesie. Wir haben es
deshalb aufgegeben, in diesen Fällen überhaupt zu infiltrieren. Dadurch sind die Nebenwirkungen ausgeschaltet. Bei ungenügen-
der analgischer Wirkung haben wir die
Möglichkeit, den Einstich zu korrigieren
und dann die gewünschte Wirkung zu erreichen.

5.2.2. Postisometrische Muskelrelaxation

Ist die schmerzhafte Struktur ein Muskelspasmus und / oder der Muskelansatz am

Knochen (»Tendomyose«), dann ist die postisometrische Muskelrelaxation (s. 7.7.) heute die adäquate Methode, weil sie in jeder Hinsicht physiologisch ist. Dabei kommt der analgetische Effekt demjenigen der Infiltration oder Nadelung gleich. Darüberhinaus besteht jedoch meistens die Möglichkeit einer Selbstbehandlung. Die Relaxationsbehandlung ist allerdings nur wirksam, wenn eine erhöhte Spannung besteht.

5.2.3. Massage

Die Massage spielt in der Reflextherapie eine erhebliche Rolle und kann sehr vielseitig angewandt werden. Wir benutzen sie aber als zusätzliches, weniger als selbständiges Behandlungsverfahren. Es gibt hier sehr verschiedene, wirksame Methoden (Bindegewebsmassage, Segmentmassage, Periostmassage usw.), und wir möchten sagen, daß hier wiederum nicht einer bestimmten der Vorzug zu geben ist, sondern daß vielmehr die klinische Diagnose maßgebend sein muß. Auf ihrer Grundlage wählen wir die Methode, die auf die zu behandelnde Struktur am besten einwirkt.

Die Massage kann uns schon zur Vorbereitung der Manipulation gute Dienste leisten. Hier bewährt sich sowohl eine Massage der hyperalgetischen Zonen als auch eine Druckmassage der Muskulatur, die die Muskelspannung hemmt. Bei Muskelhartspann ist allerdings heute die postisometrische Relaxation die Methode der Wahl.

Die Periostmassage ist besonders dann zu empfehlen, wenn die Schmerzhaftigkeit bei Periostpunkten nicht auf Prokaininfiltration (Nadelung) oder bei Muskelansätzen auf postisometrische Relaxation anspricht.

Wir wenden Massagen als selbständige Methode der Reflextherapie aber nur selten an, weil sie relativ unökonomisch sind. Wenn wir das augenblickliche Verschwinden einer Hyperalgesiezone nach der Manipulation mit ihrer langsamen Rückbildung während der Massage vergleichen, dann werden wir sicher die Massage einer solchen Zone nur dann verordnen, wenn sie auch nach Manipulation weiterbesteht. Das gleiche gilt für die Periostpunkte. In Verbindung mit anderen Methoden und als Vorbereitung für die Krankengymnastik wird jedoch die Massage immer eine bedeutsame Stellung behaupten können. Ja, es gibt Fälle mit ausgedehnten Hyperalgesiezonen und über zahlreiche Segmente sich erstreckenden Muskelverspannungen, in denen die Massage durch keine andere Methode ersetzt werden kann.

Wenn wir in Einrichtungen, in denen Reflextherapie und Rehabilitation betrieben werden, die Massagen dem Drängen der Patienten entsprechend zu sehr überhandnehmen lassen, dann lenken wir die Krankengymnasten von ihrer Hauptaufgabe, der gezielten Übungsbehandlung, ab; denn wenn Massagen wirksam sein sollen, müssen sie zwei- bis dreimal in der Woche durchgeführt werden, und jede Behandlung dauert mindestens 20 Minuten.

5.2.4. Quaddelinfiltrationen

Bei lokalisierten Hyperalgesiezonen von geringer Ausdehnung und erheblicher Intensität sind Quaddelinfiltrationen sehr zu empfehlen, besonders wenn sie nach Beseitigung der Blockierung weiterbestehen und kein markanter Maximalpunkt gefunden wird. Die Behandlungen gehen rasch, sind sehr wirksam, und es genügen meistens eine, maximal zwei in der Woche. Je ausgeprägter die Hyperalgesiezone ist, desto größer ist die Wirkung. Natürlich hat es keinen Sinn, die Quaddelinfiltrationen fortzusetzen, sobald keine Hyperalgesiezone besteht. Die Applikation der Quaddeln *soll* schmerzhaft sein, denn wir stechen ja in die Hyperalgesiezone ein. Dabei erscheinen uns die weniger schmerzhaften Prokainquaddeln ebenso wirksam zu sein wie die äußerst schmerzhafte intradermale Anwendung von destilliertem Wasser oder gar Histamin, das außerdem noch unangenehme Nebenwirkungen haben kann. Bei ausgedehnten Zonen kommt die intradermale Quaddelinfiltration nicht in Frage, dann sind Massageverfahren indiziert.

5.2.5. Andere, vorwiegend auf die Haut einwirkende Methoden

Die Haut ist als Körperoberfläche reichlich mit Rezeptoren versehen. Deswegen bestehen fast unbegrenzte Möglichkeiten, sie für unsere Zwecke auszunutzen. Dabei ist immer wieder zu betonen, daß es weniger wichtig ist, wie als wo wir auf die Haut einwirken, also ob im Bereich einer Hyperalgesiezone oder nicht. Außer den schon genannten Quaddeln können wir Senfpflaster, Jodpasten, Chloräthylspray, Schröpfköpfe usw. zur Reizung benutzen, wir können aber auch allein Wärme oder Kälte auf die Zone einwirken lassen. Auch die subkutane Luftinfiltration wurde mit Erfolg angewandt. Iontophoresen, die auch hierher gehören, sind meist weniger wirksam. Hier ist noch zur Hochfrequenztherapie (Kurzwelle) etwas zu sagen, von der wir als Methode der Reflextherapie wenig halten. Sie erzeugt die Wärme in tiefgelegenen Strukturen, obwohl die Wärmerezeptoren in der Haut und nicht in tieferen Geweben liegen. Sie übt also dort in diesen tiefen Strukturen einen inadäquaten unphysiologischen Reiz aus. Es bewähren sich jedoch niederfrequente analgische Reizströme, wie diadynamische Ströme und neuerdings die »Elektrostimulation«. Eine interessante Methode, die auf eine begrenzte Hyperalgesiezone (Maximalpunkt) einwirkt, ist die Infiltration (Nadelung) der Hautfalte zwischen je zwei Fingern oder Zehen im schmerzhaften Segment insbesondere bei Wurzelschmerzen an den oberen und unteren Extremitäten. Sie ist indiziert, wenn die Zwischenfingerfalte intensiv druckempfindlich ist.

Hautdehnung: Auch diese Methode zielt auf die HAZ ab, und so wie bei der PR erkennt der Behandler einen vermehrten Widerstand gegen Dehnung. Im Gegensatz zu anderen Methoden, wie die Hautfalte nach KIBLER oder die Methode von LEUBE und DICKE, ist die Hautdehnung vollkommen schmerzlos. Sie hat auch den Vorteil, daß sie auch auf sehr kleine Hautareale, wie beispielsweise auf die Hautfalte zwischen den Fingern oder Zehen, zur Anwendung kommen kann.

5.2.6. Infiltration von Narben und anderen Störfeldern

Wenn die Reflextherapie erfolglos bleibt, obgleich wir konsequent im Segment, suprasegmentär und auch auf zentraler Stufe behandelt haben, dann sollten wir nach versteckten Störfeldern fahnden. Prinzipiell kann jede Störung im Organismus, die einen dauernden nozizeptiven Reiz ausübt, ein Störfeld sein, u. a. auch eine Blockierung. Oft sind es versteckte Infektionsherde in Zähnen, Nebenhöhlen, Tonsillen usw., sehr oft sind es Narben. Besonders verdächtig sind Narben, in deren Umgebung eine Hyperalgesiezone besteht.

Wenn also die Reflextherapie ergebnislos gewissermaßen alle Instanzen durchlaufen hat, sollten wir solche versteckten Störfelder suchen und sie umspritzen oder lediglich mit der Nadel behandeln. Dabei können wir dann das Sekundenphänomen (HUNEKE) beinahe gezielt hervorrufen (s. 1.1.).

5.2.7. Akupunktur

Die Akupunktur ist wohl die älteste Form der Reflextherapie.

Die von der klassischen Akupunktur geübte Wahl der Punkte nach gewissen Organen und ihre Lage auf sogenannten Meridianen ohne klinische Untersuchung der Punkte entspricht traditionellen Vorstellungen, aber nicht verifizierbarer Wissenschaft. Der Nadelstich als schmerzhafter Gegenreiz und als Mikrotrauma der Gewebe kann jedoch krankheitsbedingte Schmerzen und muskuläre Tonusveränderungen günstig beeinflussen. In einer eigenen Untersuchung (1979) wurden bei 241 Patienten 312 Schmerzpunkte durch Nadelung behandelt. Bei 271 Nadelungen war Analgesie zu erzielen, 41 Schmerzpunkte blieben unbeeinflußt. Bei Applikation der Nadel am schmerzhaftesten Punkt war in der Regel augenblickliche Analgesie zu erzielen.

GAYMANS konnte zeigen, daß es durch Druck auf Akupunkturpunkte möglich ist, Muskelgruppen zu hemmen oder in anderen Fällen zu fazilitieren.

Uns erscheinen die *klinischen Befunde* besonders wichtig, weil sie Hinweise für eine rationale Behandlung über den Akupunkturpunkt ergeben. Hier seien genannt:

1. Die Druckdolenz von Akupunkturpunkten, die sich wie Schmerzpunkte, mitunter sogar wie Trigger-Punkte verhalten.

2. In der Regel lassen sich dann Gewebsbefunde erheben: vermehrte Spannung, Verhärtung, Verquellung. Bei leichtem Streichen über solche Punkte fühlt man, daß man da gewissermaßen »hängen bleibt«.

Der Versuch – mehr kann es nicht sein –, die Akupunktur in eine rationale Reflextherapie einzubeziehen, würde es ermöglichen, die jeweils am besten passende Methode zu wählen. Er erscheint uns lohnend, weil wir so, statt zu Sklaven einer bestimmten Methode zu werden, diese nach freier Wahl nach den Befunden des Einzelfalls in den Behandlungsplan einsetzen können.

5.2.8. »Sklerosierungstherapie«

Bei schmerzhaften Bänder- und Sehnenansätzen – besonders bei Hypermobilen – empfehlen HACKETT und BARBOR, sklerosierende Lösungen unter Zusatz von Prokain an die Ansatzstellen zu infiltrieren, der zu einer Proliferation der Knochengewebe und dadurch zu einer Festigung des Bandansatzes führt. Wir haben in eigener Erfahrung jedoch festgestellt, daß gezielte Infiltration

von Lokalanästhetika und dann bloße Nadelung dieselben Ergebnisse liefert. Es hat sich fernerhin gezeigt, daß in der überwältigenden Mehrheit dieser Fälle beim Bändertest eine erhöhte Spannung (Widerstand) besteht, die zu einer sogar meßbaren Bewegungseinschränkung führt. In diesen Fällen ist dann die postisometrische Muskelrelaxation (PR) die Methode der Wahl (s. Abb. 273). Nur dort, wo keine vergrößerte Spannung festgestellt werden kann, muß genadelt (infiltriert) werden.

5.3. Indikationen für die Pharmakotherapie bei vertebragenen Störungen

Wir sind der Überzeugung, daß bei vertebragenen Störungen die Reflextherapie an erster Stelle steht. Die vertebragenen Affektionen stellen förmlich ein Modell für reflektorische Mechanismen und daher auch für die Reflextherapie dar. Wir wollen nun an diesem Modell zeigen, wie die Pharmakotherapie vom Standpunkt der Reflextherapie eingesetzt werden kann.

Die große pathogenetische Bedeutung übermäßiger vegetativer Reagibilität wurde in 2.9. gezeigt. Wo wir sie feststellen, müssen wir sie zu dämpfen versuchen. Da die reflektorischen Veränderungen Antworten auf Schmerzreize sind, müssen wir nach Möglichkeit auch den Schmerz pharmakologisch dämpfen. Daher haben sedativ-analgetische Mischungen im wesentlichen ihre Berechtigung. Die dämpfende Wirkung kann insbesondere mit Hilfe der modernen Psychopharmaka gesteigert werden, z. B. mit Diazepam (z. B. Valium, Faustan) oder (besonders bei Angst) Meprobamat (z. B. Miltown, Miltaun, Andaxin). Bei Schwindelanfällen bewähren sich Antiemetika wie Theadryl (ČSSR).

Analgetika werden heute oft mit Myorelaxantien kombiniert. Das mag bei allgemein stark erhöhter Muskelspannung (z. B. »Mikrospastiker«) vorteilhaft sein. Wir möchten aber vor Verallgemeinerungen warnen. Besonders bei hypermobilen Patienten, bei denen sich ja auch Verspannungen finden, können durch Muskeltonussenkung die muskulären Dysbalancen weiter verschlechtert werden. Hier ist nur die gezielte Behandlung der verspannten Muskeln möglich. Bei larvierten Depressionen mit Schmerzen sind Antidepressiva vorzuziehen.

Bei gesteigerter idioneuraler Reizbarkeit (mechanische Reizbarkeit der Nerven, z. B. Chvostek) empfehlen wir peroral Kalzium und eine Vitamin-D-Stoßtherapie.

Bei akuten Schmerzen müssen wir vor allem das Schmerzgeschehen mit Analgetika dämpfen. In diesem Stadium halten wir Salizylate immer noch für sehr empfehlenswert, weil sie außer der analgetischen noch eine entquellende Wirkung besitzen, die einen günstigen Einfluß auf den Krankheitsverlauf hat. Phenylbutazon (z. B. Butazolidin) oder aus Phenylbutazon und Aminophenazon zusammengesetzte Mischpräparate (z. B. Irgapyrin, Pyrabutol, Wofapyrin) sind zwar als Analgetika vielleicht noch wirksamer, ihre Heilwirkung erscheint uns dagegen geringer, und sie haben häufiger toxische Nebenwirkungen. Opiate sind bei vertebragenen Schmerzen nicht indiziert. Sie bleiben bei allen unerwünschten Wirkungen auch meist unwirksam! Auch fast unerträgliche Schmerzen müssen sich mit einer Kombination von Analgetika, Prokaininfiltrationen und manueller Therapie beherrschen lassen.

Im chronischen Stadium sind Mischungen der Analgetika mit Sedativa und Spasmolytika zu empfehlen, beispielsweise von Phenazon (Antipyrin) mit Phenobarbital und Atropin in Kombination mit Papaverin oder Kodein. Hydergin ist insbesondere beim Zervikalsyndrom wirksam.

Mit Vitaminen wird häufig Polypragmasie betrieben, wobei allerdings zumindest wenig Schaden gestiftet werden kann. Vitamin B_1 dürfte bei Wurzelsyndromen indiziert sein, Vitamin B_{12} ist wegen seiner allgemein roborierenden Wirkung besonders bei älteren Patienten günstig: von der behaupteten analgetischen Wirkung haben wir uns nicht überzeugen können.

Die größte Schwierigkeit besteht in der Normalisierung gestörter vegetativer Regulationen und damit der vegetativen Rhythmen, von denen der Tag-Nacht-Rhythmus wohl der auffallendste ist. Man kann Störungen dieser Rhythmen in gewissen Grenzen pharmakologisch beeinflussen und damit auch auf die übrigen Regulationen günstig einwirken. Deshalb sollen wir uns bei der Anamnese nach Schlafstörungen, Müdigkeit bei Tage, morgens oder eher gegen Abend usw. erkundigen. Wenn wir dann von einem Patienten hören, daß er nachts schlecht schläft und am Tage schläfrig ist, würden wir ihm durch Verabreichung von Sedativa während des Tages, wie dies bei »nervösen« Patienten leider nicht selten geschieht, wenig helfen. Wir müssen vielmehr in solchen Fällen während des Tages die Wachheit (Vigilanz) und erst gegen Abend die Hemmung im zentralen Nervensystem unterstützen. Wir empfehlen also morgens und eventuell noch während des Vormittags Kaffee, Tee, Ephedrin oder andere Psychostimulanzien (Analeptika) und erst gegen Abend ein Sedativum oder Schlafmittel. Die Dosierung muß streng individuell eingestellt sein, und die Mittel müssen vor allem zum richtigen Zeitpunkt verabreicht werden, so daß sich der richtige Rhythmus »einschaukelt«. Wenn das gelingt, kann die Dosierung sehr niedrig gehalten werden.

5.4. Operationsindikation

Die wesentliche Indikation für die chirurgische Behandlung ist der Bandscheibenvorfall oder auch der Verdacht darauf, insbesondere bei therapieresistenten Fällen von Wurzelkompression. Bei echten Wurzelsyndromen an der oberen Extremität kann mitunter auch das eingeengte Foramen intervertebrale eine Operationsindikation sein. Näheres dazu wird unter 8.2. besprochen.

In neuerer Zeit wird jedoch neben dem Bandscheibenvorfall immer mehr der enge Spinalkanal als Ursache betont, und seine vorwiegend röntgenologische Diagnose muß deshalb beherrscht werden. Die souveräne Methode ist hier allerdings die Computertomographie.

5.5. Indikationen für die Krankengymnastik

Die Indikationsstellung wird in Kapitel 7 dargelegt werden. Muskuläre Fehlsteuerungen und Störungen der Statik sind die Hauptursachen der Fehlbelastung, die wiederum die wesentlichste Ursache für vertebragene Störungen überhaupt ist. Deshalb spielt die Erkennung und Behandlung dieser Zustände eine hervorragende Rolle, um Rezidiven vorzubeugen.

5.6. Indikationen für die Korrektur statischer Störungen

Die Diagnose statischer Störungen wurde in Kapitel 3 und 4 erörtert. Sie werden nicht selten muskulär und durch eine fehlerhafte Lebensführung mitbedingt und müssen dann dementsprechend auch behandelt werden. Hier wollen wir uns mit der Korrektur von Schiefebenen und der des Überlastungsbeckens (»Koxarthrosebeckens«) nach GUTMANN befassen.

Schiefebenen, besonders im Beckenbereich oder in der Lendenwirbelsäule, können durch Schuheinlagen korrigiert werden. Da sie nur bei dauerndem Tragen einen Sinn haben, handelt es sich nicht nur um eine wirksame, sondern auch um eine eingreifende und verantwortungsvolle Verordnung. Deshalb müssen wir die Indikation erörtern.

Sie ist relativ einfach, wenn die Schiefebene durch ein nicht zu lange zurückliegendes Trauma verursacht wurde, z.B. durch eine traumatische Beinverkürzung oder eine einseitige Wirbelkompression. Den einseitigen Plattfuß als weitere Indikation erkennen wir am besten, wenn sich der Patient bei der Untersuchung auf die Außenränder beider Füße stellt und sich das Becken horizontal richtet und der »positive ästhetische Effekt« (s. 4.2.2.1.) eintritt.

Da sich jedoch in den meisten Fällen schon sekundäre Kompensationen eingestellt haben, müssen wir sehr vorsichtig vorgehen. Kriterien dafür sehen wir in der klinischen Rezidivneigung besonders beim statisch-ligamentären Schmerz, in einer durch eine Schiefebene, d.h. von unten bedingten Skoliosierung, besonders wenn diese statisch nicht ausgeglichen ist, oder wenn über einer Schiefebene, die statische Skoliose fehlt oder gar eine paradoxe Skoliose besteht, soweit diese nicht von oben her induziert ist. Unerläßlich ist in jedem Falle die röntgenologische Kontrolle nach Unterlegen des Fußes auf der tieferen Seite der relevanten Schiefebene. Dabei beachten wir,

1. ob sich der thorakolumbale Übergang vertikal über den lumbosakralen einstellt,

2. ob sich das Becken symmetrisch zum Basislot einstellt.

3. ob sich die Skoliosierung ausgleicht.

Klinisch entspricht dem der »ästhetische Effekt«.

Weiterhin beachten wir klinisch, ob sich eine vorbestehende Rotation des Beckens gegenüber der Basis ausgleicht oder verschlechtert. Im Stand auf 2 Waagen prüfen wir, ob sich Belastungsdifferenzen ausgleichen, verschlimmern oder erst entstehen.

Wenn röntgenologisch eindeutig eine Besserung der Statik festgestellt werden kann, werden wir bei klinischer Indikation meistens eine Unterlage verordnen. Wir müssen jedoch die Reaktion auf der Doppelwaage in Betracht ziehen. Wo sich eine bestehende Belastungsdifferenz ausgleicht, wird die Unterlage meistens sogar als angenehm empfunden, und die Eingewöhnung bereitet keine Schwierigkeiten. Wenn die Gewichtsverteilung ohne Fußunterlage un-

gefähr symmetrisch ist und auch nach Unterlegung nach kurzer Latenz unverändert
bleibt, kann man ebenfalls mit guter und
schneller Anpassung rechnen. Wenn sich
aber eine Belastungsdifferenz erst nach Unterlegung einstellt oder steigert, wird die Unterlage meistens als unangenehm empfunden. Wir müssen dann vorsichtig vorgehen
und dem Patienten empfehlen, die Unterlage
anfangs nur solange zu tragen, als er sie
nicht als unangenehm empfindet, um sich
erst allmählich daran zu gewöhnen. Nach
dieser »Bewährungsfrist« soll die Schuherhöhung bzw. Einlage jedoch dauernd (auch in
Hausschuhen) getragen werden, wobei der
Patient im Laufe der ersten Monate immer
wieder kontrolliert werden muß. Aus prakti-
schen Gründen kann man sich bei Differenzen bis zu 1 cm mit einer Absatzerhöhung
begnügen. Wenn die Schiefebene oberhalb
des Beckens liegt, ist es oft erforderlich, im
Sitzen die tiefere Seite durch ein Polster unter dieser Gesäßhälfte anzuheben.

KLEIN und BUCKLEY (1967) wiesen bei
Schulkindern nach, daß sich Beinlängendifferenzen beim Tragen von entsprechenden Schuheinlagen viel verläßlicher und re-
gelmäßiger während des weiteren Wachs-
tums ausgleichen, als wenn keine getragen
werden, so daß hier von einer Indikation im
Sinne einer Prävention gesprochen werden
kann.

Beim *Überlastungsbecken*, insbesondere
bei der Koxarthrose, ist es sehr schädlich,
wenn das Kopflot und das Promontoriumlot
vor die Hüftgelenkquerachse fallen. GUT-
MANN konnte zeigen, daß dies durch Schuheinlagen korrigierbar ist, wobei sich auch die
Beschwerden der Patienten weitgehend bessern. Am häufigsten wird die Fußspitze oder
Sohle auf der Seite der schmerzhaften Hüfte
unterlegt. Entscheidend ist jedoch die Kon-
trollaufnahme im (seitlichen) statischen
Röntgenbild und natürlich auch der klinische Verlauf. Auch die Untersuchung auf
zwei Waagen hat sich dabei bewährt: Bei
korrektem Unterlegen, wobei wir nacheinander rechte Fußspitze, rechte Ferse, linke

Fußspitze, linke Ferse unterlegt, kommt es
einmal zum Ausgleich, dann wieder zur Verschlechterung, bis wir das Richtige gefunden
haben. Natürlich müssen wir dabei Belastungsdifferenzen, die nur durch Schmerzhaftigkeit des Beins bedingt sind, ausklam-
mern. Deshalb achten wir besonders darauf,
wenn der Patient das schmerzhafte Bein stärker belastet.

Da die Statik in der Sagittalebene (frontaler Röntgenstrahlengang) vor allem muskulär aufrechterhalten wird, müssen deren Störungen folglich auch muskulär korrigiert
werden. Sie sind daher überwiegend Gegenstand der Krankengymnastik.

5.7. Indikationen für die Änderung der Lebensführung

Sehr oft sind Faktoren in der Lebensführung unserer Patienten die Ursache von Rezidiven. Wir müssen möglichen Fehlbelastungen im Beruf nachgehen, die Adipositas
bekämpfen, für ausreichende Bewegung bei
unseren Kranken sorgen. Wir interessieren
uns für die Schlafhaltung und empfehlen auf
Grund einer gründlichen Analyse die im
Einzelfall richtige Lage im Bett. Wenn Krankengymnastik verordnet war, sollen die
Kranken die Übungen auch nach beendeter
Behandlung weiterführen.

Bei jedem Fall, der chronisch intermittie-
rend verläuft und bei dem mit Rezidiven zu
rechnen ist, sollten wir die Lebensführung
mit dem Patienten eingehend durchspre-
chen. Eine scheinbar nebensächliche »Klei-
nigkeit« wie ein Sitz im Auto, ein Bettpol-
ster usw. können den Verlauf chronischer
Leiden manchmal entscheidend beeinflussen. Deshalb haben wir diesen Fragen einen
speziellen Abschnitt gewidmet (s. 9.3.).

5.8. Indikationen für Immobilisation und Stützen

Schmerzhafte vertebragene Störungen erfordern unter gewissen Umständen Ruhe. Der Muskelspasmus, durch den größere oder kleinere Abschnitte der Wirbelsäule ruhiggestellt werden, zeigt damit, daß der Organismus dann selbst für Immobilisation sorgt. Auf der anderen Seite sind wir jedoch überzeugt, daß erst eine Wiederherstellung der Funktion, meistens also eine Mobilisierung, die klinische Heilung bringt.

Niemand wird daran zweifeln, daß im Akutstadium Ruhe in einer möglichst schmerzarmen Lagerung geboten ist. Oft ist bei intensiven Schmerzen eine aktive Bewegung gar nicht möglich. Das schließt allerdings die Möglichkeiten manueller Behandlung nicht unbedingt aus, wenn wir in die schmerzfreie Richtung ohne Kraftanwendung behandeln können. Aber auch nach einer Manipulation wird in solchen Akutfällen Ruhe geboten sein.

Ganz anders stellt sich jedoch die Frage nach langdauernden Immobilisationen mit Hilfe von Korsetts, SCHANZschen Verbänden oder gar operativer Versteifung durch Knochenspäne bei den chronischen Fällen. Da unserer Überzeugung nach bei vertebragenen Störungen, vorausgesetzt, schwere pathologische Prozesse sind ausgeschlossen worden, in der Funktionsstörung der entscheidende pathogene Mechanismus zu sehen ist, kann man sich nur schwer vorstellen, daß die langdauernde Immobilisation eine normale Funktion, d.h. eine normale Beweglichkeit, wiederherstellen oder gar die gestörte Trophik normalisieren könnte.

Bis zu einem gewissen Grad ist Immobilisierung dort begründet, wo die Ursache der Störung ein Trauma war, auch dann, wenn im Röntgenbild weder Zeichen einer Fraktur noch einer Luxation bestehen. Kontusionen der Weichteile, Bänder- oder Kapseleinrisse mit extra- oder sogar intraartikulären Blutungen (EMMINGER) sind röntgenologisch nicht zu erkennen und kommen nicht nur an Extremitätengelenken vor. Für diese Zustände ist natürlich völlige Ruhe geboten und die Manipulationsbehandlung ausgeschlossen. Die Diagnose solcher Fälle stützt sich auf die Art und Intensität der Gewalteinwirkung und darauf, daß eine saubere Verriegelung nicht möglich ist, daß *alle* Richtungen im betroffenen Segment nicht nur schwer blockiert, sondern auch Schmerzrichtungen sind. Aber selbst so ein Zustand rechtfertigt kaum eine langdauernde Immobilisation, wenn auch hier z. B. ein SCHANZscher Kragen für einige Wochen berechtigt erscheint. Sobald die akuten Folgen abgeklungen sind, die Hämatome sich resorbiert haben und die manuelle Behandlung zumindest in einer Richtung schmerzlos ausgeführt werden kann, wird die Wiederherstellung der Funktion der weitere Weg zur Heilung sein, denn auch die Heilungsvorgänge im Stützgewebe erheischen dosierte Funktion und nicht dauernde Ruhe und Immobilisation.

Als wesentlichste Indikation für die langdauernde Immobilisierung für das Tragen von Korsetts, wird im allgemeinen eine »Insuffizienz« der Wirbelsäule genannt, d. h. eine statische und dynamische Dekompensation, die letzten Endes Folge unzulänglicher Muskelfunktion ist, falls nicht schwere metabolische Störungen der Knochensubstanz dahinterstecken (Porose, Malazie). Wenn wir das Wesen dieser Insuffizienz erkennen und ihre Mechanismen analysieren können, wird es zuerst unsere Aufgabe sein, diese adäquat zu behandeln. Gerade eine muskuläre Insuffizienz kann durch Ruhe und Stützen *nie* behoben werden und wird damit förmlich petrifiziert. Im Sinne der Therapie bedeutet diese Immobilisation eine Kapitulation. Die Frage heißt also eher: Wann ist eine »vernünftige Kapitulation« notwendig?

Dies kann der Fall sein bei schweren Skoliosen und bei Fettleibigkeit älterer Personen, bei denen auch der psychische Zustand eine anspruchsvollere Bewegungstherapie ausschließt. Wir müssen uns selbst aber klar darüber sein, daß wir die Hoffnung auf eine

Restitution der normalen Funktion aufgeben, sobald wir eine langfristige Ruhigstellung mit Hilfe eines Korsetts vornehmen. In der Praxis sind die Grenzen glücklicherweise nicht immer so scharf, und wir können mit Maßnahmen auskommen, die eine gewisse Stütze ohne völlige Immobilisation ermöglichen oder die die Immobilisation nur für gewisse, meist statische Leistungen vorschreiben. Hier sei betont, daß zwischen *Immobilisation* und einer solchen *Stütze*, die die Bewegung und damit die Muskeltätigkeit kaum einschränkt, genau unterschieden werden sollte. Solche Maßnahmen werden z. B. bei hypermobilen Patienten mit ligamentären Schmerzen angezeigt sein, von denen der Beruf statische Leistungen fordert, zu denen sie nicht befähigt sind. Hier wäre eine Stütze lediglich während der statischen Belastung, jedoch nie während der Bewegung, ein Ausweg aus einer sonst ausweglosen Situation. Oder wir begnügen uns mit teilweiser Immobilisierung wie bei dem Beckengurt nach BIEDERMANN und CYRIAX oder dem weichen Kragen, wie ihn z. B. WOLFF beschrieben hat (s. Abb. 201 und 202). Den Beckengurt indizieren wir bei hypermobilem lumbosakralem Übergang und Becken, also insbesondere bei hohem Assimilationsbecken und Bänderschmerz vor allem für die Nacht. Den weichen Kragen verordnen wir ebenfalls für die Nacht und bei Erschütterungen, also vor allem in Verkehrsmitteln. Wenn sich der Patient beim Sitzen anlehnen kann – z. B. Kraftfahrer –, bewährt sich am besten ein in der Kreuzgegend befestigtes aufblasbares Luftkissen, weil es sich dem Körper in jeder Lage anpaßt (s. Abb. 203). Bei abgeschwächter Bauchmuskulatur, Fettleibigkeit und höherem Alter ist ein festes, elastisches Mieder (bei Frauen) und eine Bauchbinde (bei Männern) zu empfehlen.

Grundsätzlich sollte also vor jeder langdauernden Immobilisation bedacht werden, daß sie die Blockierungen im Bewegungssegment aufrechterhält und die Trophik des Stützgewebes, besonders der Muskulatur, verschlechtert und daß daher die Ursache des Zustandes, der die Indikation zur Ruhigstellung abgab, weiter bestehen bleibt. Das Bewegungssystem sollte deshalb so selten wie möglich durch Bewegungsbeschränkung behandelt werden, und nur in manchen Fällen ist die Kapitulation der Immobilisierung vertretbar, wenn keine tatsächliche Besserung mehr erreicht werden kann. Häufiger wird es möglich sein, eine Stütze allein bei statischen Leistungen oder gar nur während der Bettruhe zu verwenden. Der Patient darf sie dann bei Bewegung nicht benutzen. Oder wir verordnen eine Stütze (wie Beckengurt, weicher Kragen, aufblasbares Stützkissen), die die Bewegung nicht oder kaum behindert.

5.9. Indikationsbereich und Bedeutung der Psychotherapie bei vertebragenen Störungen

Die Bedeutung des psychischen Faktors bei vertebragenen Störungen wurde bereits hervorgehoben. Deswegen hat auch die Psychotherapie bei diesen Affektionen ihren Wert. Unserer Meinung nach ist die Psychotherapie besonders für die Fälle geeignet, in denen unabhängig von der vertebragenen Störung eine Neurose diagnostiziert wird. Soweit es sich aber nur um die Beherrschung des psychischen Faktors bei vertebragenen Störungen handelt, ist die Manipulations- und Reflextherapie am wirksamsten und das sich daraus ergebende Vertrauen zum Arzt und in die Möglichkeit einer Genesung bei fortschreitender Besserung der Beschwerden besonders wichtig. Die psychische Beeinflussung des Patienten spielt während der Rehabilitation (Bewegungstherapie) bei schweren, chronisch verlaufenden Fällen eine beträchtliche Rolle. Selbstentspannungsübungen einschließlich des autogenen Trainings sind hier besonders günstig. Die aktive Mitarbeit des Patienten ist dafür jedoch entscheidend, und die Gewinnung des Kranken dazu ist dann der sicherste Weg zur Beherrschung des psychischen Faktors. Sie hängt vom Patienten nicht weniger als von der Persönlichkeit des Behandlers ab.

5.10. Schlußfolgerungen

Nach dieser Übersicht über die Indikation der einzelnen Methoden der Reflextherapie insbesondere bei vertebragenen Störungen müssen wir nun zusammenfassend zeigen, wie der Behandlungsplan zusammengestellt werden soll und wie wir im weiteren Verlauf vorgehen. Ausgehend von der pathogenetischen Analyse kamen wir zur »pathogenetischen Aktualitätsdiagnose«. Manchmal zeigen sich einfache Zusammenhänge mit Vorherrschen einer umschriebenen Störung, z. B. einer Blockierung im Bewegungssegment oder einer statisch-dynamischen Störung bei Beinlängendifferenz durch einen einseitigen Plattfuß. Häufiger jedoch finden wir eine Fülle von Läsionen und Hyperalgesiezonen in verschiedenen Abschnitten des Bewegungssystems einschließlich muskuläre Fehlsteuerungen.

Am *Beginn* der Behandlung wird uns natürlich interessieren, welche Störung in der klinischen Entwicklung (anamnestisch) die primäre war, welche sekundär und welche schließlich aktuell im Vordergrund steht. Gleichzeitig richten wir uns bei der Wahl der Methode auch nach ihrer Wirksamkeit (Ökonomie). Darum geben wir bei Behandlungsbeginn der Mobilisation oder gezielten Infiltration den Vorzug. In diesem Sinn werden wir auch vorrangig in Schlüsselregionen behandeln. Dagegen möchten wir bei Beginn der Therapie vor Polypragmasie warnen. Es wird dann nämlich unmöglich, eine Analyse der Behandlungsergebnisse durchzuführen, und der weitere Verlauf wird unübersichtlich. Wir sollten von Anfang an so sparsam, d.h. gezielt und wirksam wie möglich, vorgehen.

Mit *fortschreitender Therapie* ändert sich die Taktik. Wenn nach den ersten Eingriffen Beschwerden weiterbestehen, werden wir eher bemüht sein, diese Behandlung nicht zu wiederholen, sondern die pathogenetische Kette an einer anderen Stelle zu unterbrechen. Deshalb werden wir bisher nicht erkannte Blockierungen, Hyperalgesiezonen oder Maximalpunkte suchen und behandeln. Dann wenden wir uns auch versteckten Narben zu. Eine gezielte Manipulation wiederholen wir vor allem dann, wenn es sich um eine Rezidivierung, also schon um einen gewissen Mißerfolg handelt. Infiltrationen, Traktion, Mobilisation und Massage können natürlich wesentlich häufiger wiederholt werden, aber auch nur dann, wenn sie kontrollierbare Resultate geben. Bei Rezidivneigung bewähren sich die Automobilisationstechniken (s. 7.9.2.) besonders gut.

Sowie die akuten Schmerzen zurückgehen, wenden wir unsere Aufmerksamkeit in zunehmendem Maße den statischen und dynamischen Störungen, also den *Muskelfunktionsstörungen* zu, die ja oft die eigentliche Ursache der vertebragenen Beschwerden und für deren Rezidive sind. Ihre Diagnostik und Therapie ist im Akutstadium meist nicht möglich (s. 7.3.). Erst im Stadium der Rekonvaleszenz und bei der Vorbeugung von Rezidiven stehen sie im Mittelpunkt unseres Interesses, wenn es auch Fälle gibt (Schmerzen, die lediglich bei Ermüdung auftreten), bei denen Muskelfunktionsstörungen und Störungen der Statik von vornherein im Vordergrund stehen. Wir gehen also zur *aktiven* Belastung und Rehabilitation über. Wenn allerdings die statische Störung in der Frontalebene durch eine Schiefebene bedingt ist, dann steht an erster Stelle der Ausgleich der Schiefebene.

Eine Sonderstellung nimmt die pathologische, ligamentär bedingte *Hypermobilität* ein, bei der Entlastung, ja mitunter auch Stützen notwendig sein können.

Jeder Mißerfolg und jedes Rezidiv erfordert eine Revision unseres Vorgehens und der Anfangsdiagnose. Die Therapie ist also komplex, dynamisch und dabei zielbewußt.

Sie läßt kaum eine Schablone zu und ermöglicht jeweils Kombinationen mit Pharmakotherapie und Immobilisation. Auch wenn eine operative Behandlung erforderlich wird, zieht diese lediglich auf einen Faktor – den Bandscheibenvorfall – in einem einzigen Bewegungssegment. Sie muß dann im Sinne der komplexen Reflex- und Bewegungstherapie weitergeführt und ergänzt werden. Bei kunstgerechtem Vorgehen sollte der Kranke bei jeder Kontrolluntersuchung zwar derselbe, aber nicht mehr der gleiche sein. Deshalb müssen wir ihn vor jeder Behandlung auch von neuem untersuchen, und wenn wir auch eine Serie von wiederholten Infiltrationen geplant haben, werden wir sie augenblicklich abbrechen, wenn sich am Befund gar keine Wirkung zeigt oder wenn der Schmerzpunkt nicht mehr existiert. Und so gehört die beinahe stetige Änderung des Vorgehens eigentlich zur Methode, bei allerdings klarem Behandlungsziel.

Dieser anspruchsvolle, aber gleichzeitig interessante und dynamische Arbeitsstil ist die Grundlage der therapeutischen Erfolge, die diese Art der Therapie für den Arzt und seine Patienten so anziehend macht.

Eine Sonderstellung nimmt die manuelle Behandlung von *Extremitätengelenken* und deren Indikationsbereich ein. Sie gehört nämlich nicht zur Reflextherapie im engeren Sinne des Wortes. Sie ist natürlich bei Blokkierungen traumatischer Herkunft und bei Arthrosen indiziert, aber auch bei entzündlichen Prozessen, wenn deren aktives Stadium überwunden ist. Im Unterschied zur Manipulationsbehandlung an der Wirbelsäule ist zu betonen, daß hier vereinzelte Manipulationen nicht genügen. Insbesondere bei Vorliegen beträchtlicher arthrotischer Veränderungen oder bei Folgezuständen nach Entzündungen sollten vor allem die Mobilisationen auch mehrmals in der Woche vorgenommen werden.

6. Technik der mobilisierenden Gelenkbehandlung

Bisher wurden die Prinzipien der Reflextherapie und die Stellung der Manipulationsbehandlung innerhalb der Physiotherapie besprochen. Dafür war es notwendig, die Indikationsbereiche der übrigen Verfahren einschließlich der krankengymnastischen Rehabilitation abzugrenzen. Alle diese Therapieformen in ihren technischen Einzelheiten in einem Buch zu beschreiben ist nicht möglich. Wir werden uns fast ausschließlich auf die Mobilisationsbehandlung beschränken müssen, von einigen Zusatztechniken, beispielsweise gezielten Infiltrationen, abgesehen. Der Krankengymnastik wird ein gesonderter Abschnitt gewidmet sein.

6.1. Allgemeine Regeln des technischen Vorgehens

Es ist das Ziel der Mobilisationsbehandlung, eine gehemmte Gelenkbeweglichkeit in vollem Umfang zu befreien. Die Voraussetzung dafür ist die Wiederherstellung des Gelenkspiels (s. 2.4.5.). Zu diesem Zweck benutzen wir die *Mobilisation*, bei der die Bewegungen des Gelenkspiels wiederholt passiv ausgeführt werden, um eine Erweiterung des Bewegungsraumes zu erzielen, ohne dessen Grenzen zu überschreiten. Bei der *Stoßmanipulation* gehen wir zwar von passiven Bewegungen im Rahmen des Gelenkspiels, also von der Mobilisation aus, wenn wir aber die Grenze dieser Beweglichkeit erreicht haben, geben wir von hier aus einen zusätzlichen Impuls in der Richtung, in der wir vorher mobilisiert hatten. Beim Überschreiten dieser Grenze kommt es zum Gelenkknacken. Die Gelenkflächen werden dabei von-

einander abgehoben, wie bei der Distraktion in Achsenrichtung des Gelenks, oder gegeneinander verschoben (Abb. 125). Genaue anatomische Vorstellungen sind also sehr wichtig, um bei der Manipulation den Griff richtig anzusetzen. Wir wollen nun die wichtigsten Merkmale der Technik aufzählen und besprechen.

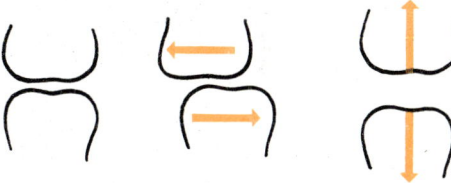

Abb. 125 Darstellung der möglichen Gelenkspielbewegungen (gleitende Verschiebungen und Distraktionen) bei Gelenkmanipulationen

6.1.1. Stellung und Lagerung des Patienten

Der Patient muß so liegen, sitzen oder stehen, daß er entspannen kann, daß das zu behandelnde Gelenk zugänglich ist und daß einer der Gelenkpartner entweder durch die Lage fixiert ist oder sich zumindest fixieren läßt. Die Höhe der Behandlungsbank soll nach Möglichkeit dafür einstellbar sein. Wenn das nicht der Fall ist, soll ihre Höhe der Entfernung unserer Fingerspitzen vom Boden bei aufrechter Haltung und ausgestreckten Armen entsprechen.

6.1.2. Stellung des Therapeuten

Die Art und Weise, wie sich der Therapeut »zum Kranken stellt«, ist weitgehend für seine Technik entscheidend. Natürlich muß er bequem und stabil stehen, denn er muß immer entspannt sein. Solange der Therapeut nicht entspannt ist, kann auch der Patient nicht entspannen. Bei richtiger Ausführung der Behandlungsbewegungen bilden Hand und Unterarm stets eine Verlängerung der Stoßrichtung. Aber auch das genügt noch nicht für eine optimal weiche und dabei wirksame Bewegung. Die Bewegungsimpulse sollen vom ganzen Körper, meist schon von den Füßen und Beinen ausgehen, wie beim Diskuswerfen oder Kugelstoßen. Dabei dürfen wir uns nicht anstrengen. Wer bei der manuellen Therapie außer Atem kommt und schwitzt, macht sie falsch. Als letzte Besonderheit muß vor allem bei Manipulationen der Wirbelsäule unser Körper mit dem Körper des Patienten eine Bewegungseinheit bilden, so etwa wie ein tanzendes Paar. Ohne Harmonie zwischen dem Bewegenden und Bewegten kommt es nicht zur flüssigen, gewaltlosen und damit »eleganten« Ausführung. Das gilt oft schon für die Untersuchung.

6.1.3. Fixation

Bei kunstgerechter Ausführung wird ein Gelenkpartner fixiert und der andere mobilisiert. Bei Extremitätengelenken wird in der Regel der proximale Gelenkpartner fixiert. Wir stützen ihn dabei an uns selbst oder gegen den Untersuchungstisch ab. Aus Gründen der Fixation soll der mobilisierende Impuls nicht über zwei Gelenke einwirken.

Bei der Wirbelsäule fixieren wir meist durch die Lagerung. Im Sitzen können wir den kaudalen Wirbelsäulenabschnitt über das Becken fixieren, wenn wir den Patienten auffordern, sich rittlings auf die Untersuchungsbank zu setzen.

6.1.4. Ausgangsstellung des Gelenks und Behandlungsrichtung

Die Behandlung des Gelenks erfolgt meist aus einer Stellung heraus, in der die Kapsel nicht gespannt ist. In Extremstellung ist das Gelenk gesperrt und kann nicht mehr behandelt werden. Dieses Prinzip muß auch an der Wirbelsäule beachtet werden.

Die Behandlungsrichtung hängt nach KALTENBORN (1973) davon ab, ob sich die Gelenkpfanne (Konkavität) am proximalen (fixierten) Gelenkpartner befindet oder ob umgekehrt proximal der Gelenkkopf und distal die Gelenkpfanne liegt. Im ersten Fall verläuft nämlich die Gleitbewegung des distalen Partners in einer der Funktionsbewegung entgegengesetzten und im zweiten Fall in der gleichen Richtung. Dementsprechend mobilisieren wir im ersten Fall den distalen Gelenkpartner vor allem in der der Funktionsbewegung entgegengesetzten, im zweiten Fall in der ihr entsprechenden Richtung (Abb. 126). Deshalb empfiehlt KALTENBORN beispielsweise, die erste Phalanx gegenüber

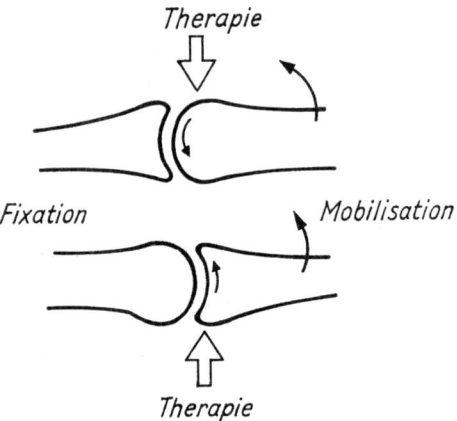

Abb. 126 Schema nach KALTENBORN, das die Richtung des therapeutischen Vorgehens aus der Form der Gelenkflächen herleitet und den Zusammenhang zwischen Funktionsbewegung und Gleitrichtung im Gelenk darstellt, je nachdem, ob der distale Partner konvex (oben) oder konkav (unten) geformt ist

dem Metakarpalköpfchen vor allem nach palmar zu mobilisieren.

6.1.5. Vorspannung

Die Vorspannung stellt die erste (entscheidende) Phase der Manipulation dar und entspricht weitgehend der Mobilisation. Bei peripheren Gelenken gehen wir dabei bis an die Grenze des Gelenkspiels, wenn möglich unter gleichzeitiger Distraktion. Diese Grenze wird bei einem normalen Gelenk nie hart oder plötzlich erreicht. Der harte Anschlag bei Beschränkung des Gelenkspiels ist charakteristisch für eine Blockierung. An der Wirbelsäule ist die Funktionsbewegung nicht immmer vom Gelenkspiel zu trennen, weil die Bewegungen im einzelnen Bewegungssegment aktiv nicht ausgeführt werden können und hier eigentlich dem Gelenkspiel entsprechen. Wir führen also an der Wirbelsäule Mobilisation und Vorspannung oft in einer der Richtungen aus, in denen sich der Wirbel auch normalerweise bewegt. Eine Sonderstellung nehmen diejenigen Handgriffe ein, die eine Distraktion im Gelenk hervorrufen. An der Wirbelsäule kommt, besonders bei Benutzung langer Hebelarme, noch die »Verriegelung« hinzu. Mit Ausnahme des zu behandelnden Gelenks werden dadurch alle Wirbelsäulensegmente gesperrt, um sie gegen den Manipulationsstoß zu schützen. Durch federnde Mobilisation prüfen wir dann, ob wir die Grenze der passiven Beweglichkeit erreicht haben. Das darf nicht schmerzhaft sein, und der Patient darf nicht aktiv dagegenspannen. Der häufigste Fehler besteht darin, daß ein aktiver Widerstand des Patienten für die Vorspannung gehalten wird. Das ist meistens eine Folge zu harter Technik, weshalb der Patient entgegenspannt. Bei entspanntem Patienten wird die Vorspannung mit minimaler Kraft erreicht (s. Abb. 95).

6.1.6. Mobilisation

Wie eben betont, entspricht die federnde Bewegung, sei es Funktionsbewegung oder Gelenkspiel, die zur Extremstellung im Gelenk, zur Vorspannung hinführt, der *Mobilisation*. Wir erreichen also mit der Mobilisation am sichersten die Vorspannung und schaffen damit die Voraussetzung zur Stoßmanipulation. In dieser Beziehung ist die Mobilisation eine Vorbereitung zur Manipulation. Sie ist dann erforderlich, wenn wir die Vorspannung nicht mit dem ersten Versuch herstellen können. Darüber hinaus kann man jedoch durch rhythmische, weiche Wiederholung der (passiven) Mobilisation, d. h. durch rhythmisches Federn gegen die Spannung des Bewegungsendes am jeweiligen Gelenk (Bewegungssegment der Wirbelsäule) nach 10 bis 20 Wiederholungen ohne jegliche Gewalt die Blockierung meistens auch ohne Manipulation (Stoß) lösen. Die Mobilisation ist also nicht allein eine Vorbereitung, sie ist auch eine Alternative zur Manipulation.

Gaymans konnte durch systematische Anwendung von Muskelfazilitations- und Muskelinhibitionstechniken die Wirkung der herkömmlichen weichen repetitiven Mobilisationstechniken erheblich verbessern. Außerdem verdanken wir ihm eine neue Technik der Druckmobilisation als sehr vorteilhafte *Alternative* zur repetitiven Technik. Schon vor Gaymans hat der amerikanische Osteopath Mitchell sich mit »Muscle Energy Procedures« befaßt. Seine Technik, die er kurz als *Isometrics* bezeichnet, möchten wir zuerst beschreiben.

Einleitend wollen wir daran erinnern, daß der Stoß einer kunstgerecht ausgeführten Manipulation nach Gelenkvorspannung und während der Entspannung des Kranken die Muskulatur überrumpelt, so daß sie sich nicht störend auswirken kann. Bei den langsamen, weichen Mobilisationstechniken ist das nicht der Fall. Sobald wir die Extremstellung im blockierten Gelenk oder Bewegungssegment erreichen, lösen wir einen reaktiven Muskelspasmus aus, der die Wirkung stört. Dieser Spasmus ist reflektorischer Natur. Daher können wir mit physiologischen Fazilitations- und Inhibitionstechniken und deren Kombination nicht nur diese Störwirkung ausschalten oder weitgehend verringern, sondern in manchen Fällen den Muskel sogar direkt zur Mobilisation des Gelenks einsetzen.

Folgende *Fazilitations- und Inhibitionsmethoden* kommen zur Anwendung:

1. Isometrische Kontraktion zur Hemmung der verspannten Muskeln gefolgt von Entspannung und Lösung der Blockierung (Isometrics nach Mitchell), die wir als *Postisometrische Relaxation* bezeichnen möchten. Bei Blockierung in einer Richtung sind die Muskeln verspannt, die ihren Zug in entgegengesetzter Richtung ausüben. Sie müssen deshalb durch isometrische Kontraktion gehemmt werden. Das geschieht durch Anspannung in einer der Blockierung entgegengesetzten Richtung gegen Widerstand. Im Unterschied zur herkömmlichen (Kabatschen) Technik leisten wir während der isometrischen Phase *minimalen* Widerstand. Der Patient darf also nur ganz leicht, so wenig wie möglich, gegen unsere Hand drücken. Dieser Druck wird dann etwa 10 Sekunden gehalten. Danach wird der Patient aufgefordert »locker zu lassen«. Nun müssen wir *abwarten*, bis wir fühlen, daß der Patient ggf. nach nochmaliger Aufforderung auch tatsächlich entspannt hat. Dann führen wir die Bewegung in Richtung der Bewegungseinschränkung nur so weit aus, als es die Entspannung des Patienten zuläßt. Sobald wir den geringsten Widerstand erreichen, halten wir davor ein. Die Entspannung nutzen wir solange, wie wir fühlen, daß sich das Bewegungsausmaß spontan vergrößert. Das kann mitunter 10 Sekunden, kürzer oder auch länger dauern. Dann wiederholen wir den ganzen Vorgang, allerdings aus der nun erreichten Ausgangsstellung (Vorspannung), *ohne das gewonnene Terrain preiszugeben.* Wenn wir schon nach dem ersten isometrischen Widerstand eine deutliche Vergröße-

rung des Bewegungsausmaßes erreicht haben, dann war seine Dauer richtig gewählt. Wir können sie dann eventuell verkürzen. Wenn aber die Entspannung ungenügend war, dann verlängern wir die isometrische Phase mitunter auf eine halbe Minute. Grundsätzlich wird der Vorgang so oft wiederholt, bis das Bewegungsausmaß nicht mehr zunimmt bzw. sich normalisiert hat, d. h. die Blockierung gelöst ist. Das gelingt meist nach drei bis fünf Wiederholungen

2. Aktive (repetitive) Bewegung des Patienten in Richtung der Blockierung mit Gegenhalt an einem Partnerwirbel. Bei langsamer Ausführung wird der verspannte (antagonistische) Muskel durch reziproke Hemmung entspannt.

3. Direkter rhythmisch repetitiver Muskelzug zum Zweck der Gelenkmobilisierung läßt sich beispielsweise mit dem M. scalenus für die erste Rippe und mit dem M. psoas für den thorakolumbalen Übergang verwenden.

4. Isometrische Kontraktion meist in Richtung der blockierten Bewegung fazilitiert die (passive) Druckmobilisation und verstärkt die Wirkung des Druckes oder Zuges. Dabei wird gegen den kaudalen Wirbel gedrückt, wenn die Kraft von oben kommt, und gegen den kranialen, wenn die Kraft von unten kommt.

5. Die Atmung (s. 7.2.1.). Die Einatmung übt eine allgemein fazilitierende, die *ruhige* Ausatmung eine hemmende Wirkung auf die Muskulatur aus. Dabei sind allerdings wichtige Ausnahmen zu berücksichtigen: Die *forcierte* Ausatmung fazilitiert die Bauchmuskeln und die *maximale* Ausatmung den thorakalen Anteil des M. erector spinae. Vom Turnunterricht sind wir gewöhnt, die Einatmung mit Aufrichten und die Ausatmung mit der Vorbeuge zu verbinden. Aber die maximale Kyphosierung der Brustwirbelsäule ist am besten in Inspiration und die maximale Streckung (bis Lordosierung), also auch die Retroflexionsmobilisation der Brustwirbelsäule am besten in maximaler Ausatmung möglich. Von besonderem Interesse ist die mobilisierende Wirkung der

korrekten Atmung während der Seitbeuge (nach GAYMANS, s. 7.2.1.). Hier werden nämlich *alternierend* während der Ausatmung andere Segmente fixiert bzw. entspannt: In groben Zügen kann man sagen, daß mit Ausnahme des zervikothorakalen und des thorakolumbalen Übergangs jeweils die geraden Segmente während der Einatmung fixiert und während der Ausatmung entspannt werden und die ungeraden sich umgekehrt während der Ausatmung fixieren und bei der Einatmung entspannen. Da sich nur die Entspannungsphase zur Mobilisation eignet, nutzen wir dieses Prinzip zur Automatisierung der postisometrischen Relaxation. Statt der bewußten minimalen Widerstandsspannung und nachfolgenden Entspannung fordern wir den Patienten bei den geraden Segmenten lediglich auf, zuerst langsam und tief einzuatmen und dann langsam auszuatmen. Bei den ungeraden Segmenten atmet er zuerst langsam aus und danach langsam und tief ein. Dabei erzielen wir automatisch einen leichten Widerstand in der ersten und die Relaxation gegen Ende der zweiten Phase.

6. Augenbewegungen fazilitieren erheblich die Kopf- und Rumpfbewegungen in der Blickrichtung und hemmen sie in der entgegengesetzten Richtung. Dies gilt zwar nicht für die Seitbeuge, aber für das Aufrichten aus der Seitbeuge durch Blick nach oben. Dabei fazilitiert der Blick nach oben auch die Einatmung und der Blick nach unten die Ausatmung, was bei Kombination mit Atmungstechniken berücksichtigt werden muß. Die *maximale* Exkursion der Augen hat nach GAYMANS allerdings eine hemmende Wirkung.

7. Bewegungen der Extremitäten werden von der Peripherie (Fingern, Hand, Fuß) her fazilitiert und haben ihrerseits reflektorische Wirkungen auf die Rumpfmuskulatur.

8. Kombinationstechniken: Es liegt auf der Hand, daß sich die genannten Techniken vorzüglich kombinieren lassen. Dabei ist zu berücksichtigen, daß die ersten drei Techniken auf individuelle Muskelgruppen und die folgenden drei auf das ganze Bewegungssystem abzielen. Insbesondere gilt dies für die Kombination von postisometrischer Relaxation, Ein- und Ausatmung und Blickrichtung. Dadurch wird es möglich, sowohl die isometrische Phase (den Widerstand des Patienten) als auch die Entspannung weitgehend zu automatisieren, wodurch die wiederholten Aufforderungen an den Patienten, »nur mit minimaler Kraft zu drücken« bzw. »vollkommen zu entspannen«, entfallen. Bei einer Rotationseinschränkung nach rechts fordern wir beispielsweise den Patienten auf, während der isometrischen Phase nach links zu blicken und einzuatmen und während der Entspannung nach rechts zu schauen und auszuatmen. Besonders gut eignet sich da die alternierende Wirkung von Ein- und Ausatmung bei der Mobilisation in die Seitbeuge.

Bei diesen Kombinationen ist es wichtig, mit gewissen *Atmungssynkinesen* zu rechnen. Eine ist die schon erwähnte alternierende Fazilitation und Inhibition benachbarter Segmente während der Ein- und Ausatmung bei Seitbeuge. Eine weitere ist, daß die Aufrichtung des Kopfes mit Einatmung und die Beugung mit Ausatmung einhergeht. Da unter normalen Bedingungen die Aufrichtung mit Blick nach oben, die Beugung mit Blick nach unten einhergeht, genügt schon die Augenbewegung, um beim Blick nach oben die Einatmung, beim Blick nach unten die Ausatmung zu fazilitieren. Eine weitere Synkinese besteht darin, daß bei Rumpfrotation im aufrechten Sitz (nicht bei Kyphose!) die Drehung aus der Neutralstellung mit Einatmung und die Rückkehr in die Neutralstellung mit Ausatmung einhergeht und daß wir diese Bewegung durch Ausatmung während der Drehung nach der Seite hemmen können. Praktisch sehr wichtig ist die Tatsache, daß durch Einatmung Widerstand gegen Traktion der HWS entsteht und bei der Ausatmung dieser Widerstand schwindet, so daß wir heute die postisometrische Traktion der HWS ganz automatisch mit Hilfe Ein- und Ausatmung ausführen. In der LWS gilt dasselbe, allerdings umgekehrt: Der Widerstand gegen die Traktion nimmt während der Ausatmung zu und während der Einatmung ab. Auch dies nutzen wir bei der postisometrischen Traktion.

Ein weiteres sehr wichtiges Moment ist die Nutzung der *Schwerkraft:* Wo immer es möglich ist, nützen wir während der isometrischen Phase den Widerstand der Schwerkraft, und in der Relaxationsphase wird der Schwerkraft nachgegeben. Dabei ist es nützlich, die Hebel so zu wählen, daß die Kraft nicht allzu groß, aber auch nicht zu klein ist. Der Vorteil liegt auf der Hand: Die Dosierung der Kraft ist damit gegeben, die Technik ist voll automatisch und von Anfang an Autotherapie (ZBOJAN 1983).

Je größer die Anzahl von Elementen, desto größer ist die Möglichkeit von wirksamen, womöglich optimalen Kombinationen (s. z. B. Selbstmobilisation von Atlas gegen Okziput im Liegen oder postisometrische Relaxation des M. stermocleidomastoideus Abb. 253), wo wir uns gleichzeitig die Atemsynkinese des M. sternocleidomastoideus und die Schwerkraft zunutze machen. Nicht weniger wichtig erscheint uns jedoch bei den großen Möglichkeiten, vor *fehlerhaften Kombinationen* zu warnen: Blick nach oben geht nicht bei Ausatmung; Blick nach unten geht nicht bei aufrechter Haltung. Wo Blick in einer Richtung oder auch aktiver Druck mit Atmung kombiniert wird, muß die Weisung, in eine Richtung zu schauen oder drücken, der Weisung ein- oder auszuatmen vorausgehen. Dabei muß so langsam wie möglich geatmet werden. Wenn der Patient dazu nicht in der Lage ist, muß er es lernen! Es ist jedoch meist möglich, die Atmung dadurch zu verlangsamen, daß man den Patienten nach der Einatmung den Atem anhalten läßt.

6.1.7. Manipulationsstoß

Er besteht in einer blitzschnellen, aber leichten Bewegung von kleinem Ausmaß (Amplitude) aus der Vorspannung heraus in die Richtung, in der wir die Vorspannung genommen oder mobilisiert haben. Dabei wird eine gewisse Schranke überwunden, und es kommt regelmäßig zum Gelenkknacken. Unmittelbar danach fühlen wir eine Hypotonie der Muskulatur und eine Vergrößerung der Beweglichkeit.

Wir führen den Stoß erst dann aus, wenn wir die Vorspannung einwandfrei erreicht oder ausgeschöpft haben, und das gelingt am besten, wenn sich der Patient dabei entspannt. Das erreichen wir mitunter durch wiederholte Mobilisation, manchmal einfach durch Abwarten in Vorspannung und bei wenig schmerzhaften Blockierungen durch Überraschung oder Überrumpelung, aber stets während der Ausatmung. Wie gering die Kraft bei korrekter Vorspannung ist, geht aus Abbildung 95 hervor.

Zwei *technische Vorbedingungen* seien hier erwähnt: Erstens müssen wir erkennen, wenn der Patient entspannt und die Vorspannung erreicht ist. Zweitens dürfen wir nie vor dem Stoß in der Vorspannung nachlassen, um dann gewissermaßen »mit Anlauf« die Schranke zu überwinden. Das ist ein Fehler, den fast jeder Anfänger macht, weil er unseren eigenen Bewegungsstereotypen entspricht. Wir sind gewohnt, vor jedem Stoß auszuholen. Das müssen wir unterdrücken, weil wir sonst dem Patienten Zeit geben, (reflektorisch) dagegenzuspannen. Die Manipulation mißlingt dann, oder sie wird gewaltsam und traumatisierend, wenn wir den muskulären Widerstand überwinden.

6.1.8. Nachtesten

Sofort nach der Manipulation oder Mobilisation überzeugen wir uns durch Nachtesten von der Wirkung unseres Eingriffs (s. 4.8.)

6.1.9. Nachbehandlung

Wenn bei Akutfällen auch nach der Behandlung noch heftige Schmerzen bestehen, ist es meist angebracht zu infiltrieren. Immer raten wir dem Patienten, wie er sich nach der Behandlung verhalten soll. Zunächst sollte er 20 bis 30 Minuten ruhig liegen, sodann empfehlen wir je nach dem Stadium der Erkrankung entweder Ruhigstellung oder (häufiger) Übungen, um die gewonnene Beweglichkeit aufrechtzuerhalten. Wichtig sind auch einige Weisungen für die Lebensführung, je nach Fall z. B. das Verbot, Lasten zu heben oder lange zu sitzen, oder auch Erklärungen über die günstigste Lage im Bett. So versuchen wir die Mechanismen auszuschließen, die bei dem betreffenden Kranken pathogen sind. Zum Schluß sollten wir nicht vergessen, den Patienten darauf aufmerksam zu machen, daß er in den nächsten ein bis zwei, manchmal auch drei Tagen eine Schmerzsteigerung erfahren kann und daß er sich deshalb nicht beunruhigen sollte. Bei vegetativ labilen Patienten verschreiben wir sogar eine sedativ-analgetische Mischung, um diese Reaktion zu dämpfen.

6.1.10. Dokumentation

Verf. konnte sich nie für ein bestimmtes Schema in der Aufzeichnung des Untersuchungsgangs und der therapeutischen Maßnahmen begeistern und stellt dies jedem anheim (s. auch Abb. 124). In jedem Falle ist aber eine genaue Beschreibung der Behandlungsverfahren, besonders bei Manipulationen, unbedingt notwendig. Dabei sollte nicht nur die Lokalisation, Seite und Richtung, sondern auch die verwendete Technik (Traktion, Gegenhalter usw.) stets festgehalten werden. Allein so ist eine vergleichbare Auswertung von Therapieerfolgen, gegebenenfalls auch eine Stellungnahme zu Mißerfolgen oder gar Zwischenfällen, wie sie in der Literatur beschrieben werden, überhaupt erst möglich (s. auch 4.9.).

6.2. Gelenke der oberen Extremitäten

Die Mobilisation und Manipulation der Extremitätengelenke wird konsequent im Sinne des Gelenkspiels ausgeführt. Die Untersuchungstechnik des Gelenkspiels gleicht der Mobilisation, weshalb sie erst hier wiedergegeben wird.

6.2.1. Interphalangealgelenke

Wir führen eine Dorsopalmarverschiebung, eine Distraktion und eine leichte beidseitige laterale Verschiebung und Abknickung aus. Dazu fixieren wir die proximale Phalanx zwischen Daumen und Zeigefinger der einen Hand, die wir an unserem Körper oder auf der Unterlage abstützen. Die distale Phalanx erfassen wir zwischen Daumen und Zeigefinger der anderen Hand und mobilisieren sie in einer der genannten Richtungen. Sowohl die dorsopalmare als auch die laterolaterale Verschiebung werden unter gleichzeitiger Distraktion ausgeführt. Mit derselben Technik (einschließlich der Distraktion) können wir einen Manipulationsstoß ausführen, indem wir aus der durch die Mobilisation erreichten Extremstellung den Druck (oder Zug) plötzlich verstärken. Die Dorsalverschiebung (Extension) können wir auch so erreichen, daß wir die proximale Phalanx mit dem gebeugten Daumen der einen Hand von dorsal fixieren und den Stoß in dorsaler Richtung mit dem gebeugten Daumen der anderen Hand ausführen (wie in Abb. 127).

6.2.2. Metakarpophalangealgelenke und Metakarpalenköpfchen

Da sie Kugelgelenke sind, prüfen wir das Gelenkspiel in allen Richtungen einschließlich Rotation und Distraktion, wobei die Technik mit der bei den Interphalangealgelenken beschriebenen identisch ist. Wir fi-

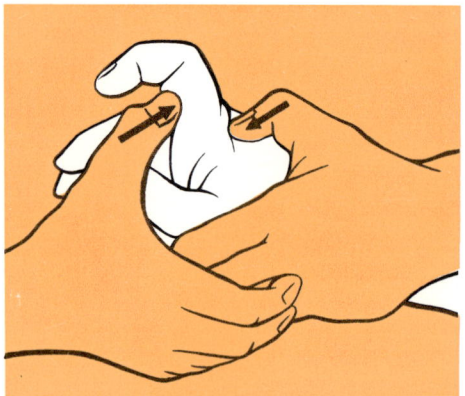

Abb. 127 Manipulation im Metakarpophalangealgelenk im Sinne einer Dorsalverschiebung, Fixation und Mobilisation mit Hilfe der (gebeugten)
Daumen

xieren also das betreffende Metakarpalenköpfchen zwischen Daumen und Zeigefinger
der einen Hand und fassen die erste Phalanx
mit Daumen und Zeigefinger der anderen.
Weil hier die Verschiebungsbewegung außer
in dorsopalmarer auch in laterolateraler
Richtung erfolgen kann, sei darauf hingewiesen, daß wir unsere Daumen immer quer zur
Schubrichtung anlegen müssen. Der Manipulationsstoß mit beiden gebeugten Daumen
(in dorsaler oder palmarer Richtung) ist hier
ebenfalls möglich (Abb. 127). Am meisten
bewährt sich hier allerdings die reine Distraktion.

6.2.3. Sattelgelenk des Daumens

Im Gegensatz zu den anderen Fingern ist
das proximalste Gelenk des Daumens kein
Metakarpophalangealgelenk, sondern ein
Karpometakarpalgelenk. Wir müssen des-
halb die Fixation am Os trapezium (Multan-
gulum majus) vornehmen. Um das Trape-
zium zu erkennen, palpieren wir den
Processus styloideus radii und fühlen distal
davon eine Einsenkung (Os scaphoideum).
Weiter distal springt das Trapezium hervor.
Das Metakarpale I muß dann in der nächsten
Nachbarschaft des Gelenks umfaßt werden.

Die Fixation am Trapezium ist technisch
auch etwas schwierig. Sie genügt aber für die
Mobilisation, die wir dann auch gut tasten.
Für die eigentliche Manipulation ist folgende Technik einfacher und wirksamer:
Wir erfassen mit der gleichnamigen Hand,
mit unserer rechten also, die rechte, supinierte Hand des Patienten um die Handwurzel und mit der anderen das Metakarpale I so
zwischen Daumen und Zeigefinger, daß wir
es am distalen Ende mit dem Daumen von
palmar (oben) fixieren und am proximalen
Ende mit der radialen Zeigefingerkante von
dorsal (unten) unter Distraktionszug durch
eine stauchende Bewegung nach palmar in
Vorspannung bringen und dann den Schub

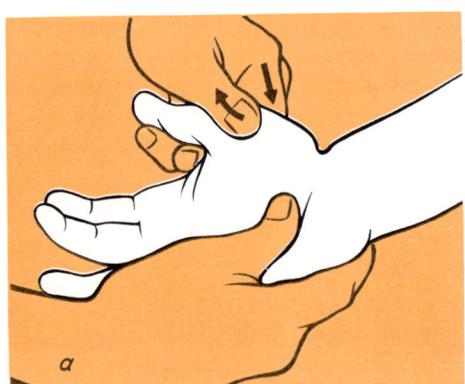

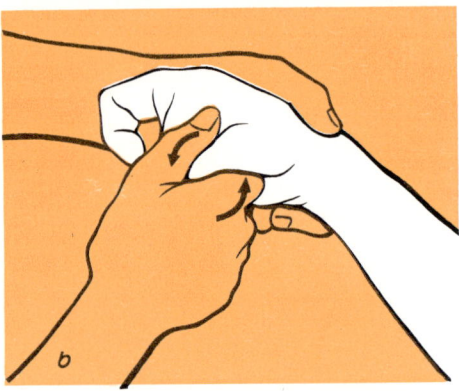

Abb. 128 Behandlung des Daumensattelgelenks.
a In Supination der Hand wird das Metakarpale I
nach palmar (oben) verschoben; b in Pronationsstellung wird das Metakarpale I nach dorsal (oben)
gedrückt, jeweils unter gleichzeitiger Traktion

nach palmar ausführen (Abb. 128 a). Anschließend erfassen wir die pronierte Hand des Patienten mit unserer gegenseitigen. Die andere fixiert das Metakarpale I mit dem Daumen von dorsal (oben) am distalen Ende, und mit der radialen Zeigefingerkante führen wir in analoger Weise von palmar (unten) durch eine stauchende Bewegung nach dorsal die Vorspannung und unter Traktion den Schub nach dorsal aus (Abb. 128 b). Die Traktion kann erheblich wirksamer gestaltet werden, wenn wir mit dem Kleinfinger die Endphalanx des Daumens umfassen und damit die Traktion verstärken. Diese Technik eignet sich vorzüglich zur *Selbstbehandlung.*

6.2.4. Handwurzelgelenke (s. 4.3.3.)

Bei *eingeschränkter Dorsalflexion* untersuchen und mobilisieren wir die distale Handwurzelreihe gegenüber der proximalen durch einen Schub nach palmar. Zu diesem Zweck umfassen wir die pronierte Hand des Patienten mit einer Hand am Unterarm knapp (oberhalb der Handwurzel), mit der anderen in Höhe der proximalen Enden der Metakarpalia. Die Hand, die den Unterarm fixiert, stützen wir (gegen unseren Körper) ab, und mit der anderen führen wir einen Schub von dorsal (oben) nach palmar aus (Abb. 129); diese Technik eignet sich auch sehr gut zur Selbstbehandlung.

Zur Manipulation erweist sich folgende

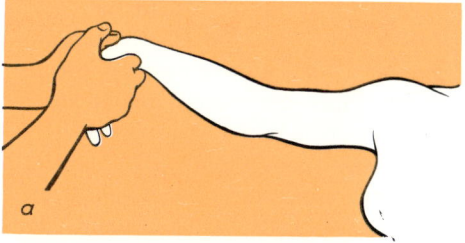
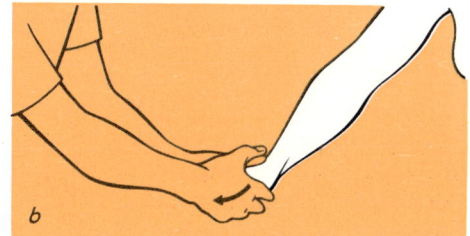

Abb. 130 Traktionsmanipulation am Os capitatum gegenüber dem Os lunatum. *a* Aufsuchen des Kontakts; *b* Vorspannung und Ausführung

Technik als noch wirksamer: Die pronierte Hand des Patienten wird nach palmar flektiert, wobei sich als höchster Punkt das Os capitatum vorwölbt. Wir legen nun beide Daumen auf das Os capitatum, umfassen die Hand des Patienten mit beiden Händen und führen eine Dorsalflexion bei gestrecktem Arm des Patienten nach abwärts aus, wobei unsere Daumen ein Hypomochlion bilden, das das Os capitatum abstützt. Aus dieser Stellung erfolgt nun der Stoß nach distal (Traktion). Diese Technik kann auch zur Distraktion anderer Karpalknöchelchen der distalen gegenüber denen der proximalen Reihe, ja auch der Metakarpalen gegenüber den Karpalknöchelchen und sogar im Radiokarpalgelenk benutzt werden (Abb. 130).

Wegen der weitgehend analogen Technik soll nun gleich die Behandlung der *eingeschränkten radialen Duktion* folgen. Wir beginnen wieder mit dem Palmarschub der distalen Reihe gegenüber der proximalen, wobei wir allerdings den Druck mehr auf die radiale Seite verlagern können. Die eigentliche Manipulation wird dann in ganz analoger Weise ausgeführt, mit dem einzigen Unterschied, daß wir die beiden Daumen nicht

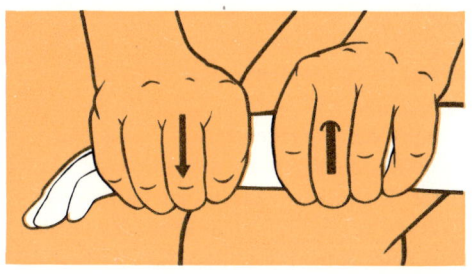

Abb. 129 Palmarverschiebung der distalen Reihe der Karpalknöchelchen gegenüber der proximalen Mobilisation des Mediokarpalgelenks

auf das Os capitatum, sondern radial von
diesem auf Trapezium und Trapezoideum
legen. Wir zwingen diese dadurch mit dem
radialen Ende des Skaphoideums in die
Palmarbewegung (s. 4.3.3.).

Bei *eingeschränkter Palmarflexion* untersuchen und mobilisieren wir durch einen
Schub der proximalen Reihe gegenüber dem
Unterarm nach dorsal. Zu diesem Zweck erfassen wir die supinierte Hand des Patienten
mit einer Hand am Unterarm knapp oberhalb der Handwurzel, mit der anderen in
Höhe der distalen Reihe der Handwurzelknöchelchen. Die Hand, die den Unterarm
fixiert, stützen wir ab, und mit der anderen
wird aus der Vorspannung nach unten, d. h.
nach dorsal, ein mobilisierender Schub ausgeführt. Auch diese einfache Technik eignet
sich ausgezeichnet zur Selbstbehandlung
(Abb. 131).

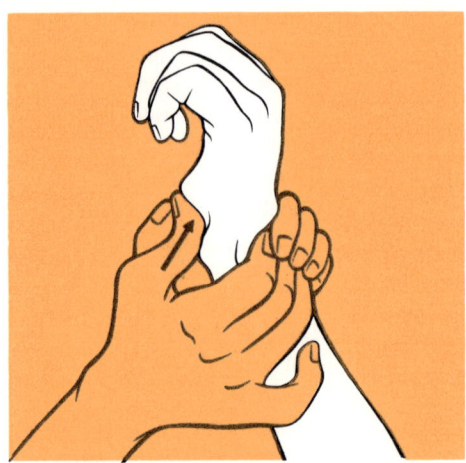

Abb. 132   Isolierte Dorsalverschiebung der ulnaren Handwurzelknochen (Triquetrum) gegenüber
der Ulna

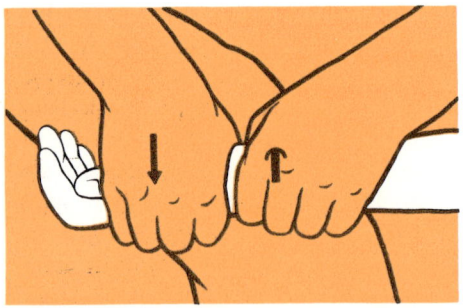

Abb. 131   Dorsalverschiebung der Handwurzel
gegenüber dem Radius; Mobilisation des Radio-
karpalgelenks

Bei *eingeschränkter Ulnarduktion* drücken
wir zunächst die ulnare Handwurzel gegenüber der Ulna nach dorsal, indem wir mit
der Daumenkuppe unserer gegenseitigen
Hand auf das Os pisiforme und mit der Radialkante des gebeugten Zeigefingers von
dorsal auf das distale Ende der Ulna drücken
und scherend gegeneinander bewegen
(Abb. 132). Mit einer anderen Technik verschieben wir die Handwurzel gegenüber dem
Unterarm nach radial (s. 4.3.3.). Dazu umfassen wir das distale Ende des pronierten
Unterarms mit der einen Hand und stützen

es ab, während wir die Handwurzel mit der
anderen Hand von ulnar fassen und hiermit
einen Schub nach radial (unten) ausführen.
Am Ende des Bewegungsschubs knicken wir
die Handwurzel gegenüber dem Unterarm
nach ulnar ab, wobei sich unsere beiden
Daumen in Höhe des Processus styloideus
ulnae gegeneinander als Hypomochlion abstützen.

Es besteht zudem immer die Möglichkeit,
das Gelenkspiel zwischen zwei benachbarten
Karpalknöchelchen oder auch zwischen
einem (distalen) Karpalknöchelchen und
den dazugehörigen Metakarpalen zu prüfen
bzw. zu mobilisieren. Wir fixieren dazu das
eine zwischen Daumen und Zeigefinger der
einen Hand und mobilisieren das andere mit
Daumen und Zeigefinger der anderen Hand.
Für die eigentliche Mobilisation ist es vorteilhafter mit beiden Zeigefingerspitzen von
palmar und mit beiden Daumenspitzen von
dorsal (oder umgekehrt) auf jeweils benachbarte Knöchelchen zu drücken (Abb. 133).
Diese Technik ist zusammen mit der Distraktion von erheblicher klinischer Bedeutung beim Karpaltunnelsyndrom (s. 8.2.2.4.).

Die zuletzt zu erwähnende Verbindung
im Bereich der Handwurzel ist das distale
Radioulnargelenk. Wir können das distale

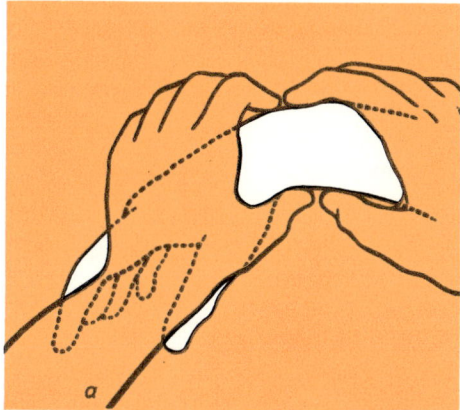

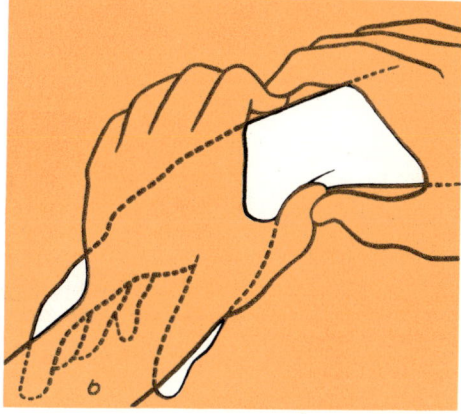

Abb. 133 Verschiebung einzelner Karpalknöchel-chen gegeneinander. *a* Untersuchung; *b* Mobilisation (Scherengriff)

Ende des Radius gegenüber der Ulna mobilisieren. Die Technik ist der Mobilisation zwischen den Metakarpalenköpfchen analog. Wir legen bei supiniertem Unterarm zunächst unsere gebeugten Zeigefinger dorsal unter das distale Ende der Ulna und beide Daumenkuppen von palmar auf die Gegend des Processus styloideus radii und mobilisieren den Radius gegenüber der Ulna nach dorsal (unten). Dann legen wir bei proniertem Unterarm wieder beide Zeigefinger unter die Ulna und mobilisieren den Radius nun mit den Daumenkuppen nach palmar (unten).

6.2.5. Ellbogen

Er besteht eigentlich aus drei Gelenken, dem humeroulnaren, dem humeroradialen und dem proximalen radioulnaren Gelenk, wobei allerdings das Gelenkspiel alle Gelenke gleichzeitig betrifft. Die wichtigsten Prüfungs- und Behandlungsbewegungen sind hier die radiale und ulnare Federung. Wir umfassen mit der einen Hand das distale Ende des Unterarms, und mit der anderen Hand führen wir bei supiniertem Unterarm in Höhe des Ellbogengelenks einen federnden Schub einmal von ulnar nach radial und dann von radial nach ulnar aus. Der Ellbogen darf nicht völlig durchgestreckt sein, sonst ist das Gelenk gesperrt; wir erlauben allerdings auch nur soviel Flexion, daß die Federung gerade möglich wird. Aus diagnostischen Gründen werden beide Seiten verglichen. Nach MAIGNE ist der Federungsschub nach radial meist bei der Epicondylitis radialis eingeschränkt und nach ulnar bei der Epicondylitis ulnaris. Die Manipulation erfolgt mit derselben Technik aus der Vorspannung heraus (Abb. 134).

Die Distraktion im Ellbogengelenk (Humeroulnargelenk) wird in Rückenlage des Patienten ausgeführt. Der Ellbogen ist gebeugt, der supinierte Unterarm gegen unsere Schulter abgestützt. Wir umfassen nun mit einer Hand seinen Unterarm in der Ell-

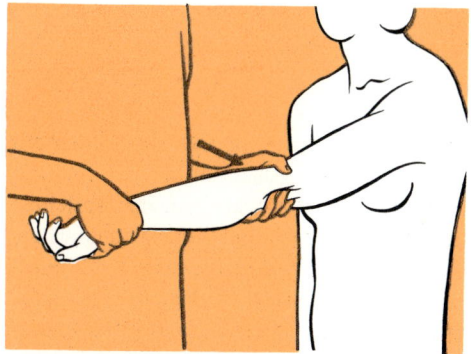

Abb. 134 Federung im Ellbogen durch Druck der ulnar am Gelenk liegenden Hand nach radial (Radialfederung)

beuge, und mit der anderen fixieren wir seinen Oberarm mit proximalwärts gerichtetem Druck auf der Unterlage. Die Hand am Unterarm führt die Traktion aus Abb. 135). Fixiert man den Oberarm mit einem Gurt auf der Unterlage, kann die Traktion mit beiden Händen ausgeführt werden.

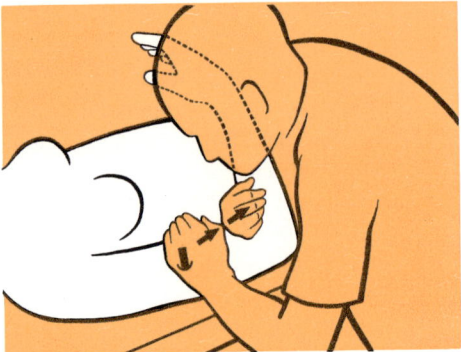

Abb. 135   Traktion im Ellbogengelenk

Die Traktion kann auch ohne Gurt erheblich verstärkt werden, wenn wir die fixierende Hand dicht oberhalb des Ellbogens auflegen, deren Daumen kräftig gegen den Rücken der anderen Hand spreizen und den Unterarm des Patienten über das so gebildete Hypomochlium hebeln.

Ebenfalls auf das Humeroulnargelenk wirkt eine passive Anspannung des Patienten gegen isometrischen Widerstand abwechselnd in Beugung und Streckung. Dabei wird der Ellbogen des Patienten mit beiden Händen fixiert und die Hand in der Achsel gehalten. Der Patient wird im Rhythmus aufgefordert, den Ellbogen zu »beugen-strecken-beugen« usw. Nach 5 bis 10 Anspannungen sind auch harte Blockierungen meistens gelöst.

Wenn wir in Rückenlage des Patienten die Handwurzel radial am Daumenballen umgreifen und den Oberarm mit der anderen Hand gegen die Unterlage drücken, können wir bei gebeugtem Ellbogen den Radius durch Zug nach distal oder durch Schub gegen die Handwurzel nach proximal gegenüber der Ulna verschieben.

Eine dorsoventrale Verschiebung des Radiusköpfchens gegenüber der Ulna können wir folgendermaßen ausführen: Wir legen den im Ellbogen flektierten Unterarm in Mittelstellung in die Handfläche der einen Hand und fixieren damit die Ulna in der Nachbarschaft des Ellbogengelenks. Mit dem Daumen und Zeigefinger der anderen Hand mobilisieren wir das proximale Ende des Radius gegen die Ulna in dorsoventraler

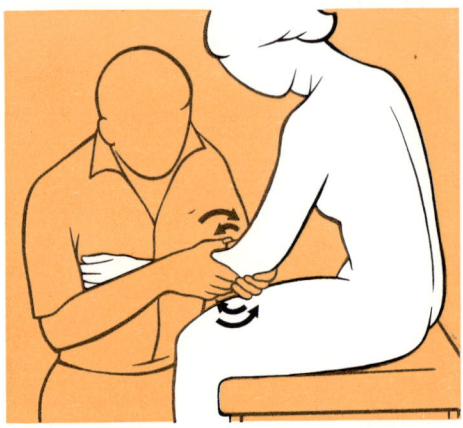

Abb. 136   a.-p.-Verschiebung des Radiusköpfchens gegen die Ulna

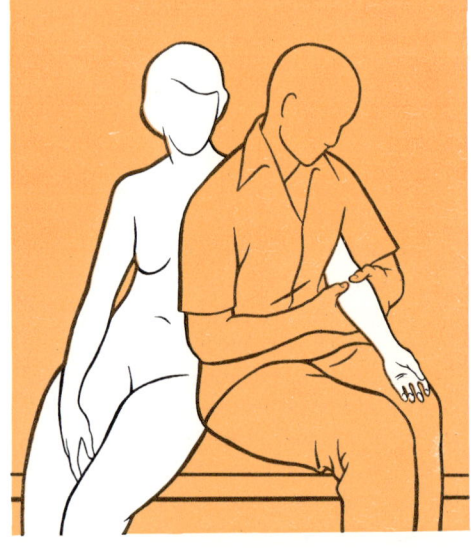

Abb. 137   Schüttelmobilisation des Ellbogens in die Extension

Richtung. Dabei wird der Radius auch gegenüber dem Humerus mobilisiert
(Abb. 136).

Da die Stoßmanipulation des Radiusköpfchens in die Hyperextension des Ellenbo-
gengelenks oft zu hart ausfällt, empfehlen
wir folgende Schütteltechnik: Der Patient
kann sitzen oder auf dem Rücken liegen.
Wir sitzen zwischen dem Rumpf und dem
leicht abduzierten Arm des Patienten, erfassen seinen Oberarm oberhalb des Ellbogens
und bringen ihn in Supination. In dieser
Stellung wird der Arm gewaltlos, rhythmisch
in die Extension geschüttelt (Abb. 137).

6.2.6 Humeroskapulargelenk

Das Gelenkspiel läßt sich hier technisch
einfach in allen Richtungen untersuchen
und als Mobilisation ausführen. Wenn wir
im Sinne dieser Mobilisationsbewegungen
einen Stoß (Manipulation) ausführen wollen, kommt es jedoch fast nie zum Gelenkknacken. Aus Gründen, die in Teil 8 erörtert
werden sollen, ist die manuelle Behandlung
des Humeroskapulargelenks bei seinen Af-
fektationen relativ wenig wirksam.

Wenn aber bei freier Rotation nur die Abduktion der Schulter, das Hochheben des
Armes eingeschränkt ist und / oder ein painful arc nach Cyriax besteht, dann finden wir
regelmäßig das Gelenkspiel bei abduziertem
Arm gestört (s. Abb. 119). Folgende Mobilisationstechnik erscheint am wirksamsten:
Der Patient liegt auf dem Bauch. Wir legen
die gleichnamige Hand als Faust unter den
Humeruskopf und stützen seinen Oberarm
mit dem Unterarm ab, der auf der Liege
ruht. Die andere Hand verschiebt durch
Druck von oben (dorsal) die Fossa glenoidalis des Schulterblatts gegen den Humeruskopf nach ventral (Abb. 138). Dann gehen
wir in analoger Weise in Rückenlage des Patienten vor, wobei es sich bewährt hat, den
im Ellbogen gebeugten Arm innenrotiert
und dann außenrotiert zu halten.

Zur Traktion in der Längsachse fixieren

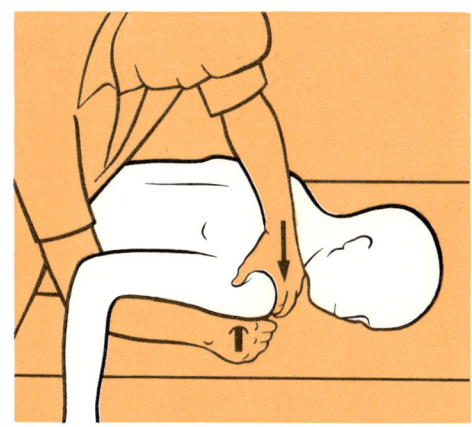

Abb. 138 Mobilisation des Schultergelenks
durch Ventralverschiebung des lateralen Schulterblattwinkels (Fossa glenoidalis) gegenüber dem
durch die Faust abgestützten Humeruskopf

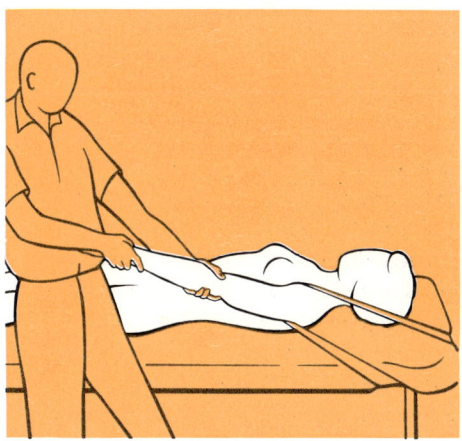

Abb. 139 Längszug am Oberarm im Liegen mit
Fixation der Skapula durch einen Fixationsgurt

wir die Schultern im Liegen mit Hilfe eines
in der Achselhöhle gepolsterten Riemens,
können aber auch unseren Fuß verwenden.
Mit einer Hand fassen wir nun an der Handwurzel, mit der anderen über dem Ellbogen
den Arm, führen ihn in eine leichte Abduktion und Ventralflexion (Mittelstellung des
Schultergelenks) und ziehen in der Längsachse des Armes. Dabei können wir uns gegen den Behandlungstisch abstützen
(Abb. 139). Vorteilhafter erscheint die Distraktion im Stehen oder Sitzen, wobei wir

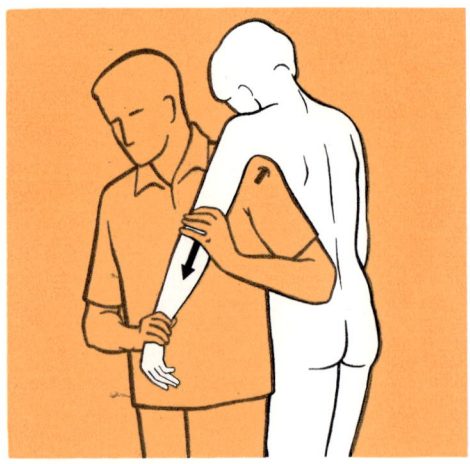

Abb. 140 Schultertraktion im Stehen oder Sitzen
über die Schulter des Behandlers in Längsrichtung
des Patientenarms

unsere Schulter in der gleichnamigen Achselhöhle des Patienten gegen dessen Brustkorb abstützen und wieder mit einer Hand
seine Handwurzel und der anderen den
leicht nach schräg vorn abduzierten Oberarm dicht oberhalb des Ellbogens umfassen
(Abb. 140).

Beide Traktionstechniken führen wir in
der Regel mit Hilfe der postisometrischen
Relaxationsmobilisation aus: Der Patient
leistet mit minimaler Kraft etwa 10 Sekunden Widerstand, atmet ein und entspannt
während der Ausatmung. Diese Technik hat
sich sogar bei der »frozen shoulder« bewährt.
Über eine gepolsterte Stuhllehne eignet sie
sich zur Selbstbehandlung.

6.2.7. Akromioklavikulargelenk

Die Mobilisation ist möglich, wenn wir
den Daumenballen weich auf das Schlüsselbein lateral in Gelenknähe legen und gegen
das Akromion in dorsoventraler Richtung federn. Die Fixation des Schulterblatts ist
durch die Rückenlage des Patienten gegeben. Technisch ist hier die Schubrichtung
nach dorsal am wichtigsten. Das gleiche erreichen wir, wenn beide Hände die Schulter

des Patienten dorsal umfassen und beide
Daumen von ventral einen Druck auf das la-
terale Ende des Schlüsselbeins ausüben
(Abb. 141).

Ebenso gut bewährt sich ein federnder
Schub von oben (kranial): Der Patient liegt
auf dem Rücken. Wir stehen neben dem Patienten, erfassen mit dem Handteller einer
Hand seinen Ellbogen, legen den Thenar der
anderen Hand auf die obere Schlüsselbein-
kante und wechseln leichten Druck beider
Hände gegeneinander mit Lockerlassen
rhythmisch ab, etwa 2mal pro Sekunde.
Wenn das Gelenk nicht federt, wird diese
Mobilisation wiederholt, bis sich das Federn
einstellt (Abb. 142).

Es scheint, daß die Lösung der Blockierung während des Lockerlassens, also der
Rückfederung, erfolgt. Deshalb dürfen wir
nie den Druck steigern. Die Behandlung er-

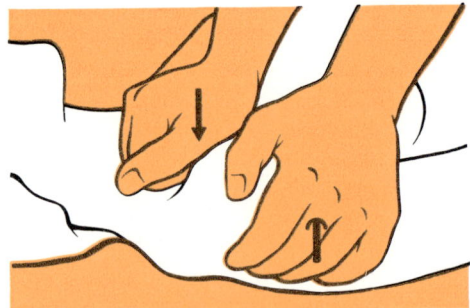

Abb. 141 Ventrodorsales Federn des Schlüsselbeins gegenüber dem Akromion

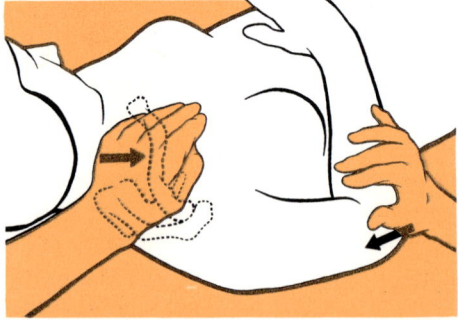

Abb. 142 Kraniokaudales Federn des Schlüsselbeins gegenüber dem Akromion

folgt immer in beiden Richtungen, also einmal ventrodorsal und dann kraniokaudal.

Beide Techniken werden mit *minimaler* Kraft rhythmisch repetitiv etwa 15 bis 20mal ausgeführt (etwa ein Schub pro Sekunde).

Die weiteren Techniken sind im Prinzip Distraktionstechniken: Wir stehen hinter dem Patienten, der auf einem niedrigen Stuhl sitzt, und fixieren mit dem Daumen oder dem Os pisiforme das laterale Schlüsselbeinende. Mit der gleichnamigen Hand ziehen wir den abduzierten Arm des Patienten nach lateral und führen ihn in einer langsamen Kreisbewegung nach oben und vorn, bis wir mit der fixierenden Hand dicht am Gelenk ein leichtes Knistern bis Knaxen spüren oder hören (Abb. 143 a). Wir können

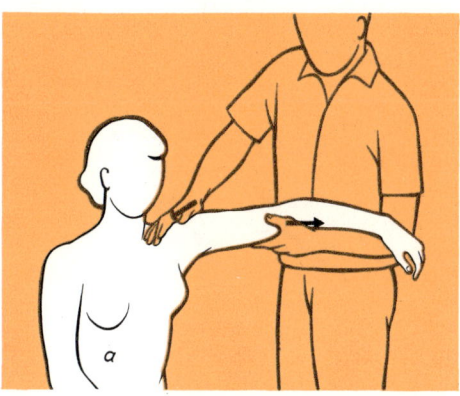

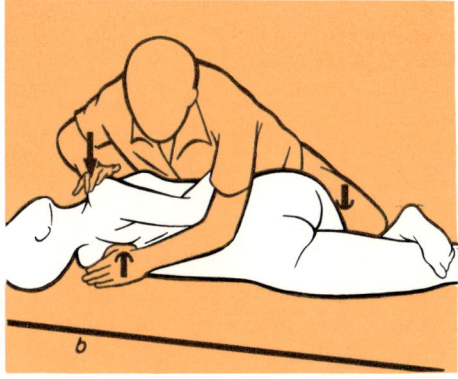

Abb. 143 Distraktionsmobilisation des Akromioklavikulargelenks *a* im Sitzen und *b* in Rückenlage bei fixierter (abgestützter) Skapula (auch als Stoßmanipulation)

mitunter auch das Schlüsselbein am vorspringendsten Punkt der medialen Schlüsselbeinhälfte von oben fixieren. Dann ist es besser, den abduzierten Arm unter Distraktion nach hinten und oben zu führen.

Sehr empfehlenswert ist auch die Manipulation nach KUBIS. Der Patient liegt auf der Seite, das untere Bein ist gestreckt, das obere gebeugt und mit dem Vorfuß in der Kniekehle des unteren Beins eingehängt. Wir stehen vor dem Patienten und fixieren mit dem Oberschenkel sein gebeugtes Knie gegen die Unterlage und damit das Becken in Seitenlage. Dann legen wir den Handteller der von unten kommenden Hand zwischen den medialen Rand des Schulterblatts und die Unterlage. Dadurch wird das Schulterblatt fixiert. Die andere Hand erfaßt das Schultergelenk von vorn und oben, dreht den Schultergürtel zurück, bis die Vorspannung erreicht ist, und führt den Stoß in dorsolateraler Richtung aus, wobei eine Distraktion im Akromioklavikulargelenk zustande kommt (Abb. 143 *b*)

6.2.8. Sternoklavikulargelenk

Das Gelenkspiel dieses Gelenks ist in dorsoventraler Richtung zu finden. Seine Prüfung bzw. die Mobilisation werden so ausgeführt, daß wir bei Rückenlage des Patienten in der Nähe des Sternums das Schlüsselbein mit dem Daumen und Zeigefinger beider Hände fassen und in dorsoventraler Richtung hin und her verschieben oder rhythmisch einen federnden Druck nach dorsal ausüben und wieder nachlassen.

6.2.9. Schulterblatt

Das Schulterblatt liegt der Brustkorbwand flach an und ist auf ihr beweglich. Schleimbeutel ermöglichen einen erheblichen Bewegungsspielraum, den wir untersuchen und auch mobilisieren können. In Bauch- oder Seitenlage umfassen wir mit beiden Händen

die Schulter und das Schulterblatt und führen kreisende Bewegungen aus. Dabei können wir mit den Fingerkuppen der inneren
Hand den Angulus inferior von seiner Unterlage (Thoraxwand) abheben (Abb. 144).

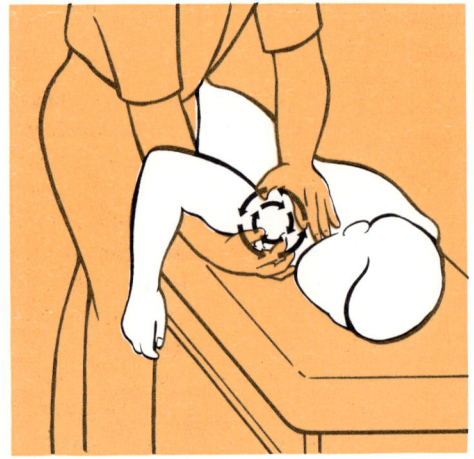

Abb. 144   Mobilisation des Schulterblatts auf der
Thoraxwand, auch zur Mobilisation der oberen
Rippen geeignet

6.3. Gelenke der unteren Extremitäten

6.3.1. Interphalangeal- und Metatarsophalangealgelenke

Die Untersuchungs- und Behandlungstechnik dieser Gelenke entspricht dem Vorgehen bei den Interphalangeal- und Meta-
karpophalangealgelenken an den Händen
und erfordert deshalb keine gesonderte Beschreibung. Der wichtigste Griff für die Metatarsophalangealgelenke ist die Distraktion.
Mit einer Hand wird das Metatarsale am Gelenk fixiert. Aus leichter Plantarflexionsstellung führt die andere Hand mit Daumen
und gebeugtem Zeigefinger die Distraktion
aus, wobei die Grundphalanx des Zeigefingers unter der Zehe ein Hypomochlion bildet. Die Untersuchung und Behandlung der
Verschieblichkeit der Metatarsalköpfchen

gegeneinander sind wegen der Häufigkeit
des Spreizfußes wichtiger als die der Metakarpalenköpfchen. Als besonders angenehm
wird das fächerförmige Spreizen der Metatarsalköpfchen nach dorsal (seltener nach
plantar) empfunden. Dazu stehen oder sitzen wir am Fußende des Patienten, der bei
leicht flektiertem Knie die Ferse abstützt.
Wir umfassen nun mit beiden Händen zwischen Daumen und Thenar (dorsal) und den
übrigen Fingern (plantar) die Metatarsalen
von beiden Seiten her und spreizen sie mit
den Daumen über das Hypomochlion der
übrigen Finger hinweg (Abb. 145).

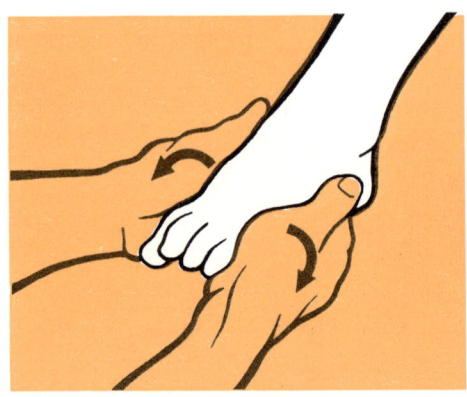

Abb. 145   Fächerförmiges Aufspreizen der Metatarsalen

6.3.2. Tarsometatarsalgelenke einzeln

Im 1. und 5. Gelenk besteht eine nicht
unerhebliche (passive) Beweglichkeit im
Sinne einer Dorsal- und Plantarflexion. Als
Gelenkspiel untersuchen wir daher die dorsoplantare Verschieblichkeit der Metatarsa-
lenbasis. Die Technik besteht darin, daß wir
am aufgestellten Fuß mit der einen Hand
zwischen Daumenballen und Finger den
Tarsus (Kuboid bzw. Kuneiforme) unmittelbar am betreffenden Tarsometatarsalgelenk
fixieren und mit der anderen Hand zwischen
Daumen und Finger die Basis des Metatar-
salknochens umfassen und mit drückenden
Bewegungen gegenüber dem fixierten Tarsus

auf und ab parallel verschieben. Am häufigsten ist der 3. Strahl blockiert. Zur Mobilisation eignet sich der Scherengriff (s. Abb. 133 *b*).

6.3.3. Lisfrancsche und Chopartsche Gelenklinie

Die Metatarsalen artikulieren in einer Reihe nebeneinander im sogenannten Lisfrancschen Gelenk mit der Fußwurzel. Die Chopartsche Gelenklinie liegt zwischen der proximalen und distalen Reihe der Fußwurzelknochen. Summarisch besteht in beiden Gelenken als Gelenkspiel eine dorsoplantare Verschieblichkeit und dazu die Möglichkeit einer Rotation. Am wesentlichsten erscheint der Schub nach dorsal. Wir stehen seitlich zum Bankende und schauen auf die Innenseite des Fußes, den wir behandeln. Mit der Hand, die von kranial kommt, fixieren wir den Fuß von dorsal (oberhalb des Chopartschen bzw. Lisfrancschen Gelenks). Mit der supinierten und ulnar duzierten anderen Hand von distal wird ein mobilisierender Druck mit der Radialkante des Zeigefingers nach dorsal gegen das Os naviculare und cu-

boideum bzw. gegen die Basis der Metatarsalia ausgeübt. Der Daumen liegt dabei auf dem Fußrücken. Der Unterarm befindet sich in Stoßrichtung (Abb. 146)

6.3.4. Blockierungen des Os naviculare und cuboideum

In Anbetracht der Belastung des Fußes von oben ist es verständlich, daß die beiden Knochen, die den Talus und Kalkaneus abstützen, meist in plantarer Richtung blockiert sind. Die Technik der Manipulation ist folgende: Der Patient liegt auf dem Bauch und beugt das Knie. Wir stehen am Fußende der Bank, umfassen mit den Fingern die Fußwurzel von dorsal und legen beide Daumenkuppen von plantar einmal auf das Kuboid, das andere Mal auf das Navikulare. Mit dem Daumendruck als Hypomochlion führen wir nun eine Plantarflexion aus (Vorspannung). Die Traktion erfolgt wie ein Peitschenschlag in der Längsachse des Fußes (Abb. 147). Mit der gleichen Technik können auch die Metatarsalen (besonders III) an beiden Enden behandelt werden.

Diese Technik ist eigentlich eine »Universaltechnik« für die meisten Tarsal- und Metatarsalgelenke. Wir führen sie bevorzugt als Mobilisation aus. Bei guter Entspannung

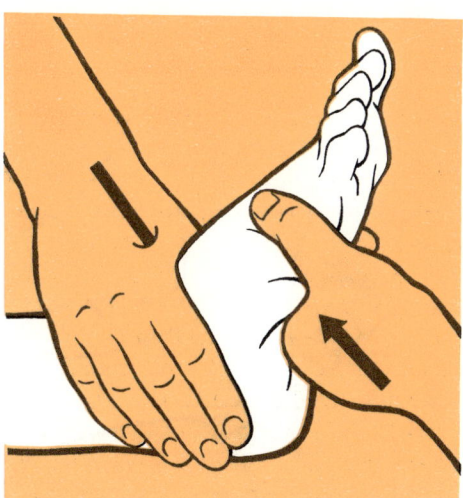

Abb. 146 Mobilisation des Lisfrancschen (Chopartschen) Gelenks durch einen Schub des distalen Gelenkpartners nach dorsal

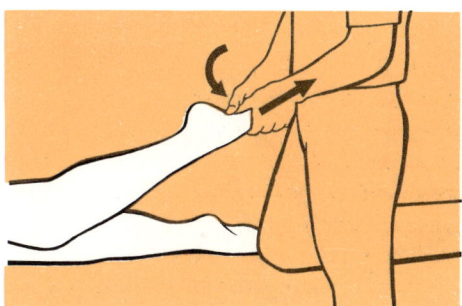

Abb. 147 Manipulation eines Tarsalknochens unter Traktion in Bauchlage. Nach entsprechender Kontaktaufnahme können aus derselben Lage auch die Tarsometatarsalgelenke behandelt werden. Ein ähnliches Vorgehen ist auch aus der Rückenlage möglich

des Patienten wird der so erfaßte Fuß gezielt rhythmisch in Traktion geschüttelt.

6.3.5. Unteres Sprunggelenk

Es besteht aus der gelenkigen Verbindung des Talus mit dem Kalkaneus und Navikulare und dieser Knochen mit dem Kuboid (s. 4.3.7.). Das Gelenkspiel kann hier im wesentlichen so geprüft (und auch behandelt) werden, daß wir die Beweglichkeit des Kalkaneus in allen Richtungen gegenüber den anderen Gelenkpartnern feststellen. Dabei ist es günstig, das Gelenk durch Traktion zu entlasten. In Bauchlage beugt der Patient das Knie rechtwinklig. Wir stehen auf der Seite des zu untersuchenden Fußes und stützen zur Fixation unser Knie in der Kniekehle gegen den Oberschenkel des Patienten. Mit der einen Hand umfassen wir nun die Ferse und mit der anderen die Fußwurzel von dorsal (unten) und führen mit beiden Händen eine Traktion nach oben aus. Nun werden folgende Bewegungen des Gelenkspiels nacheinander ausgeführt (Abb. 148).

1. fixieren wir mit der einen Hand den Vorfuß unmittelbar vor den Knöcheln, und mit der anderen Hand führen wir eine Plantarflexion (Knick) des Fersenbeins gegenüber dem Vorfuß aus,

2. fixieren wir umgekehrt das Fersenbein und führen eine Plantarflexion des Vorfußes gegenüber dem Fersenbein und Talus aus,

3. bewegen wir gleichzeitig die Fußwurzel und das Fersenbein in Plantarflexion. Bei allen genannten Bewegungen muß die Dorsal- und Plantarflexion des ganzen Fußes im oberen Sprunggelenk vermieden werden, und deshalb empfiehlt es sich, die Bewegungen gesondert nacheinander, wie eben beschrieben, auszuführen,

4. ist eine laterale Abknickung des Fersenbeins gegen die übrige Fußwurzel möglich, die in fast jeder beliebigen Lage geprüft werden kann (Abb. 149),

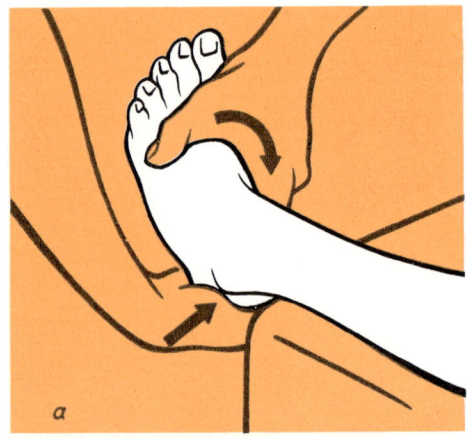

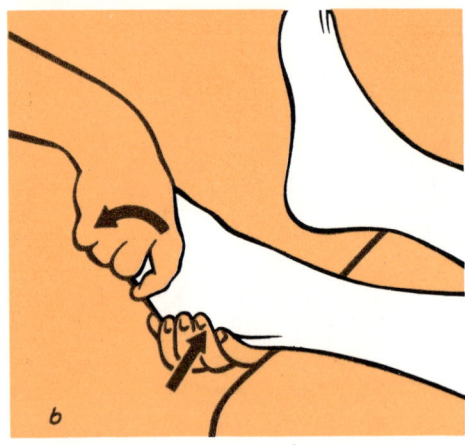

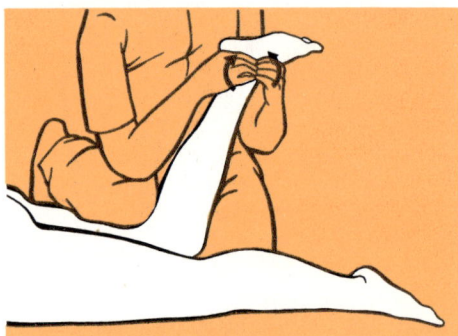

Abb. 148 Mobilisation des Kalkaneus gegenüber dem Talus und Navikulare unter Traktion in Bauchlage

Abb. 149 Prüfung der laterolateralen Beweglichkeit des Fersenbeins (gleichzeitig Mobilisation) gegenüber dem Vorfuß a medial; b lateral

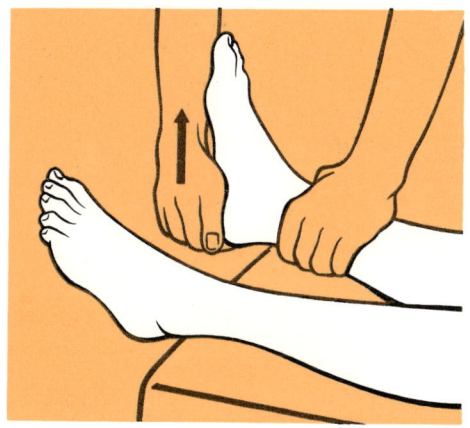

Abb. 150   Manipulation am Fersenbein

5. kann eine Rotation des Vorfußes gegenüber dem Fersenbein ausgeführt werden.

Die wichtigste Manipulation dieses Gelenks ist die bei gehemmter Plantarflexion
des Fersenbeins infolge seiner Blockierung
gegenüber dem Talus. Der Patient liegt auf
dem Rücken. Wir stehen auf der Seite des
zu behandelnden Fußes, umfassen mit der
einen Hand das Schienbein von oben dicht
oberhalb der Knöchel und fixieren den Unterschenkel auf der Unterlage. Mit der anderen Hand greifen wir mit allen Fingern die
Ferse, ziehen sie federnd fußspitzenwärts
nach oben und schließen einen Manipulationsstoß durch einen kräftigen Zug in gleicher Richtung an (Abb. 150).

Wir können schließlich noch eine Manipulation des Talus gegenüber dem Fersenbein nach medial und lateral ausführen. Der
Patient hat in Rückenlage das Knie gebeugt.
Die Ferse liegt auf dem Untersuchungstisch
abgestützt in unserer Hand und ist dadurch
fixiert. Mit der anderen Hand stoßen wir
(nach Vorspannung) mit der Handwurzel auf
den Taluskopf einmal von medial und (nach
Händewechsel) von lateral.

6.3.6. Oberes Sprunggelenk

Wir untersuchen und behandeln die scherende und ventrodorsale Verschieblichkeit

dieses Gelenks bei im Knie gebeugtem Bein
und auf der Unterlage abgestützter Ferse.
Die eine Hand fixiert den Fuß in rechtwinkliger Stellung zum Unterschenkel. Mit der
anderen greifen wir den Unterschenkel oberhalb der Knöchel von vorn (oben) und führen einen Schub in genau dorsaler Richtung
aus (Abb. 151). Bei weicher Unterlage ist es
vorteilhafter, mit der fixierenden Hand die
Ferse zu umgreifen und dabei mit dem Unterarm im rechten Winkel zum Unterschenkel abzustützen.

Sehr wirksam ist hier die Traktionsmanipulation. In Rückenlage ragt der Fuß des
Kranken über das Ende der Bank. Wir falten
beide Hände über dem Fußrücken, legen die

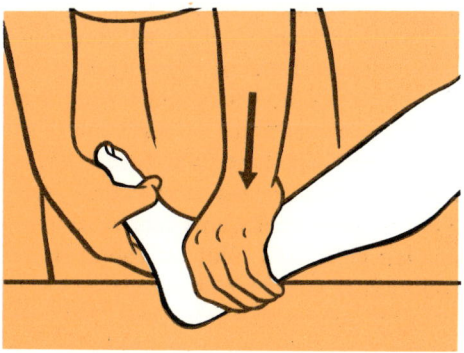

Abb. 151 Untersuchung und Mobilisation des
oberen Sprunggelenks. Die Knöchelgabel wird gegenüber dem aufgestellt fixierten Fuß (Talus)
nach dorsal verschoben

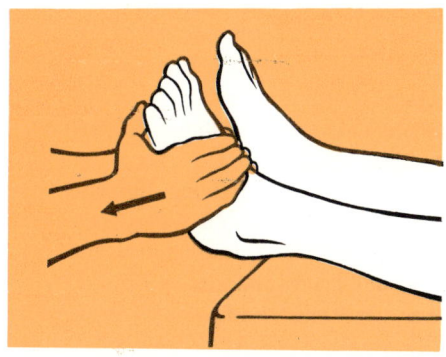

Abb. 152 Traktionsmanipulation des oberen
Sprunggelenks

Daumen flach unter die Fußsohle und bringen den Fuß in etwa rechtwinklige Stellung gegenüber dem Unterschenkel. Bei leichter Traktion läßt sich dann ein Federn feststellen. Wenn das der Fall ist, gehen wir in Vorspannung, und aus ihr heraus führen wir die Manipulation mit einem schnellenden Zug aus (Abb. 152). Der häufigste Fehler besteht in einer Übertreibung der Dorsalflexion im Sprunggelenk. Das Gelenk ist dann gesperrt, und das Federn bleibt aus.

6.3.7. Kniegelenk

Wir beginnen Untersuchung und Behandlung mit der Verschiebung der *Kniescheibe* auf der Oberschenkelgelenkfläche in laterolateraler und kraniokaudaler Richtung (mit beiden Händen) und können dabei Widerstände, vor allem »Unebenheiten und Rauhigkeiten« beim Gleiten der Kniescheibe auf ihrer Unterfläche feststellen. Diese Verschiebungen können etwas schmerzhaft sein. Dann ist folgende Technik sehr zu empfehlen: Die eine Hand führt die Patella in der Richtung, in der die Widerstände und Rauhigkeiten festgestellt wurden, und die andere übt einen leichten Druck von oben auf die Kniescheibe aus. Auf diese Weise werden die Widerstände und Unebenheiten langsam geglättet. Sobald dies der Fall ist, wird Schmerzlosigkeit oder zumindest erhebliche Besserung empfunden. Die Technik eignet sich vorzüglich zur Selbstbehandlung.

Bei einer von mehreren Methoden, die eine *anteroposteriore Gleitbewegung* im Kniegelenk herbeiführen, liegt der Kranke mit gebeugtem Knie (Mittelstellung) auf dem Rücken. Der Fuß ist auf der Unterlage abgestürzt, und wir fixieren ihn noch dadurch, daß wir uns auf die Fußspitze setzen. Wir umfassen den Unterschenkel dicht unterhalb des Knies und ziehen die Tibiakonsole in der Verlängerung des Oberschenkels nach ventral. Der Oberschenkel ist durch das Körpergewicht fixiert. Wir können auch einen Schub in entgegengesetzter Richtung

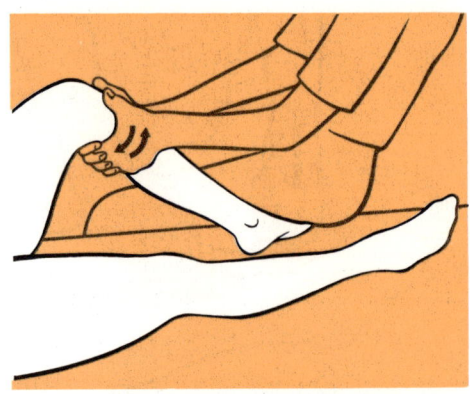

Abb. 153 a.-p.-Gleiten im Kniegelenk (wie bei der Prüfung des Schubladenphänomens) als Untersuchung und Mobilisation

geben. Die Mobilisation ähnelt also der Prüfung des Schubladenphänomens (Abb. 153).

Die eigentliche Distraktion im Kniegelenk erfolgt allerdings nicht durch Zug in Richtung des Oberschenkels (wie beim Schubladenphänomen), sondern in der Längsrichtung des Unterschenkels bei gebeugtem Knie und fixiertem Oberschenkel. Dazu liegt der Patient in Bauchlage auf einer Bodenmatte, das Knie rechtwinklig gebeugt. Wir stehen neben dem gebeugten Bein und fixieren seinen Oberschenkel mit dem Fuß auf der Unterlage. Wir fassen mit beiden Händen den Unterschenkel in der Knöchelgegend und ziehen in der Längsachse des Unterschenkels (Abb. 154).

Anschließend prüfen wir die laterale Neigungsbeweglichkeit (Federung), wobei wir ein Klaffen des Gelenkspalts einmal auf der lateralen und dann auf der medialen Seite erzielen. Einmal stehen wir neben dem Patienten, fassen mit der einen Hand den Unterschenkel von medial oberhalb des Knöchels und führen mit der Handwurzel der anderen einen federnden Schub von lateral auf das Knie nach medial aus (Abb. 155). Das andere Mal setzen wir uns seitlich auf die Untersuchungsbank zwischen die Unterschenkel des Patienten, halten wieder (oberhalb unserer eigenen Knie) den Unterschenkel des Patienten mit einer Hand, und mit

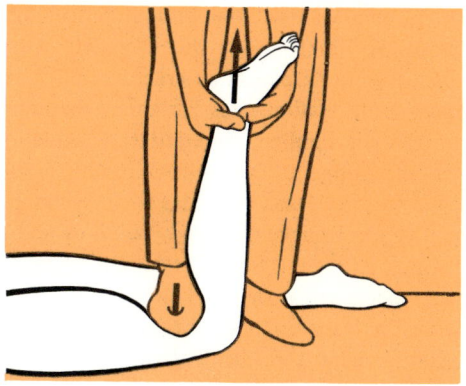

Abb. 154 Distraktion des Kniegelenks in Bauchlage

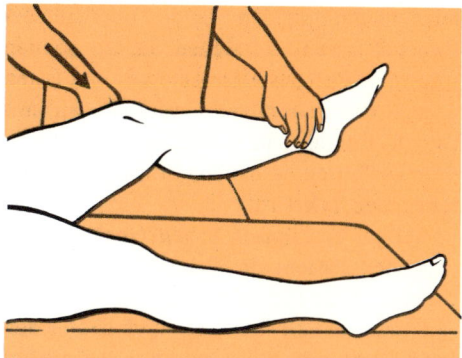

Abb. 155 Seitliches Federn im Kniegelenk nach
medial

der Handwurzel der anderen üben wir einen
federnden Druck ungefähr in Höhe des medialen Kollateralbandes nach lateral aus. Bei
beiden Handgriffen ist das Knie nicht völlig
gestreckt.

Für eine etwas rasantere Manipulation
läßt sich das eben beschriebene Vorgehen
modifizieren. Wir fordern den Patienten auf,
das gebeugte Knie zu strecken, und geben
während dieser aktiven Streckung den Schub
gegen das Knie von medial oder von lateral
und etwas in die Streckung. Während der
letzten Phase dieser Bewegung ist oft das
Knacken hörbar.

Eine forcierte Flexion mit Distraktion
können wir in Bauchlage ausführen, wenn
wir das Knie über unseren Unterarm beugen.

Weitere Handgriffe dienen der Behandlung des *fibulotibialen Gelenks* (s. 4.3.6.). Zunächst stellen wir die Verschieblichkeit des
Fibulaköpfchens gegenüber der Tibia fest.
Der Patient liegt auf dem Rücken mit gebeugtem Knie. Wir sitzen auf der Fußspitze
des Patienten, fixieren das Knie von medial-
oben mit der gleichnamigen Hand, und mit
der anderen fassen wir das Fibulaköpfchen
zwischen Daumen und Zeigefinger und verschieben es von ventrolateral nach dorsome-
dial und umgekehrt. Dabei können wir mit
dem Daumen der Fixationshand noch den
Schub des anderen Daumens von seitlich
oben verstärken oder auch einen Stoß ausführen (Abb. 156). Die Technik entspricht
der Verschiebung des Radiusköpfchens gegenüber der Ulna (s. Abb. 136).

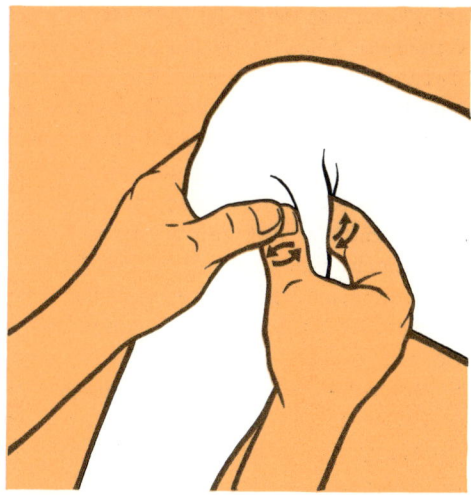

Abb. 156 Mobilisation des Fibulaköpfchens gegenüber der Tibia

6.3.8. Hüftgelenk

Im Hüftgelenk ist als einzige Mobilisation die Traktion möglich, die hier (ähnlich
wie im Schultergelenk) in zwei Richtungen
vorgenommen werden kann, nämlich in
Richtung der Längsachse des Beines und in
der Verlängerung des Schenkelhalses. Die
erste Technik ist, wenn sie gelingt, wirksa-

mer. Der Grund für das Mißlingen bei einer nicht unerheblichen Zahl von Kranken dürfte in der Stellung des Schenkelhalses und der Tiefe der Gelenkpfanne zu suchen sein: je mehr Valgusstellung und je flacher die Pfanne, um so günstiger für eine Traktion in der Längsachse des Beins; je mehr Varusstellung und je tiefer die Gelenkpfanne (Protrusio acetabuli), desto besser die Traktion in der Richtung des Schenkelhalses.

Die Traktion in der Beinlängsachse wird (am besten) folgendermaßen ausgeführt: Wir fixieren den Patienten in Rückenlage mit einem zwischen den Beinen durchgezogenen gepolsterten Gurt an der Untersuchungsbank. Einen zweiten Gurt legen wir um den Unterschenkel des Patienten oberhalb der Knöchel und um unsere Taille. Dann fassen wir das Bein über den Knöcheln mit beiden Händen und gehen in der Mittelstellung des Gelenks (leichte Anteflexion, Abdukion und Außenrotation) mit unserem ganzen Körper federnd in die Traktion und langsam in die Vorspannung. Dann warten wir die Entspannung des Patienten ab und führen im richtigen Augenblick, ohne vorher nachzugeben, einen kräftigen Zug mit unserem Körper (mit einem Fuß gegen die Bank gestützt) und mit beiden Händen aus, wobei das Hüftgelenk ein schnappendes Geräusch hören läßt (Abb. 157).

Die technische Schwierigkeit dieser sehr wirksamen Manipulation besteht darin, während der Vorspannung die geeignete Ausgangslage des Gelenks zu erkennen und die entspannte Haltung des Patienten abzuwarten. Es gilt nämlich, die kräftige Muskulatur zu überrumpeln. Die volle Wirkung erreichen wir meist erst, wenn das Gelenkschnappen (nicht Knacken) gelingt. Wenn es nicht gelingt, mit der Manipulation ein Gelenkschnappen zu erzielen, können wir unter weichem Dauerzug die postisometrische Relaxation benutzen. Der Patient leistet etwa 10 Sekunden minimalen Widerstand und entspannt dann. Wenn keine Riemen zur Hand sind, können wir das Becken mit einem Fuß in der Leiste des Patienten fixieren und nur mit den Händen oberhalb der Knöchel fassen und ziehen. Ja, wir können sogar den Fuß des gestreckten Beines gegen unsere Hüfte abstützen, während wir mit beiden Händen die Traktion am anderen Bein ausführen, wobei allerdings das Becken schlechter fixiert ist.

Bei der Traktion in Schenkelhalsrichtung liegt der Patient in Rückenlage mit gebeugtem Knie dicht am Seitenrand. Wir sitzen tiefer neben ihm und sind dem Kopfende zugewandt. Wir legen nun das Knie des Patienten auf unsere Schulter und umfassen den Oberschenkel des Patienten mit gefalteten Händen dicht unter der Leiste, üben einen kräftigen Zug nach kaudal und lateral

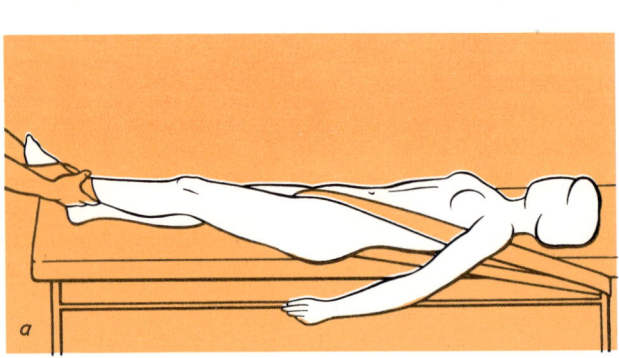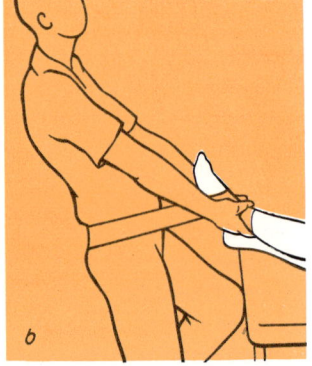

Abb. 157 Hüftgelenktraktion in der Achse des Oberschenkels mit zwei Gurten. *a* Fixation des Patienten; *b* Anlage des zweiten Gurts

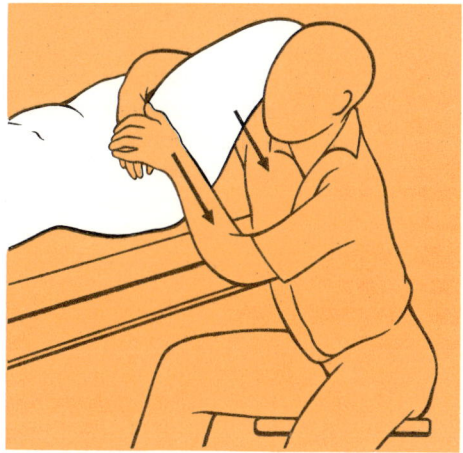

Abb. 158 Hüfttraktion in Richtung des Schenkelhalses über den Bankrand hinweg bei Rückenlage des Patienten

Seite an unserer Brust abstützen und mit einer Hand fixieren. Wir lassen nun ein wenig den Mund öffnen (das Kinn fallen), legen den Handteller der anderen Hand weich auf den Unterkiefer und schienen diesen gewissermaßen mit unseren Finger. Die Mobilisation wird dann so ausgeführt, daß wir zunächst den Unterkiefer zur Seite der Läsion verschieben und in der letzten Phase der Bewegung nach oben und etwas nach hinten stauchen, um eine Bewegung des Processus articularis (der Gegenseite) nach hinten und oben zu erzielen. Unsere Bewegung ist dabei weich und federnd und kann mehrmals wiederholt werden. Eine härtere Stoßtechnik ist bei diesem Gelenk nicht angebracht (Abb. 159). Diese Technik läßt sich gut mit der postisometrischen Relaxation kombinieren.

aus, wobei sich das Becken gegen die Unterlage abstützt (Abb. 158). Diese Traktion läßt sich sehr vorteilhaft mit der postisometrischen Relaxation kombinieren. Der Patient leistet in der isometrischen Phase gegen unsere Zugrichtung (d.h. in Richtung seiner gegenüberliegenden Schulter) mit *minimaler* Kraft Widerstand und atmet ein. Danach entspannt er, und wir fühlen die Distraktion, ohne den Zug zu steigern. Diese Technik ist besonders bei erheblichen Verspannungen, bei Koxarthrosen, heute die wirksamste.

Da die *untere Extremität*, insbesondere der Fuß, für den Patienten mit beiden Händen zugänglich ist, eignen sich zahlreiche Techniken zur Selbstbehandlung, die der Patient erlernen soll.

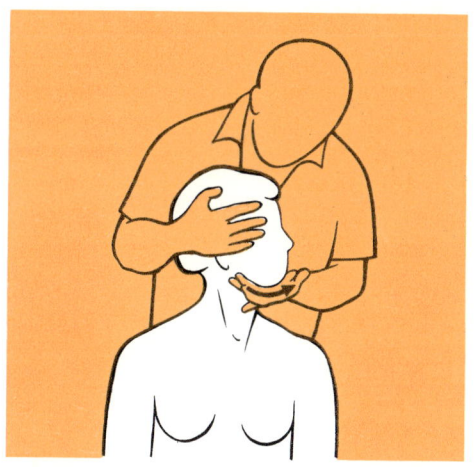

Abb. 159 Mobilisation des Temporomandibulargelenks

6.4. Temporomandibulargelenk

Zur Behandlung benutzen wir vor allem die laterolateralen Bewegungen des Unterkiefers. Am besten hat sich uns die Technik nach DANBURY bewährt: Wir stehen hinter dem sitzenden Patienten, drehen dessen Kopf so, daß wir ihn mit der schmerzhaften

Bei postisometrischer Relaxation können wir den Patienten veranlassen, mehr zur Seite oder mehr nach oben zu drücken und je nachdem spannt der Patient einmal mehr die Masseteren, die Mm. temporales oder pterygoidei an. Wir können also nicht nur mit Hilfe dieser Methode das Gelenk mobilisieren, sondern auch Verspannungen (Triggerpunkte) in der Kaumuskulatur behandeln. Hier ist es sehr vorteilhaft sich folgender Atmungssynkinese zu bedienen: Während der Ausatmung schließt sich der Mund, und während der Einatmung öffnet er sich; die Kaumuskeln spannen sich also während der Ausatmung ein wenig an und entspannen während der *Einatmung.*

Außerdem kann auch die einfache Distraktion ausgeführt werden. Wir stehen dabei vor dem Patienten, der den Mund öffnet. Mit beiden Händen erfassen wir den Unterkiefer, indem wir die mit Mull umwickelten Daumen auf die Molarzähne beider Seiten auflegen. Mit beiden Händen wird nun der Zug nach unten und vorn ausgeführt. Am besten liegt der Patient bei diesem Griff auf dem Rücken, wobei der Kopf durch einen Gurt auf der Unterlage fixiert wird.

Da allerdings häufig die Ursache einer temporomandibulären Störung eine fehlerhafte Okklusion des Gebisses ist, bringt in solchen Fällen die Mobilisation nur vorübergehende Erfolge, und wir müssen darauf bestehen, daß z. B. bei defektem Gebiß eine passende Prothese angefertigt wird. Gleichzeitig bestehende Funktionsstörungen der Halswirbelsäule müssen ebenfalls behandelt werden.

6.5. Allgemeine Prinzipien der manuellen Therapie an der Wirbelsäule

Die anfangs dargelegten Prinzipien (s. 6.1.) gelten in vollem Maße auch für die Wirbelsäule. Allerdings ist es hier nicht möglich, »Funktionsbewegung« und »Gelenkspiel« so scharf zu trennen. Handgriffe, die eine reine Traktion in der Längsachse der Wirbelsäule bewirken, senkrecht zur Gelenkebene ausgeführt werden und allein dadurch zum Klaffen des Gelenks führen (z. B. Rotationsgriffe in der Lendenwirbelsäule, Stoß auf einen Brustwirbel von dorsal), beruhen offensichtlich auf dem Gelenkspiel. Deshalb sind Griffe, die ein Gelenkklaffen bewirken,

meist am vorteilhaftesten. In anderen zwei Fällen führen wir beispielsweise zwischen zwei Wirbeln der Hals- oder Brustwirbelsäule eine Seitneigung oder Rotation aus, an und für sich also Funktionsbewegungen. Nun wird bei der tatsächlichen Funktionsbewegung niemals ein einziges Bewegungssegment allein bewegt, und das mögliche Bewegungsausmaß des einzelnen Bewegungssegments wird dabei nie erschöpft, weshalb die passive Bewegung des einzelnen Bewegungssegments doch eine Sonderstellung einnimmt. Der wesentlichste Unterschied besteht jedoch darin, daß wir in der Wirbelsäule durchaus nicht ohne weiteres ein bestimmtes Gelenk oder Bewegungssegment behandeln können. Wir unterscheiden deshalb zunächst zwischen gezielten und ungezielten Techniken.

6.5.1. Kontaktgriffe

Die technisch einfachste Art, gezielt vorzugehen, ist der direkte Kontaktgriff. Als »Kontakt« wird einerseits die Struktur am Wirbel bezeichnet, an der wir angreifen und

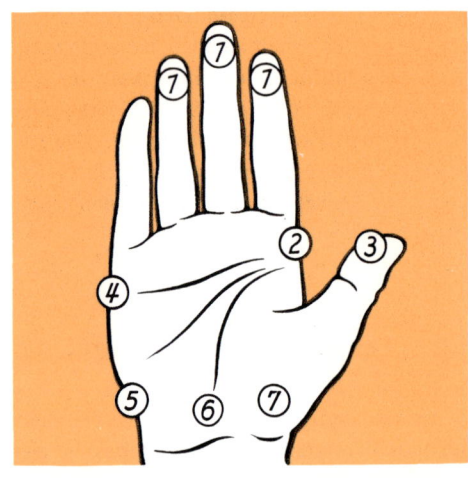

Abb. 160 Kontaktpunkte an der Hand (nach PEPER) *1* Digitalkontakt; *2* Indexkontakt; *3* Daumenkontakt; *4* Metakarpalkontakt; *5* Pisiformkontakt; *6* Handwurzelkontakt; *7* Daumenballenkontakt

die wir als Hebel benutzen, andererseits aber auch die Stelle unserer Hand, mit der wir den Stoß übertragen. An erster Stelle ist das Os pisiforme zu nennen, weiterhin der Daumenballen, die Daumenkuppe und alle übrigen Fingerkuppen, die radiale Zeigerfingerkante, die Ulnarkante der Hand und die Handwurzel (Abb. 160).

Nach entsprechender »Kontaktaufnahme« zwischen Hand und Wirbelfortsatz wird zunächst ein federnder Druck in der gewünschten Richtung ausgeübt, und aus der so gewonnenen Vorspannung folgt der repetitive oder gehaltene Druck oder Stoß in derselben Richtung. Wenn der Stoß sehr schnell, aber mit geringer Kraft und Amplitude erfolgt, ist damit ein gezieltes Vorgehen möglich.

6.5.2. Verriegelungstechniken

Für Manipulationen und Mobilisationen können lange Hebel, vor allem der Kopf und die Extremitäten, mit großem Vorteil benutzt werden. Der lange Hebelarm bietet bessere Angriffsmöglichkeiten und günstigere Kraftübertragung, so daß diese Handgrifftechniken Kraft sparen und ein wesentlich weicheres Vorgehen erlauben als bei den direkten Kontaktgriffen mit den kurzen Hebeln der Wirbelfortsätze. Die Schwierigkeit besteht hier jedoch darin, auf ein bestimmtes Segment zu zielen. Diesem Zweck dient die »Verriegelung« der benachbarten Wirbelsäulenabschnitte, bis lediglich das behandelte Segment beweglich bleibt. Dadurch wird es gezielt behandelbar, und gleichzeitig wird die übrige Wirbelsäule vor der Behandlung geschützt. Allerdings ist jegliche Verriegelung nur ein relativer Schutz, der für geringe Kraftanwendung zureicht. Wir dürfen also den Hebel nie mißbrauchen.

Grundsätzlich können wir die Verriegelung eines Wirbelsäulenabschnitts dadurch erreichen, daß wir ihn so weit in einer Richtung bewegen, wie es ohne Gewalt möglich ist. Wenn wir nun so eine Bewegung (z. B. Rotation) oberhalb des zu behandelnden

Segments bis zum kranialen Partnerwirbel des blockierten Bewegungssegments führen und unterhalb davon bis zum kaudalen Gelenkpartner (in entgegengesetzter Richtung), dann ist der Abschnitt oberhalb und unterhalb verriegelt, und jeder weitere Stoß in Richtung der Rotation muß sich nun auf das eingestellte Segment auswirken.

Eine weitere Möglichkeit besteht im »Prinzip des Stahlbandes« nach MAIGNE: Wenn wir ein Stahlband an beiden Enden in entgegengesetzter Richtung drehen, dann entsteht in der Mitte eine Knickung. Wenn wir nun das Stahlband noch zur Seite biegen, dann befindet sich die Knickung im Scheitelpunkt der Biegung (Abb. 161). Hier ist dann die Beweglichkeit am größten. Wenn wir also eine Rotation, z. B. in der Brustwirbelsäule, ausführen, werden wir den Patienten gleichzeitig so zur Seite neigen, daß das Segment, welches wir behandeln, auf dem Gipfel Konvexität liegt.

Der Mechanismus der Verriegelung besteht im wesentlichen darin, daß entweder die knöchernen Strukturen aufeinanderstoßen oder die Bänder maximal gespannt werden. Beides geht normalerweise weich federnd vor sich. Wenn das nicht der Fall ist, liegt eine Blockierung vor oder eine aktive, z. B. schmerzbedingte Abwehrbewegung, die von der Blockierung unterschieden und erkannt werden muß.

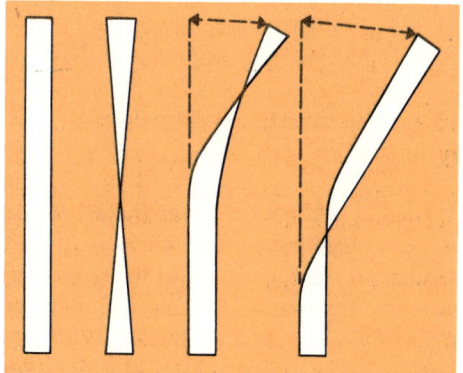

Abb. 161 Prinzip des »Stahlbandes« (nach MAIGNE)

6.5.3. Kombination von Verriegelungs- und Kontaktgriffen

Im allgemeinen benutzen wir eine Kombination beider Verfahren. Durch den Kontakt können wir bei der Verriegelung so gezielt wie nur möglich vorgehen, und durch die Verriegelung über den langen Hebel erreichen wir im behandelten Segment bessere Vorspannung, so daß der Griff leichter und weicher wird. Es ist natürlich wünschenswert, daß unsere Verriegelung auf dasselbe Segment abzielt wie die Fixation der Kontakthand. Man sollte sich jedoch keinen übertriebenen Illusionen – was Verriegelung anbelangt – hingeben. Bei gewaltsamer Technik ist Verriegelung illusorisch. Gute Fixation ist womöglich präziser und verläßlicher als Verriegelung.

Je nachdem, wie und wo wir Kontakt nehmen, lassen sich sogenannte »Gegenhalter-« und »Mitnehmergriffe« unterscheiden. Wenn wir beispielsweise den Kopf als Hebel benutzen, dann werden wir am unteren Gelenkpartner (Wirbel) des Bewegungssegments mit der Kontakthand gegenhalten oder den oberen mitnehmen. Dabei ist der Kontakt beim Gegenhaltergriff meist etwas härter, aber wirksamer als beim weicheren Mitnehmergriff. Gegenhaltergriffe sind also gezielter, aber schwerfälliger. Mitnehmertechniken sind dagegen technisch einfach, aber besonders in kaudaler Richtung wenig abgesichert. Sie dürfen deshalb nur vorsichtig und gewaltlos ausgeführt werden.

6.5.4. Unspezifische, nicht gezielte Techniken

Hierher gehören vor allem *Traktionen*, die in allen Abschnitten der Wirbelsäule verwendet werden können. Es ist dabei wichtig, zwischen Traktion in der Längsrichtung der Wirbelsäule und Distraktion der Wirbelgelenkflächen zu unterscheiden. Eine Traktion der Halswirbelsäule wirkt sowohl auf die Bandscheibe als auch auf die Gelenke ein.

An der Lendenwirbelsäule hingegen wirkt sich die Traktion in der Längsrichtung der Wirbelsäule *lediglich* auf die Bandscheiben aus. Aber auch passive Bewegungen in anderen Richtungen wie forcierte Flexion oder Seitneigung und Rotation können zu Zwecken vorsichtiger Mobilisation angewendet werden. In der Konkurrenz von gezielten und ungezielten Techniken besteht allerdings die Tendenz, auch für Zwecke der Mobilisation immer weniger von den ungezielten Techniken Gebrauch zu machen. Das gilt jedoch nicht für die Traktion.

An dieser Stelle seien auch die *Weichteiltechniken* erwähnt. Es handelt sich dabei überwiegend um Massagetechniken, mit denen wir den Hartspann der tieferen Muskulatur behandeln. Gezielter Druck, Friktionen oder Kneten kommen zu Anwendung. Die Muskulatur wird entweder von der Unterlage abgehoben, gegenüber der Unterlage und der Haut quer zur Faserrichtung verschoben oder wir lassen sie unter der Haut unter den palpierenden Fingern hindurchschlüpfen. Es ist deshalb wichtig, daß unsere Finger bei den Weichteiltechniken nicht auf der Haut wegrutschen, sie müssen deshalb trocken sein, und es ist vorteilhaft, wenn der Patient frisch gewaschen ist. Auch für die Handgriffe selbst dürfen unsere Hände und die Haut des Patienten nicht schlüpfrig sein.

6.6. Handgriffe an der Lendenwirbelsäule und am Becken

Wir beginnen mit den Handgriffen an der Lendenwirbelsäule und nicht mit denen am Becken, weil die Verriegelungstechniken der Lendenwirbelsäule auch für manche Handgriffe am Becken Voraussetzung sind.

6.6.1. Weichteiltechniken und ungezielte Handgriffe für die Lendenwirbelsäule

Bei stärkerem lumbalen Hartspann legt sich der Patient wenn möglich in bequeme

Bauchlage. Wir stehen neben ihm in Höhe der Lendenwirbelsäule, legen beide Daumen oder die Fingerkuppen beider Hände dicht neben den Dornfortsätzen auf den Rand des M. erector spinae, verschieben den Muskel mit zunehmendem Druck nach lateral und lassen ihn dann unter der mit den Fingern verschobenen Haut wieder zurückschlüpfen. Wenn auf diese Weise der Hartspann der oberflächlichen Schicht abgenommen hat, dann palpieren wir uns paravertebral zur tiefen Schicht der quer verlaufenden Fasern durch und verschieben diese mit der verstärkten Zeigefingerkuppe in kraniokaudaler Richtung.

Ein anderes Vorgehen ist schon eine *Kombination zwischen Weichteiltechnik und Mobilisation*. Der Patient liegt auf der Seite, beide Beine gebeugt. Wir stehen an der Bankseite vor dem Patienten in Höhe der Lendengegend, stützen uns mit einem Unterarm auf seine Schulter, mit dem anderen auf seinen Beckenkamm und legen die Fingerkuppen beider Hände neben die Dornfortsätze auf den Medialrand des (oberen) M. erector spinae. Durch Druck auf Schulter und Beckenkamm von oben und Spreizung und gleichzeitiges Heben der Finger erzielen wir eine forcierte Seitbeuge (Mobilisation) und lassen dabei den M. erector spinae unter den Fingerkuppen hindurchschlüpfen (Abb. 162).

Von allen ungezielten Methoden ist die *Traktion* die wichtigste. Sie bewährt sich be-

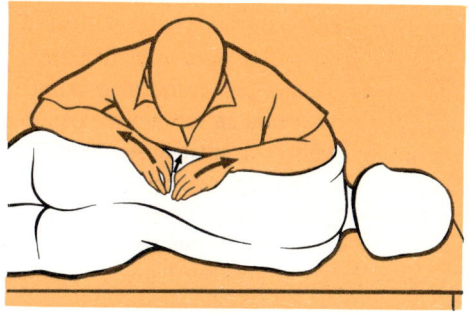

Abb. 162 Weichteiltechnik des M. erector spinae mit Seitbeugemobilisation

sonders bei Wurzelsyndromen. In Akutfällen ist die *intermittierende manuelle Traktion* am wirksamsten. Sie kann in Bauch- und Rückenlage ausgeführt werden. In Bauchlage hat sie den Vorteil, daß sich der Kranke selbst an der Untersuchungsbank oben festhalten kann. Wir fassen beide Beine oberhalb der Knöchel und stützen uns mit dem Fuß an der Bank ab. Die Technik besteht nun darin, daß wir rhythmisch federnd an den Beinen ziehen und dadurch den Körper des Patienten in eine Schwingung in der Längsachse versetzen. Wenn wir den rhythmischen Zug verstärken, vergrößern wir, ohne uns anzustrengen, die Amplitude dieser Längsschwingung und erreichen eine erhebliche Traktionswirkung an der Lendenwirbelsäule. Die Schwierigkeit dieser Technik liegt in der Wahl des geeigneten Rhythmus. Das ist der Fall, wenn der Patient so in Längsschwingungen gebracht wird, daß sich in der Kreuzgegend ein »Knotenpunkt« bildet. Die Schwingungen dürfen sich dabei nur minimal auf die Arme übertragen. Der Kranke muß dabei unbedingt entspannen, was wir am freien Spiel der Gesäßmuskulatur erkennen. Wir müssen aufhören, sobald der Patient Schmerz empfindet.

Technisch wesentlich weniger anspruchsvoll aber gleichwertig ist die *isometrische Traktion* mit Hilfe der Aus- und Einatmung (Abb. 163 a). In Bauchlage des Patienten, dessen Arme neben dem Körper liegen, üben wir einen leichten Druck von kranial her auf beide Gesäßseiten aus. Während der aktiven *Aus*atmung fühlen wir, wie sich der Widerstand infolge der Anspannung der Rückenstrecker mit Lordosierung der Lendenwirbelsäule vergrößert; während der *Ein*atmung kommt es zur Erschlaffung mit Kyphosierung der Lendenwirbelsäule, und das Gesäß bewegt sich nach kaudal. Aus der so gewonnenen (neuen) Ausgangsstellung wird nun der Vorgang wiederholt.

In akuten Fällen mit kyphotischer Zwangshaltung wird die Bauchlage auf einer flachen Liege oft nicht vertragen. In solchen Fällen helfen wir uns so, daß der Patient mit

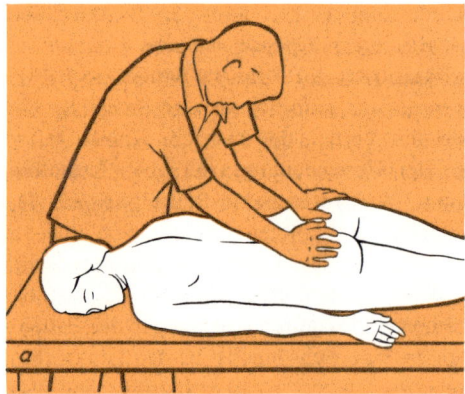

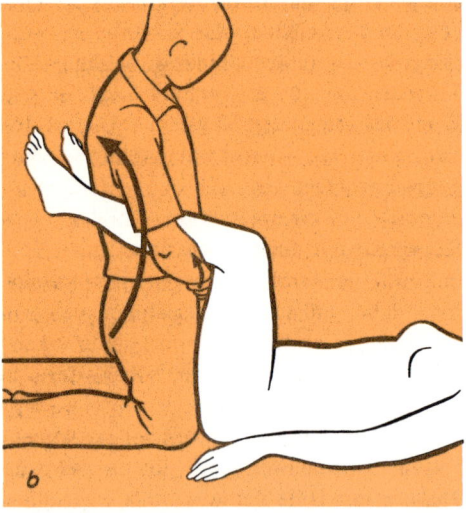

Abb. 163 *a* Traktion in Bauchlage bei Anwendung der postisometrischen Relaxation; Widerstand während der *Aus*atmung, Relaxation während der *Ein*atmung; *b* Lendenwirbelsäulentraktion in Rücklage bei gebeugten Knien, Verträglichkeitstest für das PERLsche Gerät

dem Rumpf auf der Liege liegt und das Bekken mit den Beinen über das Ende der Liege herabhängt. Eine hohe Liege oder Tisch sind vorteilhaft, der Patient darf sich nicht mit den Füßen am Boden abstützen. Wir stehen mit gekreuzten Händen neben dem Patienten, legen die von kranial kommende Hand auf sein Kreuzbein und die andere auf die LWS so, wie wir es im gegebenen Fall für richtig halten. Während der *Aus*atmung fordern wir nun (wieder) den Patienten auf, gegen die Distraktion mit Hilfe der gekreuzten Hände Widerstand zu leisten und während der *Ein*atmung zu entspannen.

Sonst vertragen Kranke mit kyphotischer Zwangshaltung Traktionen besser in Rükkenlage. Der Patient legt sich mit dem Gesäß an das Fußende der Bank. Die Beine sind in den Hüften und Knien gebeugt, wir fixieren beide Unterschenkel unter den Achseln und stützen sie mit beiden Händen in den Kniekehlen. Durch eine Rumpfrückbeuge erzielen wir eine milde Traktion und Flexion der Lendenwirbelsäule (Abb. 163 *b*). Die Wirkung ist ähnlich der beim PERLschen Gerät.

Angesichts dieses technischen Fortschritts mit der manuellen Traktion erscheint die instrumentelle Traktion mit Hilfe von Traktionstischen viel weniger günstig, vielleicht mit Ausnahme der Traktion im PERLschen Gerät. Auch hier ist gute Verträglichkeit immer die Voraussetzung.

6.6.2. Gezielte Handgriffe für die Lendenwirbelsäule

Sehr vorteilhaft läßt sich die diagnostische Federungsprobe in Seitlage, das ventrodorsale Gelenkspiel, zur postisometrischen Relaxation nutzen. Der Patient drückt in Seitenlage (s. Abb. 97 *b*) seine Knie bei rechtwinklig gebeugten Oberschenkeln mit minimaler Kraft nach vorn gegen unsere Oberschenkel und atmet langsam ein. Wir fixieren den Dornfortsatz des kranialen Partnerwirbels mit den Fingern der übereinandergelegten Hände bei gestreckten Armen. Nach etwa 10 Sekunden fordern wir den Patienten auf, völlig zu entspannen, und fühlen nun die leichte Ventralverschiebung (Lordosierung) des kranialen Partnerwirbels. Bei Wiederholung des Vorgangs müssen wir darauf achten, daß uns der Patient während der isometrischen Phase nicht mit seinen Knien wegschiebt (minimale Kraft!). Diese Technik ist besonders schonend, weshalb wir meistens mit ihr beginnen (vor Rotationstechniken).

Am häufigsten verwenden wir für die Lendenwirbelsäule *Verriegelungstechniken,* die sich sowohl für die Mobilisation als auch zur Manipulation eignen und bei denen Schultern und Knie des Patienten als lange Hebel dienen.

Dabei drehen wir den Schultergürtel des Patienten gegenüber dem Becken um die Körperlängsachse. Wenn wir z. B. das Becken fixieren und die Schultern rotieren, wird von kranial nach kaudal ein Wirbel nach dem anderen mitgedreht und gesperrt. Umgekehrt, wenn wir die Schultern fixieren und mit Hilfe des Knies das Becken rotieren, werden die Wirbel von kaudal nach kranial sukzessive mitgenommen und gesperrt.

Der Patient liegt auf der Seite, die Lendenwirbelsäule in einer Mittellage (weder flektiert noch lordosiert), d. h. in *Neutralstellung.* Das untenliegende Bein ist geringfügig in der Hüfte und im Knie gebeugt. Das obenliegende Bein ist in Hüfte und Knie angewinkelt und mit dem Fuß in der Gegend der Kniekehle des unteren Beines abgestützt. Wir stehen vor dem Patienten und stützen unseren Ellbogen gegen dessen Schulter und unser Knie gegen das des Patienten. So bleiben beide Hände frei und können die lumbalen Dornfortsätze palpieren.

Bei dieser Mobilisationstechnik machen

wir uns heute die modernen Fazilitations- und Inhibitionstechniken zunutze. Der Patient liegt also wie auf Abbildung 164, wir fixieren mit der Hand, die das Becken umgreift, den kaudalen Partnerwirbel am Querfortsatz. Bei richtiger Stellung von Unterarm und Hand ist diese Fixation äußerst wirksam.

Mit der anderen Hand führen wir die Schulter ganz leicht in die Rotation, wobei wir den Patienten auffordern, in Richtung der Mobilisation zu blicken (Vorspannung). Nun fordern wir den Patienten auf, den Blick zu uns zu wenden und langsam einzuatmen. Dadurch übt er *automatisch* einen leichten Druck mit der Schulter gegen unseren Arm aus. In der Entspannungsphase fordern wir den Patienten auf – so weit er kann –, in Richtung der Blockierung zu blicken und auszuatmen. Dabei merken wir, daß nunmehr seine Schulter weiter rotiert, als dies ursprünglich der Fall war. Den Vorgang wiederholen wir einige Male (3- bis 5mal).

Manchmal ist es nützlich, die beschriebene Technik durch eine rein repetitive zu ergänzen.

Der Patient wird aufgefordert, die Rumpfrotation rhythmisch wiederholend selbst auszuführen. Sobald er die Bewegung völlig verstanden hat und richtig ausführt, läßt der Behandler die Schulter los. Das gebeugte Bein des Patienten wird nun weiter mit Oberschenkel und Knie fixiert. Das Becken

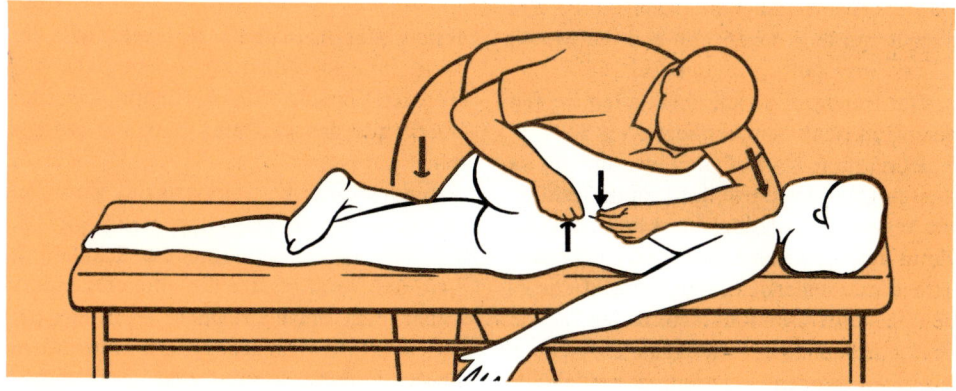

Abb. 164 Mobilisation und Manipulation der Lendenwirbelsäule in Seitlage und Neutralhaltung

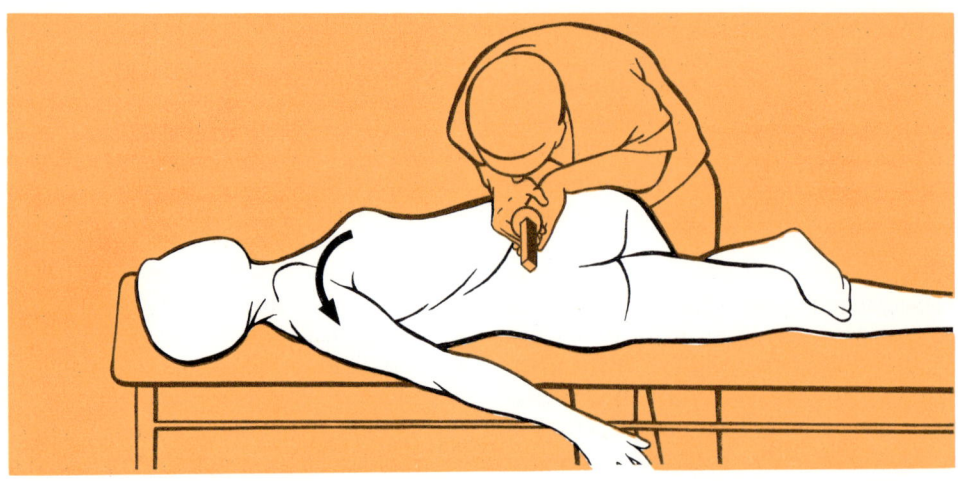

Abb. 165   Aktive repetitive Mobilisation der Lendenwirbelsäule in Seitlage nach GAYMANS nach vorheriger isometrischer Hemmung

und der Dornfortsatz des unteren Wirbels im behandelten Bewegungssegment werden aber mit beiden Händen gehalten. Der Patient führt die Rumpfrotation ohne Gewalt, rhythmisch und ohne Schwung, nach Möglichkeit in Extremstellung und in geringer Exkursion ungefähr 20mal aus. Nicht selten kommt es dabei auch zum Gelenkknacken (Abb. 165).

Wenn wir uns zur Rotations*stoßmanipulation in Neutralstellung* entschließen, gehen wir von der durch Mobilisation erreichten Endstellung (Vorspannung) aus und geben einen leichten Stoß, meistens gegen die Schulter oder gegen das Knie. Die Fixation des Beckens bis einschließlich des kaudalen Partnerwirbels wurde ja schon während der Mobilisation eingestellt (Abb. 164 und 166).

Der Handgriff erzielt ein Klaffen im Wirbelbogengelenk der obenliegenden Seite.

Durch unterschiedliche Lagerung des Patienten kann die Einstellung eines bestimmten Segments noch erleichtert werden. Wenn wir in den untersten Segmenten der Lendenwirbelsäule behandeln, dann streckt der Patient das untere Bein und stützt den Fuß des oberen unterhalb der Kniekehle ab. Je höher wir in der Lendenwirbelsäule behandeln, desto stärker wird das untere Bein gebeugt, und

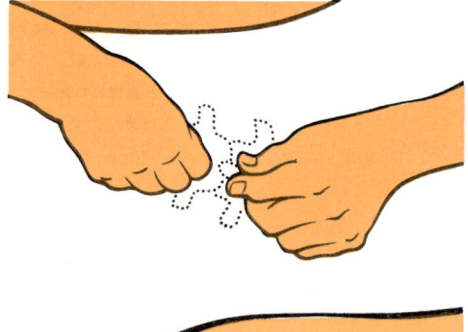

Abb. 166   Detail der Behandlung in Neutralstellung mit Darstellung der Fingerkontrolle an den Wirbeldornfortsätzen (s. Abb. 164)

desto weiter oberhalb der Kniekehle wird der obere Fuß abgestützt. In jedem Falle soll aber der Kopf in gleicher Richtung wie der Oberkörper des Patienten maximal gedreht sein.

Eine technische Schwierigkeit kann bei großen Patienten entstehen, wenn wir mit der Hand, deren Ellbogen die Schulter fixiert, die Dornfortsätze der unteren Lendenwirbel nicht mehr erreichen. Dann legt der Patient seinen Arm gebeugt um unseren Unterarm, wodurch wir uns eher gegen seinen Oberarm als gegen seine Schulter stützen.

Die eben beschriebene Technik ist in gewissem Sinne eine Universaltechnik für die Lendenwirbelsäule und wird am häufigsten benutzt. Sie ist weich und schonend, und man kann spielend von der Weichteiltechnik zur Mobilisation und in die Manipulation übergehen. Die technische Schwierigkeit besteht vor allem darin, die Verriegelung an der dabei hervorgerufenen Spannung zu erkennen. Bei Hypermobilen kann es schwierig sein, mit dieser Technik die nötige Spannung zu erzielen.

Die nun folgenden Techniken machen sich die LOVETTschen Regeln zunutze und erzielen dadurch eine noch bessere Verriegelung, wodurch die Palpation mit den Fingern beider Hände überflüssig wird. Wie schon in 3.2.2. beschrieben wurde, rotiert die Lendenwirbelsäule in Lordose bei der Seitneigung in dazu entgegengesetzter Richtung. Wenn sie also in *Retroflexion (Lordose)* verriegelt werden soll, dann benutzen wir dazu Seitneige und Rotation in der gleichen Richtung, also das Gegenteil des Spontanverhaltens der Wirbelsäule, wodurch die Ausweichbewegung unterbunden wird.

Wir erreichen das, wenn wir in Seitenlage des Patienten unter Schulter und Becken ein Polster legen – bei enger Taille ist nicht einmal das nötig – oder lediglich die Schulter anheben.

Bei Entspannung sinkt die Lendengegend zur Unterlage durch in die notwendige Seitneigung nach oben. Der Patient hält nun das untenliegende Bein völlig durchgestreckt, wodurch die Lendenwirbelsäule lordosiert ist. Das obere Bein wird wieder gebeugt und mit dem Fußrücken in der Kniekehle des gestreckten Beines abgestützt. Wenn wir jetzt mit dem Ellbogen oder mit der Hand die Schulter des Patienten zur Unterlage drehen, dann rotiert der Oberkörper bis zur Lendenwirbelsäule im Sinne der Seitneigung. Das Becken fixieren wir wieder über das angewinkelte Knie mit unserem Bein von oben und stützen den kaudalen Wirbel des blockierten Segments mit der Handwurzel der freien Hand von dorsal ab. Wir neigen uns

dazu über den Patienten herüber, so daß der Unterarm eine von dorsal senkrecht auf die Wirbelsäule gerichtete Stoßrichtung erhält. Wir drücken nun die Schulter herunter, bis der obere Gelenkpartner verriegelt ist, und führen dann den Stoß mit der Handwurzel von dorsal auf den Dornfortsatz des darunterliegenden Wirbels (Abb. 167).

Wir erzielen damit einen dorsoventralen Schub, der beide Bogengelenke zum Klaffen bringt, das obere etwas mehr. Mit diesem Handgriff lösen wir eine Einschränkung der Rückbeuge.

Die häufigste Schwierigkeit besteht darin, daß sich der Patient gegen die Hyperlordose wehrt und ihr ausweicht, sei es, daß er auch mit der Schulter (und nicht nur mit dem Becken) an den Bankrand rutscht oder daß er die Hüfte anbeugt. Deshalb darf nie vergessen werden, den Kopf des Patienten gleichsinnig wie den Oberkörper maximal rotieren zu lassen und den Stoß während der Ausatmung auszuführen. Der Handgriff ist natürlich härter als bei Verriegelung in Neutralstellung und eignet sich für heftig schmerzhafte Zustände weniger. Er bewährt sich besonders bei Hypermobilen mit nicht sehr schweren Blockierungen, bei denen es oft schwierig ist, in Neutralstellung eine gute Vorspannung zu erzielen.

Bei der Verriegelung in *Anteflexion (Kyphose)* gehen wir nun so vor, daß die Lendenwirbelsäule in entgegengesetzten Richtungen rotiert und geneigt wird. Der Patient liegt auf der Seite, und wenn wir ein Polster unter seine Taille legen, erreichen wir schon eine gewisse Seitneigung zur Unterlage hin. Das unterliegende Bein ist in der Hüfte leicht gebeugt, das obere entweder mit dem Fußrücken in der Kniekehle des unteren abgestützt, oder es hängt frei über den Tischrand hinunter (meist günstiger). Wir stellen nun zuerst das Becken so ein, daß es etwas nach ventral (zur Unterlage hin) rotiert ist, so daß wir den Druck mit der Hand von oben her ausüben können, was die Manipulation wesentlich erleichtert und eine bessere Kyphosierung ermöglicht. Jetzt fassen

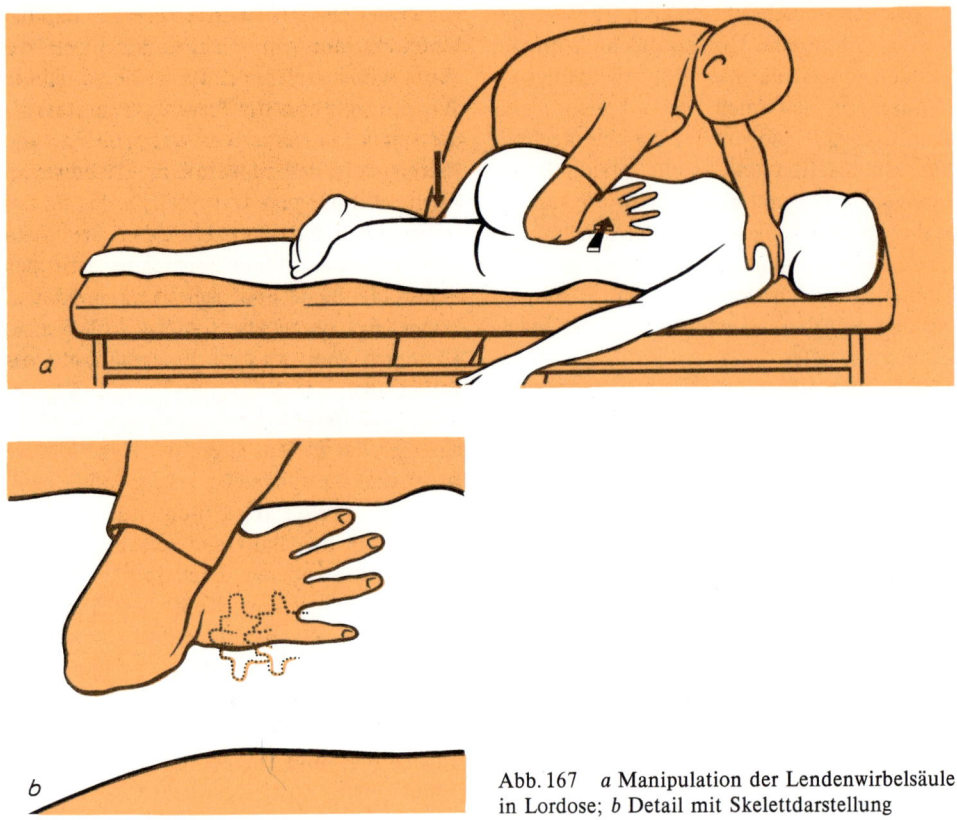

Abb. 167 *a* Manipulation der Lendenwirbelsäule in Lordose; *b* Detail mit Skelettdarstellung

wir die untenliegende Hand und ziehen mit ihr die untere Schulter nach vorn an den Bankrand, ohne dabei die schon fixierte Bekkenstellung zu ändern, wodurch wir die Kyphosierung vergrößern und auch eine gewisse Rotation erzielen. Wir stützen nun einen Ellbogen gegen die Schulter und den anderen gegen das Becken des Patienten und unser Bein gegen sein herabhängendes Bein. Durch einen Längszug an der obenliegenden Körperseite erreichen wir die Seitneigung zur Unterlage. Die Finger des Armes, der das Becken fixiert, liegen am Dornfortsatz des kaudalen Partnerwirbels des blockierten Segments. Nun fixieren wir die Schulter mit dem Ellbogen des nach kranial gerichteten Armes und mit dessen Daumen den Dornfortsatz des kranialen Partnerwirbels. Der Mobilisationsdruck oder Manipulationsstoß wird mit dem anderen Unterarm und Ellbo-

gen auf das Becken von oben her gerichtet, wodurch der Längszug und die Rotation noch gesteigert werden (Abb. 168).

Der Handgriff bewirkt im Gelenk wieder ein Klaffen, gleichzeitig aber vor allem ein Auseinanderziehen in kraniokaudaler Richtung. Er führt zur Wiederherstellung eingeschränkter Anteflexion in der Lendenwirbelsäule.

Der Griff geht leicht und ist meist sehr schonend. Das gilt besonders für Akutfälle, bei denen sowieso schon eine kyphotische Haltung besteht. Man muß allerdings technisch erlernen, wie die Seitneigung durch richtigen Längszug mit beiden Unterarmen und Ellbogen (wie bei der Weichteiltechnik in Abb. 162) und die Kyphosierung vor allem durch Druck auf das etwas nach ventral rotierte Becken erreicht wird. Wenn wir eine Lumbosakralblockierung haben, vereinfa-

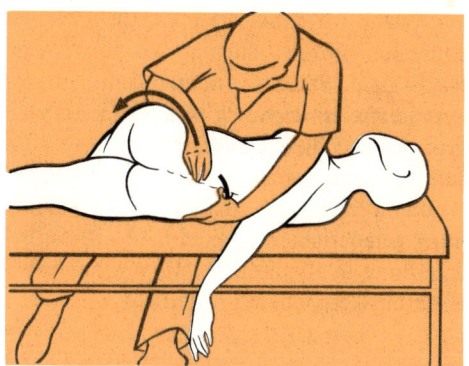

Abb. 168 Mobilisation und Manipulation der Lendenwirbelsäule in Seitlage in Kyphose mit angebeugtem unterem Bein und gestreckt herabhängendem oberem Bein

chen wir uns die Technik dadurch, daß die kaudal liegende Hand lediglich am Becken, und zwar am Gesäß um den Tuber ischiadicum Kontakt nimmt.

Die postisometrische Relaxation kann auch die Anteflexionsmobilisation wesentlich erleichtern: In der beschriebenen Stellung (s. Abb. 168) wird der Patient aufgefordert, mit minimaler Kraft sein Gesäß gegen unsere Hand nach dorsal und das herabhängende Bein gegen unseren Oberschenkel kaudalwärts zu drücken. Der Druck wird etwa 10 Sekunden gehalten. Gegen Ende der Spannung atmet der Patient ein, entspannt anschließend und atmet aus. Dabei kippt die Hüfte durch das Gewicht des Beins nach ventral, und die Weichteile dehnen sich unter unserer Hand. Aus der jeweils erreichten Ausgangsstellung wird der Vorgang (3- bis 5mal) wiederholt.

Die drei eben beschriebenen Verriegelungstechniken können in der ganzen Lenden- und noch in der untersten Brustwirbelsäule benutzt werden (bei der Behandlung in Höhe des thorakolumbalen Übergangs muß das als Hebelarm dienende angewinkelte Knie ganz hochgezogen werden, so daß sich dann der Fußrücken am Oberschenkel abstützt). Wir benutzen sie mit Vorteil zur genau gezielten Behandlung je nach Höhe und Richtung der Blockierung. Nehmen wir also

an, wir hätten eine leichte, direkt behandelbare Blockierung von Grad 2. Dann manipulieren wir eine eingeschränkte Dorsalflexion entweder in Neutralstellung oder in Lordose (Retroflexion) und eine eingeschränkte Ventralflexion in Neutralstellung oder besser in Kyphose (Flexion).

Das Vorgehen bei *eingeschränkter Seitbeuge* bietet nun Besonderheiten: Von der Mechanik der Bogengelenke her gesehen gleicht die Seitneigung auf der Neigungsseite der Retroflexion (Lordosierung) und auf der Gegenseite der Anteflexion (Kyphosierung) (Abb. 169).

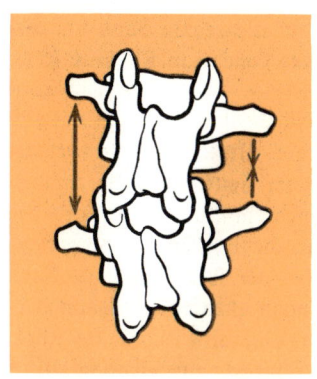

Abb. 169 Skelettdarstellung der Seitneigung der Lendenwirbelsäule zur Veranschaulichung der Gelenkmechanik

Wir können also wieder auf beiden Seiten in Neutralstellung behandeln. Oft ist es jedoch besser, auf der Seite, zu der die Seitneigung eingeschränkt ist, in Lordose und auf der Gegenseite in Kyphose zu manipulieren. Dabei dürfen wir allerdings nicht vergessen, daß wir die linken Gelenke behandeln, wenn der Patient auf der rechten Seite liegt und umgekehrt.

Nun läßt sich durch Untersuchung von Vor-, Rück- und Seitbeuge oft feststellen, welches der beiden Bogengelenke blockiert ist. Dann genügt die Behandlung einer Seite. Wenn z. B. die Seitneigung zu einer Seite und die Rückbeuge eingeschränkt sind, dann ist das Gelenk der Seite, zu der die

Seitneigung behindert ist, für die Retroflexionsbewegung (Ineinanderschieben der Gelenkfortsätze) blockiert. Wenn in einem solchen Falle die Seitneigung nach rechts eingeschränkt ist, legen wir den Patienten auf die linke Seite und behandeln ihn in Lordose (oder Neutralstellung).

Wenn dagegen die Seitneigung zu einer Seite zusammen mit der Vorbeuge eingeschränkt ist, dann ist das Gelenk auf der Gegenseite der eingeschränkten Seitneigung blockiert, und zwar für die Vorbeugebewegung (Auseinanderweichen der Gelenkpartner). Wenn also in diesem Falle die Seitneigung nach rechts eingeschränkt ist, legen wir den Patienten auf die rechte Seite und behandeln das linke Gelenk in Kyphose (oder Neutralstellung).

Oft können wir beobachten, daß bei aufrechtem Stand eine Hüfte zur Seite ausladet und daß zu dieser Seite auch die Seitneigung (meist) eingeschränkt ist. Bei Vorbeuge richtet sich nun die Beckenhaltung gerade, während sich bei der Rückbeuge die Fehlhaltung meist noch akzentuiert. Dann handelt es sich um eine eingeschränkte Rückbeuge auf der Seite der ausladenden Hüfte.

In anderen Fällen sehen wir, daß der Patient in aufrechter Haltung zwar geradesteht, während die Vorbeuge aber zu einer Seite abweicht. Das bedeutet nichts anderes als eine Behinderung der Vorbeugebewegung auf der Seite, zu der der Rumpf abweicht, wie sich ein Schlitten zur Seite wendet, auf der er gebremst wird. Der Patient wird dann also in Kyphose behandelt, wobei die Seite, zu der er bei der Vorbeuge abweicht, oben liegt.

So mathematisch genau diese Regeln vom Standpunkt des Gelenkmechanismus auch sind, sie verlieren an Bedeutung, sobald die Störung nicht allein in den Gelenken, sondern auch oder sogar überwiegend an der Bandscheibe zu suchen ist und (oder) eine Wurzelkompression vorliegt; denn dann ist die Bewegungseinschränkung weniger die Folge der einfachen Gelenkblockierung, sondern vielmehr reflektorisch algetischer Na-

tur. Wenn wir dabei die manuelle Therapie einsetzen wollen, müssen wir uns zuerst nach dem Schmerz richten und in der schmerzfreien Richtung behandeln. Da sich in solchen Fällen Traktionen meist als günstig erweisen (wobei wir allerdings mit der Traktion nicht die skoliotische Schonhaltung geraderichten können!), ist oft die Behandlung in Kyphose mit ihrer erheblichen Traktionskomponente vorteilhaft.

6.6.3. Handgriffe am Becken –
Beckenverwringung

Bei der Beckenverwringung handelt es sich an und für sich nicht um eine Blockierung (die das Behandlungsobjekt der manuellen Therapie darstellt), sondern um eine Fehlstellung. Im Sinne der nun schon obsoleten Subluxationstheorie wurde sie im Hinblick auf die sich hier anbietende »Reposition« behandelt. Heute wissen wir, daß durch diese Handgriffe vor allem die lumbosakrale Verbindung behandelt wurde. Allerdings führte diese Technik regelmäßig auch zur »Reposition«. Sie »gelang« auch dann, wenn irrtümlicherweise die Richtung der »Reposition« verwechselt wurde. Schließlich konnten wir auch nach Behandlung eines höherliegenden Lumbalsegments dasselbe beobachten.

Auf Grund der Beobachtungen von GUT-MANN konnten wir uns selbst überzeugen, daß in Fällen mit alleiniger Beckenverwringung *ohne weiteren Befund im Bereich des Beckens* aber mit einer gleichzeitigen *erheblichen Blockierung im Kopfgelenkbereich* die »Reposition« des Beckens allein nach Behandlung der Kopfgelenke erfolgen kann. Wir sollten deshalb in solchen Fällen zuerst an den Kopfgelenken behandeln und das Becken selbst nur dann, wenn sich die Behandlung hier nicht ausgewirkt hat.

Endlich konnten wir zeigen, daß es auch nach Infiltration der Iliosakralgelenke regelmäßig zur »Reposition« des Beckens kommt, ja mitunter sogar nach Wurzelinfil-

tration, wenn ein Wurzelsyndrom die Bekkenverwringung bedingt hatte.

Aus all dem geht hervor, daß die Beckenverwringung selbst keine Blockierung ist,
sondern ein reflektorisches Phänomen, das
offenbar durch einen Spasmus der tiefen
Beckenmuskulatur bedingt wird. Der M. iliacus spielt dabei eine wichtige, aber nicht die
ausschließliche Rolle: In 14 % der Fälle fanden wir bei Beckenverwringungen keinen
Spasmus des M. iliacus, und wenn wir die
Verwringung experimentell herstellten, kam
es erst innerhalb einiger Tage zum Spasmus
dieses Muskels.

Daraus geht hervor, daß die Beckenverwringung offenbar eine unspezifische Reaktion der tiefen Beckenmuskulatur auf die
verschiedensten Noxen ist. Dabei verstellt
sich das Becken in ungefähr 90 % im Sinne
einer Beckenverwringung links nach dorsal
(links Spina iliaca posterior superior tiefer).
Deshalb behandeln wir in diesen Fällen das
Becken selbst schon seit Jahren nicht mehr:
Wenn wir die zugrunde liegende Störung erkennen und beseitigen, korrigiert sich das
Becken, gleichgültig ob die Ursache in einer
Sakroiliakal-, Lumbosakral-, Thorakolum-
bal- oder Kopfgelenkblockierung oder sogar
in einer Wurzelkompression liegt.

6.6.4. Handgriffe am Becken –
Iliosakralblockierung

Als Mobilisationstechnik können wir alle
Untersuchungstechniken rhythmisch federnd zur Anwendung bringen. Besonders
günstig erscheint der Kreuzgriff nach STOD-
DARD (Abb.170). Der Kranke befindet sich
in Bauchlage. Wir nehmen mit dem Os pisiforme der einen Hand Kontakt an der
Spina iliaca posterior superior, mit der anderen an der Kreuzbeinspitze und üben mit
den gestreckten Armen einen leichten federnden Druck von oben auf beide Kontaktpunkte aus, wobei wir sie leicht auseinanderspreizen. Nach einigen federnden
Bewegungen fühlen wir, wie sich die bei-

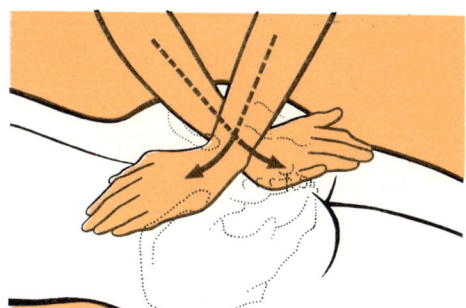

Abb. 170   Iliosakralgelenkmobilisation mit dem
Kreuzgriff nach STODDARD

den knöchernen Strukturen gegeneinander
bewegen. Der häufigste Fehler: Steigerung
des Druckes und nicht rückfedern lassen.
Muskuläre Fazilitationstechniken spielen
hier aber kaum eine Rolle, weil die Iliosakralgelenke keine eigene Muskulatur besitzen.

Bei der Manipulation gehen wir nach Angaben von KUBIS so vor, daß wir den Patienten auf die Seite des blockierten Gelenks legen und dieses somit *unten* liegt (!). Die
Verriegelung in Seitenlage erfolgt auf übliche Weise in einer Neutralstellung oder in
leichter Lordose bis einschließlich L_5. Wir
nehmen dann Kontakt von dorsal am unteren Kreuzbeinende. Den Stoß geben wir in
ventraler Richtung (Abb. 171).

Der Handgriff bewirkt vor allem ein Klaffen des untenliegenden Iliosakralgelenks,
weil das Becken auf der Unterlage abgestützt
ist und wegen der Fixation des Kreuzbeins
durch die verriegelte Lendenwirbelsäule
nicht nach vorn ausweichen kann, d. h., es
kann dem Rotationsimpuls um die Längsachse, der allerdings bei korrekter Stoßrichtung (nach ventral, ohne Rotation!) kaum
zur Geltung kommen sollte, nicht Folge leisten.

Nach Behandlung verschwindet prompt
das Hyperabduktionsphänomen, der Federungstest normalisiert sich, und manchmal
richtet sich ein Beckenschiefstand gerade.

Die Untersuchungstechnik in Seitenlage
(s. Abb. 96 b) ist sowohl zur Mobilisation als

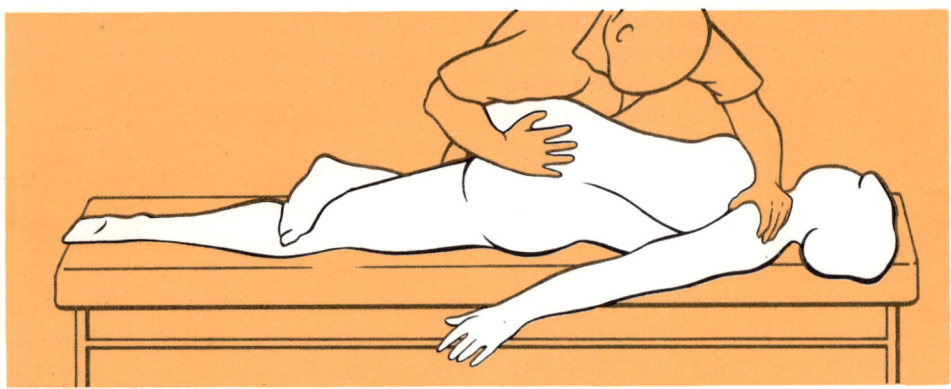

Abb. 171 Manipulation der Sakroiliakalgelenke (nach Kubis) mit Kontakt auf der Sakrumspitze

auch zur Stoßmanipulation geeignet. Der Patient legt das gebeugte obere Bein mit dem Knie auf dem Rand der Liege ab. Durch schrägen, nach vorn abwärts gerichteten Druck mit dem Unterarm auf die Spina iliaca anterior superior bewirken wir ein Klaffen des obenliegenden Sakroiliakalgelenks. Aus leichter Vorspannung kann nun repetitiv-federnd die Mobilisation oder durch Stoß die Manipulation ausgeführt werden. Mit dem Daumen der anderen Hand (die von kranial kommt) wird die Beweglichkeit der Spina iliaca posterior superior gegenüber dem Kreuzbein kontrolliert. Technisch ist zu beachten, daß das Becken dabei ruhig liegen bleibt, vor allem nicht nach vorn gedreht wird.

6.6.5. Behandlung des Steißbeins

Hier handelt es sich nicht um ein eigenes Gelenk, sondern nur um eine Synchondrose. Trotzdem ist die Mobilisation des Steißbeins therapeutisch äußerst wirksam.

Technik: Der Patient liegt auf dem Bauch mit nach außen gedrehten Fersen und entspannter Gesäßmuskulatur. Wir führen den Zeigefinger per rectum ein und tasten zunächst nach dem M. levator ani. Dieser ist zumindest auf einer Seite meist verspannt und schmerzhaft. Wenn das der Fall ist, führen wir zunächst die Massage des schmerz-

haften M. levator durch. Dann erfassen wir das Steißbein zwischen Zeigefinger und Daumen und bewegen es in ventrodorsaler und dorsoventraler Richtung, wobei wir eine Lockerung erzielen und uns überzeugen, daß wir tatsächlich das bewegliche Steißbein und nicht etwa die Kreuzbeinspitze zwischen den Fingern haben. Wir erkennen dabei auch, welche Bewegungsrichtung mehr oder weniger schmerzhaft ist. Nun gehen wir in Vorspannung (meist nach dorsal), fixieren das kaudale Kreuzbeinende von oben mit dem Daumen der anderen Hand und geben einen zusätzlichen Stoß in Richtung der Vorspannung. Dabei kommt es nicht zum Gelenkknacken, da es sich ja nicht um ein Synovialgelenk handelt (Abb. 172). Der Wirkungsmechanismus ist unklar. Das therapeu-

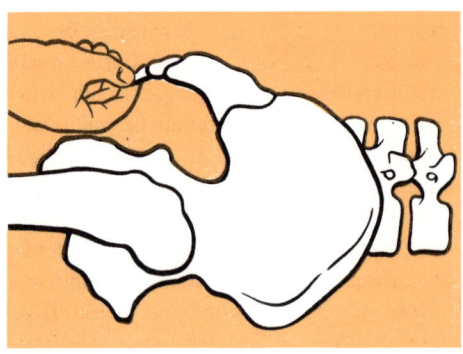

Abb. 172 Mobilisation des Steißbeins per rectum in Bauchlage

tische Ergebnis ist ebenfalls gut, wenn man zwischen Daumen und Zeigefinger von außen und innen ohne Mobilisationsbewegung einen Druck auf die sakrokokzygeale Synchondrose ausübt. Trotz ihrer Wirksamkeit hat diese Technik heute durch die postisometrische Relaxation der Glutaei maximi (s. 7.1.) an Bedeutung verloren, vor allem, weil sie meistens schmerzhaft ist.

Nach erfolgter Behandlung überzeugen wir uns vor allem, ob das Steißbein noch druckempfindlich ist oder ob sich der Patient jetzt ohne Schmerz auf eine harte Unterlage setzen kann. Die Schmerzhaftigkeit geht meist schlagartig zurück.

In den relativ seltenen Fällen, deren Kokzygodynie rezidiviert, verordnen wir beim Sitzen einen aufblasbaren Gummiring und die Selbstbehandlung der verspannten Gesäßmuskulatur.

6.7. Handgriffe an der Brustwirbelsäule

6.7.1. Weichteiltechniken, ungezielte Lockerungsgriffe und Mobilisation

Die Behandlung des M. erector spinae wird in Bauchlage genauso wie im Lumbalbereich durchgeführt. Die Beschreibung erübrigt sich daher (s. 6.6.1.). In Höhe des Schulterblatts behandeln wir die Weichteile nach Abheben des Schulterblatts (s. 6.2.9.). Besonders geeignet sind gewisse auch zur Mobilisation benutzte Kontaktgriffe, die dort besprochen werden (s. 6.7.2.) und bei denen vor allem der Erector spinae behandelt wird.

Traktionstechniken: Der Patient sitzt mit vor der Brust verschränkten Armen in einer Höhe, die es uns ermöglicht, ihn ein wenig anzuheben. Zur Behandlung der oberen Brustwirbelsäule legt er die Hände auf die gegenüberliegende Schulter, für die mittlere Brustwirbelsäule an den gegenüberliegenden Ellbogen. Wir stehen nun hinter ihm, fassen

seine Ellbogen und beugen uns weich zurück. Rasanter, aber recht anstrengend ist es, wenn wir in dieser Stellung den Kranken hochheben, eine plötzliche Kniebeuge machen und uns ebenso schnell wieder im Knie aufrichten, um dabei gewissermaßen den freien Fall des Patienten abzufangen.

Die wichtigste Mobilisationstechnik bewirkt eine Dorsalflexion. Der Patient sitzt auf einem Stuhl und stützt die Knie und die über dem Kopf verschränkten Arme gegen eine Wand ab. Wir stehen hinter dem Patienten und legen die Handwurzel einer Hand auf den Dornfortsatz des kaudalen Partnerwirbels im behandelten Segment. Nun fordern wir den Patienten auf, in der Lordose zu entspannen und auszuatmen, und erreichen durch ganz leichten Druck unserer Handwurzel Vorspannung. Jetzt fordern wir den Patienten auf, leicht gegen unsere Hand Widerstand zu leisten und langsam einzuatmen. Am Ende der Einatmung kann der Patient den Atem etwas anhalten, und dann geben wir ihm die Weisung, langsam und maximal auszuatmen und die BWS (unter unserer Handwurzel) durchzustrecken. Den Vorgang wiederholen wir 2- bis 3mal. Im weiteren genügt es jedoch, dem Patienten durch bloßes Beklopfen klarzumachen, in welchen Wirbel er einatmen und wo er dann maximal ausatmen und sich strecken soll. Der Patient führt nämlich dann die Mobilisation selbst im Sinne einer Selbstbehandlung einige Male täglich aus (Abb. 173).

Wohlbekannt sind einige Bauerngriffe: Zum Beispiel steht der Kranke vor uns mit gekreuzt auf die Schulter gelegten Händen. Wir erfassen seine Ellbogen von hinten, so daß sich unsere Hände vor seiner Brust kreuzen, drücken den Rücken des Patienten in der Höhe gegen unsere Brust, in der wir behandeln wollen, und heben ihn dabei an.

Zur Mobilisation eignen sich im Grunde alle Untersuchungstechniken, wirksamer ist jedoch, sie etwas abzuändern. Zur Mobilisation in die Rückbeuge benutzen wir die Untersuchungstechnik *in Seitlage* (Abb. 174). Wie im Sitzen nützen wir die maximale

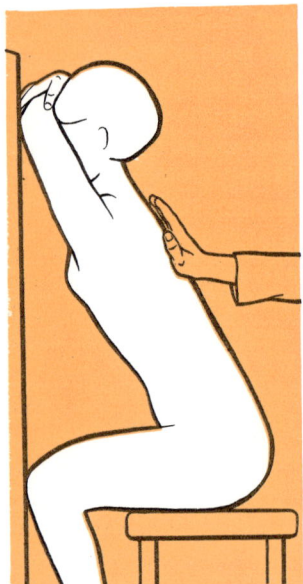

Abb. 173 Mobilisation der Brustwirbelsäule im Sitzen in die Dorsalflexion

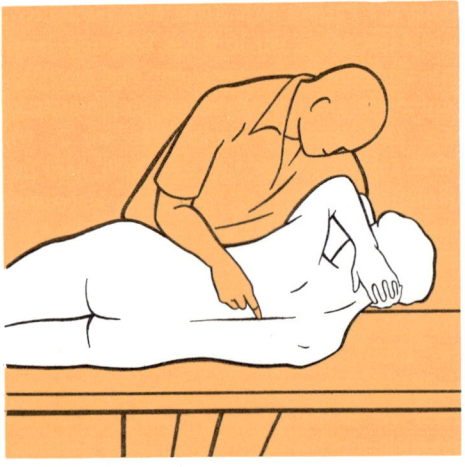

Abb. 174 Mobilisation der Brustwirbelsäule in Seitlage in die Dorsalflexion (während der Ausatmung)

Ausatmung zur Mobilisation. Der Patient drückt mit beiden Ellbogen in Richtung der Kyphosierung minimal gegen unseren Widerstand, atmet ein, und während der (maximalen) Ausatmung führen wir die Brustwirbelsäule des Patienten in die Retroflexion,

deren Scheitelpunkt wir mit Hilfe des Zeigefingers der freien Hand steuern. Der Vorgang wird 3- bis 5mal wiederholt. Bei der Mobilisation in die *Rotation* fassen wir den rittlings am Ende der Behandlungsbank sitzenden Patienten wie bei der Untersuchung (s. Abb. 102 und 4.2.4.) und führen auch mit der Hand, die die Schulter von oben erfaßt, dieselben Rotationsbewegungen aus. Die andere Hand, die bei der Untersuchung die Beweglichkeit palpiert, umgreift die Rippe bis zur Flanke und stemmt den Daumen gegen den Dornfortsatz in einer zur gewünschten Drehung entgegengesetzten Richtung. Es handelt sich also um eine Gegenhaltertechnik, die maximal auf das Segment oberhalb des gehaltenen Wirbels einwirkt. Wir mobilisieren mit dieser Technik von der obersten Lenden- bis in die mittlere Brustwirbelsäule (s. Abb. 183). Die Rotations-Gegenhaltertechniken eignen sich vorzüglich zur postisometrischen Relaxation. Wir rotieren den Patienten ohne jede Kraft bis zum Anschlag (Vorspannung) und fordern ihn auf, in der Widerstandsphase in die entgegengesetzte Richtung zu blicken und *langsam* einzuatmen. Nach etwa 10 Sekunden lassen wir ihn in die Mobilisationsrichtung schauen und ausatmen. Der Vorgang wird 3- bis 5mal wiederholt.

Diese Techniken sind wirksam und sehr empfehlenswert. Die Schwierigkeiten bestehen darin, daß erstens, wie bei der Untersuchung, die Rotation genau in der Körperlängsachse des Patienten durchgeführt werden muß, und zweitens, daß wir mit dem Daumen nicht über den Dornfortsatz hinwegrutschen dürfen. Dem begegnen wir dadurch, daß wir den Patienten leicht vorbeugen und zu der Seite neigen, von der her wir den Daumen entgegenstemmen (also zu der der Rotation entgegengesetzten Seite).

Technisch ist hier tadellose Fixation mit der Hand entscheidend, die die Flanke (Rippen) umgreift und den Daumen gegen den Dornfortsatz abstützt. Deshalb muß der Behandler den Unterarm in Richtung des Daumens halten.

Als Rotationsmobilisation für den Bereich des thorakolumbalen Übergangs ist auch die Mobilisation mit Hilfe des M.psoas nach GAYMANS sehr empfehlenswert.

Der Patient liegt auf der Seite. Die Seite der gestörten Rotationseinrichtung liegt oben, das untere Bein ist mäßig gestreckt, das obere gebeugt. Wir fordern nun den Patienten auf, mit den Augen einen Gegenstand zu fixieren, der ihn zu einer maximalen Drehung von Kopf und Oberkörper (zur obenliegenden Seite) zwingt. Gleichzeitig muß er den gebeugten Oberschenkel gegen unseren Widerstand (isometrisch) kräftig in die Beugung drücken. In dieser Stellung atmet er ungefähr dreimal langsam tief ein und aus. Statt des gleichmäßig gehaltenen Drucks können wir den Druck rhythmisch repetitiv verstärken (etwa einmal pro Sekunde) und fordern den Patienten nur auf, dagegenzuhalten.

Wir geben den Widerstand einfach dadurch, daß wir uns vor sein gebeugtes Knie stellen (Abb. 175). Da ein Möbelstück oder die eigene Hand den gleichen Dienst leisten kann, ist auch diese Technik als Selbstmobilisationsübung geeignet.

Bei der Mobilisation in die *Seitneigung* nutzen wir die einmal fazilitierende, das an-deremal hemmende Wirkung der Ein- bzw. Ausatmung. Zusätzlich können wir die Blickrichtung nutzen, wenn die Einatmung fazilitierend wirkt. Wie gesagt (s. 7.2.1.), hat in den geraden Segmenten die Einatmung eine fazilitierende (fixierende), die Ausatmung eine entspannende (mobilisierende) Wirkung, mit Ausnahme von Th_{12}. Umgekehrt hat in den ungeraden Segmenten die Ausatmung eine fazilitierende Wirkung, mit Ausnahme von Th_1. Wir gehen deshalb folgendermaßen vor: Wir stehen hinter dem sitzenden Patienten und neigen ihn mit einer Hand auf der Gegenschulter zur Seite, wobei wir mit der anderen Hand in Behandlungshöhe die Rippen von der Seite umfassen und den Daumen gegen den Dornfortsatz des unteren Partnerwirbels im blockierten Segment stemmen (Vorspannung). In den geraden Segmenten blickt der Patient nach oben und atmet langsam und tief ein. Dabei merken wir, daß sich der Widerstand gegen die Seitneigung vergrößert. Nach etwa 10 Sekunden lassen wir nach unten blicken und ausatmen und fühlen, wie der Widerstand abnimmt und sich der Patient über unseren Daumen zur Seite neigt.

In den ungeraden Segmenten lassen wir langsam tief ausatmen, wobei der Wider-

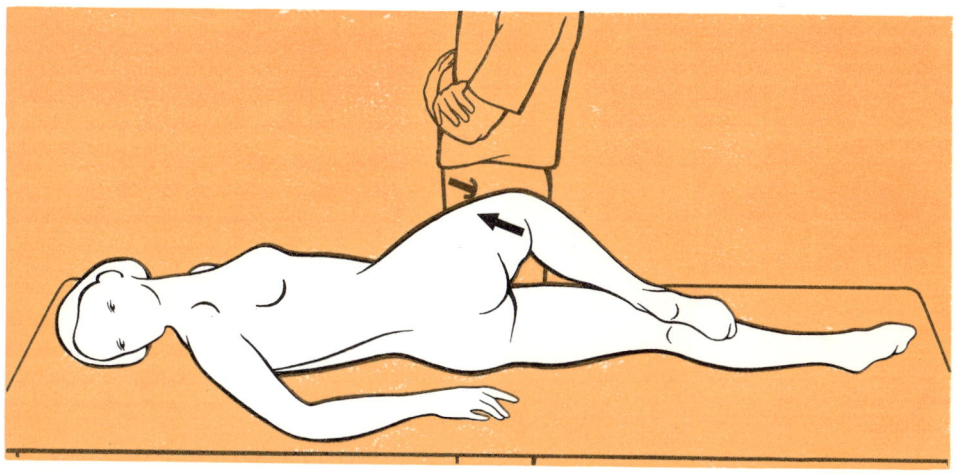

Abb.175 Rotationsmobilisation des thorakolumbalen Übergangs durch Blickwendung und rhythmisch-repetitive Spannung des M. psoas nach GAYMANS

stand zunimmt. Während der folgenden langsamen und tiefen Einatmung fällt der Widerstand automatisch, und der Patient neigt sich zur Seite. In beiden Fällen wird aus der nun gewonnenen Ausgangsstellung der Vorgang ungefähr 3mal wiederholt. Es ist nicht vorteilhaft, die Ausatmung mit dem Blick nach oben zu kombinieren, weil der Blick nach oben zwar die Aufrichtung fazilitiert, aber gleichzeitig die *Ein*atmung (Abb. 176). Wenn wir nicht immer die Segmente nachzählen wollen, dann ist es genauso zuverlässig, probeweise den Patienten ein- oder ausatmen zu lassen. Wir tasten dabei ohne weiteres, ob sich der Widerstand im betreffenden Segment vergrößert oder abnimmt. Allerdings ist die alternierende Wirkung der Atmung in den kaudaleren Segmenten weniger deutlich, und im thorakolumbalen Übergang sind die Rotationstechniken überlegen.

Bei der Mobilisation in die Anteflexion sitzt der Kranke auf der Behandlungsbank mit vor der Brust übereinandergelegten Armen. Wir stehen hinter ihm und legen ein Polster zwischen unsere Brust und den Rükken des Patienten so, daß der Oberrand des kleinen festen Polsters den Dornfortsatz des unteren Partnerwirbels abstützt. Wir erfassen nun mit einer Hand den *Ellbogen* des unten

liegenden Armes und mit der anderen Hand die *Hand* des über diesem liegenden Armes und stellen mit Hilfe des letzteren die Krümmung des Rückens so ein, daß diese in Höhe des Oberrandes des Polsters gipfelt. Nun fordern wir den Patienten auf, mit minimaler Kraft den Ellbogen nach ventral gegen unsere Hand zu drücken und diesen Druck etwa 10 Sekunden zu halten. Dann lassen wir ihn entspannen, wobei sich die Vorbeuge über die Polsterkante vergrößert. Aus der nun allein durch Relaxation erreichten neuen Ausgangsstellung wird der Vorgang 3- bis 5mal wiederholt (Abb. 177).

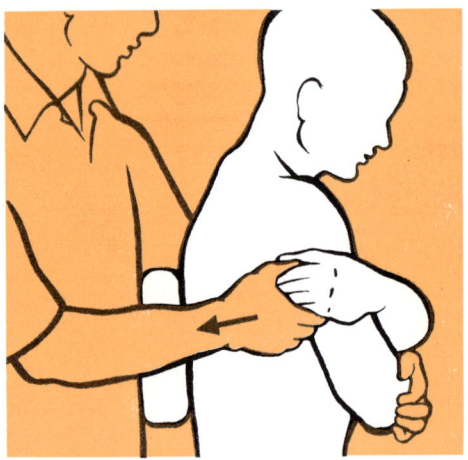

Abb. 177 Mobilisation (Manipulation) der Brustwirbelsäule in Kyphose über ein Polster

Besonders bei den relativ häufigen Anteflexionsblockierungen in der oberen BWS bei Flachrückigen bewährt sich folgende Methode, die sich die Untersuchung während der aktiven Vor- und Rückbeuge (s. S. 147) mit Hilfe von 2 Fingern zunutze macht. Der Patient sitzt auf dem Behandlungstisch, und wir stehen hinter seinem Rücken. Mit einer Hand umgreifen wir den Kopf des Patienten von vorn mit dem Handteller auf den Hinterkopf des Patienten auf der Seite der Blokkierung (wenn die Störung links ist, mit der rechten Hand). Wir führen nun den Kopf in die Vorbeuge, Seitneigung und Rotation zur

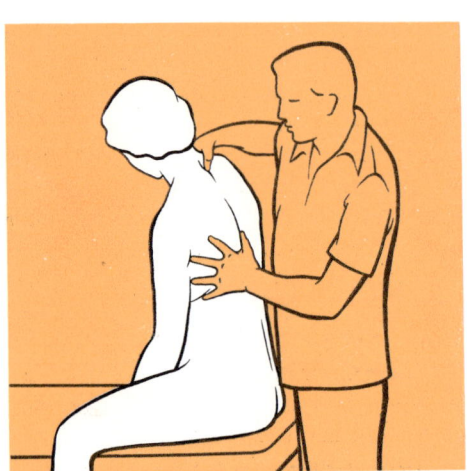

Abb. 176 Mobilisation der Brustwirbelsäule in Seitbeuge im Sitzen

gegenüberliegenden Seite. Mit dem Daumen der anderen Hand fixieren wir den Querfortsatz des unteren Partnerwirbels. Nachdem wir mit Hilfe der Hand, die den Kopf führt, Vorspannung erreicht haben, fordern wir den Patienten auf, in die Gegenrichtung (zur Seite der Läsion) zu schauen und langsam einzuatmen und dann in Mobilisationsrichtung zu schauen und langsam auszuatmen, wobei sich Anteflexion, Seitneigung und Rotation automatisch steigern. Der Vorgang wird ungefähr 3mal wiederholt (Abb. 178).

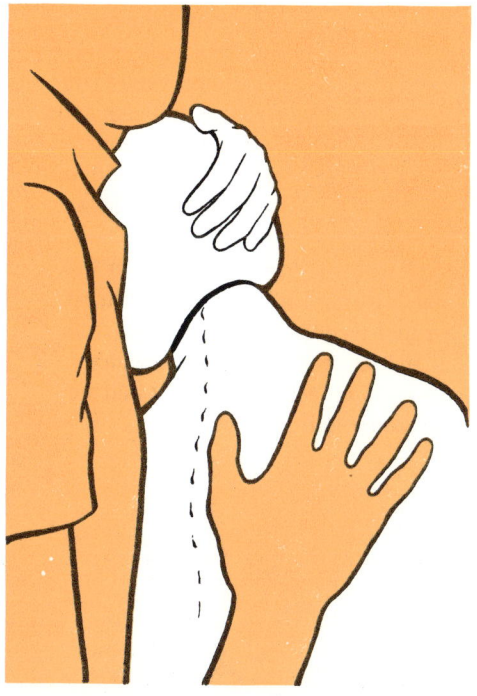

Abb. 178 Einseitige Mobilisation der Brustwirbelsäule in Kyphose beim sitzenden Patienten mit Fixation am Querfortsatz durch den Daumen

6.7.2. Stoßmanipulationstechniken

Die folgenden Techniken können auch zur Mobilisation dienen, es wäre jedoch nicht zweckmäßig, sie an beiden Stellen zu beschreiben.

Hier bewährt sich zunächst der einfache Kontaktgriff am Dornfortsatz in Bauchlage des Patienten. Dabei ist es gut, den Thorax mit einem Polster zu unterlegen. Die Technik entspricht dem Federungstest (s. Abb. 99 und 100). Es ist hier besonders wichtig, den Stoß während der Ausatmung einzusetzen, weil wir dadurch nicht nur eine bessere Entspannung, sondern auch mehr Vorspannung in Extension erreichen.

Wir erzielen mit dem Griff ein Gelenkklaffen und lösen eine Blockierung der Rückbeuge. Der Griff muß immer am unteren Partnerwirbel des blockierten Segments ausgeführt werden.

Diese Technik kann auch bei blockierter *Rotation* benutzt werden. Wenn wir bedenken, daß dabei der obere Wirbel gegenüber dem unteren auf der Rotationsseite nach dorsal gleitet, läßt sich auf dieser Seite die gelenkmechanische Ähnlichkeit mit der Dorsalflexion erkennen. Wenn nun diese Bewegung blockiert ist, lösen wir sie wie eine gehemmte Dorsalflexion mit einem Stoß auf den unteren Gelenkpartner von dorsal wie bei der eben angeführten Technik, oder *besser*, indem wir nun nicht mit der Handwurzel auf den Dornfortsatz stoßen, sondern mit dem Os pisiforme am Querfortsatz des unteren Wirbels der Seite, *zu* der die Rotation gehemmt ist, Kontakt nehmen. Wir können die Kontakthand mit der anderen noch verstärken und den Stoß aus beiden Schultern ausführen (s. Abb. 180). Noch günstiger ist es, wenn wir mit der anderen Hand am Querfortsatz des oberen Partnerwirbels auf der entgegengesetzten Seite Kontakt nehmen (Kreuzgriff) und damit dem oberen Wirbel einen Schub in der Gegenrichtung erteilen. Nach federnder Vorspannung erfolgt dann der Stoß wieder mit durchgestreckten Armen aus den Schultern (Abb. 179).

Gelenkmechanisch bewirken wir ein Klaffen auf der Seite, zu der die Rotation gehemmt ist, und eine Verschiebung der Gelenkflächen auf der Gegenseite.

Es sei noch bemerkt, daß wir genau am Querfortsatz Kontakt nehmen müssen, nach-

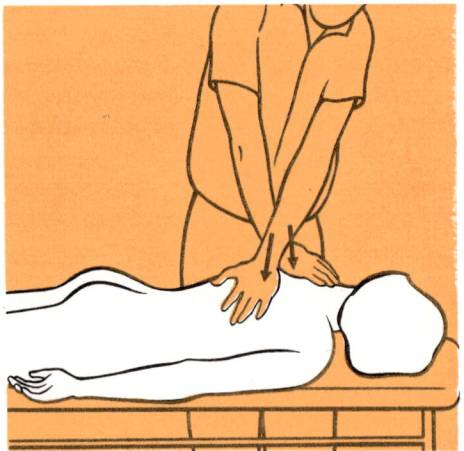

Abb. 179 »Kreuzgriff« für die Brustwirbelsäule
in Bauchlage

dem die Weichteile mit einer schraubenarti-
gen Bewegung zur Seite abgeschoben wurden, und daß der entsprechende Querfortsatz in Höhe des Dornfortsatzes des nächsthöheren Wirbels steht. Die Stoßrichtung
zielt in der unteren und mittleren Brustwirbelsäule ein wenig nach kranial, in der oberen senkrecht zur Unterlage. Wir stehen deshalb auch immer etwas nach kranial
gewendet.

Der eben beschriebene Kreuzgriff eignet
sich vorzüglich zur Mobilisation und Weichteiltechnik, als eine Art »Manipulationsmassage« (TERRIER). Wir nehmen also Pisiform-
oder Daumenballenkontakt an den gegenüberliegenden Querfortsätzen zweier Nachbarwirbel und üben einen federnden Druck
von oben (dorsal) aus. Durch Druck des
Oberkörpers übertragen wir einen Dreh-
schub auf beide Hände, wobei immer die
kraniale Hand nach kranial, die kaudale
nach kaudal drücken soll. Auf diese Weise
wird die Brustwirbelsäule von kaudal nach
kranial segmentweise im Atmungsrhythmus
durchgegangen, einmal mit einem Rota-
tionsschub im Uhrzeigersinn und ein ander-
mal entgegengesetzt.

Mit den soeben beschriebenen Techniken
können wir beinahe die ganze Brustwirbelsäule behandeln, nicht jedoch ihren kranial-

sten Abschnitt, weil hier die Schulterblätter
und die mächtige paravertebrale Muskulatur
die Querfortsätze unzugänglich machen.
Deshalb bewährt sich hier folgende Modifikation: Der Kranke befindet sich in Bauchlage am Bankrand der zu behandelnden
Seite und läßt hier den Arm frei herunterhängen. Dadurch wird das Schulterblatt von
den Querfortsätzen weggezogen. Der Kopf
ist zur Seite gedreht, mit dem Gesicht uns
zugewandt, wodurch die Querfortsätze der
obersten Brustwirbelsäule auf der Behandlungsseite nach dorsal wandern und deshalb
besser zugänglich werden. Mit dem Os pisiforme einer Hand nehmen wir Kontakt am
Querfortsatz des unteren Partnerwirbels und
verstärken die Kontakthand, indem wir sie
oberhalb der Handwurzel mit der anderen
Hand umgreifen, und erreichen durch leichten Druck Vorspannung. Der Stoß erfolgt
aus beiden Schultern bei im Ellbogen gestreckten Armen (Abb. 180).

Obwohl die eben beschriebenen Kontaktgriffe im Thorakalbereich gute Dienste leisten und technisch relativ einfach sind, setzen sich auch hier in zunehmendem Maße
Verriegelungstechniken durch, weil sie noch
schonender und präziser sind.

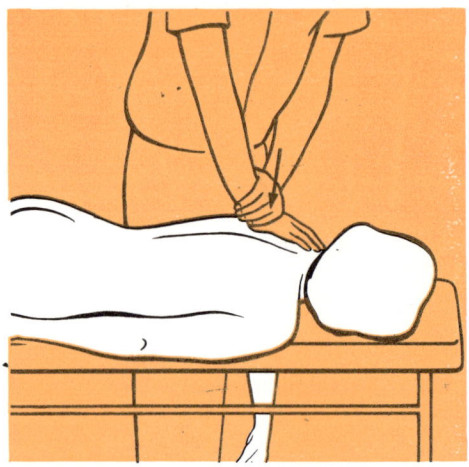

Abb. 180 Manipulationsgriff mit Pisiformkontakt
am Querfortsatz für die obere Brustwirbelsäule.
Patient fixiert den oberen Wirbel allein durch
Kopfdrehung zur behandelten Seite

Im Gegenteil zu den Kontaktgriffen ermöglichen sie bei blockierter Ante- und Retroflexion ein unterschiedliches Vorgehen.

Technik: Der Kranke liegt auf dem Rükken, die Hände im Nacken gefaltet, die Ellbogen *berühren sich vorn.* Wir stehen an der
Seite des Behandlungstisches, fassen mit der
kopfwärts gerichteten Hand beide Ellbogen
und drehen den Patienten ein wenig zu uns.
Die andere Hand legen wir mit einge-
beugtem Mittelfinger so unter die Querfortsätze des unteren Partnerwirbels des blokkierten Segments, daß das Mittelglied des
3. Fingers unter dem Querfortsatz auf der
uns näheren und der Daumenballen auf der
entfernteren Seite liegt. Die Dornfortsätze
finden in der Rinne zwischen Mittelfinger
und Daumenballen Platz. Jetzt rollen wir
den Patienten wieder auf den Rücken und
damit auf die so vorbereitete Kontakthand
und kyphosieren ihn mit der anderen Hand,
die beide Ellbogen umfaßt hat, daß sich der
Gipfel der Krümmung über der Kontakthand befindet (Abb. 181). Dann haben wir
zwei Möglichkeiten des Vorgehens:

1. *In Extension:* Wir lassen den auf der
Kontakthand liegenden Kranken langsam
ausatmen und legen gleichzeitig mit Hilfe
der umfaßten Ellbogen seinen Oberkörper
über unsere Kontakthand zurück, wobei wir
mit unserem Brustkorb sachte den Druck auf

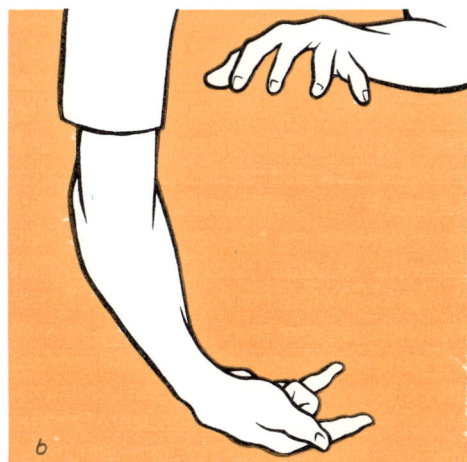

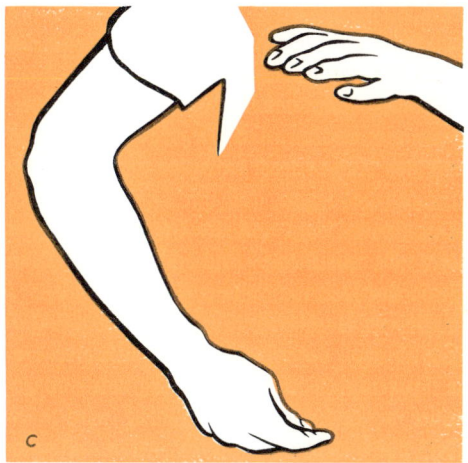

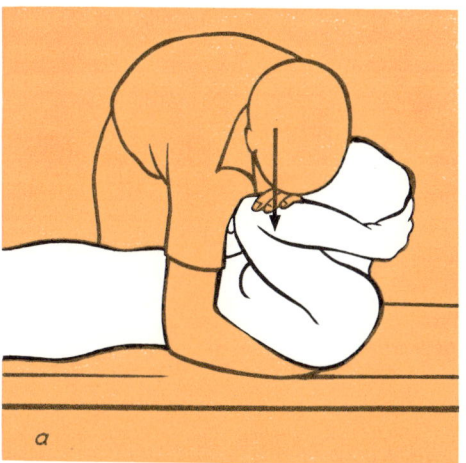

Abb. 181 *a* Behandlung der Brustwirbelsäule und
der Rippen in Rückenlage; *b* im Detail Stellung
der Hand bei Behandlung der Brustwirbelgelenke;
c Behandlung der Rippen mit dem Thenar am
Rippenwinkel bei opponiertem Daumen

Ellbogen und Brustkorb des Patienten steigern. Meist kommt es dabei zum Gelenkknacken.

2. *In Flexion:* Wir lassen den Patienten
wieder auf der Kontakthand ausatmen, steigern aber mit Hilfe der umfaßten Ellbogen,
auf die wir noch den eigenen Brustkorb lehnen, diesmal die Vorbeuge und geben bei
maximaler Exspiration mit dem Brustkorb
den Stoß zur Unterlage.

Es kann technisch schwierig sein, den

Kranken mit den Ellbogen in die gewünschte Lage zu bringen. Deshalb muß der Patient seine Hände unbedingt so verschränken, daß sich beide Ellbogen berühren. Gelingt das nicht, dann gehen wir so vor, daß wir den Patienten beide Arme über dem Brustkorb verschränken lassen, unsere Hand dann unter seinen Nacken zur von uns entfernteren Schulter führen und auf diese Weise die gewünschte Flexions- bzw. Extensionsstellung erreichen. Den Stoß müssen wir dann direkt mit unserem Brustkorb auf die Oberarme des Patienten übertragen. Manchmal ist der Druck auf den Mittelfinger der Kontakthand für den Behandler schmerzhaft, oft deshalb, weil die Endphalanx nicht genügend flektiert wird, wodurch es dann zur schmerzhaften Extension im letzten Interphalangealgelenk kommt. Notfalls kann dann der Handgriff auch so vorgenommen werden, daß wir die Kontakthand mit der Handwurzel so unter den betreffenden Wirbel legen, daß der Dornfortsatz im Karpalkanal liegt und die Querfortsätze mit dem Os pisiforme und dem proximalen Ende des Daumenballens Kontakt haben.

Dieser Handgriff führt zum Gelenkklaffen. Er muß deshalb immer am unteren Gelenkpartner des blockierten Segments ausgeführt werden. Die Verriegelung wird während der Retroflexion durch Aufeinanderstoßen der Gelenk- und Dornfortsätze (Fazettenschluß) und bei der Anteflexion durch maximale Bänderspannung gewährleistet.

Wie der Kontaktgriff kann auch diese Technik zur Behandlung von *Rotationsblockierungen* verwendet werden, indem wir, wie beim Kreuzgriff, an den gegenüberliegenden Querfortsätzen beider Partnerwirbel Kontakt nehmen, und zwar auf der Seite, *zu der die* Rotation eingeschränkt ist, *am unteren* und auf der anderen Seite *am oberen.*

Die eben beschriebene Technik ist insbesondere für die mittlere bis untere Brustwirbelsäule geeignet, man kann jedoch meist schon Th$_{3/4}$ und noch Th$_{11/12}$ so behandeln. Um diesen Handgriff in der obersten Brustwirbelsäule, sogar noch in Höhe Th$_{2/3}$ auszu-

führen, ist es notwendig, den Stoß über die Ellbögen und Oberarme des Patienten nicht zur Unterlage hin, sondern nach kranial zu führen.

Wie der Kontaktgriff in Bauchlage kann auch diese Technik gut zur *Mobilisation* dienen. Wir wenden den Patienten wie beim Ansatz der beschriebenen Grifftechnik zu uns und legen die Kontakthand im untersten Thorakalbereich an. Dann lassen wir den Kranken während der Ausatmung förmlich über die Hand herüberrollen (in Extension), um ihn dann wieder zu uns zu wenden. Wir verschieben die Kontakthand nun um ein Segment nach kranial, mobilisieren dieses Segment erst in gleicher Weise und fahren bis in die obere Brustwirbelsäule so fort. Dabei bewährt sich besonders der Kontakt mit der Handwurzel. Noch besser ist es, bei derselben Technik lediglich auf einer Seite (der von uns entfernteren) mit Hilfe des Daumenballens unter dem Querfortsatz Kontakt zu nehmen und wieder von kaudal nach kranial vorzurücken. Dieser Kontakt ist identisch mit dem bei der Manipulation des Transversokostalgelenks (Abb. 181 c).

Der Handgriff im Sinne der *Anteflexion* kann auch zur postisometrischen Relaxation in die Anteflexion dienen. Wir bringen also den Patienten ganz leicht in Vorspannung und fordern ihn auf, mit dem Ellbogen mit Minimalkraft nach oben gegen unsere Hand zu drücken und diesen Druck etwa 10 Sekunden zu halten. Während der Entspannung führen wir den Patienten über unsere Hand in die Anteflexion und wiederholen den Vorgang aus der nun erreichten Ausgangsstellung.

Für Behandler, die es als zu schmerzhaft empfinden, mit Fingern und Daumenballen Kontakt zu nehmen, und deren Handwurzel zu zart ist, um als Kontakt genügend wirksam zu sein, empfiehlt sich eine Modifikation mit *Kontaktlagerung* über ein Polster in der Patientenstellung, wie sie bei der Mobilisation in die Anteflexion (s. 6.7.1. und Abb. 177) beschrieben wurde. Wir haben wieder zwei Behandlungsmöglichkeiten:

1. Wir beugen den Patienten über das Polster als Hypomochlion zurück und geben nach Erreichen der Vorspannung einen leichten Stoß über das Polster gegen den Dornfortsatz.

2. Wir beugen den Patienten vorwärts und stützen die Wirbelsäule gegen das Polster und führen nach Vorspannung in Kyphose einen Stoß über das Polster gegen den Dornfortsatz aus.

Für die untere Brust- und oberste Lendenwirbelsäule eignen sich die *Rotationsgriffe im Sitzen*, besonders gut. Voraussetzung ist hier allerdings eine präzise Verriegelung. Dabei erinnern wir uns an das »Prinzip des Stahlbandes«, dessen Knick wir dorthin verlegen, wo wir den Handgriff ausführen wollen. Der Gipfelpunkt der Seitneigung muß also der Höhe unseres Handgriffs entsprechen. Wie in der Lendenwirbelsäule verriegeln wir so, daß bei Extension (Rückbeuge) die Seitneigung und Rotation in gleichem Sinne und bei Vorbeuge Seitneigung und Rotation in entgegengesetztem Sinne erfolgen.

Die Behandlungstechnik *in Rückbeuge* wird wie folgt ausgeführt: Der Kranke sitzt rittlings am Ende der Bank, die Hände im Nacken verschränkt. Wir stehen hinter dem Kranken und führen unsere Hand wie bei der Untersuchung unter der Achsel des Kranken durch und von oben auf die gegenseitige Schulter. Dabei schienen wir mit dem Oberarm seinen Thorax, um soviel Führung wie nur möglich zu erhalten. Es gilt nämlich, Seitneigung und Rotation mit dem Gipfelpunkt in Höhe des blockierten Segments auszubuckeln, wobei die Rotation wie bei der Untersuchung genau um die Körperlängsachse erfolgen muß. Wir nehmen nun mit dem Os pisiforme oder dem Daumenballen der anderen Hand Kontakt am Querfortsatz des oberen Gelenkpartners (Mitnehmertechnik), steigern noch die Rotationsspannung und gehen zum Schluß noch ein wenig in Rückbeuge, wobei wir weder die Rotation noch die Seitneigung aufgeben dürfen. Wenn wir die erwünschte Verriege-

lungsstellung und Vorspannung erreicht haben, steigern wir ruckartig den Zug an der Schulter und üben gleichzeitig einen Druck (Schub) auf den Querfortsatz aus (Abb. 182).

Der Handgriff bewirkt eine Verschiebung der Gelenkpartner im Sinne der Rotation und auf der Rotationsseite auch ein Klaffen.

Technische Hinweise: Die Fixation des Beckens ist erforderlich; deshalb sitzt der Patient rittlings und kann sogar angeschnallt werden. Die größte Schwierigkeit besteht darin, den Kranken, dessen Körper nicht abgestützt ist, mit Präzision in die gewünschte Verriegelungsstellung zu bringen. Dazu genügt der Arm, dessen Hand die Schulter des

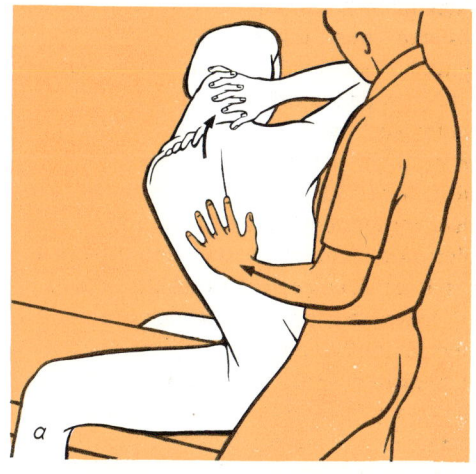

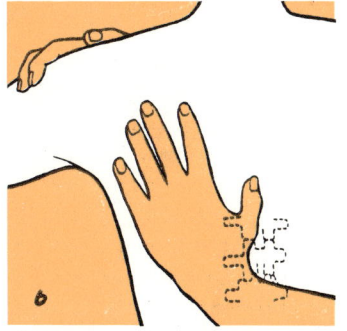

Abb. 182 *a* Rotationsmanipulation der Brustwirbelsäule im Sitzen unter leichter Rückbeuge des Patienten; *b* das Detailbild zeigt den Skelettkontakt. Der Griff ist auch zur Behandlung der Rippen geeignet (Mitnehmer)

Kranken umfaßt, meist nicht, und wir müssen den Kranken noch am eigenen Körper abstützen. Aus diesem Grund kann es bei Manipulationen der obersten Lendenwirbelsäule vorteilhaft sein, den Kranken so zu umfassen, daß wir bei frei herabhängenden Armen des Patienten unsere Achsel auf dessen Schulter legen und mit der Hand unter der Achselfalte der anderen Seite die Thoraxwand umfassen, wobei der Arm die Brust von vorn fixiert. Bei der Seitneigung, Rotation und Rückbeuge gilt es, den Gipfel der Krümmung – »Ausbuckelung« – unter der Kontakthand zu erhalten und dabei mit dem Kopf nicht die Rotationsachse zu verlassen. Dieselbe Technik eignet sich vorzüglich zur Behandlung der Rippen im mittleren bis unteren Thorakalbereich.

Bei Verriegelung in *Vorbeuge* (Abb. 183) sitzt der Patient wieder rittlings am Bankende, mit im Nacken gefalteten Händen. Wir führen unseren Arm unter der Achsel durch zur Gegenschulter und beugen ihn nach vorn und gleichzeitig zu der Seite, auf der wir nicht stehen. Erst jetzt führen wir die Rotation in einer der Seitneigung entgegengesetzten Richtung aus und nehmen mit der freien Hand Kontakt am Dornfortsatz des *unteren* Partnerwirbels, indem wir den Dau-

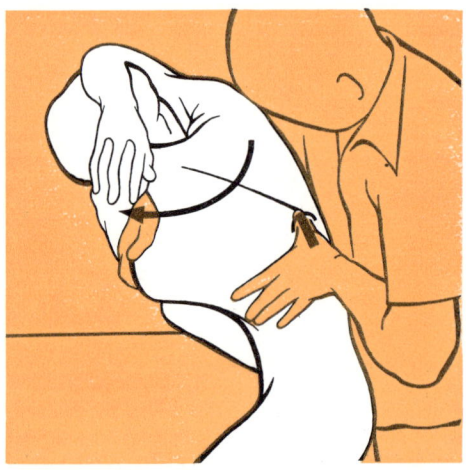

Abb. 183 Rotationsmanipulation der Brustwirbelsäule im Sitzen in Vorbeuge (Gegenhalter)

men gegen dessen Rotationsrichtung stemmen und die Rippe fixieren. Wenn wir die Vorspannung erreicht haben, fixiert der Daumen den Dornfortsatz, und der Stoß erfolgt mit der Hand auf der Schulter des Patienten im Sinne einer Traktion mit Rotation, wobei wir den führenden Arm strecken.

Der Handgriff bewirkt eine Verschiebung der Gelenkpartner im Sinne der Rotation und eines Längszugs.

Ähnlich wie bei der Mobilisationstechnik im Sitzen gilt es auch hier, guten Kontakt seitlich am Dornfortsatz zu gewinnen, was durch Vorbeuge und Seitneigung mit Rotation im Gegensinn ermöglicht wird. Auch in der Vorbeuge muß die Rotation in der Körperlängsachse erfolgen.

6.8. Handgriffe an den Rippen

Zu Blockierungen der Rippen kommt es an der gelenkigen Verbindung mit den Wirbeln. Das Transversokostalgelenk ist der Palpation und der Manipulation zugänglich. Dabei sei bemerkt, daß wegen der engen Verbindung von Brustkorb und Brustwirbelsäule Manipulationen an den Wirbelgelenken auch die Transversokostalgelenke mitbetreffen, die bekanntlich frontal verlaufen und von dorsokranial nach ventrokaudal abgeschrägt sind. Ein Schub von dorsal her bewirkt daher ihr Klaffen (Distraktion).

6.8.1. Mobilisationstechniken

Am besten lassen sich Rippenblockierungen in Seitlage lösen mit einem Griff, der dem diagnostischen Handgriff nach KUBIS (s. 4.2.4., Abb. 104) entspricht. Dazu wird die postisometrische Relaxationstechnik mit maximaler Ausatmung kombiniert. Wir stehen dabei vor dem Patienten, der seinen obenliegenden Arm gebeugt über den Kopf hebt, und erfassen den Ellbogen mit der zum Kopf des Patienten gerichteten Hand, wobei der Unterarm frei hängt. Mit der anderen fixieren wir mit den Fingerkuppen den Rippenwinkel der blockierten Rippe. Während der langsamen Einatmung drückt der Patient leicht mit dem Ellbogen nach vorn gegen unsere Hand, und wir leisten am Rippenwinkel einen geringen Widerstand gegen die Einatmung. Während der maximalen Ausatmung entspannt der Patient, und wir führen seinen Arm nach dorsal in die Retroflexion, wobei unsere Fingerkuppen auf der gestörten Rippe das Hypomochlium bilden. Von der so erreichten Retroflexion als Ausgangsstellung wird der Vorgang 3- bis 5mal wiederholt (Abb. 184).

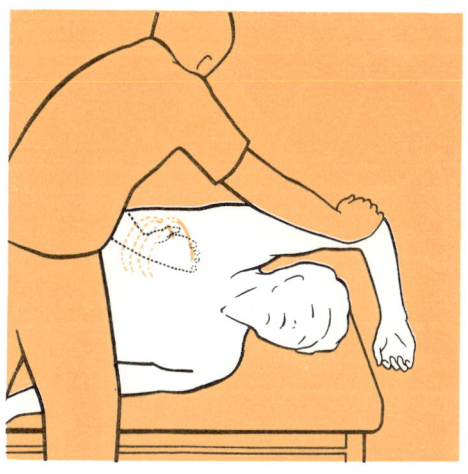

Abb. 184   Mobilisation der Rippe in die Dorsalflexion in Seitlage (während der Ausatmung)

Die Druckmobilisation empfiehlt sich vor allem, wenn wir ein Rippenvorlaufphänomen nach GAYMANS feststellen. Der Patient liegt auf dem Rücken. Wir stehen am Kopfende und legen beide Daumen an den oberen Rippenrand lateral von der sternokostalen Synchondrose. Wir leisten während der Einatmung mit dem Daumen von kranial her Widerstand gegen die Einatmung und geben während der Ausatmung einen leichten Druck nach kaudal gegen die blockierte Rippe.

Danach gleicht sich die Stellung beider

Rippen regelmäßig aus, und das Vorlaufphänomen verschwindet.

Wenn wir feststellen, daß im Seitenvergleich auf einer Seite eine Rippe nicht in die Ausatmung folgt, sind folgende Techniken nach GREENMAN in Rückenlage angezeigt: An den oberen Rippen legen wir den Daumen von oben in der Nähe des Sternums auf die Rippe des Patienten, lassen ihn einatmen, und unter maximaler Ausatmung geben wir einen leichten Schub gegen die Rippe nach kaudal, wobei wir seinen Rumpf vorwärts beugen. An den unteren Rippen liegt unser Daumen seitlich am Rippenbogen, und wir neigen den Rumpf des Patienten während der Ausatmung zur behandelten Seite und ein wenig nach vorwärts.

Bei eingeschränkter *Einatmungs*exkursion bedient sich GREENMAN des Muskelzugs. Bei den obersten Rippen wirkt der Zug der Mm. scaleni, bei den mittleren der des M. pectoralis minor und bei den weiteren der des M. serratus anterior. Wir dehnen während der Einatmung die genannten Muskeln in Rückenlage des Patienten durch Seitneigung des Kopfes bzw. durch maximale Abduktion des Armes oder durch Hochziehen des Armes und geben mit dem Daumen einen Schub paravertebral im Bereich des Rippenwinkels gegen die Rippe nach kranial.

6.8.2. Manipulationstechniken

Wegen ihrer Einfachheit beginnen wir wieder mit den *Kontaktgriffen in Bauchlage.* Wir können direkt am Angulus costae mit dem Os pisiforme Kontakt nehmen und durch Druck in Richtung zur Unterlage die Rippe gegenüber dem Querfortsatz bewegen. Besser ist es, wie beim Kreuzgriff mit dem Os pisiforme der einen Hand an der Rippe Kontakt zu nehmen und mit der anderen Hand den gegenseitigen Querfortsatz desselben Wirbels zu fixieren. Dabei stehen wir auf der Seite der Stoßhand. In beiden Fällen erfolgt der Stoß während des Exspiriums mit gestrecktem Arm aus den Schultern.

Auch für die obersten Rippen gilt, was schon bei der obersten Brustwirbelsäule betont wurde: Um die Rippenwinkel zugänglich zu machen, muß das Schulterblatt des Patienten maximal zur Seite geschoben werden. Wir gehen wie bei der obersten Brustwirbelsäule vor: Der Kopf wird zu der Seite gedreht, auf der behandelt wird. Der Kranke liegt am Rand und läßt den Arm frei herunterhängen, wodurch das Schulterblatt abduziert wird. Der Kopf ist zur Seite des Behandlers gewandt, und die gegenseitige Hand nimmt, durch die gleichnamige Hand, die die Handwurzel umgreift, verstärkt Pisiformkontakt am Rippenwinkel wie bei Abbildung 180. Diese Technik dient zur Behandlung der 2. bis 4. Rippe.

Weicher und deshalb empfehlenswerter ist es, die obersten Rippen mit Hilfe des Schulterblatts, und zwar mit dessen medialer Kante, zu behandeln. Dazu umfassen wir wie bei der Mobilisation des Schulterblatts (s. Abb. 144) mit beiden Händen die Schulter und das Schulterblatt des Patienten, der sich in Bauchlage befindet. Wir selbst stehen seitlich ungefähr in Höhe der Lendengegend des Patienten. Während wir die kreisende Bewegung des Schulterblatts ausführen, üben wir mit der einen Hand einen federnden Druck über das Schulterblatt auf die Rippen aus und mobilisieren sie damit. Diesen Druck können wir nun steigern und im gegebenen Augenblick über der blockierten Rippe den eigentlichen Stoß mit Hilfe der Medialkante des Schulterblatts ausführen. Voraussetzung ist völlige Entspannung der Schulterblattmuskulatur.

Im Bereich der letzten 2 bis 3 Rippen bedienen wir uns einer anderen Technik, denn hier handelt es sich um »freie« Rippen. Der Kranke befindet sich in Bauchlage, wir stehen auf der zu behandelnden Seite, wenn es sich um eine Blockierung in Inspirationsstellung handelt. Den Füßen des Kranken zugewendet, legen wir beide Daumen flach auf die Rippe, bewirken durch den Druck der Daumen die Vorspannung und geben mit ihnen im Augenblick des maximalen Exspi-

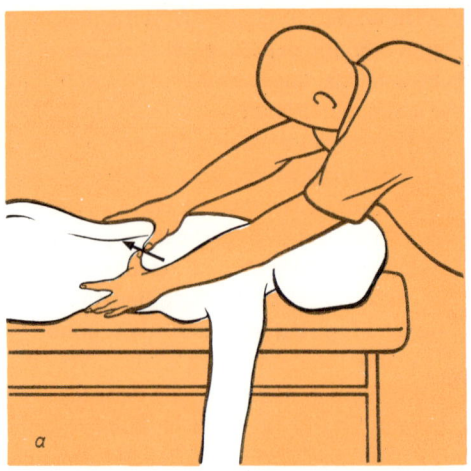

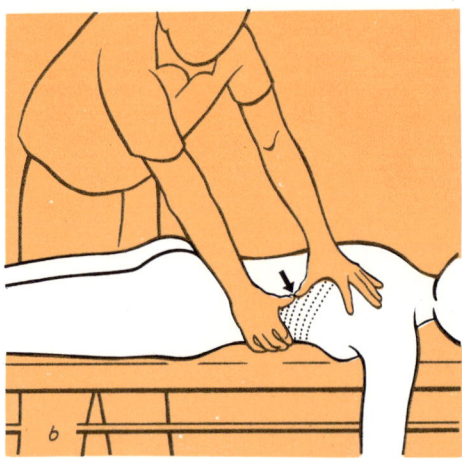

Abb. 185 Behandlung der untersten Rippen. *a* kaudalwärts gerichteter Schub; *b* kranialwärts gerichteter Schub

riums noch einen Stoß (Abb. 185 a). Bei Blockierung in Exspirationsstellung stehen wir auf der Gegenseite und sind dem Kopf des Patienten zugewendet. Wieder legen wir beide Daumen auf die Rippe, führen jedoch den Stoß im Augenblick des maximalen Inspiriums ein wenig nach kranial aus (Abb. 185 b).

Technisch völlig anders ist die Behandlung der 1. Rippe. Sie entspricht der Behandlung des zervikothorakalen Übergangs und soll deshalb im Zusammenhang mit diesem Gebiet besprochen werden.

Wie im Bereich der Brustwirbelsäule ziehen wir heute die Rückenlage auch für die Manipulation der Rippen vor. Der Patient greift dabei mit beiden Händen zur Gegenschulter, der Arm der blockierten Seite liegt oben. Wir stehen auf der Gegenseite und legen den Daumenballen unter den Angulus der blockierten Rippe. Mit dem untenliegenden gegenseitigen Oberarm als Hebel drücken wir den Thorax weich gegen die Kontakthand (Abb. 186).

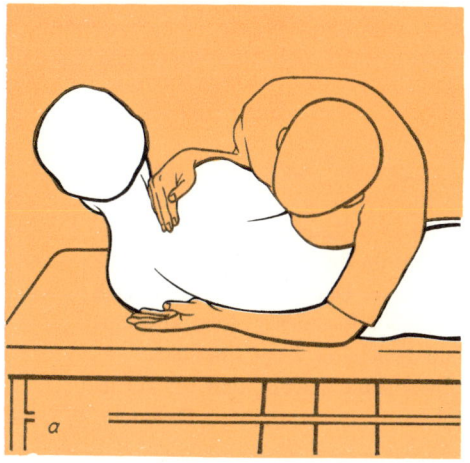

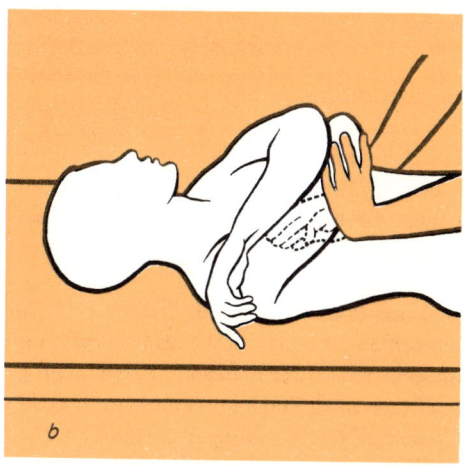

Abb. 186   Manipulation der Rippen in Rückenlage. *a* Vorbereitung der Rumpfrotation; *b* Ausführung nach Anlegen des Thenars am Angulus der behandelten Rippe und Umgreifen des Ellbogens mit der Stoßhand

Wie gesagt eignet sich die Rotationsmitnehmertechnik der Brustwirbelsäule im Sitzen ganz besonders gut zur Behandlung der Rippen – bis einschließlich der oberen. Sie wird hier allerdings ohne Rückbeuge ausgeführt (s. Abb. 182).

6.9. Handgriffe an der Halswirbelsäule

Wie schon an anderer Stelle gesagt, ist die Halswirbelsäule der beweglichste Abschnitt der Wirbelsäule. Störungen und Beweglichkeit sind hier ungemein häufig und die Möglichkeiten zu deren Behandlung sehr vielseitig. Kein Abschnitt der Wirbelsäule ist der Hand des Arztes so zugänglich wie der zervikale. Während in den übrigen Bereichen die Wirbelbögen und ihre Fortsätze nur von hinten (und manchmal nur mit Mühe) zu tasten sind, ist die Halswirbelsäule überall, auch von der Seite, ja sogar zum Teil vorn, für unsere Finger erreichbar. Daraus ergibt sich u.a. auch eine nahezu unbegrenzte Zahl von möglichen Handgriffsvariationen. Deshalb können hier nur einige Beispiele angeführt werden, die sich in der Praxis gut bewährt haben. Sie sind jedoch so gewählt, daß sie dem Behandler für jede Art der Blockierung mindestens einen, meist mehrere Handgriffe zur Verfügung stellen.

Zur Halswirbelsäule gehören natürlich auch die Kopfgelenke, die sich jedoch anatomisch und deshalb auch funktionell von ihr unterscheiden und daher eine zum Teil andere Grifftechnik erfordern. Vom Standpunkt der Behandlungstechnik muß die oberste Brustwirbelsäule (der »zervikothorakale Übergang«), d.h. die Region von C_7 bis Th_3, evtl. Th_4, mit der Halswirbelsäule zusammen besprochen werden, weil die meisten hier benutzten Techniken den zervikalen entsprechen und vor allem, weil sie die *Verriegelung der Halswirbelsäule voraussetzen*. Wir benutzen nämlich den Kopf mit der verriegelten Halswirbelsäule als langen Hebel,

um sehr wirksam bis zu Th$_3$ behandeln zu
können, und zwar besser als mit Hilfe der
schon beschriebenen Kontaktgriffe der obersten Brustwirbelsäule.

Es wird also notwendig sein, Behandlungstechniken zu beschreiben, die in der
ganzen Halswirbelsäule einschließlich des
zervikothorakalen Übergangs zur Anwendung gelangen, und andere, die lediglich in
einem Abschnitt, z. B. an den Kopfgelenken,
anwendbar sind.

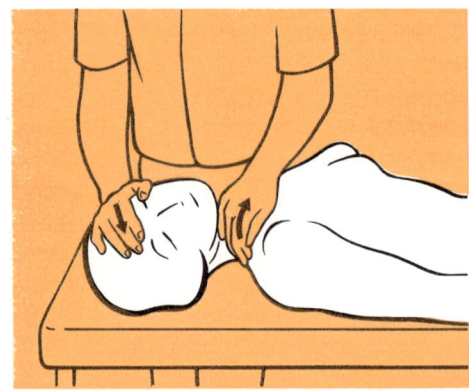

Abb. 187 Weichteiltechnik (mit Mobilisation) an
der Halswirbelsäule in Rückenlage

6.9.1. Weichteilbehandlung und ungezielte Techniken

Der am häufigsten verspannte Muskel ist
hier der obere Anteil des M. trapezius und
der M. levator scapulae. Wie die meisten
Muskeln im Zervikalbereich ist er in Rükkenlage entspannt, weshalb diese für die
Weichteiltechnik besonders geeignet ist.

Wir können in dieser Lage den M. trapezius und die übrige, von ihm überdeckte
Muskulatur einfach durchkneten. Dabei stehen wir auf der entgegengesetzten Seite in
Höhe des Thorax neben dem Patienten, beugen uns quer über ihn und fassen die entspannte Muskulatur zwischen Daumen und
Fingerkuppen beider Hände und kneten sie
von der Schulter bis zur oberen Halswirbelsäule erst auf der einen und dann auf der anderen Seite durch. Dabei sollte uns kein ver-
spanntes Muskelbündel entgehen.

Wir können die eben beschriebene Massage auch mit einer sanften Mobilisation der
Halswirbelsäule kombinieren: Der Patient
liegt wiederum auf dem Rücken, und wir stehen wie bei der eben beschriebenen Technik. Wir greifen nun die Muskulatur nur mit
einer Hand zwischen Fingerkuppen und
Handwurzel. Die andere, kopfwärts gerichtete Hand rollt den Kopf des Patienten immer dann zur Seite der behandelnden Hand,
wenn diese Muskulatur abhebt. Dadurch
kommt es gleichzeitig zu einer Rotation und
Seitneigung der Wirbelsäule, wobei die
Hand, die die Muskulatur abhebt, auch noch

eine gewisse Dorsal- und Lateroflexion bewirkt (Abb. 187).

Eine weitere vorzügliche Weichteil- und
Lockerungstechnik ist die *Traktionsmassage
im Liegen.* Der Kranke befindet sich in Rükkenlage mit den Schultern am Bankende, so
daß Hals und Kopf überragen. Wir stehen
hinter seinem Kopf, den wir auf dem Oberschenkel abstützen, und fassen mit beiden
Händen lateral unter die Schultern. Wir neigen uns nun mit dem Körper zurück, wobei
unsere Hände auf der Muskulatur kranialwärts gleiten. Diese wird durch entsprechenden Druck massiert und die Halswirbelsäule
gleichzeitig dorsalflektiert. Wenn die Hände
das Okziput erreicht haben, verstärken wir
mit Hilfe der Daumenballen, die inzwischen
schon in Höhe der Wangen des Patienten
liegen, die Dorsalflexion, so daß sich unsere
Zeigefingerkanten fest gegen das Okziput
abstützen können, und führen dann eine
Traktion aus. Wir können die beschriebene
Dorsalflexion auch schon eher ausführen,
beispielsweise wenn unsere Zeigefinger C$_3$
oder C$_4$ erreicht haben und dort die Traktion
ausführen. Die Zeigefinger kneten in der betreffenden Höhe gleichzeitig die Weichteile.

Weitere Lockerungsgriffe sind einfach
Traktionen, die in sehr verschiedener Weise
möglich sind.

Wir wenden grundsätzlich Traktionstech-

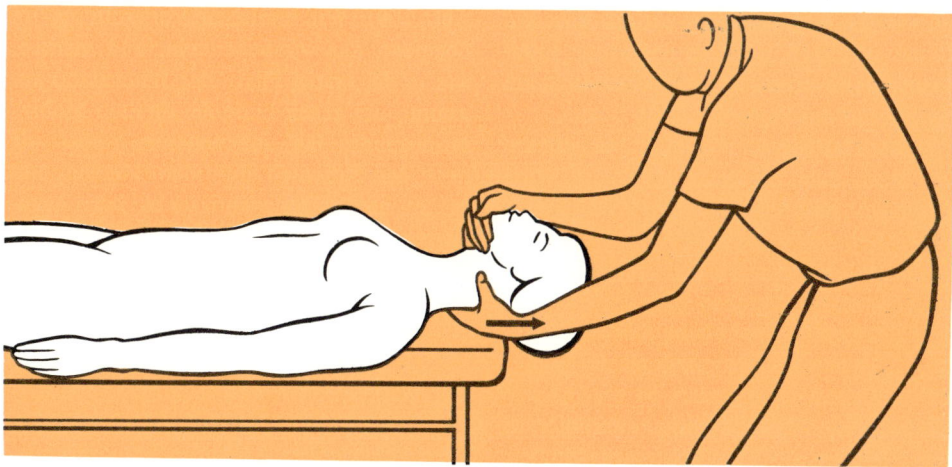

Abb. 188   Traktion der Halswirbelsäule im Liegen

niken an, die sich postisometrische Relaxation zunutze machen, wobei auch eine Atmungssynkinese zur Anwendung gelangt. Bei der Technik im Liegen befindet sich der Patient in Rückenlage, mit überhängendem Kopf. Wir stehen hinter seinem Kopf und fassen den Hinterkopf zwischen Daumen und Zeigefinger der einen Hand, mit der anderen stabilisieren wir das Kinn von oben (Abb. 188); angesichts der minimalen Kräfte, die zur Anwendung gelangen, ist es meist sogar besser, beide Handteller um den Hinterkopf zu legen. Mit leichter Traktion erreichen wir Vorspannung und fordern nun den Patienten auf, langsam einzuatmen. Während der Einatmung merken wir, daß der Widerstand gegen unsere Traktion zunimmt. Am Ende der Einatmung wird der Atem angehalten, nach wenigen Sekunden erfolgt langsames Ausatmen und Lockerlassen. Während der Ausatmung kommt es zur Relaxation, und gegen Ende der Ausatmung merken wir, daß sich der Hals etwas dehnt, ohne daß wir den Zug vermehren.

Analog wird im Sitzen vorgegangen: Wir stehen hinter dem Kranken, der auf der Behandlungsbank sitzt, fassen seinen Kopf von beiden Seiten, wobei unsere Daumen am Hinterkopf, die anderen Finger seitlich im Schläfenbereich und die Handteller dem Jochbein aufliegen; unsere Unterarme sind

an den Schultern des Patienten abgestützt. Unser Griff ist so weich wie möglich, der Kranke entspannt, und wir erreichen mit minimaler Traktion Vorspannung. Wie im Liegen nimmt der Widerstand gegen die Traktion während der Einatmung automatisch zu, und während der Ausatmung erfolgt Entspannung mit leichter Dehnung des Halses, ohne daß wir selbst die Traktion steigern. Im Sitzen und Liegen wird der Vorgang 3- bis 5mal wiederholt (Abb. 189). Im Sitzen müs-

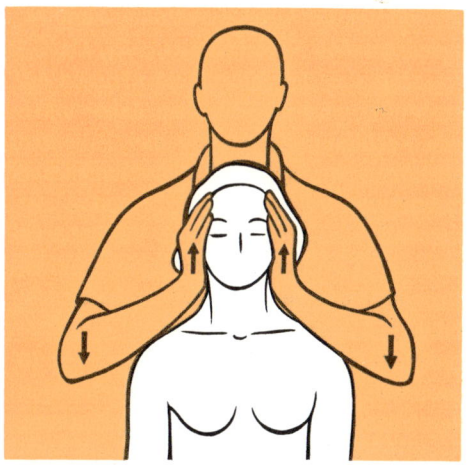

Abb. 189   Traktion der Halswirbelsäule im Sitzen. Die Unterarme des Behandlers stützen sich auf den Schultern des Patienten ab

sen wir den Patienten sehr gut mit unserem Körper abstützen, damit er entspannt. Interessanterweise wirken sich die Traktionen am meisten auf das Segment C_2 bis C_3 aus.

Unverträglichkeit kommt bei diesen Techniken, auch bei akutem Schmerz, kaum in Frage; natürlich müssen sich unsere Hände der analgetischen Schonhaltung des Patienten anpassen. Sie ist in jeder Beziehung der instrumentellen Traktion vorzuziehen. Für diese gilt vor allem, daß wir sie immer unterlassen sollten, wenn sie der Patient schlecht verträgt. Besonders ist vor GLISSON-Schlingen im Sitzen zu warnen, weil hier der Zug vor allem am Kinn bei unabgestütztem Hinterkopf (im Unterschied zum Liegen) erfolgt. Der Kranke spannt dann die tiefen Halsbeuger, wodurch die Wirkung der Traktion verlorengeht.

6.9.2. Gezielte Handgriffe

Seitneigung

Wir führen sie sowohl im Sitzen wie auch in Rückenlage aus. Wir machen uns dabei das GAYMANSCHE Phänomen der alternierenden Fixation beziehungsweise Lockerung benachbarter Segmente bei der Seitneigung während der Ein- und Ausatmung zunutze. In den geraden Segmenten (C_0, C_2, C_4, C_6) vergrößert sich der Widerstand während der Einatmung, und wir erreichen daher maximale Fazilitation, wenn wir den Patienten auffordern, *zuerst* nach oben zu schauen und einzuatmen und dann nach unten zu schauen und auszuatmen. In der unteren HWS allerdings ist eine Streckhaltung im Sitzen während der Seitbeuge erforderlich, und deshalb ist es da besser, in der Mobilisationsphase die Weisung zu geben, locker zu lassen und auszuatmen. In den ungeraden Segmenten geben wir lediglich die Weisung, zuerst langsam auszuatmen und dann langsam einzuatmen.

Die Technik ist genau dieselbe wie bei der Untersuchung der Seitbeuge (s.

Abb. 109). Wir erreichen Vorspannung im Segment, das wir behandeln, und merken, wie in der ersten Phase der Widerstand zunimmt, um gegen Ende der zweiten Mobilisationsphase jäh abzunehmen, wobei wir noch den Patienten auffordern können, locker zu lassen. Das wichtigste ist dabei abzuwarten: Wenn wir nämlich den entscheidenden Fehler begehen, selbst, aktiv, die Seitbeuge zu erzwingen, löschen wir den Effekt der automatischen Relaxation. Den Vorgang wiederholen wir meist nur 2- bis 3mal.

Auch im zervikothorakalen Übergang benutzen wir dieselben Handgriffe für die Behandlung wie für die Untersuchung. Hier beobachten wir immer erhöhten Widerstand während der Einatmung und Lockerung während der Ausatmung. Wir fordern den Patienten also auf, zuerst nach oben zu schauen und einzuatmen, dann jedoch locker zu lassen und auszuatmen. Die Verriegelung der Halswirbelsäule erfolgt nämlich in Seitneigung und Rotation zur entgegengesetzten Seite; im zervikothorakalen Übergang dann noch in Retroflexion, insbesondere im Sitzen. Wenn wir also die Weisung

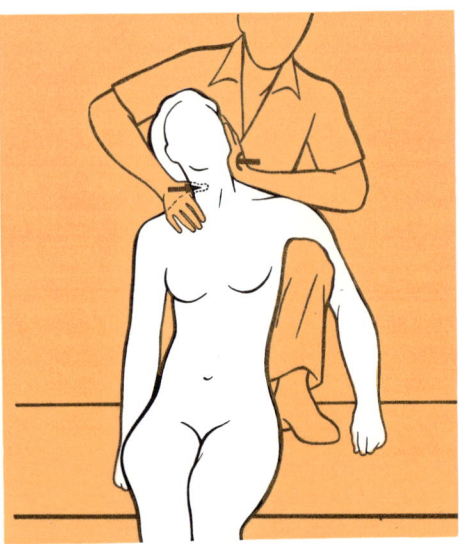

Abb. 190 Behandlung des zervikothorakalen Übergangs bei Seitneigung der Halswirbelsäule im Sitzen in Vorderansicht (Rückenansicht s. Abb. 106)

erteilen würden, nach unten zu schauen und auszuatmen, würde der Patient sich nach vorn beugen. Wir stehen also hinter dem Patienten, der sich mit seinem Rücken an unserem Körper abstützt. Wir können ihn noch von der Seite mit unserem Bein abstützen. Wir fixieren nun mit dem Thenar und der Handwurzel den oberen Partnerwirbel von der Seite, neigen ihn mit unseren Fingern am Jochbein zur anderen Seite, drehen ihn gleichzeitig in der zur Neigung entgegengesetzten Richtung und führen außerdem noch eine Dorsalflexion aus (Abb. 190). Aus dieser Stellung können wir nun, wie schon gesagt, eine Mobilisation ausführen, wobei der Daumen der anderen Hand den Dornfortsatz des unteren Partnerwirbels von der Seite fixiert. Wir können jedoch auch eine Stoßmanipulation ausführen: In diesem Fall fixieren wir mit der Hand, die den Kopf führt, die HWS bis einschließlich des oberen Partnerwirbels. Der Stoß erfolgt dann mit dem Daumen der anderen Hand von der Seite (Abb. 190).

Technisch einfacher, wenn auch für den Behandler weniger bequem, ist die Behandlung der Seitlage. Auch hier ist der Handgriff wie bei der Diagnose. Wir stehen gegenüber dem Kopf des Patienten und umfassen seinen Kopf mit Hand und Oberarm. Unser Ellbogen befindet sich dabei nur ganz wenig oberhalb der Liege. Wir schieben nun den Ellbogen, ohne ihn zu heben, auf der Liege nach vorwärts und erzielen damit Vorspannung durch Kopfseitneigung, Rotation im Gegensinn und Rückbeuge (der Unterarm muß sich nämlich steil stellen). Mit der Handwurzel derselben Hand fixieren wir außerdem noch den oberen Partnerwirbel. Mit dem Daumen der anderen Hand fixieren wir den Dornfortsatz des unteren Partnerwirbels, indem wir uns mit der Daumenendphalanx »einhängen« (Abb. 191). Bei der (postisometrischen) Mobilisation erfolgt nun wieder die Weisung an den Patienten, nach oben zu schauen und einzuatmen und dann locker zu lassen und auszuatmen. Wenn wir merken, daß der Widerstand nachläßt, wird unser Ellbogen langsam ein wenig nach vor-

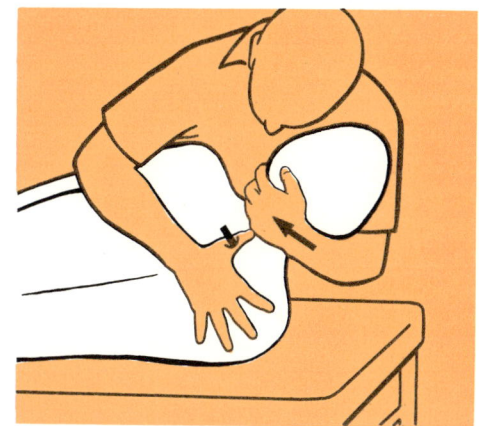

Abb. 191 Behandlung des zervikothorakalen Übergangs in Seitlage. Der Handgriff eignet sich zur Mobilisation, zur Stoßmanipulation und sogar zur Untersuchung

wärts geschoben. Aus derselben Vorspannung erfolgt auch der Stoß durch schnelles Vorschieben des Ellbogens, wobei jedesmal der Daumen der anderen Hand den Dornfortsatz des unteren Partnerwirbels festhält.

Rotation

Für die postisometrische Mobilisation ist es am einfachsten, wir fixieren zwischen Daumen und Zeigefinger den unteren Partnerwirbel (wie bei der Untersuchung) und führen mit den Fingern der anderen Hand am Kinn den Kopf in die Rotation bis zum Anschlag (Vorspannung). Jetzt fordern wir den Patienten auf, erst in die Gegenrichtung zu schauen und langsam einzuatmen, dann in die Mobilisationsrichtung zu blicken und langsam auszuatmen. Oft bringt dies allerdings zuviel Widerstand in der isometrischen und zuviel Fazilitation in der Mobilitationsphase. Deshalb ist es oft besser, wenn wir die Weisung erteilen, zuerst nach oben zu schauen und einzuatmen und dann nach unten und auszuatmen (Abb. 192).

Für die Stoßmanipulation ist es vorteilhaft, den Kopf mit Hilfe des »Catchergriffs« zu führen. Wir stehen wieder hinter dem Patienten, der auf einem niedrigen Stuhl sitzt

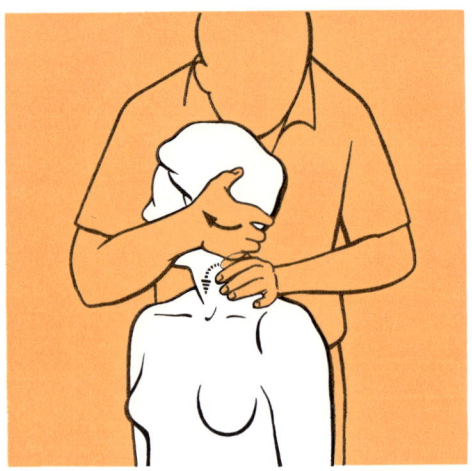

Abb. 192 Gegenhaltermobilisation der Halswirbelsäule für die Rotation im Sitzen (punktierter Pfeil: Fixation mit Hilfe des Daumens von dorsal)

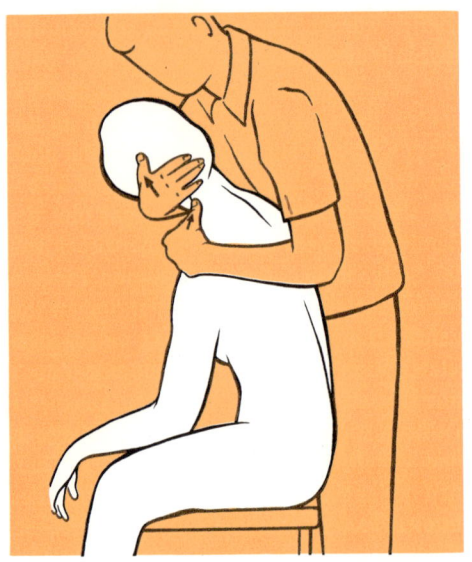

Abb. 193 Gegenhaltermanipulation der Rotation in der Halswirbelsäule im Sitzen unter Anteflexion des Kopfes und Traktion

und seinen Kopf gegen unsere Brust lehnt. Der führende Arm umfaßt den Kopf zwischen Oberarm und Unterarm, das Kinn oder das Gesicht ruht in der Ellenbeuge, und der Hinterkopf bleibt gegen unsere Brust abgestützt.

Wir können diesen Griff vor allem zur Lösung eingeschränkter *Rotationsbewegung* in der Halswirbelsäule benutzen. Der Patient lehnt sich in kyphotischer Haltung an uns zurück. Wir beugen uns über ihn, umfassen seinen Kopf, beugen ihn nach vorn und führen in dieser Richtung einen Längszug aus. Nun drehen wir den Kopf in die blockierte Richtung, wobei wir mit der führenden Hand den oberen Wirbel von dorsal umfassen, schienen und mitnehmen. Wir fixieren mit der anderen Hand den Dornfortsatz des unteren Partnerwirbels in Gegenhalterrichtung. Der den Kopf haltende Arm bringt die Halswirbelsäule unter Längszug mit Kopfrotation in Vorspannung und führt dann den Stoß im Sinne der Rotation und vor allem der Traktion aus (Abb. 193). Technisch besonders wichtig ist dabei, daß der untere Partnerwirbel so fixiert wird, daß er in Mittelstellung bleibt. Wenn wir also $C_{2/3}$ behandeln, darf die Kopfrotation nicht groß sein!

Wegen der viel besseren Entspannung sind für die Halswirbelsäule die *Handgriffe im Liegen* besonders vorteilhaft. An erster Stelle ist hier die *gezielte Traktion* als Stoßmanipulation (Mitnehmertechnik) zu nennen. Dazu legen wir den Kopf des Patienten auf unseren Unterarm und umfassen mit den Fingern dieser Hand das Kinn. Die andere Hand nimmt am Querfortsatz des *oberen* Wirbels im blockierten Bewegungssegment mit der Zeigefingerkante Kontakt, wobei wir den Kopf des Patienten nur so wenig zur Seite der Kontakthand neigen, daß diese nicht abrutscht. Wir stehen seitlich in Höhe des Kopfes, um die Traktion in Längsrichtung mit beiden Händen auszuführen. Nach mobilisierenden federnden Traktionsbewegungen gehen wir in Vorspannung und führen den Stoß mit beiden Händen im Sinne der Traktion aus, wobei allerdings der kräftigere Stoß von der Kontakthand her erfolgt (Abb. 194). Diese Manipulation erzielt ein Gelenkklaffen, ist deshalb die schonendste Form der Stoßmanipulation und sollte jeweils als erste ausgeführt werden.

Ganz ähnlich gehen wir bei der forcierten

Seitneigung im Liegen vor. Wieder legen wir den Kopf des Patienten auf unseren Unterarm und stehen neben seinem Kopf auf der Seite, zu der wir ihn neigen wollen. Die Kontakthand liegt mit der Zeigefingerkante am Querfortsatz des *oberen* Wirbels im blockierten Bewegungssegment. Wir führen nun die Seitneigung bis zur Höhe der Kontakthand aus; der Stoß zielt mit der Kontakt-

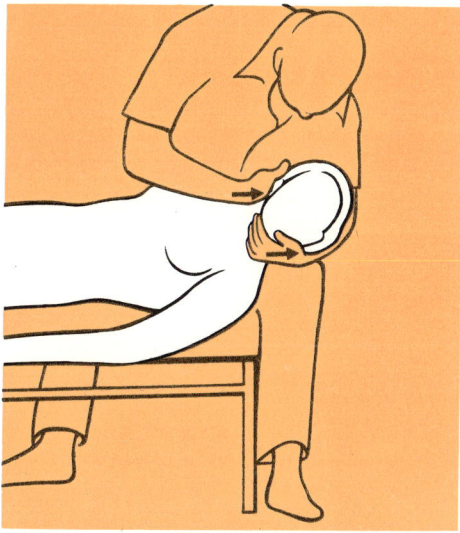

Abb. 194 Traktionsmanipulation der Halswirbelsäule in Rückenlage mit Kontakt unter dem Querfortsatz des oberen Partnerwirbels bzw. unter dem Processus mastoideus

hand zur Gegenseite und nach kranial (in der Ebene der Gelenkfläche), wobei die andere Hand eine Traktion am Kopf ausführt. Der Griff unterscheidet sich also von dem vorausgehenden lediglich durch eine etwas stärkere Seitneigung und die Stoßrichtung. Es ist zu betonen, daß der Kopf bei diesen Traktionsmanipulationen nur wenig rotiert sein soll mit Ausnahme des Segments Okziput / Atlas, in dem wir bei der Kontaktaufnahme am Processus mastoideus den Kopf ungefähr so drehen, wie dies auf Abbildung 194 der Fall ist, weil wir hier das kaudal liegende Segment Atlas / Axis absichtlich verriegeln.

6.9.3. Traktionsmanipulation der unteren Halswirbelsäule und des zervikothorakalen Übergangs im Sitzen

Wir wollen eine gezielte *Traktionsmanipulation* in leichter Rückbeuge beschreiben. Der Patient *sitzt* mit im Nacken verschränkten Händen, die Ellbogen sind zur Seite gespreizt. Wir selbst stehen hinter ihm und führen unsere Arme auf beiden Seiten von vorn durch die Lücke zwischen Unterarm und Oberarm hindurch und nehmen mit dem Zeigefinger und Mittelfinger Kontakt am Dornfortsatz des oberen Wirbels im blockierten Segment. Nun muß sich der Patient in aufrechter Haltung der Hals- und Brustwirbelsäule entspannen, den Kopf nach vorn fallen lassen, und wir spreizen seine Ellbogen mit unseren Armen nach hinten, wodurch wir mit den Kontaktfingern einen Druck in die Rückbeuge erzeugen. Wenn die Vorspannung erreicht ist, erfolgt der Stoß mit unserem Oberkörper und den Fingern nach oben und bewirkt eine ausgiebige Traktion (Abb. 195).

Der Handgriff führt zu einer Verschiebebewegung der Gelenkflächen in der Längsrichtung und ist ein Mitnehmergriff. Er ist sehr schonend und wird deshalb meist als erste Stoßmanipulation im Bereich des zervikothorakalen Übergangs in Anwendung gebracht. Zur Technik ist zu bemerken, daß der Patient aufrecht sitzen muß. Der Patient muß in der richtigen Höhe sitzen (evtl. stehen), damit wir den Stoß ungefähr mit dem oberen Ende des Brustbeins oder mit den Fingern auf den Dornfortsatz übertragen können. Um die Spreizung der Ellbogen und dadurch auch genügenden Druck auf den Dornfortsatz zu erzielen, müssen wir die Arme von lateral (von den Ellbogen) her durch die Lücke führen und nicht von unten. Dieser Handgriff eignet sich schon in Höhe von $C_{4/5}$, bei guter ausgeprägter HWS-Lordose schon in Höhe von $C_{3/4}$. Im Bereich der unteren HWS erfolgt der Stoß vorwiegend mit Hilfe unserer Finger. Im zervikothorakalen Übergang und vor allem in der

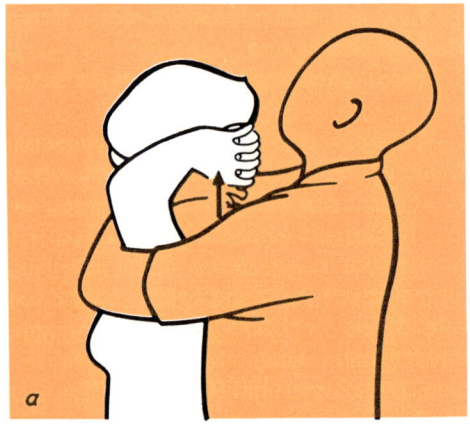
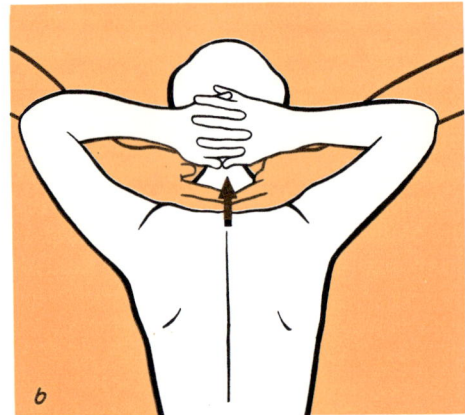

Abb. 195 *a* Traktionsmanipulation am zervikothorakalen Übergang; *b* Anlegen des Fingers

obersten BWS üben unsere Finger zwar einen Druck im Bereich der untersten HWS im Sinne ihrer Distraktion aus, der eigentliche Stoß erfolgt jedoch mit unserem Sternum gegen den Dornfortsatz des oberen Partnerwirbels.

Wie bei der Untersuchung ist die Technik an der 1. Rippe auch für die Behandlung etwas abweichend. Wieder sitzt der Patient an uns gelehnt auf der Untersuchungsbank, wobei wir seine nicht zu behandelnde Seite mit unserem Unterschenkel und Knie abstützen können. Wir neigen und drehen den Kopf ein wenig zur Behandlungsseite. Die Kontakthand nimmt mit der Zeigefingerkante über dem Winkel der 1. Rippe von oben Kontakt, dicht neben dem Hals. Durch leichten Druck von oben erreichen wir Vorspannung und können durch schnelles Schütteln sehr wirksam mobilisieren oder durch einen Stoß mit der Zeigefingerkante nach kaudal ausführen (Abb. 196).

Derselbe Griff kann auch im Liegen ausgeführt werden.

Der Handgriff bewirkt einen Schub und ein Klaffen im ersten Transversokostalgelenk. Gleich nach dem erfolgreichen Handgriff ist die schräge Vorbeuge bei Gegenhalt in der oberen Schlüsselbeingrube frei.

Zur *Mobilisation der 1. Rippe* machen wir uns den Ansatz der Mm. scaleni an ihr zunutze. Wir stehen hinter dem sitzenden Pa-

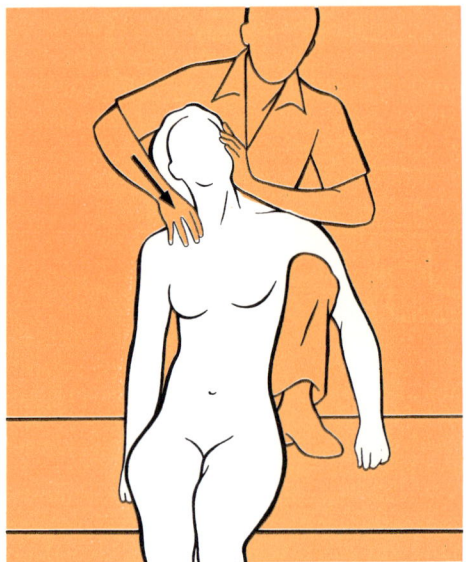

Abb. 196 Manipulation der 1. Rippe im Sitzen

tienten, stützen unseren Ellbogen auf seine Schulter ab, legen die Hand seitlich an seinen Kopf und fordern ihn auf, gegen diesen Widerstand den Kopf rhythmisch zur Seite zu drücken oder umgekehrt den Kopf gegen unsere Hand zu lehnen, während wir den Druck der Hand rhythmisch verstärken (Abb. 197). Meistens genügen 20 isometrische Kontraktionen, bei denen die 1. Rippe kranialwärts gezogen wird. Diese Technik eignet sich ebenfalls gut zur Selbstmobilisa-

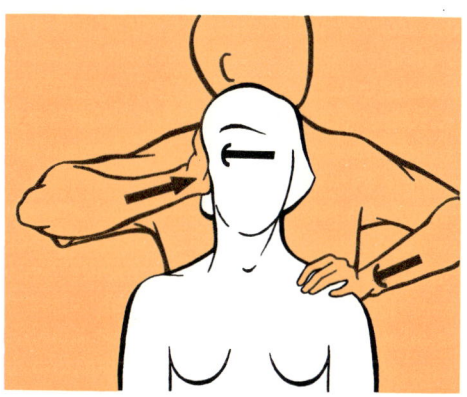

Abb. 197 Repetitive Mobilisation der 1. und 2. Rippe im Sitzen mit Hilfe des M. scalenus

tion, wenn der Patient mit dem eigenen Arm den Widerstand gegen den Kopf leistet und dabei den Druck der Hand rhythmisch verstärkt. Diese Technik ist auch zur Mobilisation der zweiten Rippe zu gebrauchen, da ja die Mm. scaleni auch dort ansetzen.

6.9.4. Spezielle Techniken an den Kopfgelenken

Einige der wichtigsten Mobilisationstechniken sind identisch mit den Untersuchungsverfahren. Das gilt insbesondere für die Seitneigung (»Nickung«) des Okziput gegenüber dem Atlas und für die Vorbeuge und Rückbeuge zwischen Atlas und Okziput (s. 4.2.5. und Abb. 112). Die übrigen, nur auf die Kopfgelenke einwirkenden Mobilisationstechniken sind aus den gezielten Handgriffen abgeleitet.

Im *Sitzen* können wir zunächst den *Rotationsgriff* mit Gegenhaltertechnik benutzen, der schon für die übrige Halswirbelsäule benutzt wurde ($C_1 - C_2$).

Wichtiger als die Rotationstechniken und weitaus am schonendsten sind die reinen Traktionsmanipulationen an den Kopfgelenken, die deshalb auch als erste ausgeführt werden sollten. Sie entsprechen dem Vorgehen in der übrigen Halswirbelsäule (s. 6.9.2.), nur daß hier die Seitneigung noch

geringer ist und der Kontakt mit der Zeigefingerkante bei Blockierung des Okziput gegenüber dem Atlas am Processus mastoideus und bei Blockierung des Atlas gegenüber dem Axis am Querfortsatz des Atlas genommen wird (s. Abb. 194). Bei der Behandlung von Atlas gegenüber Okziput sollen wir den Kopf rotieren, weil wir dadurch Atlas / Axis sperren und somit schützen. Bei der Behandlung von Atlas gegenüber Axis dürfen wir jedoch den Kopf aus demselben Grund nicht rotieren.

Eine *frocierte Nickbewegung zur Seite* kann ohne Kontakt am Atlasquerfortsatz sowohl zur Mobilisation als auch zur Manipulation zwischen *Atlas und Axis* verwendet werden – und zwar sowohl auf der freien Seite als auch auf der (leicht) blockierten Seite.

In Rückenlage ragt der Kopf des Patienten über den Behandlungstisch. Wir umfassen ihn mit einer Hand so, daß er auf unserem Unterarm ruht und das Kinn in unserer Hand liegt. Mit der anderen Hand, zu deren Seite wir den Kopf neigen wollen, ergreifen wir das Hinterhaupt von der Seite dicht oberhalb des Atlas. Wir führen nun eine Seitnickbewegung aus, indem wir den Kopf mit beiden Armen und unserem Körper um eine anteroposteriose (lotrechte) Achse drehen, die durch die Nasenwurzel hindurchgeht, wobei die Kondylen wie ein Ovoid gegenüber der Halswirbelsäule gestaucht werden. Dabei muß der Kopf förmlich gegenüber der Halswirbelsäule abknicken. Wir führen nun diese Bewegung einigemale weich als Mobilisation aus oder wenden besser noch die postisometrische Relaxationstechnik an. Wir lassen den Patienten in Vorspannung tief *aus*atmen, wobei wir fühlen, wie sich der Widerstand verstärkt, der dann während der Einatmung abnimmt und die Vergrößerung der Seitnickung ermöglicht, bis nach etwa drei Wiederholungen das Bewegungsausmaß sich normalisiert (Abb. 198).

Der Handgriff erzwingt das Seitnicken, vor allem jedoch die Rotation zwischen Atlas und Axis. Er gelingt nur dann, wenn der

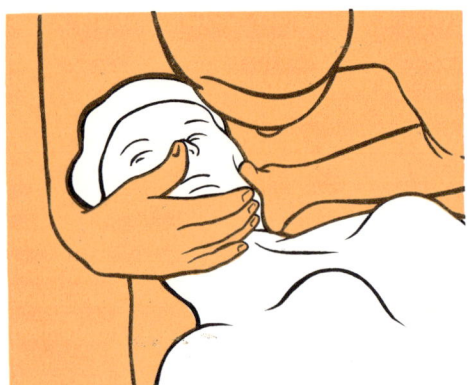

Abb. 198 Behandlung einer Blockierung zwischen Atlas und Axis durch Seitneigung in den Kopfgelenken (»Seitnicken«) in Rückenlage ohne Kopfrotation

Behandler die richtige räumliche Vorstellung hat. Der häufigste Fehler besteht wohl darin, daß man den Kopf zur Seite dreht oder die Halswirbelsäule zur Seite neigt.

Zum Schluß wollen wir die wichtigsten Mobilisationstechniken zwischen Okziput und Atlas besprechen und beginnen mit der Lateroflexion. Wir fassen den überhängenden Kopf des Patienten (Rückenlage) und drehen ihn wie bei der Untersuchung, daß die blockierte Richtung oben liegt. Wir legen den so gedrehten Kopf auf unseren Unterarm und greifen mit der Hand nach dem Unterkiefer. Die freie Hand, die der Blockierungsseite entspricht, liegt flach auf der Kopfseite oberhalb des Processus mastoideus und übt einen Druck nach unten aus. Wir heben nun den Arm, auf dem der Kopf liegt, leicht an, steigern den Druck der anderen Hand von oben dicht oberhalb des Atlas und knicken so den Kopf gegenüber dem Atlas ab. Nach erreichter Vorspannung fordern wir den Patienten auf, zur Stirn zu blicken und langsam einzuatmen sowie nach etwa 10 Sekunden fußwärts zu blicken und auszuatmen, wobei sich automatisch die Seitnickung lockert und das Bewegungsausmaß zunimmt. Aus der so erreichten Ausgangsstellung wird der Vorgang etwa dreimal wiederholt (s. Abb. 112).

Aus derselben Kopfstellung können wir

die *Retroflexion* zwischen *Okziput und Atlas* prüfen und in postisometrischer Relaxationstechnik behandeln. Aus Vorspannung in Retroflexion lassen wir den Patienten *lediglich* einatmen, wobei der Widerstand gegen die Retroflexion zunimmt und sich während der Ausatmung löst. Da Blockierungen in die Seitneigung und Rückbeuge im Segment Okziput / Atlas oft gleichzeitig bestehen, ist es technisch vorteilhaft, abwechselnd den Griff in die Latero- und Retroflexion auszuführen oder in Kombination in einer Diagonalen, wobei stets während der Widerstandsphase eingeatmet und in der Mobilisationsphase ausgeatmet wird.

Beide Handgriffe eignen sich nach Vorspannung auch zur Stoßmanipulation, wobei wir in Richtung der Seitnickung gleichzeitig eine Traktion in der Längsachse ausführen (s. Abb. 194). Bei der Retroflexion jedoch führen wir den Kopf mit beiden Händen in die Retroflexion *ohne* Traktion, der Stoß erfolgt also im selben Sinne wie die Untersuchung (s. Abb. 114). Die Technik ist kontraindiziert, wo Rotation und Rückbeuge der HWS schlecht vertragen werden.

Bei blockierter *Anteflexion* zwischen *Okziput* und *Atlas* bedienen wir uns des Untersuchungshandgriffs (s. Abb. 113). Der Hinterkopf des Patienten liegt also in unserem Handteller, Daumen und Zeigefinger dieser Hand fixieren beide Atlasquerfortsätze von kranial-hinten. Wir fordern dann den Patienten auf, zur Stirn zu blicken und einzuatmen – wobei sich der Widerstand automatisch steigert – und nach etwa 10 Sekunden zum Kinn zu blicken und auszuatmen, was automatisch zur Mobilisation führt. Aus der so erreichten Ausgangsstellung wird der Vorgang etwa dreimal wiederholt.

Bei blockierter Rotation stehen wir hinter dem sitzenden Patienten, bringen seinen Kopf in maximale Rotation mit minimaler Kraft und stützen ihn an unserer Brust ab (Vorspannung). Jetzt fordern wir ihn auf, nach oben zu schauen und einzuatmen, und fühlen dabei erhöhten Widerstand gegen die Rotation. Danach erfolgt die Weisung, nach unten zu schauen und langsam auszuatmen. Gegen Ende der Ausatmung läßt der Widerstand nach, und die Rotation nimmt automatisch zu.

6.10. Technik einiger gezielter Infiltrationen

Bei Besprechung der Indikationen wurden auch die Grundsätze der Infiltrationsbehandlung erläutert. Ihre technische Seite ist Gegenstand spezieller Lehrbücher, z. B. der Neuraltherapie. In diesem Rahmen können wir nur einige Techniken beschreiben, die direkt aus der manuellen Funktionsdiagnostik hervorgehen und deshalb sonst nicht bekannt sind.

Wir müssen auch hier betonen, daß es unerläßlich ist, die schmerzhafte Struktur tatsächlich genau zu treffen. Deshalb erkundigen wir uns beim Kranken während der Infiltration, ob er seinen charakteristischen Schmerz verspürt, und suchen diesen Punkt mit der Nadel auf. Am besten ist es, wenn er während der Infiltration den ihm bekannten Ausstrahlungsschmerz verspürt.

Die Menge richtet sich danach, ob die Struktur oberflächlich oder in der Tiefe liegt und wie ausgedehnt sie ist. So genügen für ein Punctum dolorosum an der Kopfschwarte oder für ein Akromioklavikulargelenk 2 ml, bei Infiltrationen des Lig. interspinale 3 bis 5 ml, und an den Beckenkämmen und im Iliosakralgelenk benötigen wir 10 ml. Wir verwenden meist 0,5 % Prokain (Novocain), wenn eine Allergie vorliegt Trimecain (Mesocain), aber andere Lokalanästhetika können ebenso verwendet werden. Nicht auf das Mittel, sondern auf die Stelle kommt es an, die wir infiltrieren. Bei der *Maximalpunktbehandlung* erzielt die Nadelung ohne Infiltration die gleiche Wirkung, wenn die Technik präzise ist (s. 5.2.1.).

Die Nadelung hat den Vorteil, daß wir korrigieren können, bis wir den schmerzhaftesten Punkt erreicht haben. Frost und Mitarb. konnten (1980) zeigen, daß die Infiltration mit Hilfe einer Kochsalzlösung wirksamer war als mit Hilfe eines Lokalanästhetikums, mit anderen Worten: die Wirksamkeit des Nadelstichs wird durch das Lokalanästhetikum herabgesetzt.

An erster Stelle soll die Infiltration des *Iliosakralgelenks* beschrieben werden. Der Kranke liegt auf dem Bauch. Wir markieren (z. B. mit Jod) die beiden hinteren Darmbeinstacheln und errichten über ihrer Verbindungslinie ein rechtwinklig gleichschenkliges Dreieck mit dem Scheitel in der Mittellinie ungefähr in Höhe des Dornfortsatzes von L_4. Dort stechen wir mit einer Punktionsnadel ein und zielen schräg nach laterokaudal in der vorgezeichneten Richtung unter den hinteren Darmbeinstachel der schmerzhaften Seite. Sobald wir an den Knochen stoßen, sind wir im Gelenk. Wir injizieren einen Teil des Prokains an dieser Stelle, dann ziehen wir die Nadel ein wenig zurück und schieben sie etwas nach kranial, infiltrieren dort und ziehen wieder zurück und infiltrieren den Rest weiter nach kaudal. In dem Augenblick, in dem wir im Gelenk sind, verspürt der Patient seinen Schmerz einschließlich der Ausstrahlung (Abb. 199).

Wir haben schon beschrieben, daß diese Infiltration genauso regelmäßig und anhaltend zur »Reposition« einer Beckenverwringung führt wie die Manipulation. Wir sehen

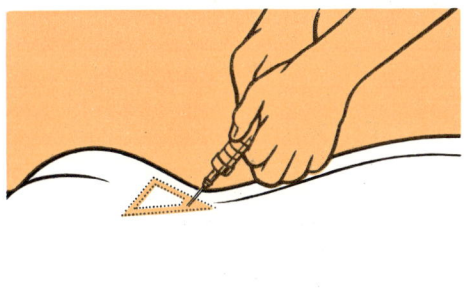

Abb. 199 Infiltrationstechnik der Iliosakralgelenke

darin auch einen Beweis dafür, daß die Bekkenverwringung nicht mit einer Blockierung gleichzusetzen ist, sondern ein rein reflektorisches Phänomen darstellt. Blockierungen bleiben ja sogar unter Narkose mit Curarisierung der Muskulatur bestehen.

Die Technik der *Wurzelumspritzung von L₅ und S₁* nach JUDOWITSCH: Für die erste Sakralwurzel bezeichnen wir in Bauchlage des Patienten den hinteren Darmbeinstachel mit Jod und wählen den Einstichpunkt 2,5 cm im Winkel 45° von schräg mediokranial vom Darmbeinstachel. Wir stechen die Punktionsnadel in ventrokaudaler Richtung parallel zur Körpermedianebene ein. Meist stoßen wir dabei in einiger Tiefe auf das Kreuzbein, und nach einigem Suchen gelingt es auf einmal, die Nadel weit in die Tiefe vorzuschieben. Wir wissen dann, daß sich die Nadel im ersten Sakralforamen befindet, und bei Wurzelschmerzen S_1 gibt uns der Kranke während der Infiltration (5 bis 10 ml) den typischen Ausstrahlungsschmerz an. Zur Infiltration der Wurzel L_5 wählen wir die Einstichstelle ungefähr einen Zentimeter weiter nach kranial und neigen die Nadel weniger nach kaudal. Meist stoßen wir zuerst auf den Querfortsatz von L_5, und nach kurzem Suchen gelingt es auch hier, die Nadel wesentlich weiter vorzuschieben, wobei sie sich zwischen dem Querfortsatz L_5 und der Massa lateralis des Kreuzbeins befindet. Dort treffen wir die Wurzel L_5, wobei der Patient wieder den ihm bekannten typischen Ausstrahlungsschmerz empfindet.

Es ist zu beachten, daß wir vor dem Spritzen unbedingt aspirieren müssen, weil man bei anomalen Durascheiden mitunter Liquor aspiriert. Wegen der häufigen Anomalien in dieser Gegend kann das Aufsuchen der Wurzel etwas schwierig sein. In solchen Fällen infiltrieren wir deshalb im Verlaufe des Einstichs, um den Schmerz zu lindern.

Bei pluriradikulären Syndromen oder bei Lumbago mit Bandscheibenverdacht empfiehlt sich die epidurale Anästhesie nach CYRIAX. Zwischen den Cornua sacralia wird mit einer Lumbalpunktionsnadel in den Hiatus

sacralis eingestochen und aspiriert. Wenn kein Liquor angesaugt werden kann, infiltriert man 30 bis 40 ml Prokainlösung. Dabei ist kein Widerstand fühlbar. Der Patient gibt den ihm bekannten Schmerz unter der Injektion an. Es gelingt allerdings auch mit einer kurzen Nadel, nur in den Hiatus einzustechen und so die Infiltration auszuführen.

Die *Infiltration der thorakalen Ligg. interspinalia:* Der Patient sitzt mit auf der Brust verschränkten Armen. Wir stehen auf seiner linken Seite, fassen mit der Linken die verschränkten Arme und kyphosieren die Brustwirbelsäule, um die Dornfortsätze so weit wie möglich auseinanderzuspreizen. Mit der rechten Hand stechen wir im schmerzhaften Segment zwischen den Dornfortsatzspitzen schräg in deren Verlaufsrichtung ein und schieben die Nadel nach kranioventral vor, bis der Patient seinen Schmerz angibt (Abb. 200).

Die *interdigitale Infiltration* wird so vorgenommen, daß wir die schmerzhafteste Interdigitalfalte (Schwimmhaut) aufsuchen, mit einer feinen, aber genügend langen Nadel einstechen und die Hautfalte und den Raum zwischen den Metatarsal- bzw. Metakarpal-

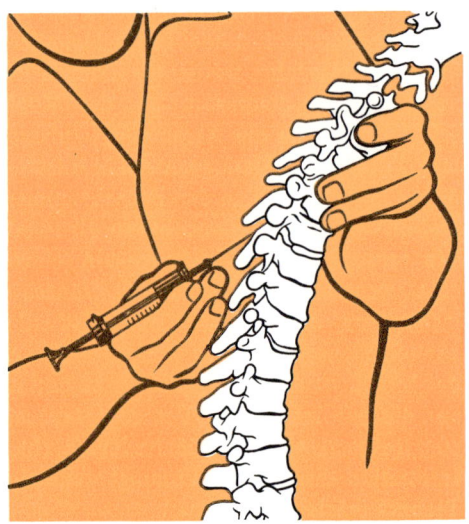

Abb. 200 Infiltration (Nadelung) der Ligg. interspinalia der Brustwirbelsäule, Skelettdarstellung (s. auch Abb. 103)

knochen mit 5 bis 10 ml infiltrieren oder die schmerzhaftesten Punkte zwischen den Metatarsalknochen lediglich mit der Nadel aufsuchen. *Oberflächliche Gelenke,* wie das Akromio- und Sternoklavikulargelenk und auch die Hüftgelenkpfanne, werden wie andere Maximalschmerzpunkte loco dolenti genadelt oder infiltriert.

6.11. Einige Hilfstechniken

Bei der Indikationsstellung zur Immobilisierung erwähnten wir einige sehr einfache Hilfsmittel, die oft genügenden Halt geben, ohne die Muskeltätigkeit auszuschließen.

An erster Stelle nannten wir den *Beckengürtel nach Biedermann und Cyriax* bei rezidivierenden Beckenverwringungen und gelockertem Becken. Es handelt sich um einen 8 bis 10 cm breiten Lederriemen, der auf der Innenseite gepolstert ist. Der Riemen soll oberhalb der Trochanteren und unterhalb der Beckenkämme liegen. Um genügend Spannung zu erreichen, empfiehlt es sich, den Gürtel unterhalb des Beckens an den Oberschenkeln zusammenzuschnallen und dann über die Trochanteren zu ziehen

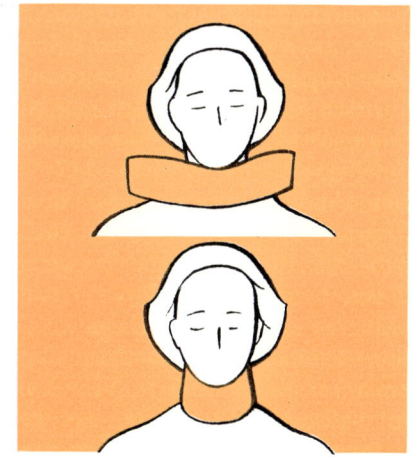

Abb. 202   Krawatte nach WOLFF

(Abb. 201). Er muß vor allem während der Nacht wenigstens 6 Wochen lang umgelegt werden, kann aber auch bei Tag getragen werden.

Im Zervikalbereich bewährt sich eine (selbstgefertigte) weiche *Halskrawatte* aus Schaumstoff. Zu diesem Zweck schneiden wir aus diesem Material einen Kragen aus (Abb. 202), der genau der Halsform des Kranken entspricht. Sobald wir das sehr wei-

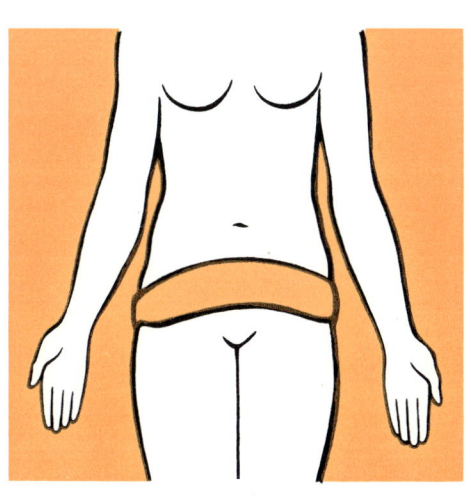

Abb. 201   Beckengurt nach BIEDERMANN und CYRIAX

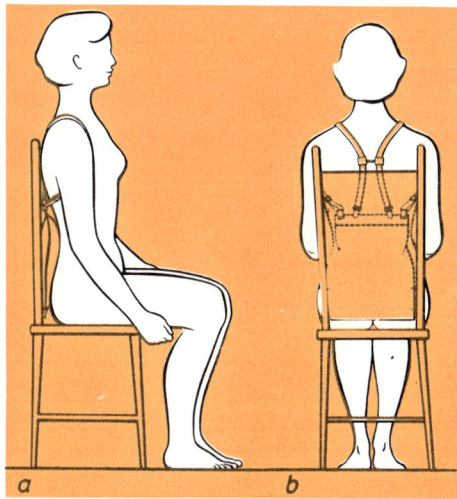

Abb. 203   Aufblasbares Sitzpolster für die Lendengegend. *a* Seitenansicht; *b* Rückenansicht

che Material um den Hals legen, daß es ein Rohr bildet, erhalten wir eine ideal weiche und anpassungsfähige, aber ausreichende Stütze. Diesen Kragen können wir nun mit Stoff (Mull) umwickeln oder eine einfache Hülle anfertigen und mit einem Band hinten befestigen. Die Stütze verordnen wir vor allem während der Fahrt in Verkehrsmitteln als Schutz gegen (unrhythmische) Erschütterung, in manchen Fällen auch für die Nacht.

Bei Kranken, die Kreuzschmerzen vor allem während des Sitzens bekommen – am typischsten bei Kraftfahrern –, verordnen wir ein *aufblasbares Luftkissen*, das der Kranke mit Hilfe von Hosenträgern oder einem Gürtel über dem Sakrum, evtl. etwas höher befestigt und auch unter seinem Anzug, tragen kann. Gegenüber festen Konstruktionen bietet es den Vorteil der Anpassung an jede Lage des Patienten (Abb. 203). Es ist meist besser, nur wenig aufzublasen.

Das Polster nützt natürlich nur dann etwas, wenn sich der Patient auch anlehnen kann. Wo das nicht möglich ist, erzielen wir beinahe dieselbe Wirkung durch einen flachen Keil, der im hinteren Drittel auf dem Sitz angebracht ist. Darauf kippen die Sitzhöcker mit dem Becken nach vorn und lordosieren die Lendenwirbelsäule. Ein Zurücksinken in die Kyphose wird verhindert.

Bei Senkfüßen und Zirkulationsstörungen der unteren Extremitäten empfehlen wir Übungen mit der *Fußrolle*, die mit heißem oder kaltem Wasser gefüllt werden kann. Auch Flaschen lassen sich dazu verwenden. Am Anfang schiebt der Kranke nur im Sitzen die Fußsohle über die Rolle, später im Stehen mit einem und dann mit beiden Füßen. Dabei wechselt er die warme und die kalte Rolle (Flasche) ab, wobei er länger auf der mit dem warmen Wasser übt.

7. Krankengymnastik und muskuläre Fehlsteuerung

(Vl. Janda, K. Lewit,

H. Lewitová, J. Sachse, K. Steinová)

7.1. Einleitung, Grundsätze

Wie schon aus Kapitel 1 hervorgeht, ist die Krankengymnastik vor allem Reflextherapie auf zentralem Niveau, d. h. Therapie der zentralen Fehlsteuerung im Bewegungssystem mit Hilfe eines gezielten Heilturnens. Wir sehen darin die wesentlichste Aufgabe der Krankengymnastik und widmen daher dem Heilturnen den größten Teil des Kapitels. Damit ist aber unser Thema nicht erschöpft. Zur Krankengymnastik bei vertebragenen Störungen gehören nämlich auch die Lagerungen des Patienten im Akutstadium und vor allem die nach Möglichkeit gezielten Lockerungsübungen (also eine Selbstmobilisation), die am Ende dieses Kapitels näher besprochen werden sollen, da sie von großer praktischer Bedeutung sind.

Wenn wir zu unserem Hauptthema zurückkehren, dann erinnern wir uns, daß die zentrale Fehlsteuerung und Fehlbelastung eine der Hauptursachen von Funktionsstörungen der Wirbelsäule ist. Diese Fehlbelastungen sind bei der Lebensführung der zivilisierten Menschen immer weniger zu vermeiden. Wenn es dann erst zu einem chronischen Wirbelsäulenschaden gekommen ist, wird dieser selbst noch zur Ursache weiterer Fehlsteuerungen, die nach Behandlung der Wirbelsäulenstörung letzten Endes mit Hilfe der Krankengymnastik beseitigt werden müssen. Hier sehen wir, daß die Reflextherapie, wie wir sie verstehen, mit der Krankengymnastik und daher auch mit der Rehabilitationstherapie eine Einheit bildet.

Wenn wir in diesem Sinne Heilturnen verordnen, drücken wir also eigentlich unsere Überzeugung aus, daß es sich bei dem Kranken um gestörte Muskelfunktion infolge zentraler Fehlsteuerung handelt. Voraussetzung dafür ist allerdings wieder die exakte Diagnose derartiger Fehlsteuerungen. Aber in Wirklichkeit verhalten sich jetzt die Dinge meist noch so, daß Ärzte, auch Spezialisten, weder Diagnose noch Therapie zentraler Fehlsteuerungen der Motorik kennen und daher Diagnose und Behandlung dem Laien, d. h. dem Krankengymnasten, überlassen. Dabei dürften zentrale Fehlsteuerungen kaum einfacher zu diagnostizieren und zu behandeln sein als z. B. die Störungen im Segment. Das ist der Grund, weshalb hier wissenschaftlich noch weitgehend Neuland besteht und weshalb wir erst die Grundlagen für eine wissenschaftlich begründete wirksame Methode der Krankengymnastik schaffen müssen. Klar definierbare Paresen sind hier natürlich ausgeklammert. Vor allem müssen wir deshalb unsere eigene Einstellung grundlegend revidieren und von uns als Ärzten fordern, nur dann die Heilgymnastik zu verordnen, wenn wir imstande sind, eine klar umrissene Diagnose der muskulären Fehlsteuerungen zu stellen und dem Krankengymnasten einen Behandlungsplan vorzulegen.

Die mehr oder minder intuitive Erkenntnis, daß die Muskulatur bei Wirbelsäulenleiden eine bedeutende Rolle spielt, führte bei manchen Ärzten, die sich mit der manuellen Therapie befassen, zu einem regen Interesse an der Massage. Nun spielt die Muskulatur eine zweifache Rolle in der Reflextherapie. Wenn wir von Paresen bei Wurzelkompressionen absehen, können wir bei vertebragenen Störungen nämlich zwei grundverschieden entstandene Muskelstörungen unterscheiden. Erstens ist es die reflektorische

Störung im Segment, vor allem der schmerzhafte Hartspann, der oft nicht Ursache, sondern Folge krankhafter Vorgänge in der Peripherie ist. Er läßt sich zwar direkt durch postisometrische Relaxation behandeln, oft jedoch schneller und zuverlässiger durch Beseitigung der störenden Ursache, z. B. einer Wirbelblockierung. Anders verhält es sich mit den Funktionsstörungen der Muskulatur, deren wesentlicher Vertreter die Fehlsteuerung ist. Hier hat die Massage im üblichen Sinn keinen Zweck, es sei denn als Vorbereitung zu Relaxationsübungen und zur Dehnung überlasteter oder verkürzter Muskelgruppen, wie noch gezeigt wird. Die theoretische Erkenntnis, daß wir es einmal mit reflektorischen Störungen im Segment, das anderemal mit zentral bedingten Fehlsteuerungen zu tun haben, ist somit von größter praktischer Bedeutung.

7.2. Motorische Stereotype (motor patterns)

Wenn einerseits Entwicklung und pathologische Veränderungen im osteoartikulären System im Laufe des Lebens recht gut bekannt sind, so liegen andererseits die Steuerung der Motorik und die sich ständig verändernden wechselseitigen Beziehungen zwischen einzelnen Muskelgruppen und die Beeinflussung des Zentrums von der Peripherie her nur am Rande des klinischen Interesses und sind kaum bekannt. Infolge der historisch bedingten Trennung zwischen Neurologie und Orthopädie wird vielfach vergessen, daß das Zentralnervensystem mit dem übrigen Bewegungssystem eine unzertrennliche Einheit bildet, in der das Prinzip der Rückkoppelung weitestgehend zur Geltung kommt.

Bekanntlich ist das Zentralnervensystem bei der Geburt in großen Teilen noch unreif. Willkürbewegungen sind deshalb noch nicht möglich. Die Bewegungen wie Atmen, Schlucken, Schreien, Saugen sowie die einfachen Extremitätenbewegungen sind reflektorischer Natur. Erst später werden diese subkortikalen Primitivreflexe unter kortikale Kontrolle gestellt und z. T. gehemmt.

Die kortikale Steuerung wird heute nicht im Sinne der Aktivierung *einzelner* Muskeln aufgefaßt, sondern als Aktivierung von Bewegungen. Diese Bewegungen werden auf bedingt reflektorischem Wege gebahnt und ausgearbeitet, wodurch sie mit der Zeit schneller und weniger anstrengend werden, d. h., sie können ökonomischer ausgeführt werden. Das Ergebnis dieses ontogenetischen Prozesses bezeichnet man als Ausarbeitung der *dynamischen motorischen Stereotype* oder *movement patterns*. Darunter versteht man also eine Verknüpfung unbedingter und bedingter Reflexe, die individuell während der Ontogenese entsteht. Der Gang, die Haltung, die Schrift und kurz gesagt, alle Bewegungsabläufe, die sich im täglichen Leben wiederholen, gehören dazu. Sie sind für jeden einzelnen Menschen weitgehend charakteristisch. Mit dem Wort »dynamisch« wird ihre Bedingtheit, also die Plastizität und Anpassungsfähigkeit, ausgedrückt. Die Fähigkeit, derartige Stereotype zu bilden, ist nämlich sehr unterschiedlich. Sie müssen auch nicht auf die Dauer erhalten bleiben; Wenn sie nicht bekräftigt werden, erlöschen sie. Auch das, was wir unter Training verstehen, ist grundsätzlich eine Ausarbeitung motorischer Stereotype, und die Fähigkeit, Stereotype von guter Qualität rasch zu bilden, kann als individuelle Geschicklichkeit oder im anderen Fall als Ungeschicklichkeit bezeichnet werden.

Der motorische dynamische Stereotyp ist also eine zeitweilige konstante Verkettung bedingter Reflexe, die sich auf Grund stereotyp sich wiederholender Reize bildet. Diese äußere Stereotypie ruft dann den inneren motorischen Stereotyp hervor. Da sich die Bedingungen der Umwelt aber ändern, muß sich der Organismus an diese Änderungen anpassen. Die Fähigkeit der Großhirnrinde, sich anzupassen, d. h. die dynamischen motorischen Stereotype umzubauen, bezeichnen wir als *Plastizität*.

Alle unsere Gewohnheitsbewegungen beruhen auf solchen dynamischen motorischen Stereotypen. Sie sind, wie wir sahen, nicht angeboren, sie müssen erst – allerdings auf der Grundlage angeborener (unbedingter) Reflexe – ausgearbeitet werden. Diese Erlernung komplizierter Stereotype kann mit starker Ermüdung verbunden sein, was jeder aus eigenen Erfahrungen während eines Trainings oder einer Übung weiß. Diese Ermüdung entspricht nervöser Anstrengung und erklärt auch die sonst unbegreifliche Ermüdbarkeit der Kranken während des Heilturnens, die in keinem Verhältnis zum quantitativen Energieaufwand und zum Grad der klinischen Störung steht.

Es ist deshalb notwendig, bei der Ausarbeitung solcher Stereotype eine gewisse Reihenfolge und Intensität der Stimuli einzuhalten, um möglichst ökonomisch vorzugehen. Theoretisch sollte es möglich sein, einen Stereotyp so optimal aufzubauen, daß lediglich die Muskeln oder Muskelgruppen aktiviert werden, die die Bewegung mit einem Kraftminimum ermöglichen. Das ist jedoch praktisch nicht möglich. Außerdem ist es sehr schwierig, einmal ausgearbeitete und fixierte ungünstige Stereotype umzubauen. Bei genauer Analyse (z. B. mit Hilfe der Polyelektromyographie, der gleichzeitigen Registration mehrerer Muskelgruppen während einer Bewegung) kann man nachweisen, daß auch gesunde Versuchspersonen Muskeln und Muskelgruppen aktivieren, die offenbar mit der eigentlichen Bewegung nichts zu tun haben. Mitunter werden sogar Muskeln aktiviert, die die Aktion der Agonisten stören. Warum das so ist – ́und es ist bei ein- und demselben in charakteristischer Weise konstant – steht noch offen. Wenn aber sogar bei Gesunden der Aufbau der Stereotype auf diese Weise nicht immer ökonomisch ist, dann ist das bei Kranken, ja schon bei Ermüdung, noch mehr der Fall.

Die Kenntnis dieser motorischen Stereotype führt uns zu neuen Einsichten in die Funktion einzelner Muskeln und in das Zusammenspiel verschiedener Muskelgruppen.

Es wird sogar notwendig sein, diese Erkenntnis in der Terminologie zum Ausdruck zu bringen. So entspricht die landläufige Bezeichnung als »Beuger« oder »Strecker« nur unvollkommen unserem heutigen Verständnis; sie ist zu statisch und morphologisch. Wir brauchen nämlich eine Bezeichnung, die der Rolle des Muskels innerhalb des Stereotyps besser entspricht. Ein Beispiel soll dies deutlich machen: Der M. quadriceps und die Kniebeuger werden als Antagonisten bezeichnet. Das trifft jedoch nur für den Fall der Kniebeugung und -streckung zu. Beim Gehen arbeiten beide Muskelgruppen als Stabilisatoren des Kniegelenks, also synergistisch. Dieses Verhalten ist aber viel wesentlicher als der auf den ersten Blick erkennbare Antagonismus.

Die Kenntnis dieser wechselseitigen Beziehungen ist u. a. auch deshalb so wichtig, weil wir den Einfluß einer Muskelgruppe auf die andere innerhalb eines Stereotyps zu therapeutischen Zwecken ausnutzen können. So aktivieren sich z. B. die Hüftbeuger regelmäßig während der Dorsalflexion des Fußes, weil beide Muskeln während des Gehens als Synergisten tätig sind. Diese Synkinese ist so fest, daß man sie nur schwer lösen kann. Unter pathologischen Bedingungen sind solche Bindungen meist noch stärker.

Fernerhin konnte gezeigt werden, daß die reflektorische Eingliederung des einzelnen Muskels in eine automatische Bewegung für die Funktion wichtiger ist als seine isolierte Aktivierung in einer isolierten Bewegung. Demnach können wir weiter folgern, daß man als Synergisten vor allem solche Muskeln ansehen sollte, die in einem Stereotyp, z. B. beim Gehen, gleichzeitig aktiviert werden und somit zusammenarbeiten. Diese komplizierten Synchronien sind allerdings bisher nur zum Teil bekannt, erlauben uns aber schon jetzt, manche pathologischen Inkoordinationen zu verstehen.

Es war das Verdienst von Schwester KENNY, solche Inkoordinationen oder Fehlsteuerungen in einer relativ einfachen Form bei der Poliomyelitis gefunden zu haben, jedoch noch ohne sie physiologisch erklären zu können. Sie erkannte u. a., daß bei weitem nicht alle Muskeln, die lahm oder geschwächt waren, auch tatsächlich ihre nervöse Versorgung verloren hatten. Vielmehr konnte sie nach Stimulation der Muskeln und Sehnen durch propriozeptive Reize – manchmal in wenigen Sitzungen – die Funktion wiederherstellen. Was war da geschehen? Bei der Poliomyelitis kommt es oft gleichzeitig mit der Abschwächung des einen Muskels zum schmerzhaften Hartspann und schließlich zur Verkürzung seines Antagonisten. Die Kontraktion des Agonisten ist infolgedessen nicht nur mühsam, sondern auch schmerzhaft und wird deshalb aus dem Stereotyp ausgeschaltet, *gehemmt*. Wir haben also als einfachstes Beispiel einer Inkoordination den abgeschwächten Agonisten mit dem verkürzten und verkrampften Antagonisten vor uns. Das ist allerdings nur eine von vielen Möglichkeiten. Das Beispiel der Poliomyelitis zeigt uns gleichzeitig, daß sowohl periphere Muskelfunktionsstörungen als auch der Schmerz zu zentralen Fehlsteuerungen führen können.

Noch wichtiger ist vielleicht die weitere Erkenntnis, daß das Verhältnis von abgeschwächten und verkürzten (kontrakten) Muskelgruppen nicht dem Zufall, sondern gewissen Gesetzmäßigkeiten unterliegt. Es konnte nämlich auch elektrophysiologisch nachgewiesen werden, daß vom Standpunkt der Funktion *zwei Systeme der quergestreiften Muskulatur* zu unterscheiden sind. Diese sind klinisch durch die Neigung zur Hyperaktivität, Verspannung, Verkürzung, Hypertonus der einen und zu Hemmung, Abschwächung und Erschlaffung der anderen gekennzeichnet. Wir bezeichnen die erstere als »vorwiegend posturale« (nach JANDA), die letztere als »vorwiegend phasische« Muskulatur. Es ist uns nicht gelungen, diese klinisch so unterschiedlich reagierenden Muskelgruppen bestimmten bekannten physiologischen Mechanismen zuzuordnen, wie beispielsweise den Flexoren oder Extensoren nach SHERRINGTON, oder den »schnellen« und »langsamen« Muskeln. Dabei ist zu beachten, daß sich die Funktion mancher wichtiger Muskelgruppen beim Menschen infolge des aufrechten Ganges von der bei Vierfüßlern wesentlich unterscheidet. Es bedarf also noch weiterer Forschung, um die physiologischen Ursachen dieses so unterschiedlichen Verhaltens abzuklären.

Bei völlig gesunden Menschen sollen natürlich beide Systeme klinisch im Gleichgewicht stehen, wenn man auch elektromyographisch stets das Überwiegen der vorwiegend posturalen Muskulatur nachweisen kann. Aber sobald es, z.B. durch Ermüdung, zu nur leichten Störungen kommt, tritt die Dysbalance auch klinisch in Erscheinung. Diese Tendenz wird weiter gefördert durch das Bewegungsregime des zivilisierten Menschen, d. h. durch die offensichtliche Bewegungsarmut in Kombination mit der statischen Überlastung beim Sitzen, Stehen und in den meisten anderen Arbeitshaltungen.

Folgende Muskeln neigen unserer Erfahrung nach zur Verkürzung: Der M. triceps surae, M. rectus femoris, M. iliopsoas, M. tensor fasciae latae, die ischiokrurale Gruppe, der M. piriformis, der phylogenetisch ältere Anteil der Adduktoren, der M. quadratus lumborum, die Rückenstrecker, der sternale Anteil des M. pectoralis major, die Mm. scaleni, der obere Anteil des M. trapezius, der M. levator scapulae und an den oberen Gliedmaßen vor allem die Beuger. Zur Hemmung (Abschwächung, Pseudoparese) neigen folgende Muskeln: Die Mm. glutaei maximi, medii und minimi, Mm. vasti des Quadrizeps, der M. tibialis anterior, die Mm. peronaei, die Bauchmuskeln, die unteren Stabilisatoren des Schulterblatts (M. serratus anterior, der mittlere und kaudale Anteil des M. trapezius, die Mm. rhomboidei) und die oberflächlichen und tiefen Halsbeuger.

Es ist gewiß nicht uninteressant, daß dieselbe Verteilung von verkürzten zu abgeschwächten Muskeln auch bei der spastischen Parese nach WERNICKE-MANN zutage tritt. Weniger bekannt ist, daß man auch bei

Gesunden und sogar bei Kindern sowohl verkürzte als auch wesentlich abgeschwächte Muskeln (bis zu Grad 3 der Muskelfunktionsprüfung) nachweisen kann.

Von praktisch noch größerer Bedeutung ist es, daß *Ermüdung* und *Schmerz* zu derselben muskulären Dysbalance führen. In beiden Fällen kommt es zur Hemmung der vorwiegend phasischen und Verspannung der vorwiegend posturalen Muskulatur. Wir sehen also, wie wohl begründet es ist, Patienten bei der Krankengymnastik nicht zu ermüden. Aus diesem Zusammenhang verstehen wir, warum bei schmerzhaften Gelenkerkrankungen, beispielsweise der Hüfte, regelmäßig die Gesäßmuskulatur gehemmt ist und atrophiert, die Hüftbeuger und Adduktoren dagegen verspannt sind. Bei der schmerzhaften Schulter sind der M. deltoideus, die Mm. supra- und infraspinatus gehemmt und atrophieren, die Mm. pectoralis und latissimus dorsi und subscapularis verspannt. Beim schmerzhaften Knie atrophieren die Mm. vasti, während die Ischiokruralmuskulatur verspannt ist.

Wir sehen also, daß muskuläre Fehlsteuerungen nicht zufällig auftreten, sondern gewissen Gesetzmäßigkeiten folgen. Sie äußern sich klinisch in charakteristischer Weise, mit anderen Worten: Sie zeigen sich in regelmäßig wiederkehrenden *Syndromen* (s. 7.5.).

Diese veränderten motorischen Stereotype, diese Dysbalance verschiedener Muskelgruppen, können sich in der Pathogenese vertebragener Störungen erstens statisch und zweitens dynamisch auswirken. Die gestörte *Statik* tritt als typischer Haltungsfehler in Erscheinung:

Wir beobachten dabei Genua recurvata, die Kippung (Anteversion) des Beckens, die hypotone Gesäßmuskulatur, Vorwölbung des Bauches mit lumbaler Hyperlordose, runde Schultern mit nach vorn geschobenem Hals und überstreckten Kopfgelenken. Schon diese statische Fehlbelastung und Fehlhaltung wirkt sich auf die Wirbelsäule aus.

Andererseits ist die gestörte *Dynamik* am besten im Beckenbereich während des Gehens erkennbar. Die veränderten Beziehungen zwischen Hüftbeugern und Rückenstreckern einerseits und Bauchmuskeln und Gesäßmuskeln andererseits (wobei die ersteren verkürzt und verspannt, die letzteren abgeschwächt sind) führt zu einer ständigen leichten Flexionsstellung der Hüfte und einer Anteversion des Beckens mit lumbaler Hyperlordose. Wenn dabei nun eine Hyperextension im Hüftgelenk ausgeführt werden soll, kann der Zug der kontrakten Hüftbeuger nur mit Hilfe einer übertriebenen Rückbeuge (Lordosierung) der Lendenwirbelsäule kompensiert werden. Damit kommt es jedoch zur Verschiebung der Bewegungsachse aus dem Hüftgelenk in die Lendenwirbelsäule, die dadurch im Sinne einer Hypermobilität überbeansprucht wird. Ähnliche Folgen hat die Hypofunktion des M. glutaeus maximus. Dieser Muskel bewirkt normalerweise die Hyperextension der Hüfte am Ende der Standbeinphase des Gehens. Bei seiner Abschwächung muß wie bei Verkürzung der Hüftbeuger (Antagonisten) wieder die Lendenwirbelsäule kompensatorisch überlastet werden.

Die Abduktoren (Mm. glutaei medius et minimus) stabilisieren wie ein Muskelkorsett das Becken beim Gehen von der Standbeinseite her und verhindern dadurch das Schaukeln beim Gang und das Absinken zur Gegenseite. Bei ihrer Abschwächung kommt es zu einem übertriebenen Spiel der Hüften während des Ganges und damit wiederum zu verstärkten Bewegungen der Lendenwirbelsäule (diesmal zur Seite im Sinne der Skoliosierung).

Auf analoge Weise wird beim oberen gekreuzten Syndrom die Halswirbelsäule überlastet, weil hierbei erstens der Schultergürtel vorwiegend durch die an der Halswirbelsäule ansetzenden oberen Fixatoren fixiert wird und nicht durch die unteren, die an der Brustwirbelsäule und am Brustkorb entspringen. Zweitens verschieben sich bei Verspannung des M. pectoralis und Abschwächung der Interskapularmuskeln die Schultern mit Kopf und Hals nach vorn mit weiter zunehmender Vorderlastigkeit des Kopfes und Überlastung der Halswirbelsäule.

Tatsächlich beobachten wir diese Störungen besonders häufig bei Patienten mit vertebragenen Störungen.

Wenn das Beispiel der Beckenmuskulatur zeigt, wie eine Muskelfehlsteuerung zur Überlastung der Lendenwirbelsäule führt, bleibt nun noch zu beschreiben, wie vertebragene Störungen ihrerseits Muskelfehlsteuerungen zur Folge haben können. Es ist vor allem der Schmerz, der den Kranken lehrt, gewisse Bewegungen zu meiden. Von der kortikalen Fixation des Schmerzes wurde schon berichtet (s. 2.3.). Kommt es also bei vertebragenen Schmerzen zu Fehlhaltungen oder Zwangsbewegungen, dann besteht die Gefahr, daß diese Veränderungen der dynamischen motorischen Stereotype auch nach Abklingen der eigentlichen vertebragenen Störung aufrechterhalten bleiben und dann selbst Anlaß klinischer Beschwerden werden können.

An dieser Stelle erscheint es wichtig darauf hinzuweisen, daß schmerzhafte Verspannungen (Trigger-Punkte) genau so in zur Abschwächung wie in zur Verkürzung neigenden Muskeln aufzufinden sind. Die einen sind dann schmerzhaft gehemmt, die anderen schmerzhaft kontrakt.

Man hüte sich, solche Bilder ohne weiteres als Aggravation abzutun. Es gelingt nämlich mitunter der Krankengymnastin in diesen Fällen in wenigen Sitzungen, die Bewegungssperre zu beseitigen. Es besteht aber tatsächlich die Gefahr, gestörte motorische Stereotype mit psychogen gehemmten Bewegungen zu verwechseln. Dies ist durchaus nicht verwunderlich. In beiden Fällen ist ja die Hemmung zentral und ausschließlich funktionell. Da die Stereotypstörung schmerzbedingt entstand, ist sie sogar oft affektbeladen. In manchen Fällen dürfte es sogar angebracht sein, zwischen psychisch und bedingt reflektorisch nicht zu scharf unterscheiden zu wollen. Nicht umsonst haben

wir ja den psychischen Faktor in der Pathogenese betont.

Wieder wollen wir an dieser Stelle an die von JANDA (1978) untersuchte Gruppe von 100 Patienten erinnern, bei denen es nicht möglich war, motorische Stereotypen von befriedigender Qualität zu erreichen. Die neurologische Symptomatik entsprach bei präziser Untersuchung der beim minimalen Hirnschaden von Kleinkindern (s. Kap. 2.) einschließlich psychischer Symptomatik, wie schlechte Konzentrationsfähigkeit, emotionale Labilität und Versagen bei Streßsituationen. Es ist aber für uns entscheidend, daß der auf der Physiologie und Krankengymnastik basierende therapeutische Weg bei unseren Patienten viel fruchtbarer und erfolgreicher ist als die Psychotherapie. Dann hat sogar die Krankengymnastik eine oft vorzügliche psychische Wirkung.

Zusammenfassend ergeben sich folgende Zusammenhänge: Die zentral bedingten Muskelfehlsteuerungen spielen in der Pathogenese der Wirbelsäulenleiden eine wesentliche Rolle. Sie sind aber häufig auch Folge chronischer Wirbelsäulenstörungen und können dann wieder die Grundstörung aufrechterhalten und verstärken.

7.2.1. Atmungsstereotyp und seine Störungen

Wenn auch die Ventilation in erster Linie dem Gasaustausch dient, beruht sie doch auf der Funktion des Bewegungssystems, und die Muskeln, die der Ventilation dienen, haben große Bedeutung für das Bewegungssystem einschließlich der Wirbelsäule.

So wirkt im allgemeinen die Ausatmung entspannend, weshalb wir auch bei der postisometrischen Relaxation meistens die Entspannungsphase in die Ausatmung legen und bei der Stoßmanipulation während der Ausatmung behandeln. Dies ist jedoch eine Vereinfachung, die den Tatsachen nur zum Teil Rechnung trägt. So wissen wir, daß die Bauchmuskulatur gerade durch Ausatmung gegen Widerstand aktiviert wird. Aus der Turnstunde sind wir gewöhnt, die Rumpfrückbeuge mit Einatmung und die Vorbeuge mit Ausatmung zu verbinden. Bei genauer Prüfung zeigt sich aber, daß dies nur für Rück- und Vorbeuge in der Hals- und Lendenwirbelsäule gilt. Bezeichnenderweise gilt gleiches auch für Blickbewegungen nach oben und unten, die ja in der Spontanmotorik der Rumpfrückbeuge bzw. -vorbeuge vorausgehen. Wenn wir eine maximale Rückbeuge der Brustwirbelsäule ausführen wollen, ist das nur bei maximaler Ausatmung möglich, und umgekehrt erreichen wir eine maximale Vorbeuge (Kyphosierung) der Brustwirbelsäule nur während der Einatmung. Das müssen wir auch bei Mobilisations- und Selbstmobilisationstechniken der Brustwirbelsäule berücksichtigen.

An dieser Stelle wollen wir über die Entdeckung der *alternierenden Fixation bzw. Entspannung der Bewegungssegmente der Wirbelsäule* durch GAYMANS (1980) berichten. Der Autor konnte feststellen, daß in allen Bewegungssegmenten der Wirbelsäule entweder die Einatmung eine fixierende und die Ausatmung eine entspannende (mobilisierende) oder umgekehrt die Ausatmung eine fixierende und die Einatmung eine mobilisierende Wirkung hat. Und zwar sind alle »geraden« Segmente (z. B. $C_{0/1}$, $C_{2/3}$) während der Einatmung fixiert und während der Ausatmung entspannt sowie die »ungeraden« (z. B. $C_{1/2}$) während der Ausatmung fixiert und während der Einatmung entspannt. Ausgenommen sind die Segmente C_7 und L_1, die sich sowohl während der (tiefen) Ein- als auch Ausatmung fixieren, und Th_2 und Th_{12}, die sich nicht fixieren. Diese Gesetzmäßigkeit wirkt sich allerdings signifikant und praktisch verwertbar nur bei der Lateroflexion aus. Eine Ausnahme bildet das Segment Okziput / Atlas, das in allen Richtungen bei Einatmung fixiert wird und bei Ausatmung die Mobilisation ermöglicht. Während der Seitneigung ist dieser Effekt überall so augenfällig, daß wir mit seiner Hilfe die Segmentdiagnostik präzisieren

können, beispielsweise zwischen $C_{2/3}$ und $C_{3/4}$ oder $Th_{5/6}$ oder $Th_{6/7}$.

Bei diesem GAYMANSchen Phänomen handelt es sich um eine Atemsynkinese. Als solche sollten wir natürlich nicht die allgemein fazilitatorische Wirkung der Einatmung oder hemmende Wirkung der Ausatmung bezeichnen, sondern nur dann von Atemsynkinese sprechen, wenn eine Atemphase die Bewegung spezifisch fazilitiert und die andere spezifisch hemmt, aber auch umgekehrt die Bewegung die Ein- bzw. Ausatmung fazilitiert oder hemmt. So etwas gilt z. B. vom Blick nach oben oder der Aufrichtung und der Einatmung und dem Blick nach unten sowie der Rumpfbeuge und der Ausatmung. Bei der Rumpfdrehung im aufrechten Sitz geht Drehung zur Seite mit Einatmung einher und kann durch Ausatmung gebremst werden. Anheben der Zehen gegen Widerstand fazilitiert (meist) die Einatmung, Druck der Zehen nach unten die Ausatmung (es ist also möglich, einen Ton etwas länger zu halten, wenn man die Zehen auf den Boden drückt). Der M. sternocleidomastoideus und die Scaleni aktivieren sich während der Einatmung und entspannen während der Ausatmung. Auch diese Atemsynkinesen weisen auf die engen Beziehungen von Atmung und Bewegungsapparat hin. Die Yogapraxis bedient sich vieler solcher Synkinesen, z. B. verschiedener Hand- und Fingerstellungen, um einmal mehr die Bauchatmung, dann die Brustatmung zu fazilitieren (hemmen). Praktisch bedeutsam ist auch, daß die Kaumuskulatur während der Ausatmung fazilitiert und während der Einatmung, (z.B. beim Gähnen) gehemmt wird.

Weiterhin wollen wir darauf hinweisen, daß bei geforderter maximaler Muskelleistung der Atem in Einatmungsstellung angehalten wird, beispielsweise wenn man zu einem Schlag ausholt, eine Last hebt, ja sogar wenn man eine kurze Strecke durchläuft, also unter Bedingungen, unter denen ein erheblicher Sauerstoffverbrauch zu erwarten ist. In unerwarteten Situationen, die beispielsweise plötzliches Bremsen beim Auto-

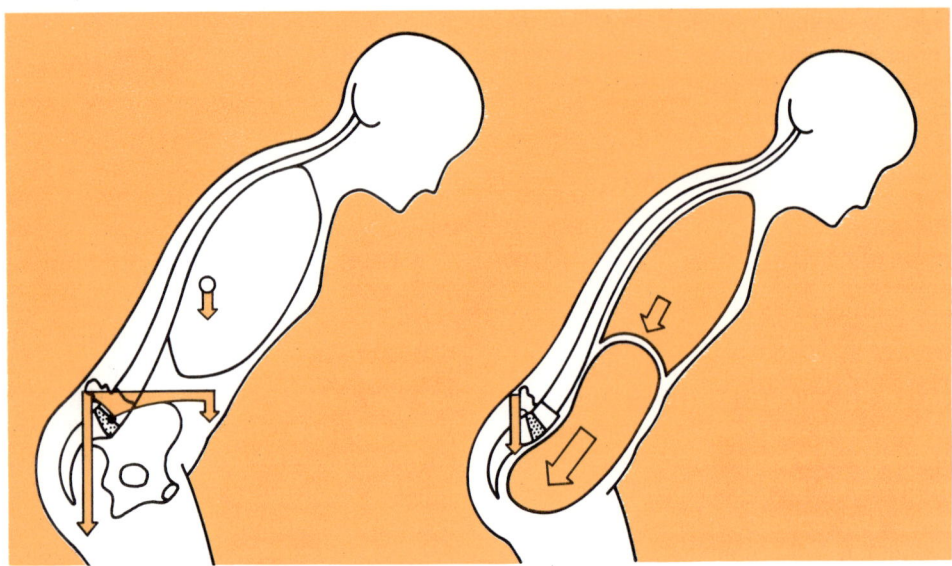

Abb. 204   Belastung der LWS ohne und mit Berücksichtigung der Lastübertragung über die Bauchhöhle
auf das Becken (nach MORRIS, aus KAPANDJI, Physiology of the Joints)

fahren erfordern, wird der Atem in der Phase angehalten, die in dem Augenblick erreicht war. Worin liegt die Bedeutung der genannten Tatsachen?

MORRIS und Mitarb. zeigten (1961), daß die Wirbelsäule ventral durch das Zwerchfell abgestützt ist, wobei die Bauchhöhle einen mit Flüssigkeit gefüllten und deshalb nicht komprimierbaren Raum darstellt, dessen vordere Wand durch die Bauchmuskulatur und dessen Boden durch den muskulären Beckenboden gebildet wird. Tatsächlich kann während des Gewichthebens elektromyographisch eine Aktivität der Bauchmuskeln festgestellt werden (Abb. 204). SKLÁDAL konnte beobachten (1970), daß sich das Zwerchfell von Versuchspersonen abflacht, also kontrahiert, sobald sie sich auf die Fußspitzen stellen. Er deutete dieses Phänomen folgerichtig als posturale Reaktion. Wir stellen uns auf die Fußspitzen, wenn wir uns zum Sprung oder schnellen Lauf vorbereiten. Deshalb bezeichnete er das Zwerchfell als einen »Atemmuskel mit posturaler Funktion« und die Bauchmuskulatur als »posturale Muskeln mit Atemfunktion«. Die Be-

deutung des Atemanhaltens (»Valsalva«) während einer Muskelleistung besteht offenbar darin, daß auf diese Weise der menschliche Körper seine maximale posturale Stabilität erreicht.

Es versteht sich allerdings von selbst, daß die posturale Funktion der Atemmuskeln auch bei ruhiger Atmung bei aufrechter Haltung weiterbesteht. Während entspannter Ausatmung strömt die Luft lediglich durch die Elastizität der Lunge heraus. Dies ist bei Atmung gegen Widerstand nicht mehr der Fall. Schreie wie »Hurra!«, »Hau-ruck!« bei Kampf oder Arbeit, bei Skispringen oder Judo weisen auf die Bedeutung der Anspannung der Bauchmuskeln und des Zwerchfells während muskulärer Anstrengung hin.

Komplizierter erscheinen die Verhältnisse während der Einatmung. Besonders gilt dies für die Thoraxerweiterung. Diese wird allgemein der Aktivität der äußeren Interkostalmuskeln zugeschrieben. Nicht weniger wichtig erscheint die Kontraktion des muskulären Anteils des Zwerchfells, das die unteren Rippen bei gleichzeitiger Spannung der Bauchmuskulatur hebt (CAMPBELL und

Mitarb. 1970; KAPANDJI 1974). So erklärt sich auch die Aktivität der Bauchmuskulatur während der Einatmung bei aufrechter Haltung (BASMAJIAN 1962; CAMPBELL 1970), und so ist die Erweiterung des Brustkorbs von unten bei richtiger Atmung während der aufrechten Haltung (PAROW, GAYMANS) zu erklären.

Abschließend ist zu sagen, daß unter posturaler Belastung die Atemtätigkeit auch posturale Stabilität gewährleistet, die durch Anhalten der Atmung erheblich gesteigert wird. Dies gilt jedoch nur bei richtigem Atmungsstereotyp, wie ihn PAROW oder GAYMANS (»A«-Atmung) beschreiben. Bei diesem Typ der Atmung erweitert sich der Brustkorb von unten in den Flanken und wird nicht hochgezogen, die Schultern bleiben entspannt. An den oberen Rippen kommt es weniger zum Anheben als zu einer Dorsalrotation (GAYMANS). Vor allem bei diesem »A«-Atmungstyp beobachtete GAYMANS die alternierende Fixation und Lockerung benachbarter Bewegungssegmente während der Ein- und Ausatmung. Deshalb schreibt er diesem Atemtyp eine mobilisierende Wirkung zu. Bei der »B«-Atmung nach GAYMANS fehlt die Thoraxerweiterung und auch die mobilisierende Wirkung der Atmung auf die Wirbelsäule. Diese ist allerdings *im Liegen* physiologisch, besonders dann, wenn sie mit Bauchatmung einhergeht.

Welches sind nun die wesentlichsten uns bekannten *Fehlsteuerungen*? An erster Stelle wollen wir die Unfähigkeit des Patienten nennen, seine Bauchmuskulatur anzuspannen während der Vorbeuge und des Hebens. Dies können wir jeweils tasten. Mitunter sehen wir sogar, wie sich während des Aufrichtens der Bauch noch stärker vorwölbt. Die Wirbelsäule verliert dadurch ihre wichtigste Stütze.

An zweiter Stelle nennen wir die ungenügende Erweiterung des Thorax während der Einatmung, wobei der Patient in Bauchlage nicht fähig ist, in die hintere Brustwand zu atmen, auch wenn *keine Blockierungen* bestehen. In solchen Fällen muß mit rezidivierenden Blockierungen im Bereich der Brustwirbelsäule gerechnet werden.

Als dritte bedeutsame Fehlsteuerung wollen wir die thorakale Hochatmung anführen: Hier wird der Thorax, statt sich zu erweitern, mit Hilfe der zervikalen »auxiliären« Atemmuskeln *hoch*gezogen, wobei die Bauchatmung oft fehlt. In den schwersten Fällen besteht dieser Atemtyp schon bei Ruheatmung, sogar im Liegen. Begreiflicherweise kommt es dabei zu einer Überlastung und Verspannung der oberen Schultergürtelfixatoren, insbesondere der Mm. scaleni (s. Abb. 254). Diese Störung ist auch vom Standpunkt der Lungenventilation sehr ungünstig und kann Ursache von Kurzatmigkeit sein. Dadurch wird die Halswirbelsäule noch mehr überlastet. Diese Störung kommt einseitig vor, wobei wir das rezidivierende Zervikalsyndrom auf der betreffenden, bei der Einatmung hochgezogenen Seite vorfinden (Abb. 205).

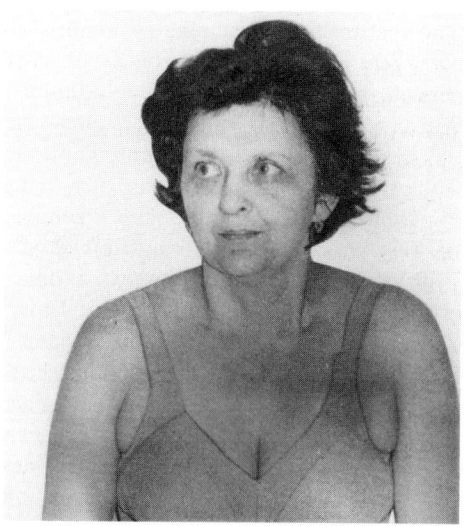

Abb. 205 Hochatmung mit deutlich erkennbarer Verspannung der oberen Anteile der Mm. trapezii und der Mm. sternocleidomastoidei, tiefe obere Schlüsselbeingruben

7.3. Indikationen für die Krankengymnastik bei vertebragenen Störungen

Wann und wie verordnen wir das gezielte Heilturnen, dessen Aufgabe es ist, Muskelfehlsteuerungen, d. h. gestörte dynamische Haltungs- und Bewegungsstereotype, zu beseitigen? Bei der Unzahl »Gesunder« mit Haltungsfehlern und fehlgesteuerter Muskelfunktion ist es unerläßlich, eine Auswahl zu treffen. Dies um so mehr, als das Heilturnen zeitraubend und deshalb kostspielig ist.

Wie gesagt, ist die wichtigste Vorbedingung eine genaue Diagnose der Fehlsteuerung, d. h., daß ihr Mechanismus geklärt ist und ein übersichtlicher Behandlungsplan besteht. Ohne diese Voraussetzung ist die Krankengymnastik nicht nur zeitraubend und kostspielig, sondern auch noch unwirksam. Das führt dann letzten Endes dazu, daß die ganze Krankengymnastik in Mißkredit gerät.

An erster Stelle ist eine – wenn auch nicht sehr große – Gruppe von Kranken zu nennen, bei denen das gezielte Heilturnen überhaupt die einzig wirksame Therapie ist.

Es handelt sich um Patienten, die in Ruhe schmerzfrei sind und bei denen keine Funktionsstörung der Wirbelsäule erkennbar ist. Erst unter Belastung treten infolge von Fehlsteuerungen (Fehlhaltung, Muskelinkoordination) Schmerzen auf, die als Ermüdungsschmerzen aufgefaßt werden können. So kommt es zu Kreuzschmerzen bei schlaffer Bauchmuskulatur und Hyperlordose oder zu Kopfschmerzen bei Hartspann der oberen Schultergürtelfixatoren (oberer Anteil des M. trapezius und M. levator scapulae) und Abschwächung der unteren Fixatoren (unterer Anteil des M. trapezius und M. serratus anterior). Meistens liegen die Dinge allerdings nicht so einfach. Vielmehr finden wir dann gleichzeitig Wirbelblockierungen, mitunter sogar Wurzelreizung, Muskelhartspann, Hyperalgesiezonen, also alle diejenigen Störungen, die nicht nur Folge, sondern

auch Ursache von Fehlsteuerungen sein können. Da die Störung der dynamischen motorischen Stereotype oft die Folge von Schmerzafferenzen aus der Peripherie ist, hat es im allgemeinen wenig Sinn, mit dem Heilturnen zu beginnen, wenn diese Afferenz noch besteht; solange nämlich die Störung in der Peripherie, z. B. an der Wirbel-´ säule, nicht behoben ist, *bekräftigt* jede schmerzauslösende Bewegung den pathologischen Stereotyp, den wir eigentlich mit dem Heilturnen beseitigen wollen. Es ist natürlich eine Illusion zu glauben, daß eine Wirbelblockierung, deren wir mit gezielten Manipulationen nicht Herr wurden, einfach »weggeturnt« werden könne. Unter diesen Bedingungen können wir, wie noch gezeigt wird, keinen klaren Muskelbefund erheben, keine Diagnose stellen und somit nicht einmal die erste Bedingung für die richtige Indikationsstellung erfüllen. Bei schmerzhafter Afferenz aus der Peripherie sind nämlich die Haltung, der Bewegungsablauf, ja sogar die Muskelkraftproben durch den Schmerz verzerrt, und wir können nicht unterscheiden, was Folge des Wirbelsäulensyndroms ist und was tatsächlich einer zentralen Fehlsteuerung zuzuschreiben ist.

Wir indizieren also das aktive Heilturnen erst dann, wenn der akute Schmerzzustand behoben und die Funktion der Wirbelsäule, zumindest die passive, wiederhergestellt worden ist. Dann haben wir oft einen Befund vor uns, der dem bei Patienten mit reinen Ermüdungsschmerzen analog ist. Daß in solchen Fällen eine Rezidivgefahr besteht, liegt auf der Hand.

Die häufigste Indikation für das aktive gezielte Heilturnen ist also die diagnostizierte Fehlsteuerung nach Behandlung der akuten Erkrankung und vor allem, wenn Rezidivgefahr besteht. Diese ist besonders groß, wenn der Patient körperlichen Anstrengungen oder Haltungen ausgesetzt ist, die für ihn schädlich sind. Das gilt nicht nur für Patienten, die Lasten heben müssen, sondern beispielsweise auch für Stenotypistinnen, die ihre Schmerzen meist Fehlhaltungen verdanken und die, wenn sie umlernen, ohne Ermüdung und schmerzfrei Maschine schreiben können. Bei vielen Patienten kennen wir die Rezidivgefahr, weil sie in der Vergangenheit schon wiederholt Rezidive hatten. In anderen Fällen ist wieder der Befund an der Muskulatur so erheblich, die Fehlsteuerung also so markant, daß wir sie als solche für gefährdend erachten müssen.

Wie wir schon betonten, ist die Umarbeitung von dynamischen motorischen Stereotypen schwierig. Deshalb ist es im allgemeinen aussichtsreicher, das Heilturnen bei jüngeren Patienten durchzuführen, da hier das Nervensystem noch plastischer ist. Andererseits wird es bei fettleibigen Patienten im höheren Alter und allgemein schlaffer Muskulatur selbst bei bestem Willen auf beiden Seiten mitunter schwierig sein, etwas zu erreichen. Man muß die Grenzen abschätzen können, jenseits derer das Heilturnen kaum noch wirksam ist. Manchmal ist die Gewichtsabnahme eine vernünftige Vorbedingung. Sie zeigt zumindest den guten Willen des Patienten. In dieser Hinsicht spielt das therapeutische Ziel eine Rolle: Wieweit wollen wir uns dem Ideal nähern? Manchmal begnügen wir uns damit, nur die wesentlichste pathogene Fehlsteuerung zu beseitigen, um den Patienten rezidivfrei zu machen, und lassen weitere Störungen unbeachtet.

Kontraindikationen im strengen medizinischen Sinn gibt es kaum, es sei denn ein schweres Herzleiden. Die praktisch wichtigste Kontraindikation ist schlechte Mitarbeit. Hier ist sogar eine gewisse Strenge angezeigt; der Kranke muß sich dessen bewußt sein, daß der Erfolg zum großen Teil von ihm selbst abhängt. Mangelhafte Mitarbeit ist nicht selten ein wichtiger Hinweis, daß kein echtes Interesse an der Genesung besteht und eine weitere Behandlung daher sinnlos ist. Eine übungstechnische Kontraindikation besteht bei Substitution, d. h. für die Übungen, bei denen der Patient den Muskel, den wir stärken wollen, durch einen anderen ersetzt (substituiert). Wenn wir das

zulassen, übt der Kranke seine Inkoordination, statt sie sich abzugewöhnen, und erhärtet damit den pathologischen Stereotyp.

In Zukunft mag die Indikation des aktiven gezielten Heilturnens bei Jugendlichen und Kindern aus Gründen der Prävention eine zunehmende Rolle spielen, zur Zeit dürfte sie noch zu umständlich und zeitraubend sein, um eine praktische Bedeutung zu haben. Sie wäre allerdings schon jetzt von großem wissenschaftlichem Interesse.

7.4. Untersuchungsgang und kinesiologischer Status

Eine grundlegende Schwierigkeit für die Befunderhebung besteht zweifellos darin, daß uns festgelegte Normen hier noch fehlen. Es gibt keine genauen Normalwerte der Muskelfunktion, geschweige denn für die Muskelkoordination. Deshalb fehlt eine anerkannte Syndromologie muskulärer Fehlsteuerungen. Zudem ist die Untersuchung mit ausschließlich klinischen Methoden ungenau, eine detaillierte Untersuchung mit Hilfe der Polyelektromyographie ist zwar genauer, aber derart mühsam und zeitraubend, daß sie praktisch kaum in Frage kommt.

Obwohl die Neurologie in wissenschaftlicher Hinsicht noch am ehesten der muskulären Steuerung gerecht wird, ist auch der neurologische Status diesbezüglich unzureichend und für unsere Zwecke unbrauchbar.

Der kinesiologische Untersuchungsgang soll folgendes umfassen:

1. den geläufigen *neurologischen* Status,

2. die Untersuchung der Muskelkraft mit Hilfe der Muskelfunktionsprüfung und ihrer Modifikationen, im folgenden als *Muskeltest* bezeichnet,

3. Untersuchung *verkürzter* Muskeln, Faszien usw.,

4. Untersuchung der Hypermobilität,

5. Untersuchung der *Haltung* im Stehen und Sitzen,

6. Untersuchung einfacher *Bewegungen*,

7. Untersuchung des *Gehens* einschließlich seiner Modifikationen: Zehen- und Fersengang mit hängenden oder erhobenen Armen, d. h. in ungewohnter Haltung.

Was den *neurologischen* Untersuchungsgang anbelangt, haben wir hier nichts hinzuzufügen. Es mag wichtig sein, vegetative Stigmata und die Zeichen spasmophiler Diathese (erhöhter idioneuraler Reizbarkeit) zu berücksichtigen, weil unserer Erfahrung nach solche Personen auch in ihren motorischen Stereotypen Abweichungen aufweisen.

Der *Muskeltest* diente ursprünglich der Kraftprüfung bei peripheren Paresen, insbesondere bei der Poliomyelitis, später zunehmend auch bei anderen schlaffen Lähmungen. Wir untersuchen mit dieser Methode einzelne Muskelgruppen und ihr gegenseitiges Verhältnis auch bei Gesunden. Hier ist der Ausgangspunkt der Untersuchung im Einzelfall. Dabei erkennt der Geübte gleichzeitig schon Inkoordinationen, die uns bei der Untersuchung komplizierter Bewegungen entgehen könnten.

Um die Muskelkraft zu untersuchen, können wir isometrisch oder isotonisch vorgehen. Bei der isometrischen Prüfung befindet sich die Kraft des Untersuchten mit der des Untersuchers im Gleichgewicht. Bei der isotonischen Untersuchung kann die Kraft des Untersuchers oder die des Untersuchten größer sein. In beiden Fällen soll der Untersucher seine Kraft möglichst konstant halten. Im ersten Fall sprechen wir von exzentrischer, im zweiten von konzentrischer Bewegung. Beim Muskeltest handelt es sich um konzentrische Bewegung, die es ermöglicht, daß neben der Kraft auch die Koordination der Bewegungen festgestellt werden kann. Diese werden nach Möglichkeit so gewählt, daß sich an ihnen lediglich eine einzige Muskelgruppe beteiligt, die klinisch genau definiert ist. Die Lagerung und Bewegungsrichtung müssen unbedingt eingehalten werden, damit bei der Wiederholung die Ergebnisse vergleichbar sind. Dabei erhalten wir nicht absolute, sondern relative Werte. Die

Muskelkraft wird dabei auf sechs Grade abgestuft:

Grad 0 bedeutet völliges Fehlen einer Muskelfunktion,

Grad 1 minimale Willkürkontraktion – lediglich Anspannung ohne Bewegungseffekt,

Grad 2 die Fähigkeit, unter Ausschluß der Schwerkraft eine Bewegung auszuführen,

Grad 3 die Fähigkeit, eine Bewegung gegen die Schwerkraft, nicht jedoch gegen Widerstand auszuführen,

Grad 4 und 5 die Fähigkeit, eine Bewegung gegen Widerstand auszuführen, wobei Grad 4 allerdings nur geringen Widerstand voraussetzt und *erst Grad 5* die volle normale Muskelkraft anzeigt.

Wenn wir von Paresen infolge von Wurzelkompression absehen, kommen bei unseren Kranken vor allem Abschwächungen innerhalb von Grad 4 und vereinzelt von Grad 3 in Betracht. Deshalb ist für uns die Abstufung zwischen Grad 4 und 5 zu grob, und wir verwenden oft modifizierte Untersuchungsverfahren, die uns in diesem Bereich genauer informieren. Wir können uns deshalb bei der späteren Beschreibung hier auf die Grade 3, 4 und 5 des Muskeltestes beschränken. Wer den ganzen Muskeltest beherrschen will, muß zu den entsprechenden Lehrbüchern greifen. Wir werden lediglich die für unsere Zwecke notwendigen Prüfungen und die dabei vorteilhaften Modifikationen beschreiben.

Zunächst sollen einige Grundsätze für die Muskelfunktionsprüfung genannt werden, die immer peinlich genau beachtet werden sollten. Zuerst ist es eine stets gleiche *Lagerung* des Patienten. Wird diese nicht eingehalten, sind die Ergebnisse nicht vergleichbar. An zweiter Stelle ist die *Fixation* zu nennen. Die Art der Fixation bestimmt die Muskelgruppe oder -gruppen, die wir untersuchen. Je nachdem, wie wir fixieren, verhindern oder ermöglichen wir die Substitution. An dritter Stelle steht die *gleichbleibende Geschwindigkeit und Richtung* der Bewegung. Dabei muß die Bewegung im gesamten Bewegungsausmaß gegen konstanten

Widerstand getestet werden. Er darf z. B. nicht erst in der Endphase der Bewegung in Erscheinung treten. Es ist vollkommen verfehlt, die Extremität des Kranken in eine Endstellung zu bringen und in dieser Stellung seinen Widerstand (isometrisch) zu prüfen. Wir können so niemals Koordinationsstörungen und kleinere Unterschiede erkennen.

Ganz bestimmte Muskeln und Muskelgruppen interessieren bei Kranken mit Funktionsstörungen im Bewegungssystem besonders. Im Bereich der unteren Extremität ist es die Oberschenkelmuskulatur, vor allem aber die Muskulatur der Hüfte (die Gesäßmuskulatur mit genauester Unterscheidung zwischen M. glutaeus maximus, medius und M. tensor fasciae latae, die Flexoren des Hüftgelenks und die Außen- und Innenrotatoren). Am Rumpf interessieren uns die Bauchmuskeln (nicht nur der M. rectus abdominis, sondern auch die Mm. obliqui und der M. transversus abdominis) und die Rückenmuskulatur (M. quadratus lumborum und M. erector spinae). Im Bereich des Brustkorbs haben die Mm. rhomboidei, serratus anterior, der untere Anteil des M. trapezius und der M. latissimus dorsi und endlich der M. pectoralis Bedeutung. Am Hals sind die Beugermuskeln (sowohl die tiefen Beuger als auch die Mm. sternocleidomastoidei und scaleni) und besonders die Nackenmuskulatur und die Aufhängemuskeln des Schultergürtels (oberer Anteil des M. trapezius und M. levator scapulae) wichtig.

Wie schon bei der Besprechung der motorischen Stereotype und der häufigen Dysbalance zwischen Flexoren und Extensoren erläutert wurde, zeigt unsere Erfahrung bei der Muskelfunktionsprüfung, daß eine gewisse Gesetzmäßigkeit für die Störungen der einzelnen Muskelgruppen besteht, so daß wir sogar von Syndromen sprechen wollen. Die praktische Folge aus dieser Erfahrung besteht darin, daß wir bei unseren Kranken mit »nicht paretischen Muskelfunktionsstörungen« nur die zur Hemmung neigenden Muskelgruppen mit dem eigentlichen Muskeltest

(einschließlich seiner Modifikationen) untersuchen, um die Abschwächung möglichst genau festzustellen, während wir bei den übrigen Muskeln auf die *Verkürzung* achten. Wir werden deshalb im Untersuchungsgang der einzelnen Muskelgruppen für die physiologischen Flexoren (posturaler Muskel) vor allem die Untersuchung der Muskelverkürzung beschreiben und den eigentlichen Muskeltest, wenn wir es für zweckmäßig erachten, in Kleindruck dazusetzen.

7.4.1. Konstitutionstyp

Bei der Gestaltung von Muskelfunktionsstörungen spielt der Konstitutionstyp der Patienten eine erhebliche Rolle. Wir unterscheiden vom Bewegungssystem her vor allem einen *hypermobilen* (konstitutionelle Hypermobilität) und einen *hypomobilen* (steifen) Typ. Kommt es bei diesen Typen zu Fehlsteuerungen, werden im ersteren Fall vor allem abgeschwächte Muskelgruppen, also eine Hemmung der vorwiegend phasischen Muskulatur, bedeutungsvoll, im letzteren beobachten wir dagegen in erster Linie Verkürzungen der vorwiegend posturalen Muskulatur.

Trotz der noch erheblichen Lücken in unserem Wissen um die muskuläre Steuerung können wir zahlreiche klinisch wichtige muskuläre Fehlsteuerungen erkennen und sogar gewisse Kombinationen als Syndrome diagnostizieren und erklären. Wegen dieser oft typischen Bilder ist die Untersuchung für den Erfahrenen nicht einmal zeitraubend und bildet die Grundlage des gezielten aktiven Heilturnens.

7.4.2. Prüfung der einzelnen Muskelgruppen

7.4.2.1. Muskeln an der unteren Extremität

An erster Stelle prüfen wir regelmäßig die *Dehnbarkeit des M. triceps surae*, weil er als vorwiegend posturaler Muskel zur Verkürzung neigt. Der verkürzte M. triceps surae führt zur Einschränkung der Dorsalflexion im Talokruralgelenk. Wenn sowohl der M. gastrocnemius als auch der M. soleus verkürzt sind, finden wir diese Einschränkung bei gebeugtem und gestrecktem Knie. Als Test lassen wir den Patienten hinhocken, wobei er die Ferse nicht vom Fußboden heben darf. Muß er die Ferse beim Hocken anheben, ist der M. triceps surae einschließlich

des M. soleus verkürzt (Abb. 206). Bleibt die Verkürzung auf den M. gastrocnemius beschränkt, was bei der überaus häufigen Verkürzung der Kniebeuger meistens der Fall ist, dann ist die Dorsalflexionshemmung des Fußes nur bei gestrecktem Knie nachweisbar. Wir erkennen sie, wenn beim Vergleich der Dorsalflexion des Fußes einmal bei gebeugtem und dann bei gestrecktem Knie ein deutlicher Unterschied besteht (Abb. 207).

Als nächste Gruppe prüfen wir die schon genannten *ischiokruralen Muskeln*. Sie sind wohl am häufigsten Ursache eines vergrößerten Finger-Boden-Abstandes. Sie verursachen den sogenannten Pseudo-Lasègue und werden in entsprechender Weise geprüft (Abb. 208). Es genügt hier allerdings nicht, wie bei der eigentlichen Lasègueschen Probe nur das gestreckte Bein zu heben (eigentlich

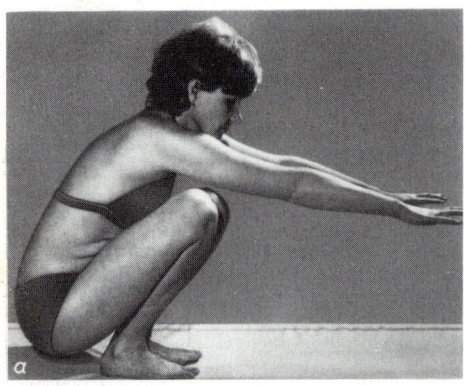

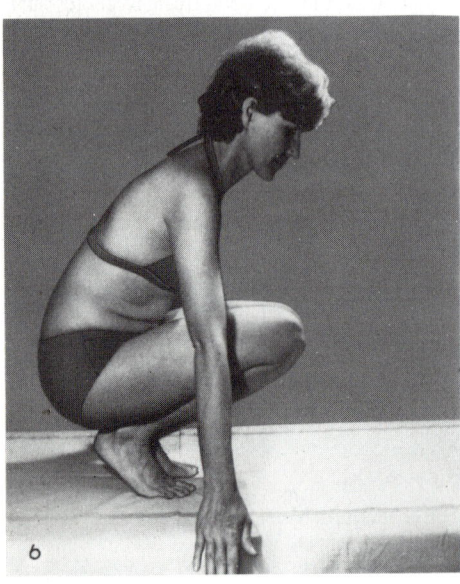

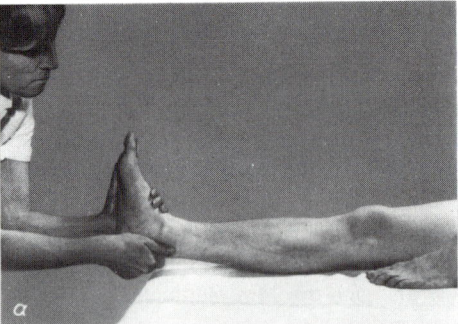

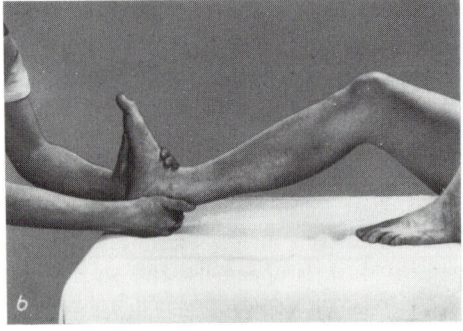

Abb. 206 Orientierende Prüfung des M. soleus auf Verkürzung. *a* Normal dehnbarer Muskel; *b* Anheben der Ferse beim Hinhocken als Zeichen der Verkürzung

Abb. 207 Prüfung der Dehnbarkeit des M. triceps surae unter Dorsalflexion des Fußes *a* bei gestrecktem, *b* bei gebeugtem Knie. Ein deutlicher Unterschied zeigt, daß der M. gastrocnemius stärker verkürzt ist als der M. soleus

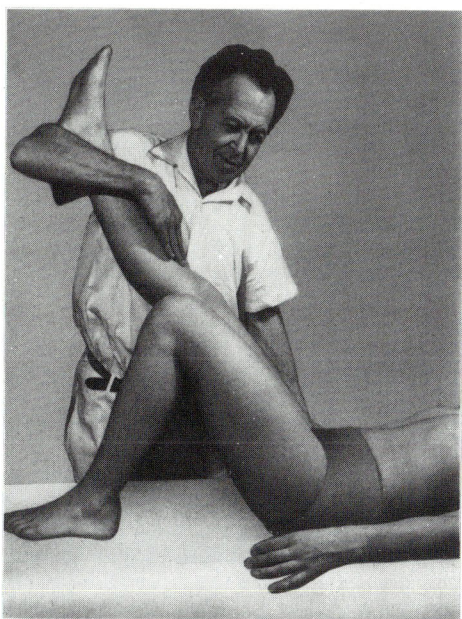

Abb. 208 Prüfung der Ischiokruralmuskulatur auf Verkürzung (Pseudo-LASÈGUE). Um das Becken in Neutralstellung zu bringen, ist das gegenseitige Bein leicht angebeugt

tension) im Hüftgelenk in Bauchlage, um so am besten den eingewöhnten Stereotyp des Patienten zu erkennen (Abb. 209 a). Auf Grund elektromyographischer Untersuchungen wissen wir heute, daß die Rückbeuge im

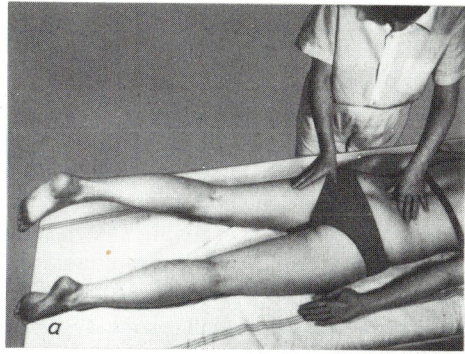

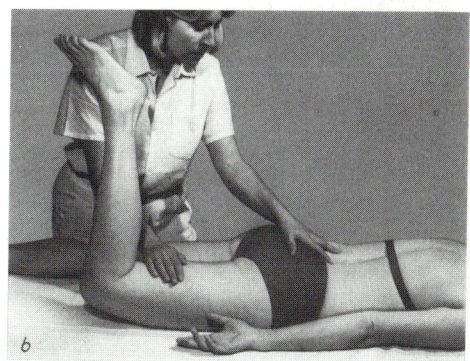

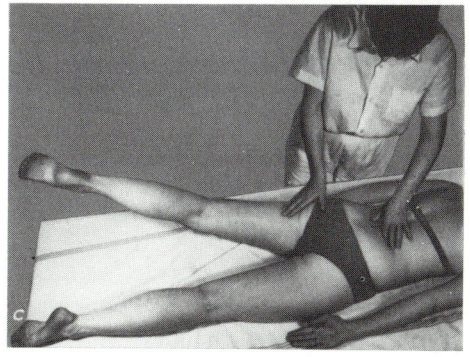

in der Hüfte zu beugen), sondern wir müssen das andere Bein auf der Unterlage fixieren und den Winkel zwischen Oberschenkel und Unterlage messen, sobald wir beim Heben Widerstand feststellen. Der Patient selbst empfindet diesen Widerstand als Spannung in der Kniekehle und dorsal im Oberschenkel, nicht jedoch als heftigen Schmerz im Bein und Kreuz, wie bei der eigentlichen LASÈGUEschen Probe. Wenn wir das andere Bein nicht fixieren, dann müssen wir in dem Augenblick ablesen, in dem es sich ebenfalls von der Unterlage hebt. Als normal bezeichnen wir die Kniebeuger, wenn man ohne Spannung 80° Flexion in der Hüfte erreicht. Über 120° sollte man sie als erheblich überdehnbar (hypermobil) ansehen.

7.4.2.2. Hüftmuskulatur

Ehe wir den eigentlichen Muskeltest beim *M. glutaeus maximus* ausführen, untersuchen wir die aktive Rückbeuge (Hyperex-

Abb. 209 Untersuchung des M. glutaeus maximus in Bauchlage durch Dorsalflexion (Hyperextension) des Hüftgelenks a bei gestrecktem Bein, b bei gebeugtem Bein und c bei Außenrotation durch Inspektion bzw. Palpation

Hüftgelenk durchaus nicht nur eine Funktion des M. glutaeus maximus ist, sondern durch das Zusammenspiel der Ischiokruralmuskulatur (Kniebeuger), des M. glutaeus maximus und der Rückenstrecker zustande kommt. Als Hauptmuskel ist dabei nicht der M. glutaeus, sondern die ischiokrurale Gruppe anzusehen, von der auch die Bewegung eingeleitet wird. Allerdings soll die Kontraktion des M. glutaeus maximus augenblicklich der Ischiokruralmuskulatur folgen und ausgiebig sein. Bei der (häufigen) Hemmung des M. glutaeus maximus beobachten wir, daß sich seine Kontraktion deutlich verspätet, so daß er förmlich übersprungen wird und nach der Ischiokruralmuskulatur sofort eine übertriebene Kontraktion am M. erector spinae erkennbar wird. Wir können dies sehen, noch zuverlässiger aber tasten, indem wir mit einer Hand die Kontrak-

tion der Ischiokruralmuskeln am Oberschenkel palpieren, den M. glutaeus maximus mit dem Daumen und den Rückenstrecker beiderSeiten mit den übrigen Fingern der anderen Hand beurteilen. Bei gebeugtem Knie und durch Außenrotation wird der M. glutaeus maximus gefördert, und die Ischiokruralmuskulatur ist weniger aktiv (Abb. 209 c). Der eigentliche Muskeltest wird dann ebenfalls in Bauchlage, bei gebeugtem Knie und fixiertem Becken ausgeführt. Wir leisten während der ganzen Bewegung Widerstand, indem wir von dorsal gegen die Oberschenkelrückseite drücken. Natürlich werden stets beide Seiten verglichen.

In Frage kommt auch ein modifizierter Test, bei dem nicht nur die Hyperextension zur Prüfung benutzt wird. Der Patient befindet sich in Bauchlage so am Ende der Bank, daß beide Beine herunterhängen und die

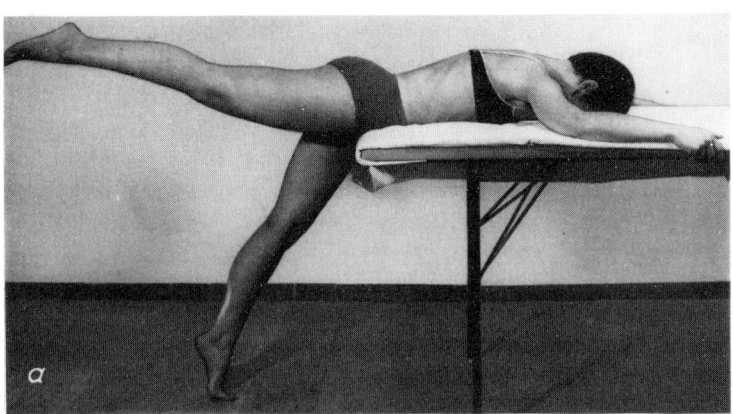

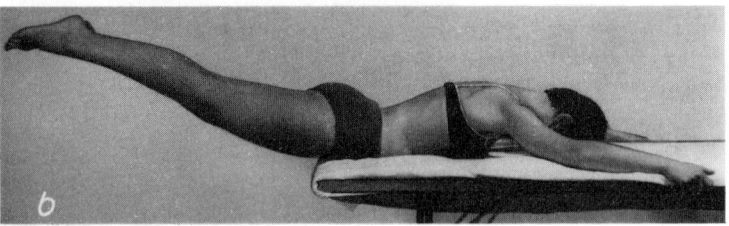

Abb. 210 Untersuchung des M. glutaeus maximus durch Hyperextension bei frei hängenden Beinen in Bauchlage (Inspektion). *a* Einseitige Prüfung unter der Beachtung, ob das Bein über die Horizontale gehoben wird, ob es zur Seite abweicht und wann und wie kräftig sich der M. glutaeus maximus anspannt; gleichzeitiges leicht gespreiztes Anheben und Halten beider Beine, wobei auch beachtet wird, ob eines stärker absinkt

Füße den Boden berühren. Dabei hält er sich auf beiden Seiten am Bankrand fest. In dieser Stellung lassen wir nun jeweils ein Bein heben (Abb. 210 a) und leisten durch Druck auf das untere Drittel des Oberschenkels von oben (dorsal) her Widerstand. Wir können diese Bewegung auch ohne Widerstand untersuchen und erkennen bei Inkoordination eine übertriebene Seitenabweichung. Zuletzt können wir ohne Widerstand beide Beine gleichzeitig heben lassen und sehen dabei, welches Bein zurückbleibt oder frühzeitig absinkt (Abb. 210 b).

Den *M. glutaeus medius* testen wir in Seitenlage. Das untenliegende Bein wird leicht gebeugt, und wir fordern zunächst den Kranken auf, das Bein seitwärts zur Decke abzuspreizen. Wir beeinflussen die Bewegung zunächst nicht und beobachten entweder eine reine Abduktion (Abb. 211 a) oder eine gleichzeitige Hüftbeuge, bei der das Bein außenrotiert wird. Nur im ersten Fall handelt es sich um eine echte Abduktion mit Hilfe der Abduktoren (M. glutaeus medius und minimus) bei gleichzeitiger Anspannung des M. tensor fasciae latae. Im zweiten Fall besteht eine Inkoordination mit Substitution durch den M. tensor fasciae latae (Abb. 211 b).

Dabei empfiehlt es sich, die Aktivität der beiden Muskeln, d. h. des Glutaeus medius und des Tensor fasciae latae, auch direkt zu tasten. Wir stehen hinter dem Rücken des Patienten und palpieren mit dem Daumen die Kontraktion des Glutaeus medius unterhalb des Beckenkamms genau seitlich und mit dem Zeigefinger den Tensor fasciae latae unterhalb des vorderen Darmbeinstachels. Im Normalfall kontrahieren sich beide Muskeln gleichzeitig und sind ungefähr gleich stark angespannt. Bei Inkoordination ist die Kontraktion des Glutaeus medius schwächer oder gar nicht tastbar.

Den eigentlichen Test führen wir dann so aus, daß wir am unteren Drittel des Oberschenkels von oben lateral Widerstand leisten und das Becken so fixieren, daß eine Substitution unmöglich wird (Abb. 211 c).

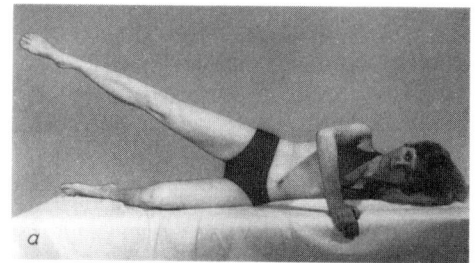

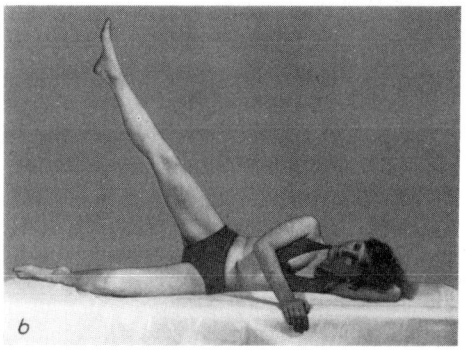

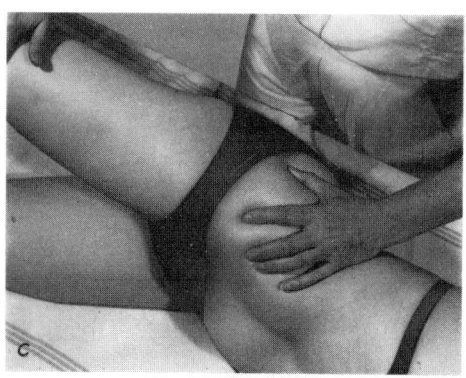

Abb. 211 Untersuchung der Hüftabduktion in Seitenlage (M. glutaeus medius und Minimus). *a* Reine Abduktion bei korrekter Ausführung; *b* falsche Abduktion (Inkoordination) durch Substitution der Hüftbeuger, vor allem des M. tensor fasciae latae; *c* der eigentliche, »klassische« Abduktorentest

Bei den *Hüftbeugern* haben wir wieder vor allem die Verkürzung zu prüfen. Diese erkennen wir oft schon bei der Testung des M. glutaeus maximus, denn sie macht sich durch eine Behinderung der Hüftextension kenntlich. Es handelt sich um die Mm. iliopsoas, rectus femoris und tensor fasciae latae. Technisch entspricht die Prüfung dem MENNELLschen Test (s. 4.2.2.2.). Wenn also der Patient in Rückenlage sein Knie an die Brust heranzieht oder wenn wir es an seine Brust drücken, dann hebt sich bei verkürztem M. iliopsoas das andere Bein über die Horizontale (Abb. 212 *a*) und läßt sich nicht abwärts drücken. Bei einseitiger (asymmetrischer) Verkürzung liegt meistens eine Blokkierung der untersten Brustwirbelsäule vor (s. 2.6.). Bei gleichzeitig verkürztem M. rectus femoris wird außerdem der Unterschenkel gestreckt. Wenn wir nun den Oberschenkel abwärts drücken, streckt sich der Unterschenkel noch mehr, oder umgekehrt, wenn wir den Patienten auffordern, das Knie zu beugen, hebt sich der Oberschenkel noch stärker (Hüftbeugung) (Abb. 212 *b, c*). Ja, wenn allein der M. rectus femoris und nicht der M. iliopsoas verkürzt ist, läßt sich zunächst nur eine leichte Streckung des Knies beobachten, wenn wir das andere Bein mit gebeugtem Knie an die Brust des Patienten herandrücken. Erst wenn der Patient das Knie aktiv beugt, flektiert sich die Hüfte, und der Oberschenkel hebt sich über die Horizontale. Gleichzeitig zeigt sich bei verkürztem M. tensor fasciae latae eine leichte Abduktion. Wenn wir diese nicht zulassen, sehen wir, wie sich die Haut über diesem verkürzten und gespannten Muskel einzieht (lateral am Oberschenkel). Die Verkürzung des M. rectus femoris läßt sich isoliert prüfen. Man erkennt sie daran, daß es nicht ge-

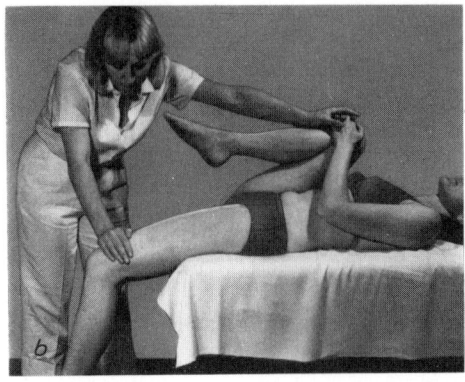

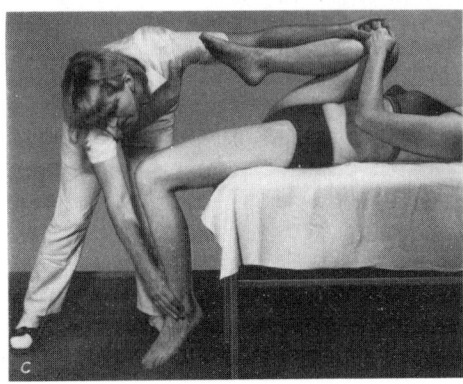

Abb. 212 Prüfung der Hüftgelenkbeuger auf Verkürzung in Rückenlage. Der Patient zieht ein Knie bis zum Ausgleich der Lendenlordose an die Brust heran und läßt das andere (geprüfte) Bein über den Bankrand hängen. *a* Wir beachten, ob der Oberschenkel über die Horizontale erhoben oder (und) der Unterschenkel vorgestreckt ist; *b* Abwärtsrücken des Oberschenkels (in Hüftextension) stößt bei Verkürzung des M. iliopsoas auf federnden Widerstand, während eine Verkürzung des M. rectus femoris dabei in eine Kniegelenkstreckung ausweichen kann; *c* Flexion des Kniegelenks führt bei Verkürzung des M. rectus femoris eine Beugung des Hüftgelenks als Ausweichbewegung herbei

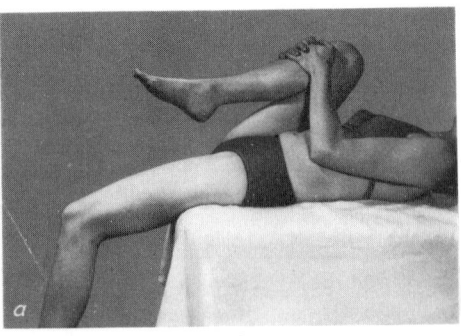

lingt, in Bauchlage die Ferse des Patienten an das Gesäß zu drücken (Abb. 213).

Der eigentliche Muskeltest für den M. iliopsoas wird im Sitzen bei gut fixiertem Becken ausgeführt. Der Patient beugt die schon um 90° flektierte Hüfte um weitere 25° durch Anheben des Knies gegen Widerstand.

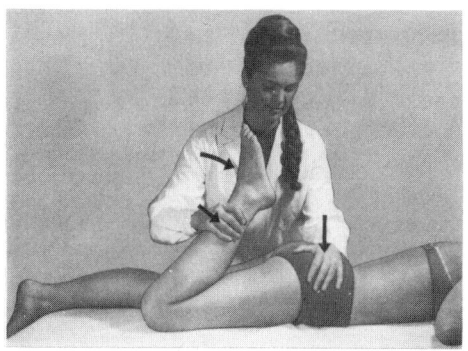

Abb. 213 Prüfung des M. rectus femoris auf Verkürzung in Bauchlage. Die Ferse läßt sich dann nicht auf das Gesäß führen, der Patient weicht in die Hüftbeugung aus (hebt die Gesäßseite an) (s. auch Abb. 275)

Mitunter kann es wichtig sein, die *Außenund Innenrotatoren* der Hüfte zu prüfen. Der Kranke liegt auf dem Rücken. Die Unterschenkel hängen über das Fußende hinunter. Der Kranke führt nun einseitig die Außen- und Innenrotation gegen unseren Widerstand aus, wobei wir das Knie fixieren und oberhalb der Knöchel Widerstand leisten.

7.4.2.3. Rumpfmuskulatur

An erster Stelle wollen wir die Bauchmuskelprüfung besprechen. Die *Bauchmuskulatur*

flektiert den Rumpf gegenüber dem Becken. Sie verhält sich teilsynergistisch mit dem Iliopsoas, der zusätzlich das Hüftgelenk beugt. Da die Bauchmuskulatur zur Hemmung neigt und der Iliopsoas im Gegensatz dazu zur Verkürzung, besteht hier eine erhebliche Tendenz zur Substitution. Wir müssen deshalb zur Untersuchung der Bauchmuskulatur die Hüftgelenkbeuger ausschalten. Das erreichen wir, wenn der Patient beim Aufsetzen aus dem Liegen die Beine maximal flektiert, wodurch die Ansatzpunkte der Hüftgelenkbeuger so angenähert sind, daß eine weitere Kontraktion kaum noch erfolgen kann. Der Bewegungsablauf ist ebenfalls von Bedeutung: Er muß gleichmäßig fließend sein und darf nicht mit Schwung ausgeführt werden. Außerdem müssen wir darauf achten, daß der Kranke zuerst Kopf und Hals hebt, dann folgen die Schultern, die Brustwirbelsäule und zuletzt die Lendenwirbelsäule und das Becken. Der Kranke »rollt« sich förmlich in die Höhe und darf sich nie wie ein Brett oder gar in Lordosehaltung aufsetzen. Wenn er das tut, handelt es sich trotz flektierter Beine um eine Substitution. Wir fixieren das Becken und die Knie des Patienten. Für Grad 5 hat der Patient die Arme hinter dem Kopf verschränkt, wobei die Ellbogen auseinandergespreizt sind (Abb. 214). Grad 4 wird mit ge-

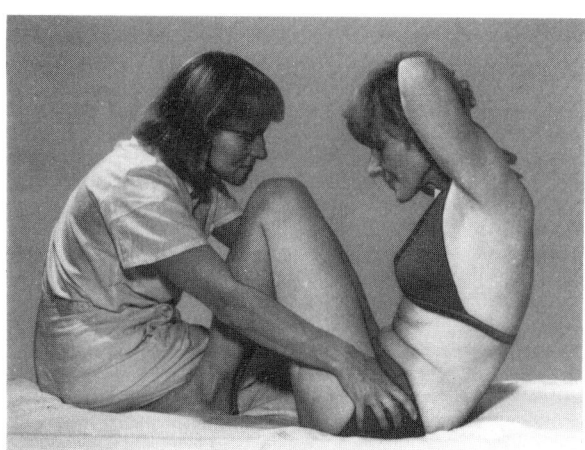

Abb. 214 Klassischer Test für den M. rectus abdominis mit Fixation am Becken (Grad 5)

streckt vorgehaltenen Armen geprüft. Bei
Grad 3 ist lediglich das Anheben des Schultergürtels möglich, nicht jedoch das Aufsetzen.

Für unsere Zwecke hat sich als Modifikation bewährt, den Patienten ohne Fixation
aus dem Liegen mit flektierten Beinen aufsetzen zu lassen (Abb. 215). Allerdings müssen wir dann schon das Aufsetzen bei vorgehaltenen Armen als normale Kraft bewerten
und das Aufsetzen mit im Nacken verschränkten Armen als »hervorragend«. Der
Vorteil dieser Modifikation besteht darin,
daß der Patient nicht substituieren *kann*.
Wenn die Bewegung gelingt, wird sie auch
richtig ausgeführt, weshalb sie sich auch als

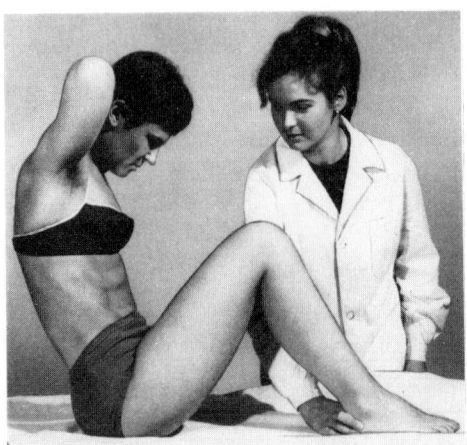

Abb. 216   Untersuchung des M. rectus abdominis
durch Aufsetzen bei Fixation der Ferse von hinten
(Grad 5)

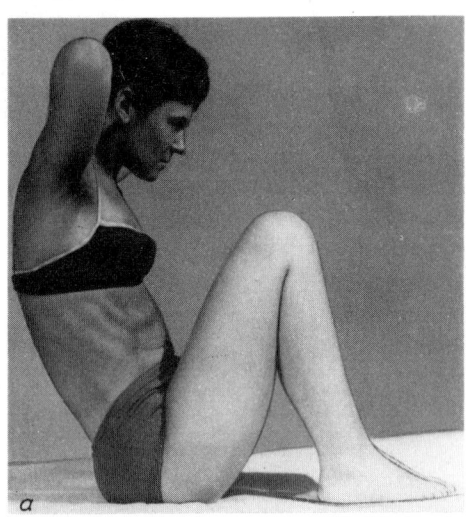

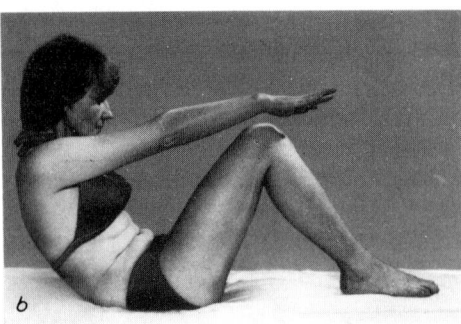

Abb. 215   Untersuchung des M. rectus abdominis
durch Aufsetzen ohne Fixation. *a* »Hervorragend«; *b* normale Kraft (Näheres s. Text)

Übung vorzüglich bewährt. Etwas Ähnliches
gilt für das Aufsetzen, wenn die Ferse von
hinten abgestützt ist (s. 7.8.1.3. und
Abb. 216). Der Sinn dieser Abstützung liegt
in der Fazilitation der Mm. glutaei. Es ist
deshalb günstig, den Patienten zusätzlich
aufzufordern, das Gesäß zusammenzukneifen.

Der M. transversus abdominis kann nicht
durch eine bestimmte Bewegung geprüft
werden. Wir können lediglich darauf achten,
ob der Kranke während des Aufsetzens und
der Rumpfrotation seine Flanken einzieht.
Die Ausbuchtung der Flanken (Pseudohernie) ist ein untrügliches Zeichen der Insuffizienz. Bei weitgehender Abschwächung dieses Muskels können wir die Vorwölbung der
Flanken beim Husten, krampfhaften La-
chen, Zischen usw. beobachten.

Für besonders wertvoll halten wir die Palpation der Bauchmuskulatur beim Anheben
eines Gewichts: Er hebt aus der Rumpftiefbeuge eine Hantel auf. Wir stehen hinter
ihm und tasten seine Bauchwand. Während
des Hebens fühlen wir im Normalfall, daß
sich die Bauchmuskeln anspannen. Wenn
sie gehemmt sind, wölbt sich der Bauch vor,
wodurch die Wirbelsäule ihre wichtigste
Stütze verliert (s. 2.5.2. und 7.2.1.). Diese

Bewegung kann dann zur krankengymnastischen Übung benutzt werden.

Die *Rückenmuskulatur* (M. erector spinae) neigt vor allem zur Verkürzung und Verspannung. Die Verkürzung stellen wir bei Rumpfvorbeuge im Sitzen bei gebeugten Knien fest, wobei wir den Patienten auffordern, die Stirn auf die Knie zu legen. Bei verkürzter Rückenmuskulatur gelingt dies nicht. Es kommt sogar vor, daß ohne Blokkierungsbefund eine Lordose erhalten bleibt (Abb. 217 a). Noch genauer ist die Rumpfvorbeuge bei aufrecht festgehaltenem Becken (Abb. 217 b).

Noch häufiger als die eigentliche Verkürzung ist in diesem Fall allerdings der Hartspann (»kontrakte« Rückenmuskeln). Wir finden ihn bei entspanntem Stehen, er kann auch bei Rückbeuge weiterbestehen und in den ausgeprägtesten Fällen sogar in Bauchlage.

Für den eigentlichen Test liegt der Kranke auf dem Bauch und ragt mit dem Kopf weit über das Bankende hinaus, damit die Rückbeuge des Rumpfes von einer Vorbeuge ausgeht. Wir fixieren dabei das Becken und leisten den Widerstand im Thorakalbereich (Abb. 218) während der ganzen Bewegung.

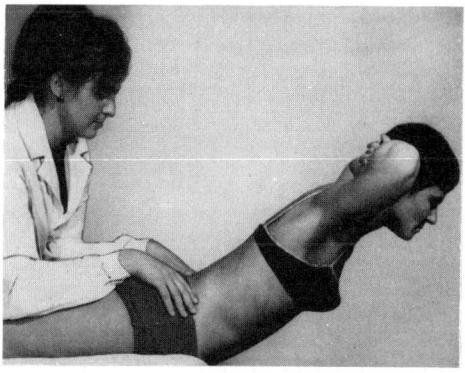

Abb. 218 »Klassischer« Muskeltest für die Rückenstrecker

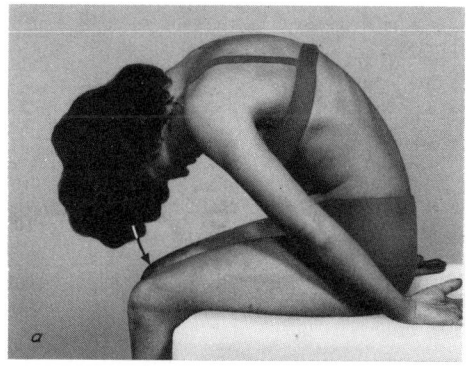

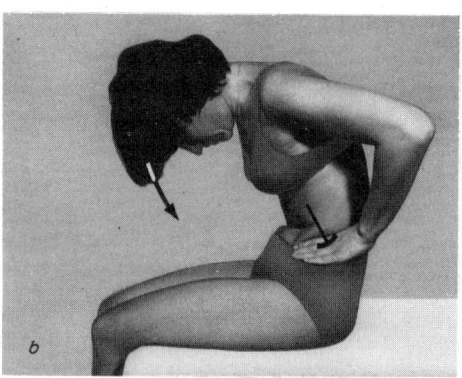

Abb. 217 Prüfung der Rückenstrecker auf Verkürzung im Sitzen mit gebeugten Beinen (entspannte Ischiokruralmuskulatur). a Stirnführung zum Knie; b eigene Fixation des Beckens vermeidet die Hüftbeugung und unterstützt die Kyphosierung der Lendenwirbelsäule

Auch beim *M. quadratus lumborum* interessiert uns vor allem die Verkürzung. Wir erkennen sie während der Seitbeuge, wenn weder eine Wirbelblockierung noch eine strukturelle Skoliose vorliegt und der Kranke dabei mit den Fingerspitzen (auf der entgegengesetzten Seite des verkürzten Muskels) weniger tief herunterreicht, was genau gemessen werden kann (Abb. 219 a). Wir finden diese Verkürzung oft bei Beinlängendifferenzen auf der Seite des längeren Beins (als Kompensation), allerdings erst dann, wenn wir das kürzere Bein unterlegt haben.

Genauer ist die Prüfung in Seitenlage, bei der der Patient, auf Ellbogen und Unterarm gestützt, den Oberkörper in die Höhe stemmt und dadurch die Lendenwirbelsäule zur Seite neigt. Das Becken bleibt auf der Unterlage liegen (Abb. 219 b).

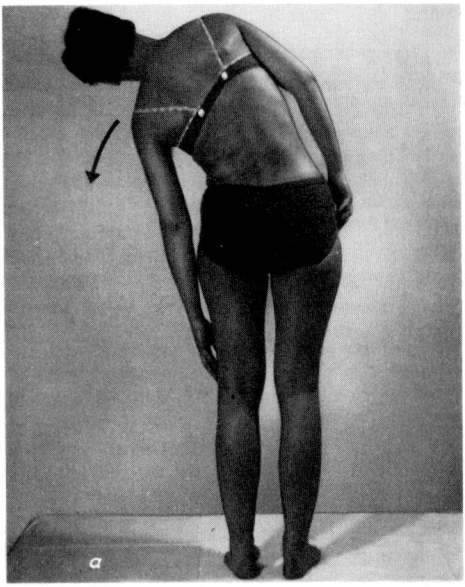

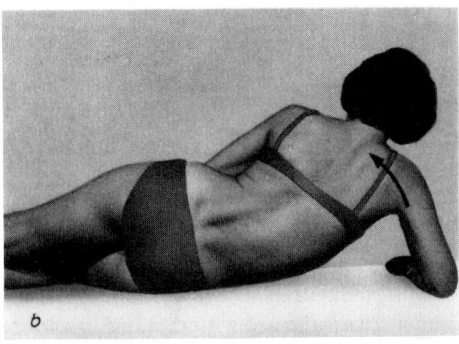

Abb. 219 Prüfung auf Verkürzung des M. quadratus lumborum durch Seitbeuge zur Gegenseite. *a* Im Stehen orientierter Test; *b* in Seitlage bei fixiertem Becken

7.4.2.4. Untere Fixatoren des Schultergürtels

Es handelt sich um eine Muskelgruppe, die vor allem am Schulterblatt und zum Teil am Oberarm ansetzt und den Schultergürtel an den Rumpf fixiert. Mit Ausnahme der Mm. pectorales neigen diese Muskeln zur Abschwächung, was zur Überlastung der oberen Fixatoren (der Aufhängemuskulatur) des Schultergürtels und damit zur Überla-

stung der Halswirbelsäule mit allen ihren Folgen führt.

Die zwischen den Schulterblättern liegende Muskulatur (*Mm. rhomboidei* und *mittlerer Anteil des M. trapezius*) wird in Bauchlage geprüft, wobei der Kranke beide Arme dicht neben den Rumpf legt. Der Untersucher steht über den Kranken gebeugt und übt von oben (mit gekreuzten Händen) einen Druck auf die Schulterblätter aus, wobei er sie auseinanderspreizt. Der Patient wird aufgefordert, die Schulterblätter in der Mitte zusammenzuziehen, wogegen der Untersucher Widerstand leistet (Abb. 220).

Der *M. serratus anterior* und zum Teil der *untere Anteil des M. trapezius* werden am besten durch Stützen auf allen Vieren geprüft (die übliche Funktionsprüfung eignet sich für unsere Zwecke weniger). Dabei muß der Kranke sein Gewicht von den Knien auf die Arme vorverlagern und kann die Ellbogen etwas beugen. Auf der Seite des abgeschwächten Muskels wird das Schulterblatt nicht festgehalten, und der mediale Rand steht ab: wir beobachten eine mehr oder minder ausgeprägte Scapula alata (Abb. 221).

Eine andere Prüfung, die den *unteren Anteil des M. trapezius* stärker berücksichtigt, hat sich ebenfalls gut bewährt: Der Patient befindet sich in Bauchlage, die Arme sind nach vorn gestreckt. Wir fordern nun den Patienten auf, seine Schulter (mit dem Schulterblatt) nach kranial zu ziehen und wieder nach kaudal (unten) zu stoßen. Wenn er die Bewegung verstanden hat, umfassen wir mit Daumen und Zeigefinger der gleichnamigen Hand den Angulus inferior scapulae und leisten Widerstand gegen die Bewegung nach kaudal. Normalerweise schiebt der Kranke unsere Hand spielend zur Seite. Bei Abschwächung jedoch hebt sich der Angulus inferior von der Thoraxwand ab und kann unseren Widerstand nicht überwinden (Abb. 222). Oft können wir die Abschwächung schon bei der Inspektion erkennen: Wenn der Patient das Schulterblatt nach unten zieht, bewegt sich der Angulus inferior scapulae normalerweise nach kaudal und

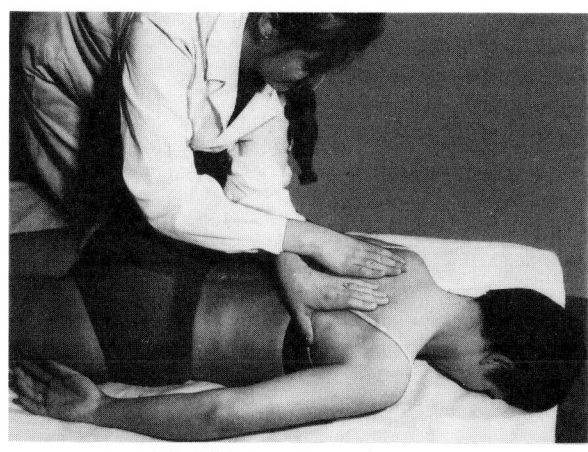

Abb. 220 »Klassischer« Muskeltest für den mittleren Anteil des trapezius und den M. rhomboideus durch Adduktion der Schulterblätter

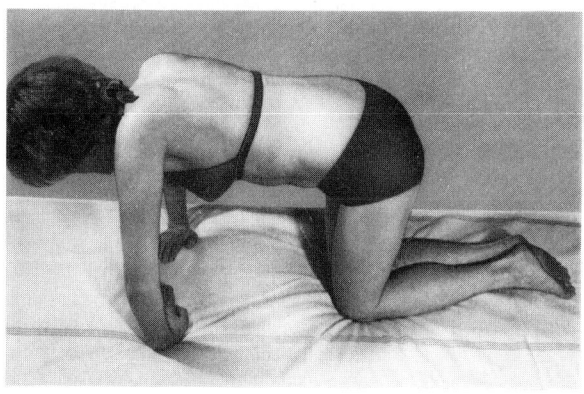

Abb. 221 Prüfung des M. serratus anterior in Bankstellung. Wenn der Patient das Körpergewicht nach vorn über die eingebeugten Ellbogen verlagert, entsteht bei Abschwächung in kurzer Zeit eine Scapula alata

nur wenig nach medial. Wenn dagegen der untere Teil des M. trapezius abgeschwächt ist, bewegt sich der Angulus inferior vor allem nach medial und hebt sich ab.

Der *M. latissimus dorsi* wird zusammen mit dem *M. teres major* und dem hinteren Anteil des *M. deltoideus* geprüft. Der Patient befindet sich in Bauchlage, die Arme sind adduziert und innenrotiert. Wir leisten Widerstand gegen die Retroversion am unteren Oberarmdrittel und fixieren mit der anderen Hand das Schulterblatt (Abb. 223).

Die Untersuchungstechniken der zu Ver-

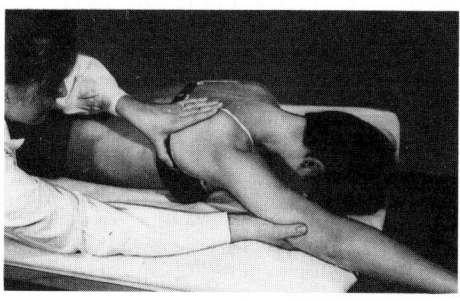

Abb. 222 Untersuchung des kaudalen Anteils des M. trapezius durch aktives Kaudalverschieben des Schulterblatts gegen Widerstand

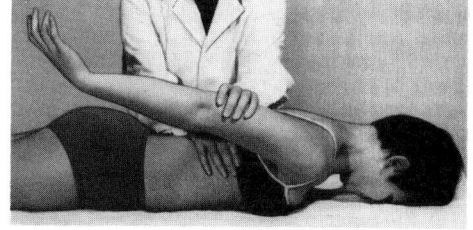

Abb. 223 »Klassischer« Muskeltest für den M. latissimus dorsi

kürzungen neigenden Muskeln (Mm. pectoralis, trapezius und levator scapulae) werden
in 7.7.1. beschrieben.

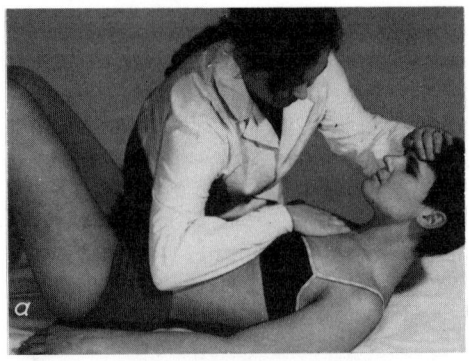

7.4.2.5. Halsmuskulatur

Die *Kopfbeuger* werden in Rückenlage auf
zweierlei Art geprüft: die tiefen Beuger
durch bogenförmiges Anheben des Kopfes,
wobei das Kinn gegen die Fossa jugularis an-
gezogen wird (Abb. 224),und die Sternokleidomastoidei durch eine Ventralverschiebung

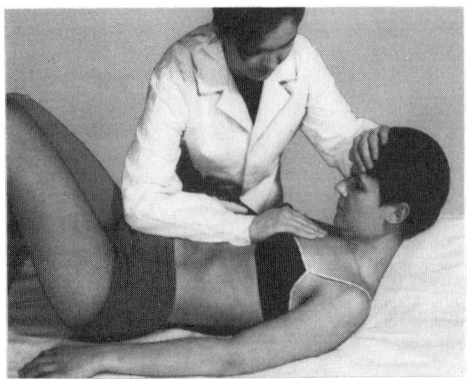

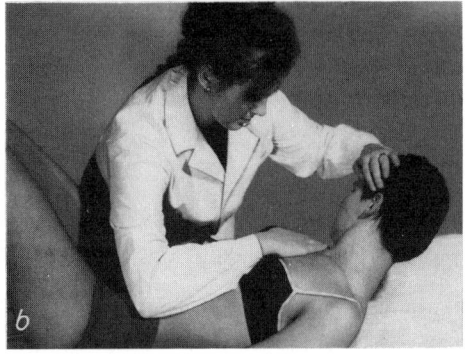

Abb. 224 Untersuchung der tiefen Halsbeuger
(Abschwächung)

Abb. 225 Untersuchung des M. sternocleidomastoideus in Rückenlage. *a* Symmetrische Anspannung beider Muskeln bei Vorwärtsschieben des
Kopfes; *b* Untersuchung des einzelnen Muskels
durch Anheben des zur Gegenseite rotierten Kopfes gegen Widerstand

des Kopfes (Abb. 225 *a*). Den Widerstand leisten wir durch Druck auf die Stirn in der
entsprechenden Richtung. Oft ist die Kraft
scheinbar normal, und die Insuffizienz zeigt
sich erst bei Prüfung der Ausdauer: Wir fordern den Patienten auf, mit angehobenem
Kopf zu liegen, so als ob er lesen wolle.
Beim Testen ist es notwendig, den Thorax
von oben zu fixieren, um die Synkinese der
Rumpfmuskulatur zu vermeiden. Bei der Insuffizienz der tiefen Beuger kann der Kranke
nach einigen Sekunden im wahrsten Sinne
des Wortes die Last seines Kopfes nicht
mehr tragen. Die einseitige Prüfung des Ster-
nokleidomastoideus erfolgt in Rückenlage
durch Anheben des Kopfes gegen Widerstand bei gleichzeitiger Drehung zur Gegenseite (Abb. 225 *b*).

Die Nackenstrecker, der obere Anteil des

M. trapezius, der M. levator scapulae und
M. erector spinae, sind wieder häufig statisch
überlastete Muskeln, die zur Verkürzung
neigen. Wir erkennen die Überlastung mitunter schon bei der Inspektion. Außer der
vorgeschobenen Kopfhaltung beobachten
wir (bei schmächtigen Personen mit küm-
merlicher Muskulatur besonders deutlich)
mächtig sich vorwölbende Schulter- und
Nackenmuskeln, wodurch der Oberrand der
Schulter nicht, wie normal, nach oben konkav, sondern konvex verläuft. Wir bezeichnen dieses Phänomen als »gotische Schultern« (Abb. 226).

Bei der Prüfung erkennen wir, daß es
(ähnlich wie bei der Meningitis) nicht möglich ist, das Kinn völlig an die Brust heran-

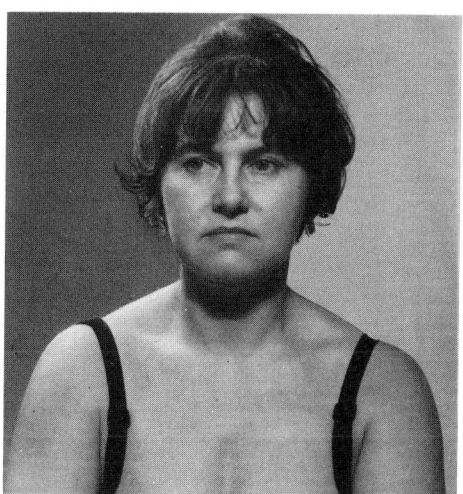

Abb. 226 Äußere Erscheinung bei Hartspann und Hypertrophie des überlasteten oberen Anteil des M. trapezius, beiderseits »gotische Schultern«

zuziehen. Bei geringgradiger Verkürzung kann der Patient nur während der Rumpfvorbeuge das Kinn nicht an die Brust heranziehen.

Wir sehen also, daß die Muskelfunktionsprüfung bei vertebragenen Störungen und überhaupt bei den nicht paretischen muskulären Funktionsstörungen oder auch Fehlsteuerungen bei weitem nicht nur eine Prüfung der einzelnen Muskeln darstellt, sondern eher eine gezielte Art der klinischen Untersuchung ist, wobei es auf Substitution, den zeitlichen Ablauf der Muskelkontraktionen und die Muskelverkürzungen ebenso ankommt wie auf die quantitative Abschwächung. Wie schon gesagt, ist für die rein quantitative Abschwächung die Abstufung zwischen Grad 4 und 5 eigentlich zu grob. Deshalb ist hier ein universales Dynamometer, mit dessen Hilfe wir die wirkliche Muskelkraft registrieren könnten, wünschenswert. Es würde allerdings die klinische Untersuchung nur ergänzen und präzisieren, keineswegs aber ersetzen.

7.4.3. Untersuchung der (konstitutionellen) Hypermobilität
(J. SACHSE)

Der *Begriff* Hypermobilität umfaßt pathogenetisch sehr verschiedene Zustände. Sie lassen sich in 3 Gruppen ordnen (SACHSE 1966):

1. Die lokale (pathologische) Hypermobilität betrifft ein Bewegungssegment der Wirbelsäule oder ein Extremitätengelenk. Neben der quantitativen Vergrößerung des Bewegungsumfangs konnte JIROUT (1966) eine qualitative Änderung des Bewegungsablaufs nachweisen. Die häufigste Pathogenese liegt in der Kompensation eines Bewegungsdefizits (Blockwirbel) in der Nachbarschaft (JIROUT 1966). Instabilität (z. B. durch Bandzerreißung) und Hypermobilität sind nicht wesensgleich.

Die *Diagnostik* der lokalen Hypermobilität beruht auf der manuellen Funktionsuntersuchung im Vergleich mit den Nachbarsegmenten oder auf der Messung in Röntgen-Bewegungsstudien.

2. Die generalisierte pathologische Hypermobilität beruht auf einer Grundkrankheit, die im Vordergrund des Interesses steht. Die Fehlsteuerung des Bewegungssystems mit allgemeiner Überdehnbarkeit ist nur ein Symptom (z. B. EHLERS-DANLOS-Syndrom, zerebelläre und extrapyramidale Muskelhypotonie, Polyneuropathien).

3. Demgegenüber ist die konstitutionelle Hypermobilität eine physiologische Normvariante. Der konstitutionelle Faktor scheint in einer allgemeinen Hypotonie der Muskulatur zu liegen. Dieser Zustand erhält nur pathogene Bedeutung, wenn die Belastungsanforderung die Leistungsfähigkeit der Muskulatur überfordert. Das gilt vor allem von gleichförmig wiederholten Bewegungen und Haltungsbelastungen. Im Gegensatz zur trainierten Leistungshypermobilität mancher Sportarten hat der konstitutionell Hypermobile immer eine von vornherein mangelhaft leistungsfähige Muskulatur. Das akzentuiert sich unter statischer Belastung. Bewegungs-

anforderungen sind dagegen für den Hypermobilen unproblematisch. Hier wäre allerdings zu betonen, daß es fließende Übergänge von konstitutioneller Hypermobilität zu Folgen der *hypotonen Form* des minimalen Hirnschadens gibt; in solchen Fällen ist mit erheblichen Muskelfehlsteuerungen, die wie »Ungeschicklichkeit« imponieren, zu rechnen.

Im *Berufsleben* werden in zunehmendem Maße statische Anforderungen, vor allem durch Sitzen, an die Wirbelsäule gestellt. Inadäquate Haltungsbelastungen überfordern die meistens nur mäßig entwickelte Muskulatur: Die zur Abschwächung neigenden Muskelgruppen (s. 7.2.) ermüden vorzeitig und werden durch die zur Dauerleistung besser geeigneten überwiegend posturalen Muskeln substituiert. Hypertrophie (relative), Verspannung und Verkürzung dieser Muskeln sind die Folge. Diese Folgen schaukeln sich gegenseitig weiter auf, die schmerzfreien Belastungszeiten werden immer kürzer. Der Schmerz tritt als Ermüdungs- und Belastungsschmerz in Bänder- und Muskelansätzen auf. Krankengymnastische Verbesserung des motorischen Stereotyps (s. 7.2.) der betroffenen Haltung und Bewegung kann die Belastbarkeit verbessern. Allerdings müssen auch bei beschwerdefreien hypermobilen Personen alle die Beweglichkeit übenden Gymnastikformen vermieden werden.

Besondere Bedeutung hat aber die Beachtung der Hypermobilität in der *Berufsberatung*. Dabei sollte von statisch belastenden und mit schwerem Heben verbundenen Berufen abgeraten werden.

Hier soll die *Untersuchung* und *Diagnostik* beschrieben werden. Dabei handelt es sich um die allgemeine oder über größere Abschnitte ausgedehnte Hypermobilität und nicht die lokale bzw. segmentale.

Die normale Motorik hat eine große Schwankungsbreite ihrer Beweglichkeit. Auch konstitutionell hypo- und hypermobiles Verhalten gehören dazu. Dabei wird die Beweglichkeit mit dem Alter immer kleiner,

und Frauen sind durchschnittlich beweglicher als gleichaltrige Männer. Man muß daher bei einer jungen Frau größere Beweglichkeit erwarten, bei einem Mann in mittleren Jahren dagegen ein eher steifes Bewegungsverhalten.

Für die klinische Verständigung und zur Vereinfachung der Untersuchung ist es deshalb vorteilhaft, statt der stufenlosen Meßwertskala eine Zuordnung der Ergebnisse in 3 Beweglichkeitsstufen A, B und C vorzunehmen: A hypomobil bis normomobil, B leicht hypermobil (bei jungen Frauen durchschnittliches Verhalten), C stark hypermobil. Die folgenden Beweglichkeitsuntersuchungen zeigen als Beispiele die Einordnung in die 3 Stufen. Zusätzlich werden die Meßergebnisse von KAPANDJI genannt. Bei allen Prüfungen, die den Bewegungsausschlag indirekt bewerten, müssen Körperbaumerkmale als mögliche Einflußfaktoren bedacht werden (z. B. Rumpftiefbeuge mit Messung des Finger-Boden-Abstandes).

7.4.3.1. Wirbelsäule

Die Gesamtbeweglichkeit der Wirbelsäule wird von KAPANDJI aufgrund von Röntgenuntersuchungen mit 145° für die Anteflexion und 135° für die Retroflexion, 75° für die Latroflexion auf jeder Seite und 90° bis 95° für die Rotation zu jeder Seite angegeben. Dieses Ergebnis läßt sich klinisch nur durch Addition der abschnittsweise gewonnenen Meßergebnisse nachvollziehen.

Lendenwirbelsäule

Die durchschnittliche Rückbeuge beträgt 35° nach KAPANDJI. Klinisch finden wir den größten Rückbeugewinkel entweder lumbosakral oder thorakolumbal. Bei Hypermobilität ist das besonders ausgeprägt. Hier ist eine Begünstigung lokaler Hypermobilität erkennbar. Um beim Test die Beckenmitbewegung auszuschalten, liegt der Patient auf dem Bauch. Die Hände sind unter den Schultern flach auf die Unterlage gestützt.

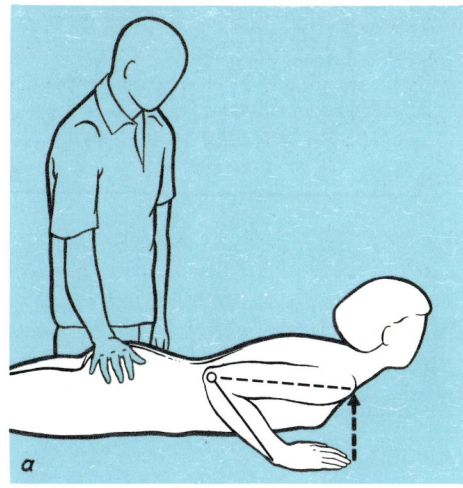

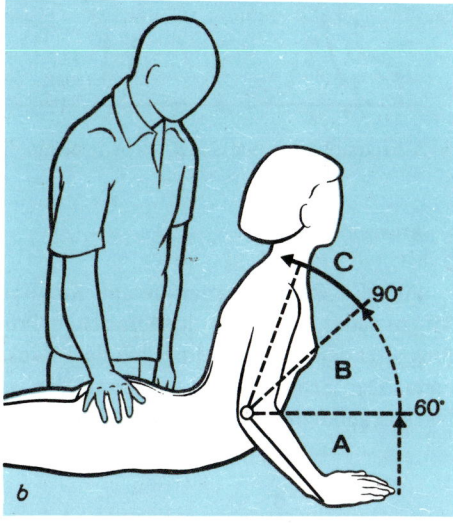

Abb. 227 Prüfung des Ausmaßes der Rumpfrückbeuge (nach SACHSE). A hypomobil bis normal, B leicht hypermobil, C stark hypermobil

Die Fingerspitzen schließen mit dem oberen Schulterrand ab. Die Ellbogen weisen nach hinten. Der Untersucher fixiert das Becken auf der Unterlage. Der Patient blickt zur Decke und drückt mit den Armen den Oberkörper so weit in die Höhe, wie es die Lendenwirbelsäule ohne Beckenbewegung erlaubt. Die Bewegung kann indirekt am Innenwinkel des Ellbogens (bzw. an der Beugestellung des Unterarms) abgelesen werden.

Stufe A bis 60° Innenwinkel (= 120° Beugestellung), Stufe B 60° bis 90° und Stufe C mehr als 90° Innenwinkel (Abb. 227).

Die durchschnittliche Beugung der Lendenwirbelsäule beträgt 60°. Bei Rumpftiefbeuge wird zusätzlich die Hüftbeugung und bei gestreckten Beinen die Dehnbarkeit der Ischiokruralmuskulatur geprüft. Stufe A entspricht einem Finger-Boden-Abstand bis 0 cm. Bei größerer Beugefähigkeit bis zur Berührung der Fingerknöchel auf dem Boden wird Stufe B gewertet, und Stufe C geht noch darüber hinaus. Manchmal kann der Oberkörper an die Oberschenkel gelegt werden (Abb. 228).

Eine annähernd reine *Anteflexion* der Wirbelsäule kann im Langsitz geprüft werden, wenn sich der Patient mit der Stirn zum Knie beugt. Bei Stufe A bleibt die Stirn mehr als 10 cm oberhalb des Knies. Stufe B erlaubt die Annäherung bis zur Berührung, und bei Stufe C kann der Kopf zwischen die Knie geschoben werden.

Die Lendenwirbelsäule erlaubt eine *Seitbeuge* von 20° auf jeder Seite. Bei orientierender Prüfung steht der Patient mit fest geschlossenen Beinen und neigt sich zur Seite. Das Lot von der Achselfalte der Gegenschulter kann bei Stufe A höchstens bis an die Analfalte herangeführt werden. Es überschreitet diese Falte bei Stufe B bis zur inneren Hälfte der Neigungsseite und gelangt bei Stufe C sogar über die äußere Hälfte dieser Gesäßseite. (Abb. 229).

Das Ausmaß der *lumbalen Rotation* wird von KAPANDJI mit 5° angegeben. Es ist deshalb klinisch nicht meßbar.

Wegen der häufig abgeschwächten Rumpfmuskulatur haben hypermobile Patienten oft eine schlaffe Haltung. Als Begleiterscheinung der Hypermobilität sehen wir dann eine verlängerte (verstärkte) lumbale Lordose im Stehen und im Gegensatz dazu bei entspanntem Sitzen eine totale, also auch lumbale Kyphose.

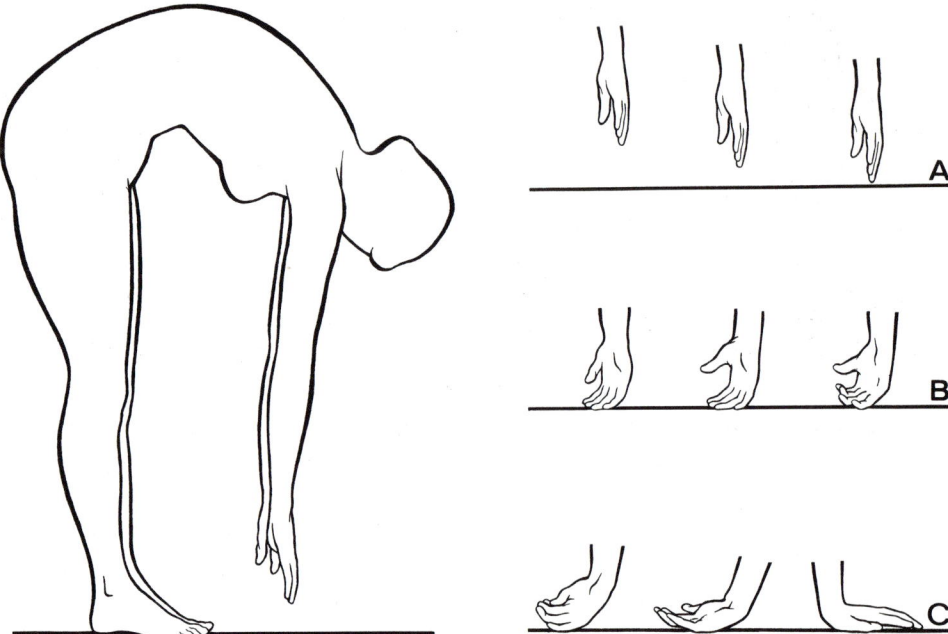

Abb. 228   Prüfung des Ausmaßes der Rumpfvorbeuge. A hypomobil bis normal, B leicht hypermobil, C stark hypermobil

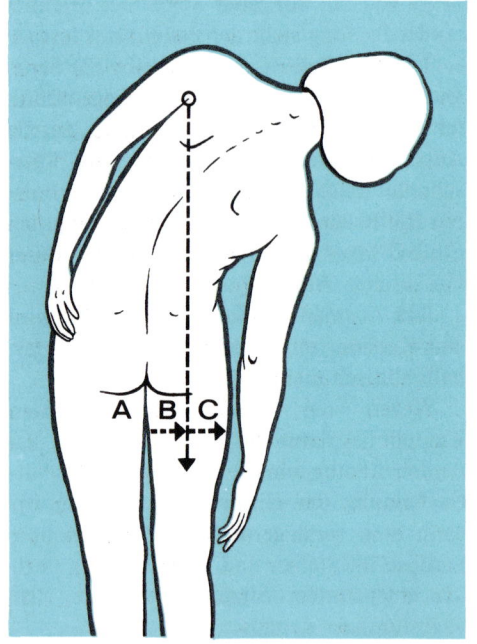

Abb. 229   Prüfung des Ausmaßes der Rumpfseitbeuge. A hypomobil bis normal, B leicht hypermobil, C stark hypermobil

Brustwirbelsäule

Für die Rumpfrotation nennt Kapandji 35° zu jeder Seite. Bei der klinischen Prüfung sitzt der Patient rittlings auf dem Bankende. Der Schultergürtel ist durch die im Nacken gefalteten Hände fixiert. Der Patient

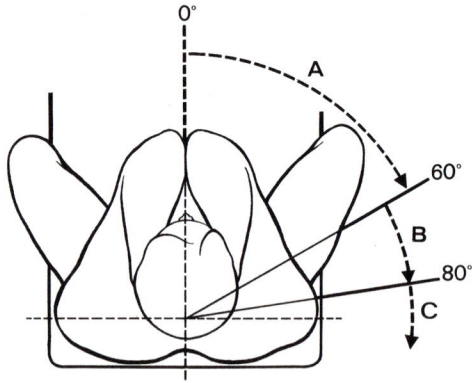

Abb. 230   Prüfung des Ausmaßes der Rumpfrotation. A hypomobil bis normal, B leicht hypermobil, C stark hypermobil

dreht sich nacheinander nach rechts und links. Der Untersucher kontrolliert dabei die Fixation des Beckens. Bis zu 50° Rotation auf einer Seite werden als Stufe A gewertet, 50° bis 70° als Stufe B und über 70° als Stufe C (Abb. 230). Bei der Vor-, Rück- und Seitbeuge des Rumpfes wird zwar das Verhalten der Brustwirbelsäule beobachtet. Es läßt sich aber klinisch nicht getrennt in Zahlen erfassen. KAPANDJI nennt folgende Ausschläge: 45° Anteflexion, 25° Retroflexion und 20° Lateroflexion auf einer Seite.

Halswirbelsäule

Hier ist wieder die Rotation bei klinischer Untersuchung meßbar. KAPANDJI nennt 50° Rotation auf einer Seite. Bei klinischer Untersuchung in korrekt aufrechter Kopfhaltung (Abb. 231) wird die Rotation unter 70° als Stufe A, 70° bis 90° als Stufe B und mehr als 90° als C bewertet. Dabei beteiligt sich die obere BWS an der Rotation. Durch Kopfvorbeuge werden diese Mitbewegungen ausgeschaltet. So vermindert sich der Rotationsausschlag mit zunehmender Vorbeuge immer mehr.

Der Ausschlag der Vorbeuge wurde von KAPANDJI mit 40° angegeben, die Rückbeuge mit 75° und die Seitbeuge auf einer Seite mit 35°. Die Bewegungsausschläge des kraniozervikalen Übergangs wurden im Rahmen der funktionellen Anatomie beschrieben (s. 3.7.4.).

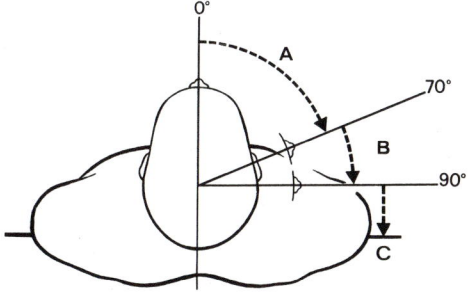

Abb. 231 Prüfung des Ausmaßes der Kopfrotation. A hypomobil bis normal, B leicht hypermobil, C stark hypermobil

7.4.3.2. Extremitätengelenke

Die *Metakarpophalangealgelenke* zeigen bei passiver Dorsalflexion (Interphalangealgelenke dürfen gebeugt sein) einen durchschnittlichen Ausschlag bis 45° (Stufe A). 45° bis 60° werden als B eingestuft, und oberhalb davon liegt Stufe C (Abb. 232).

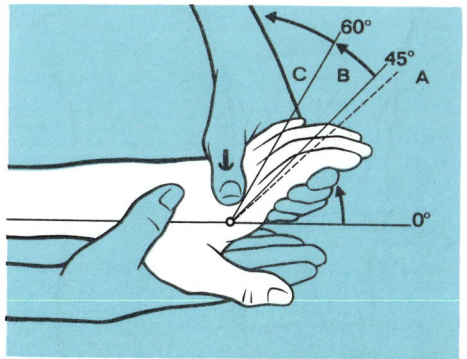

Abb. 232 Prüfung der Dorsalflexion der Metakarpophalangealgelenke. A hypomobil bis normal, B leicht hypermobil, C stark hypermobil

Am *Ellbogengelenk* korreliert vermehrte Valgosität häufig mit Hypermobilität, weshalb der Valgisierungstest nach JANDA für die Hypermobilitätsprüfung in Grenzen brauchbar ist. Bei gebeugten Ellbogen werden Unterarme und Hände fest aneinandergelegt. Dann werden die Arme so weit gestreckt, wie die Ellbogen noch fest aneinander liegenbleiben (Abb. 233). Als Stufe A wird gewertet, wenn der Innenwinkel in der Ellbeuge kleiner als 110° bleibt (entspricht einer Unterarmbeugestellung von mehr als 70°). Ein Innenwinkel von 110° bis 135° (Beugestellung von 70° bis 45°) ergibt Stufe B und weitere Streckung Stufe C.

Zuverlässiger für die Ellbogenbeweglichkeit ist wahrscheinlich die Hyperextension (bis 15° Hyperextension Stufe B, darüber C). Normomobile und steife Patienten haben keine Hyperextension (bis 0° Stufe A).

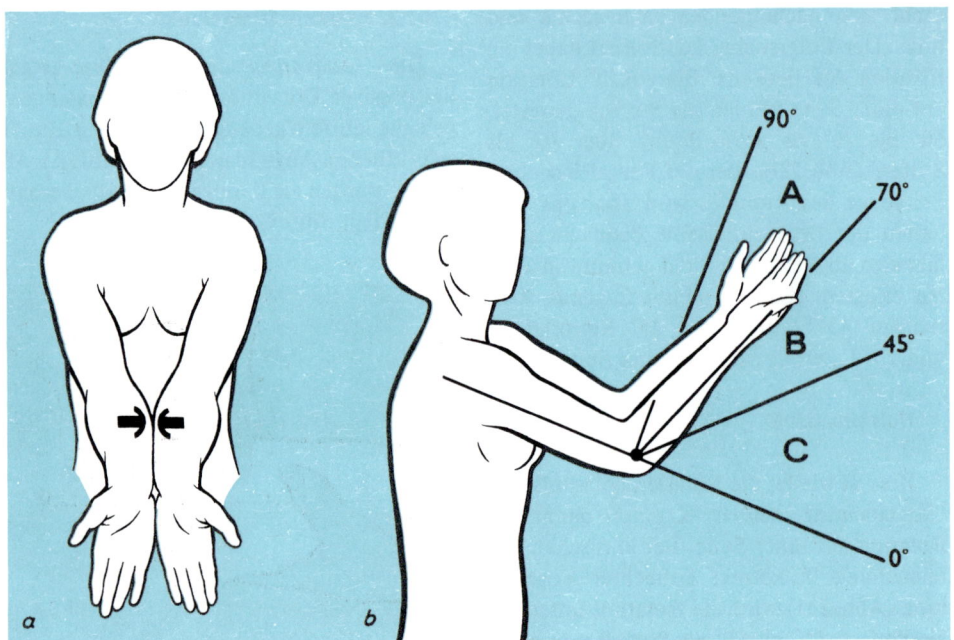

Abb. 233 Prüfung der Extension des Ellbogengelenks bei aneinandergelegten Unterarmen. A hypomobil bis normal, B leicht hypermobil, C stark hypermobil

Schultergürtel

Der horizontal angehobene Oberarm wird zur Gegenschulter geführt. Der Ellbogen erreicht höchstens die Medianebene bei Stufe A. Kann er darüberhinaus bis auf halben Weg zur Gegenschulter geführt werden, entspricht das Stufe B, und noch weitere Annäherung an die Schulter bedeutet Stufe C. In Extremfällen wird die Gegenschulter erreicht (Abb. 234).

Ein anderer Test prüft das diagonale Berühren der Hände hinter dem Rücken. Hier werden auch beide Seiten geprüft. Das Ergebnis bezieht sich auf die von unten kommende Seite. Stufe A wird dokumentiert, wenn es nicht oder gerade eben zur Berührung der Fingerspitzen kommt. Das Übereinanderschieben der Finger gilt als Stufe B und, wenn die Finger in die Handfläche geschoben werden, als Stufe C. Der Test wird aktiv ausgeführt (Abb. 235). Der Patient darf die Finger nicht ineinanderkrallen. Die Wirbelsäule darf nicht hyperlordosiert werden.

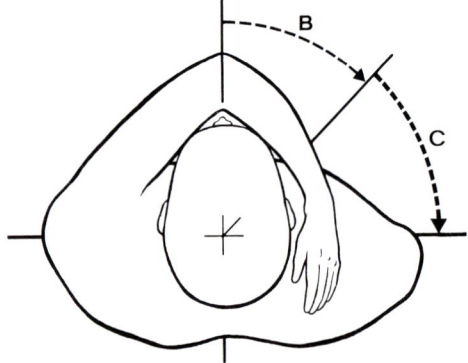

Abb. 234 Annäherung des Ellbogens an die gegenüberliegende Schulter. A hypomobil bis normal, B leicht hypermobil, C stark hypermobil

Schultergelenk (Articulatio humeri)

Die isolierte Beweglichkeit des *Schultergelenks* ist am besten mit der passiven Abduktion zu prüfen. Bei exakter Schulterblattfixation von oben rechnet eine Abduktion bis zu 90° als Stufe A, 90° bis 110° als Stufe B und darüber als Stufe C (Abb. 236).

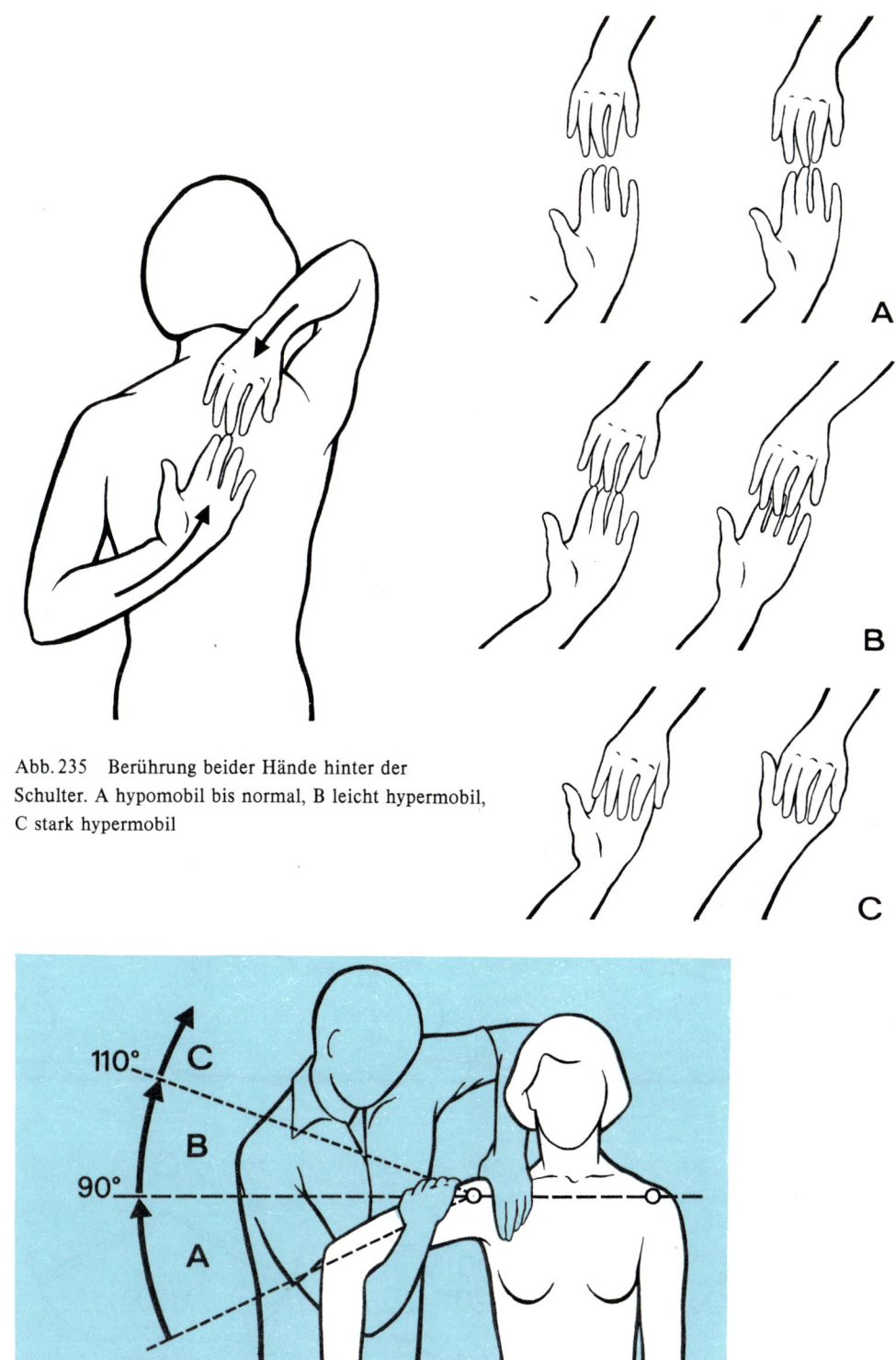

Abb. 235 Berührung beider Hände hinter der Schulter. A hypomobil bis normal, B leicht hypermobil, C stark hypermobil

Abb. 236 Prüfung der Abduktion im Schultergelenk bei fixiertem Schulterblatt. A hypomobil bis normal, B leicht hypermobil, C stark hypermobil

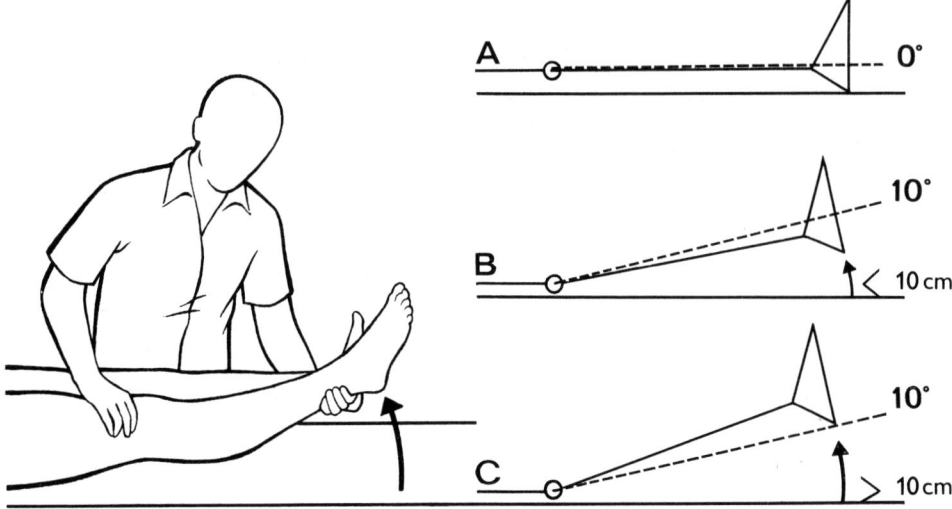

Abb. 237   Prüfung der Hyperextension im Kniegelenk. A hypomobil bis normal, B leicht hypermobil, C stark hypermobil

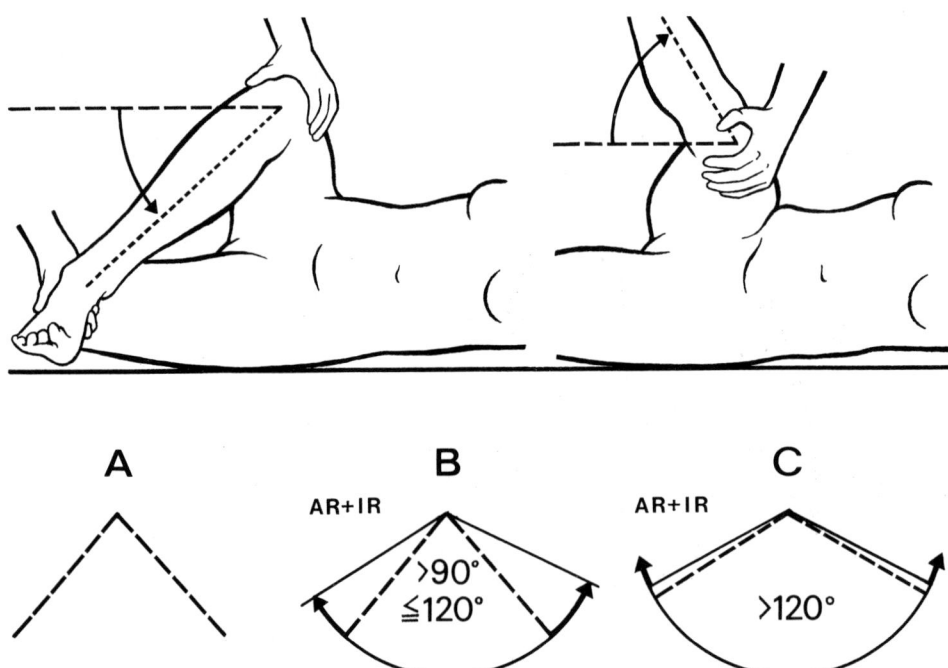

Abb. 238   Prüfung der Außen- und Innenrotation im Hüftgelenk. A hypomobil bis normal, B leicht hypermobil, C stark hypermobil

Das *Kniegelenk* wird ebenfalls am besten in der Hyperextensionsbewegung geprüft. Stufe A gilt für das Ende der Streckbewegung vor 0°. Eine Hyperextension bis 10° wird als Stufe B bewertet, und darüber hinausgehende Extension ist Stufe C (Abb. 237).

Das *Hüftgelenk* wird am besten durch die Summe aus Außenrotation und Innenrotation in rechtwinkliger Beugestellung eingestuft. Eine Summe von Außen- und Innenrotation bis zu 90° gilt als Stufe A, 90° bis 120° als Stufe B und mehr als 120° als Stufe C (Abb. 238).

Es empfiehlt sich, in allen Fällen mit Verdacht auf konstitutionelle Hypermobilität die Beweglichkeit aller Wirbelsäulenabschnitte und zusätzlich von verschiedenen Gelenken der Arme und Beine zu überprüfen. Nur wenn die vergrößerte Beweglichkeit das ganze Bewegungssystem oder weite Teile davon betrifft, ergeben sich die diagnostischen, therapeutischen und prognostischen Folgerungen der Hypermobilität, die bei Fehlen faßbarer Ursachen als konstitutionell bezeichnet werden kann.

7.4.4. Untersuchung koordinierter Bewegungen (motorischer Stereotyp)

Nach der Untersuchung einzelner Muskelgruppen durch die einfachen Bewegungen des Muskeltestes und seiner Modifikation müssen wir uns nun den komplizierteren Bewegungen und Zusammenhängen zuwenden. Der motorische Stereotyp beruht auf einer definierbaren steten Schaltverbindung im zentralen motorischen System. Da auch das Zentralorgan präformiert ist, bilden sich die Stereotype auf Grund gewisser Gesetzmäßigkeiten, die anscheinend auch in der Peripherie bestehen. Es zeigt sich nämlich, daß gewisse Muskelgruppen immer in ein und derselben Weise und in einer bestimmten Reihenfolge zusammenarbeiten. Einzelne Muskeln knüpfen so aneinander an, daß sie ein Funktionssystem bilden.

Mit diesen anatomischen und funktionellen Zusammenhängen hat sich besonders der Anatom BENNINGHOFF befaßt. Nach seiner Auffassung verhält sich das Becken wie ein Schiffsdeck und die Wirbelsäule wie ein Mast, die Muskeln setzen daran wie Seile an. Jede Neigung des Beckens hat zwangsläufig einen Ausgleich im Bereich der Wirbelsäule (des Mastes) zur Folge, wobei es zu reflektorischen Änderungen der Muskelspannung kommt.

Daraus ergibt sich nach BENNINGHOFF eine funktionelle Verkettung der Rumpf- und Extremitätenmuskulatur. Die erste dieser »Ketten« geht von den Mm. rhomboidei und serratus von der Wirbelsäule aus, zieht seitwärts nach unten und tritt mit dem äußeren schrägen Bauchmuskel in Verbindung und dieser wiederum über Symphyse mit der gegenseitigen Adduktorengruppe. Eine weitere Kette beginnt ventral mit dem M. pectoralis major, setzt sich im M. obliquus internus fort und endet einmal beim M. glutaeus medius (den Hüftabduktoren) und zum anderen Teil am M. sartorius. Bei Rumpfbewegungen kommt es dann in den funktionell verketteten Muskelgruppen stets zu gleichsinniger reflektorischer Aktivität.

Ähnlich wie bei der Muskulatur beobachten wir auch an den Gelenken und ihrer Stellung gewisse gesetzmäßige Beziehungen. So finden wir bei Plattfüßen regelmäßig nicht nur Valgosität der Füße, sondern auch der Knie und Genua recurvata. Bei dieser Beinstellung kommt es weiterhin (kompensatorisch) zur Anteversion des Beckens; diese hat wieder eine lumbale Hyperlordose mit Hängebauch zur Folge. Die weitere Konsequenz ist die thorakale Kyphose und die kompensatorische Stellung von Hals und Kopf. Damit gehen wieder gesetzmäßige Veränderungen in der Muskulatur Hand in Hand, die noch näher besprochen werden sollen.

Der eigentliche Untersuchungsgang der koordinierten Bewegung geht von der *Haltung im Stehen* aus, wie in 4.2.1. besprochen. Allerdings ist jetzt die Fragestellung eine andere: Wir wollen die Ursache der fehlerhaften Haltung erkennen und finden sie vor allem in der fehlgesteuerten Muskulatur. So kann die Ursache einer verstärkten Beckenneigung einmal in verkürzten Hüftbeugern, das anderemal in der abgeschwächten Bauch- und Gesäßmuskulatur zu suchen sein; die vorgeschobenen Schultern mögen auf einem verkürzten M. pectoralis oder auch einer abgeschwächten Interskapularmuskulatur beruhen usw. Von den Veränderungen der Wirbelsäule und den Extremitätengelenken wollen wir in diesem Zusammenhang absehen. Es war nur zu zeigen, wie der Haltungsfehler eine Reihe von Möglichkeiten zuläßt, die erst durch die Untersuchung der einzelnen Muskelgruppen näher bestimmbar sind.

Zum Schluß untersuchen wir die koordinierten Bewegungen mittels einer Reihe zweckmäßig gewählter Tests. Dabei benutzen wir Bewegungen, die auch im täglichen Leben wiederholt ausgeführt werden, und gewisse Belastungsproben. Die größte Schwierigkeit besteht allerdings in der Bewertung dieser Bewegungstests. Es gibt nämlich hier keine allgemeingültigen Normen für motorische Stereotype, und deshalb ist hier noch vieles der Erfahrung des Krankengymnasten überlassen. Die richtige koordinierte Bewegung ist nicht nur die ökonomischste (sie führt unter geringstmöglichem Kraftaufwand auf kürzestem Weg zum Ziel), sondern sie ist auch meistens die ästhetischste. Deshalb soll man Menschen beobachten, die Begabung zu guter Bewegung haben, beispielsweise Turner, Tänzer und Naturvölker, um eine Vorstellung richtiger Koordinaten zu gewinnen. Die Bestätigung für die Berechtigung unserer Vorstellungen gibt uns zur Zeit jedoch nur die Empirie. Den Fehler der Subjektivität können wir dadurch möglichst gering halten, daß wir allein sehr grobe Abweichungen von dieser »Norm« als Störung werten.

Zu dieser Problematik hat MENSENDIECK, allerdings mehr auf Grund intuitiv-ästhetischer Gesichtspunkte, ein System diagnostischer und therapeutischer Übungen geschaffen. Wir verdanken ihr wesentliche Aspekte, was an manchen der hier vorgestellten Übungen ablesbar ist.

Wir möchten nun einige dieser Tests beschreiben.

7.4.4.1. Testbewegungen für Becken und Lendenwirbelsäule

Sitzen auf dem Hocker während der Unterhaltung: Dabei beobachten wir die Fußstellung, die Höhe der Darmbeinkämme, die Haltung der Lendenwirbelsäule und den Tonus der Bauch-, der paravertebralen und Gesäßmuskulatur.

Bei richtigem Sitzen liegen die Füße flach auf dem Fußboden, die Darmbeinkämme in gleicher Höhe, die Lendenlordose ist abgeflacht, der Tonus der Muskulatur ist nur mäßig gespannt und gleichmäßig verteilt (Abb. 239).

Rumpfvorbeuge im Stehen: Ein schweres Buch soll vom Boden aufgehoben und auf den Tisch gelegt werden. Dabei beobachten wir die Beinstellung, die Stellung der Knie, die Lendenwirbelsäule und die Verschiebung des Schwerpunkts.

Bei richtiger Vorbeuge wird ein Bein leicht vorgesetzt, und beide Knie werden ein wenig gebeugt. Gleichzeitig beugt sich der Rumpf, und zwar zuerst der Kopf, und dann rollt sich der Rumpf von kranial nach kaudal ein. Die Lendenwirbelsäule kyphosiert sich zuletzt, wobei sich die Bauch- und Gesäßmuskeln anspannen. Der M. erector spinae kontrahiert sich zunächst, um in maximaler Vorbeuge zu entspannen. Während des Aufrichtens strecken sich die Knie, und gleichzeitig richtet sich der Rumpf so auf, daß zuerst die Lendenwirbelsäule, dann die kranialen Abschnitte und zuletzt der Kopf aufgerichtet werden. Dies wird durch Anspannung der Bauch- und Gesäßmuskulatur ermöglicht. Um die Kontraktion der Bauchmuskeln zu kontrollieren, ist es vorteilhaft, während des Aufrichtens die Bauchmuskulatur zu palpieren. Nie darf sich der Rumpf

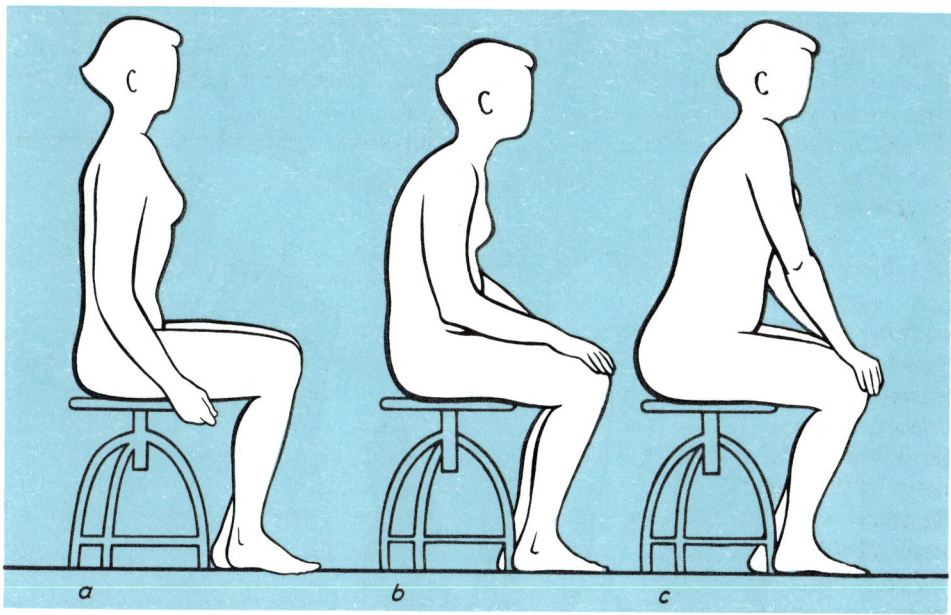

Abb. 239   Sitzen auf einem Hocker. *a* Richtige Haltung; *b* und *c* falsche Haltungen

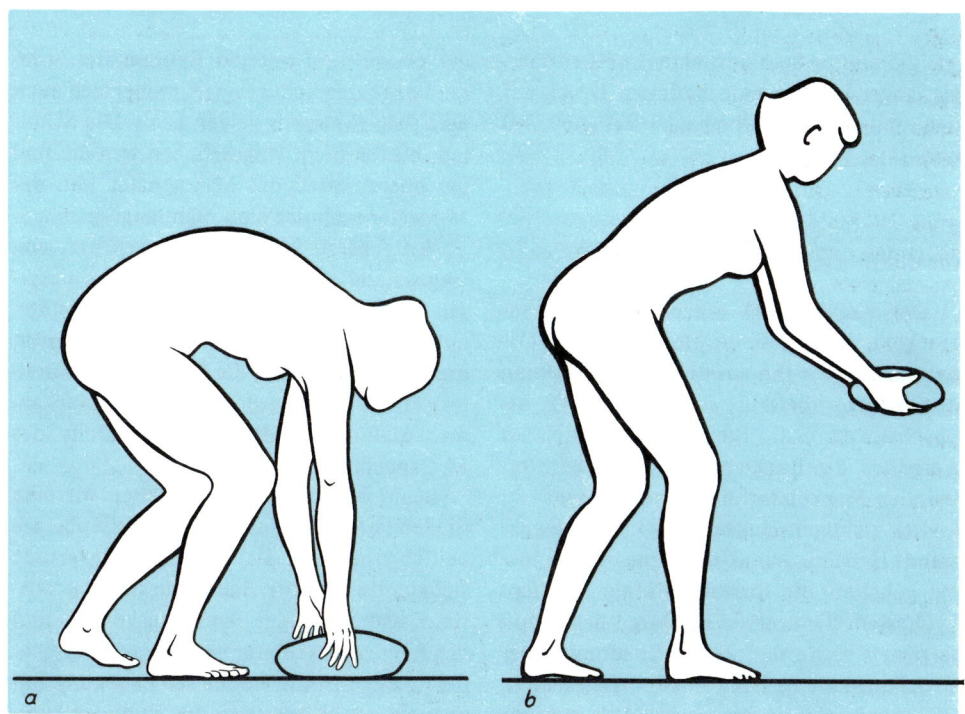

Abb. 240   *a* Rumpfvorbeuge und *b* Aufheben eines Gegenstandes in richtiger Ausführung

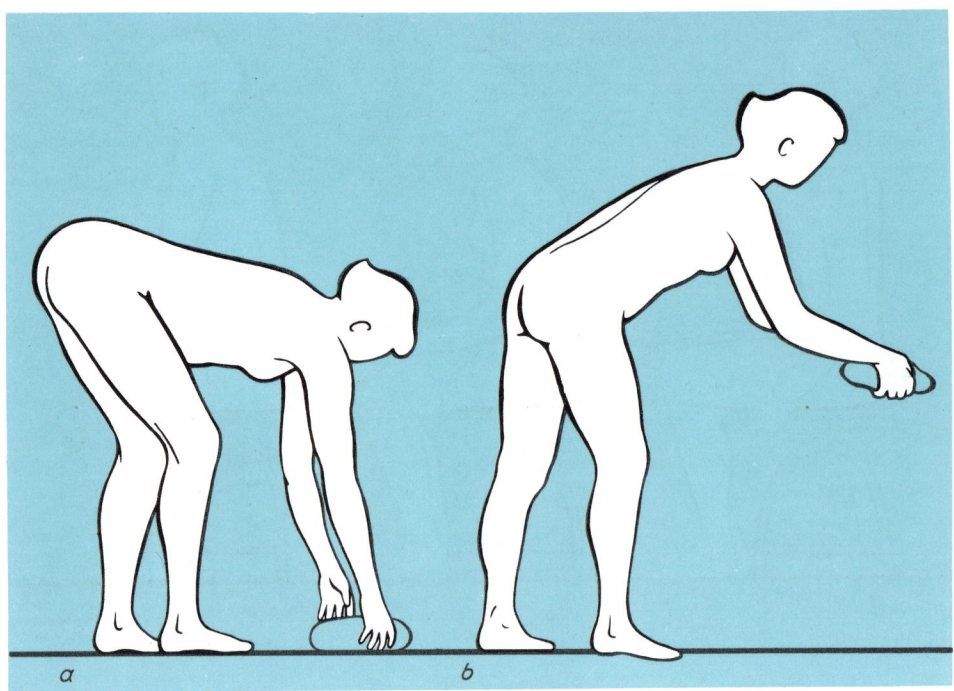

Abb. 241 Derselbe Auftrag wie Abb. 240 in falscher Ausführung

wie ein starrer Stab aufrichten, weil er dann als langer Lastarm mit enormem Druck auf den lumbosakralen Übergang wirkt (Abb. 240 und 241).

7.4.4.2. Testbewegungen für die Brustwirbelsäule

Der Kranke sitzt wiederum auf einem Hocker und hält z.B. ein Heft *in Händen*. Dabei machen wir ihn auf die richtige Haltung der Lendenwirbelsäule aufmerksam. Wir beobachten dann die Stellung der Arme, das Verhalten der Brustwirbelsäule der paravertebralen Muskulatur und der Schultern.

Bei richtiger Haltung liegt der Gegenstand (Heft) im Schoß, die Arme werden locker gehalten, die Brustwirbelsäule ist leicht kyphosiert, die unteren Fixatoren des Schultergürtels sowie die oberen Quadranten der Bauchmuskulatur sind mäßig angespannt. Wir sehen, wie die Brustwirbelsäule auf jede Änderung der Kopfhaltung und der Stellung

der oberen und unteren Extremitäten während des Gesprächs reagiert, wobei sich auch eine Seitkrümmung zeigen kann. Die Schultern dürfen nicht vorgeschoben werden, und der obere Anteil des M. trapezius und der M. levator scapulae sind nicht angespannt.

Wir fordern jetzt den Kranken auf, den Gegenstand hinter sich *in Kopfhöhe abzulegen*. Dabei beobachten wir die Rumpfdrehung der Bauch- und Rückenmuskulatur, die Brustwirbelsäule, die Stellung der Schulterblätter und die Spannung der Nackenmuskulatur und des oberen Anteils des M. trapezius (Abb. 242).

Bei richtiger Ausführung sehen wir eine fließende Rotation der Brustwirbelsäule, die bei Th_{12} beginnt; die Beine bleiben gerade stehen, die schrägen Bauchmuskeln, die oberen Quadranten der Bauchmuskulatur und die Rückenmuskulatur sind ungefähr gleichmäßig angespannt. Bei dieser Bewegung soll es nicht zur Seitneigung des Rumpfes kommen; die unteren Winkel der Schulterblätter

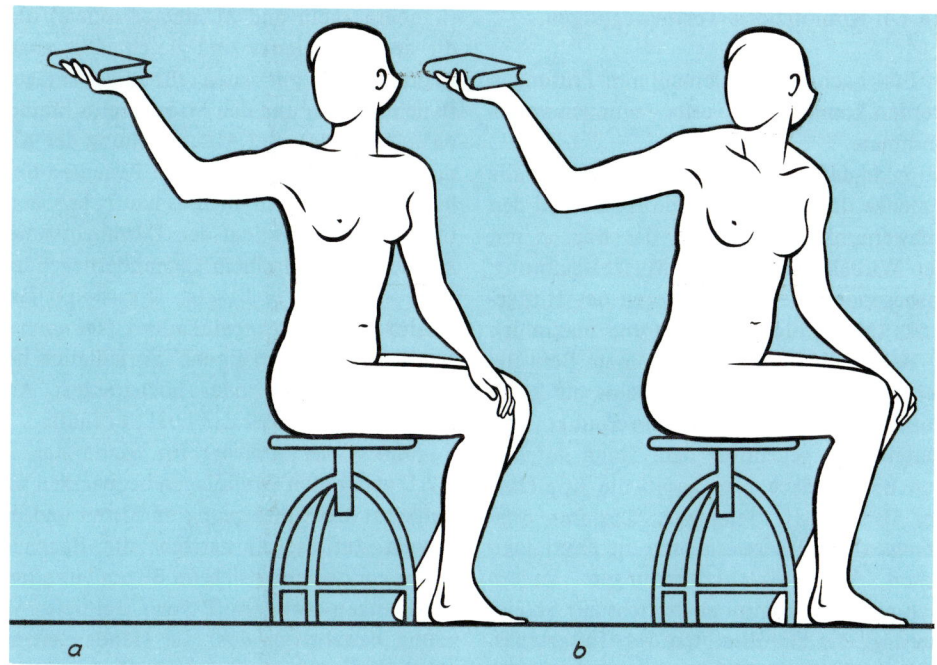

Abb. 242 Rumpfdrehung im Sitzen mit einem Gegenstand in der Hand. *a* Richtige und *b* falsche Haltung

rücken nicht auseinander, die Nackenmuskulatur mit dem oberen Anteil des M. trapezius und M. levator scapulae bleiben entspannt (Abb. 242 *a*).

7.4.4.3. Testbewegungen für Kopf und Hals

Kopfhaltung in Ruhe während des Stehens und Sitzens: Dabei beobachten wir die Haltung der Halswirbelsäule mit ihrer Muskulatur und den Winkel, den das Kinn mit dem Hals einschließt.

Bei richtiger Haltung besteht eine leichtgradige zervikale Lordose, die bei abgeflachter Brustwirbelsäule fehlen kann, die hintere Nackenmuskulatur ist leicht gespannt. Der Winkel zwischen Kinn und Hals beträgt ungefähr 90°.

Kopfwendung zur Krankengymnastin: Dabei beobachten wir die Halswirbelsäule, die Muskulatur des Halses und die Schulterstellung.

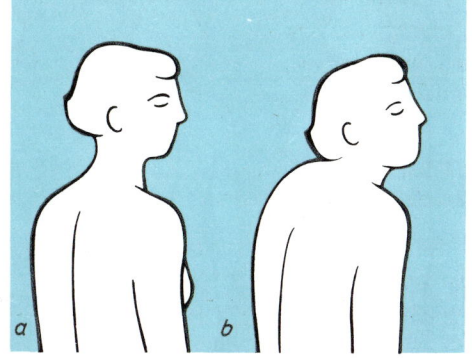

Abb. 243 Kopfdrehung im Sitzen. *a* Richtige und *b* falsche Haltung

Bei richtig angeführter Bewegung soll sich die Lordose nicht verstärken und keine Seitneigung entstehen. Der M. sternocleidomastoideus soll nicht überlastet und keine Schulter darf vorgeschoben werden (Abb. 243).

7.4.4.4. Komplizierte Testbewegungen

Erst nach diesen elementaren Prüfungen werden komplizierte Testbewegungen vorgenommen.

Stand auf einem Bein: Wir beobachten alle Gelenke des Standbeins, die Achse und den Schwerpunkt des Körpers, das Becken mit der Wirbelsäule und die Muskelspannung, insbesondere der Stabilisatoren des Hüftgelenks (Mm. glutaeus medius und maximus).

Bei richtigem Stehen auf einem Bein liegen alle Gelenke des Standbeins auf einer Lotrechten. Der Körperschwerpunkt verschiebt sich gegenüber dem Stand auf beiden Beinen nach vorn gegen die Köpfchen des II. und III. Metatarsus. Die *Darmbeinkämme stehen waagerecht,* und die physiologischen Wirbelsäulenkrümmungen ändern sich nicht. Es kommt auch nicht zur Skoliosierung. Die Stabilisatoren des Hüftgelenks, insbesondere die Abduktoren, sind auf der Standbeinseite angespannt. Die Flexoren und Extensoren der Lendenwirbelsäule (Bauchmuskeln und M. erector spinae) und die des Hüftgelenks sind gleichmäßig angespannt. Dies gilt auch für die schrägen Bauchmuskeln und den M. quadratus lumborum (Abb. 244). Bei Abschwächung der Abduktoren, die wir bei unseren Patienten und bei Haltungsfehlern überaus häufig beobachteten, hebt der Patient den Darmbeinkamm auf der dem Standbein gegenüberliegenden Seite (Abb. 244 b, BABKIN, DUCHENNE). Das Absinken des Darmbeinkamms (TRENDELENBURGsches Zeichen) finden wir lediglich bei schweren Paresen oder hochgradiger Abschwächung, wie bei der Luxationshüfte.

Prüfung der Atmung: Im Sinne der in 7.2.1. genannten Grundlagen beobachten wir zunächst die Ruheatmung im Sitzen und im Liegen. Im Liegen herrscht die Bauchatmung vor, während sich im Sitzen vor allem die Flanken erweitern (PAROW). Bei tiefer Atmung bewährt es sich, die Hände tastend seitlich an die unteren Rippen zu legen. Bei richtiger Atmung werden sie zur Seite gedrückt, bei Hochatmung werden sie nach

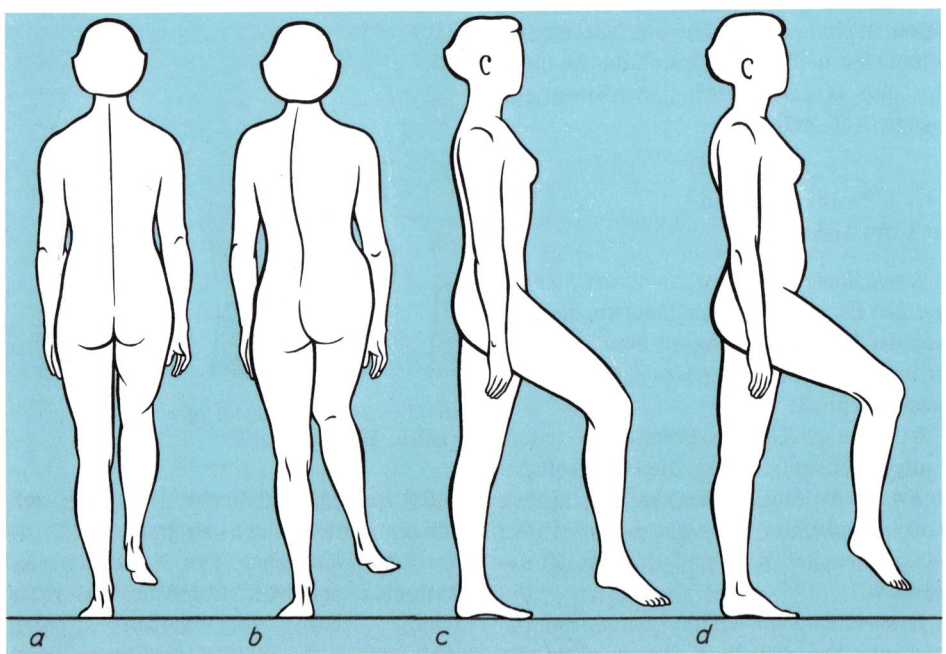

Abb. 244　Stehen auf einem Bein. In der Ansicht von hinten *a* richtige, *b* falsche Ausführung. In der Seitenansicht *c* richtige, *d* falsche Haltung

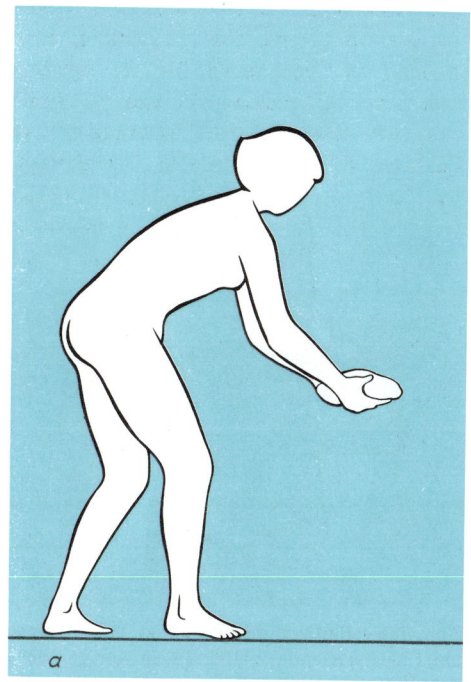
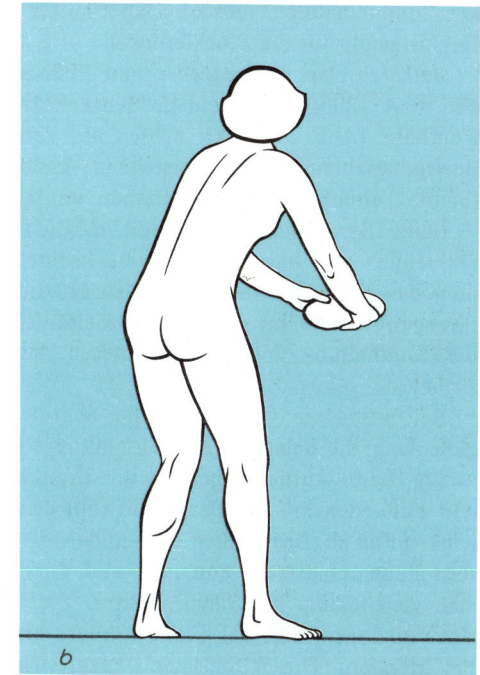

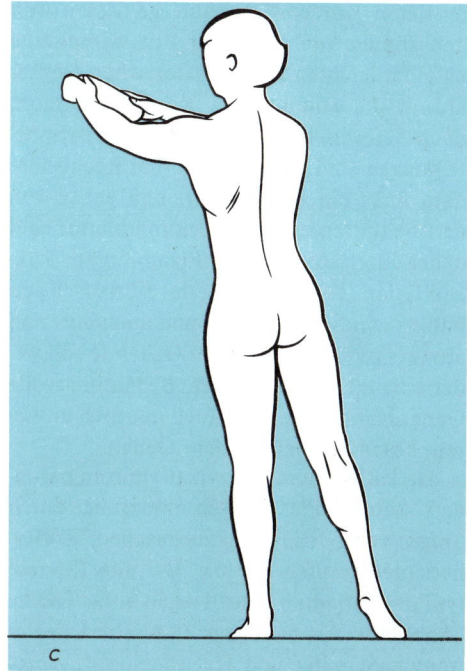

kranial gezogen. Auch eine Asymmetrie wird beachtet. Bei erheblicher Hochatmung bleibt eine Inspirationsstellung des Brustkorbs auch in Ausatmung bestehen. Die oberen Schlüsselbeingruben sind vertieft, die oberen Schultergürtelfixatoren und die Mm. scaleni und sternocleidomastoidei sind angespannt. Bei der Einatmung bewegen sich die Schlüsselbeine nach kranial. Wenn keine Blockierung vorliegt, läßt sich in Bauchlage, insbesondere bei vertiefter Atmung, die Atemwelle bis in die oberste Brustwirbelsäule verfolgen.

Beide Atemphasen sind ungefähr gleich lang. Wir hören ein leises, von der Nase herrührendes Atemgeräusch. Die Nasenflügel verengen sich während der Einatmung und erweitern sich bei der Ausatmung. Das Atemgeräusch wird nur am Ende der Ausatmung leiser. Die Gesichtsmuskeln einschließlich der Lippen und Zunge sind entspannt.

In Bauchlage beobachtet man gelegentlich, daß der Patient auch nach Deblockierung der Brustwirbelsäule nicht in den Rük-

Abb. 245 Drei Phasen beim Aufheben (a, b) und bei erhöhtem Ablegen (c) eines Gegenstandes

ken hineinzuatmen vermag. Dann besteht
Rezidivgefahr für die Blockierungen.

Aufheben eines Gegenstandes vom Fußboden und Ablegen auf einem Schrank in Kopfhöhe (Abb. 245): Wir achten auf den Bewegungsablauf, wie er vorstehend schon für die Teilbewegungen beschrieben wurde.

Gang: Der Kranke ist, soweit möglich, entkleidet und barfuß. Dabei beobachtet man das Auftreten, die Beinbelastung, die Bewegung des Beckens und der Wirbelsäule, die Kopfhaltung und die Synkinesen der Arme.

Bei normalem Gang sind die Schritte gleichlang, die Belastung abwechselnd regelmäßig. Beim Auftreten berührt der Kranke den Fußboden mit der Ferse und rollt den ganzen Fuß ab. Das Becken steht in der Mittelstellung waagerecht und hebt und senkt sich gleichmäßig im Gangrhythmus. Diese Schwankungen sind bei Frauen größer als bei Männern. Die Wirbelsäule bewegt sich dabei wellenförmig von einer Seite zur anderen, wobei die größten Exkursionen in der mittleren Lendenwirbelsäule gemessen werden können und es in der Brustwirbelsäule zu einer leichten kompensatorischen Gegenkrümmung kommt. Der Kopf führt kaum noch Seitwärtsbewegungen aus. Die Armbewegungen sind symmetrisch (bei Rechtshändern links ein wenig mehr) und gehen von den Schultern aus. Die Schulterblätter sind dabei durch ihre unteren Fixatoren am Rücken fixiert. Die Bewegung des Körperschwerpunkts von Seite zu Seite und auch auf- und abwärts ist gering, d. h., der Gehende soll weder schaukeln noch wippen. Bedeutungsvolle Gangasymmetrien sind auch deutlich zu hören, besonders bei raschem Gehen.

Da Patienten mit Zervikalsyndrom besonders häufig über Verschlimmerung durch *Tragen von Lasten* (Einkaufstaschen, Koffer) berichten, prüfen wir die Haltung (Stereotyp) des Patienten beim Tragen einer Tasche (Abb. 246). Als häufigster (typischer) Fehler werden Schulter und Hals nach vorn gezogen. Dabei spannen sich der obere Anteil des M. trapezius und der M. levator scapulae

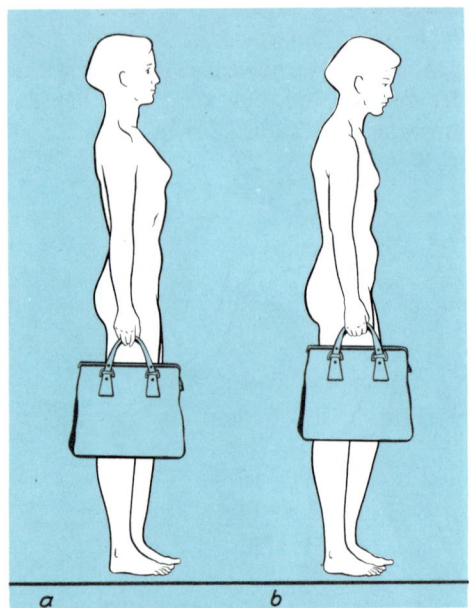

Abb. 246   Haltung des Patienten beim Tragen einer Last. *a* Richtig; *b* falsch (nach vorn gezogene Schultern und Hals)

an, wodurch sich das Gewicht der Last direkt auf die Halswirbelsäule überträgt. Bei richtigem Lasttragen bleibt die Schulter hinter der Körperebene, die oberen Schulterblattfixatoren bleiben entspannt. Auch die Fingerbeuger, die den Griff halten, dürfen nicht verspannt sein, sie kontrahieren sich reflektorisch auf den Zug der Last. Andernfalls kommt es leicht zu radialen Epikondylitiden.

Der Kranke demonstriert seine Arbeit und seine *typischen Arbeitsstellungen.* Dabei gehen wir mit dem Kranken alle Bewegungen im Sinne der beschriebenen Tests durch und geben ihm Anweisungen, wie er sich bei der Arbeit verhalten soll.

Bei der letztgenannten Prüfung ist es oft nicht zu vermeiden, daß der Kranke die Bewegung zunächst so unnatürlich ausführt, wie er das in Wirklichkeit nie tun würde. Daraus können wir jedoch Rückschlüsse auf seine Vorstellung von richtiger Bewegung ziehen.

Die Bewegungstests stellen im Untersuchungsgang die Synthese dar. Auf Grund der analytischen Untersuchung der Muskelfunktion und der synthetischen Untersuchung der Bewegungen wird dann der Behandlungsplan aufgestellt.

7.5. Syndrome

Bevor wir zur Therapie übergehen, wollen wir noch kurz über drei Syndrome sprechen, die sich unserer Erfahrung nach mit großer Regelmäßigkeit bei unseren Kranken vorfinden.

7.5.1. Unteres gekreuztes Syndrom

Hier handelt es sich in groben Zügen um eine Dysbalance folgender Muskelgruppen in Paaren ihrer funktionellen Zusammengehörigkeit:

1. Abschwächung des M. glutaeus maximus und Verkürzung der Hüftbeuger,
2. Abschwächung der Bauchmuskulatur (M. rectus abdominis) und Verkürzung des lumbalen M. erector spinae,
3. Abschwächung des M. glutaeus medius sowie Verspannung des M. tensor fasciae latae und des M. quadratus lumborum.

Dabei besteht die »Konkurrenz« zwischen dem M. glutaeus medius und M. quadratus lumborum sowie dem M. tensor fasciae latae darin, daß bei gehemmtem M. glutaeus medius die Abduktion der unteren Extremität zum Teil durch den M. tensor fasciae latae, ja sogar durch andere Hüftbeuger und den M. quadratus lumborum substituiert wird. Ähnliches trifft auch für die Bauchmuskeln und den M. iliopsoas zu: Bei verspanntem M. iliopsoas kann es zur Hyperlordose (Abb. 247) (»Psoasparadox«) und zur Hemmung der Bauchmuskeln, insbesondere im unteren Anteil, kommen. Dann bleibt die Bauchmuskulatur an der Hüftbeugung unbeteiligt. Dies gilt auch für den *Synergismus* der Bauch- und Rückenmuskulatur während der

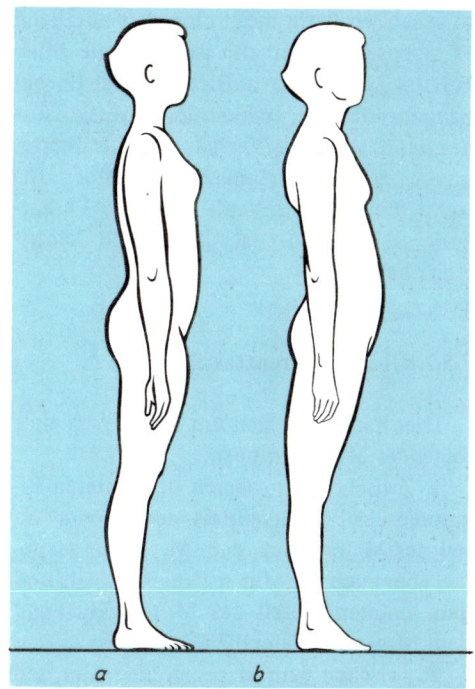

Abb. 247 Syndrom der lumbalen Hyperlordose. *a* lumbosakrale; *b* lumbale Hyperlordose

Rumpfbeuge und noch mehr während des Aufrichtens. Der verspannte M. erector spinae hemmt die Bauchmuskulatur, d. h. den vorderen Halt für die Wirbelsäule. Er verhindert dadurch das Abrollen der Wirbelsäule und wird daher noch mehr überlastet, seine Verspannung nimmt zu.

So erweisen sich diejenigen Muskeln, die vor allem das Becken aufrichten, als gehemmt und diejenigen, die es nach vorn kippen, als verspannt. Dann finden wir eine lumbale und/oder lumbosakrale Hyperlordose mit vorgewölbtem Bauch und schlaffer Gesäßmuskulatur. Die Abschwächung der Bauchmuskulatur bzw. Rückenstreckerverspannung geht mehr mit einer lumbalen, die Abschwächung der Gesäßmuskulatur bzw. die Hüftbeugerverkürzung mit einer lumbosakralen Hyperlordose einher.

Wenn wir bei diesem Syndrom gleichzeitig, wie es häufig vorkommt, eine Verkürzung der ischiokruralen Muskulatur finden, so sehen wir darin meist eine eher nützliche Kompensation, weil die ischiokrurale Muskulatur das Becken aufrichtet. Deshalb behandeln wir die ischiokrurale Muskulatur nur dann, wenn die Verspannung als Tendomyose zu einem schmerzhaften Tuber osis ischii führt oder (selten!) wenn die Verkürzung so hochgradig ist, daß sie die Schrittlänge behindert.

7.5.2. Oberes gekreuztes Syndrom

Hier handelt es sich um eine Dysbalance folgender Muskelgruppen:

1. Zwischen den oberen und unteren Fixatoren des Schultergürtels, dem oberen Anteil des M. trapezius, dem M. levator scapulae, aber auch der Mm. scaleni einerseits und dem unteren Anteil des M. trapezius und dem M. serratus lateralis andererseits.

2. zwischen dem M. pectoralis major und minor einerseits und der Interskapularmuskulatur andererseits,

3. zwischen den tiefen Halsbeugern (M. longus colli, M. longus capitis, M. omohyoideus) und M. thyreohyoideus einerseits und den Streckern (zervikaler M. erector spinae und oberer Anteil des M. trapezius) andererseits.

Dabei kann es auch zur Verkürzung des obersten Anteils des Lig. nuchae mit fixierter Lordose der oberen Halswirbelsäule kommen.

Für die Fixation des Schulterblatts ist der untere Anteil des M. trapezius von entscheidender Bedeutung. Seine Anspannung führt direkt zur reflektorischen Entspannung der oberen Fixatoren. Die Fehlsteuerung hat enge Beziehungen zur Fehlatmung, vor allem durch die Mm. scaleni und die Brustmuskulatur. Die Mm. scaleni neigen zur Verkürzung. Sie führen bei beiderseitiger Kontraktion zur Beugung der unteren Halswirbelsäule gegenüber dem Rumpf. Sie haben wenig Einfluß auf die obere Halswirbelsäule, die deshalb kompensatorisch lordosiert wird. Eine Kopfanteflexion ist nur bei gleichzeitiger Anspannung der tiefen Halsbeuger möglich. Deshalb kann die Verspannung der Mm. scaleni und Sternocleidomastoidei mit einer Abschwächung der Kopfvorbeuge verbunden sein.

Wir finden bei diesem Syndrom ein Vorschieben von Hals und Schultern, oft mit vermehrter Brustkyphose, und bei der Prüfung von Armbewegungen werden die Schultern auf charakteristische Weise hochgezogen.

7.5.3. Sogenanntes Etagensyndrom

Bei diesem Syndrom wechseln etagenweise Abschnitte hypertropher und abgeschwächter Muskelgruppen: In kaudokranialer Richtung finden wir eine hypertrophe ischiokrurale Muskulatur, eine hypotrophe und schlaffe Gesäßmuskulatur und grazile lumbale Rückenstrecker, darüber vorspringende hypertrophe thorakolumbale Rückenstrecker; darüber eine schlaffe Interskapularmuskulatur und wiederum hypertrophe, verspannte obere Fixatoren des Schultergürtels.

Auf der Vorderseite wölben sich die Mm. recti abdominis (der Bauch) besonders im unteren Anteil, vor, seitlich von den Mm. recti besteht jedoch eine Eindellung, die den verspannten Mm. obliqui abdominis entspricht, und noch weiter seitlich kann sich die Bauchwand in der Taillengegend vorwölben (»Pseudohernie«)

7.6. Allgemeines Vorgehen beim gezielten aktiven Heilturnen

Grundsätzlich gehen wir von den Ergebnissen der Untersuchung aus. In bezug auf Abschwächung und Verkürzung von Muskelgruppen ist dies nicht so schwierig. Wir müssen lediglich bei der Analyse des Syndroms das Bedeutungsvollste und Primäre von sekundären, kompensatorischen und vielleicht unwesentlichen Veränderungen unterscheiden. Dagegen liegt die größte Schwierigkeit in der Bewertung der Bewegungsteste, ja schon in der Haltung. Denn der Normbereich ist sehr ausgedehnt, und die Übergänge vom Normalen zum Pathologischen sind fließend und nur aus der Erfahrung heraus zu bestimmen.

Wir müssen voraussetzen, daß Wirbelblockierungen und die reflektorischen Zeichen vertebragener Störungen vorher beseitigt wurden, so daß die jetzt bestehenden Veränderungen vor allem Ausdruck von Muskelfehlsteuerungen sind. Dann wenden wir unsere Aufmerksamkeit zunächst der Muskelverkürzung bzw. -verspannung zu. Unsere Aufgabe ist es, diese Muskeln (und auch die übrigen Gewebe) zu entspannen und zu dehnen. Wir beginnen mit der Erwärmung (z. B. mit heißen Auflagen und Packungen) oder mit Massagen, insbesondere des Bindegewebes (nach LEUBE und DICKE, evtl. nach GLÄSER und DALICHO). Die krankengymnastischen Techniken, mit denen wir verspannte Muskeln behandeln, werden in 7.7.1. näher beschrieben.

Zur Entspannung bewähren sich leichte Erschütterungen und Knetungen des verspannten Muskels und die Hängelage in der TRENDELENBURGschen Stellung auf dem Traktionstisch. Trotzdem bleibt die Behandlung eines Dauerhartspanns mühsam.

Mitunter erst nach Beseitigung der Muskel- und Gewebsverkürzung sowie des Hartspanns können wir die Abschwächung mancher Muskeln beurteilen. Diese kann nämlich eine scheinbare sein, weil die Schrumpfung der umgebenden Faszie (Fasziendruck) den Muskel hemmt oder vor allem, weil die Verkürzung und der Hartspann des Antagonisten die Abschwächung vortäuscht. Eine Abschwächung bei Inkoordination ist selten schwerer als bis auf Grad 4 oder 3 des Muskeltests, und im Gegensatz zu echten Lähmungen kommt es hier nach richtig durchgeführtem Üben schnell zur Wiederherstellung der Kraft. Ein isoliertes Üben des abge-

schwächten Muskels ist bei unseren Patienten nur dann nötig, wenn er sich an Spontanbewegungen überhaupt nicht beteiligt. Sobald jedoch der Kranke begreift, worum es sich handelt, wenn er also die Kontraktion des betreffenden Muskels verspürt, dann üben wir die koordinierte Bewegung.

Es kommt manchmal vor, daß nur eine Muskelfunktion gestört ist. Zum Beispiel kann die phasische Kontraktion, d. h. die Bewegung, normal verlaufen, während am selben Muskel die statische oder posturale Funktion fehlt. Der Kranke ist z. B. nicht imstande, einige Minuten lang in physiologischer Weise zu sitzen. Dann müssen wir die verschiedensten Haltungsübungen ausführen, wobei es darauf ankommt, daß sich die haltende Muskulatur gleichmäßig kontrahiert. So soll bei der Rumpfvorbeuge die Kontraktion der Bauchmuskeln der Kontraktion der Rückenmuskulatur entsprechen, die also in diesem Falle nicht nur Antagonisten, sondern synergistisch arbeitende Haltemuskeln der Wirbelsäule sind. Diese Rumpfübungen (Vorbeuge, Rückbeuge, Seitbeuge) müssen zunächst in kleinsten Exkursionen vorgenommen werden. Allerdings soll sich der *Schwerpunkt so weit wie möglich verlagern,* da dies nur bei aktiver Muskelfixation möglich ist. Später vergrößern wir die Exkursion und die Belastung, z. B. durch Vorhalte der gestreckten Arme.

Wenn der Kranke die Schulter mit Hilfe seiner oberen Fixatoren hochzieht, vermeidet er die schmerzhafte Abduktion und Rotation im Schultergelenk. Diese Bewegung fixiert sich leicht, wird zum Stereotyp und führt zum dauernden Hypertonus in den genannten Muskeln. Wir lehren zunächst den Patienten, die maximale Kontraktion und sodann die Entspannung dieser Muskeln willkürlich auszuführen, und zwar in Stellungen, die dem Patienten keinen Schmerz bereiten. An den genannten Bewegungen, insbesondere der Rotation, soll normalerweise weder der obere Anteil des M. trapezius noch der M. levator scapulae teilnehmen; deshalb bestehen wir dabei auf ihrer

Entspannung. Wenn diese im Sitzen erreicht worden ist, üben wir im Stehen weiter. Der Kranke führt wieder die verschiedenen Armbewegungen aus, ohne die genannten Muskeln anzuspannen. Dabei bringen wir ihm bei, wie er das Schulterblatt mit Hilfe der unteren Fixatoren zu fixieren hat. Schritt für Schritt erzielen wir somit die aktive koordinierte Bewegung, wobei es nun auch gelingt, sie schmerzlos in größerem Umfang auszuführen. Dabei muß gleichzeitig auf die richtige Atmung geachtet werden.

7.7. Postisometrische Muskelrelaxation

In 6.1.6 wurden postisometrische Relaxationstechniken zur Mobilisation blockierter Gelenke (Bewegungssegmente) beschrieben. Da diese Wirkung auf der Hemmung verspannter Muskeln beruht, lag es auf der Hand, sie zur Lösung von Muskelverspannungen und bei Hartspann zu nutzen. Eigenartigerweise waren sich die Autoren dieser Methode dessen nicht bewußt: »Wenn die Isometrie zur Gelenkmobilisation benutzt wird, sind maximale Kontraktionen nicht erwünscht, denn diese haben die Tendenz, die Gelenke zu straffen und steif werden zu lassen. Geringe Kontraktionen sind deshalb zum Zweck der Gelenkmobilisation zweckmäßiger. Wenn jedoch ein Muskel oder dessen Faszie gedehnt werden soll, dann ist kräftige isometrische Kontraktion nützlich« (MITCHELL und Mitarb. 1979).

Wir gingen nun bei der Muskelverspannung systematisch nach dem gleichen Prinzip vor wie bei der Mobilisation. Der Muskel wird nur so weit gedehnt, wie das ohne jeden Widerstand möglich ist. In der so erreichten Endstellung wird der Patient aufgefordert, mit minimaler Kraft Widerstand zu leisten und meistens auch langsam einzuatmen. Der Widerstand wird ungefähr 10 Sekunden gehalten, wonach der Patient aufgefordert wird, locker zu lassen und langsam auszuat-

men. Wir warten nun etwa eine Sekunde ab, bis wir auch merken, daß der Patient wirklich entspannt hat, und stellen dann in der Regel fest, daß es nun möglich ist, den Muskel ohne Widerstand weiter zu dehnen; so erreichen wir eine neue Endstellung. Die Relaxationsphase nutzen wir so lange, wie sich der Muskel lediglich durch Entspannung des Patienten weiter dehnen läßt. Das kann mitunter 10 Sekunden und länger dauern. Wir sollten diesen Vorgang nie unterbrechen, weil er für den Effekt entscheidend ist. Wenn die Entspannung nach der isometrischen Spannungsphase ungenügend ist, dann haben wir ein zuverlässiges Mittel: Die isometrische Phase wird verlängert, unter Umständen bis auf eine halbe Minute. Wenn wir dagegen schon das erste Mal eine gute Entspannung erzielen, können wir die isometrische Phase kürzer halten. Der Vorgang wird 3- bis 5mal wiederholt. Wir merken dann meistens nach der 2. und 3. isometrischen Phase, daß die Spannung förmlich »wegtaut«. Wenn möglich, nutzen wir die Ein- und Ausatmung und Blickrichtung (Automatisierung) und als Widerstand die Schwerkraft (ZBOJAN).

Hier gilt dasselbe, was über Kombination bei den Mobilisationstechniken geschrieben wurde. Die richtungsbestimmende Weisung (Blick, Druck), geht der Atmung voraus, schon um den Vorgang zu verlangsamen. Wo Schwerkraft allein wirkt, verlängern wir jede Phase auf über 20 Sekunden.

Die Ergebnisse übertrafen bei weitem unsere Erwartungen: Auch erhebliche Muskelverhärtungen schwinden, und der analgetische Effekt ist so intensiv, daß der Patient den Schmerzpunkt nicht mehr wahrnimmt. Voraussetzung ist, daß Blockierungen in dem Bereich nicht (mehr) bestehen. Das gilt nicht nur für die Schmerzpunkte im Muskel, sondern auch für dessen Ansatzpunkt, ja sogar für Ligamente, die durch Muskelzug unter Spannung stehen. So können also Periostpunkte gelöscht werden wie mit einer Lokalanästhesie oder Nadelung.

Technisch ist allerdings unbedingt notwendig, daß diejenigen Muskelfasern aktiv isometrisch angespannt werden, die sich im Spasmus befinden und die an dem bestimmten Periostpunkt ansetzen, beispielsweise bei den Schmerzpunkten an den Rippen. Gezielte Arbeit ist also auch hier unbedingt notwendig. Wenn keine erhöhte Spannung festgestellt werden kann, versagt die Methode.

Zur Theorie dieser neuen und – wie uns scheint – weitaus wirksamsten *Methode der Muskelhemmung* läßt sich nur folgendes sagen. Es handelt sich bestimmt nicht um eine SHERRINGTONsche Hemmung. Dazu sind schon die Latenzzeiten viel zu lang. Außerdem reagiert der Patient auf verbale Instruktion! Letzteres ist allerdings auch bei der KABATschen Hemmung der Fall, weshalb auch hier ein einfacher SHERRINGTONscher Spinalreflex kaum in Betracht kommt. Wir möchten meinen, daß die Wirkung unserer Methode deshalb so groß ist, weil wir so weit wie möglich jeden Reiz vermeiden. Wir lassen mit *minimaler* Kraft anspannen, was schon allein eine Hemmung bewirkt. Darauf folgt die bewußte Entspannung und während dieser Entspannung nur soviel Dehnung, wie der Muskel ohne Anspannung erlaubt, also *keine passive* Dehnung. Dabei kann es vorkommen, daß der Patient in der Relaxationsphase Schmerz empfindet und trotzdem das Bewegungsausmaß sich vergrößert, beispielsweise beim sogenannten Bänderschmerz.

Die *Dehnung* scheint dabei überhaupt keine wesentliche Rolle zu spielen, sie dient eher dem Therapeuten, der sich ja irgendwie überzeugen muß, daß der Patient gut entspannt hat. Gerade bei den neuen Antigravitätstechniken und auch bei der Relaxation des M. glutaeus maximus findet keinerlei Dehnung statt. Wann sollte man also überhaupt passive Dehnung, d. h. Dehnung, die nicht lediglich das Ergebnis vollkommener Entspannung ist, vornehmen? Die Antwort lautet: Dann, wenn es sich schon um bindegeweblich fixierte Kontrakturen handelt, mit anderen Worten, wenn die Störung nicht mehr funktionell reversibel ist.

Die Hemmungswirkung betrifft nicht nur Muskeln im Hartspann, sondern auch verkürzte Muskeln, ja sogar die Spastizität bei zentralen Lähmungen. Sie scheint ein allgemein gültiger Mechanismus zu sein.

Der ausgeprägte analgetische Effekt der Methode zeugt dafür, daß Spannung mit Schmerz und Entspannung mit Analgesie in engem Zusammenhang stehen.

Bevor wir die Technik und Bedeutung der postisometrischen Relaxation für einzelne Muskelgruppen beschreiben, wollen wir die Erfahrungen einer Untersuchungsreihe in Zahlen wiedergeben. Wir behandelten 351 Muskelgruppen bzw. ihre Ansatzpunkte bei 244 Patienten und erreichten einen positiven analgetischen Effekt bei 330 Muskeln, keinen bei 21.

7.7.1. Behandlung einzelner Muskelgruppen und Muskelansatzpunkte

Die in den folgenden Abschnitten beschriebenen Techniken sind sowohl zur *Untersuchung* als auch zur *Behandlung* geeignet. (Verspannte Kaumuskulatur s. 6.4.).

7.7.1.1. Hartspann im Bereich des hinteren Atlasbogens

Es handelt sich um die tiefen Extensoren, deren Verspannung nur in Rückenlage bei passiv anteflektiertem Kopf getastet werden kann. Bei der *Behandlung* (Abb. 248) stehen wir hinter dem sitzenden Patienten und legen beide Daumen hinten unter das Hinterhaupt und die Fingerkuppen von oben auf das Jochbein. Nun fordern wir den Patienten auf, ganz leicht eine Kopfrückbeuge auszuführen oder besser nur nach oben zu blicken und dabei langsam einzuatmen, wobei wir der (automatischen) Kopfrückbeuge Widerstand leisten. Danach (etwa nach 10 Sekunden) fordern wir den Patienten auf, nach unten zu blicken und auszuatmen. Dabei darf es nicht zu einer Vorbeuge der ganzen Halswirbelsäule, sondern nur zu einer Nickbewe-

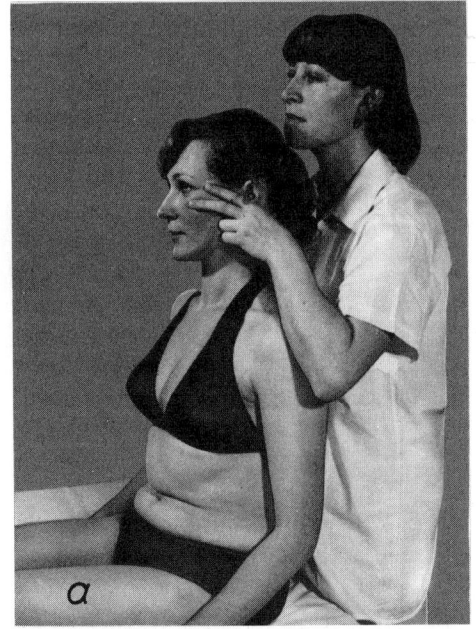

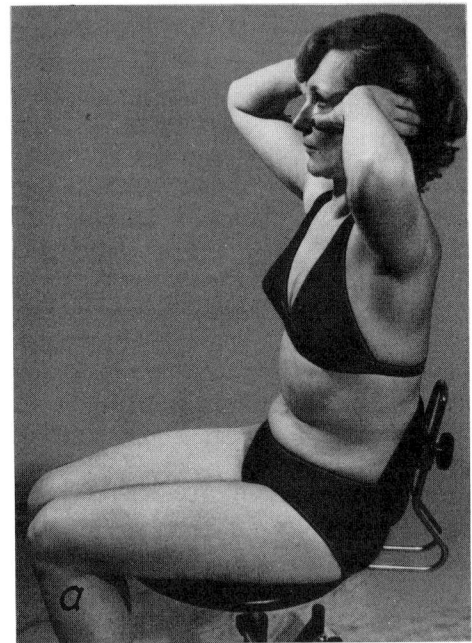

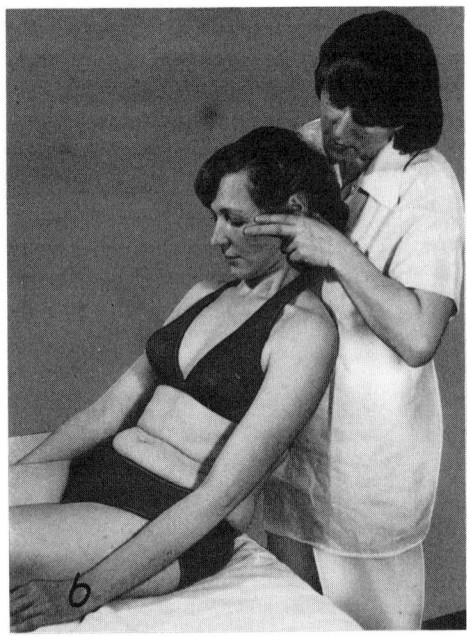

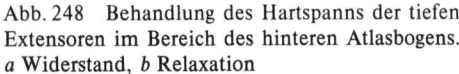

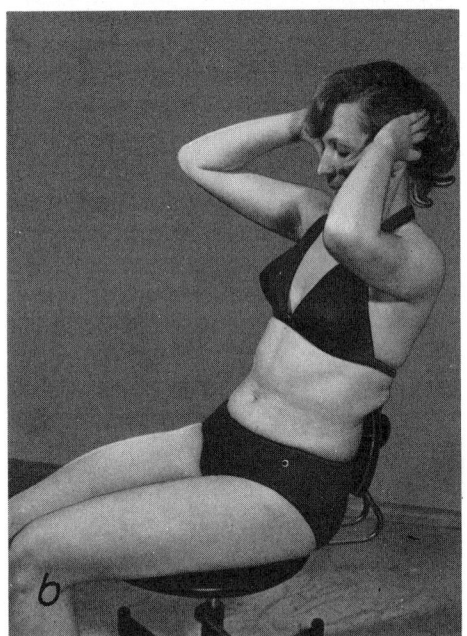

Abb. 248 Behandlung des Hartspanns der tiefen Extensoren im Bereich des hinteren Atlasbogens. *a* Widerstand, *b* Relaxation

Abb. 249 *a* und *b* Selbstbehandlung (s. Abb. 248)

gung kommen. Deshalb lassen wir den mit Kopf und Rumpf an uns abgestützten Patienten etwas zurücksinken, ohne den Kopf

nach vorn zu drücken. Aus der so erreichten Stellung wird der Vorgang wiederholt. Bei der *Selbstbehandlung* (Abb. 249) benutzt der

Patient die eigenen Hände so, daß er mit den Fingern den Hinterkopf und mit dem Daumen das Jochbein von oben abstützt. Um eine Nickbewegung auszuführen, lehnt er den Rumpf über die Stuhllehne zurück.

7.7.1.2. Verspannung des Musculus levator scapulae

Dabei findet man den typischen Druckschmerz des Ansatzpunktes am Angulus superior (scapulae) und außerdem Druckschmerz seitlich am Dornfortsatz C_2. Dieser ist sonst typisch für eine $C_{2/3}$-Blockierung, seltener für eine $C_{1/2}$-Blockierung. Zur *Behandlung* des Muskels (Abb. 250 a) liegt der Patient auf dem Rücken mit dem Kopf am oberen Bankrand und streckt den im Ellbogen gebeugten Arm nach kranial. Durch Druck von kranial gegen den Ellbogen schieben wir nun das Schulterblatt des Patienten nach kaudal und fixieren den Ellbogen in dieser Stellung mit unserem Oberschenkel, um eine Vordehnung des M. levator scapulae zu erhalten. Mit den Händen führen wir dann den Kopf des Patienten zur Gegenseite, bis wir auf leichten Widerstand stoßen. Dieser tritt auf der Seite der Verspannung früher auf als auf der normalen. Nun fordern wir den Patienten auf, in Richtung zur Widerstand leistenden Hand auf der gestörten Seite zu blicken, langsam einzuatmen und nachfolgend zu entspannen. Während der Entspannungsphase führen wir dann den Kopf so weit zur Gegenseite, bis wir wieder einen Widerstand fühlen. Dabei ist es vorteilhaft, den Kopf anzuheben und ganz leicht zur Gegenseite zu drehen. Bei Wiederholung kann statt gegen den Kopf auch gegen den nach kranial gehobenen Ellbogen Widerstand geleistet werden. In der Entspannungsphase wird aber immer der Kopf zur Seite geführt etwas angehoben und zur Gegenseite rotiert.

Bei der *Selbstbehandlung* (Abb. 250 b) zieht der Patient in Rückenlage seine Schultern so weit wie möglich nach kaudal und legt seine Hand zur Fixation (in Supination) unter das Gesäß. Mit der anderen Hand greift er über den Scheitel und zieht den Kopf ohne Rotation so weit zur Seite, wie dies ohne Rotation geht. Nun blickt er zur gestörten Seite (ungefähr 10 Sekunden) und atmet aus, entspannt danach und zieht den Kopf so weit nach lateral, wie es die Entspannung erlaubt.

Ist es allerdings wie in Fällen von Schultersteife nicht möglich, den Arm hochzuheben, gehen wir nach der von SACHSE beschriebenen Technik (Abb. 251), die natürlich auch zur Prüfung einer Verkürzung des M. levator scapulae dient, vor: Der Patient befindet sich ebenfalls in Rückenlage. Mit dem Handteller ziehen wir die Schulter fixierend nach kaudal und legen die Finger-

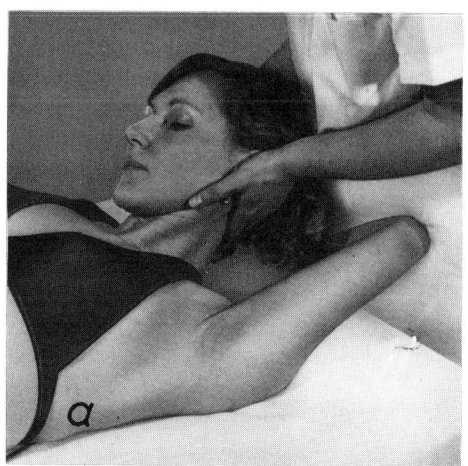

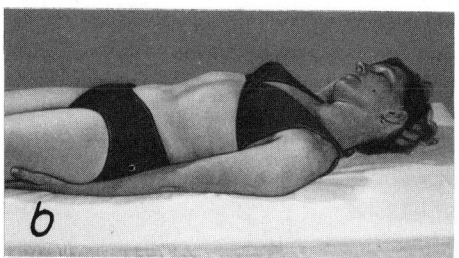

Abb. 250 Behandlung und Prüfung des verspannten M. levator scapulae mit eleviertem Arm. *a* Fixation des Schulterblatts über den Ellbogen mit Hilfe des Oberschenkels; *b* Selbstbehandlung, Fixation des Armes mit der Hand unter dem Gesäß

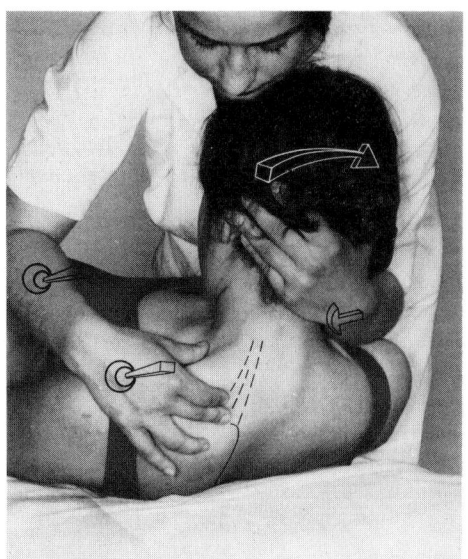

Abb. 251 Behandlung und Prüfung des verspannten M. levator scapulae bei adduziertem Arm (nach Sachse)

spitze palpierend auf den Muskelansatz am oberen Schulterblattwinkel. Mit der anderen Hand umgreifen wir den Nacken, heben den Kopf in maximale Anteflexion und neigen ihn oberhalb von C_4 zur Gegenseite, bis wir die Anspannung des Muskels am Ansatz tasten. Nun fordern wir den Patienten auf, zunächst zur Seite des verspannten Muskels zu blicken und einzuatmen und dann nach etwa 10 Sekunden locker zu lassen und auszuatmen, wobei wir seinen Kopf weiter nach lateral führen, soweit es ohne Spannung möglich ist. Danach fordern wir den Patienten auf, mit der Schulter nach oben gegen unsere Hand zu drücken und wieder nach etwa 10 Sekunden locker zu lassen, und steigern während der Entspannung wieder die Kopfseitneigung.

Obwohl diese Techniken sicher den M. levator scapulae behandeln, beeinflussen sie auch immer den Dornschmerzpunkt von C_2, wo der M. levator nicht ansetzt. Es ist deshalb wahrscheinlich, daß dadurch auch Fasern des M. semispinalis, die mehr vertikal verlaufen und zu diesem Schmerzpunkt ziehen, mit behandelt werden.

7.7.1.3. Verspannter oder verkürzter oberer Anteil des Musculus trapezius

Zur Behandlung (Abb. 252 a) fixieren wir am liegenden Patienten die Schultern von kranial und führen den Kopf ohne Widerstand so weit wie möglich nach lateral. Dann fordern wir den Patienten auf, in Richtung zur fixierenden Hand zu blicken und langsam einzuatmen. Dann ziehen wir den Kopf während der Entspannungsphase weiter zur Seite. Der Widerstand kann auch gegen die Schulter geleistet werden, wenn der Patient seine Schulter aufwärts zieht. Während der Entspannung kann sowohl die Schulter nach unten als auch der Kopf weiter nach lateral gezogen werden usw.

Bei der *Selbstbehandlung* (Abb. 252 b) hält sich der Patient mit der Hand am Bankrand und fixiert Schulter und Arm in Richtung der oberen Fasern des M. trapezius. Mit der anderen Hand, die über den Scheitel greift,

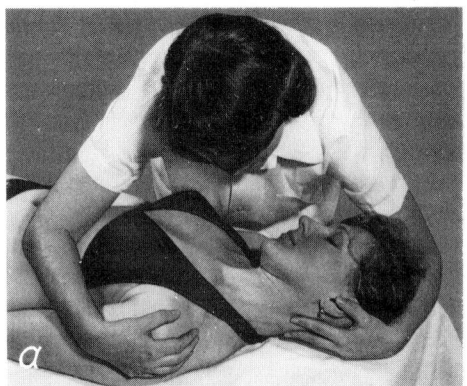

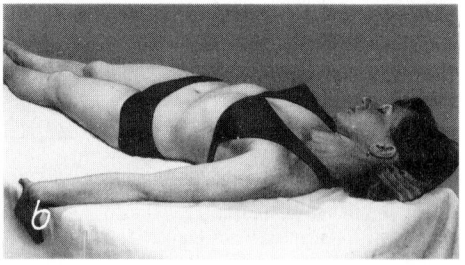

Abb. 252 Behandlung und Prüfung des verspannten oberen Anteils des M. trapezius *a* durch den Behandler; *b* Selbstbehandlung

führt er den Kopf ohne Widerstand und ohne Drehung zur Seite. Nun blickt er zur Seite des verspannten M. trapezius, atmet langsam ein und führt den Kopf während der Ausatmung und Entspannung weiter nach lateral.

7.7.1.4. Verspannter Musculus sternocleidomastoideus

Er äußert sich vor allem in einer Druckdolenz am medialen Schlüsselbeinende, was als schmerzhaftes Sternoklavikulargelenk fehlgedeutet werden kann, und als schmerzhafter Atlasquerfortsatz. Zahlreiche Schmerzpunkte im Verlauf des Muskels können Übertragungsschmerzen im Schädel- und Gesichtsbereich hervorrufen wie auch Verspannung im Bereich des subklavikulären Anteils des M. pectoralis. Für die *Therapie* nutzen wir die Schwerkraft und die Atmungssynkinese des M. sternocleidomastoideus. Der Patient liegt auf dem Rücken mit dem Kopf am Ende des Tisches so, daß dieser zur Seite gedreht ist und das Kinn und der Warzenfortsatz (weich!) abgestützt sind. Jetzt blickt er nach oben (zur Stirn) und atmet langsam tief ein. Dabei spannt sich der

M. sternocleidomastoideus automatisch und hebt etwas den Kopf an (im Sinne einer Seitnickung). Dann hält der Patient den Atem etwas an und blickt nach unten (zum Kinn) und atmet aus, wobei sich der M. sternocleidomastoideus entspannt und der Kopf sich senkt. Der Blick nach oben (unten) dient lediglich der Fazilitation der Ein- und Ausatmung, und die Anspannung des M. sternocleidomastoideus erfolgt als Atmungssynkinese (Abb. 253). Diese Technik dient nicht nur zur Entspannung des M. sternocleidomastoideus. Sie ist auch die wirksamste Selbstmobilisation zwischen Okziput und Atlas. Wenn ausnahmsweise die Synkinese nicht ausreicht, kann der Patient auch den Kopf bewußt ganz leicht anheben.

7.7.1.5. Verspannung der Musculi scaleni

Sie verursacht kaum direkten Schmerz, weshalb wir bei ihrer Relaxation auch kaum einen analgetischen Effekt feststellen. Ihre Verspannung ist aber von großer klinischer Bedeutung. Sie beteiligen sich in der Regel an der Verspannung der oberen Schultergürtelfixatoren und sind entscheidend an der Hochatmung beteiligt. Außerdem führen sie

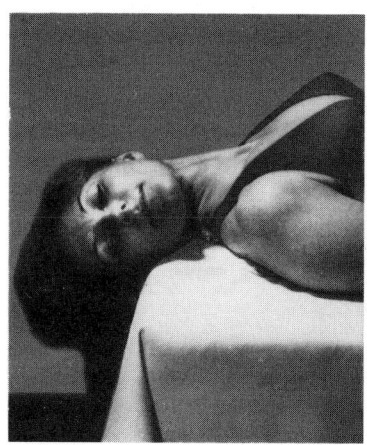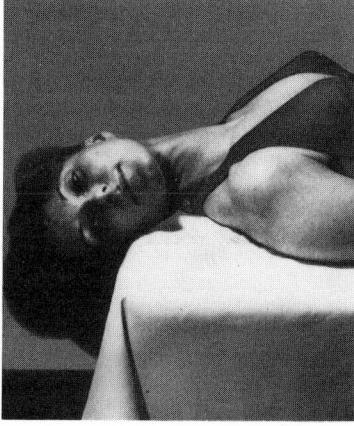

Abb. 253 Postisometrische Relaxation des M. sternocleidomastoideus unter Nutzung der Schwerkraft. *Links* Kopf zur Seite gedreht über dem Tischrand; während Patient nach oben blickt und einatmet, spannt sich der M. sternocleidomastoideus automatisch an; *rechts* während der Ausatmung entspannt der Muskel, und der Kopf sinkt ab

sekundär zu einer Verspannung des M. pectoralis major mit Schmerzpunkten insbesondere parasternal. Das ergibt sich aus der Beobachtung, daß auch der M. pectoralis entspannt, wenn die Mm. scaleni behandelt wurden. Das macht das Beklemmungsgefühl dabei verständlich sowie die Lösung von Beklemmungen und das Erleichterungsgefühl, das wir nach Entspannung beobachten können. Bei Blockierungen der 1. Rippe sind die Mm. scaleni reflektorisch verspannt und Mitursache dessen, was als »Skalenussyndrom« bezeichnet wurde (s. 8.3.1.2.). Der ERBsche Punkt, der im Bereich der Mm. scaleni liegt, kann, wenn schmerzhaft, oft durch postisometrische Relaxation des M. scalenus gelöscht werden.

Die Verspannung der Mm. scaleni bewirkt eine Einschränkung der schrägen Rückbeuge des zur gleichen Seite gedrehten Kopfes, also der entgegengesetzten Richtung zu der, die bei Blockierungen der 1. Rippe eingeschränkt ist. Wir können also auch von »schräger Kopfrückbeuge« sprechen. Auch die reine Seitbeuge kann eigeschränkt sein, wenn die Halswirbelsäule lordosiert gehalten wird, was oft im Sitzen der Fall ist. Dann täuscht dies eine Verkürzung des oberen Anteils des M. trapezius vor.

Zur Prüfung und *Behandlung* (Abb. 254) stehen wir hinter dem sitzenden Patienten, stützen mit unserem Körper die Schulter der geprüften (behandelten) Seite und fixieren mit der Hand die oberen Rippen auf dieser Seite. Mit der anderen Hand beugen wir den zur Gegenseite gedrehten Kopf leicht nach hinten seitlich zur Gegenseite, soweit dies ohne Widerstand möglich ist. Dann blickt der Patient nach oben und atmet ein. Dabei leistet die Hand auf den Rippen *gegen die Einatmung Widerstand*. Während der Ausatmung läßt der Patient den Kopf nach hinten sinken (blickt zur Gegenseite).

Auch für diese Muskeln ist die *Selbstbehandlung* möglich. Der Patient leistet mit der Handwurzel einer Hand an den oberen Rippen vorn Widerstand gegen die Einatmung. Die Finger der anderen Hand liegen an der

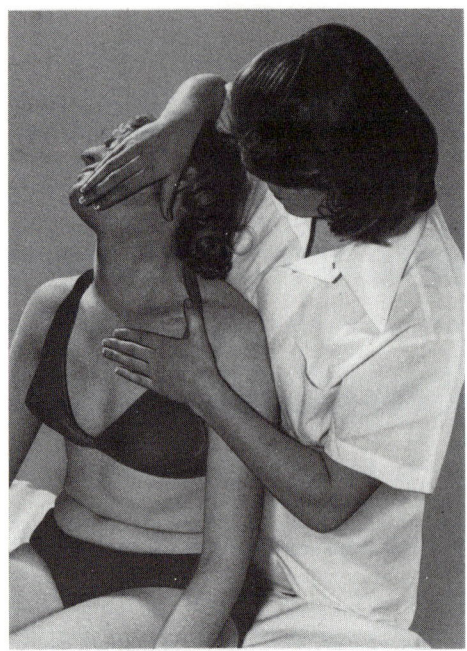

Abb. 254   Behandlung und Prüfung des verspannten M. scalenus

nach vorn weisenden Schläfe des gedrehten Kopfes. Meistens geben wir aber dem Erlernen des richtigen Atmungsstereotyps den Vorzug.

7.7.1.6. Verspannung und Verkürzung des Musculus pectoralis

Bei *Verspannung des oberen (subklavikularen) Anteils* ist die Schulter vorgezogen. Unterhalb des Schlüsselbeins springt die Sehne bei Abduktion wie ein »falsches Schlüsselbein« vor und ist druckdolent. Bei der Behandlung (Abb. 255 a) führen wir den Arm in Rückenlage so weit wie möglich zur Seite und leisten von ventral gegen die Abduktion minimalen Widerstand. Während der Entspannung sinkt der Arm mit seinem Gewicht von selbst in die Abduktion. Bei der *Selbstbehandlung* (Abb. 255 b) nutzen wir die Schwerkraft. Die Stellung ist dieselbe wie während der Untersuchung oder Fremdbehandlung. Der Kranke entspannt den abduzierten Arm,

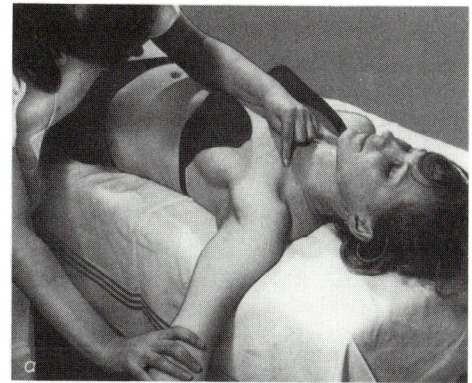

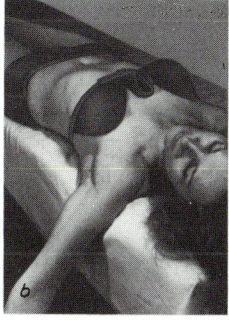
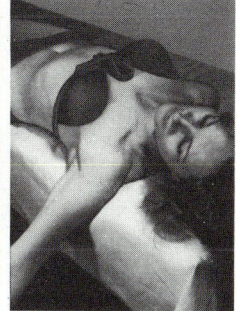

tient mit minimaler Kraft den Arm nach vorn gegen unsere Hand und atmet dabei langsam ein. Nach Ausatmung und Entspannung genügt das Gewicht des Armes zur Dehnung. Aus der nun erreichten Stellung wird der Vorgang wiederholt. Oft ist es günstig, den Arm am gebeugten Ellbogen zu führen.

Bei der *Selbstbehandlung* (Abb. 256 b) nutzen wir wieder die Schwerkraft. Die Stellung ist dieselbe wie bei der Untersuchung oder Fremdbehandlung und der Vorgang analog wie bei der Übung des oberen Anteils des M. pectoralis.

Von besonderer Bedeutung ist die *Behandlung* (Löschung) von *Druckpunkten an*

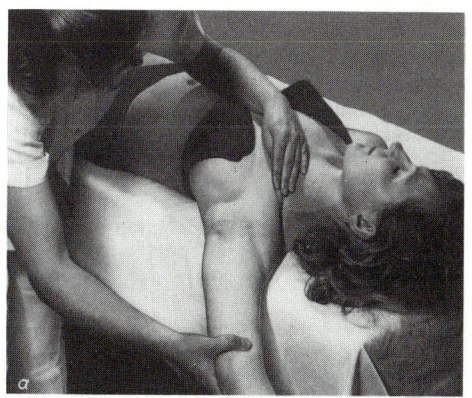

Abb. 255 Behandlung und Prüfung des subklavikulären Anteils des M. pectoralis *a* durch den Behandler; *b* postisometrische Relaxation des oberen Anteils des M. pectoralis unter Nutzung der Schwerkraft. *Links* der Arm ist während der Einatmung leicht angehoben; *rechts* während der Ausatmung entspannt der Patient (Selbstbehandlung)

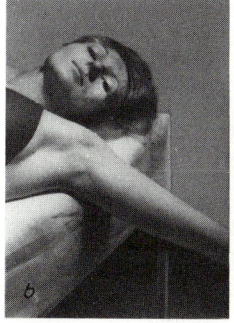
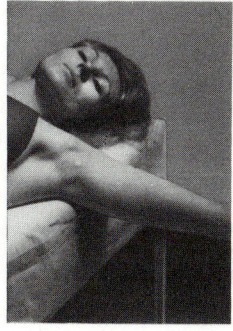

bis es zur Vorspannung kommt. Dann hebt er ihn um etwa 2 cm und atmet langsam und tief ein. Dann kann er etwas den Atem anhalten, entspannt wieder und atmet langsam aus, wobei der Arm herabsinkt. Der Vorgang wird ungefähr dreimal wiederholt, der Kranke übt so 2- bis 3mal täglich.

Bei Verspannung des *unteren Anteils* ist die volle Elevation eingeschränkt und die Sehne in der Axilla verspannt und druckdolent. Zur Behandlung (Abb. 256 a) fixieren wir in Rückenlage des Patienten mit dem Unterarm den Thorax auf dem Sternum und bringen mit der anderen Hand den Arm des Patienten in eine maximale Elevation, allerdings ohne jede Gewalt. Dann hebt der Pa-

Abb. 256 *a* Behandlung und Prüfung des unteren Anteils des M. pectoralis; *b* postisometrische Relaxation des unteren Anteils des M. pectoralis unter Nutzung der Schwerkraft (Selbstbehandlung). *Links* der Arm ist während der Einatmung leicht angehoben; *rechts* während der Ausatmung Entspannung und Absinken des Armes

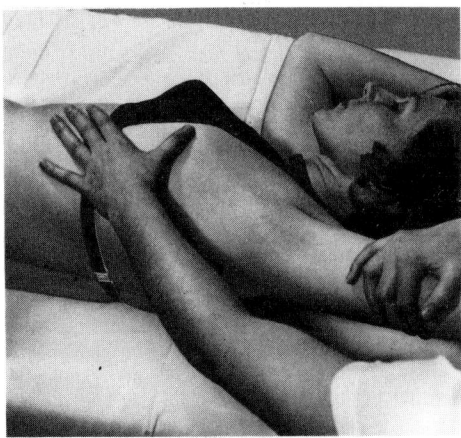

Abb. 257 Gezielte Behandlung verspannter Fasern des M. pectoralis, die zum schmerzhaften Druckpunkt an einer Rippe ziehen

den Rippen (Abb. 257), wie sie beispielsweise bei Schmerzen in der Herzgegend die Regel sind. Druckpunkte sind besonders häufig in der Axillarlinie, in der Medioklavikularlinie und in der Nähe der kostosternalen Verbindung. Hier handelt es sich um Ansatzpunkte einzelner Faserbündel des M. pectoralis. Es empfiehlt sich, vorher Blockierungen der Rippen und der Brustwirbelsäule zu lösen. Zur Therapie lagern wir den Patienten in Rückenlage und führen den Arm in die Abduktionsstellung, in der das Faserbündel anspannt, das zu dem schmerzhaften Druckpunkt führt. Diese Spannung können wir genau tasten. Das weitere Vorgehen entspricht dem beim M. pectoralis üblichen. Wir müssen aber die Richtung genau einhalten. Am Schmerzpunkt wird mit Hilfe des Daumens oder des Thenars gegen die Einatmung Widerstand geleistet. Falls wir bei der Wiederholung keine Spannung mehr tasten, ist der Schmerzpunkt meist gelöscht.

7.7.1.7. Epicondylitis radialis

Neben der Blockierung im Ellbogengelenk können folgende Muskeln verspannt sein: M. supinator, die Extensoren und der M. biceps brachii. Bei Verspannung des *M. supinator* finden wir im Vergleich zur ge-

sunden Seite die Pronation bei fixiertem Ellbogen eingeschränkt. Zur *Behandlung* (Abb. 258 a) sitzt der Patient vor uns oder liegt auf dem Rücken. Der rechtwinklig gebeugte Ellbogen wird seitlich am Rumpf von einer Hand fixiert. Die andere führt den Un-

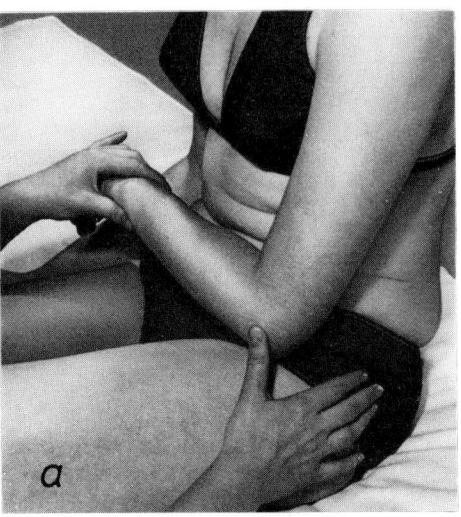

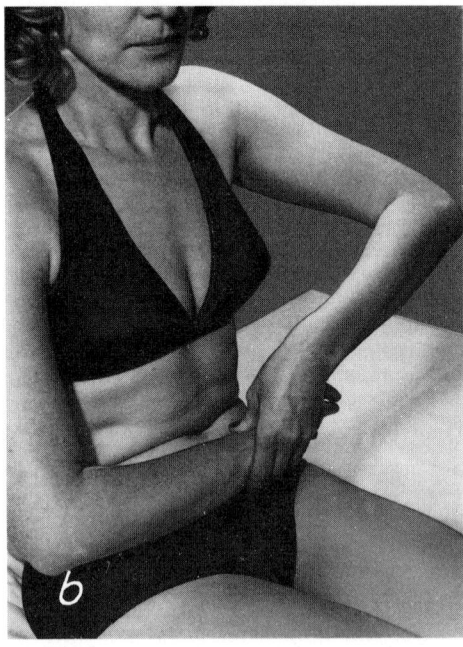

Abb. 258 *a* Behandlung und Prüfung des verspannten M. supinator; *b* Selbstbehandlung

terarm an der Handwurzel in die Pronation,
soweit dies ohne Widerstand möglich ist.
Wir fordern dann den Patienten auf, mit minimaler Kraft gegen unseren Widerstand in
Richtung der Supination etwa 10 Sekunden
zu drücken. In der folgenden Entspannungsphase wird die Pronation verstärkt. Von der
erreichten Pronationsstellung aus wird der
Vorgang wiederholt usw ...

Die *Selbstbehandlung* (Abb. 258 b) ergibt
sich von selbst, allerdings müssen wir darauf
achten, daß der Patient den Ellbogen am
Rumpf hält und ihn nicht nach vorn ab-
spreizt.

Bei verspannten *Extensoren* ist die gleichzeitige Flexion der Finger und der Hand im
Vergleich zur gesunden Seite eingeschränkt.
Bei der *Behandlung* (Abb. 259 a) gehen wir so
vor, daß wir unseren Daumen dorsal auf die
Handwurzel und unsere Finger über die gebeugten Finger des Patienten legen und so
gleichzeitig Handgelenk und Finger des Patienten beugen, soweit dies ohne Widerstand
möglich ist. Nun fordern wir den Patienten
auf, mit minimaler Kraft in Richtung der
Streckung anzuspannen. Nach etwa 10 Se-

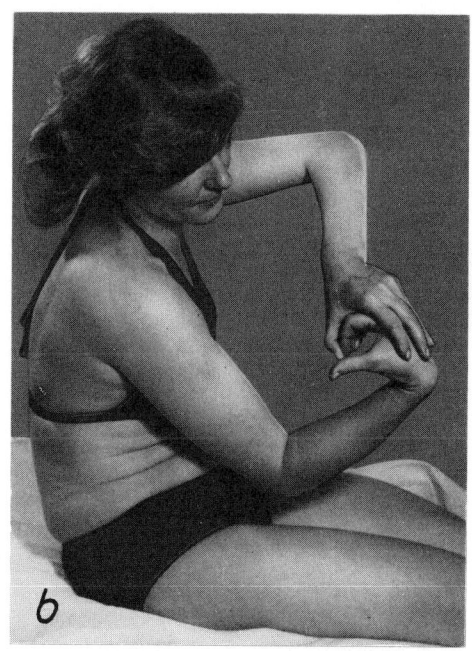

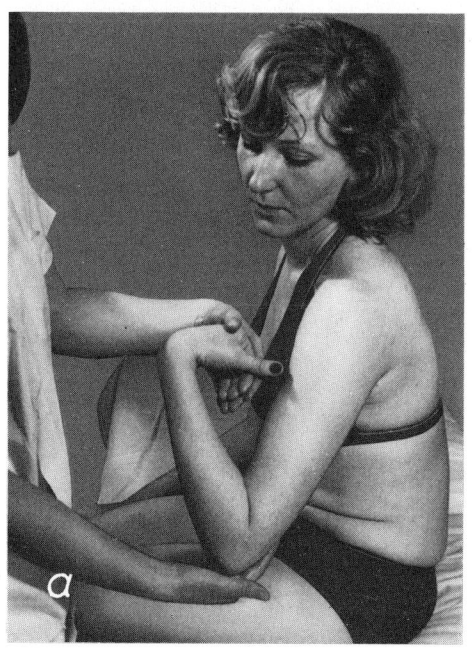

Abb. 259 *a* Behandlung und Prüfung der verspannten Finger- und Handstrecker; *b* Selbstbehandlung

kunden lassen wir entspannen und führen
seine Hand und Finger weiter in die Beugung. Dann wiederholen wir den Vorgang
aus der erreichten Beugestellung ein- oder
mehrmals. Auch hier ist die *Selbstbehandlung*
(Abb. 259 b) einleuchtend: Der Unterschied
besteht lediglich darin, daß der Patient Daumen und Thenar der behandelnden Hand
auf die Finger und die Langfinger auf die
Handwurzel legt und so beugt.

Bei Verspannung des *M. biceps* stellen wir
fest, daß auf der erkrankten Seite die Extension im Ellbogen ein wenig eingeschränkt
ist. Bei der *Behandlung* (Abb. 260 a) gehen
wir so vor, daß wir den Ellbogen des Patienten gestreckt über ein Hypomochlion, beispielsweise unser Knie, legen. Der Patient
drückt minimal in Flexionsrichtung gegen
unseren Widerstand. Nach etwa 10 Sekunden entspannt er, und wir strecken den Ellbogen, soweit es ohne Widerstand möglich
ist, und wiederholen den Vorgang aus der erreichten Extensionsstellung. Die *Selbstbe-*

handlung (Abb. 260 *b*) liegt auf der Hand: Der Patient streckt den Arm über das Knie. Er kann auch lediglich die Schwerkraft nut-

zen: Nach Entspannung in Streckstellung hebt er den Unterarm etwa 2 cm, hält ihn so etwa 20 Sekunden, entspannt dann wieder

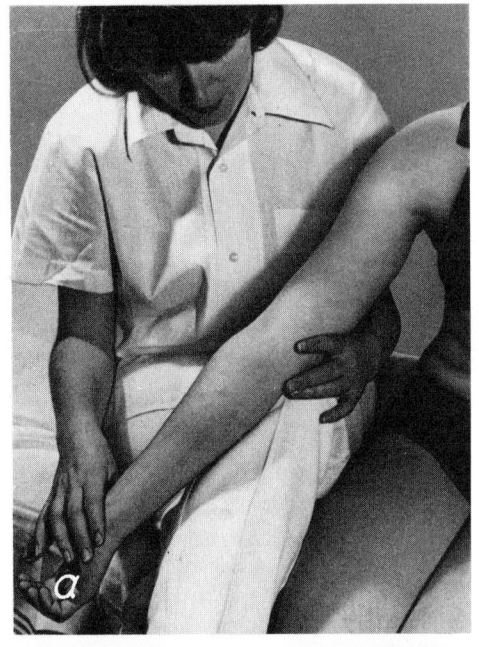

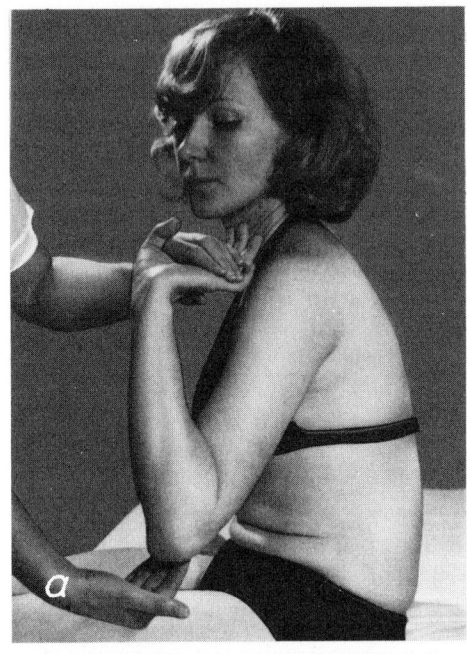

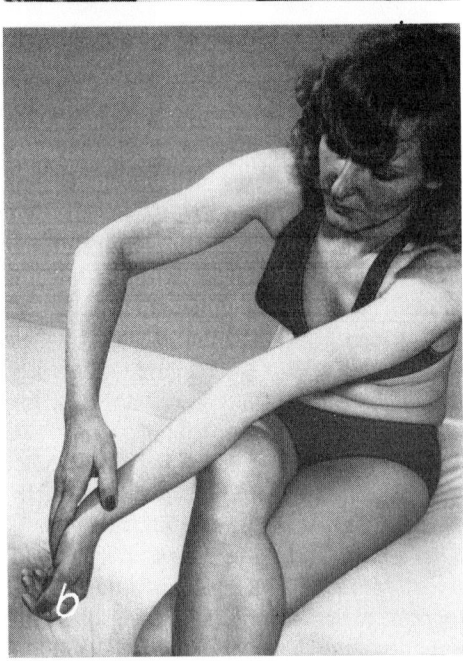

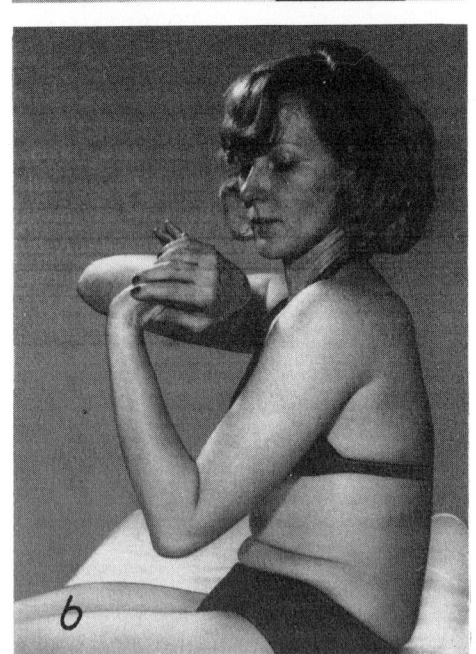

Abb. 260 *a* Behandlung und Prüfung des verspannten M. biceps brachii; *b* Selbstbehandlung

Abb. 261 *a* Behandlung und Prüfung der verspannten Finger- und Handwurzelbeuger; *b* Selbstbehandlung

über 20 Sekunden und wiederholt 3- bis 5mal. Bei verspanntem Bizeps ist die Ansatzsehne am Radius manchmal isoliert schmerzhaft.

Die Relaxation der verspannten Muskeln hat am Ellbogen eine erhebliche mobilisierende Wirkung. Wenn aber Zeichen der Blockierung, das Fehlen des radialen Federns im Ellbogen, weiter bestehen, dann muß diese gelöst werden. Besonders bei der Epikondylitis ist die postisometrische Relaxation der Infiltration mit Lokalanästhetika weit überlegen, offenbar, weil man jeden der verspannten Muskeln einzeln gezielt behandeln kann und der Patient sehr wohl in der Lage ist, sich täglich selbst zu behandeln.

7.7.1.8. Epicondylitis ulnaris

Hier sind die Fingerbeuger auf der Ulnarseite verspannt. Der Patient sitzt zur *Behandlung* (Abb. 261 a) vor uns und beugt den Ellbogen maximal. Wir fassen die gestreckte Hand von radial und stützen den Handrücken des Patienten mit dem Daumen ab. Wir führen die Hand in die Dorsalflexion und Pronation, soweit das ohne Widerstand geht. Der Patient drückt dann gegen unseren Widerstand leicht in die Beugungsrichtung, und nach etwa 10 Sekunden führen wir die Hand während der Entspannung weiter in die Dorsalflexion und Pronation. Aus der so gewonnenen Stellung wird der Vorgang wiederholt. Die *Selbstbehandlung* (Abb. 261 b) ist praktisch identisch. Da bei der Epikondylitis ulnaris eine Blockierung durchaus nicht so regelmäßig besteht wie bei der Epikondylitis radialis, ist hier die postisometrische Relaxation oft die einzige Therapie. Wenn jedoch eine Blockierung besteht, muß sie gelöst werden.

7.7.1.9. Schmerzhaftigkeit der langen Bicepssehne

Sie ist eine häufige Ursache von Schulterschmerzen. Die *Behandlung* (Abb. 262 a) wird

beim sitzenden Patienten vorgenommen. Dieser legt den Handrücken so weit wie

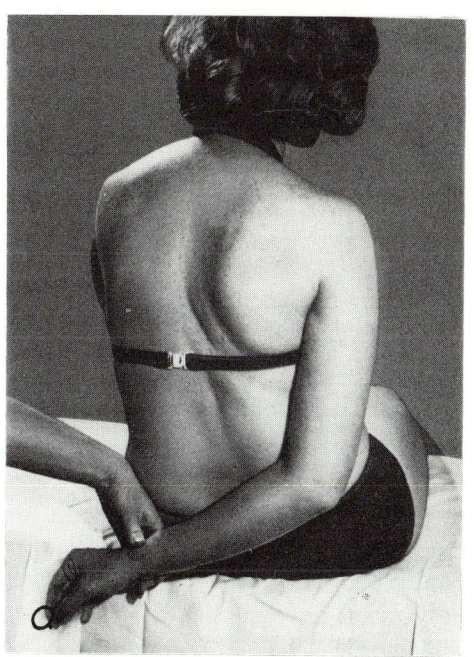

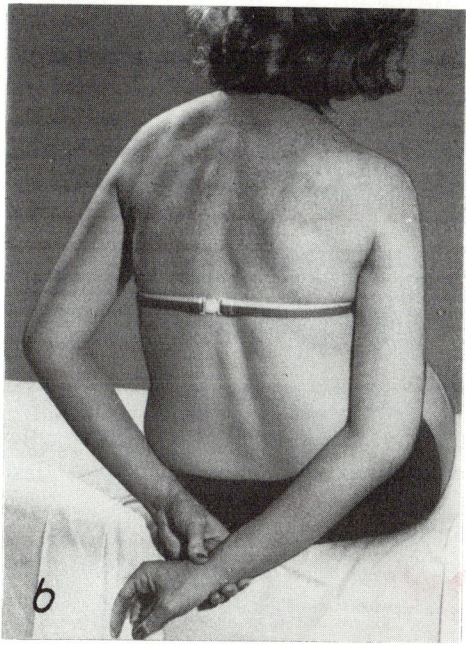

Abb. 262 *a* Behandlung und Prüfung des M. biceps bei schmerzhafter langer Bizepssehne; *b* Selbstbehandlung

möglich abwärts zur gegenseitigen Gesäßhälfte. Wir erfassen nun die Hand, ziehen
sie leicht schräg abwärts und drehen sie in
Pronation, bis wir Widerstand fühlen. Dann
fordern wir den Patienten auf, in Supina-
tionsrichtung leichten Widerstand zu leisten. Nach etwa 10 Sekunden folgt eine Entspannungsphase, in der wir die Hand des
Patienten weiter in die Pronation und nach
kaudal führen. Aus der so gewonnenen Stellung wird der Vorgang ein- oder mehrmals
wiederholt. Die geschilderte Therapie kann
der Patient ohne weiteres mit der gesunden
Hand als *Selbstbehandlung* (Abb. 262 *b*)
durchführen.

7.7.1.10. Verspannung
des Musculus supraspinatus

Hier ist bekanntlich die isometrische Abduktion gegen Widerstand (bei adduziertem)
Oberarm schmerzhaft. Zur Behandlung
(Abb. 263 *a*) stehen wir hinter dem Patienten
und stützen ihn ab. Der Oberarm wird *vor*
dem Brustkorb nach medial in maximale
Adduktion bis an den Widerstand geführt.
Aus dieser Stellung übt der Patient einen
minimalen Druck gegen unsere Hand in Ab-
duktionsrichtung etwa 10 Sekunden lang aus

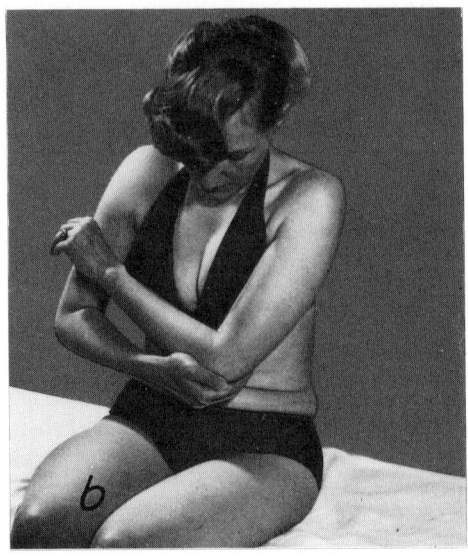

Abb. 263   *a* Behandlung und Prüfung des verspannten M. supraspinatus; *b* Selbstbehandlung

und entspannt dann während der Ausatmung. Wir führen nun seinen Arm weiter in
die Adduktion und wiederholen aus der so
erreichten Stellung den ganzen Vorgang. Die
Selbstbehandlung ergibt sich von selbst
(Abb. 263 *b*).

7.7.1.11. Schmerzhafter
Musculus infraspinatus

Er ist ebenfalls eine wichtige Ursache von
Schulterschmerzen, wir erkennen ihn an der
Schmerzhaftigkeit der Außenrotation gegen
Widerstand (CYRIAX). Zur *Behandlung* sowie
Selbstbehandlung nutzen wir die Schwerkraft.
Der Kranke befindet sich in Rückenlage, der
Arm ist rechtwinklig abduziert, der Ellbogen
ragt über den Tischrand, ist ebenfalls recht-
winklig gebeugt, so daß der Unterarm nach
kaudal verläuft, das Schultergelenk also
nach innen rotiert ist. Durch Einwirkung der
Schwerkraft kommt es nun durch Entspan-
nung zur Vorspannung des M. infraspinatus.
Daraufhin hebt der Patient den Unterarm
um ungefähr 2 cm und hält ihn in dieser
Stellung wenigstens für 20 Sekunden. Dann

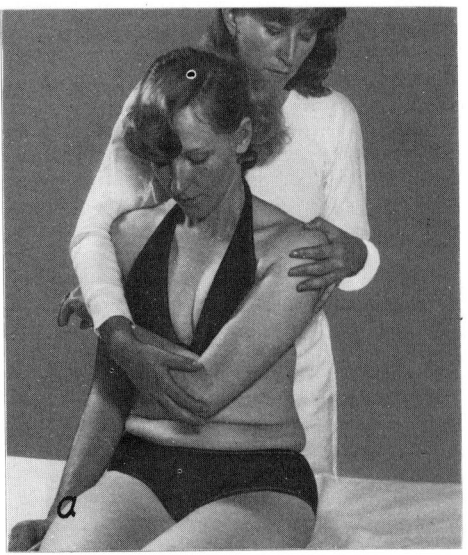

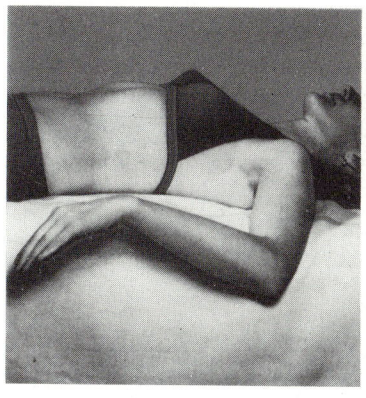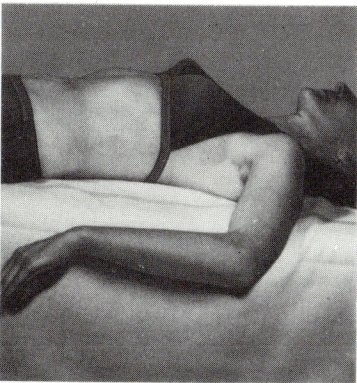

Abb. 264 Postisometrische Relaxation unter Nutzung der Schwerkraft des M. infraspinatus. Der im rechten Winkel abduzierte und im Ellbogen gebeugte Arm befindet sich in Innenrotation mit dem Ellbogen über dem Tischrand. *Links* der Unterarm ist etwas angehoben, *rechts* während der Entspannung sinkt er ab

entspannt er wieder über 20 Sekunden und läßt den Unterarm wieder absinken, soweit es die Entspannung erlaubt. Der Vorgang wird 3- bis 5mal wiederholt und kann 2- bis 3mal am Tag geübt werden (Abb. 264).

7.7.1.12. Musculus subscapularis

Wenn es zu einer Kontraktion dieses Muskels konnt, führt dies zur Adduktion und Innenrotation, d. h. zu einer Stellung, die auch durch eine »frozen shoulder« be-

wirkt wird. Tatsächlich hat es den Anschein, daß dieser Muskel in enger Beziehung zu dieser Erkrankung steht und daß dessen Spasmus und Schmerzpunkte diese Erkrankung von allem Anfang an in allen seinen Stadien begleiten kann. Für die *Diagnose* ist es allerdings notwendig, die Schmerzpunkte direkt zu palpieren. Dabei liegt der Patient mit abduziertem Arm auf dem Rücken, soweit dies allerdings möglich ist. In dieser Lage erfassen wir seinen Unterarm und üben einen leichten Zug in der Längsrichtung des

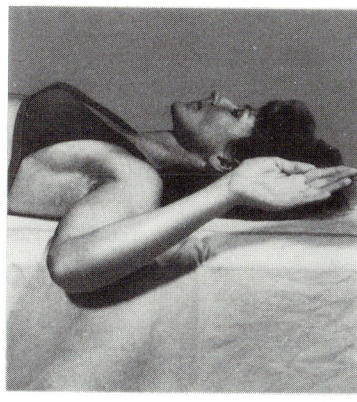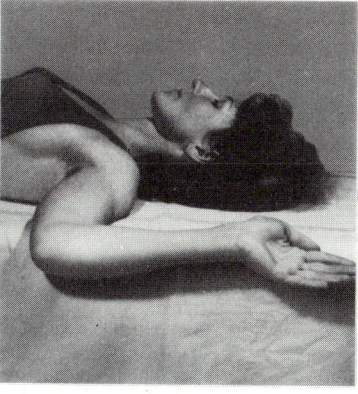

Abb. 265 Postisometrische Relaxation unter Nutzung der Schwerkraft des M. subscapularis. Der im rechten Winkel abduzierte und im Ellbogen gebeugte Arm befindet sich in Außenrotation mit Ellbogen über dem Tischrand. *Links* der Unterarm ist etwas angehoben, *rechts* während der Entspannung sinkt er ab

so abduzierten Armes aus. Mit den Fingern der anderen Hand erreichen wir über den Randwulst des M. latissimus dorsi, in der Achselhöhle, auf der Ventralfläche des Schulterblatts, den meist äußerst druckschmerzhaften M. subscapularis.

Auch hier nutzen wir zur *Therapie (Selbstbehandlung)* die Schwerkraft in einer analogen Stellung wie beim M. infraspinatus, mit dem Unterschied, daß diesmal der Oberarm nach kranial gerichtet ist, die Schulter sich also in Außenrotation befindet. Hier müssen wir allerdings damit rechnen, daß der Patient oft nicht den Arm im Winkel von 90° abduzieren kann und daß auch die Außenrotation möglicherweise erheblich eingeschränkt ist. Dann abduziert der Übende nur etwas, um soviel außenrotieren zu können, daß die Schwerkraft im Sinne der Außenrotation wirken kann. Mitunter ist es notwendig, in Seitlage, auf der Seite der schmerzhaften Schulter, zu üben (Abb. 265). Diese Technik ist deshalb so wichtig, weil sie die spezifischste Wirkung auf die »frozen shoulder« zu haben scheint.

7.7.1.13. Musculus erector spinae

Die schmerzhaften Verspannungen dieses Muskels bestehen oft auch nach Lösung der Wirbelsäulenblockierungen weiter. Im lumbalen Anteil kann es sich auch um Verkürzungen handeln. Die Dehnung wird in allen Anteilen in einer Kombination von Anteflexion, Seitneigung und Rotation durchgeführt.

Zervikothorakaler und *oberer thorakaler Abschnitt* (Abb. 266)

Bei *Behandlung (Selbstbehandlung)* in Bauchlage machen wir uns die Schwerkraft und Ein- und Ausatmung zunutze. Der Kopf ragt nur soweit über den Tischrand, daß bei zur Seite gedrehtem Kopf Unterkiefer und Warzenfortsatz abgestützt sind. Der Kopf ist zur Schmerzseite gedreht. Nun hebt der Patient den Kopf etwas an und atmet langsam und tief ein, hält den Atem etwas an und läßt dann wieder den Kopf langsam absinken und atmet langsam aus. Je höher der Kopf gehoben wird, desto weiter nach kaudal (also thorakal!) wirkt sich die Übung aus. Der Vorgang wird dreimal wiederholt und kann einige Male am Tag geübt werden.

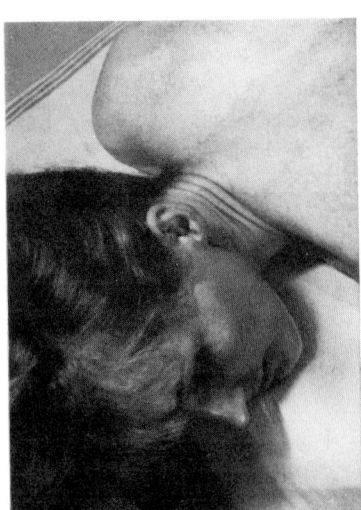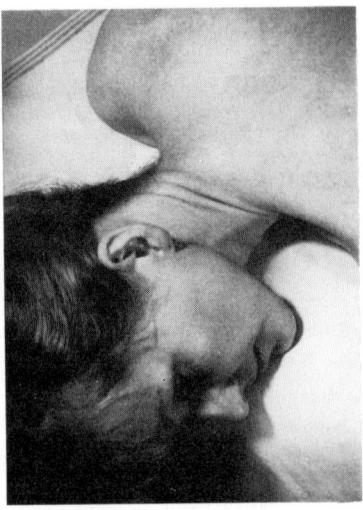

Abb. 266 Postisometrische Relaxation unter Nutzung der Schwerkraft des zervikothorakalen Anteils des M. erector spinae. Der am Tischrand abgestützte, zur Seite gedrehte Kopf ist *links* während der Einatmung leicht angehoben, *rechts* während der Entspannung (Ausatmung) sinkt er ab

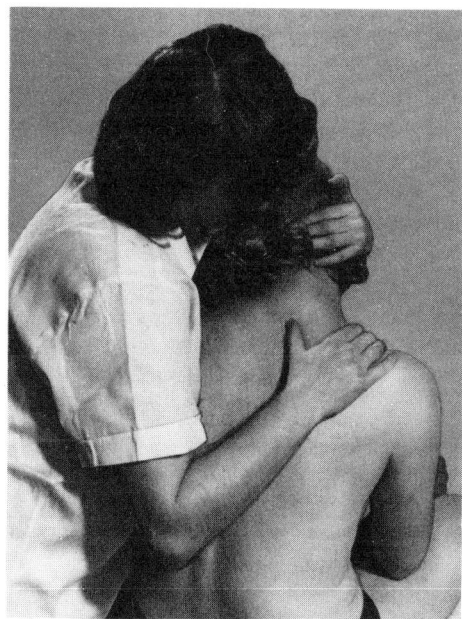

Abb. 267 Behandlung des zerviko-thorakalen Anteils des M. erector spinae

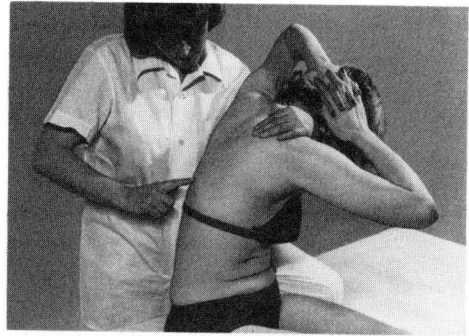

Abb. 268 Behandlung des thorakolumbalen Anteils des M. erector spinae

Im Zervikothorakalbereich kann auch im Sitzen behandelt werden (Abb. 267). Wir stehen dabei hinter dem Patienten und fixieren seine Schulter auf der schmerzhaften Seite mit einer Hand; die andere umfaßt den Kopf von vorn, so daß Hand und Finger auf dem Hinterkopf liegen. Mit dieser Hand führen wir nun den Kopf in eine Anteflexion, Seitbeuge und Rotation zur gesunden Seite, bis Vorspannung erreicht ist. Jetzt fordern wir den Patienten auf, zur Seite der Verspannung und nach oben zu blicken und langsam einzuatmen und dann wieder zur gesunden Seite und etwas nach unten zu schauen und langsam auszuatmen. Der Vorgang wird ungefähr dreimal wiederholt. Liegt die Verspannung im oberen Thorakalbereich, wird der Thorax unterhalb der Schulter fixiert, ungefähr so wie bei der einseitigen Mobilisation der Brustwirbelsäule in die Flexion (s. 6.7.1., Abb. 178).

Bei der Behandlung des M. erector spinae im *unteren Thorakal- und oberen Lumbalbereich* (Abb. 268) stehen wir hinter dem sitzen-

den Patienten, der seine Hände im Nacken verschränkt. Wir führen unsere Hand unter der Achsel des Patienten durch auf die Schulter der behandelten Seite und neigen und rotieren den nach vorn gebeugten Patienten zur Gegenseite. Dabei muß der Scheitel des so erzeugten Bogens dort liegen, wo die Muskelspannung am deutlichsten ausgeprägt ist. Um dies zu erreichen, stützen wir das gebeugte Knie auf der Neigungsseite neben dem Patienten auf die Bank und beugen seinen Rumpf so über unseren Oberschenkel, daß die notwendige Krümmung erreicht wird. Dann fordern wir den Patienten auf, in der Richtung zur gestörten Seite zu blicken, wobei er die Anspannung der schmerzhaften Abschnitte des M. erector spinae fühlen soll, und lassen ihn langsam in diese Region hinein einatmen. In der Ausatmungs- und Entspannungsphase führen wir den Rumpf des Patienten weiter in Vorbeuge, Seitneigung und Rotation. Dabei läßt sich der Patient förmlich über unseren Oberschenkel sinken. Unsere freie Hand kontrolliert auf dem betreffenden Muskelabschnitt die Anspannung bzw. Entspannung.

Die *Entspannungstechnik* für den M. erector spinae im *unteren Lendenbereich* (Abb. 269) erfolgt unter Nutzung der Schwerkraft, Ein- und Ausatmung: Da die Lagerung bei dieser Technik mit der Lagerung während der Mobilisation der Lendenwirbelsäule in die Flexion identisch ist (s. Abb. 168), bedeutet diese Technik gleichzei-

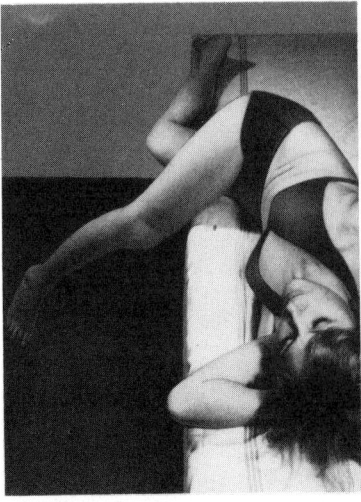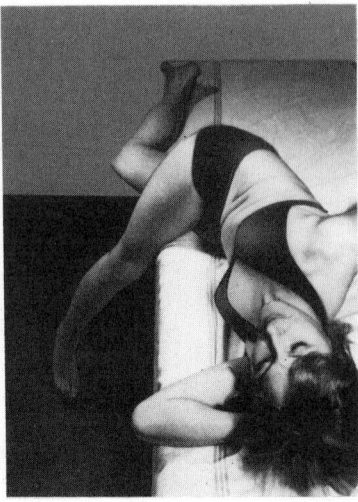

Abb. 269 Postisometrische Relaxation unter Nutzung der Schwerkraft des unteren lumbalen M. erector spinae (Selbstbehandlung). *Links* das über den Tischrand hängende Bein ist leicht angehoben (Einatmung); *rechts* das Bein sinkt ab während der Entspannung und Ausatmung

tig auch *Selbstmobilisation* der Lendenwirbelsäule in die Flexion. Der Kranke befindet sich also in Seitlage in kyphotischer Haltung, das untenliegende Bein ist leicht in Knie und Hüfte gebeugt, das obere hängt über den Tischrand und bewirkt, daß das Becken nach vorn kippt. Der Kranke blickt zur Zimmerdecke (rotiert den Kopf in entgegengesetzter Richtung). In dieser Stellung entspannt nun der Patient, und das Gewicht des herabhängenden Beins bringt den lumbalen Rückenstrecker in Vorspannung (bzw. die LWS in Vorbeuge und Rotation). Jetzt hebt der Patient das Bein um etwa 2 cm und atmet langsam und tief ein. Danach kann er etwas den Atem anhalten und langsam das Bein absinken lassen und ausatmen. Der Vorgang wird dreimal wiederholt; 2- bis 3mal am Tag kann so geübt werden.

Diese Technik ist auch bei der Behandlung des Dornfortsatzschmerzes im Bereich der (unteren) LWS wirksam, wobei die schmerzhafte Seite oben liegt. Wir müssen also feststellen, welche Seite des Dornfortsatzes schmerzhaft (schmerzhafter) ist.

Zur *Selbstbehandlung* des gesamten M. erector spinae mit Ausnahme des unter-

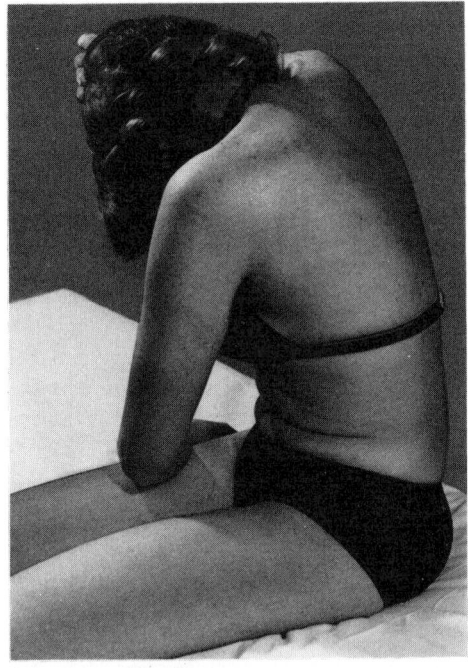

Abb. 270 Selbstbehandlung des M. erector spinae. Der Krümmungsscheitel wird in Höhe des verspannten Anteils des M. erector spinae angestellt

sten Abschnitts dient auch folgende Technik
(Abb. 270):

Der Patient führt mit der Hand auf dem
Scheitel den Kopf und damit auch den
Rumpf in Seitneigung, Rotation und Vorbeuge, bis der Gipfel der Krümmung im Bereich der Verspannung erzielt ist. Dann leistet er Widerstand, atmet ein und führt mit
der Hand Kopf und Rumpf weiter in die entsprechende Seitneigung, Rotation und Vorbeuge. Es ist günstig, während der Entspannungsphase in Rotationsrichtung und während der Widerstandsphase zur Gegenseite
zu blicken. Zervikothorakal nutzt der Patient
das Gewicht des Kopfes und lumbal das des
(im Liegen) herabhängenden Beines.

7.7.1.14. Interskapularschmerz

Es handelt sich hier einerseits um die
»Dorsalgie« nach MAIGNE, die verspannte Interskapularmuskulatur mit Dornfortsatzschmerz Th_5 oder Th_6, und andererseits um
den typischen Schmerzpunkt medial vom
oberen Schulterblattwinkel bei Ausstrah-
lungs- und besonders Wurzelschmerzen der
oberen Extremitäten. Die betroffenen Muskeln, an erster Stelle der mittlere Anteil des
M. trapezius, werden durch die Abduktion
des Schulterblatts gedehnt. Zur *Behandlung*
(Abb. 271 a): Wir stehen hinter dem sitzenden Patienten und führen mit einer Hand
seinen Ellbogen zur gegenüberliegenden
Schulter, wodurch das Schulterblatt abduziert wird. Durch Heben bzw. Senken des
Ellbogens bringen wir die Spannung genau
auf den schmerzhaften Dornfortsatz zu. Der
Patient drückt nun leicht mit seinem Ellbogen gegen unsere Hand, und wir leisten etwa
10 Sekunden Widerstand, wobei der Patient
in den schmerzhaften Interskapularbereich
hineinatmet. Während der folgenden Entspannung führen wir den Ellbogen weiter zur
Gegenseite. Aus der so gewonnenen Stellung
wird der Vorgang wiederholt. Die *Selbstbehandlung* (Abb. 271 b), ergibt sich von selbst:
Der Patient führt den Ellbogen mit seiner
anderen Hand selbst.

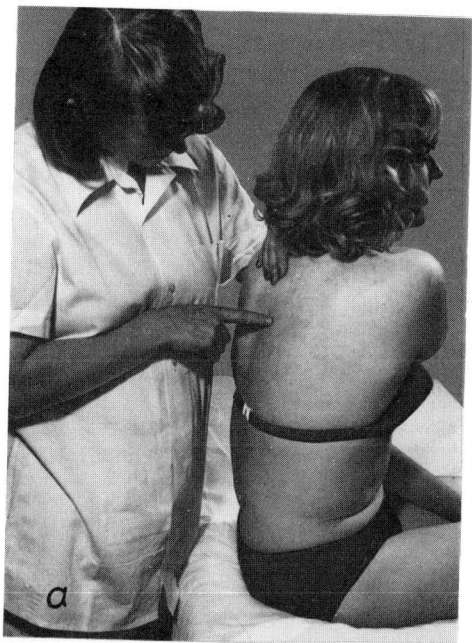

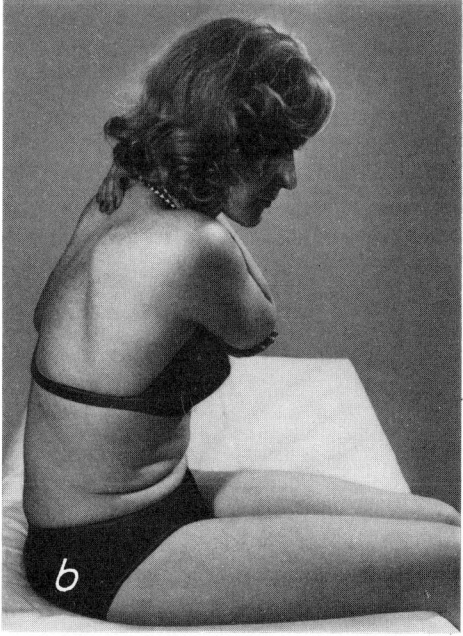

Abb. 271 Behandlung und Prüfung der verspannten Interskapularmuskulatur bei Dornfortsatzschmerz oder Schmerzpunkt medial vom oberen
Schulterblattwinkel; b Selbstbehandlung

7.7.1.15. Schmerzhaft verspannte Bauchmuskeln

Die schmerzhaft verspannten Bauchmuskeln, vor allem der M. rectus abdominis, können pseudoviszerale Schmerzen verursachen. Dieser Muskel äußert sich auch in Schmerzen im Bereich seiner Ansatzpunkte mit Druckdolenz im Bereich des Processus xiphoideus und der untersten Rippenbögen und an der Symphyse. Die eigentlichen Schmerzpunkte (Trigger-Punkte) im Muskel tasten wir am besten mit einem Zangengriff, wobei wir mit den Fingern beider Hände den Muskel etwas abheben. Verspannungen stellen wir mit leichter Oberflächenpalpation fest. Das einfachste und wohl auch verläßlichste Zeichen sind die Druckdolenz am Processus xiphoideus und an der Symphyse. Die Verspannung äußert sich mitunter auch in einem Übertragungskreuzschmerz (TRAVELL und SIMONS 1983) mit eingeschränkter Rückbeuge und einer Vorhaltung des Schultergürtels relativ zum Becken (Gesäß).

Bei der *Behandlung (Selbstbehandlung)* machen wir uns die Schwerkraft zunutze (Abb. 272). Der Kranke liegt auf dem Rücken mit dem Gesäß am Ende des Tisches und mit herabhängenden Beinen. Einen Fuß stützen wir mit einem niedrigen Stuhl (Schemel) ab und legen unter das Gesäß der anderen Seite ein Polster, um den Kranken etwas zur Seite zu drehen. In dieser Stellung entspannt der Patient, und das Gewicht des herabhängenden Beines auf der angehobenen Seite bringt die Bauchmuskulatur auf dieser Seite in Vorspannung. Jetzt hebt der Patient das Knie des freihängenden Beins ungefähr 2 cm und atmet langsam in den Bauch ein, kann dann den Atem etwas anhalten, atmet dann wieder langsam aus und läßt das Bein wieder herabsinken. Der Vorgang wird ungefähr 3mal wiederholt. Diese Technik ist im Bereich der Symphyse wirksamer als im Bereich des Processus xiphoideus. Wenn wir also vor allem im Bereich des Processus xiphoideus und der Bögen der untersten Rippen behandeln wollen, dann hebt der Patient in Rückenlage etwas den Kopf und die Schultern und atmet langsam ein, läßt Kopf und Schultern wieder herabsinken und atmet langsam aus.

7.7.1.16. Musculus iliopsoas

Wir tasten den Hartspann dieses Muskels durch die Bauchdecke, und zwar den M. psoas parallel neben der Wirbelsäule und

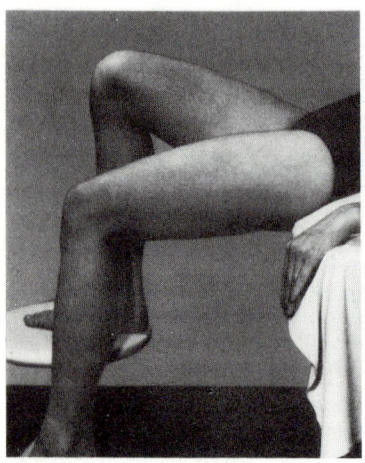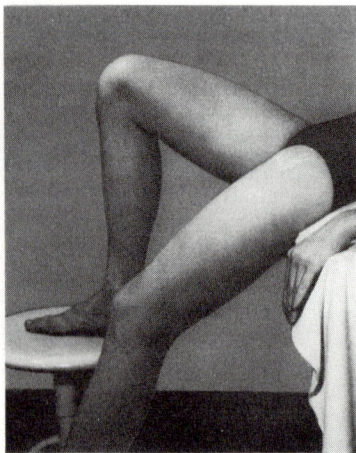

Abb. 272 Postisometrische Relaxation unter Nutzung der Schwerkraft des M. rectus abdominis. *Links* das über dem Tischrand frei herabhängende Bein wird während der Einatmung etwas angehoben und sinkt *rechts* während der Entspannung und Ausatmung ab

den M. iliacus parallel zum Lig. inguinale in der Beckenschaufel. Der Hartspann des M. psoas besteht in der Regel bei Blockierungen im thorakolumbalen Übergang, der des M. iliacus bei Blockierungen im lumbosakralen Segment. Wenn jedoch die Spasmen nach Lösung dieser Blockierungen bestehen und / oder bei Muskelverkürzungen, gehen wir in analoger Weise wie bei der Untersuchung vor (s. 7.4.2.2.). Dabei kann das Bein auch seitlich über den Bankrand hängen. Zur *Selbstbehandlung* nutzt der Patient in Untersuchungsstellung (s. Abb. 212 a) das Gewicht des hängenden Beines. Er hebt es im Knie geringfügig während der Einatmung an und läßt es dann wieder während der Ausatmung sinken.

7.7.1.17. Sogenannter ligamentärer Schmerz

Wenn wir die Ligamente im Beckenbereich prüfen, können wir bei Bandspannungsschmerz in der Regel einen vermehrten Widerstand und bei Ausschlagsmessung eine Einschränkung der Adduktion auf der schmerzhaften Seite feststellen. Dieser Widerstand kann natürlich nicht von den Ligamenten herrühren. Bei der *Behandlung* (Abb. 273 a) gehen wir so vor: Wir beugen das Knie und die Hüfte so weit, daß während der Adduktion der Widerstand und dabei auch die Schmerzreaktion am größten ist. Das gilt für das Lig. iliosacrale wie für das Lig. iliolumbale. In dieser Stellung übt der Patient einen leichten Druck gegen die prüfende Hand aus und hält ihn etwa 10 Sekunden. In der Entspannungsphase führen wir den Oberschenkel weiter in die Adduktion, soweit dies ohne Widerstand möglich ist. Dabei empfindet der Patient meistens Schmerz. Aus der so gewonnenen Stellung wiederholen wir den Vorgang. Die *Selbstbehandlung* (Abb. 273 b) ergibt sich von selbst. Angesichts der Möglichkeit täglicher Selbstbehandlung ist diese Behandlung in der Regel noch wirksamer als die Behandlung durch Nadelung oder Injektionen.

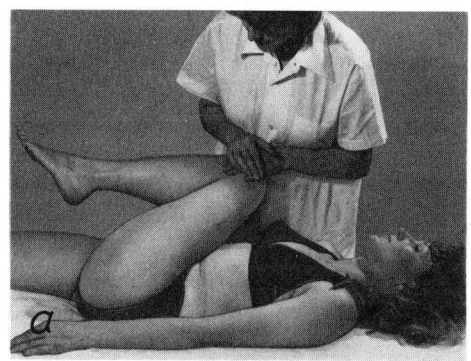

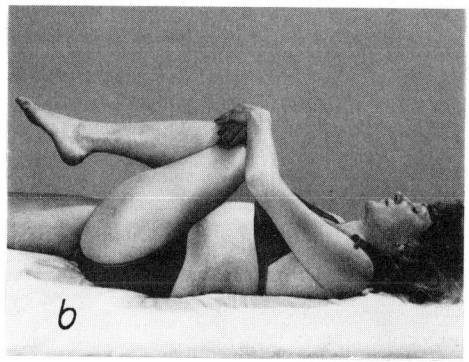

Abb. 273 *a* Behandlung und Prüfung von Muskelverspannungen beim sogenannten ligamentären Schmerz im Beckenbereich; *b* Selbstbehandlung

7.7.1.18. Schmerzhaftes Steißbein

Die *Behandlung* (Abb. 274 a) besteht in postisometrischer Relaxation der Mm. glutaei maximi. Der Patient liegt auf dem Bauch und hat die Fersen nach außen gedreht, um die Gesäßmuskeln zu entspannen. Wir legen von unten her die Hände im Kreuzgriff auf die Gesäßhälften und drücken leicht gegen sie in die Tiefe. In der Regel fühlen wir schon bei der Steißpalpation eine Verspannung der Glutäalmuskeln. Nun fordern wir den Patienten auf, ganz leicht gegen unseren Druck anzuspannen, d. h., die Gesäßhälften leicht zusammenzukneifen und etwa 10 Sekunden zu halten. Während der Entspannung lassen wir unsere Hände in den Muskel einsinken und bemerken dabei

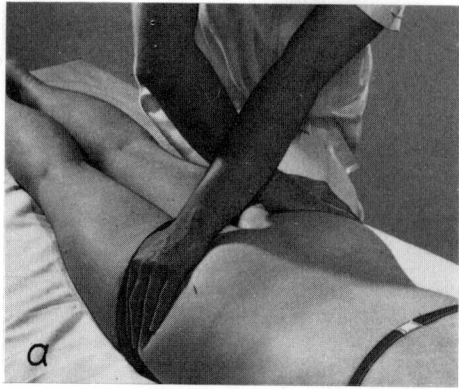

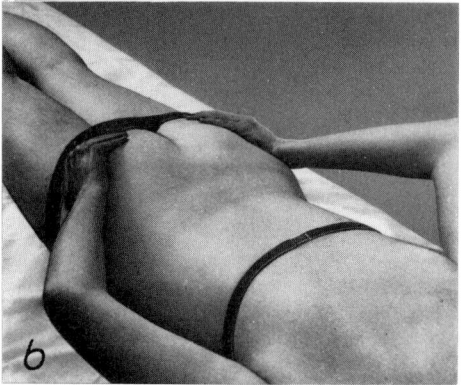

Abb. 274 *a* Behandlung und Prüfung des verspannten M. glutaeus maximus beim schmerzhaften Steißbein; *b* Selbstbehandlung

die Entspannung der Glutäen. Aus der so gewonnenen Stellung wird der Vorgang wiederholt. Zur *Selbstbehandlung* (Abb. 274 *b*) zieht
der Patient die Gesäßhälften mit eigenen
Händen auseinander. Diese Technik muß in
Bauchlage erlernt werden, kann aber später
in Rückenlage ausgeführt werden, wobei es
möglich ist, die Knie an den Bauch heranzu-
ziehen. Diese Behandlung ist nicht nur schonender, sondern auch noch wirksamer als
die übliche Behandlung des schmerzhaften
Steißbeins per rectum. Folgerichtig können
wir schließen, daß das schmerzhafte Steißbein (auch die Kokzygodynie) eine Tendomyose des M. gluteus maximus und des
M. levator ani ist, der sich gleichzeitig mit
den Mm. glutaei anspannt und entspannt.
Wenn sich kein analgetischer Effekt ein-

stellt, liegt die häufigste Ursache im gleichzeitig schmerzhaft verspannten M. piriformis. Seltener ist die Hypotonie der Gesäßmuskulatur anzuschuldigen, wobei der Patient förmlich auf den »ungepolsterten«
Beckenknochen einschließlich dem Steißbein sitzt.

7.7.1.19. Verspannter Musculus rectus femoris

Er wird mit der umgekehrten LASÈGUE-
schen Probe (sog. Femoralis-LASÈGUE) geprüft und ist für das pseudoradikuläre Syndrom von L_4 charakteristisch. Falls seine
Verspannung auch nach Lösung der Blockierung von $L_{3/4}$ weiterbesteht, wird er durch postisometrische Relaxation behandelt. Die *Behandlung* (Abb. 275) entspricht der umgekehrten LASÈGUEsche Probe, wobei der
Patient mit dem Fuß minimalen Widerstand
gegen den Oberarm des Behandlers leistet.
In der Entspannungsphase wird das Knie gehoben und der Unterschenkel im Knie soweit gebeugt, wie es die Entspannung ermöglicht. Der Patient empfindet dabei allerdings
oft einen Schmerz. Für Selbstbehandlung s.
Abb. 212a, wobei das Knie einmal gestreckt
und wieder gebeugt wird.

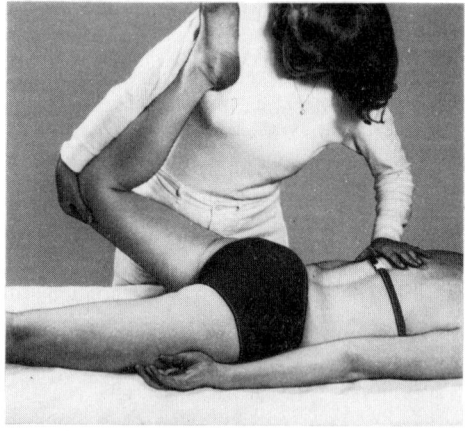

Abb. 275 Behandlung und Prüfung des verspannten M. rectus femoris

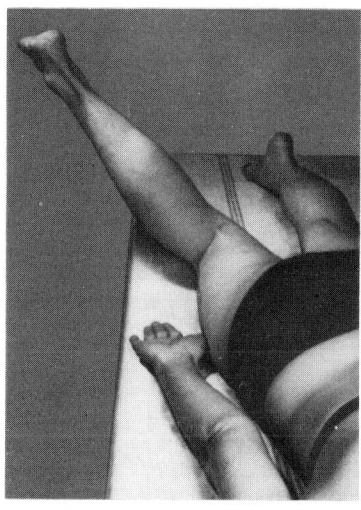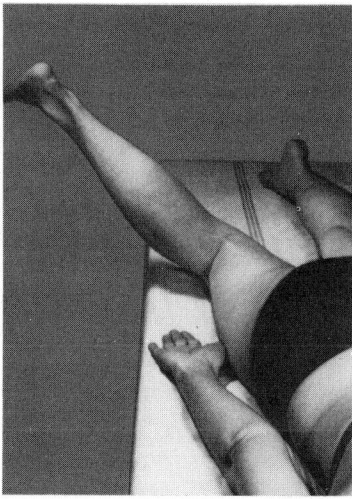

Abb. 276 Postisometrische Relaxation unter Nutzung der Schwerkraft des M. piriformis. Patient in Bauchlage mit dem gebeugten Bein in Außenrotation. *Links* das Bein ist etwas angehoben, *rechts* während der Entspannung sinkt es ab

7.7.1.20. Verspannter Musculus piriformis

Er wird schräg oberhalb medialwärts des Trochanter major als schmerzhafter Wulst in der Tiefe getastet. Sein Hartspann besteht meistens bei Blockierung des Segments $L_{4/5}$, gehört also zum pseudoradikulären und radikulären Syndrom von L_5. Falls der Spasmus nach Lösung und Blockierung weiterbesteht, wird er durch postisometrische Relaxation gelöst. Zur *Behandlung* (Abb. 276) liegt der Patient auf dem Bauch, beugt das Knie auf der behandelten Seite rechtwinklig und läßt den Unterschenkel nach außen fallen in die Innenrotation der Hüfte. Das Gewicht des nach außen rotierten Unterschenkels genügt bei Entspannung des Patienten zur Vorspannung. Nun hebt der Patient Fuß und Unterschenkel um etwa 2 cm und hält ihn in dieser Stellung zumindest 20 Sekunden, läßt ihn dann in die Außenrotation absinken und entspannt über 20 Sekunden. Den Vorgang wiederholt er 3- bis 5mal und kann 2- bis 3mal pro Tag üben (Abb. 276).

7.7.1.21. Schmerzhafter Tuber ischiadicum

Er entspricht einer Tendomyose der ischiokruralen Muskulatur, die mit der LASÈ-GUEschen Probe in Rückenlage gedehnt wird. Zur *Behandlung* heben wir das im Knie gestreckte Bein, bis wir Spannung fühlen, und fordern den Patienten auf, einen leichten Abwärtsdruck gegen die prüfende Hand auszuüben und diesen Druck etwa 10 Sekunden zu halten. In der Entspannungsphase beugen wir das Bein weiter in der Hüfte, bis der Widerstand wieder empfunden wird. Aus der nun gewonnenen Stellung wird der Vorgang wiederholt. Zur *Selbstbehandlung* befindet sich der Patient in Bauchlage am Tischrand, hebt das gestreckte Bein und läßt es wieder sinken (s. Abb. 210).

7.7.1.22. Schmerzhaftes Fibulaköpfchen

Nur in einem relativ geringen Prozentsatz handelt es sich um eine Blockierung des Fibulaköpfchens. In den meisten Fällen besteht eine Tendomyose des verspannten M. biceps femoris. Falls das Fibualköpfchen ohne Blockierungsbefund druckschmerzhaft ist, gehen wir bei der *Behandlung* (Abb. 277) folgendermaßen vor: Wir stehen am Fußende der Bank. Der Patient liegt auf dem Rücken. Wir heben das im Knie gestreckte Bein des Patienten, fassen mit einer Hand

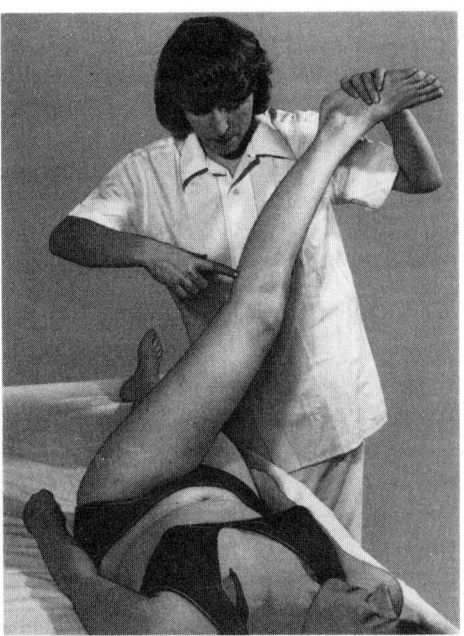

Abb.277 Behandlung und Prüfung des verspannten M. biceps femoris beim schmerzhaften Fibulaköpfchen

den Fuß und drehen das Bein nach innen. Sobald wir auf diese Weise auf geringen Widerstand stoßen, fordern wir den Patienten auf, mit minimaler Kraft den Fuß nach außen zu drehen und etwa 10 Sekunden zu halten. Während der nachfolgenden Entspannung steigern wir sowohl die Hüftbeugung als auch vor allem die Innenrotation. Dadurch wird der M. biceps femoris isoliert gespannt. Aus der so gewonnenen Stellung wiederholen wir den Vorgang. Eine *Selbstbehandlung* des Muskels ist uns nicht bekannt.

7.7.1.23. Druckschmerz am Trochanter major

Die Druckschmerzhaftigkeit des Trochanter major und des Beckenkamms sowie der Schmerz bei maximaler aktiver Abduktion resultiert aus der Spannung der Abduktoren (M. gluteus medius und M. tensor fasciae latae). Diese Symptome finden sich meist beim Hüftgelenkschmerz *(Koxalgie)* und er-

fordern dann die Traktion des Hüftgelenks unter postisometrischer Relaxation als Therapie der Wahl. Falls die Schmerzhaftigkeit auch nach Traktion der Hüfte weiter besteht, bleibt der Patient auf dem Rücken liegen. Zur *Behandlung* (Abb. 278 a) führen wir das gestreckte Bein der Schmerzseite in eine maximale Adduktion, indem wir es unter dem gebeugten anderen Bein nach medial herüberführen und dann das gebeugte Bein mit der Fußsohle auf der Liege aufstützen lassen. Wir stehen dabei auf der gesunden Seite und fixieren das Becken mit der von oben kommenden Hand von oben auf der gestörten Seite. Wenn wir bei der Adduktion auf Widerstand stoßen, fordern wir den Patienten auf, leichten Gegendruck auszuüben, und leisten nun etwa 10 Sekunden Widerstand. Danach entspannt der Patient, und wir führen sein Bein weiter in die Adduktion. Aus der so gewonnenen Stellung wird der Vorgang wiederholt.

Zur *Selbstbehandlung* bedienen wir uns der Schwerkraft. Der Patient befindet sich in Seitenlage mit der Hüfte am Tischende. Das untenliegende Bein ist in Knie und Hüfte gebeugt, das obere hängt über den Tischrand in die Adduktion herab. Durch Entspannung wird Vorspannung erreicht, und nun hebt der Patient das herabhängende Bein um etwa 2 cm, atmet langsam ein und läßt es während der langsamen Ausatmung wieder herabsinken. Der Vorgang wird ungefähr

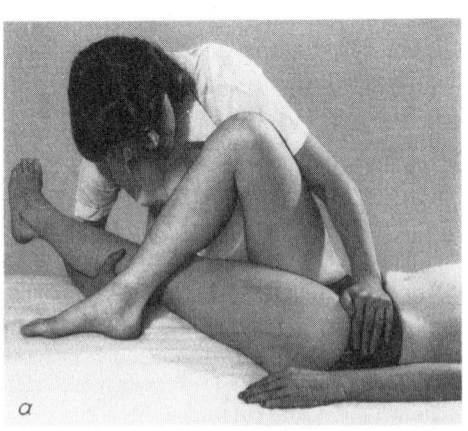

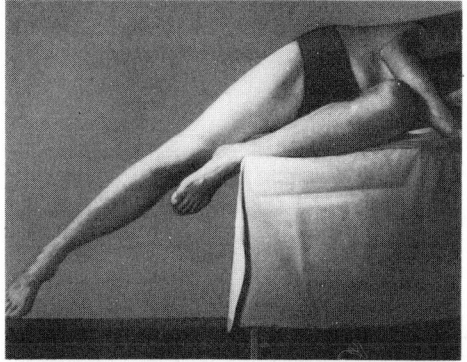

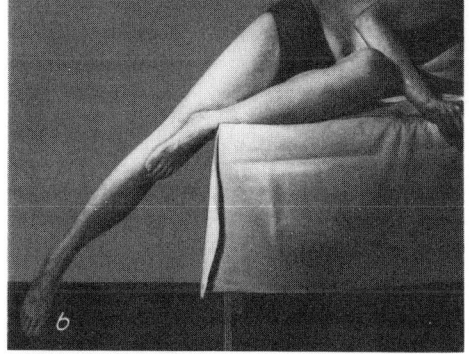

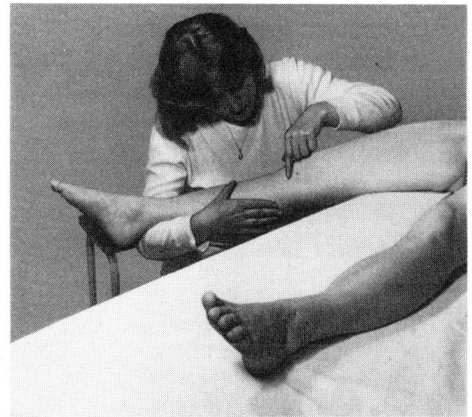

Abb. 279 Behandlung und Prüfung der verspannten Adduktoren beim schmerzhaften Pes anserinus

Abb. 278 *a* Behandlung der verspannten Abduktoren beim schmerzhaften Trochanter major und Außenrand des Beckenkamms; *b* postisometrische Relaxation unter Nutzung der Schwerkraft als Selbstbehandlung. Der Patient in Seitlage mit dem unteren Bein in Flexion, das obere hängt über dem Tischrand herab. *Links* das obere Bein ist etwas angehoben, *rechts* das Bein sinkt während der Entspannung ab

dreimal wiederholt und kann zu Hause 2- bis 3mal täglich geübt werden (Abb. 278 *b*).

7.7.1.24. Verspannte Adduktoren

Wenn der Pes anserinus (vor allem bei der Koxalgie) auch nach Traktion im Hüftgelenk druckdolent bleibt, behandeln wir die Adduktoren (Abb. 279). Der Patient liegt auf dem Rücken am Bankrand. Wir führen dann das betreffende Bein in maximale Abduktion und Dorsalflexion, um insbesondere den M. sartorius in Spannung zu bringen. Aus dieser Lage leistet der Patient

leichten Widerstand, gefolgt von Entspannung.

Bei Verspannung der kurzen Adduktoren (positivem PATRICKschen Zeichen) bedienen wir uns der PATRICKschen Probe mit Nutzung der Schwerkraft: Der Kranke hebt sein Knie im Sinne der Adduktion etwas an, hält es in dieser Stellung etwa 20 Sekunden, entspannt sodann weitere 20 Sekunden und wiederholt den Vorgang etwa dreimal. (s. Abb. 94).

7.7.1.25. Verspannter Musculus quadratus lumborum

Zur *Behandlung* (Abb. 280) nutzen wir sowohl die Schwerkraft als auch die Atmungssynkinesen aus: Der Patient steht mit gespreizten Beinen und neigt sich entspannt zur Seite, bis Vorspannung erreicht ist. Nun blickt er nach oben und atmet langsam und tief ein. Dabei spannt sich der M. quadratus lumborum auf der konvexen Seite automatisch an, und der Rumpf wird automatisch angehoben. Dann blickt der Patient nach unten und atmet langsam aus, wobei der Rumpf durch die automatische Entspannung wieder absinkt. Der Vorgang wird ungefähr dreimal wiederholt und kann täglich 2- bis 3mal geübt werden.

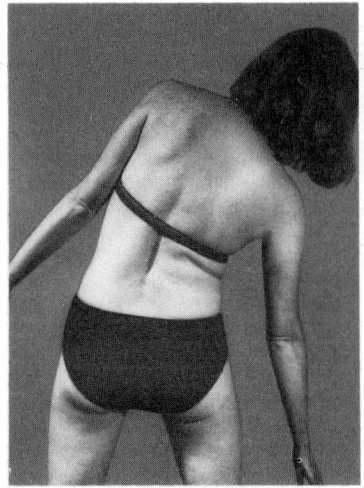
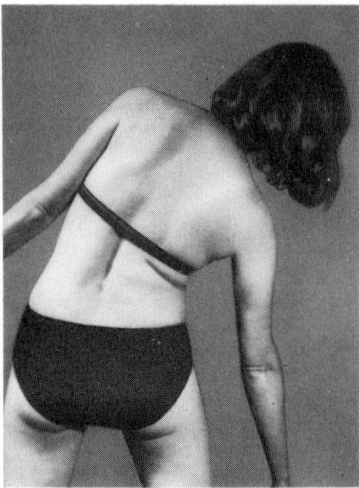

Abb. 280 Postisometrische Relaxation unter Nutzung der Schwerkraft des M. quadratus lumborum. Der Patient steht mit gespreizten Beinen und beugt sich zur Seite. *Links* der Rumpf hebt sich (automatisch) beim Blick nach oben und Einatmung und senkt sich *rechts* beim Blick nach unten und Ausatmung

7.7.1.26. Schmerzhafte Fuß- und Zehenstrecker

Die Verspannung der Extensoren an der Vorderseite des Unterschenkels äußert sich vor allem als Ermüdungsschmerz. Zur *Behandlung* kann der Patient auf dem Rücken liegen oder im Sitzen das leicht gebeugte Bein mit der Ferse abstützen. In dieser Stellung umfassen wir den Vorderfuß und die Zehen des Patienten von dorsal und führen gleichzeitig eine Plantarflexion der Zehen und des Fußes aus, bis Vorspannung erreicht ist. Nun wird der Kranke aufgefordert, mit den Zehen entgegenzudrücken und den Druck von minimaler Kraft ungefähr 10 Sekunden zu halten. Danach folgt die Weisung zu entspannen, bis wieder Vorspannung erreicht ist. Aus dieser Stellung wird dann der Vorgang 3- bis 5mal wiederholt (Abb. 281 a). Bei der *Selbstbehandlung* sitzt der Patient und flektiert mit Hilfe seiner gegenseitigen Hand die Zehen und den Vorderfuß (Abb. 281 b).

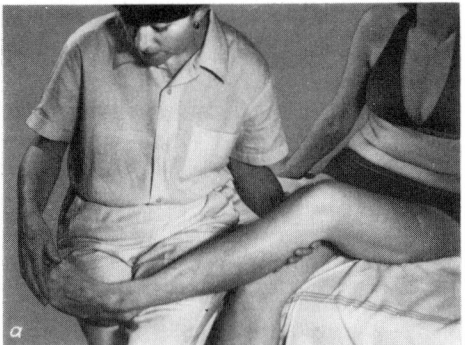

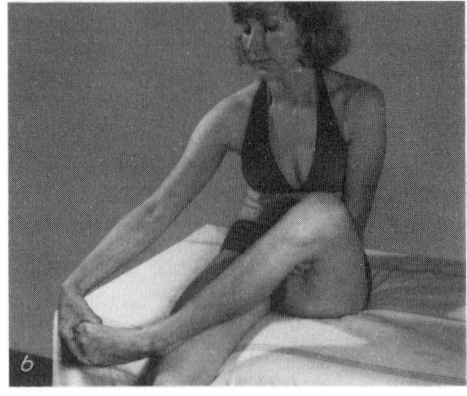

7.7.1.27. Schmerzhafte Achillessehne

Sie hat offenbar eine Tendomyose des M. soleus zur Ursache. Zur *Behandlung*

Abb. 281 *a* Prüfung und Behandlung der verspannten Fuß- und Zehenstrecker; *b* Selbstbehandlung

(Abb. 282 a) liegt der Patient auf dem Bauch und hat das Knie gebeugt. Wir erfassen mit einer Hand den Fuß und beugen ihn so in Dorsalflexion, daß je nach medialer oder lateraler Schmerzlokalisation der mediale oder der laterale Anteil der Achillessehne gespannt wird. Dies wird durch Pronation bzw. Supination des Fußes erreicht. Wir kontrollieren die Spannung der Sehne mit der anderen Hand. Wenn wir leichte Spannung erreicht haben, fordern wir den Patienten auf, mit minimaler Kraft gegenzudrücken, und leisten etwa 10 Sekunden Widerstand. Während der folgenden Entspannungsphase führen wir den Fuß weiter in die Dorsalflexion. Bei der *Selbstbehandlung* im Sitzen (Abb. 282 b) wird der Fuß des in Knie und Hüfte gebeugten Beines erfaßt und in die gewünschte Dorsalflexion geführt.

7.7.1.28. Schmerzhafter Fersensporn

Hier handelt es sich um eine Verspannung der Plantaraponeurose, d. h. der Fußmuskeln, der kleinen Zehenbeuger. Voraus-

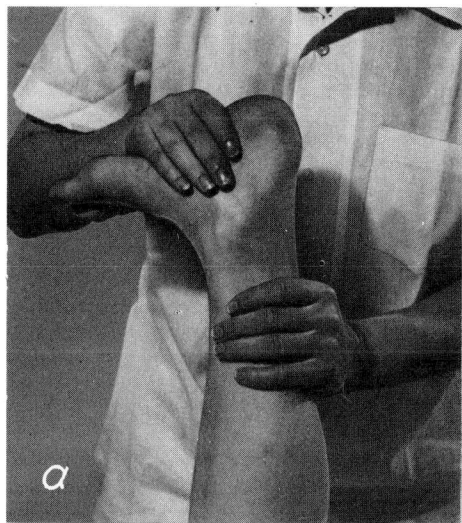

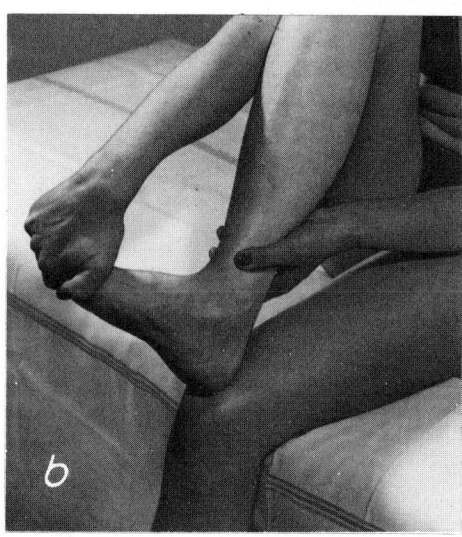

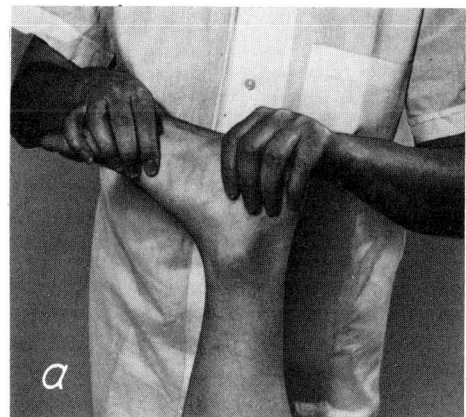

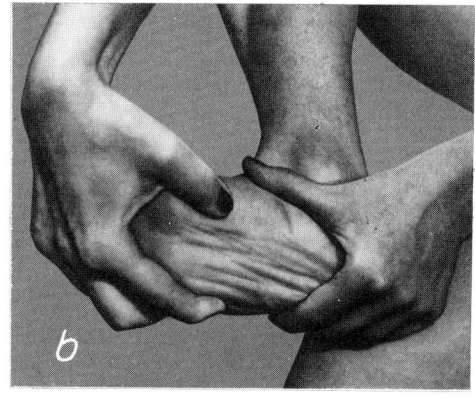

Abb. 282 *a* Behandlung und Prüfung des verspannten M. soleus bei der schmerzhaften Achillessehne; *b* Selbstbehandlung

Abb. 283 *a* Behandlung und Prüfung der verspannten Aponeurosis plantaris beim schmerzhaften Fersenbeinsporn; *b* Selbstbehandlung

setzung für eine erfolgreiche Behandlung ist die Lösung aller Blockierungen im Bereich des Fußes, insbesondere des Fersenbeins. Bei weiterbestehenden Schmerzen erfolgt die *Behandlung* (Abb. 283 *a*) aus gleicher Ausgangsstellung wie bei der Achillodynie. Wir umfassen mit einer Hand die Ferse und mit der anderen den Vorfuß des Patienten. Wir führen Fuß und Zehen in eine Dorsalflexion bis zur tastbaren Anspannung am Fersenbein. Dann fordern wir den Patienten auf, die gestreckten Zehen gegen die Hand zu drücken, den Fuß hohl zu machen, und leisten dieser Flexion minimalen Widerstand. Die Plantarflexion des Fußes muß vermieden werden. In der darauffolgenden Entspannungsphase verstärken wir ganz leicht die Dorsalflexion der Zehen und des Vorfußes und wiederholen aus der so gewonnenen Stellung den Vorgang. Auch hier führt der Patient die *Selbstbehandlung* (Abb. 283 *b*) im Sitzen am angebeugten Bein aus, wobei er seine Hände genau so verwendet wie der Behandler.

7.8. Üben abgeschwächter Muskeln

Nach der Besprechung der Relaxationstechniken, deren Gegenstand vor allem die muskuläre Verspannung ist, wollen wir uns der Behandlung der abgeschwächten Muskulatur zuwenden. Wie schon früher betont wurde (s. S. 281), handelt es sich bei unserem Krankengut um keine echten Paresen. Die Abschwächung ist die Folge einer Hemmung, einer »vernachlässigten« Funktion. Unsere Aufgabe ist es also, dem Patienten beizubringen, diese vernachlässigten Muskeln wieder richtig zu benutzen. Dazu dienen verschiedene Fazilitationsmethoden, die im einzelnen angeführt werden sollen. Gemeinsam ist ihnen, daß der Kranke sich dieser Muskeln bewußt werden muß. Das bedeutet, der Patient muß es vorübergehend lernen, solche Muskeln bewußt zu beherr-

schen, bis zum Zeitpunkt, da die richtige Funktion wieder automatisch abläuft.

7.8.1. Musculus glutaeus maximus

Bei Abschwächung dieses Muskels, d. h., wenn er schlaff und bei der Hyperextension der Hüfte wenig aktiv ist (s. S. 283–285), besteht meist die wirksamste und einfachste Methode der Fazilitation darin, daß der Patient in Bauchlage die Hyperextension bei nach außen rotierender unterer Extremität ausgeführt. Nur wenn das nicht genügt, wird der Kranke aufgefordert, bewußt das Gesäß anzuspannen und dann diese Spannung während der Hyperextension der Hüfte in Bauchlage zu halten. In schwierigen Fällen, bei hyperaktiven Rückenstreckern und Hyperlordose, verringern wir die Lordose, indem wir den Bauch mit einem Kissen unterlegen und auch anspannen lassen. Dann spannt der Kranke auch bewußt die Gesäßmuskeln an und hebt das gestreckte Bein aber nur so wenig, daß es nicht zur Lordosierung der LWS und zur Anspannung der Rückenstrecker kommt. Wenn er dies beherrscht, lernt er es, mit Hilfe beider Mm. glutaei maximi die Beckenneigung zu verringern, worin wohl ihre wichtigste Funktion besteht. Dazu bewährt sich besonders eine Übung, die auch zur *Selbstmobilisation* der unteren LWS dient (s. 7.10.2.2., Abb. 307).

7.8.2. Musculus glutaeus medius

Folgende Technik hat sich bei der Fazilitation des M. glutaeus medius sehr bewährt: Der Kranke befindet sich in Seitenlage und führt bei Abschwächung des M. glutaeus medius eine »falsche Abduktion« mit Hilfe der Hüftbeuger aus (s. S. 285 Abb. 211). Wir führen nun passiv eine ausgiebige Abduktion richtig aus und lassen aus dieser Stellung das Bein plötzlich, unerwartet los. Mit Hilfe dieses Manövers rufen wir eine automatische Kontraktion des M. glutaeus medius hervor. Bei Wiederholung dieses Vorgangs palpieren zuerst wir und dann der Kranke selbst, wie sich sein M. glutaeus medius kontrahiert. Dadurch wird sich der Übende seines Glutaeus medius bewußt. Sobald er nur die Kontraktionen regelmäßig erkennt, kontrolliert er sie mit den Fingern (»Biofeedback«) und erlernt es im Laufe weniger Übungen, das Bein nun richtig (in der Frontalebene) zu abduzieren, wobei sich der M. tensor fasciae latae und der M. glutaeus medius gleichzeitig und koordiniert kontrahieren.

7.8.3. Musculi recti abdominis

Der wichtigste Test besteht im Aufsetzen aus der Rückenlage bei gebeugten und unfixierten Beinen, ohne daß sich die Füße von der Unterlage heben. Das ist nur möglich, wenn das *Abrollen* des Rumpfes richtig vor sich geht. Durch diesen Vorgang schützt nämlich die Bauchmuskulatur den lumbosakralen Übergang vor Hebelung.

7.8.3.1. Aufsetzen aus der Rückenlage

Der Kranke sitzt zunächst mit angezogenen Beinen und fest aufgestützten Füßen. Unter sanfter, nicht stockender Atmung legt er sich allmählich und mit rundem Rücken, Wirbel nach Wirbel auf die Unterlage zurück (exzentrische Bauchmuskelübung). Die Bewegung wird beendet, sobald die Füße den festen Kontakt mit der Unterlage verlieren. Erst wenn er auf diese Weise, ohne zu »fallen«, die Rückenlage erreicht, wird auch das Aufsetzen aus der Rückenlage in gleicher Haltung geübt. Gleichzeitig spannt er die Gesäßmuskeln und die Kniebeuger an. Um dies zu erleichtern, kann die Ferse von *hinten* her abgestützt werden. Dadurch wird die optimale Ausgangslage des Beckens (nach hinten gekippt) gesichert und das richtige Aufsetzen erleichtert. Es ist *nicht zu empfehlen*, bei dieser Übung den Fußrücken

von oben her abzustützen. Dadurch wird nämlich die unerwünschte Kontraktion des M. tibialis anterior und vor allem die der Hüftgelenkbeuger fazilitiert. Das ist zusammen mit der Verspannung der Rückenmuskulatur die Hauptursache für ein unrichtiges Aufsetzen (Abb. 284).

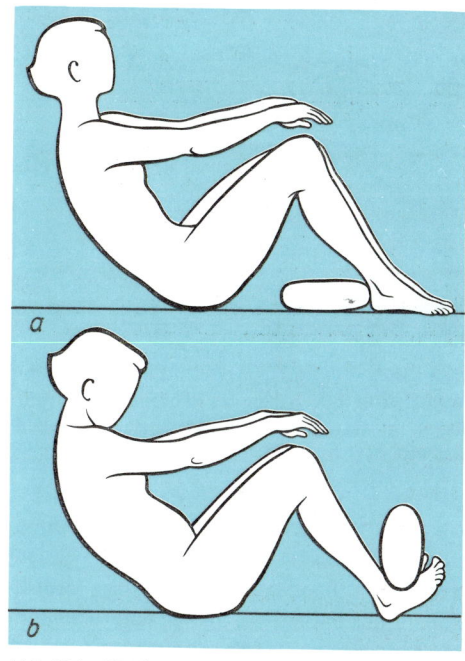

Abb. 284 Kräftigung der Bauchmuskulatur durch Aufsetzen aus der Rückenlage oder Hinlegen aus dem Sitz. *a* Richtige, *b* falsche Ausführung

Diese Übung eignet sich besonders für die »Hausaufgaben« zur Stärkung der Bauchmuskulatur, weil sie eine Substitution kaum zulässt.

Zweck der Übung ist die Kräftigung der Bauchmuskulatur, insbesondere der oberen Quadranten, und ihre Einordnung in den Haltungs- und Bewegungsstereotyp (Reedukation), die koordinierte gleitende Rumpfbeuge unter Zusammenarbeit mit der Gesäß- und Ischiokruralmuskulatur.

7.8.3.2. »Beckenschaukel«

Der Kranke liegt mit gebeugten Beinen auf dem Rücken. Die Füße stehen auf der

Unterlage. Unter ruhiger, nicht stockender Atmung lordosiert er durch Anspannen der Rückenstrecker die Lendenwirbelsäule (Abb. 285 a) und entspannt sie anschließend

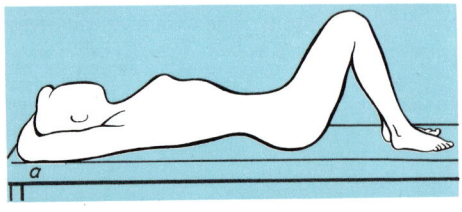

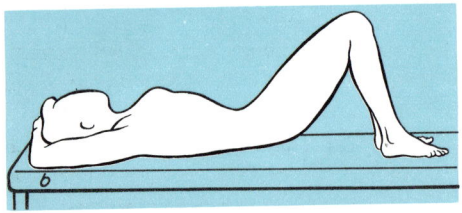

Abb. 285   »Beckenschaukel«. a Lordosierung der Wirbelsäule; b Anheben des Beckens und Zurücklegen auf die Unterlage bei kyphosierter Lendenwirbelsäule

bei gleichzeitiger Anspannung der Bauch- und Gesäßmuskeln, wodurch er die Lendenwirbelsäule flach auf die Unterlage drückt. Sobald der Patient das beherrscht, erweitern wir die Übung: Der Kranke drückt wie vorher zunächst die ganze Lendenwirbelsäule auf die Unterlage, ohne in der ruhigen Atmung zu stocken. Dann drückt er die Knie zusammen und hebt nacheinander von kaudal nach kranial das Becken, die (kyphosierte) Lendenwirbelsäule und dann die untere Brustwirbelsäule so weit von der Unterlage ab, daß die Lendenwirbelsäule ihre Kyphose nicht vermindert. Die Knie bleiben geschlossen, und das Becken wird am Schluß durch Zusammenkneifen der Glutäen noch etwas weiter nach dorsal aufgerichtet. Anschließend legt er in umgekehrter Reihenfolge zuerst die Brustwirbelsäule, danach die Lendenwirbelsäule und zum Schluß das Becken zurück auf die Unterlage (Abb. 285 b).

Zweck der Übung: Die Beherrschung der Beckenbewegungen und die Koordination

der Bauch- und Gesäßmuskulatur und Stärkung insbesondere der Glutäen.

In leichter Abwandlung kann der Kranke bei gleicher Ausgangslage wieder die Lendenwirbelsäule auf die Unterlage drücken und gleichzeitig ein Bein bei aufliegender Ferse strecken, aber nur so viel, daß die Lendenwirbelsäule den Druck gegen die Unterlage nicht vermindert. Das Ausmaß wird durch Übung größer.

7.8.3.3. »Wiege«

Der Kranke zieht in Rückenlage die Knie an die Brust und hält sie mit verschränkten Armen fest. Dann hebt er das Becken und kyphosiert die Lendenwirbelsäule bei Extension im Hüftgelenk (Kontraktion der Gesäßmuskulatur), wodurch die Arme, die die Knie halten, angespannt werden. Gleichzeitig hebt er Kopf und Brust und atmet aus. Dadurch wird die maximale Kontraktion der Bauchmuskeln ermöglicht. Durch rhythmischen Druck der Knie gegen die verschränkten Arme schaukelt sich der Kranke

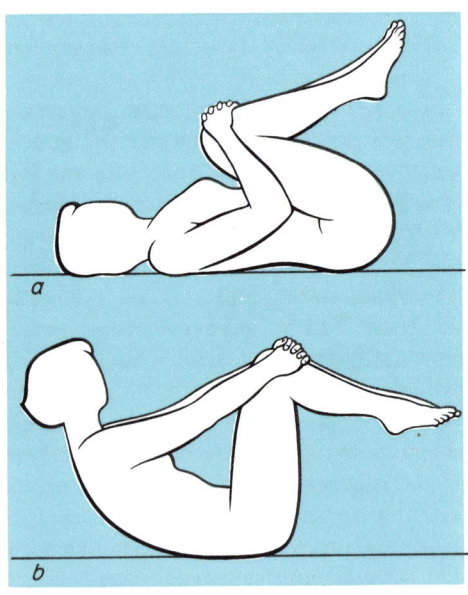

Abb. 286   »Wiege«. a Heranziehen der Knie an den Körper; b nachfolgende Hüftstreckung gegen Widerhalt am Knie

ins Sitzen und rollt auf rundem Rücken in die Ausgangslage zurück. Später übt der Kranke dieselbe Bewegung ohne Hilfe der Arme, die er dabei vorstreckt (Abb. 286).

Zweck der Übung: Stärkung und koordinierte Arbeit der Bauch- und Gesäßmuskulatur.

7.8.4. Unterer Anteil des Musculus trapezius

Dieser Muskel nimmt eine Schlüsselstellung bei der Fixation des Schultergürtels ein. Er wird mit Hilfe der folgenden Übung fazilitiert (s. 7.8.4.1.)

7.8.4.1. Isolierte Anspannung der unteren Schulterblattfixatoren bei Rumpfvorbeuge

Der Kranke sitzt auf den Fersen und beugt Oberkörper und Kopf vor, daß er die Stirn auf der Unterlage abstützt. Er darf dabei das Gesäß von der Ferse heben. Die Hände liegen auf dem Scheitel, die Ellbogen gebeugt ungefähr in Höhe der Ohren locker auf der Unterlage. Sie dürfen während der ganzen Übung nicht auf die Unterlage gedrückt werden. In dieser Stellung divergiert der mediale Schulterblattrand nach unten gegenüber der Wirbelsäule. Wir fordern nun den Patienten auf, das Schulterblatt kaudalwärts zu ziehen (unterer Anteil des M. trapezius), wobei sich der Schulterblattrand mit der Wirbelsäule parallel stellt. Die Schulterblätter dürfen nicht zusammengezogen werden (Interskapularmuskulatur) (Abb. 287). Am Anfang empfiehlt es sich, dem Kranken durch Berührungsreiz anzudeuten, welche Muskeln er anspannen soll.

Es ist oft vorteilhaft, wenn der Patient selbst mit dem Daumen der gegenseitigen Hand die Anspannung des unteren Trapeziusanteils kontrolliert (»Biofeedback«).

In dieser Stellung scheint die Hemmung der oberen Fixatoren des Schultergürtels besonders gut zu gelingen. Wegen dieser Hem-

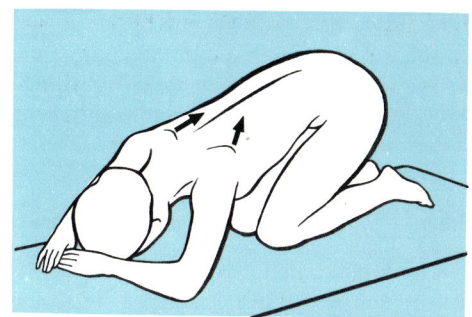

Abb. 287 Anspannen der unteren Trapeziusportion in hockender Vorbeuge (Fersensitz)

mung ist die Stellung auch in der Behandlung der Hochatmung nützlich und wird bei bronchospastischer Dyspnoe angewendet.

Wenn der Patient dies in der Fazilitationsstellung erlernt hat, übt er in Bauchlage und kontrolliert wieder seinen unteren Trapeziusanteil mit den Fingern.

7.8.4.2. Üben der Schulterblattfixation und der Kopfhaltung

Der Kranke liegt auf dem Bauch mit der Stirn auf der Unterlage. Die Arme liegen innenrotiert gestreckt neben dem Körper. Er spannt die unteren Schulterblattfixatoren, vor allem den unteren Anteil des M. trapezius bei aktiver Entspannung der oberen Trapeziusportion an. Daraufhin hebt er ein wenig die Arme von der Unterlage ab und zum Schluß auch den Kopf, der mit dem Hals in der Verlängerung der Brustwirbelsäule bleibt. Kinn und Hals schließen dabei einen rechten Winkel ein, so daß der Kranke senkrecht zur Unterlage schaut. Danach entspannt er in umgekehrter Reihenfolge alle Muskeln und wiederholt die Übung.

Die Anspannung der unteren Fixatoren des Schultergürtels hat eine *reflektorische Hemmung* der oberen zur Folge.

Wenn der Kranke es auf diese Weise erlernt hat, den unteren Anteil des M. trapezius im Liegen zu beherrschen, übt er in aufrechter Haltung (im Sitzen und Stehen) und überzeugt sich anfangs mit Hilfe seiner Finger von der Kontraktion dieses Muskels.

7.8.5. Musculus serratus anterior

Wir prüfen und üben zugleich diesen Muskel, der ebenfalls den Schultergürtel von unten fixiert, mit folgender Übung:

7.8.5.1. Vierfüßlerstand und Liegestütz

Der Kranke hält seinen Kopf horizontal auf Hände und Füße gestützt (Vierfüßlerstand). Das Gewicht verschiebt er auf die Arme, die nach innen rotiert sind, so daß sich die Finger nach innen gegenüberliegen. Der Liegestütz wird nun so durchgeführt, daß der Kranke seinen Schwerpunkt kopfwärts verschiebt und während der Ausatmung die Ellbogen (nach außen) beugt. Die Stirn ist dabei zum Boden gerichtet. Während dieser Bewegung soll das »Muskelkorsett« des Rumpfes den Stamm fixieren. Die Schulterblätter werden maximal auseinandergeschoben. Die Muskulatur zwischen

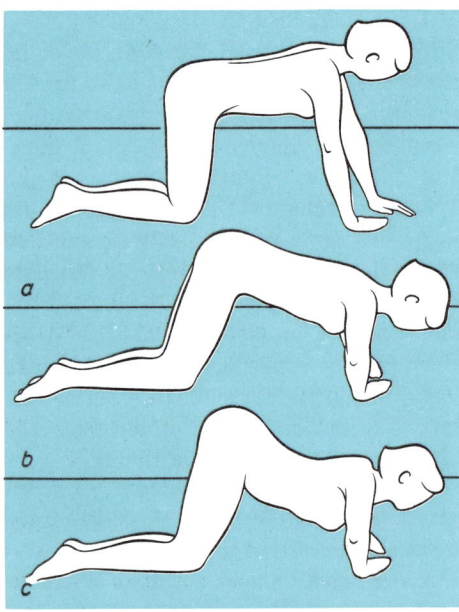

Abb. 288 Vierfüßlerstand mit Liegestütz zur Übung der unteren Schulterblattfixatoren. *a* Ausgangsstellung; *b* zweite Phase mit eingebeugten Armen in richtiger und *c* in falscher Ausführung

ihnen darf sich also nicht verkürzend (konzentrisch) anspannen. Sehr wichtig ist die Anspannung der oberen Quadranten der Bauchmuskulatur, denn nur dann bleibt der Rücken »gerade wie ein Brett«. Bei lordosierter Brustwirbelsäule kann der M. seratus anterior das Schulterblatt nicht fixieren, und dann beobachten wir die Scapulae alatae (Abb. 288).

Zweck der Übung: Stärkung des M. seratus anterior beidseits bei koordinierter Tätigkeit der Haltemuskulatur des Rumpfes und Halses.

7.8.5.2. Vierfüßlerstand mit einem Buch im Nacken

Der Kranke muß lernen, sein Gewicht gleichmäßig auf Arme und Knie zu verteilen und die Wirbelsäule horizontal gestreckt zu halten. Das bedeutet eine gleichmäßige, mittlere Anspannung der Haltemuskulatur. Das wichtigste ist dabei die Fixation des Schultergürtels durch die unteren Fixatoren – M. serratus lateralis, M. latissimus dorsi und ihre Synergisten – und die oberen Quadranten der Bauchmuskulatur. Der Kranke hält die Brust- und Halswirbelsäule gestreckt »wie ein Brett«, wobei das Gewicht im Nacken die Anspannung des M. erector spinae hervorruft. Sodann versucht der Kranke sich auf allen Vieren zu bewegen, ohne das Buch vom Nacken bzw. vom Hinterkopf zu verlieren (Abb. 289).

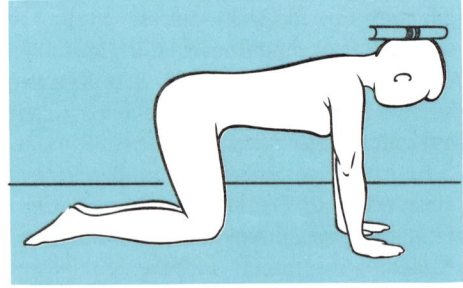

Abb. 289 Vierfüßlerstand mit Buch auf dem Hinterkopf als Ausgleichsübung bei zervikaler Hyperlordose

Zweck der Übung ist eine Kräftigung der Muskulatur, die den Kopf hält, und insbesondere der Fixatoren des Schultergürtels sowie der tiefen Halsbeugemuskulatur.

7.8.6. Tiefe Halsbeuger

Sie spielen eine ähnliche Rolle im Zervikalbereich wie die Bauchmuskulatur im Bereich des Rumpfes.

7.8.6.1. Isometrische Kopfvorbeuge

Wegen ihrer Einfachheit ist die isometrische Anspannung durch Kopfvorbeuge gegen Widerstand zur Kräftigung der tiefen Halsbeuger (auch als Hausaufgabe) zu empfehlen. Der Patient sitzt am Tisch und hält den Kopf aufrecht, die Ellbogen aufgestellt und das Kinn mit beiden Händen genau von unten abgestützt. Nun stemmt er mit aller Kraft 2- bis 3mal das Kinn gegen den Widerhalt der Hände, ohne nachzugeben. Die Übung wird 2mal täglich ausgeführt.

Zur Kräftigung der tiefen Halsbeuger ist auch die nachfolgende Übung zu empfehlen, und zwar im Liegen, mit dem Kopf über das Bankende ragend.

7.8.6.2. Kopfvornicken bei Rückbeuge in der Brustwirbelsäule

Der Kranke hat sein Becken auf dem Stuhl fixiert. Er beugt sich nun so zurück, daß der Scheitelpunkt der Rückwölbung in der mittleren Brustwirbelsäule liegt. In dieser Rückbeugehaltung nickt nun der Patient mit dem Kopf nach vorn (in den Kopfgelenken) und richtet sich hauptsächlich mit Hilfe der Bauchmuskulatur bei unveränderter Kopfhaltung auf; Hals und Kinn schließen also einen Winkel von 90° ein. Diese Bewegung wird dem Kranken dadurch erleichtert, daß er einen vorgehaltenen Gegenstand mit den Augen fixiert. Der Behandler kann auch einen leichten Widerstand gegen die Nasenwurzel geben (Abb. 290).

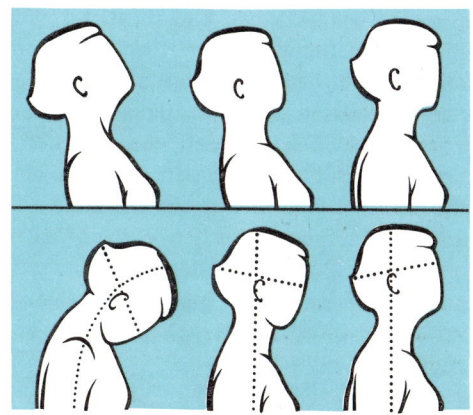

Abb. 290 Übung der tiefen Halsbeuger durch Vorwärtsnicken des Kopfes (in den Kopfgelenken) bei zurückgebeugter Brustwirbelsäule; Bewegungsablauf bis zum maximalen Nicken und zurück zur Ausgangsstellung

Zweck der Übung: Der Kranke bekommt ein Gefühl für die richtige Kopfhaltung in aufrechter Stellung. Die Haltemuskulatur des Halses insbesondere die tiefe Beugermuskulatur wird gestärkt.

7.9. Umlernen gestörter Stereotype

Es hat sich bewährt, dort anzufangen, wo der Kranke sein Achsenorgan am wenigsten beherrscht und wo es ihm deshalb auch am schwersten fällt, unsere Instruktionen zu befolgen. Nur auf diese scheinbar paradoxe Weise können wir es vermeiden, daß der Patient die Bewegung mit Hilfe der übrigen »gesunden« Bereiche der Wirbelsäule substituiert. Dieser Abschnitt ist dann häufig – aber nicht in jedem Fall – auch der primär gestörte. Es wird aber nicht immer möglich sein, die primäre Fehlsteuerung festzustellen. Manchmal können die Dinge auch so liegen, daß die primäre Störung gar nicht mehr zu beeinflussen ist, wie dies z. B. bei einer schon fixierten Brustkyphose der Fall ist. In solchen Fällen beginnen wir dort, wo klinisch die gröbsten Veränderungen bestehen, und bemühen uns, eine möglichst günstige Kompensation zu erreichen. Nach Beseitigung der bedeutungsvollsten Fehlsteuerungen müssen wir uns dann mit den unerwünschten Kompensationen an entfernten Wirbelsäulenabschnitten beschäftigen. Im Einzelfall müssen wir uns allerdings aus Gründen des erforderlichen Zeitaufwandes oft mit der Behandlung der pathogenetisch entscheidenden und für die Rezidive verantwortlichen muskulären Fehlsteuerung begnügen.

Die Einzelbehandlung dauert 20 bis 50 Minuten. Dabei müssen wir mit der Ermüdung der Kranken rechnen und dürfen sie nicht überfordern. Wir beginnen meist mit Massage und Dehnungsübungen der verkürzten und verspannten Muskeln oder mit ihrer Entspannung. Im Hauptteil der Behandlungsstunde üben wir anfangs einfache und später immer schwierigere koordinierte Bewegungen, an denen der ganze Körper teilnimmt. Die meisten Übungen werden im Liegen oder auf allen Vieren auf einer ebenen, genügend festen Schaumgummimatratze ausgeführt. Durch Wegfall der Schwerkraft in diesen Stellungen wird die Wirbelsäule weniger belastet, und da es sich um ungewohnte Lagen handelt, sind die Fehlsteuerungen nicht so fixiert. Sobald jedoch der Kranke Fortschritte macht, üben wir mehr und mehr in vertikaler Position, zunächst im Sitzen, weil dabei das Becken fixiert ist.

Sobald der Kranke bei aktiver Bewegung das Becken und die Lendenwirbelsäule beherrscht, können wir im Stehen und Gehen üben. Im weiteren steigern wir unsere Ansprüche und bereiten den Kranken durch Übungen mit Belastung für die koordinierte Ausführung seiner Alltags- und Arbeitsbewegungen vor. Das Ende jeder Einzelbehandlung besteht in der Wiederholung schon bekannter Übungen in rhythmischem Tempo. Der Patient soll danach nicht müde, sondern eher erfrischt (aktiviert) sein, soll seine Muskeln fühlen, ohne Schmerzen zu empfinden. Atemübungen und Entspannung werden nicht getrennt, sondern als Teil der Koordinationsübungen ausgeführt. Da unsere Anforderungen an die Genauigkeit der Übungen für die Aufmerksamkeit des Patienten sehr anspruchsvoll sind, lockern wir sie nach der Methode des »aktiven Ausruhens« durch Übungen für das Fußgewölbe und anderes mehr auf.

Anfangs sollten die Kranken (z. B. bei Krankenhausbehandlung) täglich üben, später zweimal wöchentlich, sie bekommen jedoch schriftliche Unterweisungen, nach denen sie täglich zu Hause üben. Anschließend kommen sie nur noch von Zeit zu Zeit zur Kontrolle. Prinzipiell muß mit dem einzelnen Kranken geübt werden, notfalls später in überschaubaren Gruppen zu höchstens drei Patienten, wenn es sich um analoge Fälle handelt.

Die Korrektur von Fehlsteuerungen und die Aneignung günstiger motorischer Stereotype, von denen wir eine Rezidivprophylaxe erwarten, kann einige Wochen, aber auch ein Jahr und mehr in Anspruch nehmen. Das hängt vor allem von der Komplexität der pathogenetisch relevanten Störung und von unserer Zielsetzung ab. Deshalb ist es aus zeitökonomischen Gründen so wichtig, das Wesentlichste zu erfassen. Natürlich spielen auch die Fähigkeit des Patienten zur Mitarbeit, seine Motivation, Geschicklichkeit und auch sein Alter eine Rolle.

Wir zeigten vorangehend, daß sich muskuläre Fehlsteuerungen in gewissen Syndromen äußern.

Wir wollen jetzt das Einüben einiger wichtiger Stereotype besprechen.

7.9.1. Stand auf zwei Beinen

Hier ist die richtige Fixierung des Beckens mit Hilfe der Muskulatur des Beckengürtels entscheidend. Nach Übung der einzelnen Muskeln folgt als vorbereitende Übung:

7.9.1.1. Aufrichten vom Fersensitz zum Knien

Der Kranke sitzt kniend auf den Fersen und hält den Rücken gerade. Aus dieser Stellung richtet er sich mit Hilfe der Oberschenkel- und Gesäßmuskulatur auf. Dabei wird die Wirbelsäule geradegehalten. Das erfordert die gleichmäßige koordinierte Kontraktion der Bauch- und Rückenmuskulatur. Dabei gibt der Behandler einen leichten Widerstand auf den Scheitel des Patienten, der gleichzeitig die Richtung des Rumpfaufrichtens korrigiert (Abb. 291).

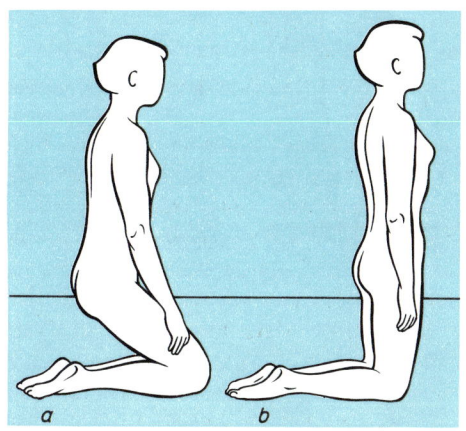

Abb. 291 *a* Aufrichten vom Fersensitz zum *b* Knien

Zweck der Übung: Der Kranke lernt durch gleichmäßige Kontraktion der gesamten Haltemuskulatur des »Muskelkorsetts« die Wirbelsäule aufrecht zu halten. Die Gesamtmuskulatur wird gestärkt, insbesondere in ihrem kaudalen Anteil.

7.9.1.2. Stehen an der Wand

Der Kranke steht mit dem Rücken gegen die Wand gelehnt. Er beachtet und korrigiert seine Beckenhaltung und die Atmung. Er vermeidet Mitbewegungen des Schultergürtels (ähnlich wie im Sitzen), wobei besonders Männer darauf achten müssen, daß die Bauchdecken in den unteren Quadranten

nie völlig entspannt werden, die Atmung aber auch nicht gepreßt ablaufen darf. In dieser Stellung läßt sich vorteilhaft die Aufrichtung des Beckens durch die Gesäßmuskulatur üben. Der Patient führt zunächst eine Auswärtsrotation der Füße gegen den Reibungswiderstand des Bodens (isometrisch!) aus, wodurch sich die Mm. glutaei maximi anspannen. Dann lernt er, damit das Becken aufzurichten und die Lordose der unteren Lendenwirbelsäule abzuflachen. Dadurch nähert sich der Rücken der Wand, und der Bauch zieht sich automatisch ein.

7.9.1.3. Stand auf den Fußspitzen

Der Kranke hält die Füße so, daß sich die Knöchel berühren und die Füße einen Winkel von ungefähr 30° einschließen. Die Bauch- und Gesäßmuskeln sind angespannt; die Rumpfhaltung ist allerdings auch von der Stellung der Füße abhängig. Der Körperschwerpunkt liegt vor dem Os naviculare. Die Knie sind gestreckt, aber nicht nach rückwärts gebogen (kein Genu recurvatum!). Der Übende soll diese Stellung einige Sekunden lang einhalten können ohne zu schwanken und dann langsam die Fersen zum Boden sinken lassen. Dabei verlegt sich der Körperschwerpunkt nach hinten. Die Muskulatur der Fußwölbung und des Beckengürtels sind während der ganzen Übung leicht angespannt (Abb. 292).

7.9.2. Stand auf einem Bein

Hier handelt es sich um asymmetrische Funktionen, weshalb wir die Übungen zur Korrektur funktioneller Asymmetrie anwenden.

Der richtige Stand auf einem Bein ist auch Voraussetzung des richtigen Ganges, da ja der Gang einen abwechselnden Stand auf einem Bein voraussetzt (s. Abb. 244). Ein gewisses Maß von Asymmetrie ist hier allerdings die Regel, weshalb man ein »Standbein« und ein »Spielbein« unterscheidet.

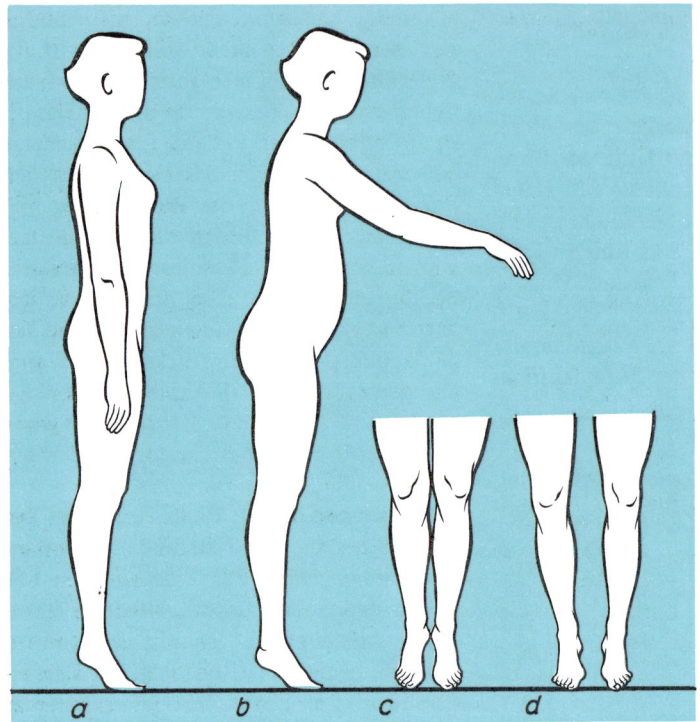

Abb. 292 Seitenansicht beim Stand auf den Fußspitzen. *a* Richtige, *b* falsche Haltung; Ansicht der Füße von vorn bei *c* richtiger und *d* falscher Ausführung

Das Standbein, welches wir im Stehen mehr belasten, ist meist etwas stärker, die Asymmetrie soll allerdings ein gewisses Maß nicht überschreiten.

7.9.2.1. Abwechselndes Vorschieben der Beine in Rückenlage

Der Kranke befindet sich in Rückenlage und soll das leicht abduzierte Bein mit der Beckenseite gewissermaßen verlängernd in der Achsenrichtung »in die Ferne« vorschieben. Das andere Bein macht dabei die entgegengesetzte Bewegung, so daß es durch die Kontraktion des nicht verspannten M. quadratus lumborum zu einer Beckenschiefstellung kommt. Dabei liegt die Lendenwirbelsäule durch Anspannung der Bauchmuskulatur fest auf der Unterlage fixiert; die übrige Muskulatur ist entspannt (Abb. 293).

Zweck der Übung: Der Kranke wird sich seines Mechanismus, der zum Beckenschiefstand führt, bewußt und lernt es, ihn zu kor-

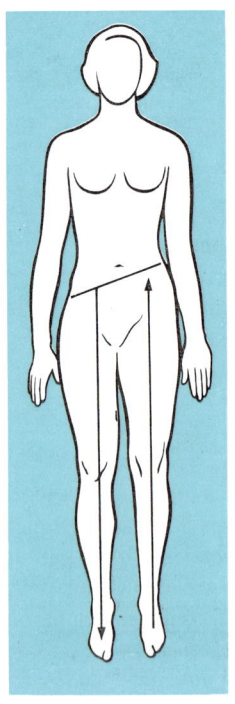

Abb. 293 Vorschieben und wieder Zurückziehen eines Beines in Rückenlage

rigieren. Er entspannt den verspannten
M. quadratus lumborum.

7.9.2.2. Rotation im Hüftgelenk
bei abduziertem Bein

Der Kranke befindet sich in Seitenlage,
das gestreckte obenliegende Bein wird abduziert (in die Höhe gehoben) und wie in der
vorausgehenden Übung »in die Ferne« vorgeschoben. Dabei wird der M. glutaeus medius angespannt. Danach dreht der Patient
abwechselnd den Fuß nach außen und innen
(Außen- und Innenrotatoren des Hüftgelenks). Die Bauch- und Gesäßmuskeln fixieren dabei das Becken (Abb. 294).

Zweck der Übung ist die Reedukation der
Hüftmuskulatur bei richtiger Fixation des
Beckens und der Lendenwirbelsäule.

7.9.2.3. Beugung und Streckung des Beines
in Seitenlage

Wie bei der Vorausgehenden Übung liegt
der Patient auf der Seite, das obenliegende
Bein abduziert (gehoben) und gestreckt. Bekken und Lendenwirbelsäule sind fixiert.

Während der Beugung aller Gelenke des Beines kommt es über das Becken auch zur mä-
ßigen Anteflexion der Lendenwirbelsäule.
An dieser Bewegung beteiligen sich die
Bauchmuskeln und Hüftgelenkbeuger. In
der zweiten Phase der Übung, während der
Streckung des ganzen Beines, spannen sich
alle Extensoren des Beines an, die Lendenwirbelsäule nimmt an dieser Bewegung
durch mäßige Retroflexion teil. Die Bauchmuskulatur muß eine unphysiologische Hyperlordose verhindern. Die Übung wird
durch einen leichten Widerstand, den der
Krankengymnast während der Flexion gegen
das Knie und während der Extension gegen
die Ferse gibt, erleichtert (Abb. 295).

Zweck der Übung: Reedukation der Stabilisatoren des Hüftgelenks und der Beckenmuskulatur. Übung des koordinierten Stereotyps wie beim Gehen, wobei die Bewegung nicht von der Hüfte, sondern von der
Lendenwirbelsäule ausgeht. Es hat sich bewährt, die Übung in Seitenlage ausführen zu
lassen, d. h. in einer für den Patienten unge-
wohnten Übungslage.

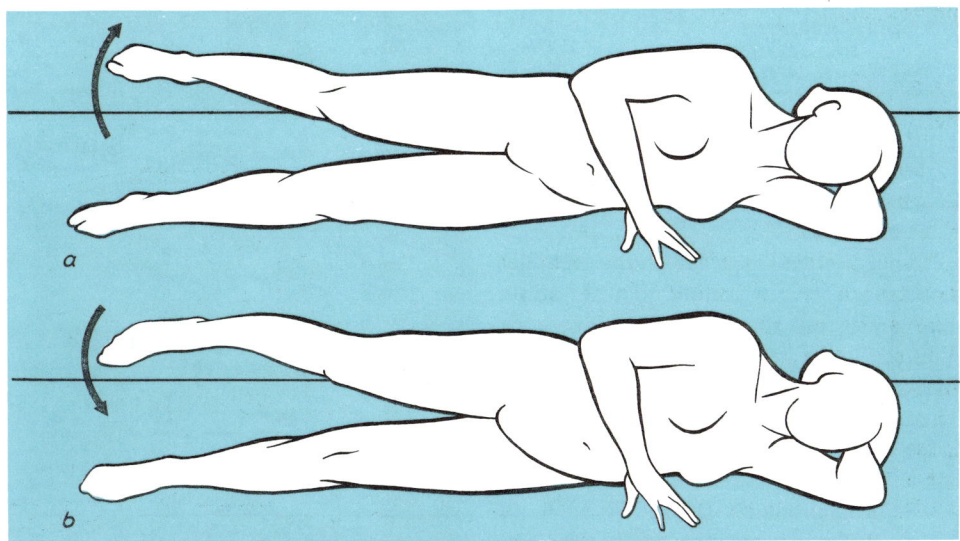

Abb. 294   Rotation im Hüftgelenk in Seitenlage bei abduziert erhobenem Bein. *a* Außenrotation; *b* Innenrotation

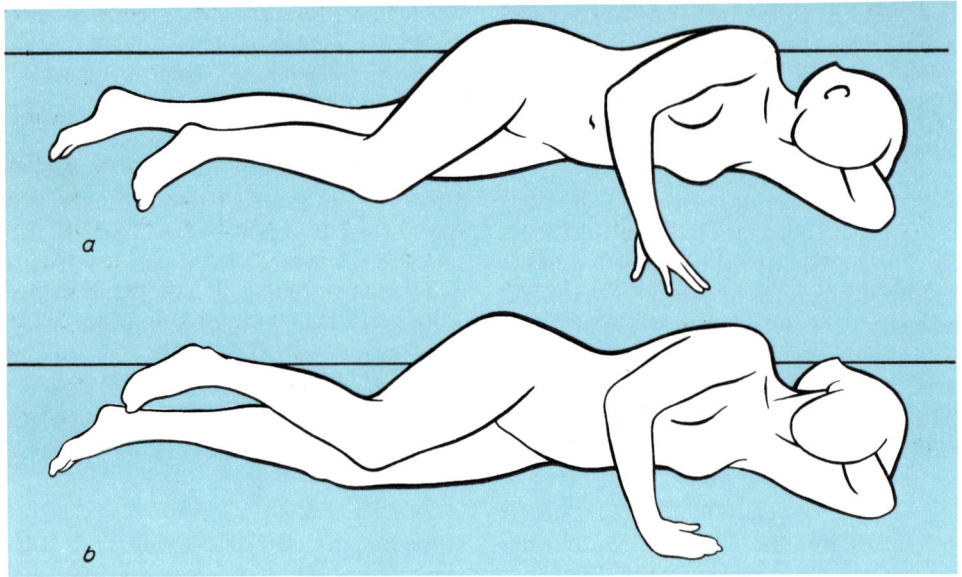

Abb. 295   *a* Beugung, *b* Streckung des leicht in Abduktion angehobenen Beines in Seitenlage

7.9.3. Sitz

Siehe auch 7.4.4.1. Abb. 239 und 7.4.4.2. Abb. 240

7.9.3.1. Aufrechter Sitz auf dem Boden mit Rumpfdrehung

Der Kranke sitzt auf seinem Sitzknorren. Die Knie sind leicht parallel gebeugt, die Arme anfangs seitwärts gehoben, später aufwärts. Die gleichmäßige Anspannung der Bauchmuskulatur hält die Wirbelsäule in einer Mittellage.

In der zweiten Phase der Übung dreht der Kranke den ganzen Rumpf, von der Hüfte angefangen, bis zum Kopf. Die Bewegung muß von unten bis oben und wieder zurück fließend verlaufen. Dabei muß die Wirbelsäule aufrecht gehalten werden, weder Vor-, Rück- noch Seitbeuge sind gestattet (Abb. 296).

Die Rumpfrotation lassen wir auch im Stehen in Seitgrätsche üben, wobei wir darauf achten, daß sich die Lendenlordose nicht vergrößert.

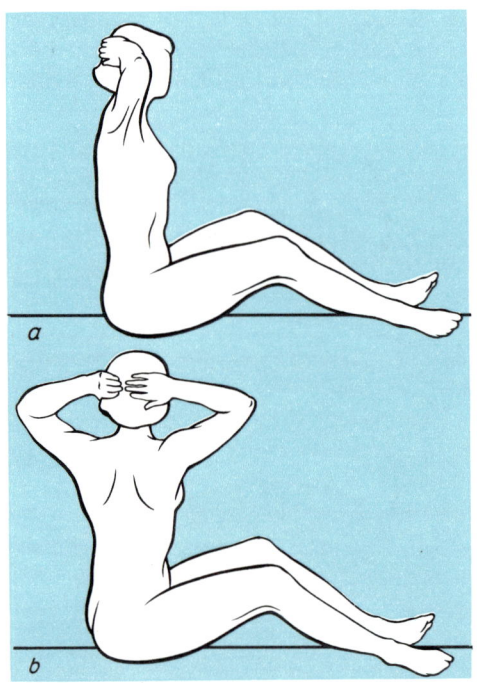

Abb. 296   *a* Aufrechter Sitz am Boden mit *b* Rumpfdrehung

Zweck der Übung: Stärkung der Haltemuskulatur, koordinierte Bewegung der Rumpfrotatoren, Besserung der Körperhaltung.

7.9.3.2. Beherrschung der Beckenhaltung im Sitzen

Der Kranke sitzt aufrecht auf dem Hokker vor dem Spiegel. Er entspannt zunächst bewußt die Bauch- und Gesäßmuskulatur und lordosiert die Lendenwirbelsäule. Daraufhin bringt er langsam die Lendenwirbelsäule bis in leichte Kyphose durch Kontraktion der Bauch- und Gesäßmuskeln. Dabei sollen Mitbewegungen des Schultergürtels nach Möglichkeit vermieden und die Beckenbewegungen isoliert geübt werden.

7.9.3.3. Gerader Sitz und Kopfdrehung

Der Kranke sitzt aufrecht auf dem Stuhl und dreht auf Anruf den Kopf. Dabei rotieren die Hals- und Brustwirbelsäule. Die Schulterblätter werden mit den unteren Fixatoren festgehalten, die oberen Fixatoren sind entspannt. Der Kopf wird nicht geneigt. Der M. sternocleidomastoideus ist auf der Rotationsseite entspannt (s. Abb. 243).

Zweck der Übung ist die koordinierte Kopfdrehung.

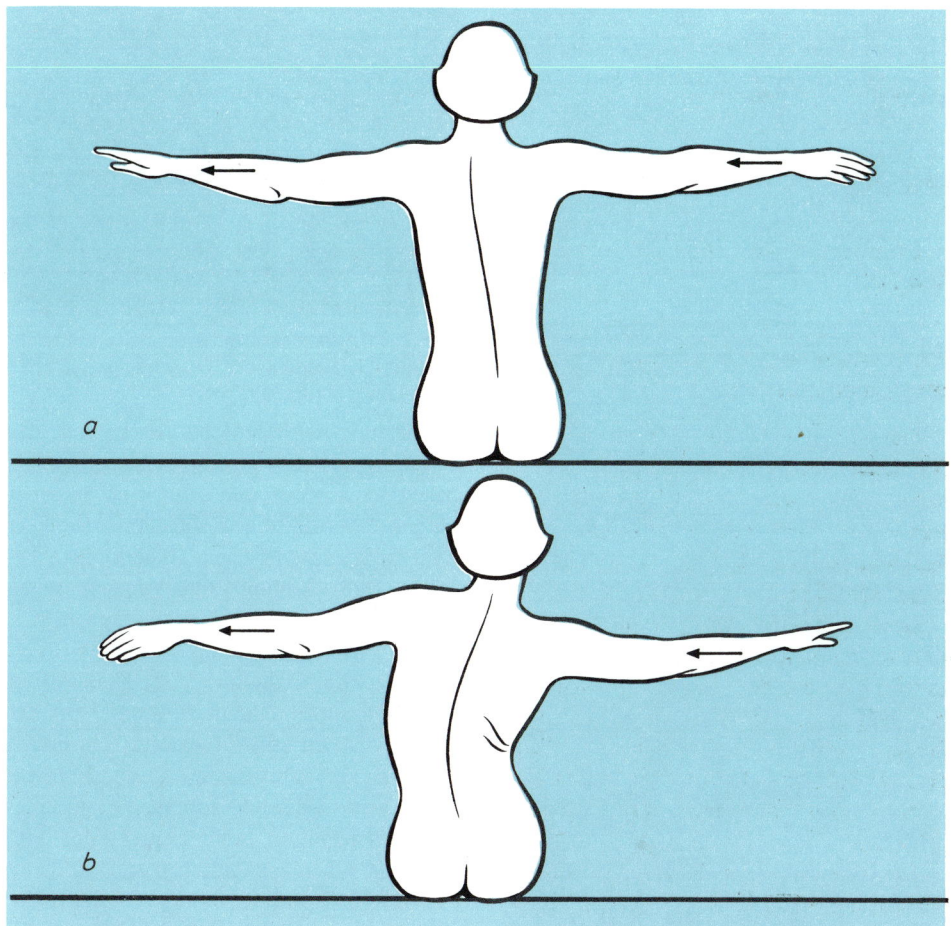

Abb. 297 Laterolaterale Horizontalverschiebung des Oberkörpers im Sitzen. *a* Richtig, *b* falsch

7.9.3.4. Seitenverschiebung des Brustkorbs

Der Kranke sitzt vor dem Spiegel, um sich selbst korrigieren zu können. Er schiebt nun den Brustkorb nach einer Seite, als ob er am Arm waagerecht zu der Seite gezogen würde. Wenn der Kranke dabei die schrägen Bauchmuskeln richtig kontrahiert, weicht die Brustwirbelsäule zur Seite ab, ohne sich zu neigen oder zu krümmen. Das Körpergewicht verschiebt sich auf eine Gesäßhälfte und auf das entsprechende Bein. Diese Übung wird vom Behandler durch einen Führungswiderstand gegen die Rippen erleichtert (Abb. 297).

Zweck der Übung: Der Kranke soll sich der Kompensation einer skoliotischen Haltung bewußt werden und die schrägen Bauchmuskeln kräftigen, die dabei die Rolle der wichtigsten Rumpffixatoren spielen.

7.9.3.5. Brüggerscher Entlastungssitz

In zahlreichen Publikationen warnt BRÜGGER vor den schädlichen Folgen der Kyphosehaltung, besonders im Sitzen, wobei es zur

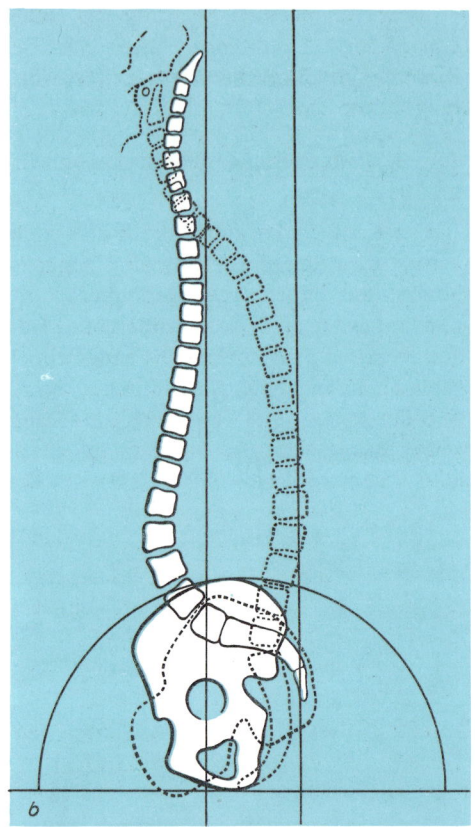

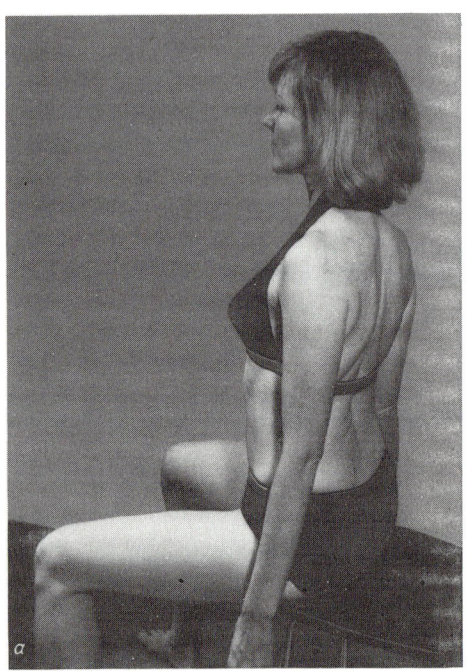

Abb. 298 a BRÜGGERS Entlastungssitz; b übliche kyphotische Haltung der Wirbelsäule (schwarz), Entlastungshaltung (punktiert)

Überlastung der Bandscheiben kommt, das Sternum und die Symphyse zusammengedrückt sind, Kopf und Hals sich in einer Vorhaltung und die Kopfgelenke sich in einer kompensatorischen Hyperlordose befinden. Dabei kommt es zu Verspannungen der meisten posturalen Muskelgruppen.

Als Entlastungshaltung empfiehlt (BRÜGGER) folgende Sitzhaltung: Der Kranke sitzt am Rand eines (stabilen) Stuhls mit gespreizten Knien und gut abgestützten Füßen und entspannt nun die Bauch- und Gesäßmuskulatur. Dadurch kommt es zu einer ventralen Kippung des Beckens – der lumbosakrale Übergang befindet sich in einer Hyperlordose, und der Bauch wölbt sich vor. Sobald er diese Stellung erreicht hat, richten sich die obere LWS, die BWS und HWS auf und sind nun im statischen Gleichgewicht (Abb. 298).

Es ist in der Regel nicht schwer, sich von der Wirkung dieses Manövers zu überzeugen. In der üblichen (mehr oder weniger kyphotischen Sitzhaltung ist nämlich schon ein mäßiger Druck im Bereich der vorwiegend posturalen Muskulatur (oberem Anteil der Mm. trapezius, pectoralis major, brachioradialis, biceps, quadriceps, triceps surae) unangenehm oder sogar schmerzhaft; derselbe Druck im BRÜGGERschen Entlastungssitz wird dagegen kaum empfunden. Dem entspricht auch der Unterschied im Palpationsbefund: Die Muskeln, die in der üblichen Sitzhaltung hyperton (verspannt) waren, sind jetzt weich und entspannt.

Ohne uns näher mit der theoretischen Seite dieser etwas extremen Entlastungshaltung befassen zu wollen, stellen wir nun fest, daß es sich um eine Kompensation der üblichen vorwiegend kyphotischen Sitzhaltung handeln könnte. Dabei ist ja die kyphotische Sitzhaltung heute die Arbeitshaltung der Mehrzahl der arbeitenden Bevölkerung, besonders dann, wenn der Rücken nicht angelehnt und entspannt ist. Tatsächlich ist die Wirkung dieser Entlastungshaltung am auffallendsten bei den Patienten, die bei entspanntem Sitz eine erhebliche Kyphose aufweisen. Solche Patienten sind dann äußerst dankbar, wenn man ihnen auf diese Weise beibringt, sich zumindest vorübergehend Erleichterung bringen zu können.

Von besonderem Interesse ist die überraschende Wirkung dieser Enlastungshaltung auf die Atmung: Sie begünstigt die normale Atmung gegenüber der Hochatmung.

7.9.4. Vorbeuge

Daß die Vorbeuge pathogen sein kann, ist wohl bekannt. Dabei handelt es sich um eine ganz normale Funktion des Bewegungsapparats, die nicht gemieden, sondern richtig ausgeführt werden sollte.

7.9.4.1. Kyphosierung der Lendenwirbelsäule und Vorstreckung der Arme

Der Patient sitzt auf den Fersen und stützt sich auf die Hände. Unter ruhiger, nicht stockender Atmung ist zunächst die Lendenwirbelsäule lordosiert, die Bauch- und Gesäßmuskulatur entspannt. Dann spannen sich die Bauch- und Gesäßmuskeln an, die Lendenwirbelsäule wird kyphotisch, der Kranke hebt die Hände von der Unterlage ab und das Gesäß von den Fersen, wenn er die Hüftgelenke mit Hilfe der Gesäßmuskulatur streckt (Abb. 299). Die Anspannung der Bauchmuskeln läßt sich zuverlässig automatisch erreichen, wenn der Kranke vor dem Aufrichten die Hände gegen die Unterlage drückt.

7.9.4.2. Rumpfvorbeuge und Rumpfrückbeuge im Stehen

Die Übung der koordinierten Vor- und Rückbeuge der Lendenwirbelsäule soll die Kontrolle über die Beckenhaltung ermöglichen. Im freien Stehen wird die Bauch- und Gesäßmuskulatur angespannt, und die Vorbeuge beginnt vom Kopf und Hals her und läuft über die Brust- und Lendenwirbelsäule. Das Becken soll aufrecht stehen bleiben, dadurch ist die Vorbeuge nie sehr ausgiebig. Der Kranke erreicht mit den Fingerspitzen nie den Boden, höchstens die eigenen Knie. Aus dieser Vorbeuge richtet er sich in umgekehrter Reihenfolge von der Lenden- über die Brustwirbelsäule bis zum Kopf wieder auf und geht fließend in die Rückbeuge über, wobei er die Gesäßmuskulatur anspannt und das Becken vorwärtsschiebt. Dann richtet er sich wieder zur Ausgangsstellung auf.

7.9.4.3. Heben eines Gegenstandes vom Boden

Der Kranke schiebt ein Bein nach vorn und beugt gleichzeitig den Rumpf und die

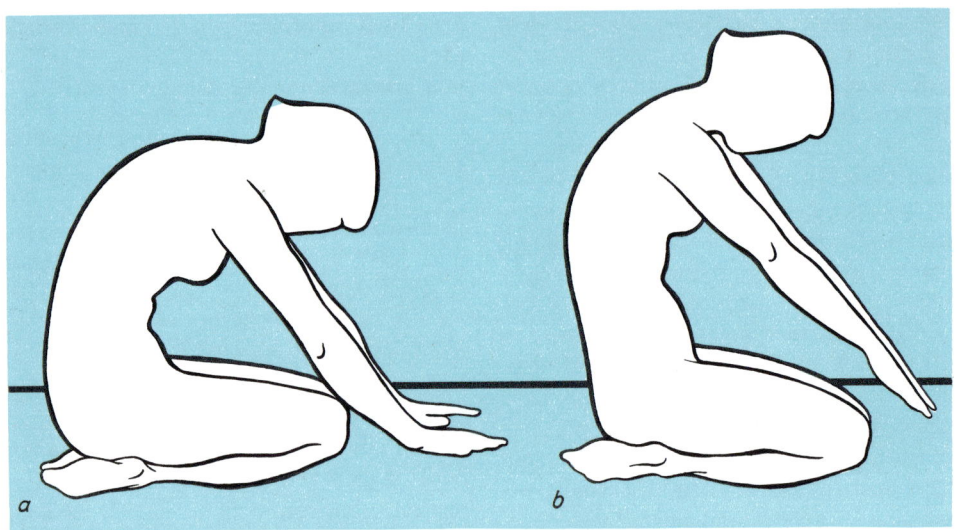

Abb. 299   Kyphosierungsübung der Lendenwirbelsäule im Fersensitz

Knie. Dadurch wird die Belastung gleichmäßig auf die unteren Extremitäten, das Bekken und den Rumpf verteilt. Der Rumpf
wird dann so aufgerichtet, daß sich gleichzeitig die Beine strecken, die Gesäßmuskulatur das Becken aufrichtet und die Bauchmuskulatur das (sukzessive) Abrollen der
Wirbelsäule bewirkt. Die Fazilitation der
Bauchmuskulatur erzielen wir dadurch, daß
der Übende entweder gegen einen Widerstand ausatmet oder (noch wirksamer) die
gestreckten Finger gegen den Boden drückt.
Die Spannung der Bauchmuskulatur muß er
dann während der Aufrichtung und im weiteren auch bei der Vorbeuge aufrecht erhalten, wovon er sich mit seinen Fingern überzeugt (Biofeedback). Dadurch hält er auch
den Rumpf so nahe wie möglich zu den
Oberschenkeln, was wiederum die Hebelung
verhindert. Der Körperschwerpunkt liegt
oberhalb des nach vorn geschobenen Knies
und ist gewissermaßen abgestützt (s.
Abb. 240).

7.9.5. Heben der Arme

Hier ist jedesmal die richtige Fixation des
Schultergürtels und damit die Entlastung
der Halswirbelsäule entscheidend.

7.9.5.1. Anheben der seitwärts
ausgestreckten Arme in Bauchlage

Der Kranke liegt bäuchlings mit entspannt seitwärts ausgestreckten Armen auf
dem Boden, die Stirn ist auf die Unterlage
gestützt. Die Arme sind im Schultergelenk
nach innen rotiert, die Handflächen weisen
nach oben. Das Becken wird durch Bauch-
und Gesäßmuskulatur fixiert. Der Behandler
bringt das Schulterblatt passiv in die richtige
Ausgangsstellung, indem er die Schulter anhebt und das Schulterblatt kaudalwärts
schiebt. Dabei werden die Arme auswärts rotiert, so daß der Handteller flach auf dem
Boden liegt. In dieser Stellung fixiert nun
der Kranke die Schulter *aktiv*. Dann hebt er
etwas die Stirn, führt beide Arme gestreckt
zum Kopf, rotiert sie noch weiter nach außen und hebt sie dabei nur soweit an, daß
der Ulnarrand der Hände noch mit dem Boden in Berührung bleibt. Die unteren Fixatoren des Schultergürtels bleiben dabei angespannt und die oberen sind entspannt
(Abb. 300).

Zweck der Übung ist die koordinierte Rotation im Schultergelenk bei entspannten
oberen Fixatoren, die koordinierte Fixation
des Rumpfes, die Dehnung des M. pectora-

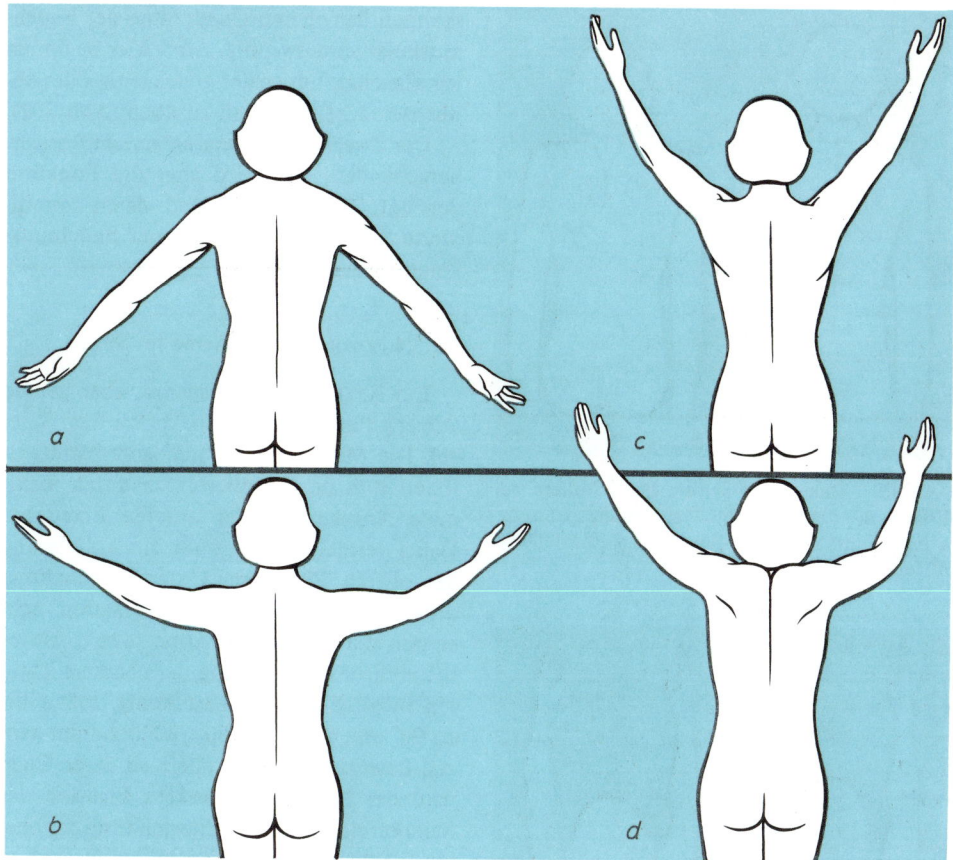

Abb. 300 Anheben der seitwärts gespreizten Arme in Bauchlage. *a* Erste, *b* zweite, *c* dritte Phase des Übungslaufs; *d* falsche Haltung der erhobenen Arme

lis, die Stärkung der unteren Fixatoren des Schultergürtels.

7.9.5.2. Heben und Senken der Schultern

Der Kranke sitzt aufrecht, wenn möglich mit fixiertem Becken. Die Arme hängen entspannt herunter. Eine Schulter wird nun durch Kontraktion der oberen Fixatoren (M. levator scapulae, M. trapezius) hochgezogen. Anfangs leistet der Behandler Widerstand, um eine kräftige Kontraktion zu erreichen. Sodann wird die Schulter langsam gesenkt, wobei die willkürliche Entspannung dieser Muskeln geübt wird. Abschließend zieht der Kranke die Schultern durch isometrische Anspannung der unteren Fixatoren des Schulterblatts nach kaudal. Zunächst wird die Übung nur einseitig, später auf beiden Seiten gleichzeitig oder abwechselnd ausgeführt (Abb. 301).

Zweck der Übung: Der Kranke soll die Entspannung der oberen Fixatoren der Schulter fühlen lernen. Außerdem lernt er, die unteren Fixatoren bewußt anzuspannen.

7.9.5.3. Heben und Senken der Schultern bei gehobenen Armen

In gewissem Sinn ist die Übung der ersten ähnlich. Das Wesentliche ist hier jedoch, daß der Kranke lernt, bei *entspannten* oberen Fixatoren des Schultergürtels die Arme erhoben zu halten, also mit Hilfe der

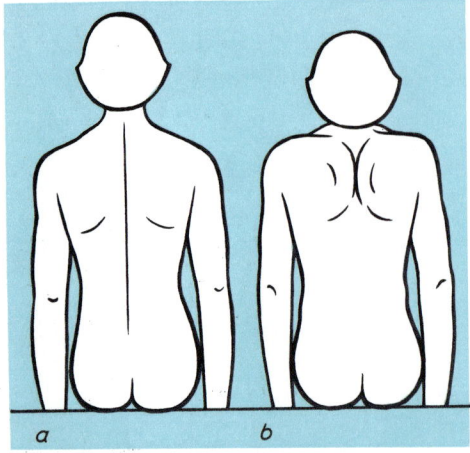

Abb. 301 Heben und Senken der Schultern zur Erlernung der aktiven Trapeziusentspannung. *a* Entspannte Ausgangsstellung und Endstellung; *b* Hochziehen der Schultern

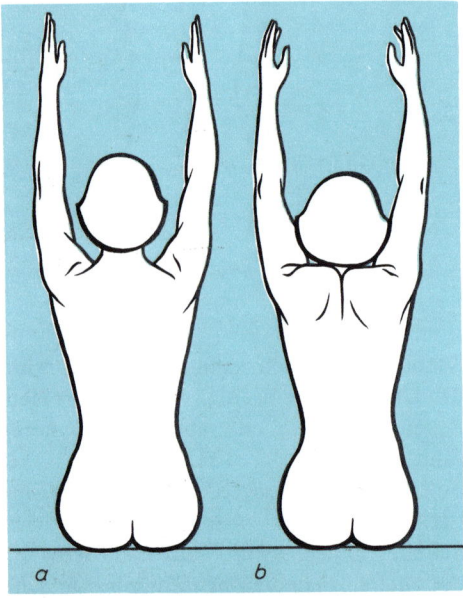

Abb. 302 Heben und Senken der Schultern bei erhobenen Armen. *a* Ausgangslage; *b* Anheben (Endstellung wie *a*)

unteren Fixatoren des Schultergürtels (unterer Anteil des M. trapezius, M. serratus anterior und M. latissimus dorsi). Dabei ist die Fixation der Brustwirbelsäule (durch An-

spannen der oberen Quadranten der Bauchmuskulatur) notwendig. Auch hier beginnen wir einseitig, um später gleichzeitig oder abwechselnd beide Seiten zu üben (Abb. 302).

Der Zweck der Übung entspricht der vorhergehenden; hier wird aber die Funktion der unteren Fixatoren und deren koordinierte Zusammenarbeit mit der Bauchmuskulatur stärker geübt.

7.9.5.4. Vorheben der Arme im Sitzen

Der Kranke sitzt entspannt, aber gerade aufgerichtet auf einem Hocker vor dem Spiegel. Die Muskulatur ist mäßig gespannt. Er fixiert nun die Schulterblätter durch maximale Anspannung der unteren Fixatoren. Dabei vermeidet er bewußt die Aktivierung der oberen Fixatoren. Unter Beibehaltung dieser korrekten Schulterblattfixation hebt er nun die gestreckten Arme soweit, wie es bei völliger Entspannung der oberen Fixatoren möglich ist, zunächst wenig, später bis zu 90° und dann bis 180°. Während der ganzen Bewegung und vor allem an deren Ende wird der Patient zur exakten Fixation des Schulterblatts und zur Entspannung der oberen Schultergürtelfixatoren aufgefordert. Dann erst läßt er unter Beibehaltung der Fixation langsam die Arme sinken.

7.9.5.5. Vorschieben und Zurückziehen des vorgestreckten Armes

Der Kranke sitzt aufrecht, am besten vor dem Spiegel; die Arme sind horizontal vorgestreckt, wobei die Schultern nicht gehoben werden dürfen. Die oberen Fixatoren bleiben also entspannt. Nun entspannt er auch die Interskapularmuskulatur und schiebt einen Arm mit Hilfe des M. serratus anterior in Verlängerung der Armachse vor und zurück (Abb. 303).

Zweck der Übung: Der Kranke wird sich der Bewegung des Schulterblatts bewußt und übt dabei die Mm. serrati.

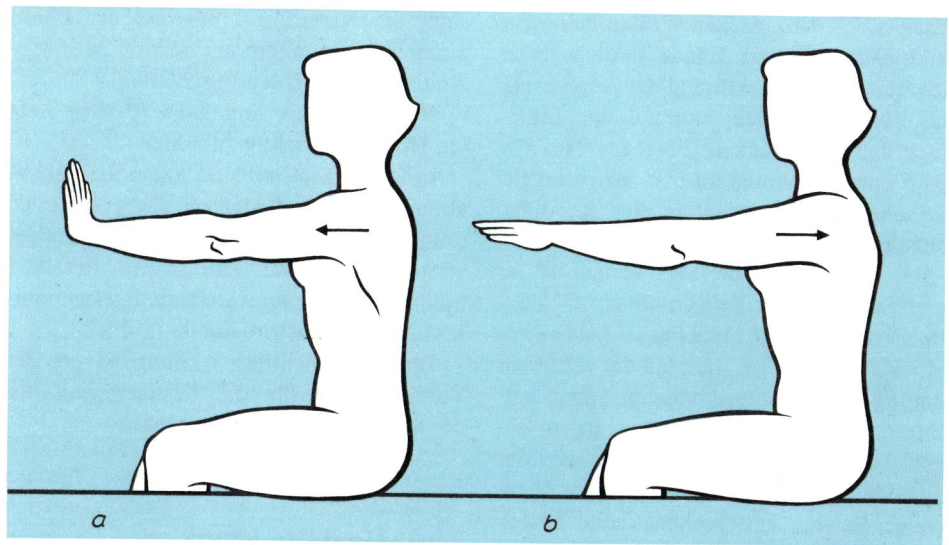

Abb. 303   Üben der Funktion des M. serratus anterior durch *a* Vorwärtsschieben eines Armes; *b* Zurückziehen in die Ausgangslage (mediale Schulterblattmuskulatur)

7.9.5.6. Heben der Arme über den Kopf

Der Kranke sitzt gerade auf dem Stuhl und führt eine Gewohnheitsbewegung aus, bei der er die Hand zum Kopf führt (z. B. Kämmen). Dabei achten wir auf richtige Fixation der Schulterblätter, entspannte Nackenmuskulatur und richtige Kopfhaltung. Auch der Levator scapulae und der obere Anteil des M. trapezius bleiben entspannt (Abb. 304).

Zweck der Übung ist die Vorbereitung für die meisten Bewegungen der Arme bei entspannter Nackenmuskulatur.

7.9.6. Tragen von Lasten

Die richtige Fixation der Schulterblätter ist auch hier die Voraussetzung für das richtige Tragen. Hier ist jedoch der wesentlichste Faktor die Entspannung des subklavikulären Anteils des M. pectoralis major und das Zurückziehen der nach vorwärts gezogenen Schultern. Voraussetzung dazu ist die genügende Kontraktion der interskapulären Muskulatur. Sobald es der Kranke erlernt hat, die Schultern hinter den Körperschwerpunkt zu verlagern, entspannen sich automatisch die oberen Fixatoren des Schultergürtels, und die Halswirbelsäule wird entlastet. Damit ist der wesentlichste pathogene Faktor beim Lastentragen behoben (s. Abb. 246).

7.9.7. Übungen bei gestörtem Atmungsstereotyp

Die wesentlichste Störung ist die Hochatmung (s. 7.2.1.). Schon bei der Untersu-

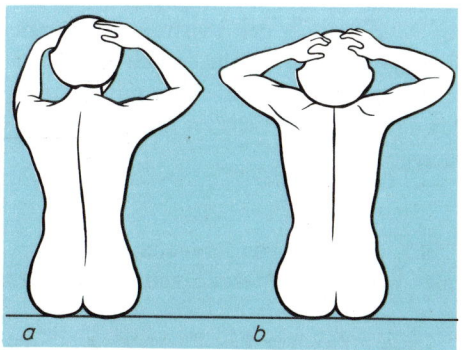

Abb. 304   Heben der Arme über den Kopf (z. B. Kämmen). *a* Richtige, *b* falsche Ausführung

chung (s. 7.4.4.4.) machen wir den Patienten durch Druck unserer Hände seitlich gegen die unteren Rippen während der Ausatmung und durch Loslassen während der Einatmung darauf aufmerksam, den Brustkorb in den Flanken zu erweitern bzw. zu verengen. Bei schweren Störungen ist dies allerdings vollkommen unzureichend.

Bei Verspannung der Mm. scaleni ist der erste Schritt deren Relaxation (s. 7.7.1.5.). Der zweite ist das Manöver nach SACHSE, wobei wir den Patienten während der vertieften Atmung in Rückenlage oder im Sitzen auffordern, seine Ellbogen gebeugt gegen Widerstand nach kaudal zu drücken. Bei der Selbstübung drückt er im Sitzen beide Ellbogen gegen eine entsprechend hohe Sessellehne. Bei gleichzeitiger Abschwächung der unteren Anteile des M. trapezius – das ist bei einseitiger Hochatmung meistens der Fall – muß dieser gezielt geübt werden.

In der weiteren Behandlung muß die richtige Atmung automatisch gelernt werden. Hier bewährt sich uns die *Methode nach Gaymans:* Der Patient sitzt aufrecht, beide Füße *flach* ohne Absätze auf dem Boden. Der Kopf wird aufrecht gehalten, die Augen fixieren einen Gegenstand in Augenhöhe, und die Zungenspitze drückt gegen den harten Gaumen etwa einen Fingerbreit hinter den Schneidezähnen, nicht jedoch gegen die Zähne selbst. Auch die Stellung der Hände ist wichtig. Am einfachsten erscheint es uns, beide Fäuste mit eingeschlagenen Daumen vor der Magengrube maximal zu supinieren. Dabei muß darauf geachtet werden, daß der Patient die Schultern nicht hochzieht. Er übt nach Möglichkeit vor dem Spiegel. Wir möchten an dieser Stelle nochmals betonen, daß wir mit Hilfe des BRÜGGERschen Sitzes in der Regel dieselbe Wirkung erzielen.

Wenn der Patient schon mit Hilfe dieser Fazilitationsmethoden richtig atmen kann und bereits ein Gefühl dafür entwickelt hat, lernt er (zunächst vor dem Spiegel) auch in seiner Gewohnheitshaltung richtig zu atmen. Dabei achten wir auch darauf, daß Mundboden, Zunge und Mimik entspannt

sind, die Nasenflügel während der Einatmung sich verbreitern und während der Ausatmung enger werden (erschlaffen).

Nach GAYMANS sind hohe Absätze stets ein Hindernis, richtig zu atmen.

In Rückenlage wird vor allem die Bauchatmung geübt, in Bauchlage dagegen die Atmung »in die Wirbelsäule«. Wenn diese gestört ist, übt der Patient in derselben Stellung wie bei der Anteflexionsselbstmobilisation der Brustwirbelsäule (s. 7.9.2.).

Einübung richtiger Atmung ist oft die Voraussetzung für die Krankengymnastik der übrigen Stereotypstörungen.

7.10. Gezielte krankengymnastische Behandlung einzelner Wirbelsäulenabschnitte und Extremitätengelenke

Wie schon in der Einleitung dieses Kapitels hervorgehoben wurde, gehören zur Krankengymnastik auch die Lagerungen des Patienten im Akutstadium vertebragener Schmerzzustände und vor allem Lockerungsübungen, deren Ziel es ist, Steifigkeit und auch leichtere Blockierungen zu beseitigen und insbesondere nach Manipulation die erreichte Beweglichkeit im behandelten Bewegungssegment zu erhalten. Die Muskeltätigkeit dient bei den Lockerungsübungen nur zur Mobilisation der passiven Strukturen, also der Gelenke. Darin besteht der Unterschied gegenüber dem aktiven Heilturnen, das der Einübung richtiger motorischer Stereotype dient.

7.10.1. Lagerung von Patienten mit heftigen vertebragenen Schmerzen

Dieses Problem betrifft vorwiegend die akute schwere Lumbago und den akuten Wurzelschmerz. Die wesentlichste Aufgabe besteht darin, dem Patienten in seiner Entlastungshaltung die Entspannung zu ermöglichen. Der muskuläre Hartspann ist in diesen Fällen ein Schutz zur Aufrechterhaltung der analgischen Schonhaltung. Wir müssen deshalb den Patienten so lagern, daß er diese schmerzarme Lage auch ohne den muskulären Hartspann aufrechterhalten kann, wodurch wir ihm die Entspannung ermöglichen.

Wir müssen daher zunächst die Schonhaltung erkennen und dann mit Hilfe von Kissen, Keilpolstern usw. eine Lagerung suchen, in der die Schmerzen nachlassen. Da diese Entlastungshaltung im Einzelfall recht verschieden sein kann, gibt es hier keine allgemeingültige Regel. Wir müssen im Gegenteil davor warnen, dem Patienten irgendeine Lage aufzwingen zu wollen, etwa deshalb, weil sie sich bei anderen oft bewährt hat. Gewiß beobachten wir relativ oft eine kyphotische Schonhaltung. In diesen Fällen kann es günstig sein, unter die Knie ein Polster oder einen Stuhl (Stufenbett) zu legen, allerdings nur dann, wenn dem Kranken die Rückenlage behagt. Wenn er die Seitenlage vorzieht, müssen wir ihm diese ohne aktive Muskeltätigkeit ermöglichen. Wenn es gelingt, eine Lage zu finden, bei der der Kranke schmerzfrei ist und entspannen kann, bleibt er 20 bis 30 Minuten in dieser Lage und kann dann wieder etwas anders gelagert werden.

Oft erreicht man durch das Entspannen in schmerzfreier Lage schnell eine erhebliche Verbesserung.

7.10.2. Lockerungsübungen, »Selbstmobilisation«

Lockerungsübungen gehörten eigentlich immer zur Therapie vertebragener Schmerzen, insbesondere der Rücken- und Kreuzschmerzen. Viele Patienten sind sich dessen bewußt und haben erkannt, daß immer erst nach gewissen Bewegungen (Gehen u. a.) ihre Steifigkeit nachläßt. Ja diese schon von den Patienten als günstig empfundene Wirkung der lockernden Bewegung führte dazu, daß unter Krankengymnastik bei vertebragenen Störungen schlechthin meist derartige Lockerungsübungen verstanden werden – gleichgültig ob als schwingende Bewegung in der Art der Hockergymnastik, als rhythmische Übungen oder als sogenannte »Chirogymnastik« (LAABS, UNGER).

Obwohl diese Methoden der Übung, wie gesagt, sicher begründet sind und sich mitunter auch günstig auswirken, sind ihre Resultate bei längerer systematischer Beobachtung enttäuschend. Nicht selten haben derartige Übungen sogar ungünstige Wirkungen. Der Grund dafür liegt in folgender, prinzipiell wichtiger Ursache: Blockierungen gehen bekanntlich mit muskulärer Fixation des gestörten Bewegungssegments einher, wodurch dieses reflektorisch gegen jegliche Bewegung geschützt wird. Wenn unter solchen Umständen der Kranke eine schwunghafte Bewegung auführt, ist zu erwarten, daß er die normalen Segmente tüchtig übt, natürlich auch die hypermobilen, daß aber die reflektorische Fixation das blockierte oder gestörte Segment schützen wird, und zwar je schwunghafter die Bewegung ausgeführt wird, desto mehr, so daß der Patient notgedrungen am blockierten Segment förmlich vorbeiturnt.

Wir müssen also hier versuchen, die Bewegungen möglichst gezielt auszuführen und hypermobile Segmente zu schützen. Wir dürfen keine Bewegungen mit allzuviel Schwung und Hebelwirkung wählen, weil diese eher einen reflektorischen Hartspann der Muskulatur als die Mobilisation des Segments bewirken würden.

Es ist eines der großen Verdienste KALTENBORNS und seiner Schule, ein übersichtliches System solcher Übungen geschaffen zu haben, das überdies so einfach ist, daß die Kranken die Übungen meistens ohne Schwierigkeit erlernen, so daß man nach erfolgreicher Manipulation dem Patienten die Übungen einfach als Hausaufgabe mitgibt. Die Kenntnis der muskulären Fazilitations-

und Inhibitionstechniken brachte auch für die Selbstmobilisationstechniken wesentliche Verbesserungen und Vereinfachungen.

7.10.2.1. Automobilisation der Iliosakralgelenke

Automobilisation nach SACHSE

Der Kranke befindet sich in Knie-Ellenbogen-Lage am Bankrand. Dabei hängt ein Knie über den Rand herab. Der Vorfuß dieses Beines ist am Unterschenkel des anderen Beines oberhalb der Knöchel eingehängt. Bei guter Entspannung kommt es durch das Gewicht der herabhängenden unteren Extremität zum Hängen des Beckens auf dieser

Seite, zur völligen Adduktion des Hüftgelenks auf der Seite des abgestützten Beines und damit zur Vorspannung im Iliosakralgelenk dieser Seite. Wenn der Kranke (bei völliger Entspannung) das Spannungsgefühl in diesem Iliosakralgelenk wahrnimmt, führt er eine minimale federnde Bewegung mit dem herabhängenden Knie senkrecht nach unten aus, wobei das Spannungsgefühl im Iliosakralgelenk etwas zunimmt, und dann entspannt er wieder. Dadurch wird das Iliosakralgelenk auf der unterstützten Seite mobilisiert (Abb. 305).

Technisch ist hier zu betonen, daß der Übende das herabhängende Bein nicht heben darf (Vorspannung!) und jede Rumpfrotation vermeiden muß.

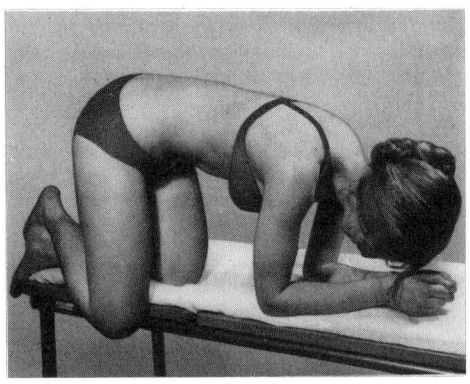

Abb. 305 Selbstmobilisationsübung für das Iliosakralgelenk (hier links)

Automobilisation in Seitenlage (Abb. 306)

Der Kranke liegt auf der gesunden Seite (s. auch Abb. 96), das obenliegende Bein ist in der Hüfte ungefähr rechtwinklig gebeugt und mit dem Knie auf der Unterlage abgestützt. Nun legt der Patient die Handwurzel seiner obenliegenden Hand auf die Spina iliaca anterior superior und übt einen leichten Druck von oben aus, um Vorspannung zu erreichen. Die *Selbstmobilisation* wird nun genauso wie die Fremdmobilisation ausgeführt: durch rhythmisches Federn nach ventrokranial mit sehr geringer Kraft im Rhyth-

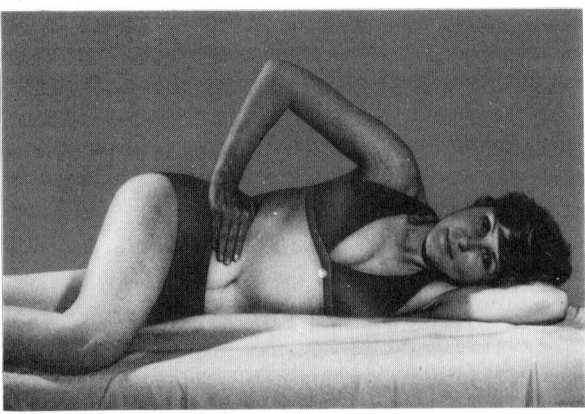

Abb. 306 Selbstmobilisationsübung für das Iliosakralgelenk in Seitenlage

mus von ungefähr 2mal pro Sekunde. Auch wenn diese Technik scheinbar äußerst einfach ist, kann es doch einigermaßen schwierig sein, dem Kranken die genaue Richtung seiner Handbewegung klarzumachen. Es ist nämlich auch aus anatomischen Gründen hier nicht möglich, den Unterarm in der Stoß-(Federungs-)richtung zu halten.

7.10.2.2. Übungen der Vor- und Rückbeuge in der Lenden- und Brustwirbelsäule auf allen Vieren

Für die untere Lendenwirbelsäule: Im Fersensitz hat der Patient die Hände auf den Knien abgestützt, die Ellbogen sind gestreckt. Er richtet nun das Becken auf, kyphosiert also die untere Lendenwirbelsäule, wozu er die Gesäßmuskeln spannen soll. Bei Entspannung kippt das Becken nach vorn, und die untere Lendenwirbelsäule lordosiert sich (Abb. 307). Diese Übung ist übrigens zum Einüben der Beckenaufrichtung mit Hilfe der Gesäßmuskulatur als Vorbereitung zum richtigen Stehen (s. 7.9.1.2.) sehr vorteilhaft.

Bei Mobilisierung der Brustwirbelsäule

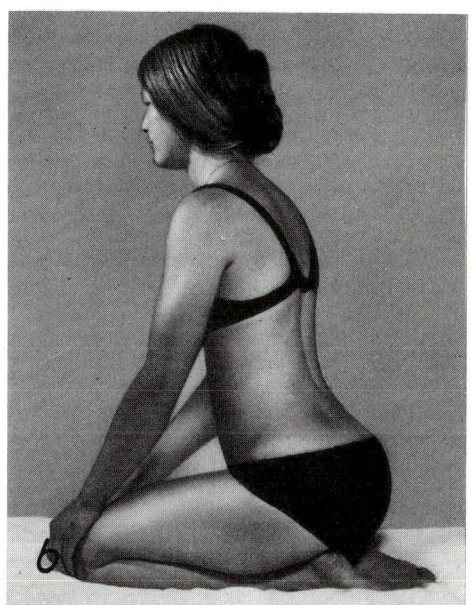

Abb. 307 Selbstmobilisation der *a* Vorbeuge und *b* Rückbeuge in der unteren Lendenwirbelsäule

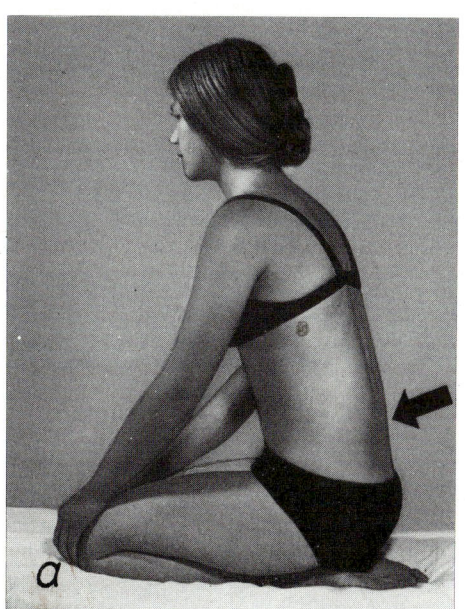

wird während der Kyphosierung eingeatmet und während der Lordosierung maximal ausgeatmet.

Die oberste Lendenwirbelsäule und der thorakolumbale Übergang werden auf allen Vieren (Vierfüßlerstand) geübt. Der Patient lordosiert und kyphosiert die Wirbelsäule. Der Scheitelpunkt der Bewegung liegt in der obersten Lendenwirbelsäule (Abb. 308). Für die untere Brustwirbelsäule befindet sich der Patient in Knie-Ellbogen-Lage und lordosiert und kyphosiert die Wirbelsäule, wobei der Scheitelpunkt der Bewegung in der unteren Brustwirbelsäule liegt. Diese Übung zielt vor allem auf die Segmente $Th_8–Th_{11}$ ab (Abb. 309).

Für den mittleren Thorakalbereich streckt der Patient noch die Ellbogen etwas vorwärts, so daß die Stellung derjenigen beim KLAPPschen Kriechen ähnelt.

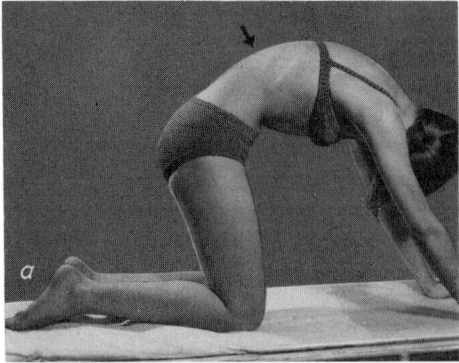

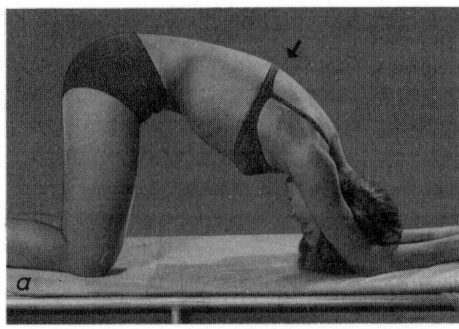

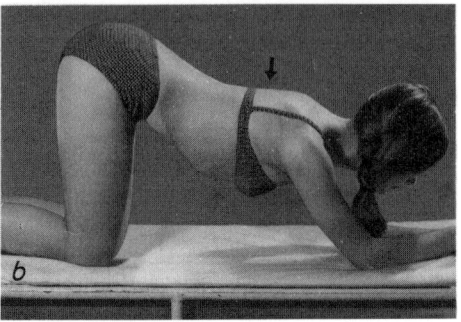

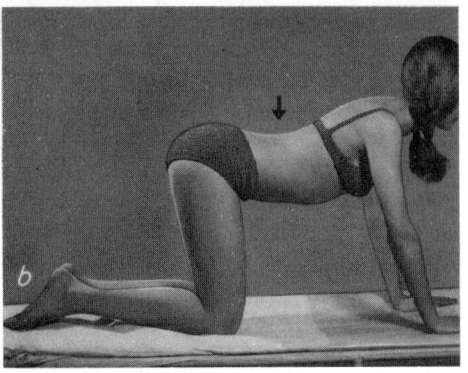

Abb. 309   Selbstmobilisation der *a* Vorbeuge und *b* Rückbeuge der unteren bis mittleren Brustwirbelsäule

Abb. 308   Selbstmobilisation der *a* Vorbeuge und *b* Rückbeuge im thorakolumbalen Übergangsbereich

7.10.2.3. Übungen der Rotation von Brust- und Lendenwirbelsäule auf allen Vieren

Die Stellungen sind identisch mit den vorhergehenden. Die Rotation wird so rhythmisch-repetitiv in Endstellung ausgeführt, wobei der Patient einen Arm mit der Schulter anhebt und den Kopf zur Seite des gehobenen Armes dreht (Abb. 310 bis 312).

Hier ist allerdings folgendes zu bemerken: Da der Rotationsimpuls von oben kommt, bei Behandlung der Lendenwirbelsäule also die Brustwirbelsäule durchlaufen muß, ist diese Übung nicht angebracht, wenn oberhalb des zu mobilisierenden Segments eine Hypermobilität besteht.

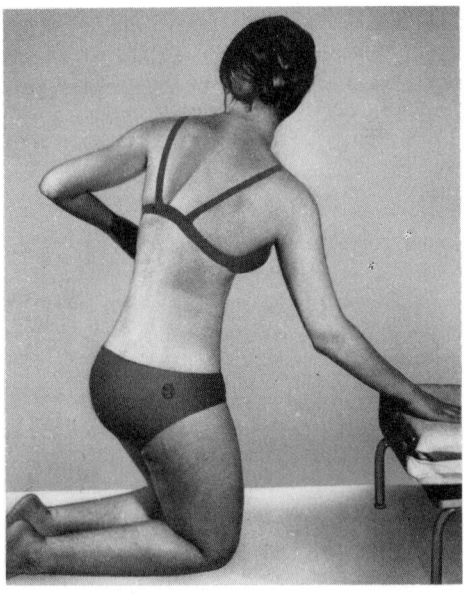

Abb. 310   Selbstmobilisation der Rotation in der unteren Lendenwirbelsäule, wenn oberhalb keine Lockerung besteht

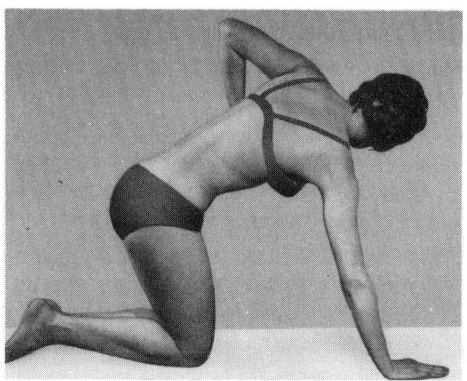

Abb. 311 Selbstmobilisation der Rotation im thorakolumbalen Übergang (oberhalb keine Lokkerung)

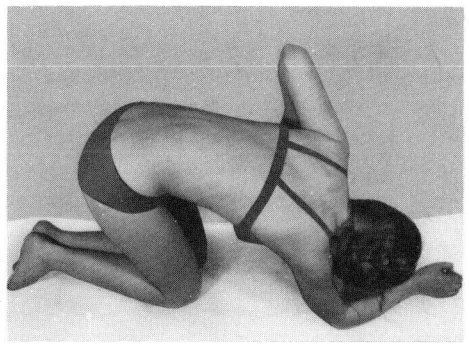

Abb. 312 Selbstmobilisation der Rotation in der unteren und mittleren Brustwirbelsäule

7.10.2.4. Übungen für die Rotation der Lenden- und untersten Brustwirbelsäule im Liegen

Der Patient liegt auf der Seite am Bankrand. Das unten liegende Bein bleibt ausgestreckt, das obere wird gebeugt mit der Fußspitze in der Kniekehle des anderen eingehängt. Für die unterste Lendenwirbelsäule liegt der Fuß unterhalb der Kniekehle des durchgestreckten unteren Beines. Für die obere Lendenwirbelsäule und sogar die unterste Brustwirbelsäule wird das gebeugte Bein am Oberschenkel eingehängt, und auch das untere Bein ist leicht gebeugt. Die Hand des unten liegenden Armes liegt oben auf dem gebeugten Knie, der obere Arm liegt

locker, und der Patient blickt nach hinten (s. Abb. 313). Die Übung kann rhythmisch repetitiv oder im Sinne der postisometrischen Relaxation ausgeführt werden. Im letzteren Fall drückt der Patient mit dem Knie leicht gegen seine Hand nach oben, atmet langsam ein, läßt während der Ausatmung das Knie zur Unterlage fallen und vergrößert so die Rotationsstellung. Aus der neuen Ausgangsstellung wird der Vorgang wiederholt.

Die Übungen im Liegen sind überaus schonend, weil die Wirbelsäule dabei nicht belastet ist. Ein Mangel besteht darin, daß das Segment L_5/S_1 mit diesen Techniken nur schwierig zu erreichen ist. Es gelingt noch am ehesten, wenn der Patient bei hyperextendiertem unterem Bein die Bewegung über das gebeugte Knie nur ganz zart auf das Becken überträgt und sich dabei vom Entstehen und Verschwinden des Spannungsgefühls im Segment L_5/S_1 leiten läßt. Das gebeugte Bein ist dabei möglichst tief unterhalb des Knies abgestützt.

Noch wirksamer erscheint die in 7.7.1.13. Abbildung 269 besprochene Technik.

7.10.2.5. Ante- und Retroflexion zwischen L_5 und S_1 in Bauchlage

Die Ante- und Retroflexion zwischen L_5 und S_1 können in Bauchlage geübt werden. Die Übung ist schwierig. Der Patient spannt gleichzeitig beide Mm. glutaei maximi und die Bauchmuskeln an und erreicht damit eine verringerte Beckenneigung, d. h. eine Anteflexion zwischen L_5 und S_1. Die muskuläre Fixation des Beckens im Hüftgelenk wird dann beibehalten. Der Patient hebt anschließend mit Hilfe seines Erector spinae beide Beine ein wenig von der Unterlage. In diesem Augenblick »kippt« das Segment L_5/S_1 in eine Retroflexionsstellung.

7.10.2.6. Übungen der Rück- und Seitbeuge der ganzen Lenden- und unteren Brustwirbelsäule im Stehen

Hier ist die Fixation entscheidend. Der

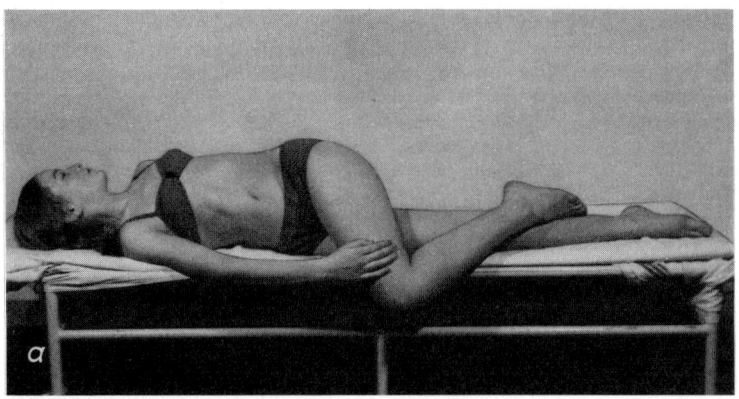

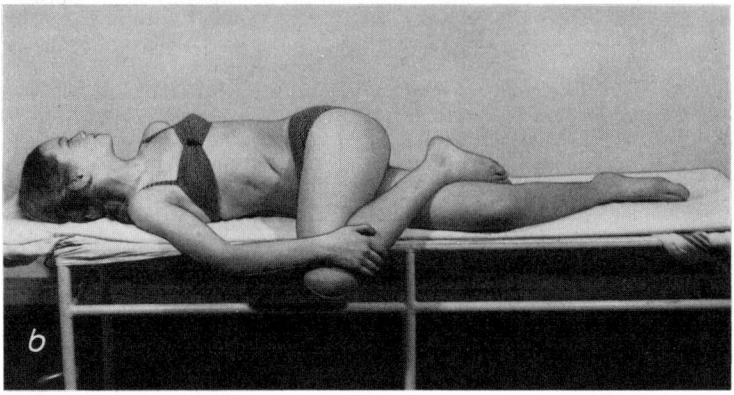

Abb. 313 Selbstmobilisation in der Lendenwirbelsäule von kaudal her im Liegen. *a* Untere, *b* obere Lendenwirbelsäule (unterhalb soll keine Lockerung bestehen)

Patient fixiert entweder den oberen Wirbel mit den Zeigefingerkanten beider Hände oder den unteren Wirbel des zu behandelnden Bewegungssegments mit beiden Daumenkuppen. Dann führt er über seine Hände als Hypomochlion ganz gezielt die Rück- oder Seitbeuge aus. Die Fixation *von oben* ist angebracht, wenn oberhalb des zu behandelnden ein hypermobiles Segment liegt, Fixation *von unten*, wenn unterhalb ein hypermobiles Segment besteht. Deshalb fixieren wir das Segment L_5/S_1 stets *von oben* (Abb. 314 bis 317).

Diese Technik kann je nach Beweglichkeit des Patienten bis in die untere Brustwirbelsäule Verwendung finden, sie ist absolut gezielt und deshalb wirksam, andererseits aber härter und weniger schonend als die Übungen im Liegen.

7.10.2.7. Selbstmobilisation des thorakolumbalen Übergangs

Eine Technik entspricht der GAYMANS-schen Mobilisation über den M. psoas. Der Patient liegt auf dem Rücken, zieht ein Knie gebeugt mit beiden Händen an den Körper heran und fixiert so das Becken. Das Hüftgelenk des anderen Beines bleibt gestreckt. Der Oberschenkel wird unter einen feststehenden Tisch geschoben und gegen dessen Widerstand rhythmisch isometrisch gebeugt.

Eine andere Technik entspricht der GAYMANSschen Rotationsmobilisation (s. Abb. 175). In Seitenlage ist das untere Bein nahezu gestreckt, das obere in der Hüfte rechtwinklig gebeugt und mit dem Fuß auf dem unteren abgelegt. Die Ventralseite des Oberschenkels wird gegen eine senkrechte

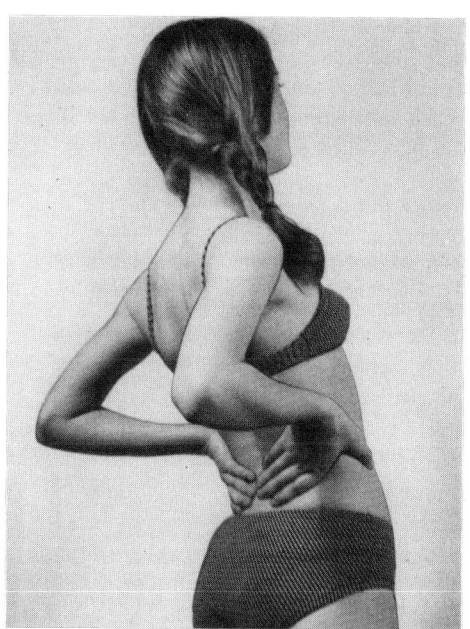

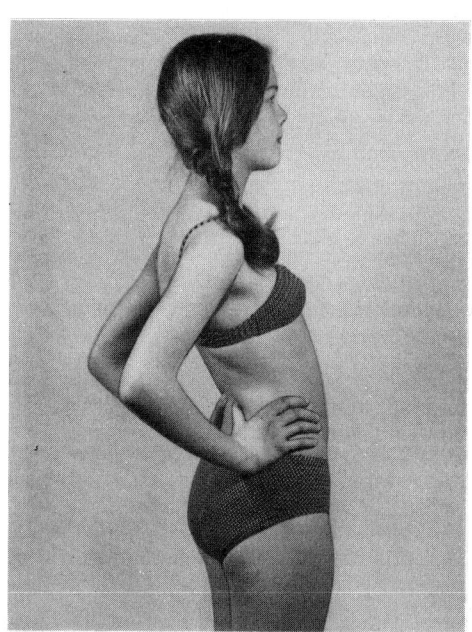

Abb. 314 Selbstmobilisation der lumbalen Rückbeuge im Stehen, Fixation (Schutz gelockerter
Segmente) mit beiden Händen von kranial her

Abb. 316 Selbstmobilisation der lumbalen Rückbeuge unter Fixation mit beiden Daumen von
kaudal her (Schutz der unterhalb liegenden Bewegungssegmente)

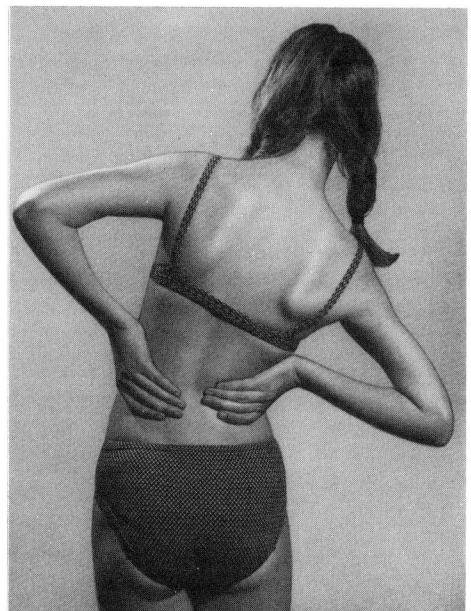

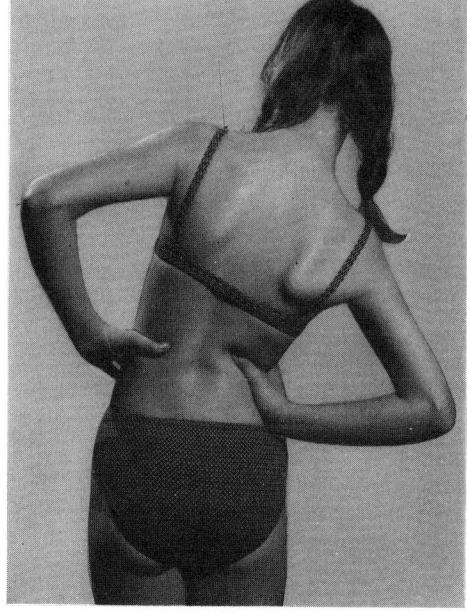

Abb. 315 Selbstmobilisation der lumbalen Seitbeuge im Stehen mit Fixation (Schutz gelockerter
Segmente) durch beide Hände von kranial her

Abb. 317 Selbstmobilisation der lumbalen Seitbeuge unter Fixation mit dem Daumen von kaudal her zum Schutz darunterliegender Bewegungssegmente

Fläche oder mit dem gestreckten Arm abgestützt. Unter kräftigem Druck gegen diesen
Widerstand (isometrische Psoasspannung)
wendet der Patient den Blick maximal nach
hinten und folgt den Augen mit Kopf und
Rumpf, bis er einen Gegenstand in extremer
Rotationsstellung fixiert. Unter ruhiger Atmung werden Druck und Blickfixation über
7 Sekunden beibehalten, oder das Knie wird
wieder rhythmisch gegen den Widerstand gedrückt.

7.10.2.8. Rotation der Brustwirbelsäule im Sitzen

Der Patient unterlegt eine Gesäßhälfte
mit einem festen Polster und erzeugt so eine
Skoliosierung zur Gegenseite. Er faltet beide
Hände im Nacken und spreizt die Ellbogen
auseinander. Er buckelt nun die entstandene
Skoliosierung so aus, daß ihr Scheitelpunkt

in Höhe des zu behandelnden (evtl. blockierten) Segments liegt (Prinzip des Stahlbandes
nach MAIGNE, S. 6.2.5.). Nun führt er aktiv repetitiv eine Rumpfdrehung in die zur Skoliosierung entgegengesetzte Richtung aus
(Abb. 318).

7.10.2.9. Retroflexions-Selbstmobilisation der Brustwirbelsäule in Ausatmung

Der Patient sitzt auf der Behandlungsbank, beide Arme seitwärts schräg nach unten gestreckt, und supiniert mit maximal gespreizten und gestreckten Fingern. Er atmet
nun in dieser Stellung ein, und während der
maximalen Ausatmung streckt oder überstreckt er die Brustwirbelsäule, wobei die
Außenrotation der Arme gesteigert wird. Der
Kopf wird aber *nicht* retroflektiert. Der Patient blickt kinnwärts. Die Schultern dürfen
nicht hochgezogen werden, und die Lenden-

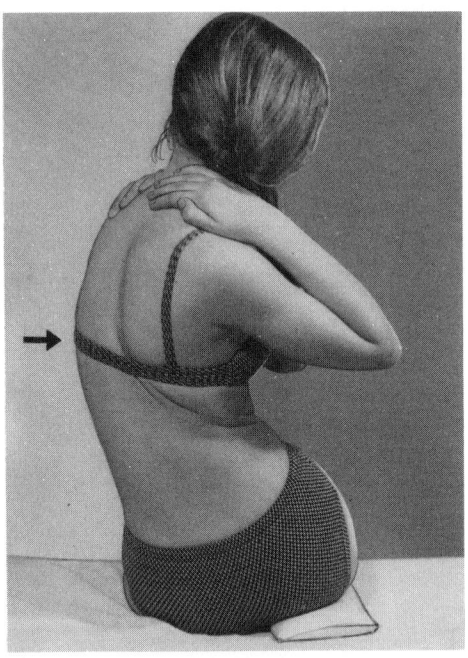

Abb. 318 Selbstmobilisation der Brustwirbelsäule in Rotation im Sitzen. Die durch ein unter-
legtes Polster erzielte Seitneigung muß der Patient
ebenso wie die Rotation zur selben Seite in das gestörte Segment einstellen

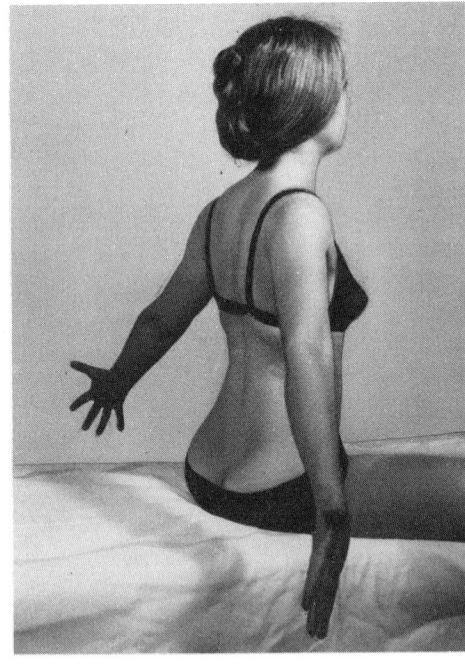

Abb. 319 Dorsalflexions-Selbstmobilisation der
Brustwirbelsäule durch maximale Ausatmung und
Außenrotation der Arme bei gespreizten Fin-
gern

wirbelsäule bleibt gerade Abb. 319 (s. Abb. 173).

7.10.2.10. Anteflexions-Selbstmobilisation der Brustwirbelsäule im Fersensitz unter Einatmung

Der Patient sitzt auf den Fersen und legt den Oberkörper auf seine Knie, daß die Stirn auf der Unterlage ruht. Die Arme liegen gestreckt seitlich neben den Unterschenkeln. In dieser Stellung atmet der Patient bewußt in den Rücken (Abb. 320). Er lernt, die Einatmung gezielt in die steifen thorakalen Segmente zu richten. Das kontrolliert zunächst die Krankengymnastin durch Palpation und dann der Patient mit den eigenen Fingern.

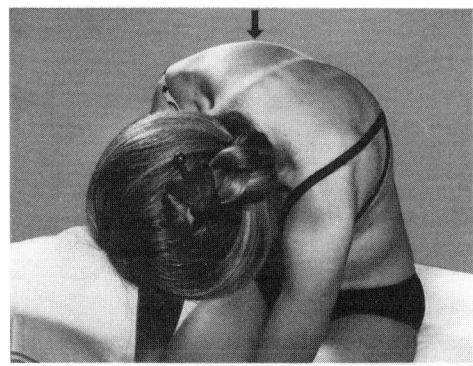

Abb. 321 Selbstmobilisation der oberen Rippen mit Hilfe der Einatmung (hier auf der rechten Seite)

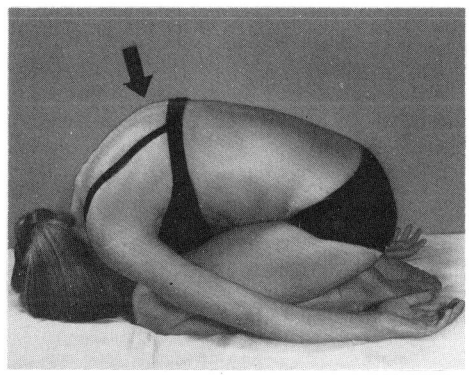

Abb. 320 Anteflexions-Selbstmobilisation der Brustwirbelsäule in hockender Vorbeuge mit Hilfe der Einatmung

7.10.2.11. Anteflexions-Selbstmobilisation der Rippen im Sitzen unter Einatmung

Bei Blockierung (Steifheit) der oberen Rippen sitzt der Patient vorgebeugt am Bankrand und dreht den Kopf zu der Seite, die wir mobilisieren wollen. Dabei läßt er einen Arm zwischen den leicht gespreizten Knien und einen daneben herunterhängen. In dieser Stellung wölben sich die oberen Rippen vor, die wir mobilisieren wollen (Vorspannung). Der Patient atmet in dieser Stellung gezielt in die Rippen der gestörten Seite (Abb. 321). Es ist besonders darauf zu achten, daß die Schulter der mobilisierten Seite entspannt bleibt.

7.10.2.12. Vor- und Rückwärtsverschiebung in der oberen Brustwirbelsäule und im zervikothorakalen Übergang

Der Patient lehnt sich so an eine Stuhllehne, daß er den unteren Wirbel des blokkierten (behandelten) Bewegungssegments abstützt (fixiert). Nun verschiebt er den Kopf mit dem oberhalb dieses Hypomochlions liegenden Wirbelsäulenabschnitt nach vorn und hinten (Abb. 322).

Mit dieser Übung lassen sich die Segmente von ungefähr Th_5 bis C_6 beeinflussen. Es ist technisch zu beachten, daß die Bewegung nicht wie eine Vor- oder Rückbeuge ausgeführt wird. Der Kopf bewegt sich dabei wie auf einer horizontalen Schiene von vorn nach hinten, und der Druck der Dorsalverschiebung gegen das Hypomochlion ist für die therapeutische Wirkung ausschlaggebend.

Diese Dorsalverschiebung kann auch im Liegen geübt werden. Der Patient liegt rücklings auf einer festen Unterlage (Teppich) und hat ein Polster unter dem Kopf, das die thorakale Kyphose ausgleicht und den Kopf in die Horizontale hebt. Ein anderes kleines, festes, nicht zu dickes Polster liegt unter der

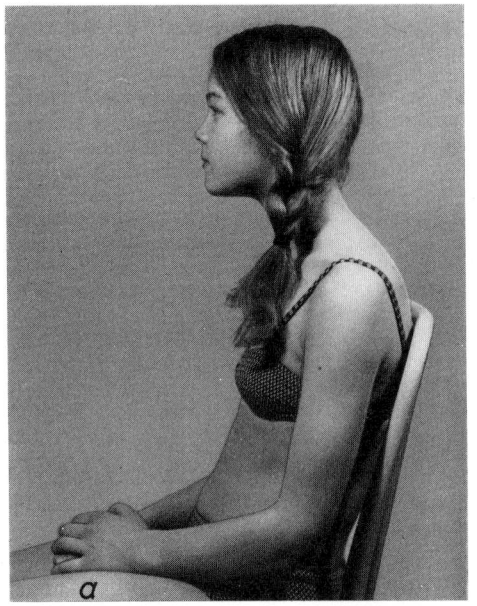

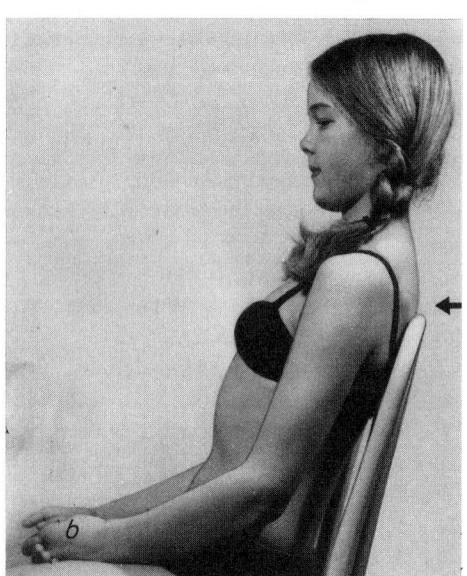

stützen. Nun zieht der Patient lediglich das Kinn langsam kräftig an, wobei sich die Halswirbelsäule anteflektiert, sich nach dorsal verschiebt und damit auch den oberen Partnerwirbel nach dorsal drückt. Die Technik eignet sich von C_7 bis Th_3, ist aber bei stärkerer Kyphose unbrauchbar.

7.10.2.13. Selbstmobilisation des zerviko-thorakalen Übergangs und der ersten Rippe

Das Einwärts- und Auswärtsdrehen der zur Seite ausgestreckten Arme hat eine mobilisierende Wirkung auf den *zervikothorakalen Übergang*. Die Wirkung ist gegensätzlich, je nachdem, ob die Armdrehung im Sinne der Pronation oder Supination erfolgt. Deshalb potenziert sich der Effekt, wenn wir beide Arme gleichzeitig in entgegengesetzter Richtung drehen lassen, beispielsweise den rechten Arm im Sinne der Pronation ein-

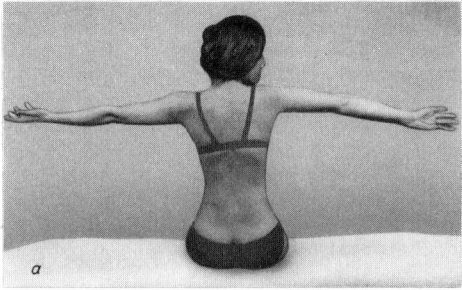

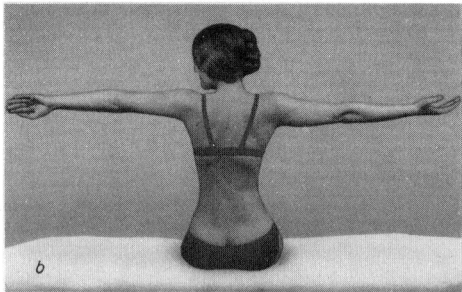

Abb. 322 Selbstmobilisation der oberen Brustwirbelsäule durch *a* Vorwärts- und *b* Rückwärtsverschiebung (wichtiger) des Kopfes bei Abstützen des kaudalen Partnerwirbels an einer Stuhllehne. Beugungsbewegungen müssen vermieden werden

Abb. 323 *a* und *b* Selbstmobilisation der Rotation im zervikothorakalen Übergang durch Kombination gegenläufiger Armdrehungen mit blickgeführten Kopfbewegungen zum jeweils innenrotierten Arm in rhythmischem Wechsel

Brustwirbelsäule, sein Oberrand soll gerade noch den unteren Partnerwirbel des zu übenden Segments unter dem Dornfortsatz abwärts und den linken im Sinne der Supination auswärts. Damit allein ist jedoch der Mobilisierungseffekt noch recht gering. Der Patient muß gleichzeitig den Blick (und den Kopf) zur Seite der pronierten Hand (des nach unten weisenden Daumens) wenden. Der Patient dreht also die zur Seite gestreckten Arme rhythmisch wechselnd und gegensinnig und wendet gleichzeitig den Blick weit zur Seite des pronierten Armes (Abb. 323).

Die Technik ist kontraindiziert, wenn die obere Brustwirbelsäule unterhalb des steifen zervikothorakalen Übergangs hypermobil und dann meist abgeflacht ist. Der Patient darf dabei auf keinen Fall die Schultern hochziehen.

Die Selbstmobilisation der 1. Rippe entspricht der Mobilisationstechnik nach GAYMANS (s. 6.9.3.). Der Übende leistet mit der gleichseitigen Hand Widerstand gegen die aktive, repetitive Kopfseitbeuge.

7.10.2.14. Vor-, Rück- und Seitwärtsverschiebung und Rotation in der Halswirbelsäule

Der Patient fixiert mit der Ulnarkante beider Hände die Querfortsätze des unteren Partnerwirbels im zu behandelnden Bewegungssegment. Nun verschiebt er den Kopf (wie in 7.10.2.12.) von vorn nach hinten oder zur Seite oder rotiert ihn. Entscheidend ist wieder die Fixation. Die Bewegungsexkursion selbst ist nur gering und wird nur bis zum Anschlag (zur Fixation) geführt (Abb. 324). Die Übungen werden aus Vorspannung rhythmisch repetitiv ausgeführt.

7.10.2.15. Gegenhalterübungen der Seitneigung für die ganze Halswirbelsäule

Seitneigung: Mit einer Hand neigt der Patient den Kopf zur gegenüberliegenden Seite und stützt mit dem Handteller der anderen Hand die Halswirbelsäule auf dieser Seite ab. Die Ulnarkante und der kleine Finger liegen dabei am unteren Wirbel des hypomobilen Bewegungssegments (Abb. 325). Diese

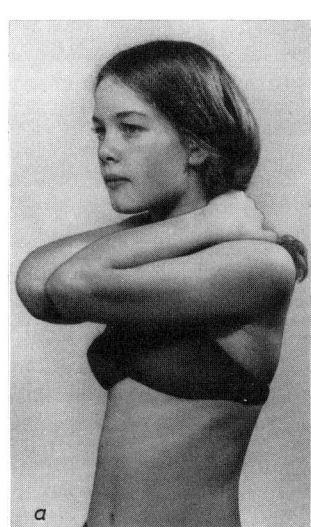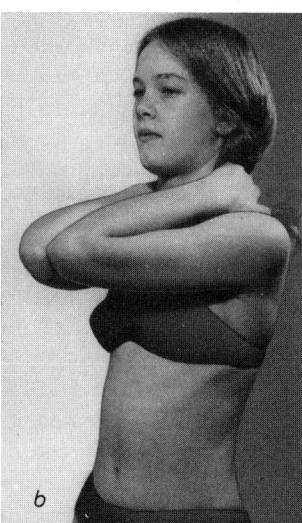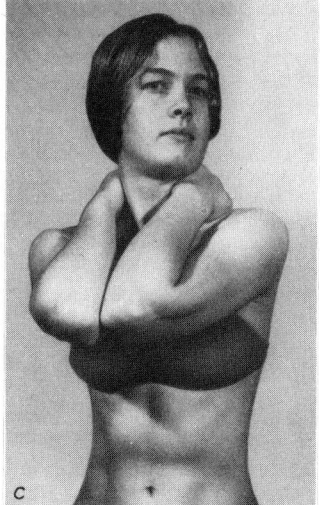

Abb. 324 Rhythmisch-repetitive Mobilisation durch *a* Vorwärts- und *b* Rückwärtsverschiebung sowie *c* Rotation des Kopfes bei Gegenhalt am jeweils unteren Partnerwirbel mit der Ulnarkante beider Hände

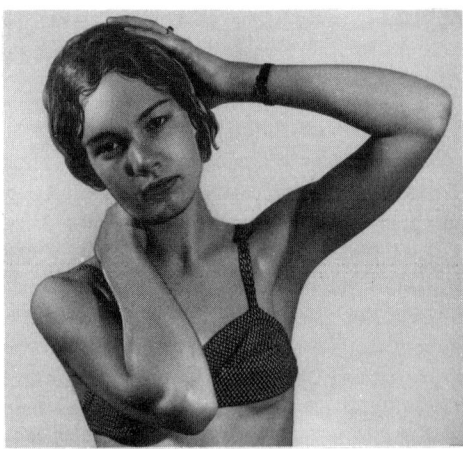

Abb. 325 Selbstmobilisation der oberen Halswirbelsäule in Seitbeuge. Eine Hand führt den Kopf zur Gegenseite, die andere stützt den unteren Wirbel am Querfortsatz ab (Gegenhalter)

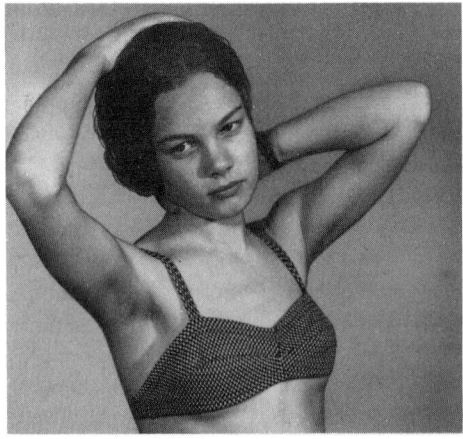

Abb. 326 Selbstmobilisation der Seitbeuge vor allem in der mittleren bis unteren Halswirbelsäule, wobei die schienende (gegenhaltende) Hand um den Nacken bis hinter die Querfortsätze herumgreift

Übung ist besonders für die obere Halswirbelsäule geeignet.

Ebenfalls eine Seitneigung können wir erzielen, wenn der Patient den Kopf mit einer Hand vom Scheitel her umgreift und zur gleichen Seite neigt (aber nicht rotiert!). Mit der anderen Hand umfaßt er an der unteren Halswirbelsäule mit dem Mittel- oder Ring-

finger den unteren Wirbelbogen des hypomobilen Bewegungssegments von dorsal (Abb. 326).

Beide Techniken eignen sich vorzüglich zur postisometrischen Relaxation. Wir nutzen dabei auch die Anspannung der geradzahligen Segmente während der Einatmung und ihre Mobilisation während der Ausatmung oder das gegenteilige Verhalten der ungeraden Segmente (s. 7.2.1.). Der Übende bringt also den Kopf bis zu leichter Vorspannung in Seitneigung. Bei geraden Segmenten blickt er dann in dieser Stellung nach oben und atmet langsam ein. Während des Blicks nach unten entspannt er und atmet langsam aus. Dann wiederholt sich der Vorgang aus der so erreichten Stellung. Bei den ungeraden Segmenten wird lediglich während der isometrischen Phase langsam tief ausgeatmet und während der langsamen Einatmung entspannt. Auf diese Weise kann der Patient beispielsweise mit Hilfe der erstgenannten Seitneigungs-Selbstmobilisation sehr genau zwischen $C_{1/2}$ und $C_{2/3}$ differenzieren.

7.10.2.16. Übungen für das Atlas-Okziput-Gelenk

In den oberen Kopfgelenken wird die Nickbewegung geübt. Der Patient dreht in aufrechter Haltung den Kopf zur Seite, wodurch die Halswirbelsäule gesperrt wird. In dieser Stellung führt er eine Nickbewegung aus, indem er das Kinn an die Schultern annähert (Abb. 327) oder anhebt. Sobald er in der einen oder anderen Richtung die Endstellung erreicht hat (Vorspannung), wird eine zusätzliche rasche Nickbewegung nach unten durch rasche Ausatmung durch die Nase und Blick nach unten bzw. eine Nickbewegung nach oben durch rasche Einatmung und Blick nach oben faszilitert.

Die Selbstmobilisation von Okziput gegen Atlas im Sinne der Lateralflexion ist identisch mit der postisometrischen Relaxation der Mm. sternocleidomastoidei mit Hilfe der Schwerkraft (s. 7.7.1.4. Abb. 253).

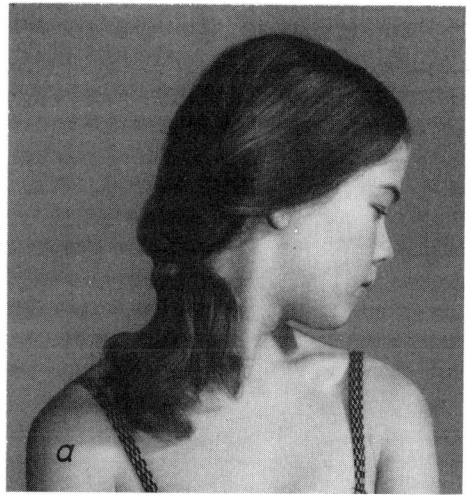

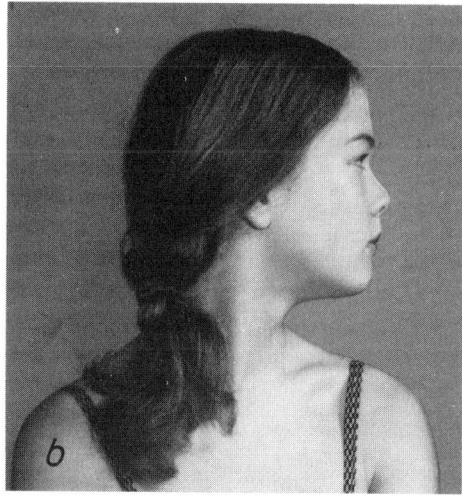

Abb. 327 Selbstmobilisation der oberen Kopfgelenke (Okz / C₁) durch Nickbewegungen *a* vorwärts, *b* rückwärts bei zur Seite gedrehtem Kopf

7.10.2.17. Lagerung bei thorakaler Kyphose

Als letzte »Übung«, die eigentlich eine Lagerung ist, wollen wir das Liegen auf dem Fußboden bei steifer thorakaler Kyphose nennen. Der Patient liegt regelmäßig ein- bis zweimal täglich 10 Minuten flach auf dem harten Fußboden (Brett oder Holzbank) auf dem Rücken. Lediglich ein Leinentuch ist als Unterlage gestattet. Bei Kranken, die in dieser Lage eine beträchtliche Retroflexion

der Halswirbelsäule bekommen, empfehlen wir aber ein hartes hohes Kopfkissen. Der Patient soll lernen, in dieser Lage völlig zu entspannen, bis sich die Schultern flach auf den Boden legen. Die Entspannung gelingt noch besser, wenn das Fußende des Brettes gehoben wird.

7.10.2.18. Selbstmobilisation der Extremitätengelenke

Es liegt eigentlich auf der Hand, daß auch im Bereich der Extremitätengelenke Selbstmobilisationen durchgeführt werden können. Dies ist besonders an der unteren Extremität einfach möglich, wo der Patient ja beide Hände zur Verfügung hat. Wir wollen deshalb als Beispiele nur einige Techniken an den oberen Extremitäten nennen.

Selbstmobilisation des *Ellbogens* nach radial: Der Patient erfaßt die Tischkante bei senkrecht gehaltenem gestrecktem supiniertem Arm so, daß der Daumen parallel zur Tischkante verläuft. Die andere Hand erfaßt den Ellbogen von ulnar und mobilisiert ihn

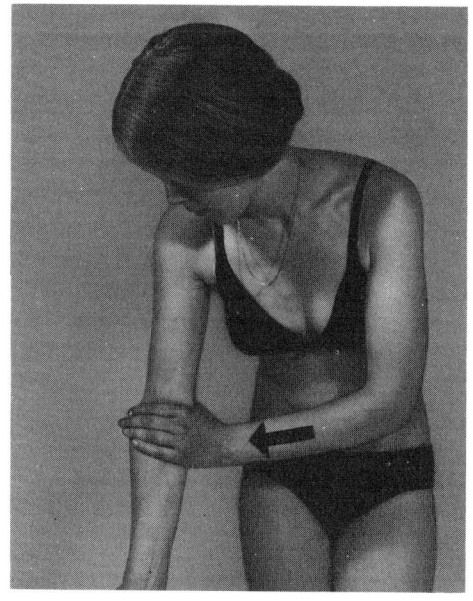

Abb. 328 Selbstmobilisation des Ellbogens nach radial

durch leicht federnden Schub rhythmisch repetitiv nach radial (Abb. 328).

Zur Selbstmobilisation der *Karpalknöchelchen* gegeneinander legt der Übende die Fingerkuppe des Daumens palmar auf ein Karpalknöchelchen (z. B. das Os lunatum) und die Zeigefingerkuppe unter das benachbarte (z. B. das Os capitatum) und übt nun mit beiden Fingern einen zarten, scherenden Druck aus, wodurch er die beiden Knochen gegeneinander verschiebt. Wenn er nun die Stellung beider Finger wechselt, erfolgt die Mobilisation in entgegengesetzter Richtung (Abb. 329, s. auch Abb. 133).

Zur Selbsttraktion an den *Fingern* (einschließlich Daumengrundgelenk) wird die Endphalanx mit dem kleinen Finger der anderen Hand umfaßt, und Daumen und Zeigefinger fassen die Grundphalanx bzw. das Metakarpale I.

Über eine weiche Stuhllehne kann die Traktion im Schultergelenk auch im Sinne der postisometrischen Relaxation ausgeführt werden, wenn die Lehne die Thoraxseite und nicht die Achselhöhle abstützt.

Wir sehen also, daß die krankengymastische Behandlung vertebragener Störungen und der nichtparetischen Muskelfunktionsstörungen oder Fehlsteuerungen ein Spezialgebiet der Krankengymnastik ist, das spezifische Techniken zur Anwendung bringt, die zum Teil nur wenig bekannt sind und eine besondere Ausbildung erheischen. Dabei ist die Krankengymnastik gerade hier besonders wichtig, weil ohne sie die Behandlung der Wirbelsäule oft nur vorübergehenden Erfolg bringt.

Das ist auch der Grund, weshalb wir es in einem der Manipulationstherapie gewidmeten Lehrbuch für notwendig erachten, die Krankengymnastik so ausführlich darzustellen. Therapie ohne Rehabilitation ist nämlich besonders im Bewegungssystem nur zu oft zum Fehlschlag verurteilt.

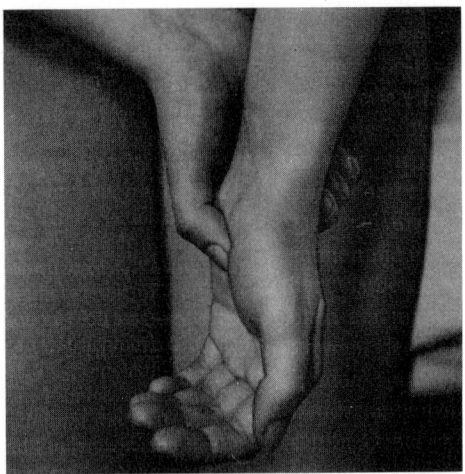

Abb. 329 Selbstmobilisation der Karpalknöchelchen mit dem Scherengriff (Daumen gegen Zeigefinger)

8. Klinik der Funktionsstörungen des Bewegungssystems (vertebragene Störungen)

In diesem speziellen Teil des Lehrbuchs soll die Klinik, die Diagnostik und die Therapie der wichtigsten Funktionsstörungen des Bewegungssystems beschrieben werden. Dabei sei wieder daran erinnert, daß der Begriff »vertebragen« sehr verschieden angewendet wird, und selbst dort, wo er bereits allgemein anerkannt wird, ist er noch kaum näher begrenzt oder definiert. Es ist daher nicht verwunderlich, daß dieser Begriff einerseits bis zur Unmöglichkeit erweitert wurde, während ihn andere auf Rückenschmerzen oder Wurzelsyndrome beschränken wollen. Wir sind deshalb auf dieses Problem schon in 2.10. eingegangen. Wenn wir uns demnach in dieser Frage nicht auf namhafte Autoren stützen können, bleibt nur die Möglichkeit, von den eigenen Erfahrungen und denen anderer, zur Zeit noch wenig zahlreicher Ärzte, die sich mit manueller Medizin befassen, auszugehen. Trotzdem sind wir überzeugt, daß es bei genügend kritischem Vorgehen durchaus möglich ist, Gesichertes von Ungesichertem zu unterscheiden und es so auch lehrbuchmäßig darzustellen.

8.1. Rückenschmerzen

Hier handelt es sich um eine große Gruppe von Beschwerden, bei denen der vertebragene Ursprung kaum in Zweifel gezogen wird. Der Begriff des »Muskelrheumatismus«, der früher die Vorstellung von Ärzten und noch mehr von Laien beherrschte, wird in dem Maße zurücktreten, in dem sich die Erkenntnis durchsetzt, daß Muskelschmerzen meist auf reflektorischem Wege bei Störungen der tiefliegenden Strukturen entstehen. Heute wird dagegen in der Pathogenese unkomplizierter Rückenschmerzen der Bandscheibenvorfall vielfach überschätzt. In dieser Frage verweisen wir auf 2.1. Gerade hier ist die reversible Gelenkblockierung und die Hypermobilität im Bewegungssegment die häufigste Ursache. Bevor wir jedoch zu dieser Diagnosestellung berechtigt sind, ist es stets unsere Pflicht, die Differentialdiagnose gegenüber entzündlichen und neoplastischen Erkrankungen, gegen Osteoporosen, seltenere primäre Muskelerkrankungen und natürlich auch gegen den Bandscheibenvorfall abzusichern. Die Frage dieser – wir könnten sagen grundlegenden – Differentialdiagnose ist natürlich Gegenstand der üblichen Lehrbücher der Orthopädie, Neurologie und Rheumatologie und kann nicht Aufgabe dieses Buches sein. Deshalb wenden wir uns gleich unserem Hauptthema zu, den vertebragenen Beschwerden infolge von Funktionsstörungen.

Was die Anamnese der Rückenschmerzen betrifft, gilt hier alles, was bereits in 4.1. über vertebragene Störungen überhaupt gesagt wurde. Gerade bei älteren Personen erinnert die gründliche Anamnese immer wieder daran, daß die Beschwerden zwar vorübergehend nur in bestimmten Abschnitten, bei längerem Verlauf aber in der ganzen Wirbelsäule in Erscheinung treten und daß keine Störungen auf die Dauer lokalisiert bleiben. Trotz der Bedeutung des vertebragenen Faktors ist auch der banale Rückenschmerz das Ergebnis einer ganzen Reihe von Faktoren, so daß auch hier Infekte, hormonale Störungen, Wettereinflüsse, Kälteeinwirkung, ja, selbst psychische Momente eine Rolle spielen. Rückenschmerzen verschlechtern sich oft bei Frauen während der Menstruation, reagieren besonders bei schwitzenden Schwerarbeitern auf Zugluft und können bei inneren Erkrankungen auch reflektorisch zustande kommen. Es gilt also auch für Rückenschmerzen und nicht nur für vertebragen ausgelöste vegetative Störungen, daß sie das Ergebnis mehrerer Faktoren sind und daß die Existenz eines Ursachenfaktors nicht im Widerspruch zum Vorhandensein eines anderen steht. Es ist darum nicht vorteilhaft, die Differenzierung dieser Störungen nach dem auslösenden Faktor vornehmen zu wollen. Man muß vielmehr versuchen zu erkennen, welche Faktoren im gegebenen Augenblick und welche im ganzen Verlauf die führende Rolle spielen. Da über diese Problematik schon alles Wichtige in früheren Abschnitten berichtet wurde, wollen wir nun gleich zu den klinischen Bildern übergehen. Dabei ergibt sich allerdings die Notwendigkeit, nicht allgemein »Rückenschmerzen« zu beschreiben, sondern danach zu differenzieren, wie sie sich konkret in den einzelnen Abschnitten der Wirbelsäule äußern. Wir wollen mit der kompliziertesten Gruppe beginnen, mit den Kreuzschmerzen.

8.1.1. Kreuzschmerz

Wenn wir das Schema der Dermatome betrachten, so stellen wir fest, daß auf einer nicht sehr großen Fläche, die wir ziemlich ungenau als »Kreuz« bezeichnen und die den unteren Anteil der Lendenwirbelsäule und das Kreuzbein umfaßt, wenigstens drei Lenden- und praktisch alle sakralen Segmente zusammengezogen sind. Wir wissen, daß es eine typische Eigenschaft der gestörten tiefen Strukturen ist, Schmerzen pseudoradikulär in die entsprechenden Segmente zu übertragen. Daraus folgt, daß von zahlreichen Strukturen her Schmerzen entstehen können, die in die Kreuzgegend allein oder von hier aus in ein Segment zwischen L_3 und S_5 ausstrahlend übertragen werden. Außer

den beweglichen Strukturen der Wirbelsäule und des Beckens können hier auch die im kleinen Becken liegenden Organe und die Hüftgelenke Schwierigkeiten in der Differentialdiagnose bieten. Darum ist es notwendig, bei Frauen an gynäkologische Affektionen zu denken und die entsprechende Untersuchung zu veranlassen. Beim überwiegenden Teil unserer Patienten entstehen die Kreuzschmerzen jedoch durch eine Funktionsstörung des Bewegungssystems in dieser anatomisch sehr komplizierten und besonders belasteten Gegend. Eine erfolgreiche Behandlung dieser Störungen beruht auf der genauen diagnostischen Abklärung der die Schmerzen verursachenden Struktur und der Art ihrer Schädigung. Nur die genaue Diagnose ermöglicht eine gezielte Therapie, deren Ergebnisse dann keine Zufallserfolge sind.

8.1.1.1. Statisch-dynamischer Kreuzschmerz

Wir beginnen damit – obwohl er in reiner Form nicht besonders häufig ist –, weil hier in bezug auf die Pathogenese der eigentliche Stützapparat der Kreuzgegend (auch vom funktionellen Gesichtspunkt her) normal sein kann. Lediglich nach Belastung und Ermüdung treten Schmerzen auf, im Ruhezustand verschwinden sie. Wenn wir einen solchen Patienten untersuchen, kann der Befund an der Wirbelsäule normal sein, d.h., Blockierungen und reflektorische Störungen im Segment können fehlen.

Wenn wir uns aber dem Bewegungssystem als Ganzem zuwenden, erkennen wir meistens einen Haltungsfehler, und bei genauerer Untersuchung erheben wir zahlreiche Befunde von Muskelfehlsteuerungen.

So sehen wir mitunter einen stark vorgewölbten Bauch ohne entsprechende Fettleibigkeit, also allein als Folge einer Bauchmuskelschwäche. Wir können dann feststellen, daß die untere Lendenwirbelsäule weit vor dem Kopf- und Basislot steht. Die eigentliche Muskelfunktionsprüfung zeigt

uns dabei die Abschwächung der Bauchmuskulatur (bis zu Grad 3) und (oder) die Ver-
krampfung und Verkürzung der Rückenmuskulatur und ihrer Faszien, so daß sich die
Lendenwirbelsäule bei Vorbeuge nicht gut
anteflektiert (ohne Vorhandensein einer
Blockierung). Weiterhin finden sich Funktionsstörungen der Beckenmuskulatur, wie
sie in 7.4.2.2. beschrieben wurden. Nicht weniger wichtig sind Störungen der Statik, insbesondere die Unfähigkeit der Wirbelsäule,
auf Schiefebenen adäquat zu reagieren (s.
3.2.2.), sie zu kompensieren.

Dieser Zustand wird auch als »Wirbelsäu-
leninsuffizienz« oder »Rückenmüdigkeit«
bezeichnet, aber letzten Endes ist vor allem
die Muskulatur insuffizient, es sei denn, es
besteht eine Erkrankung des Stützgewebes
wie bei der Osteoporose. Allerdings gibt es
Zustände, die das Muskelsystem und die
Bänder derart überlasten oder fehlbelasten,
daß es dann auch ohne wesentliche Fehlsteuerung sehr leicht zur muskulären und ligamentären Insuffizienz kommt. Denken wir
nur an die exzessive Obesitas, an schwere
Formen von Skoliosen, Spondylolisthesen,
Beinlängendifferenzen u. a. Eine muskuläre
Fehlsteuerung kann fernerhin die Folge
einer Blockierung an entfernter Stelle der
Wirbelsäule sein, in unserem Fall vor allem
im Bereich der Kopfgelenke. Auf die bei
Blockierungen im Bereich der Kopfgelenke
besonders häufig asymmetrische Belastung
beider Beine ist schon hingewiesen worden
(s. 4.2.1.). Die Fehl- und Überbelastung
kann natürlich auch exogen durch ungünstige Arbeitshaltung, Überforderung u. a. verursacht sein.

Natürlich finden wir den statisch-dyna-
misch bedingten Kreuzschmerz meistens
nicht in reiner Form. Störungen der Muskelsteuerung führen nämlich im Laufe der Zeit
zu Funktionsstörungen der Wirbelsäule einschließlich Blockierungen, und die schmerzhaften vertebragenen Störungen bewirken
ihrerseits die Desorganisation der zentral gesteuerten motorischen Stereotype. In der
Praxis begegnen wir deshalb diesem Kreuz-

schmerz am häufigsten nach erfolgreicher
Therapie schwerer vertebragener Störungen
als Restzustand nach langdauerndem
Schmerzreiz.

Ganz besonders häufig sehen wir jedoch
den Überlastungsschmerz bei hypermobilen
Patienten. Die lokale Hypermobilität der
Lumbosakralgegend hat auch ihr morpholo-
gisches Substrat, es ist das hohe Assimilationsbecken nach ERDMANN und GUTMANN.
Um die Hypermobilität zu stabilisieren,
überlastet der Kranke seine Muskulatur. Ja,
nicht selten führt die übermäßige muskuläre
Fixation in diesen Fällen sogar zur Blockierung. Wir finden dann am Morgen eine gewisse Steifigkeit mit Schmerzen (»Anlaufpein«) nach GUTMANN und wenn sich diese
löst, zunächst Schmerzlosigkeit, die jedoch
bald, besonders bei statischer Belastung, der
»Belastungspein« weicht.

Neben dem muskulären Ermüdungsschmerz sei hier auf den ligamentären
Schmerz verwiesen, der in der Kreuzgegend
besonders häufig vorkommt und deshalb regelmäßig untersucht werden soll (s. 4.6.). Es
ist charakteristisch für diesen Schmerz, daß
er durch Beibehalten einer bestimmten Lage
oder Stellung über längere Zeit, fast gleichgültig ob im Stehen, Sitzen, Liegen, Vorbeuge usw., hervorgerufen wird und bei Lagewechsel und Bewegung abklingt.

Wir sehen also, daß der statische Kreuzschmerz durchaus keine einheitliche Gruppe
ist und daß bei so verschiedenen Ursachen
auch die Therapie sehr unterschiedlich sein
muß. Bei Übergewichtigkeit, Beinlängendifferenz, ligamentären Schmerzen und
Blockierungen an entfernter Stelle der Wirbelsäule liegt die Therapie auf der Hand.
Auch die eindeutig nachgewiesene Muskelfehlsteuerung liefert eine klare therapeutische Indikation. Am schwierigsten ist die
Therapie der lokalen Hypermobilität (Lockerung). Wir müssen hier natürlich die Muskulatur soweit wie möglich festigen und statische Fehler bekämpfen. Mitunter hilft ein
fester Riemen wie der BIEDERMANNsche Gürtel und die Infiltration der schmerzhaften

Bänderansatzpunkte bzw. die postisometrische Relaxation (s. 7.7.). Der Patient muß Sportarten und manchmal auch Berufe meiden, die die Hypermobilität verstärken. Auch langes Sitzen wird hier schlecht vertragen, wobei wieder ein aufblasbares Luftkissen gute Dienste leisten kann.

8.1.1.2. Schmerzhafte Dornfortsätze

Druckschmerzhafte Dornfortsätze stehen in engem Zusammenhang mit dem eben besprochenen statisch-dynamischen Kreuzschmerz. Da die Dornfortsätze Ansatzpunkte der kurzen interspinalen Muskeln sind, werden sie vor allem infolge von Muskelverspannungen schmerzhaft. Wir finden sie also besonders bei jungen, hypermobilen Patienten, die häufig über nächtliche Kreuzschmerzen klagen, die sie nicht ruhig schlafen lassen. Auch Vor- und Rückbeuge ist schmerzhaft, einmal, weil es zu Bänderspannung, das andere Mal zum Zusammendrücken der Dornfortsätze kommt. In der Regel finden wir dabei eine schlaffe Haltung mit Hyperlordose, die mit der Verspannung der Rückenstrecker einhergeht. Begreiflicherweise wird der Dornfortsatzschmerz mit dem BAASTRUPschen Phänomen in Zusammenhang gebracht. Wir finden jedoch diesen Schmerz viel eher bei jungen, hypermobilen Patienten (Patientinnen), bei denen im Röntgenbild keinerlei Veränderungen bestehen; bei den schon älteren Patienten mit degenerativen Veränderungen an den Dornfortsätzen sind dagegen klinische Zeichen eines Dornfortsatzschmerzes die Ausnahme – und je besser dann die Pseudarthrose ausgebildet ist, desto weniger Schmerzen verursacht sie.

Die Therapie besteht folgerichtig in Muskelrelaxation der an den Dornfortsätzen ansetzenden Muskeln (auf der schmerzhaften Seite) bzw. in Nadelung oder Infiltration der schmerzhaften Ansatzpunkte und dann in der Bekämpfung der zugrunde liegenden statisch-dynamischen Störung.

8.1.1.3. Beckenverwringung

Sie ist sehr häufig, besonders bei Jugendlichen. Bei Erwachsenen überwiegen Frauen, was mit der größeren Mobilität der Frauen und mit der Beckenringlockerung während der Schwangerschaft und Entbindung zu tun haben mag.

Die Beckenverwringung ist häufig klinisch latent. Wenn Schmerzen bestehen werden sie oft im Unterbauch und in der Leistengegend empfunden, offenbar durch den schmerzhaften Iliakushartspann. Dieser Umstand ist besonders bei Frauen von Bedeutung. Da der Schmerz hier oft als Algomenorrhoe in Erscheinung tritt, wird der bei der Palpation schmerzhafte M. iliacus leicht als Adnexitis mißdeutet. Sogar eine Verwechslung mit Appendizitis ist möglich.

Der charakteristische klinische Befund wurde in 4.2.2.2. beschrieben. Das Beschwerdebild ist inkonstant, wie aus der Pathogenese verständlich wird. Wir sind heute überzeugt, daß die Beckenverwringung ein sekundärer Befund ist. Deshalb variiert die Symptomatologie mit der jeweiligen Ursache. Sie ist bei zugrunde liegender Lumbosakral- oder Iliosakralblockierung anders als bei Wurzelsyndromen oder gar einer Kopfgelenkblockierung.

Entscheidend für die Diagnose muß natürlich der objektive Befund sein (s. 4.2.2.2.). Hier sei lediglich auf eine dabei typische Haltungsauffälligkeit hingewiesen, bei der sich das Gesäß auf der Seite des tiefergelegenen hinteren Darmbeinstachels mehr nach hinten vorwölbt. Dort ist auch die Glutäalfalte tiefer. Es besteht eine skoliotische Haltung, wobei das Becken meist zur Seite des höheren hinteren Darmbeinstachels auslädt. Damit geht oft eine Störung der Statik Hand in Hand, die nach Beseitigung der zugrunde liegenden Störung sich ausgleicht.

Die Therapie der Beckenverwringung richtet sich nach der Pathogenese des Einzelfalls und reicht daher von der Lösung einer Kopfgelenkblockierung oder einer Iliosakralblockierung bis zur Wurzelinfiltration.

Dabei ist zu beachten, daß bei langer Dauer jede Beckenverwringung eine Störung des muskulären Stereotyps im Beckenbereich hervorruft, die auch nach erfolgreicher Beseitigung der Verwringung weiterbesteht.

Zur Illustration folgt eine *Fallbeschreibung*:

Der Student D. J., geb. 1951 klagt über Kreuzschmerzen, die erstmals im Herbst 1973 während der Vorbeuge auftraten und sich seitdem wiederholten. Bei der ersten Untersuchung in der Ambulanz für Manuelle Therapie des Rheumaforschungsinstituts Prag am 2. 4. 1974 klagt er, daß er längeres Stehen nicht vertrage.

Die Untersuchung des schlanken, hypermobilen Patienten zeigte eine Belastungsdifferenz der Beine von rechts 31 kg und links 36 kg im 2-Waagen-Test. Es bestand eine beidseitige Blockierung des Segments Okziput / Atlas, eine Beckenverwringung links nach dorsal, wobei die Stellungsdifferenz der Darmbeinstacheln vorn besonders groß war, ein Vorlaufphänomen links, ein Iliakushartspann links und eine leichte Schmerzhaftigkeit des Iliosakralbandes. Nach Traktionsmanipulation von Okziput gegenüber Atlas stand das Becken symmetrisch, der Patient belastete mit 34 kg rechts und 33 kg links.

Im Röntgenbild der Lendenwirbelsäule und des Beckens stand das Becken gerade, L_4 war jedoch etwas nach links geneigt. Dem entsprach eine leichte, statisch ausgeglichene sinistroskoliotische Haltung mit Rotation.

Bei der Kontrolluntersuchung berichtete er, daß er nach der Behandlung eine Woche völlig beschwerdefrei gewesen sei. Dann traten wieder Beschwerden bei längerem Stehen auf. Wieder lag eine leichte Blockierung von Atlas / Okziput vor, die behandelt wurde. Bei der folgenden Kontrolluntersuchung wesentlich gebessertes Befinden, nur 3 Tage vorher für einige Stunden stärkere Schmerzen. Da erneut eine Blockierung zwischen Atlas und Okziput vorlag, wurden Selbstmobilisationsübungen verordnet.

8.1.1.4. Iliosakralblockierung

Hier handelt es sich meist um Schmerzen, die in die Hüfte ausstrahlen und die denen bei der Koxalgie ähnlich sein können oder typisch pseudoradikulär ins Segment S_1 ausstrahlen und dann auch mit einem positiven LASÈGUEschen Zeichen einhergehen können. Die Kranken klagen auch meist über Schmerzen im Liegen auf der kranken Seite,

die wie bei der Koxalgie, aber an der Rückseite, also im Segment S_1, ins Bein ausstrahlen. Wir denken an diese Läsion, wenn bei der Seitbeuge im Stehen die Rotationssynkinese des Beckens fehlt und wenn die Adduktion des rechtwinklig in Hüfte und Knie gebeugten Beines eingeschränkt ist. Meist besteht ein schmerzhafter Druckpunkt lateral der Symphyse am Ansatzpunkt der Adduktoren. Das Federn der Iliosakralgelenke (s. 4.2.2.4.) zeigt uns die Blockierung auf der schmerzhaften Seite. Manchmal besteht bei dieser Läsion ein scheinbar echter Beckenschiefstand, der dann nach Manipulation nicht mehr nachweisbar ist. Ebenso verschwindet augenblicklich und regelmäßig das Hyperabduktionsphänomen. Die Kenntnis dieser Störung verdanken wir KUBIS. Im Erwachsenen- und besonders im höheren Alter ist sie häufiger als die Beckenverwringung. Es handelt sich dabei um einen Befund, dessen Behandlung zu den erfolgreichsten und dankbarsten gehört, die die manuelle Therapie kennt. Deshalb sollte er nicht übersehen werden.

8.1.1.5. Funktionelle Koxalgie

Wir finden sie bei ungefähr 20 % der Kranken, die wegen »Kreuzschmerzen« zur Behandlung kommen. Die Schmerzen werden im Kreuz, in der Hüfte und sehr oft im Knie empfunden, wobei sie über die Vorderfläche des Oberschenkels ins Knie strahlen. Es ist typisch, daß sich die Schmerzen bei Belastung steigern, also besonders bei langem Stehen und Gehen. Auch Liegen auf der schmerzhaften Seite wird schlecht vertragen.

Wir sprechen bewußt von »Koxalgie« und nicht von »Koxarthrose«. Wir wissen heute, daß diese Begriffe nicht als identisch angesehen werden können. Sicher stellt sich bei den schweren Koxarthrosen auch die Koxalgie ein. Leichtere arthrotische Veränderungen im Hüftgelenk sind aber oft, wenn nicht meist, ein Zufallsbefund ohne klinische Beschwerden, und umgekehrt fehlt in unserem klinischen Material in der Mehrzahl der Fälle von Koxalgie die Koxarthrose. Mit Ausnahme der Kranken mit schweren Koxarthrosen scheinen auch hier die Beziehungen zwischen morphologisch-degenerativen Veränderungen und klinischen Störungen sehr lose zu sein. Hier spielen offensichtlich Funktionsstörungen, insbesondere Störungen der Statik eine entscheidende Rolle. Bei den schweren Formen der Koxarthrose sind allerdings die morphologischen Veränderungen so stark, daß sie eine normale Funktion nicht mehr zulassen, was allerdings nicht bedeutet, daß Veränderungen der Statik hier keine Bedeutung hätten.

Der Unterschied zwischen unserer Auffassung und der orthopädischen Lehrmeinung kommt daher, daß in der orthopädischen Literatur alle Aufmerksamkeit den schweren Koxarthrosen gewidmet wird, die funktionelle Koxalgie aber kaum zur Kenntnis genommen wird. Dabei kann die schwere Koxarthrose eine gewisse Sonderstellung beanspruchen, denn sie ist in der Mehrzahl der Fälle eine Folge von kongenitalen Dysplasien oder von Erkrankungen in der Jugend (Hüftkopfnekrose, Epiphyseolyse) oder von ischämischen Infarkten im fortgeschrittenen Alter mit Hüftkopfdeformierung. Nach der neuesten Literatur (DE SÉZE et al., MASSIAS et al., STŘEDA) scheint nämlich die sogenannte »essentielle Koxarthrose« eine Gefäßerkrankung, also keine primäre Arthrose zu sein. Wir konnten auch in den Jahren, seit wir uns mit der Koxalgie beschäftigen, nur vereinzelt beobachten, daß sich aus einer Koxalgie ohne Röntgenbefund eine echte Koxarthrose entwickelte. Umgekehrt stellt sich bei der echten Koxarthrose die Koxalgie oft erst dann ein, wenn die arthrotischen Veränderungen schon erheblich sind.

Die zuverlässigen Befunde bei der klinischen Untersuchung sind das Hyperabduktionsphänomen (PATRICKsches Zeichen), die Druckschmerzhaftigkeit am Rand der Hüftgelenkpfanne in der Leistenbeuge und die Schmerzhaftigkeit am Ende der Innenrotation mit härterem Anschlag. Seltener findet

sich eine meßbare Bewegungseinschränkung nach dem »Kapselmuster«, wobei die Innenrotation zuerst und am stärksten eingeschränkt ist. Regelmäßig finden wir eine Störung der aktiven Abduktion: Sie ist abgeschwächt und / oder in Extremstellung schmerzhaft, wobei die Ansätze des Glutaeus medius am Trochanter major und am Beckenkamm druckdolent sind. Druckschmerz besteht häufig auch am Pes anserinus an der Tibia, der den nicht selten geklagten Knieschmerz bei Hüftgelenkstörungen erklären dürfte. Der eigentliche Kniegelenkdruckpunkt liegt ungefähr 2 cm höher am Lig. collaterale mediale. Die übrigen Druckpunkte wurden schon in 4.3.5. genannt.

Mitunter beobachtet man ein unvollständiges Bild (»forme fruste«), bei dem lediglich die Abduktion und die Abduktoren schmerzhaft sind. Daß es sich dabei um eine Störung im Hüftgelenk handelt, zeigen dann oft der Verlauf und die sofortige Wirkung der Traktion im Hüftgelenk oder dessen Infiltration mit Prokain.

In etwas schwereren Fällen hat der Patient eine sehr charakteristische Haltung. Durch die Kontraktur des M. iliopsoas bleibt das Hüftgelenk in Flexionsstellung. Infolgedessen beugt der Patient zum Ausgleich das Knie und hyperlordosiert (im Gegensatz zum eigentlichen Lumbagopatienten) die Lendenwirbelsäule. Dadurch wölbt sich das Gesäß auf der Seite Koxalgie stärker nach hinten.

Noch ein weiteres Zeichen ist unseres Erachtens von Wert. Es ist die Schmerzhaftigkeit und Einschränkung der Seitneigung zur kranken Seite ohne Vorliegen einer lumbalen Blockierung. In diesen Fällen ist der Darmbeinkamm auf der kranken Seite schmerzhaft. Die maximale Abduktion eines Beines in Seitenlage schmerzt ebenfalls oft, verbunden mit einem schmerzhaften Druckpunkt am Trochanter major.

Als Behandlung ist die Manipulation mit Hilfe der in 6.3.8. beschriebenen Traktionsgriffe oft sehr erfolgreich und bringt sofort Schmerzlinderung. In schweren Fällen, in denen Schmerzen weiterbestehen oder sich wieder einstellen, sind Prokaininfiltrationen der Maximalpunkte sehr wichtig, an erster Stelle direkt an den schmerzhaften Rand des Azetabulums am Schambein. Wenn nach Traktionsbehandlung der Hüfte der Trochanter major und / oder der Pes anserinus an der Tibia schmerzhaft bleiben, bringt die postisometrische Relaxation der Abduktoren (M. tensor fasciae latae, M. glutaeus medius) bzw. der langen Adduktoren Schmerzlinderung.

Bei mehr chronischem Verlauf genügt allerdings diese vorwiegend symptomatische Therapie nicht. Das Hüftgelenk ist vor allem gegen Störungen der Statik empfindlich, und hier müssen wir therapeutisch angreifen. Folgende Umstände sind besonders ungünstig: großes Körpergewicht, verstärkte Bekkenneigung (»Koxarthrosebecken« nach GUTMANN, s. 3.2.1. und 3.3.1.); vielleicht noch wichtiger ist, daß die Querachse durch beide Hüftgelenke hinter das Kopflot rückt (Vorderlastigkeit), größere Belastung des *schmerzhaften* Beines bei der Untersuchung auf zwei Waagen und schließlich die Abschwächung des M. glutaeus medius.

Daraus ergeben sich folgende *therapeutische Richtlinien*:

1. Reduktionskost zur Gewichtsabnahme,
2. Aufrichtung der Hyperlordose (s. 7.8.1.).
3. (nach GUTMANN) Erhöhung der Schuhsohle (Spitze), meist auf der schmerzhaften Seite, evtl. Erhöhung des Absatzes auf der nicht schmerzhaften Seite (s. 5.6.). Durch diese Maßnahme erreichen wir, daß die Hüftgelenkquerachse (röntgenologisch) wieder vor das Kopf- und Basislot rückt,
4. Bei Abschwächung der Abduktoren müssen wir diese Muskelgruppe kräftigen. Deshalb messen wir bei der Koxalgie die Kraft der Abduktoren regelmäßig dynamometrisch. Ein sehr feiner Test ist allerdings der Stand auf einem Bein (BABKIN, DÉJÉRINE s. Kap. 7.4.4.4.)
5. Besonders wichtig ist die Lebensführung. Die Patienten sollen langes Gehen und Stehen meiden, insbesondere das Gehen auf hartem Pflaster oder Asphalt. Deshalb sind weiche, federnde Sohlen und Absätze zu empfehlen, in schweren Fällen das Benutzen von Stöcken, und zwar auf der gesunden Seite.

In bezug auf Sport und Bewegung gilt: Bewegung tut gut, Belastung schadet. Von diesem Gesichtspunkt aus sind zwei Sportarten zu empfehlen: das Schwimmen und das Radfahren, allerdings nicht auf einem modernen Sportrad, dessen Fahrer eigentlich auf den Pedalen steht, sondern auf einem Rad, das ein bequemes Sitzen im Sattel erlaubt.

Wenn wir hier auch betont auf die Koxalgie eingingen, so sind die angeführten Maßnahmen einschließlich der manuellen Therapie auch bei der schmerzhaften Koxarthrose durchaus zu empfehlen. Nicht selten gelingt es sogar bei schweren Koxarthrosen, den Schmerz erheblich zu bessern.

Kasuistik

Frau Dr. med. P. J., geboren 1911, rutschte am 1. 7. 1974 aus und fiel mit der rechten Hüfte auf die Türschwelle. Seitdem bestanden leichte Kreuzschmerzen und Schmerzen, die ins Bein und in die Leistenbeuge ausstrahlten. Bei der ersten Untersuchung am 8. 7. 74 fanden wir: PATRICKsches Zeichen rechts, Azetabulumrand rechts schmerzhaft, aktive Abduktion in Extremstellung schmerzhaft, Innenrotation ungestört. Die Traktion der rechten Hüfte brachte augenblicklich Schmerzfreiheit. Bei Nachfrage zwei Monate später waren keine Schmerzen wieder aufgetreten.

Weniger einfach lag der Fall des Chirurgen Dr. med. H. J., geboren 1917. Seit seinem 20. Lebensjahr wiederholt Attacken von Lumbago, die aber immer rasch abklangen. Seit dem 10. 12. 1970 erneut Lumbago mit Schmerzausstrahlung ins rechte Knie, Verschlimmerung bei Belastung, besonders beim Stehen während der Operation.

Bei der Untersuchung am 28. 1. 1971 bestand ein »umgekehrtes« LASÉGUEsches Zeichen, eine deutliche Muskelhypotrophie des rechten Beins, insbesondere des Oberschenkels, weshalb er in der Neurologischen Klinik der Hygienisch-Medizinischen Fakultät in Prag aufgenommen wurde. Das Elektromyogramm konnte eine periphere Nervenläsion ausschließen, es handelte sich um eine reflektorische schmerzbedingte Atrophie. Auch der neurologische Befund war negativ. Im 2-Waagen-

Test fanden wir eine symmetrische Belastung beider Beine von 50 kg(!). In Grätschstellung abduzierte er die rechte Hüfte etwas weniger. Die Innenrotation bei gebeugter Hüfte betrug beidseitig 15°, sie war in Extremstellung schmerzhaft. Das PATRICKsche Zeichen fehlte, und der Azetabulumrand war nicht druckdolent. Die Traktion im Hüftgelenk brachte schlagartig Schmerzfreiheit. Wir rieten dem sehr hochgewachsenen (194 cm) und 102 kg schweren Kranken, bei Operationen zu sitzen. Der Patient konnte entlassen werden und hatte seitdem keine wesentlichen Beschwerden wieder.

Hier war die Ähnlichkeit mit dem Wurzelsyndrom L4 sehr auffallend. Der Fall zeigt, wie wichtig bei diagnostischen Schwierigkeiten der Traktionstest an der Hüfte sein kann.

8.1.1.6. Blockierungen der Lendenwirbelsäule

Neben der Iliosakralblockierung sind Blockierungen der Lendenwirbelsäule die häufigste Ursache einer Lumbago. Das lumbosakrale Segment ist hier besonders häufig betroffen. Der Schmerz wird von hier aus in das Segment S_1 übertragen. Die Federung von S_1 in Bauchlage ist bei leichten Blockierungen diagnostisch sehr brauchbar.

Wir möchten darauf aufmerksam machen, daß bei lumbosakralen Blockierungen einige Besonderheiten vorkommen: regelmäßig ein Iliakusspasmus, ein leicht ausgeprägtes PATRICKsches Zeichen sowie das Fehlen der rotatorischen Beckenmitbewegung bei der Seitbeuge. Es sind Zeichen, die wir sonst bei Störungen im Beckenbereich finden.

Ebenso wichtig sind Blockierungen im thorakolumbalen Übergang. Hinweiszeichen dafür sind der Psoashartspann (KUBIS), der Hartspann des thorakolumbalen Anteils des M. erector spinae, meist auf derselben Seite wie der Psoas- und Quadratushartspann, ein Schmerzpunkt am Beckenkamm (pointe de la crête nach MAIGNE) auf derselben Seite und eine eingeschränkte Rumpfrotation im Sitzen (zur Gegenseite des Psoashartspanns). Die typische kyphotische Schonhaltung bei akuter Lumbago und sogar bei Wurzelsyndromen beruht zumindest teilweise auf einem Psoashartspann und steht in engem Zusammenhang mit der Thorakolumbalblockierung. Durch diesen Mechanismus beeinflußt die Funktionsstörung des thorakolumbalen Übergangs die ganze Lendenwirbelsäule und das Becken erheblich.

Bei Blockierungen des Bewegungssegments $L_{4/5}$ besteht regelmäßig ein Hartspann des M. piriformis, der deshalb auch routinemäßig bei der Untersuchung geprüft werden sollte. Weder sprechen das LASÈGUEsche Zeichen noch der »umgekehrte LASÈGUE unbedingt für ein echtes Wurzelsyndrom. Hochgradig positiv ist der umgekehrte LASÈGUE für das Wurzelsyndrom L_4 charakteristisch, sonst spricht er jedoch für die Blockierung von $L_{3/4}$ (Verspannung des M. rectus femoris).

Zur Illustration folgende Kasuistik:

Die Laborantin V. V., geb. 1938, erkrankte 1966 eines Morgens akut am Lumbago, so daß sie nur mühsam ihrer Arbeit nachgehen konnte. Nach einigen Wochen begannen die Schmerzen ins rechte Bein auszustrahlen. Sie mußte stationär aufgenommen werden und wurde im Juli 1967 wegen einer Bandscheibenhernie L_5/S_1 rechts operiert. Danach blieb sie bis 1972 beschwerdefrei. In diesem Jahr traten erneut Kreuzschmerzen auf, die im März 1973 wieder ins rechte Bein ausstrahlten. Sie wurde im November 1973 nochmals operiert, wobei ein Bandscheibenvorfall $L_{4/5}$ rechts und Exostosen bei L_5/S_1 entfernt wurden. Auch nach dieser Operation war der Verlauf zunächst günstig. Eine Verschlechterung trat jedoch während der Übungstherapie auf, und nach einer erheblichen Verschlimmerung im Januar 1974 wurde sie wieder stationär aufgenommen.

Bei der Untersuchung in der Ambulanz für manuelle Therapie des Rheumaforschungsinstituts Prag am 25.2 1974 konnte die Patientin wegen Kreuzschmerzen weder stehen noch gehen. Die Schmerzen strahlten vom Kreuz in die Leistenbeuge ein. Bei völliger Ruhe bestand im Liegen lediglich Druckgefühl. Sie konnte sich jedoch kaum zur Seite drehen und hatte Schmerzen beim Husten, Niesen, Pressen.

Objektiver Befund: Beim Aufstehversuch extreme Kyphose der Lendenwirbelsäule mit gebeugten Hüften und Knien. Sogar im Liegen hielt sie die Beine gebeugt und die Lendenwirbelsäule kyphotisch. Die LASÈGUEsche Probe war negativ. Die untere Lendenwirbelsäule von L_3 bis S_1 war in kyphotischer Stellung und der thorakolumbale Übergang in Lordose blockiert. Hochgradiger, beidseitiger Psoashartspann und schwerste Blokkierung von Th$_{11/12}$.

Therapie: Mobilisation des thorakolumbalen Übergangs durch beidseitige intermittierende rhythmische Anspannung des M. psoas gegen Widerstand. Nach ausgiebiger Mobilisation war eine erste Manipulation von Th$_{11/12}$ möglich. Darauf folgte die gezielte repetitive Mobilisation von L$_{4/5}$ nach GAYMANS und ebenfalls eine Manipulation in diesem Segment. Die Patientin bekam Instruktionen, wie sie zu Hause die Selbstmobilisation des thorakolumbalen Übergangs durch isometrische Anspannung des Psoas selbst ausführen sollte.

Bei der Kontrolluntersuchung am 8. 3. fühlte sie sich gebessert. Sie konnte schon stehen, wenn auch in kyphotischer Haltung: Gehen war noch sehr schwierig. Die Behandlung von Th$_{11/12}$ und L$_{4/5}$ war jetzt sehr leicht möglich. Danach stand die Patientin gerade und konnte nun regelmäßig ambulant krankengymnastisch betreut werden. Der weitere Verlauf war ohne Komplikationen. Im Juni konnte sie ihre Arbeit wieder aufnehmen.

8.1.1.7 Schmerzhaftes Steißbein

Wenn wir das schmerzhafte Steißbein in der Differentialdiagnose des Kreuzschmerzes anführen, geschieht das wohlbegründet. Eine reine Kokzygodynie wird kaum jemand mit einem Kreuzschmerz verwechseln. Wir konnten jedoch an einem Krankengut von über 100 Fällen mit palpatorisch schmerzhaftem Steißbein zeigen, daß nur etwa 20 % dieser Patienten über Schmerzen im Steiß (Kokzygodynie) klagten, während die überwältigende Mehrzahl wegen Kreuzschmerzen zur Behandlung kam.

Andererseits fanden wir ein druckempfindliches Steißbein bei über 20 % unserer Kranken mit Kreuzschmerzen. Bis zu einem gewissen Grad charakteristisch sind Schmerzen beim Sitzen, Obstipation, bei Frauen auch Menstruationsschmerzen. Bei der Befunderhebung bringen etwaige Störungen an der Lendenwirbelsäule und am Becken für die Beschwerden des Kranken keine genügende Erklärung. Dies gilt oft auch für den vergrößerten Finger-Boden-Abstand und für das LASÈGUEsche Zeichen, sogar für ein positives PATRICKsches Zeichen und einen Iliakushartspann. Sehr charakteristisch ist jedoch eine hyperalgetische Zone über dem

Kreuzbein, die wir schon bei Inspektion als Quellung erkennen und die wie ein Fettpolster aussieht. Entscheidend für die Diagnose ist der Druckschmerz an der Steißbeinspitze. Technisch ist es dabei wichtig, die meist nach ventral gebogene Steißbeinspitze wirklich zu erreichen, die dann schon bei geringem Druck äußerst schmerzhaft ist. Wir empfehlen deshalb, das Steißbein routinemäßig bei Lumbagopatienten zu untersuchen. Die Gesäßmuskulatur ist in der Regel hyperton. Bei der rektalen Untersuchung erkennen wir dann meist einen Hartspann des M. levator ani, zumindest auf einer Seite.

Was die Ätiologie anbelangt, wird oft das Trauma als wichtigste Ursache angesehen. Wir konnten es bei unseren Patienten nur in 20 % der Fälle in der Anamnese nachweisen. Da die tiefe Beckenmuskulatur (insbesondere der M. levator ani), der M. glutaeus maximus und eine größere Anzahl zum Teil rudimentärer Muskeln Ansatzpunkte am Steißbein haben, dürfte deren Hartspann und (oder) Dysfunktion die wichtigste Ursache sein.

In der *Therapie* steht daher auch die postisometrische Relaxation des M. glutaeus maximus an erster Stelle. Dabei kommt es gleichzeitig zur Anspannung und Entspannung des M. levator ani. Die Technik ermöglicht auch die Selbstbehandlung (s. 6.6.5.). Die Mobilisation per rectum, früher die Therapie der Wahl, sowie die Lokalanästhesie kommen nur ausnahmsweise zur Anwendung. Die Lokalanästhesie betrifft nicht unbedingt die Steißbeinspitze, man kann auch den Plexus coccygeus am kaudalen Ende des Hiatus sacralis infiltrieren. Ursache für Rezidive sind andere Störungen im Beckenbereich, insbesondere ein nicht erkannter Piriformishartspann. Ein aufblasbarer Gummiring beim Sitzen kann ebenfalls Rezidive verhüten.

Wir fassen zusammen: Ein schmerzhaftes Steißbein findet sich bei ungefähr einem Fünftel unserer Lumbagopatienten, und es ist mitunter der hauptsächlichste Befund. Dabei ist in den meisten Fällen die Behandlung ungemein wirksam, und ein bis zwei Behandlungen sind völlig ausreichend. Wenn wir dagegen diesen Befund übersehen, kann das die Ursache eines therapeutischen Fehlschlags und von Rezidiven sein. Da in der Mehrzahl der Fälle das schmerzhafte Steißbein *nicht traumatischer* Genese ist, ist es wichtig, nach anderen gleichzeitig vorhandenen Störungen im Becken zu fahnden, die auch die Druckschmerzhaftigkeit des Steißbeins verursachen können (Beckenverwringung, Iliosakralblockierung, Koxalgie).

Zur Ilustration folgende Beispiele:

Der Kranke J. R., geb. 1922, Beamter, klagte seit 1977 über Schmerzen im Kreuz und Gesäß, die ihm seit Frühjahr 1982 fortwährend quälten. Die Schmerzen waren am intensivsten, wenn er morgens aufstand oder wenn er sich nach längerem Sitzen erhob. Manchmal empfand er einen stechenden Schmerz beim Husten.

Anamnestisch in der Kindheit häufig Tonsillitis; Tonsillektomie im Alter von 10 Jahren. Außerdem Typhus abdominalis und Lungenentzündung. Sport: Skilaufen, Schlittschuhlaufen, Tennis, Reiten. Kein Unfall in der Anamnese.

Im objektiven Befund (13. 6. 1983) war die Rückbeuge etwas eingeschränkt, es bestand eine Blockierung von Okziput gegenüber Atlas nach beiden Seiten und ein schmerzhaftes Steißbein.

Therapie: Mobilisation $C_{0/1}$ in Richtung Anteflexion und Traktionsmanipulation. Postisometrische Relaxation der Glutaei maximi. Als Hausaufgabe *Selbstbehandlung:* Relaxation der Glutaei maximi.

Bei der Kontrolluntersuchung am 4.7.1983 war der Kreuzschmerz gebessert. Die Schmerzen waren seltener und weniger intensiv; der Patient empfand sie bei längerem Stehen im Bereich des Kreuzbeins.

Im objektiven Befund war das Steißbein schmerzlos, der wesentliche Befund bestand in einer äußerst abgeschwächten Bauchmuskulatur mit einer Diastase des M. rectus in der Nabelgegend. Wir empfahlen dem Patienten, eine Bauchbinde zu tragen.

Wir sehen an diesem Fall die sofortige Wirkung einer Steißbeinbehandlung bei der Lumbago.

Noch bemerkenswerter ist die Kasuistik des Patienten H. K., geb. 1919, Radiotechniker. Er wurde 1960 in der neurologischen Klinik der Hygienisch-Medizinischen Fakultät der Karlsuniversität Prag wegen folgender Beschwerden aufgenommen: Seit 1950 litt er an Obstipation und Schmerzen in der rechten Bauchseite mit brennenden Mißempfindungen in der Taille und entlang des Beckenkamms von der Wirbelsäule bis zur Umbilikalgegend rechts. Er gab ebenfalls Dyästhesien in den unteren Extremitäten an, hatte zeitweilig dysurische Beschwerden und klagte über Impotenz.

Bei der Untersuchung am 10. 11. 1960 wurden allgemein gesteigerte Sehnen- und Periostreflexe, abgeschwächte Bauchdeckenreflexe und sogar angedeutet Pyramidenzeichen an den unteren Extremitäten festgestellt. Darum wurde diagnostisch der Verdacht auf eine Rückenmarkkompression oder multiple Sklerose geäußert. Nur um die Schmerzen in der Thorakalgegend zu lindern, führten wir eine Manipulation bei Th_9 durch, nach der die Schmerzen im Leib völlig aufhörten und die nur angedeuteten Pyramidenzeichen verschwanden. Die dysurischen Beschwerden, die Obstipation und die Impotenz dauerten jedoch an.

Erst bei einer ambulanten Kontrolluntersuchung am 23. 1. 1961, bei der der Patient auch über Kreuzschmerzen klagte, erkannten wir bei ihm das druckschmerzhafte Steißbein. Nach Manipulation kam es schlagartig zur Schmerzfreiheit, und auch die Beschwerden seitens der Sphinkteren, die Obstipation, die Dysurie und die Impotenz klangen ab. Seit 1966 kam es allerdings wieder häufiger zu Rezidiven, jedoch seit 1969 nicht mehr.

Dieser Fall illustriert sehr deutlich die vegetative Symptomatik beim schmerzhaften Steißbein.

8.1.1.8. Berührung des Rippenbogens mit dem Beckenkamm

Unter den Lumbagopatienten können wir eine weitere Gruppe abgrenzen, deren Schmerzen vor allem seitlich in der Lendengegend lokalisiert sind und dabei häufig in den Leib, bei Männern manchmal bis ins Skrotum ausstrahlen. Dieser Schmerz verschlechtert sich meist bei der Seitneigung, mitunter auch bei Vor- und Rückbeuge.

Bei der klinischen Untersuchung fehlen Blockierungen im Bereich der Wirbelsäule. Die Seitneigung ist zwar schmerzhaft und kann deshalb auch eingeschränkt sein, verläuft jedoch harmonisch.

Bei näherer Betrachtung finden wir dann die intensive Druckschmerzhaftigkeit des

Beckenkamms und gleichzeitig des unteren Rippenbogens. Bei Palpation zwischen dem unteren Rippenbogen und dem Beckenkamm mit Hilfe der radialen Zeigefingerkante stellen wir dann oft einen sehr geringen Abstand zwischen den Rippen und der Crista iliaca fest, so daß manchmal kaum Platz für einen Finger bleibt. Dabei ist diese Palpation natürlich schmerzhaft. Die Seitneigung zu dieser Seite schmerzt, weil sich dadurch die dolenten Strukturen noch mehr aneinanderpressen; die Seitneigung zur Gegenseite kann ebenfalls schmerzen, weil an den empfindlichen Strukturen Zug ausgeübt wird. Auf der schmerzhaften Seite ist eine Verspannung des M. quadratus lumborum die Regel und pathogenetisch bedeutsam.

Wir finden diesen verringerten Abstand von unterem Rippenbogen und Beckenkamm vor allem bei tiefgelegenem Promontorium und infolge von Spondylolisthesis, Hyperlordose, Skoliose usw.

Die wesentlichste Form der Therapie ist hier die postisometrische Relaxation des M. quadratus lumborum und die Infiltration, vor allem des schmerzhaften Beckenkamms.

Dieses Syndrom ist durchaus nicht selten, ist jedoch häufig eine Sekundärstörung, insbesondere bei der Koxalgie, und auch bei Thorakolumbalblockierung. In diesen Fällen ist dann die Manipulationsbehandlung der zugrunde liegenden Störung die Therapie der Wahl.

Zur Illustration folgende Kasuistik:

Der Patient Z. A., geb. 1948, lag in der Universitäts-Kinderklinik Prag (Prof. Vychitil) wegen Albuminurie und Schmerzen in der rechten Lendengegend. Da der internistische Befund die Beschwerden nicht zu erklären vermochte, wurde er uns zur Untersuchung überwiesen. Am meisten klagte er über Schmerzen bei Vorbeuge, die sich bei Vorbeuge des Kopfes noch steigerten.
Bei der Untersuchung am 29. 4. 1962 bestand eine Beinlängendifferenz, wobei das Becken links tiefer stand. Nach Unterlegung des linken Beins glich sich der Beckenschiefstand aus. Die Vorbeuge war zwar schmerzhaft, aber nicht blockiert. Nur am Beckenkamm und an der letzten Rippe rechts bestand Druckschmerz. Die Manipulation

der 12. Rippe brachte eine sofortige Besserung. Der Patient konnte sich nun vorbeugen und dabei gleichzeitig die Halswirbelsäule anteflektieren. Die Besserung hielt jedoch nicht an. Deshalb wurden bei der Kontrolluntersuchung der Beckenkamm und die 12. Rippe infiltriert. Weiter wurde eine Schuheinlage empfohlen, die er seitdem trägt. Nach zwei weiteren Prokainumspritzungen blieb der Patient schmerzfrei.

Epikrise: Infolge der Beinlängendifferenz kam es rechts zur Verspannung und Myotendinose des M. quadratus lumborum. Deshalb war es hier wichtig, einen Ausgleich der Beinlängendifferenz zu erzielen.

8.1.1.9. Lumbago als Ausdruck eines Bandscheibenvorfalls oder eines extraduralen Tumors

Bei der Behandlung der Pathogenese in 2.1. hoben wir schon hervor, daß die stillschweigende Annahme, es handle sich bei der Lumbago um das Anfangsstadium des Bandscheibenvorfalls, in der überwiegenden Mehrzahl der Fälle nicht begründet ist. Ja, wir belegten sogar unsere Behauptung, daß es selbst bei Wurzelsyndromen kaum möglich ist, die Diagnose des Bandscheibenvorfalls mit absoluter Sicherheit zu stellen. Trotzdem gibt es Fälle von Lumbago – auch ohne Wurzelsyndrom –, bei denen wir die Verdachtsdiagnose eines Bandscheibenvorfalls, ja sogar eines extraduralen Tumors, stellen sollten. Dabei wollen wir betonen, daß für die Pathogenese des klinischen Bildes kein wesentlicher Unterschied zwischen einem Bandscheibenvorfall und einem extraduralen Tumor besteht.

Im akut schmerzhaften Zustand denken wir dann an einen Bandscheibenvorfall, wenn bei reinem Kreuzschmerz das Lasèguesche Zeichen hochgradig (unterhalb von 45°) positiv ist und auch ebenso positiv bleibt, wenn wir beide Beine gleichzeitig gestreckt anheben. Ein derartig positives Lasèguesches Zeichen spricht allein schon für eine Durareizung und somit für den Bandscheibenvorfall als häufigster Ursache des Wurzelschmerzes. Dieser Umstand ist für die

Behandlung sehr wichtig. Hierbei ist größte Vorsicht am Platz. Das sind nämlich die Fälle, bei denen tatsächlich die Lumbago dem Wurzelschmerz vorausgeht und wo deshalb die Gefahr besteht, daß sich aus dem einfachen Kreuzschmerz ein Wurzelsyndrom entwickelt. Es ist dann natürlich sehr unerfreulich, wenn es zu dieser Entwicklung nach der Manipulation kommt, gleichgültig, ob es nun Folge der Manipulation ist oder nicht. Wenn wir uns heute doch zur manuellen Therapie entschließen dann vor allem für die Traktion unter möglichst geringem Kraftaufwand.

Zur Illustration folgende Kasuistik:

Der Ökonom K. V., geb. 1930, berichtete, seine Kreuzschmerzen hätten Anfang Mai 1962 begonnen, ohne die Umstände genauer beschreiben zu können. Die Schmerzen verschlechterten sich, und als er sich am 28. 5. vom Bett erhob, hatte er das Gefühl, er habe »das Kreuz gebrochen«. Die Schmerzen waren so intensiv, daß er noch am selben Tag eine Morphiumspritze erhielt. Am folgenden Tag wurde er zu uns überwiesen. Wir erfuhren noch, daß er erstmalig schon 1950 an Lumbago erkrankt war. Damals traten die Schmerzen bei langem Sitzen während des Studiums auf. Seit 1957 litt er zweimal jährlich an Lumbagoattacken. Niemals war es jedoch so schlimm wie jetzt.

Im objektiven Befund fanden wir eine Beckenverwringung links nach dorsal, die Vorbeuge im Stehen war völlig gesperrt, das LASÈGUEsche Zeichen rechts bei 10°, links bei 25° positiv. Rechts war der Achillessehnenreflex ein wenig abgeschwächt. Die lumbale Dorsalflexion und die MENNELLschen Teste waren schmerzlos und ebenso der Druck auf die Lendenwirbelsäule und die hinteren Darmbeinstachel.

Es bestanden also subjektiv lediglich Kreuzschmerzen und objektiv eine Beckenverwringung und darüber hinaus ein hochgradig positives LASÈGUEsches Zeichen und ein leicht abgeschwächter Achillessehnenreflex, die eine Wurzelläsion vermuten ließen. Damit war es klar, daß hier äußerste Vorsicht geboten war. Wir entschlossen uns zu einer vorsichtigen Manipulation der Lumbosakralgelenke. Danach empfand der Patient eine sofortige Schmerzlinderung, das LASÈGUEsche Zeichen blieb jedoch bestehen. Wir empfahlen absolute Bettruhe und einen Salizylstoß.

Bei der Kontrolluntersuchung am 2. 6. war der Zustand gebessert, das LASÈGUEsche Zeichen war rechts bei 30°, links bei 25° positiv, und es bestand eine Druckschmerzhaftigkeit bei L_3. Wir behandelten das blockierte Segment $L_{3/4}$, wonach sich der Patient besser fühlte. Das LASÈGUEsche Zeichen war nur bei 45° positiv. Jetzt führten wir noch eine forcierte Flexion aus.

Am 6. 6. gab der Patient zwar eine weitere Besserung an, klagte jedoch über »ziehende« Schmerzen im rechten Bein. Diesmal bestand eine deutliche Verschlechterung des LASÈGUEschen Zeichens auf 20° rechts, und der rechte Achillessehnenreflex war nun erloschen. Die Lumbago war also gebessert, jetzt jedoch bestand ein Wurzelsyndrom! Wir entschlossen uns deshalb zu Wurzelinfiltrationen, auf die der Kranke gut ansprach. Der weitere Verlauf war dann günstig.

Epikrise: Der Verlauf bestätigte völlig die Verdachtsdiagnose des Bandscheibenvorfalls, obwohl zunächst lediglich Kreuzschmerz bestand.

Fälle wie der geschilderte sind nicht selten. Bei chronischen Lumbagopatienten müssen wir dagegen nur bedingt an einen Bandscheibenvorfall oder einen extraduralen Tumor denken. Es sei aber bei dieser Gelegenheit daran erinnert, daß jede Blockierung der Wirbelsäule, die weder spontan noch nach der manuellen Therapie oder anderen Formen der Reflextherapie zurückgeht, den Verdacht auf einen Tumor, evtl. auf einen Bandscheibenvorfall erwecken sollte (s. 4.10.). Dabei ist auch bei einer chronischen Lumbago auf dem Boden eines Bandscheibenvorfalls das LASÈGUEsche Zeichen stark ausgeprägt.

Zur Illustration folgende Kasuistik:

Der Patient K. V., geb. 1939, von Beruf Koch, klagte schon 1958 über ungewisse Schmerzen in den Beinen, wobei er sich nur schlecht vorbeugen konnte. Trotzdem diente er 1959 bis 1960 beim Militär, meist als Koch, und hatte dabei nur geringfügige Beschwerden. Nach Entlassung von der Armee verschlechterten sich die Beschwerden, wobei die Intensität der Schmerzen wechselte. Im Juli 1962 wurde er in die neurologische Klinik der Hygienisch-Medizinischen Fakultät der Karlsuniversität Prag aufgenommen, weil er sich kaum noch vorbeugen konnte.

Der objektive Befund zeigte eine aufgehobene Lendenlordose, und der Abschnitt von L_4 bis S_1 war völlig unbeweglich. Der Finger-Boden-Abstand betrug 80 cm, und das LASÈGUEsche Zeichen war auf beiden Seiten bei 30° positiv. Der neurologische Befund an den unteren Extremitäten war dabei völlig unauffällig.

Hilfsuntersuchungen: Blutsenkungsgeschwindigkeit 2/5 mm. Röntgenbild der Lendenwirbelsäule: erniedrigte Bandscheibe $L_{4/5}$, abgeflachte Lendenlordose.

Wiederholte Versuche einer Manipulationsbehandlung schlugen fehl. Auch andere Methoden der konservativen Therapie brachten keinerlei Besserung. Deshalb entschlossen wir uns zur Luftmyelographie, die eine völlige Unterbrechung der Luftfüllung in Höhe der Bandscheibe $L_{4/5}$ aufzeigte. Auf Grund dieses Befundes schickten wir den Patienten zur Operation.

Bei der Operation am 20. 8. 1962 in der neurochirurgischen Universitätsklinik Prag (Prof. KUNC) wurde ein großer medialer Bandscheibenvorfall $L_{4/5}$ entfernt. Der postoperative Verlauf war günstig.

Deshalb soll hier eine Zusammenstellung der Zeichen folgen, die für eine *Bandscheibenläsion bei einfacher Lumbago* (ohne neurologische Ausfälle) sprechen:

Neben dem hochgradig pathologischen LASÈGUEschen Zeichen (unter 45°) ist es das erheblich ausladende Becken und eben die typische Ischiaszwanghaltung. Unbeeinflußbar weiterbestehende oder sofort rezidivierende lumbale Blockierungen sind verdächtig. Schließlich ist der »painful arc« (Schmerzbogen) nach CYRIAX Zeichen einer nichtartikulären Störung. Dabei empfindet der Patient meist schon am Anfang der Rumpfbeuge einen Schmerz, den er wie einen Widerstand mit einer Ausweichbewegung (zur Seite) überwinden kann. Danach ist die weitere Vorbeuge oft ohne Schmerz möglich, so daß sogar der Finger-Boden-Abstand Null betragen kann. Beim Aufrichten kommt es in derselben Höhe wieder zur Ausweichbewegung. Interessanterweise können wir dieses Phänomen unterdrücken, wenn wir den Patienten abstützen (oder er sich selbst abstützt), d. h., wenn wir die Anspannung der Rückenstrecker und damit den Druck auf die Bandscheiben vermindern. Diese Patienten haben daher keinen Schmerz beim abgestützten Vorbeugen im Sitzen, selbst bei gestreckten Beinen nicht. Seltener finden wir einen Schmerzbogen bei der LASÈGUEschen Probe, der dann ebenso für

eine Bandscheibenläsion spricht wie ein schmerzhafter Federungstest bei fehlender Blockierung und fehlender Druckdolenz der Bogengelenke. Ein wertvoller Hinweis ist der Schmerz beim Lagewechsel während der Bettruhe, vor allem beim Umdrehen.

Der diskogene Kreuzschmerz spricht auf Traktionen an und kann meistens durch Periduralanästhesie ausgeschaltet werden, was die Diagnose bestätigt.

8.1.1.10. Kombinierte Läsionen

Die eben beschriebenen einzelnen Formen von Lumbago kommen in reiner Form natürlich nur selten vor. Meist handelt es sich um Kombinationen verschiedener Ursachen, wobei einmal dieser und ein anderes Mal jener Faktor überwiegt. Das ist sicher kein Zufall. Alle Strukturen, die sich an der Entstehung des Kreuzschmerzes beteiligen, hängen nämlich auf das engste zusammen. So hat eine Iliosakralblockierung oft auch eine lumbosakrale Blockierung zur Folge, oft auch eine Koxalgie und einen schmerzhaften Darmbeinkamm. Die Koxalgie führt zu einer Hyperlordose, diese wiederum zu einem Dornfortsatzschmerz und sehr häufig zu einem schmerzhaften Darmbeinkamm. Dabei müssen wir stets zu erkennen versuchen, welche Störung als primär anzusehen ist und welche augenblicklich im Vordergrund steht.

Zur Illustration folgenden Fall:

Frau J. F., geb. 1906, leidet bei Adipositas mit erheblicher Lendenlordose und abgeschwächter Bauchmuskulatur, seit 1957 an Kreuzschmerzen, die damals sehr heftig nach einer Vorbeuge begannen. Bei der ersten Untersuchung 1962 bestand eine Beckenverwringung, und zwar rechts(!) nach dorsal mit Lumbosakralblockierung. Die erste Kontrolluntersuchung zeigte ein schmerzhaftes Steißbein, das zweimal rezidivierte. Danach typische Koxalgie. In den folgenden Jahren rezidivierend: Koxalgie, Lumbosakralblockierung, Steißbeinschmerz, Dornfortsatzschmerz L_5, seit 1968 auch Iliosakralblockierung. Im Laufe der Jahre nach Krankengymnastik und Gewichtsreduktion langsame Besserung, aber von Zeit zu Zeit behandlungsbedürftig.

Es ist allerdings nicht häufig, so verschiedene Störungen im Bereich der Lendenwirbelsäule und des Beckens bei einem Patienten zu finden. Die verschiedenen Störungen bestehen meist nicht gleichzeitig, sondern treten im Verlauf der Behandlung auf, insbesondere, wenn diese eine längere Zeit beansprucht.

Wir sehen auch, daß die verschiedenen Störungen, die Kreuzschmerz verursachen können, nicht dazu dienen sollen, möglichst viele Typen zu unterscheiden, sondern nur deshalb genannt werden, weil sie eine klar umrissene Pathogenese besitzen, die ja dann eine differenzierte und gezielte Therapie ermöglicht. Diese wiederum ermöglicht uns, zeitsparend zu arbeiten und Schritt für Schritt alle, auch die verborgenen Elemente der Pathogenese, zu erkennen und therapeutisch zu beeinflussen.

8.1.2. Schmerzen im Bereich der Brustwirbelsäule

Das klinische Bild ist hier einförmiger als beim Kreuzschmerz. Dies hängt auch damit zusammen, daß nicht verschiedene Segmente in ein kleines Gebiet des Rückens einstrahlen. Dagegen spielt hier die Differentialdiagnose gegenüber inneren Erkrankungen eine wichtige Rolle. Rückenschmerzen können nämlich durch Übertragung aus den Eingeweiden hervorgerufen werden. Umgekehrt können natürlich von der Brustwirbelsäule ausgehende Schmerzen in das Gebiet von Eingeweiden ausstrahlen und deren Schmerzbild vortäuschen.

Auch in pathogenetischer Hinsicht besteht hier ein enger Zusammenhang: Viszerale Störungen führen zu muskulärer Fixation des entsprechenden Bewegungssegments und diese zur Blockierung.

Ähnlich wie bei der Lumbago können wir auch in der Thorakalregion eine Gruppe von *Schmerzen* unterscheiden, die *lediglich unter Belastung* auftreten, während der Befund im Ruhezustand unauffällig ist. Auch hier handelt es sich um eine muskuläre Insuffizienz, deren häufigste Ursache eine Fehlsteuerung der Muskulatur ist. Eine typische Kombination ist ein Rundrücken mit verkürztem M. pectoralis, abgeschwächten unteren Schultergürtelfixatoren, nach vorn gezogenen Schultern und einem Hypertonus der oberen Schultergürtelfixatoren (s. 7.5.2.). Besonders bei älteren Patienten müssen wir dabei auch an die Osteoporose denken, im Adoleszentenalter wiederum an die juvenile Osteochondrose.

Funktionsstörungen der Brustwirbelsäule sind meist sekundär entstanden, entweder reflektorisch von Erkrankungen eines inneren Organs oder von einer primären Störung der Wirbelsäule in der Zervikal- oder Lumbosakralgegend her ausgelöst. So führt eine Störung in der unteren Halswirbelsäule nach Maigne häufig zu einer Dorsalgie in Höhe von Th_5 oder Th_6.

Der Patient lokalisiert seine Schmerzen am häufigsten zwischen die Schulterblätter oder unter ein Schulterblatt und klagt oft über Schmerzen beim Atmen. Dabei strahlen die Schmerzen mitunter gürtelförmig rund um den Brustkorb oder in den Leib aus, weshalb sie der Kranke oft auf die Eingeweide bezieht. Dadurch entstehen die verschiedensten viszeralen Schmerzbilder, die irrtümlicherweise oft als interne Erkrankungen interpretiert werden. Ein gürtelförmig ausstrahlender Schmerz wie bei der »Interkostalneuralgie«, der sich beim Atmen akzentuiert, kann als Pleuritis mißdeutet werden. Die Schmerzen, die in die Segmente Th_3 bis Th_5 links ausstrahlen, werden leicht als »pektanginös« verkannt, besonders wenn sie bis zum Sternum ausstrahlen. Schmerzen kaudaler gelegener Bewegungssegmente können in die Magen-, Gallen- oder Nierengegend ausstrahlen. Ebenso wie bei Viszeralschmerzen, die in den Rücken einstrahlen, wird es auch hier oft notwendig sein, den Internisten zu Rate zu ziehen. Wir müssen nämlich bedenken, daß gerade die diagnostischen Fehleinschätzungen vertebragener Schmerzen als interne Erkrankung hinter manchen therapeutischen »Wundererfolgen« der Manipulationstherapie stehen können.

Die Symptomatik wurde bereits in 4.2.4. beschrieben. An dieser Stelle ist nur noch zu betonen, daß sich die Schmerzen durch Wirbel- und Rippenblockierungen sehr ähneln können. Das ist verständlich. Die Wirbelblockierung schließt nämlich die Funktionsstörung der Rippe ein, denn die Rippe hat nur die Wahl, entweder dem blockierten Wirbel in der Bewegung zu folgen oder sich mit den übrigen Rippen zu bewegen (Atmung). In beiden Fällen muß es zu einer Dysfunktion in den transversokostalen oder kostovertebralen Gelenken kommen.

Die Blockierung im Bereich des thorakolumbalen Übergangs wurde schon als häufige Ursache einer Lumbago hervorgehoben. Infolge von ausgedehnten Verspannungen im Bereich der Rückenstrecker kann sie zu Schmerzen zwischen und unterhalb der Schulterblätter führen, die nach Lösung dieser Blockierung sistieren.

Wir wollen noch daran erinnern, daß eine Läsion der 12. Rippe bei Männern einen Ausstrahlungsschmerz ins Skrotum durch Übertragung über den N. pudendus bewirken kann. Die Blockierung der 7. Rippe kann Schmerzhaftigkeit des Processus xiphoideus und auch Schmerzen im Bereich des Plexus solaris auslösen. Häufiger ist jedoch dieser Schmerz Folge von schmerzhafter Verspannung der Bauchmuskulatur, wobei meist gleichzeitig auch der Oberrand der Symphyse druckschmerzhaft ist. Blockierungen der weiter kranial gelegenen Rippen Th_3 bis Th_6 können Schmerzen in der sternokostalen Synchondrose hervorrufen. Das TIETZE-Syndrom mit Prominenz der Rippen-Knorpel-Grenze ist in seiner funktionellen Beziehung unklar.

Die *Therapie* stützt sich natürlich auf die pathogenetische Diagnose. Beschränkt sich die Störung auf den dynamischen motorischen Stereotyp, dann genügt die Krankengymnastik. Da die von der Brustwirbelsäule ausgehenden Schmerzen in der Mehrzahl sekundär sind, wird oft die Behandlung der Halswirbelsäule bzw. des thorakolumbalen Übergangs und des Beckens entscheidend sein. Ausnahmen bilden die steife Thorakalkyphose, die ihrerseits die Lendenwirbelsäule und insbesondere die obere Halswirbelsäule in eine lordotische Fehlhaltung zwingt und dann eine intensive Behandlung einschließlich Selbstmobilisation erfordert, und Blockierungen in der untersten Brustwirbelsäule – mit dem häufigen Spasmus des M. psoas (KUBIS) –, die oft von entscheidender Bedeutung für die Lendenwirbelsäule und das Becken sind. Neben der Manipulation spielen auch hier gezielte Infiltrationen, Nadelungen und postisometrische Relaxation verspannter Muskeln, insbesondere bei Maximalpunkten, eine große Rolle. Dafür eignen sich die oberflächlich gelegenen Transversokostalgelenke sehr gut wie auch periostale Maximalpunkte. Sehr wirksam ist auch die Infiltration des Lig. interspinale. Bei Hypermobilität ist dies die Therapie der Wahl. Die Therapie der Brustwirbelsäule folgt selbstverständlich den Prinzipien der Reflextherapie, wie sie in 1.1. beschrieben wurden. Das therapeutische Vorgehen unterscheidet sich hier aber von den übrigen Abschnitten durch die größere Rezidivneigung. Dafür kann etwas häufiger manipuliert werden als in der Hals- und Lendenwirbelsäule. Allerdings ist bei rezidivierendem Schmerz im Bereich der Brustwirbelsäule häufig eine Hypermobilität vorhanden, die nicht mit Blockierungsrezidiven verwechselt werden darf.

8.1.3. Schmerzen im Bereich der Halswirbelsäule

Die Klinik der eigentlichen Nackenschmerzen ist im Vergleich zum Kreuzschmerz relativ einfach. Dagegen ist die Klinik der vertebragenen Störungen in der Zervikalgegend – das sogenannte Zervikalsyndrom – wesentlich komplizierter als die Lumboischialgie. Die Verhältnisse beim Nackenschmerz sind allerdings topisch nicht so eindeutig wie beim thorakalen Schmerz, weil hier Ausstrahlungen in entfernte Segmente vorkommen. Das gilt vor allem für die Hyperalgesiezonen und die Schmerzen der Schultergegend. Hier handelt es sich gewissermaßen um ein Prädilektionsgebiet von Projektionsschmerzen, von Maximalpunkten und Hyperalgesiezonen. Es entspricht nach HANSEN und SCHLIACK dem Segment C_4. Diese Autoren erklären diese Vorzugslokalisation, die auch bei den verschiedenen viszeralen Erkrankungen in Erscheinung tritt, durch afferente Fasern des N. phrenicus, der im Segment C_4 seinen Ursprung hat. Dazu ist allerdings zu bemerken, daß die von den Kopfgelenken ausgehenden Schmerzen ebenfalls in dieses Gebiet einstrahlen können. Dabei mag der überaus häufige Hypertonus des M. levator scapulae und des oberen Anteils des M. trapezius eine Rolle spielen. Auch die vegetative Innervation begünstigt die Schmerzausstrahlung. Wir erinnern an den sogenannten oberen Quadranten, d. h. eine Hälfte des Gesichts und Nackens, die obere Extremität und den oberen Anteil des Brustkorbs einer Seite, die alle von den vegetativen Zentren im oberen Brustmark über das Ganglion stellatum versorgt werden. Heute erscheinen uns funktionelle Verkettungen in diesem Bereich allerdings wichtiger als diese vorwiegend anatomische Deutung. Es ist also in der Zervikalgegend durchaus möglich, daß ein von den Kopfgelenken ausgehender Schmerz in die Schultergegend ausstrahlt, und umgekehrt kann ein Schmerz auch aus der unteren Halswirbelsäule, ja sogar aus der obersten Brustwirbelsäule in den Hinterkopf ausstrahlen. Dabei kann im Akutstadium sogar die Beweglichkeit im Schultergelenk, insbesondere aktiv, eingeschränkt sein.

Hier sei noch der Ausstrahlungsschmerz paramedian in Höhe von Th_5 oder Th_6 nach MAIGNE erwähnt. MAIGNE beobachtete häufig bei radikulären Syndromen der Segmente C_6 bis C_8, daß der Patient einen Spontanschmerz in Höhe von Th_5 oder Th_6 empfindet. Dieser kann auch durch Druck auf die Halswirbelsäule in der Supraklavikulargrube

und durch Druck paravertebral in Höhe des Dornfortsatzes von Th_2 ausgelöst werden. Ein ähnlicher Schmerz wurde auch peroperativ bei Reizungen zervikaler Bandscheiben hervorgerufen.

Wie in den übrigen Abschnitten der Wirbelsäule können wir auch hier eine Gruppe von Kranken unterscheiden, bei denen der Schmerz lediglich unter Belastung auftritt und wobei muskuläre Fehlsteuerungen eine bedeutende Rolle zu spielen pflegen. Wir finden dann meist einen vorgeschobenen Hals und nach vorn gezogene Schultern, oft sind die vorderen tiefen Halsmuskeln abgeschächt und die oberen Fixatoren des Schultergürtels wieder hyperton. Dieser Hartspann kann überhaupt die eigentliche Ursache des Schmerzes sein (»tension headache« – »Spannungskopfschmerz«).

Der chronische Hartspann des M. levator scapulae und des oberen Anteils des M. trapezius führt dann oft zu Blockierungen, und zwar am häufigsten in den Segmenten C_2 bis C_4, wo diese Muskeln inserieren (WOLFF). Noch wichtiger ist vielleicht die Hochatmung und die Verspannung der Mm. scaleni.

Die häufigste Ursache von Nackenschmerzen sind natürlich Blockierungen im Bereich der Halswirbelsäule, die genau diagnostiziert werden müssen. Während eine Hyperalgesiezone im Dermatom C_4 unspezifisch ist, so ist sie im Bereich der Kopfgelenke weitgehend spezifisch. Wir erkennen sie dicht hinter dem Processus mastoideus, unter oder vor dem Ohrläppchen. Auch in der mittleren Halswirbelsäule entspricht die Hyperalgesiezone gut der Höhe des blockierten Segments.

Eine Sonderstellung nimmt das klinische Bild des akuten Schiefhalses ein. Die Beschwerden treten oft nach Bettruhe (in ungünstiger Lage), nach einer plötzlichen Kopfbewegung oder nach einer Autofahrt mit offenem Fenster auf. Der Patient klagt über meist einseitige Nackenschmerzen, die in die Schulter und / oder gegen das Hinterhaupt ausstrahlen, sowie über Nackensteife.

Bei der Untersuchung finden wir nicht

nur eingeschränkte Beweglichkeit, der Kopf ist meist zur Seite geneigt und rotiert. Neigung und Rotation zur gegenüberliegenden Seite sind weitgehend eingeschränkt, aber auch Vor- und Rückbeuge sind schmerzhaft. Die häufigste Ursache ist eine Blockierung im Segment $C_{2/3}$, nur selten $C_{1/2}$ oder $C_{3/4}$. Es ist jedoch wichtig zu beachten, daß meist noch ein weiteres Segment schmerzhaft blockiert ist; am häufigsten $C_{5/6}$, mitunter Okziput / Atlas und am zervikothorakalen Übergang. Der typischste Schmerzpunkt ist die laterale Kante des Dornfortsatzes von C_2 auf der konvexen Seite. Man beachte auch den Schmerzpunkt medial vom oberen Schulterblattwinkel im Verlauf des mittleren Anteils des M. trapezius: Er kann ein Zeichen eines drohenden zervikobrachialen oder Wurzelschmerzes sein.

Die *Therapie* beginnen wir mit Hilfe der isometrischen Traktion im Liegen oder Sitzen. Danach folgt vorsichtige Mobilisation des Segments $C_{2/3}$. Jetzt untersuchen wir von neuem, um noch weitere Blockierungen genau festzustellen, die dann schon auf übliche Weise behandelt werden können. Wenn dann noch Muskelverspannungen weiterbestehen, insbesondere im mittleren Anteil des M. trapezius, werden diese behandelt (mit Hilfe der postisometrischen Relaxation).

Es gibt kaum *viszerale Störungen*, die direkt Schmerzen im Bereich der Halswirbelsäule hervorrufen. Darin unterscheidet sie sich von der Brust- und sogar von der Lendenwirbelsäule. Allerdings strahlen viele viszerale Affektionen in die Schultergegend ein, kardiale Schmerzen sogar in die linke obere Extremität. Wie in den anderen Abschnitten der Wirbelsäule müssen wir auch zervikal mitunter bei einfacher schmerzhafter Blockierung an einen Tumor oder einen Bandscheibenvorfall denken. Ja, unter Umständen kann ein Schiefhals mit Zwangshaltung des Kopfes ein Zeichen eines okzipitalen Druckkonus bei intrakranieller Drucksteigerung sein. Derartige Fälle sind schon in 4.10. beschrieben worden. Über den seltenen Fall eines chronisch verlaufenden

schmerzhaften Schiefhalses auf Grund eines Bandscheibenvorfalls wollen wir hier noch berichten:

Der Patient O. K., geb. 1926, Elektromechaniker, klagte über Nackenschmerzen seit 1959. Sie strahlten in den Hinterkopf und die Arme aus und bedingten eine typische Zwangshaltung, die morgens besonders deutlich war. Seit 1961 in unserer Behandlung, war immer nur ein vorübergehender Erfolg zu erzielen. Deshalb wurde er Anfang 1962 in die Klinik aufgenommen. Es bestand ein HORNERsches Syndrom links und eine Zwangshaltung des Kopfes mit Rechtsdrehung. Die Beweglichkeit der Halswirbelsäule war besonders nach links eingeschränkt. Es fanden sich ausgedehnte paravertebrale Muskelverspannungen und Hyperalgesiezonen im Zervikalbereich. An den oberen Extremitäten bestand eine allgemeine Hyporeflexie, die im Segment C_7 rechts am deutlichsten war. Die Röntgenaufnahme zeigte eine kyphotische Haltung, eine erniedrigte Bandscheibe C_5 / C_6, den Atlas in Anteflexionsstellung und gegenüber den Hinterhauptkondylen ein wenig rechts stehend und eine relative Rechtsrotation von C_6 gegenüber C_7. Bei der Luftmyelographie fanden wir einen auffallend breiten dorsalen und ventralen Epiduralraum im Zervikalkanal. Deshalb war die Luftfüllung sehr schmal und in Höhe der Bandscheibe C_5 / C_6 unterbrochen.

Angesichts des therapeutischen Fehlschlags wurde auf Grund dieses myelographischen Befundes die operative Behandlung empfohlen, und am 12.3.1962 wurde die Exstirpation der Bandscheibe C_5 / C_6 nach der Technik von CLOWARD in der neurochirurgischen Klinik von Prof. KUNC in Prag ausgeführt. Der Zustand des Kranken besserte sich bald nach der Operation.

Eine weitere Ursache rezidivierender schwerer Blockierungen der Halswirbelsäule im Kindesalter ist eine beginnende Muskeldystrophie, besonders vom skapulohumeralen Typ. Wieder ein Fallbeispiel:

Der Kranke K. J., geboren 1953, hatte eine unauffällige Familienanamnese. Bis zum Alter von 10 Jahren litt er wiederholt an eitrigen Tonsillitiden.

Im November 1967 wachte er eines Morgens mit intensiven Nackenschmerzen auf und konnte den Kopf nicht drehen. Die Schmerzen waren rein lokal und gingen nach Traktion zurück. Schon nach wenigen Monaten rezidivierten die Schmerzen und sprachen nun nicht mehr auf Traktion an. Auch jegliche andere Therapie blieb erfolglos, einschließlich der klinischen Behandlung an der orthopädischen Klinik in Bratislava im Dezember 1968. Erst nach Manipulationsbehandlung im März 1969 ließen die Spontanschmerzen nach, die Beweglichkeit der Halswirbelsäule blieb jedoch eingeschränkt, und jede heftige Bewegung des Kopfes rief Schmerzen hervor. Hin und wieder stellten sich Nackenschmerzen während der Nacht ein. Um die Ursache dieses Zustandes aufzuklären, insbesondere um einen intraspinalen Tumor auszuschließen, wurde der Kranke am 22. 7. 1969 in die neurologische Klinik der Hygienisch-Medizinischen Fakultät der Karlsuniversität Prag aufgenommen.

Der objektive klinische Befund erbrachte, daß Rotation und Seitneigung zwischen Atlas und Axis beidseitig blockiert, die Reflexe C_5 und C_6 beidseitig abgeschwächt waren. Sonst ergab sich (zunächst!) kein gröberer neurologischer Befund. Auch die Hilfsuntersuchungen einschließlich der Röntgenuntersuchung der Halswirbelsäule und der Pneumomyelographie blieben negativ. Es fand sich lediglich eine leichte Pleiozytose im Liquor.

Um eine Ursache für die hartnäckige Blockierung von Atlas und Axis zu finden, richteten wir bei der Kontrolluntersuchung am 12. 8. 1969 unser Augenmerk auf die Muskulatur. Es zeigte sich eine hochgradige, rechtsseitig stärkere Muskelverkürzung im oberen Anteil des M. trapezius und eindeutige, wenn auch leichte Atrophien im Schultergürtelbereich, rechts stärker als links. Die elektromyographische Untersuchung deckte nun tatsächlich enge Aktionspotentiale und eine vermehrte Polymorphie der Aktionspotentiale auf.

Die hochgradige Muskelverkürzung, die (noch diskreten) Muskelatrophien und der elektromyographische Befund waren für das Initialstadium einer progressiven Muskeldystrophie vom skapulohumeralen Typ charakteristisch. In frühen Stadien mit noch geringen Muskelatrophien können die hochgradigen Verkürzungen des oberen Trapeziusanteils bei Kindern auf die Myopathie hinweisen. Sonst sind starke Muskelverkürzungen (Verspannungen) auch ohne Myopathie eine sehr wesentliche Ursache von Rezidiven. Das gilt ebenso für die extrapyramidale Rigidität.

Ein wichtiges diagnostisches und therapeutisches Problem ist das Auftreten eines *Torticollis spasticus* bei einem Patienten mit einem schmerzhaften Schiefhals. Daß ein primärer Torticollis spasticus auch Nackenschmerzen verursacht, ist leicht zu verstehen. Es ist jedoch wichtig zu wissen, daß vereinzelt banale Nackenschmerzen durch einen extrapyramidalen Schiefhals kompliziert werden können. Dies ist besonders am Anfang gar nicht leicht zu erkennen. Meist handelt es sich um Patientinnen um das 50. Lebensjahr, die psychisch und vegetativ labil sind und bei denen ein schmerzhafter Schiefhals jeweils nach scheinbar erfolgreicher Therapie mehrere Male rezidiviert, wobei nicht nur der Schmerz, sondern vor allem die Zwangshaltung rezidivieren oder sich sogar verstärken kann. Wenn wir an diese diagnostische Möglichkeit denken, erkennen wir sie daran, daß erstens auf der Seite, zu der sich der Kopf dreht, der M. splenius capitis angespannt ist und auf der Gegenseite der M. sternocleidomastoideus, zweitens stellt sich auch nach einer »erfolgreich« ausgeführten Manipulation die Zwangshaltung binnen weniger Minuten wieder ein, und drittens fühlen wir den recht intensiven Zug der Muskulatur, die den Kopf wieder in die Zwangshaltung zu bringen sucht, wenn wir den Kopf des Patienten mit der Hand passiv in der Mittelstellung halten wollen, wobei der Patient keine wesentlichen Schmerzen empfindet.

Sobald wir das erkannt haben, ist jede weitere manuelle Behandlung oder auch Reflextherapie erfolg- und sinnlos, denn es muß durch die muskuläre Rigidität zu Rezidiven kommen.

Wir erinnern noch einmal daran (s. 4.9.), daß unter Umständen ein akuter Schiefhals bei vegetativ labilen Patienten ein klinisches Bild hervorrufen kann, das einer *meningealen Blutung* ähnelt.

Die *Therapie* richtet sich nach den Grundsätzen der Reflextherapie, wobei sie an der Halswirbelsäule besonders dankbar und erfolgreich ist.

Natürlich muß jeder Rückenschmerz differentialdiagnostisch abgeklärt sein, bevor irgendwelche Therapie erwogen werden kann. In der überwiegenden Mehrzahl handelt es sich aber um vorwiegend funktionelle Störungen in den Gelenken, der Muskulatur und der Statik. Mit diesen beschäftigten wir uns, und deren Klinik und Therapie sollte dieses Kapitel beleuchten.

8.2. Wurzelsyndrome

Die Wurzelsyndrome haben eigentlich als erste Krankheit die Aufmerksamkeit der Medizin auf die Wirbelsäule als Krankheitsfaktor gelenkt. Die operativen Behandlungserfolge der Wurzelsyndrome bei Bandscheibenvorfällen erweckten breites medizinisches Interesse an der Wirbelsäule.

Zu Anfang dieses Kapitels sei noch einmal betont: Ein Ausstrahlungsschmerz im Segment allein genügt nicht für die Diagnose eines Wurzelsyndroms, weil schmerzhafte Affektionen tiefgelegener Strukturen dieselben Schmerzbilder im Sinne des HEAD-schen Übertragungsschmerzes hervorrufen können. Diese Verwechslung ist nämlich die Hauptursache fehlerhafter Diagnosen. Als Wurzelsyndrom kann lediglich eine Erkrankung mit neurologischen Ausfallserscheinungen und in der Regel mit Ausstrahlungsschmerzen bis in die Zehen anerkannt werden.

Aus diesem Grund diagnostizieren wir nur ausnahmsweise ein vertebragenes (diskogenes) Wurzelsyndrom außerhalb der Extremitäten, also am Rumpf, obwohl auch hier häufig Schmerzen vorkommen, die im Segment ausstrahlen. Anders stehen die Dinge in bezug auf Wurzelsyndrome durch Rückenmarkskompression bei Neubildungen und Spondylitiden oder bei Zosterganglionitis. Wir werden uns also lediglich mit den Wurzelsyndromen an den Extremitäten befassen.

Wurzelsyndrome sind meist durch eine mechanische Kompression und Irritation hervorgerufen und stellen eine Komplikation vertebragener Störungen dar. In diesem Sinn handelt es sich bei ihnen um eine ernstere Erkrankung als bei den reinen Rückenschmerzen und den reflektorischen vegetativen und pseudoradikulären Störungen. Da die Wurzelsyndrome somit nicht allein auf einer Funktionsstörung beruhen, ist hier auch die Therapie schwieriger.

8.2.1. Wurzelsyndrome an den unteren Extremitäten

Sie stellen eine sehr charakteristische nosologische Einheit dar, deren häufigste Ursache der Bandscheibenvorfall ist.

8.2.1.1. Anamnestische Hinweise

Natürlich gelten hier die meisten in 4.1. beschriebenen Kriterien der Anamnese vertebragener Störungen. Deshalb beschränken wir uns jetzt auf einzelne spezielle Fragen. Bekanntlich geht dem Wurzelsyndrom oft der Kreuzschmerz voraus. Dieser kann sich wiederholen und unter Umständen schon Jahre vorher auftreten. Zweifellos handelt es sich bei manchen dieser Lumbagoattacken um inzipiente Bandscheibenläsionen (s. 8.1.1.9.). Trotzdem ist es fraglich, ob es sich bei den meisten dieser Patienten schon von Anfang an um Bandscheibenvorfälle handelt. Eine Funktionsstörung ist natürlich in allen Fällen vorhanden. Es ist ein charakteristischer Verlauf, wenn bei einem Lumbagorezidiv radikulär ausstrahlende Schmerzen – oft mit gleichzeitigen Mißempfindungen und sogar leichten Lähmungserscheinungen – auftreten. Dieser Schmerz kann entweder plötzlich ins Bein einschießen oder sich schleichend steigern. Er verstärkt sich in den meisten Fällen beim Husten und Niesen und kann sogar durch einen Hustenstoß oder Niesen ausgelöst werden.

Es gibt jedoch Fälle, in denen dem Wurzelschmerz keine Lumbago vorausgeht. Meist stellen sich dabei die Schmerzen schleichend ein und werden lediglich im Bein empfunden. Hier ist es oft schwierig, den auslösenden Mechanismus und die Abhängigkeit der Schmerzen von Belastung, Lage usw. zu erkennen. Manchmal treten die

Kreuzschmerzen erst zusätzlich auf. Diese Anamnese läßt dann eine echte Wurzelkompression vermuten. Dagegen kann es sich bei der üblichen Anamnese mit Kreuzschmerzen, die eines Tages in die untere Extremität einzustrahlen beginnen, lediglich um einen reflektorischen Ausstrahlungsschmerz oder um eine Kombination mit einem Wurzelschmerz handeln.

Die Abhängigkeit von Witterungseinflüssen, Infekten usw. besteht hier wie bei den übrigen vertebragenen Erkrankungen.

8.2.1.2. Allgemeine Symptomatik

Einleitend sei noch einmal betont, daß Schmerzausbreitung in einem Segment noch nicht dazu berechtigt, auf einen Wurzelschmerz zu schließen, zumal der unspezifische, pseudoradikulär segmentale Schmerz viel häufiger ist als der echt radikuläre (s. 2.9.). Wir sollten daher mit der Diagnose des Wurzelschmerzes zumindest sehr zurückhaltend sein, solange keine neurologischen Ausfälle bestehen, und uns bemühen, auch die feinsten Zeichen echter neurologischer Ausfälle zu erkennen. Die Allgemeinsymptome hängen dagegen mit der Reaktion auf den Durareiz des Bandscheibenvorfalls (Tumors) zusammen und sind Ausdruck des Schmerzes. In schweren Fällen beobachten wir eine skoliotische Zwangshaltung mit hochgradigen paravertebralen Verspannungen, die auf der konvexen Seite ausgeprägter sind. Die Lendenlordose ist meist abgeflacht. Die Ursache des mächtigen Hartspanns der Muskulatur ist die charakteristische »Ischiasskoliose«, bei der im Unterschied zur Skoliosierung, z. B. bei der Bekkenverwringung, der Schwerpunkt des Kopfes und der des Schultergürtels nicht über der Mitte des Beckenrings liegt, die Skoliose also dekompensiert ist (Abb. 330). Infolgedessen ist dann die Konkavseite der Skoliose und damit die tiefere Taille auf der dem Hüftausladen entgegengesetzten Seite zu finden. In diesem Zustand kann das Gleichge-

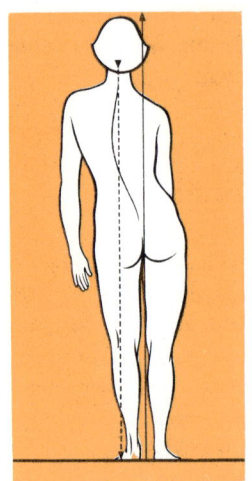

Abb. 330 Typische Ischiaszwangshaltung (»Ischiasskoliose«) mit Überhang

wicht nur mit Hilfe eines mächtigen Muskelhartspanns aufrechterhalten werden.

Ursächlich dürfte die Skoliose und die Abflachung der Lordose als reflektorische Entlastungshaltung zu erklären sein, die eine maximale Erweiterung des Foramen intervertebrale bewirkt. Deshalb ist die Skoliose häufiger zur schmerzhaften Seite konvex. Es gibt allerdings auch Ausnahmen, bei denen die Lordose völlig normal bleibt und bei denen sogar die Vorbeuge (auch im Sitzen) gesperrt und die Skoliose zur nicht schmerzhaften Seite gerichtet ist. DE SÈZE erklärt diesen Umstand damit, daß der Bandscheibenvorfall in diesen Fällen ganz von lateral her auf die Wurzel drückt.

Ein weiteres, den meisten radikulären Syndromen der unteren Extremitäten gemeinsames Symptom ist das LASÈGUESCHE Zeichen, das hier auch beim gleichzeitigen Anheben beider Beine positiv bleibt. Dieser Schmerz wird bei der Dorsalflexion des Fußes noch weiter gesteigert (BRAGARD).

8.2.1.3. Einzelne Wurzelsyndrome

Eine praktische Bedeutung haben lediglich die Wurzelsyndrome L_4, L_5 und S_1. Das *Syndrom L_4* ist seltener als L_5 und S_1. Bei diesem Wurzelsyndrom strahlen die Schmerzen über die ventrale Oberschenkelfläche zum Knie und dann über die Vorderfläche des Schienbeins zum Innenknöchel und manchmal medial zur großen Zehe aus. In der entsprechenden Zone kann außerdem eine Hypästhesie (Hypalgesie) bestehen. Die motorischen Ausfallssymptome bestehen in Abschwächung des Iliopsoas (Knie heben im Sitzen), in Abschwächung, Hypotonie und eventuell auch in einer Atrophie des M. quadriceps und in einer Abschwächung des Patellarsehnenreflexes. Das LASÈGUEsche Zeichen ist meist nur wenig ausgeprägt, denn die Wurzel L_4 (N. femoralis) verläuft ventral von der Hüftgelenkachse. Deshalb besteht hier meist der »umgekehrte« LASÈGUE, zu dessen Prüfung wir in Bauchlage die Hüfte hyperextendieren bei gleichzeitig gebeugtem Knie. Dabei empfindet der Patient mit Wurzelsyndrom L_4 einen intensiven Schmerz. Diese Untersuchung ist zwar bei Verkürzung des M. iliopsoas und des M. rectus femoris ebenfalls schmerzhaft, die Schmerzverteilung verhält sich aber zum echten »umgekehrten« LASÈGUE ungefähr so wie der Pseudo-LASÈGUE zum eigentlichen LASÈGUEschen Zeichen. Außerdem ist die Verkürzung der genannten Muskeln meistens symmetrisch. Das Wurzelsyndrom L_4 wird besonders leicht verkannt, weil die Schmerzausstrahlung weniger markant und die LASÈGUEsche Probe oft negativ ist, außerdem wegen der Möglichkeit einer Verwechslung mit der Koxalgie, die ebenfalls im Segment L_4 ausstrahlt. Das ist so bedaulich, weil das Wurzelsyndrom L_4 von allen am besten auf manuelle Therapie anspricht.

Beim *Wurzelsyndrom L_5* verläuft der Ausstrahlungsschmerz an der Außenseite des Oberschenkels und anterolateral auf dem Unterschenkel (wie ein Generalsstreifen) entlang und strahlt dann über den Fußrücken zur großen Zehe und manchmal noch zur zweiten und dritten Zehe aus. Im entsprechenden Bereich finden wir eine Hypästhesie (Hypalgesie). Wir möchten betonen, daß bei diesem Syndrom eine Reflexab-schwächung nicht erkennbar sein muß (der nicht konstante Tibialis-posterior-Reflex soll für L_5 charakteristisch sein). Der am häufigsten abgeschwächte Muskel (»Kennmuskel«) ist der M. extensor hallucis longus, und deshalb untersuchen wir bei diesem Syndrom immer die Dorsalflexion der großen Zehe. Ein ebenso empfindliches wie zuverlässiges Zeichen ist eine Abschwächung des M. extensor digitorum brevis. Wir tasten diesen Muskel vor dem Außenknöchel während der aktiven Dorsalflexion der Zehen und vergleichen Größe und Spannung auf beiden Seiten (VÈLE). Nicht selten ist der M. tibialis anterior abgeschwächt (Dorsalflexion des Fußes). Der Hackengang ist dann beeinträchtigt, da der Patient auf der kranken Seite den Fuß und die Zehen weniger heben kann (»Signe du talon«).

Das *Wurzelsyndrom S_1* zeigt einen Schmerzverlauf und Hypästhesie über die Dorsalfläche des Ober- und Unterschenkels zum Außenknöchel und am Außenrand des Fußes entlang zur vierten und fünften Zehe. Muskelabschwächungen finden sich vor allem im M. triceps surae, und zwar besonders im lateralen Anteil. Der Achillessehnenreflex ist herabgesetzt oder erloschen. Weiterhin sind beide Mm. fibulares (Anheben des äußeren Fußrandes) und die Glutäalmuskulatur abgeschwächt. Diese ist hypoton, und die Glutäalfalte steht dementsprechend tiefer. Besonders bei diesem Syndrom finden wir die VALLEIXschen Punkte druckschmerzhaft. Durch die Abschwächung des M. triceps surae ist der Zehengang auf der schmerzhaften Seite erschwert. Ein noch empfindlicheres Zeichen ist die Synkinese der tiefen Zehenbeuger, wenn der Patient sein Gewicht etwas nach vorn verlagert, ohne sich auf die Spitzen zu stellen. Normalerweise kommt es zu einer symmetrischen Flexion der Zehen, die bei Wurzelläsion S_1 einseitig abgeschwächt ist (VÈLE).

Wie wir schon unter 2.9. hervorgehoben, kompliziert sich die Symptomatik des Wurzelschmerzes oft genug mit der des Kreuzschmerzes und seiner Ausstrahlung.

8.2.1.4. Probleme der Diagnose

Wie schon in 2.1. erklärt wurde, kann auf Grund des klinischen Bildes allein nicht entschieden werden, auf welcher Ursache die Wurzelkompression beruht. Nehmen wir an, es handele sich um einen Bandscheibenvorfall, dann kann nicht einmal seine Lokalisation aus dem klinischen Bild eindeutig bestimmt werden. Ein Grund dafür liegt in den Übergangsfasern der Wurzeln (s. 2.9.). Dies wird jedoch meist durch den gleichzeitigen pseudoradikulären Ausstrahlungsschmerz korrigiert. Ein weiterer Grund, warum die Lokalisation schwierig sein kann, ist die verschiedene Richtung der Prolapse. Diese können weit lateral ins Foramen intervertebrale vorquellen oder paramedian oder median liegen. Angesichts der Divergenz der Wurzeln in der Cauda equina ist es leicht zu verstehen, daß ein weit lateral gelegener Prolaps die Wurzel des gleichen Segments, während ein medial gelegener Vorfall eine Wurzel, die um einige Segmente tiefer aus dem Wirbelkanal austritt, bedrängen kann. So bewirkt die Bandscheibe L_4 gewöhnlich eine Kompression der Wurzel L_5, bei einem paramedianen Vorfall komprimiert sie die Wurzel S_1 und nur im Falle eines sehr lateral gelegenen Vorfalls die Wurzel L_4. Ein völlig median gelegener Prolaps bewirkt bei genügender Größe meist eine Kaudakompression mit Sphinkterlähmung.

Man sollte annehmen, daß in diesen Fällen die röntgenologischen Kontrastmittelverfahren eine große Hilfe sein können. Dies trifft oft zu, muß aber nicht so sein. Bei der Perimyelographie als der am meisten angewandten Methode besteht eine Fehlerquelle darin, daß sich der Epiduralraum von L_4 kaudalwärts verbreitert, weshalb kleinere und weit lateral gelegene Vorfälle den Duralsack nicht unbedingt deformieren müssen. Wenn wir dann die Wurzelscheiden nicht zur Darstellung bringen, kann der Vorfall ohne erkennbare Veränderungen bleiben. Andererseits kommt es bei fortgeschrittenen degenerativen Veränderungen und verschmälerten Bandscheiben zur Faltenbildung des Anulus fibrosus, die sich dann in den Wirbelkanal vorwölbt. Es können auch einmal mehrere Vorfälle bestehen, wobei nur ein einziger von klinischer Bedeutung ist. So kommt vielleicht ein bedeutungsloser Vorfall oder eine Vorwölbung, beispielsweise der Bandscheibe L_4, gut zur Darstellung, während ein für die Beschwerden verantwortlicher lateraler Vorfall von L_5 unserer Diagnose wegen des breiten Epiduralraums entgeht. Hier bringt die Epidurographie mit wasserlöslichen Kontrastmitteln eine Hilfe, weil sie direkt den Epiduralraum und zum Teil auch die Wurzelscheiden zur Darstellung bringt. Auch die Dikographie kann pathologische Befunde veranschaulichen, doch ist zu bedenken, daß deren Ergebnisse überall pathologisch sind, wo degenerative Veränderungen bestehen, und daß wir dann nie wissen, welcher der zahlreichen pathologischen Befunde klinische Bedeutung hat. Der während der Diskographie ausgelöste Schmerz in der betreffenden Bandscheibe kann von größerer diagnostischer Bedeutung sein als der röntgenologische Befund. Unter diesen Umständen werden von vielen Neurochirurgen folgende Erwägungen angestellt:

Da mindestens 95 % aller klinisch manifesten Bandscheibenvorfälle in den letzten zwei Zwischenwirbelräumen vorkommen, genügt es, bei typischen Wurzelsyndromen L_5 oder S_1 mit einem Schnitt auf die Bogenwurzel des Wirbels L_5 einzugehen und von hier aus das Zwischenwirbelforamen oberhalb und unterhalb dieser Bogenwurzel operativ zu untersuchen.

Anders stehen die Dinge bei der *Kaudakompression*. Sie wird meist durch einen medianen Massenprolaps und nicht selten von einer der oberen Lendenbandscheiben verursacht. Hier kann man allein auf Grund des klinischen Befundes oft nicht einmal annähernd die Höhenlokalisation bestimmen, und eine Kontrastmitteluntersuchung (Myelographie oder Epidurographie) ist dann unerläßlich.

Zum Schluß sollten wir die häufigste Ur-

sache oder Mitursache der nicht(nur) diskogenen Wurzelkompression erwähnen: den
engen lumbalen Spinalkanal. In typischen
Fällen äußert er sich durch die charakteristische radikuläre Klaudikation, bei der *radikulär* ausstrahlende Schmerzen den Patienten
zwingen, stehenzubleiben und eine Hock-
stellung einzunehmen. Im Röntgenbild sehen wir in der Seitenansicht die kurzen Bogenwurzeln und die engen Zwischenwirbel-
kanäle und im ap-Bild einen verringerten
Abstand zwischen den unteren Gelenkfortsätzen, die »schwalbenschwanzförmig« verlaufen. Das souveräne Verfahren ist hier
allerdings die Computertomographie.

8.2.1.5. Therapie

Auch in therapeutischer Hinsicht sind die
schweren Wurzelsyndrome an den unteren
Extremitäten das größte Problem. Im Akutstadium ist natürlich absolute Ruhe indiziert. Der muskuläre Hartspann sorgt ja
schon in einer antalgischen Zwangshaltung
für Ruhigstellung. Wir können dieses Bestre-
ben des Körpers unterstützen, wenn wir den
Patienten so lagern, daß er entspannen kann,
ohne die Entlastungshaltung aufzugeben (s.
7.9.1.). Dazu gehört außerdem die Verabreichung von Medikamenten. An erster Stelle
stehen unserer Meinung nach immer noch
die Salizylate, weil sie neben der analgischen noch eine therapeutische antiödema-
töse Wirkung besitzen. Auf Station können
wir eine Mischung von Salizylaten, Prokain,
Koffein, evtl. auch mit Brom intravenös, ver-
abreichen. Wenn der Patient zu Hause liegt,
ist ein peroraler Salizylstoß praktischer. Es
ist in diesem Stadium zu vermeiden, daß der
Kranke wegen einer Injektion oder einer anderen therapeutischen Maßnahme das Haus
verlassen und sich etwa noch zu Fuß oder in
Straßenbahnen strapazieren muß. Natürlich
können auch Butazolidinpräparate angewendet werden, wenn keine Kontraindikation
besteht.

Wenn absolute Ruhe im Akutstadium allgemein akzeptiert wird, wie steht es dann

mit der manuellen Therapie in dieser Zeit?
Falls wir dabei eine artikuläre Funktionsstörung erkennen können – oft handelt es sich
um Blockierungen im Iliosakral- oder Lumbalbereich –, lohnt sich ein Behandlungsver-
such immer. Blockierungen in entfernten
Schlüsselregionen, besonders in den Kopfgelenken und im thorakolumbalen Übergang,
sollten immer gelöst werden. Im Gegensatz
zur Lumbago mit drohendem Bandscheibenprolaps ist das Risiko bei einem bereits voll-
entwickelten Wurzelsyndrom gering, falls
wir nicht unzulässig Gewalt anwenden oder
direkt Fehler begehen. Wenn wir also ohne
Gewaltanwendung verriegeln und die Mobilisation in einer schmerzfreien Richtung
ausführen können, ist sie auch im Akutstadium durchaus indiziert und kann, wenn der
Fall günstig liegt, die Schmerzen schlagartig
bessern.

Ist die Manipulationsbehandlung nicht
möglich oder bessert sie den Schmerz nur
ungenügend, dann ist an erster Stelle die
Wurzelinfiltration geboten. Bei den schwersten Fällen mit unerträglichen Schmerzen
ist sie eigentlich die erste Hilfe und ein Eingriff, der in den meisten Fällen auch die intensivsten Schmerzen lindert. Es sollte
eigentlich nie notwendig sein, zur Morphiumspritze zu greifen, wenn wir die Technik der Wurzelinfiltration bzw. der epidur-
alen Infiltration nach Cyriax (s. 6.10.)
beherrschen. Alkaloide sind oft gerade bei
diesen Schmerzen wenig wirksam, und bei
chronischem Verlauf droht dann die Gewöhnung.

Selbst wenn keine Blockierung besteht,
ist bei Wurzelsyndromen die Traktionstherapie indiziert, wenn der Traktionstest
Schmerzlinderung bringt. Im Akutstadium
führen wir sie schonend mit den Händen am
Krankenbett aus, wobei der Patient auf dem
Rücken oder auf dem Bauch liegen kann, ja
nachdem, welche Stellung ihm angenehmer
ist. Die Traktion in Rückenlage hat den Vorteil, daß sie in Kyphose ausgeführt werden
kann. In Bauchlage dagegen ist die besonders schonende postisometrische Traktion

sowie auch das PERLsche Gerät möglich und
für das Akutstadium geeignet. Bei der sehr
wirksamen rhythmisch-intermittierenden
Traktion kann sich der Patient in Bauchlage
besser festhalten (s. 6.6.1.).

Obwohl wir also die Manipulation und
die Traktion im Akutstadium versuchen sollen, bleibt die absolute Ruhe bei richtiger
Lagerung die Hauptsache. Ausgenommen
sind davon Patienten, die wegen der Schmerzen nicht ruhig liegen können und sich nur
durch gewisse Bewegungen Erleichterung
verschaffen können.

Ausnahmsweise gibt es allerdings Kranke,
die wir wegen unerträglicher, unbeeinflußba-
rer Schmerzen frühzeitig, d. h. im Akutstadium, operieren lassen müssen.

In der Folgezeit, wenn das Akutstadium
überstanden ist, gilt es vor allem die gestörte
Funktion wiederherzustellen. Dazu gehört
auch die Beseitigung von Blockierungen in
den entsprechenden Bewegungssegmenten.
Hier bewährt sich natürlich auch die manuelle Therapie. Allerdings können wir ihre
Wirkung bei Vorliegen einer echten Wurzelkompression durch den Bandscheibenvorfall
niemals voraussagen. Ein günstiger Erfolg
spricht dafür, daß in der betreffenden Krank-
heitsphase die Blockierung die entscheidende Rolle spielte und daß die pseudoradikuläre Komponente überwog. Bleiben die
Ergebnisse unbefriedigend, müssen wir daraus schließen, daß die mechanische Kompression durch die Bandscheibe im Vordergrund steht. Hier ist dann die Traktion oft
sehr wertvoll. Sie kann bei guter Verträglichkeit in kürzeren Abständen (auch täglich
und öfter) wiederholt werden. Sogar schonende Dauertraktion im Bett kann günstig
sein. Wir erinnern daran, daß Blockierungen
der Lendenwirbelsäule und des Beckens oft
die Ursache sind, wenn der Patient die Traktion nicht verträgt. Um so wichtiger ist es
dann, diese zu beseitigen. Auch die forcierte
Flexion ist sehr wirksam, wenn sie gut vertragen wird.

Auch die übrigen Mittel der Reflextherapie kommen jetzt zur Geltung. Die größte

Bedeutung besitzen die gezielten Infiltrationen der Wurzel und der Maximalpunkte.
Um ihre reflektorische Wirkung ausüben zu
können, sollten sie frühestens nach sechs Tagen wiederholt werden. Tägliche Wurzelinfiltrationen, wie sie REISCHAUER empfiehlt,
sind sicher nicht gerechtfertigt. Auch die Infiltrationstherapie wird nur dann wiederholt,
wenn der Patient günstig darauf reagiert. Bei
floriden Hyperalgesiezonen der Haut ist es
mitunter günstiger zu quaddeln, als die Maximalpunkte oder die Wurzel zu infiltrieren.
Eine schmerzhafte Interdigitalfalte im betreffenden Segment lohnt den Versuch,
diese zu infiltrieren oder zu nadeln. Das
schmerzhafte Fibulaköpfchen als Ansatzpunkt des M. biceps femoris spricht besonders günstig auf postisometrische Relaxation
an, ebenso der schmerzhafte M. piriformis
(sofern keine Blickierung im Segment $L_{4/5}$
besteht). Daneben sind physiotherapeutische
Maßnahmen, besonders die diadynamischen
Ströme (BERNARD) und reflektorisch wirkende Massagen (Bindegewebsmassage), angebracht.

Außer der gezielten Reflextherapie empfehlen wir in diesem Stadium als unterstüt-
zende Pharmakotherapie analgetisch-sedie-
rende Mischungen und Vitamine, besonders
B_1 und B_{12}.

Noch wichtiger ist das allgemeine Bewegungsregime, d. h., wie weit Bewegung erlaubt oder sogar vorgeschrieben werden
kann. Wie bereits betont wurde, ist es in diesem subchronischen und chronischen Stadium unser Ziel, die Funktion wiederherzustellen, d. h., eine normale Bewegung zu
ermöglichen. Darum erlauben und empfehlen wir Bewegung, soweit sie nicht schmerzhaft ist. Der Patient muß aber auch weiterhin diejenigen Bewegungen oder Lagen
meiden, die für ihn schmerzprovozierend
sind. Darum kann es vorkommen, daß wir
dem Patienten Spaziergänge empfehlen, obwohl er noch arbeitsunfähig ist, beispielsweise dann, wenn er bei seiner Arbeit sitzen
muß und gerade das Sitzen nicht verträgt. In
diesem Stadium werden wir auch meist Lok-

kerungsübungen anraten, wie sie in 7.9.2. beschrieben werden.

Mit dem eigentlichen aktiven Heilturnen beginnen wir erst, wenn die genaue Muskelfunktionsprüfung nicht mehr durch Schmerzen verhindert wird und wenn bei den Übungsbewegungen kein Schmerz mehr einen analgischen Stereotyp erzwingen kann, wenn also der Patient nicht mehr substituieren muß. Wir untersuchen dann, ob eine wesentliche muskuläre Fehlsteuerung besteht, die geeignet wäre, Rezidive zu verursachen.

Durchaus nicht selten kompliziert sich die Rekonvaleszenz nach abgelaufenen Wurzelsyndromen (auch nach Operation) durch Residualzustände. Sie können den Verlauf sehr verzögern, wenn man sie nicht erkennt und gezielt behandelt. An erster Stelle stehen Schmerzen in der Wade, die häufig mit quälenden Krämpfen einhergehen. Die häufigste Ursache ist ein blockiertes und (oder) schmerzhaftes Fibulaköpfchen sowie Blokkierungen der Fußgelenke, insbesondere des Talokruralgelenks und der Tarsometatarsalgelenke II bis IV. Bei Blockierung (s. 4.3.7.) ist die manuelle Behandlung indiziert, bei reiner Schmerzhaftigkeit (Maximalpunkt) die Infiltration (Nadelung) oder die postisometrische Relaxation. Weiterhin sei das Hüftgelenk – die funktionelle Koxalgie – genannt, der Steißbeinschmerz und der schmerzhafte Sitzbeinhöcker, der durch postisometrische Relaxation der ischiokruralen Muskulatur oder durch Infiltration (Nadelung) behandelt wird.

Unser therapeutisches Rüstzeug wurde durch diese verschiedenen gezielten Maßnahmen zweifellos wesentlich bereichert und ist daher wirksamer geworden. Trotzdem gibt es Fälle, die jeder konservativen Therapie trotzen und bei denen wir deshalb die operative Behandlung des Bandscheibenvorfalls empfehlen müssen. Wir können dann eine Operation auch deshalb mit gutem Gewissen befürworten, weil tatsächlich alle Möglichkeiten der konservativen Therapie bereits ausgeschöpft wurden. Dadurch vergrößert

sich nämlich auch die Wahrscheinlichkeit, daß wirklich ein Bandscheibenvorfall vorliegt. Die Ergebnislosigkeit der Manipulationstherapie trotz technischen Gelingens und das Rezidivieren der Blockierungen, das der Prolaps erzwingt, oder auch das Weiterbestehen der Wurzelschmerzen trotz der nun normalen Beweglichkeit der Lendenwirbelsäule stützen die Diagnose des Vorfalls.

Die wesentlichste Indikation für einen operativen Eingriff ist also die Ergebnislosigkeit dieser konservativen Therapie. Es ist aber wichtig, daß die Behandlung mit der Operation nicht als abgeschlossen angesehen werden darf. Wir müssen vielmehr auch postoperativ die Funktionsstörungen der Wirbelsäule und der Muskulatur weiter behandeln. Die Operation vermag ja nur den Bandscheibenvorfall zu beseitigen, wenn dieser zum absoluten Hindernis für den Erfolg der konservativen Therapie geworden ist, aber nicht mehr. Nach Wegfall dieser Komplikation wird die Behandlung fortgesetzt, die die Funktion der ganzen Wirbelsäule normalisieren soll. Wir konnten wiederholt beobachten, daß das Ergebnis einer Operation auch nach gelungener Entfernung des Bandscheibenvorfalls nicht befriedigend war, weil auch danach Blockierungen, z. B. der Iliosakralgelenke, weiterbestanden. Natürlich spielt besonders bei operierten Patienten die Krankengymnastik eine hervorragende Rolle.

Von manchen Autoren, insbesondere von Neurochirurgen, wird die Meinung vertreten, daß Paresen eine zwingende Operationsindikation seien. Dazu ist zu betonen, daß ein gewisser Grad von Parese, d. h. Abschwächung, Hypotonie und sogar Atrophie gewisser Muskelgruppen mit herabgesetzten oder sogar erloschenen Eigenreflexen und erhöhter idiomuskulärer Reizbarkeit, zum klinischen Bild des echten Wurzelsyndroms gehört. Diese neurologischen Ausfälle sind ja sogar das Kriterium, um den radikulären Schmerz vom pseudoradikulären zu unterscheiden. Die Paresen gehen auch regelmäßig nach Abklingen der Schmerzen zurück, auch wenn das einige Monate dauern kann. Die Frage muß heißen: *Wann* ist angesichts von Paresen eine Operation indiziert? Die Antwort lautet: Nur, wenn die Paresen trotz energischer Therapie *fortschreiten*. Auch hierfür kann der Test nach der manuellen Behandlung Hinweise geben. Wir können nämlich manchmal unmittelbar nach der Manipulation eine Verbesserung der Muskelkraft und vereinzelt sogar einen wieder stärker auslösbaren Reflex beobachten, was dann sehr für die Rückbildungsfähigkeit dieser Parese spricht. Natürlich müssen wir Kranke mit deutlichen Lähmungserscheinungen sorgfältig beobachten, um im Fall weiterer Progredienz rechtzeitig operieren zu können.

Als Illustration folgt die Falldarstellung der Patientin V. J., Zahnärztin, geb. 1914. Im Jahr 1946 und 1948 litt sie an Depressionen. 1949 erkrankte sie an Wurzelschmerzen in der rechten oberen Extremität. Seit 1955 litt sie wiederholt an Lumbago und wurde deshalb 1956· in der neurologischen Klinik von Prof. HENNER in Prag stationär behandelt. Am 23.2.1958 hatte sie einen leichten Autounfall, bei dem sie einen heftigen Schmerz in der Lendengegend verspürte. Dieser Schmerz ging zwar in wenigen Tagen zurück, es tauchten jedoch danach Schmerzen auf, die über die Vorderfläche der Oberschenkel in die Knie einstrahlten. Am 6.3. steigerten sich die Schmerzen derart, daß sie erneut in die Klinik aufgenommen werden mußte.

Bei der klinischen Untersuchung ergab sich zu dieser Zeit ein deutlich positives LASÈGUEsches Zeichen auf beiden Seiten, der Patellarsehnenreflex war links abgeschwächt, und es bestand eine Hypotonie und Abschwächung des linken M. quadriceps. Dem entsprach auch eine Hypästhesie im Dermatom L_4 links.

Wir führten zunächst am 16.3. eine Manipulation im Segment $L_{3/4}$ aus. Das LASÈGUEsche Zeichen war am 18.3. links nur noch bei 65° positiv, aber der »umgekehrte« Lasègue war noch deutlich pathologisch. Am 19.3. zeigte sich nach dem einfachen Traktionstest eine Besserung der Kraft im linken M. quadriceps. Diese Besserung hielt an, und am 1.4. ließ sich auch der linke Patellarsehnenreflex besser auslösen. Am 11.4. war der linke Patellarsehnenreflex nur noch wenig schwächer als der rechte. Am 14.4. berichtete die Patientin über Krämpfe im linken M. quadriceps, der Patellarsehnenreflex war nunmehr symmetrisch. Im weiteren Verlauf stellte sich wieder eine Lumbago ein, und wir fanden eine Beckenverwringung. Die

Patientin wurde am 2.5.1958 geheilt entlassen. Inzwischen kam sie noch einige Male wegen einer Lumbago in Behandlung, die motorischen und sensiblen Störungen der Wurzelläsion von L_4 waren jedoch nie wieder nachweisbar.

Diese Erfahrung ist durchaus nicht vereinzelt und berechtigt uns dazu, solche Zustände unter den angeführten Voraussetzungen konservativ zu behandeln. Es gibt aber vereinzelt Fälle, in denen die Paresen in schwerster Form akut auftreten und den sofortigen operativen Eingriff erfordern, wenn überhaupt ein Erfolg erzielt werden soll. Es handelt sich dabei stets um die Paralyse der Dorsalflexion des Fußes, d.h. vor allem des M. extensor hallucis longus, des M. tibialis anterior und auch des M. extensor digitorum (longus) bei einem Wurzelsyndrom von L_5. Die Ausfälle treten nach heftiger Schmerzattacke binnen weniger Stunden massiv in Erscheinung, mitunter über Nacht. Dabei fühlt sich der Patient beim Erwachen subjektiv erleichtert, weil er die Schmerzen los ist. Wenn sich aber nicht innerhalb von 24 Stunden die aktive Beweglichkeit wieder zu zeigen beginnt, muß operiert werden, sonst kommt die Operation zu spät.

Die wichtigste absolute Indikation zur Operation ist zweifellos die *akute Kaudaläsion*, denn es ist eine allgemeine Erfahrung, daß die Blasen- und Mastdarmlähmung irreversibel werden kann, wenn nicht rechtzeitig operiert wird. Deshalb ist es entscheidend, diese Fälle schon im Anfangsstadium zu erkennen. Wir betonen das so, weil dieses Anfangsstadium leicht übersehen werden kann: Wenn es sich nämlich (noch) nicht um eine eindeutige Blasen- und Mastdarmlähmung handelt, dann verschweigen die meisten Patienten – zum Teil aus Scham, zum Teil weil sie nichts Schlimmes ahnen – die noch leichten Störungen der Sphinkterenfunktion. Es ist daher erforderlich, daß wir selbst die Kranken nach solchen Beschwerden gezielt befragen. Dazu sind wir als Ärzte verpflichtet, wenn der *Achillessehnenreflex beiderseitig herabgesetzt oder sogar erloschen ist*, weil das für eine Kaudaläsion charakteristisch ist.

Dabei fragen wir den Kranken vor allem, ob das Wasserlassen erschwert ist (verzögerte Miktion) oder ob er das Wasser nicht halten kann.

Es gibt allerdings vereinzelte Fälle, deren Kaudaläsion spontan zurückgeht. Es ist nämlich in der Praxis nicht immer möglich, sofort operieren zu lassen, weil wir vor der Operation eine Kontrastmitteluntersuchung zur Lokalisation des Prolapses ausführen müssen. So beobachteten wir eine Patientin, die wir wegen einer Harnretention der Luftmyelographie (ohne pathologischen Befund) unterzogen und die am Tag nach dieser Untersuchung spontan Wasser lassen konnte und sich dann schnell ohne chirurgischen Eingriff erholte. Meistens finden wir jedoch bei Kaudaläsionen Massenprolapse, und jede Verzögerung der Operation ist dann falsch.

Aus dem Gesagten wird wohl deutlich, daß die schweren Wurzelsyndrome der unteren Extremitäten das schwierigste therapeutische Problem darstellen, wodurch sich die Ausführlichkeit der Darstellung rechtfertigen dürfte.

8.2.1.6. Meralgia paraesthetica

Wir wollen diese Erkrankung hier kurz erwähnen, obwohl sie eigentlich nicht zu den Wurzelsyndromen gehört. Sie zeigt sich jedoch häufig bei Kranken mit einem lumboischiadischen Beschwerdebild, wenn sie auch mitunter selbständig auftreten kann. Die Kranken klagen über Dysästhesien mit Hypästhesie (Taubheit) im Innervationsgebiet des N. cutaneus femoris lateralis auf der lateralen Fläche des Oberschenkels in einem Bereich von der Ausdehnung einer Handfläche.

Diese Störung wird heute als Tunnelsyndrom, und zwar in der Lacuna musculorum, betrachtet, wobei es offenbar bei Hartspann des M. iliopsoas zu einer Bedrängung des Nervs kommt. Bekanntlich ist ein Psoashartspann ein sehr häufiges Begleitsymptom vertebragener Störungen im Thorakolumbalbe-

reich, und so ist es verständlich, daß bei adäquater Behandlung dieser Störung auch die Muskelverspannung zurückgeht und mit ihr auch die Bedrängung des Nervs beim Tunnelsyndrom. Ähnliches gilt auch für den M. iliacus. So beobachteten wir beispielsweise eine überraschend schnelle Besserung der Meralgie bei einem Arzt nach manueller Behandlung des Segments L_5 / S_1 bei Beckenverwringung.

8.2.1.7. Krämpfe in den Beinen, Fersensporn, »Fußschmerz«

Wie schon erwähnt, klagen zahlreiche Patienten besonders im Verlauf und in der Rekonvaleszenz von Radikulärsyndromen über *Krämpfe* im Fuß und in den Waden. Bei genauer Untersuchung findet man oft ein schmerzhaftes Fibulaköpfchen und noch häufiger Blockierungen im Bereich des Fußes, die wir mit dem GAYMANSschen Fußrotationsgriff (s. 4.3.8.) erfassen. Am häufigsten liegen die Blockierungsbefunde im Talokruralgelenk und am 2. bis 4. Tarsometatarsalgelenk.

Beim sogenannten schmerzhaften *Fersensporn* besteht eine erhöhte Spannung der Plantaraponeurose, die oft Folge einer Blockierung des unteren Sprunggelenks oder der Tarsometatarsalgelenke ist. Dort kann oft ein zweiter Schmerzpunkt palpiert werden. Die Blockierungen im Bereich des Fußes, Fibulaköpfchens, im Becken und in der Lendenwirbelsäule werden zuerst behandelt. Anschließend entspannen wir durch postisometrische Relaxation die Plantaraponeurose direkt (s. 7.7.). Wir können auch den Schmerzpunkt infiltrieren (nadeln).

Auch bei den häufigen »banalen« *Fußschmerzen* mit stärkerer Ermüdbarkeit werden wir durch die orientierende GAYMANSsche Probe, gefolgt von der gezielten Untersuchung der einzelnen Gelenke zu den Funktionsstörungen hingeleitet. Anschließend ist die Selbstbehandlung, vor allem mit einer Fußrolle, zu empfehlen.

8.2.2. Wurzelsyndrome an den oberen Extremitäten

Sie haben natürlich vieles mit den Wurzelschmerzen der unteren Extremitäten gemeinsam. Die typische Anamnese beginnt auch hier mit Nackenschmerzen, die wieder dem radikulären Syndrom vorausgehen. Unmittelbar vor dem Wurzelschmerz empfindet der Kranke oft Schmerzen in der Gegend des Schulterblatts. Im Unterschied zu den radikulären Schmerzen an den unteren Extremitäten ist hier der Schmerz viel häufiger während der Nacht sehr intensiv. Heftige Schmerzen beim Husten und Niesen sind dagegen selten. Trotzdem ist die Analogie so groß, daß auch von einem »oberen Kreuz« gesprochen wird.

8.2.2.1. Allgemeinsymptome bei Wurzelsyndromen an den oberen Extremitäten

Auch hier findet sich eine reflektorische Zwangshaltung mit Kontrakturen der paravertebralen Nackenmuskulatur. Die Wirbelsäule wird dabei ebenfalls meist kyphotisch gehalten und der Kopf von der schmerzhaften Seite weg geneigt und gedreht. Dadurch wird offenbar eine Erweiterung des Foramen intervertebrale erreicht.

In der Regel sind die ERBschen Druckpunkte – in der Supraklavikulargrube seitlich gegen die Wirbelsäule (Plexus brachialis) – schmerzhaft. In der Schultergegend bestehen ausgedehnte Hyperalgesiezonen und schmerzhafte muskuläre Verspannungen. Meist findet sich ein Maximalpunkt paravertebral in Höhe von Th_2 auf der Seite des Wurzelsyndroms. Als Analogie zum LASÈGUEschen Zeichen beobachtet man mitunter Schmerz bei Abduktion, Rückwärtsbeuge und Außenrotation des Armes.

Die Kopfdrehung und -neigung zur schmerzhaften Seite und die Rückbeuge sind begreiflicherweise meistens schmerzhaft, weil sie das Zwischenwirbelloch verengen, durch das die schmerzhafte Wurzel zieht. Allerdings zeigt sich häufig auch die Kopfvorbeuge als schmerzhaft, weil sie die Wurzel dehnt (FRYCKHOLM). Arbeiten von ADAMS und LOGUE (1971) zufolge ist das dann der Fall, wenn die Wurzeln einen (vom Halsmark her) deszendierenden Verlauf nehmen.

8.2.2.2. Einzelne Wurzelsyndrome

Ähnlich wie an den unteren Extremitäten beobachten wir Wurzelschmerzen fast ausschließlich im Bereich der letzten drei Zervikalsegmente. Wir sehen also in der Praxis vor allem die Wurzelsyndrome C_6, C_7 und C_8.

Beim *Wurzelsyndrom* C_6 verläuft der Schmerz an der Radialfläche der oberen Extremität entlang in den Daumen und Zeigefinger, manchmal bis zum Mittelfinger. In diesem Bereich besteht auch eine Hypästhesie. Diagnostisch sind die Sensibilitätsstörungen wie auch der Ausstrahlungsschmerz an den Fingern wichtiger als am Ober- und Unterarm. Der wichtigste Kennmuskel ist unserer Erfahrung nach der Pronator, dessen Kraftminderung auch ein abgeschwächter Radiopronationsreflex entspricht. Dieser wird durch einen Schlag auf den Processus styloideus radii von der Palmarseite her – nicht von radial wie der Styloradialreflex (Radiusperiostreflex) – ausgelöst. Wesentlich häufiger, als allgemein angenommen wird, findet sich eine Scapula alata. Sie wird bei der neurologischen Untersuchung leicht übersehen, wenn der Untersucher vor dem Patienten steht. Außerdem ist die übliche Untersuchungstechnik durch Abstützen gegen die vorgehaltenen Arme nicht immer geeignet. Es ist zuverlässiger, die Arme vorheben zu lassen und *abzuwarten*. Nach einer gewissen Latenz springt dann das Schulterblatt auf der erkrankten Seite hervor. Diese Probe sollte routinemäßig bei Verdacht auf ein Radikulärsyndrom an der oberen Extremität ausgeführt werden. Sie ist der Wurzel C_6 zuzuordnen.

Als warnendes Beispiel folgende Kasuistik:

Leistungssportler (Ringer) T. L., geb. 1941, war seit 1971 in unserer Behandlung wegen rezidivierender Nackenschmerzen, die mit seiner sportlichen Tätigkeit im Zusammenhang standen und auf manuelle Therapie gut ansprachen. Im Frühjahr 1973 wiederholte sich der Nackenschmerz. Der Patient kam jedoch nicht zur Behandlung, und die Schmerzen hielten an. Gegen Ende 1973 wurde sogar ein operativer Eingriff erwogen. Nach vorübergehender Besserung kam es nach Arbeitsantritt wieder zur Verschlechterung. Erst am 5.2.1974 wurde er uns mit der Diagnose »zervikobrachiales Syndrom« wieder zur Behandlung geschickt. Bei der Untersuchung bestand eine hochgradige Scapula alata, der Pronatorreflex war linksseitig erloschen. Dabei bestanden Rotationsblockierungen bei $C_{2/3}$ nach links und bei $C_{5/6}$ nach rechts, die ohne Schwierigkeit gelöst werden konnten. Wegen des Muskelbefundes erfolgte intensive krankengymnastische Betreuung. Im Laufe von 4 Monaten wurde eine deutliche Besserung erreicht, die Scapula alata war jedoch immer noch erkennbar.

Epikrise: Hier wurde ein schweres Wurzelsyndrom C_6 verkannt, weil die hochgradige Scapula alata einfach übersehen wurde.

Beim *Wurzelsyndrom C_7* verläuft der Schmerz über die Mitte der Dorsalfläche der oberen Extremität in die mittleren drei Finger, also maximal zum Mittelfinger, und dort besteht auch eine Hypästhesie. Der abgeschwächte Kennmuskel ist der M. triceps, dem eine Herabsetzung des Trizepssehnenreflexes entspricht.

Der Schmerz beim *Wurzelsyndrom C_8* verläuft an der Ulnarfläche des Ober- und Unterarms entlang zum 4. und 5. Finger, mitunter bis zum Mittelfinger. Im genannten Bereich finden wir eine Hypästhesie. Die abgeschwächten Kennmuskeln sind hier die langen Fingerbeuger, so daß der Händedruck kraftgemindert ist. Auch der Fingerbeugereflex ist abgeschwächt (bei Ulnarisparesen erhalten). Manchmal besteht auch eine Atrophie der kleinen Handmuskeln.

Die Innervationsgebiete der einzelnen Zervikalwurzeln überlappen sich also deutlich, insbesondere an den Fingern. Die Abschwächung bestimmter Muskeln ist im Bereich der oberen Extremitäten sehr häufig und ermöglicht bei gleichzeitiger Abschwächung der zugehörigen Eigenreflexe eine

sehr genaue Diagnose der betreffenden Wurzel. Besonders in der Zervikalregion zeigt der Test häufig eine Zunahme der Kraft und mitunter eine Steigerung des abgeschwächten Reflexes unmittelbar nach Manipulationsbehandlung.

8.2.2.3. Differentialdiagnose

Während bei den radikulären Syndromen an der unteren Extremität die Entscheidung, ob es sich um einen Bandscheibenvorfall handelt oder nicht, von größter Bedeutung ist, spielt sie in der Zervikalgegend eine untergeordnete Rolle. Ein Bandscheibenvorfall verursacht in der Zervikalgegend nur ausnahmsweise ein radikuläres Syndrom – viel eher eine Rückenmarkskompression. Dagegen ist die Abgrenzung der Wurzelsyndrome gegenüber den hier viel häufigeren pseudoradikulären zervikobrachialen Syndromen immer erforderlich, aber auch gegenüber peripheren Nervenläsionen, insbesondere der Parese der N. ulnaris und der Kompression des N. medianus im Karpaltunnel.

Die meist diffusen zervikobrachialen Syndrome weisen keine neurologischen Ausfallserscheinungen auf wie die Wurzelsyndrome, und es fehlt ihnen meist der monoradikuläre Schmerzverlauf. In der Therapie unterscheiden sie sich allerdings von den Wurzelsyndromen nicht viel. Allerdings sind Übergänge nicht selten, zumal sich sowohl radikuläre als auch pseudoradikuläre Syndrome durch Epikondylitiden und eine Schultersteife komplizieren können.

8.2.2.4. Differentialdiagnose zum Karpaltunnelsyndrom

Die Differentialdiagnose gegenüber der »Brachialgia paraesthetica nocturna« oder dem Karpaltunnelsyndrom, wie wir sie heute bezeichnen, soll hier beschrieben werden, weil es sich um eine sehr häufige Störung handelt, die vor einigen Jahren noch vielfach als vertebragen angesehen wurde. Dabei darf uns nicht einmal der Umstand irreführen, daß Schmerzen und Dysästhesien beim Karpaltunnelsyndrom mitunter in die ganze obere Extremität bis zur Schulter und Halswirbelsäule hinauf ausstrahlen können. Da sich außerdem das zervikobrachiale Syndrom mit dem Karpaltunnelsyndrom kombinieren kann, ist die Differentialdiagnose nicht immer einfach. Es ist aber zu betonen, daß jede allein auf die Wirbelsäule abzielende Therapie beim Karpaltunnelsyndrom wirkungslos bleibt.

Obwohl die genannten Umstände den Eindruck erwecken mögen, daß Verwechslungen von vertebragenen (radikulären) Dysästhesien mit dem Karpaltunnelsyndrom kaum zu vermeiden seien, ist dieses Syndrom doch recht charakteristisch. Zunächst verspürt der Patient die Taubheit in der Hand lediglich morgens, wobei die Hand vorübergehend auch kraftgemindert und »ungeschickt« ist. Dieser Zustand klingt rasch ab. Später wecken die Dysästhesien den Patienten aus dem Schlaf. Sie sind nicht von der Kopflage (Halswirbelsäule) abhängig, sondern von der Lage des Armes: Sie klingen ab, sobald der Patient den Arm herunterhängen läßt oder bewegt, wenn er also dessen Durchblutung verbessert. Da es sich um eine ischämische Störung des N. medianus handelt, fehlen bei genauerer Untersuchung die Dysästhesien und die Taubheit im kleinen Finger und der ulnaren Hälfte des 4. Fingers. Im Unterschied zum Wurzelsyndrom C_6 ist hier der M. abductor pollicis brevis abgeschwächt. Im fortgeschrittenen Stadium bestehen Dysästhesien und Schmerzen schließlich auch während des Tages weiter, und es kommt zu beträchtlichen Atrophien des Thenars. Die Beschwerden steigern sich stets, wenn der Patient längere Zeit den Arm heben muß, z. B. beim Stehen in der Straßenbahn.

Folgende Prüfungen bestätigen die Diagnose: Ein Heben des Armes in Rückenlage ruft schon nach wenigen Minuten die Dysästhesien hervor, nach der Messung des Blutdrucks klingen die Mißempfindungen nur langsam ab. Der Druck auf den N. medianus

im Karpaltunnel kann schmerzhaft sein, insbesondere wenn wir gleichzeitig eine volle Palmar- oder Dorsalflexion des Handgelenks ausführen.

KUBIS machte bei Melkern die Beobachtung, daß dieses Syndrom bei Blockierung des Daumensattelgelenks auftritt. Im Laufe der vergangenen Jahre konnten wir bei Karpaltunnelsyndromen regelmäßig feststellen, daß bei feinster Untersuchung der Verschiebung der einzelnen Karpalknöchelchen gegeneinander ein im Vergleich zur gesunden Seite erhöhter Widerstand besteht. Die pathogenetische Bedeutung liegt somit auf der Hand.

Therapeutisch bewährt sich nun in erster Linie die Wiederherstellung des Gelenkspiels zwischen den Karpalknöchelchen. Gleichzeitig müssen Blockierungen im Zervikothorakalbereich und vor allem an der ersten Rippe gelöst werden. An zweiter Stelle stehen Infiltrationen des Karpalkanals mit Lokalanästhetika bzw. Hydrokortison. Wenn diese konservative Therapie fehlschlägt, kommt die Operation in Frage. Unsere Befunde (LEWIT 1978) wurden von TLUSTEK und METZ (1980) bestätigt.

Die angeführten Tatsachen sind auch von theoretischer und pathogenetischer Bedeutung. Die Verdickung des Lig. transversum carpi, die man bei der Operation im Spätstadium der Erkrankung findet, ist kaum die primäre Ursache. Hier ist die schon im Frühstadium deutliche Funktionsstörung zu nennen, die in diesem Fall zu einer Kompression des N. medianus führt. Wir haben also ein Modell vor uns, in dem ein aus vielen Knöchelchen bestehender knöcherner Kanal seinen Inhalt komprimieren kann. Dies wäre folgendermaßen zu erklären: Die bewegliche Wand des Kanals muß sich den immer wechselnden Stellungen und Belastungen der Handwurzel anpassen, ohne seinen Inhalt dabei zu bedrängen. Das ist nur bei ungestörter Funktion der gelenkigen Verbindungen möglich. Eine Funktionsstörung kann deshalb zu einer Kompression führen. Etwas Ähnliches kann auch für Wirbelge lenk und Intervertebralforamen bei Berücksichtigung der Bandscheibe gelten.

8.2.2.5. Differentialdiagnose zur Ulnarisparese

Paresen des N. ulnaris können dem Wurzelsyndrom C_8 sehr ähneln. In beiden Fällen besteht die Hypästhesie oder Taubheit an der Ulnarseite der Hand, und dieselben Handmuskeln können abgeschwächt und atrophiert sein. Selbst Ausstrahlungsschmerzen sind kein sicheres Kriterium. Der Unterschied besteht vor allem im Erlöschen des Fingerbeugereflexes beim Wurzelsyndrom C_8, während er bei der Ulnarisparese erhalten bleibt. Die Hypästhesie greift beim Wurzelsyndrom meist auch auf den Unterarm über, bei der Ulnarisparese nicht, und die für den N. ulnaris typischen Teste sind beim Wurzelsyndrom nie so eindeutig. Aufschlußreich kann auch die Palpation des N. ulnaris in seiner Knochenfurche am Ellbogen sein, die bei Ulnarisparesen oft eine Verdickung der Nervenscheiden und eine beträchtliche Schmerzhaftigkeit erkennen läßt.

8.2.2.6. Therapie

Im Gegensatz zu Wurzelsyndromen der unteren Extremitäten stellen die Wurzelsyndrome der oberen Extremität bei weitem kein so schwieriges therapeutisches Problem dar, weil Bandscheibenvorfälle hier nur ausnahmsweise die Erkrankung verursachen. Deshalb ist die übliche konservative Therapie, die auf die Halswirbelsäule abzielt, hier sehr wirksam, und wir hatten in den Jahren 1956 bis 1962 bei 74 Fällen von Wurzelsyndromen der oberen Extremitäten nur vier Fehlschläge.

Wir beginnen dabei meist mit der gezielten Manipulation, wobei wir vom jeweiligen Befund an der Wirbelsäule ausgehen müssen. Wir würden also auch beim manifesten Wurzelsyndrom mit der Behandlung der Kopfgelenke beginnen, wenn dort ein Befund erhoben wird. Erst dann behandeln wir

lokal im betreffenden Segment. Bei der manuellen Therapie von Wurzelsyndromen müssen wir immer dem Schmerz ausweichen! Auch bei zervikalen Radikulärsyndromen ist die Kombination mit der Traktionstherapie viel wichtiger als beim einfachen pseudoradikulären Zervikalsyndrom, offenbar deshalb, weil es sich doch um eine mechanische Kompression handelt. Sehr gut bewährt sich auch die Infiltration des Ganglion stellatum (häufiger als Wurzelinfiltrationen) und die postisometrische Relaxation des paravertebralen Maximalpunktes, meist in Höhe von Th_2, wo der mittlere Anteil des M. trapezius verspannt ist, und bei schmerzhaftem ERBschen Punkt, wo es sich oft um eine Verspannung des M. scalenus handelt.

Die relativ seltenen resistenten Fälle erfordern eine Röntgenaufnahme in Schrägprojektion auf die Foramina intervertebralia. Wenn das eingeengte Foramen intervertebrale der schmerzhaften Wurzel entspricht, dann ist bei erfolgloser konservativer Therapie die verhältnismäßig schonende operative Erweiterung des eingeengten Foramens nach SCOVILLE indiziert. Entspricht die Schrägaufnahme dem klinischen Befund nicht, dann ist die Luftmyelographie indiziert, die uns einen möglichen Bandscheibenvorfall zur Darstellung bringt.

8.3. Vertebragene pseudoradikuläre und vegetativ-trophische Störungen

8.3.1. Zervikobrachiales Syndrom

8.3.1.1. Begriff

Im vorausgehenden Kapitel wurden zuletzt Wurzelsyndrome an den oberen Extremitäten besprochen. Wir halten es deshalb für zweckmäßig, gleich dort mit dem zervikobrachialen Syndrom anzuknüpfen.

Im Unterschied zu den pseudoradikulären Syndromen an der unteren Extremität ist es hier kaum möglich, einem Bewegungssegment ein klarumrissenes Syndrom zuzuordnen. Dies wird meist der beträchtlichen Mitbeteiligung vegetativer Reaktionen zugeschrieben. Diese ist allerdings auch bei echten radikulären Syndromen erheblich. Wichtiger erscheint uns die Verkettung mit einer Reihe von Störungen an der oberen Extremität, die dann das Krankheitsbild erheblich modifizieren. Es handelt sich dabei um Störungen im Bereich der Schulter, der oberen Thoraxapertur, der Epikondylen und an der Handwurzel.

8.3.1.2. Differentialdiagnose

Wir sprechen diagnostisch vor allem dann von einem zervikobrachialen Syndrom, wenn keine radikuläre Symptomatologie besteht und die Ausstrahlungsschmerzen im Arm im Vordergrund stehen. Die Grenzen zum eigentlichen Wurzelsyndrom können allerdings recht fließend sein: Es ist nämlich für die obere Extremität charakteristisch, daß auch echte Wurzelschmerzen diffus in die Nachbarsegmente irradiieren und mit erheblichen vegetativen Symptomen, Ödemen, Zyanose usw. einhergehen können. Wenn in diesen Fällen die radikuläre Symptomatik überzeugend ist, würden wir deshalb empfehlen, von Wurzelsyndromen mit Irradiation und vegetativen Störungen zu sprechen und den unbestimmteren Terminus des zervikobrachialen Syndroms den Fällen vorzubehalten, denen eine echte radikuläre Symptomatik fehlt.

Über die Differentialdiagnose gegenüber dem Karpaltunnelsyndrom wurde bereits berichtet (s. 8.2.2.4.). An dieser Stelle soll aber die Differentialdiagnose zum *stenokardischen Schmerz* kurz gestreift werden. Dieser strahlt ja oft über die Schulter in den linken Arm aus, und das Zervikalsyndrom kann andererseits in die Herzgegend einstrahlen. Als wichtigster Unterschied ist die Abhängigkeit von der körperlichen Anstrengung (Treppensteigen) beim echten stenokardischen Schmerz und von Belastung des Schultergürtels und vor allem von Lagerung und Kopfhaltung (z. B. im Bett) beim vertebragenen Schmerz zu nennen. Die Schmerzattacken beim stenokardischen Schmerz sind auch wesentlich kürzer als beim vertebragenen zervikobrachialen Syndrom. Trotz dieser anamnestischen Hinweise ist es natürlich unerläßlich, in jedem Fall bei dem geringsten Verdacht auf stenokardische Beschwerden eine kardiologische Untersuchung zu veranlassen. Eine Kombination von stenokardischen und zervikobrachialen Schmerzzuständen ist nämlich durchaus nicht selten, weil beide auf neurotrophischem Wege im gemeinsamen Segment C_7 eng miteinander verknüpf sein können. Daß Stenokardie und Affektionen im Schultergelenk häufig gleichzeitig vorkommen, ist in diesem Sinne sicher auch kein Zufall.

Ein anderes differentialdiagnostisches Problem liegt im sogenannten *Skalenussyndrom*. Unter verschiedenen Bezeichnungen wurde die Differenzierung in mehrere Syndrome versucht (kostoklavikuläres Syndrom, Syndrom der oberen Thoraxapertur usw.). Diese Syndrome werden allgemein als bedeutsam anerkannt, und ihre Beschreibung finden wir in den Lehrbüchern der Neurologie und Orthopädie. Beim Skalenussyndrom wird eine Kompression der kaudalen Anteile des Plexus brachialis und der Arterie angenommen. Diese ruft dann Schmerzen sowie Atrophien insbesondere im Bereich der Segmente C_7 und C_8 hervor. Beim Kostoklavikulärsyndrom steht die venöse Stauung im Vordergrund und äußert sich in Dysästhesien und Zyanose.

Die Ursache der Kompression des Plexus brachialis und der Gefäße wurde im Bestehen einer Halsrippe, an der der M. scalenus ansetzt, oder auch allein im Megatransversus von C_7, der die Skalenuslücke einenge, gesehen. Als sich diese Erklärung als nicht genügend stichhaltig erwies, wurde das vermeintliche Syndrom der Hypertrophie des M. scalenus oder einer engen Thoraxapertur zugeschrieben. Dementsprechend änderte sich auch die Operationstechnik von der ur sprünglichen Exzision der Halsrippe zur Skalenotomie. Es wurden verschiedene Teste angegeben: Beim Hyperabduktionstest verschwindet während der Hyperabduktion des Arms der Puls in der A. radialis, besonders wenn gleichzeitig der Kopf zur entgegengesetzten Seite gedreht wird. Dadurch soll die Kompression der A. subclavia im Schulterbereich bewiesen werden. Es zeigte sich jedoch, daß dieser Test in 68 % auch bei Gesunden positiv sein kann (zit. MUMENTHALER, SCHLIACK). Die übrigen Prüfungen sind genauso unsicher. Die typischsten »Skalenussyndrome« finden wir noch bei Tumoren im Bereich der oberen Thoraxapertur, wie beim PANCOAST-Tumor, bei Metastasen eines Mammakarzinoms, bei malignen Strumen usw.

Bereits die Zusammenstellung vieler verschiedener Ursachen, die mit einer Hypertrophie des M. scalenus endet, ist verdächtig. Noch bedeutsamer ist der Umstand, daß alle als Ursachen genannten Faktoren an und für sich bedeutungslose Anomalien sein können. Damit stimmt überein, daß die Kranken, bei denen solch ein Syndrom diagnostiziert wird, bis zur Erkrankung völlig gesund waren, obwohl die Halsrippe, der Megatransversus oder auch die enge Thoraxapertur schon von Jugend auf bestanden. Was hat sich also geändert? Es kann sich lediglich die Funktion verändert haben, wovon auch die Hypertrophie oder der Hartspann des M. scalenus zeugt. Ein Muskelhartspann tritt jedoch nicht ohne Ursache auf. Wenn wir also eine ernste organische Erkrankung wie Metastasen und ähnliches ausgeschlossen haben, dann liegt die Hauptursache von Funktionsstörungen dieses Gebiets einschließlich des Hartspanns der Mm. scaleni vor allem in Funktionsstörungen des Bewegungssystems. Dort finden wir in diesen Fällen auch regelmäßig Funktionsstörungen. Wenn wir dann diese Funktionsstörungen adäquat behandeln, geht auch das Beschwerdesyndrom wieder zurück. In Anbetracht dieser Tatsachen und unserer Erfahrungen erscheint uns deshalb die Berechtigung einer nosologischen Einheit »Skalenussyndrom« fraglich.

Wenn es sich nämlich um Kranke mit deutlichen Paresen handelt, sind diese bei Daumenballenatrophien vor allem dem Karpaltunnelsyndrom zuzuschreiben, bei Atrophien der Mm. interossei und des Hypothenar denken wir nach Ausschluß von Wurzelläsionen und der Ulnarisparese an erster Stelle an die zervikale Myelopathie. Am häufigsten handelt es sich jedoch um Dysästhesien ohne gröbere neurologische Ausfallerscheinungen. Dabei kann es sich wiederum um ein (leichtes) Karpaltunnelsyndrom und/oder die verschiedensten Funktionsstörungen des zervikothorakalen Übergangs und der ersten Rippe handeln. Pathogenetisch spielt dann auch der (sekundäre) Muskelhartspann der Mm. scaleni (s. 7.7.1.5.) tatsächlich eine Rolle. Als besonders häufig sind Blockierungen der ersten, aber auch der zweiten und dritten Rippe, ein Skalenushartspann und die dazu gehörende Hochatmung zu nennen. Dazu kommt häufig noch die Epikondylitis. Die genannten Funktionsstörungen können sich auf verschiedenste Weise kombinieren. So wird es verständlich, daß man ohne genaue Funktionsdiagnose jeder einzelnen Störung und deren pathogenetischer Analyse diesen Störungen recht ratlos gegenüberstand. Die Bedeutung der ersten Rippe, die oft nur Schulterschmerzen hervorruft, wird durch folgende Kasuistik illustriert.

Fall 1: Die 1926 geborene Krankenschwester berichtete am 21. 5. 1973, sie habe Schwellungen an den Händen, Schmerzen im Nacken und in der rechten Schulter, besonders nach Belastung. Die Beschwerden begannen nach einem Sturz aus 4 m Höhe. Sie war nicht bewußtlos und am nächsten Tag wieder zur Arbeit. Dazu traten Zyanose der Hände und Schwellungen auf, weshalb sie in neurologischer und angiologischer Behandlung war.

Bei der Untersuchung fanden wir leicht ödematöse Hände, der Trizepsreflex (C_7) war links etwas abgeschwächt. Im Vordergrund stand jedoch eine Blockierung der 1. Rippe rechts und bei $Th_{4/5}$. Nach Manipulationsbehandlung fühlte sie sich am 19.7. wesentlich gebessert und hatte keine Ödeme mehr. Es bestand noch eine leichte Blokkierung der 1. und auch der 2. Rippe rechts. Seitdem regelmäßige Kontrolluntersuchungen, die die anhaltende Besserung zeigten, von einer vorübergehenden Verschlechterung nach Sturz am 19. 11. 1973 abgesehen.

Fall 2: Der Kranke K. P., geb. 1946, Schweißer, ist in unserer Behandlung seit dem 25. 11. 1977. Damals klagte er über Schmerzen im Nacken und Hinterhaupt seit 1975, und zwar nach einer Prellung des Nackens durch einen Betonklotz. Die Kopfschmerzen dauerten mehrere Stunden, mindestens 3mal im Monat. Dabei bestanden auch Schmerzen zwischen den Schulterblättern und im Brustkorb auf der linken Seite.

Anamnestisch gab der Patient Anfälle von Bewußtlosigkeit in der Kindheit an, die dann sistierten.

Bei der ersten Untersuchung fanden wir bei Kopfrotation nach rechts eine Abweichung der Arme bei geschlossenen Augen nach links. Es bestand eine Blockierung von $C_{2/3}$ nach rechts, der 3. Rippe beidseits und der 4. Rippe links und von $Th_{8/9}$.

Therapie: Traktionsmanipulation $C_{2/3}$, Mobilisation der Rippen und Stoßmanipulation der 4. Rippe links und von $Th_{8/9}$.

Bei *Kontrolluntersuchung* am 22. 12. 1977 keine Kopfschmerzen, aber Schmerzen im Nacken und der linken Schulter und in der linken Hüfte. Im objektiven Befund bestand nun eine Blockierung von $C_{6/7}$ und der 3. Rippe links und eine Blockierung im lumbosakralen Segment. Alle diese Blokkierungen wurden gelöst.

Wir sahen den Patienten am 16. 1. 1979 wieder. Die Kopfschmerzen bestanden seit dem Sommerurlaub 1978, und auch Kreuzschmerzen. Diesmal bestand eine Blockierung von $C_{1/2}$ nach beiden Seiten und eine Iliosakralblockierung links. Wieder wurden die Blockierungen gelöst, aber die Kopfschmerzen bestanden bei der Kontrolluntersuchung am 30. 1. weiter. Wir fanden nun eine Blockierung $C_{0/1}$. Diese rezidivierte am 19. 3. 1979.

Der Patient kam wegen Kopfschmerzen wieder zur Behandlung am 14. 1. 1980, und wir lösten nun eine Blockierung von $C_{2/3}$.

Wir sahen dann den Patienten ein Jahr später am 30. 1. 1981 wegen Kopfschmerzen und Drucksensationen im Brustkorb. Die Kopfschmerzen bestanden seit Dezember 1980. Wieder bestand eine Blockierung von $C_{0/1}$ nach links und von $C_{2/3}$ nach rechts. Diesmal untersuchten wir die Mm. scaleni. Sie waren sehr verspannt, und nach postisometrischer Relaxation fühlte der Patient große Erleichterung. Wir begannen nun wegen bestehender Hochatmung mit der Atemgymnastik. Dann hielt die Besserung bis 1984 an. Im Januar in Behandlung wegen Schmerzen im Thoraxbereich und insbesondere im Brustbein. Der kardiologische Befund einschließlich Belastungs-EKG waren nega-

tiv. Deshalb seit Mai 1984 wieder in unserer Behandlung wegen Skalenusspasmus und Hochatmung. Schnelle Besserung bei krankengymnastischer Betreuung.

Dieser Fall ist aufschlußreich, weil erstens die Kopfschmerzen solange rezidivierten, bis wir die Skalenusverspannung erkannten und entsprechend behandelten. Zweitens deshalb, weil die Skalenusverspannung und Hochatmung vor allem Kopfschmerzen und Schmerz mit Druckempfindung im Thorax verursachten, was unserer Erfahrung nach häufiger der Fall ist als das Auftreten eines sogenannten Skalenussyndroms.

Blockierungen im Zervikothorakalbereich komplizieren nicht selten ein Karpaltunnelsyndrom und müssen dann zuerst behandelt werden (UPTON, McCOMAS, Lancet 1973).

8.3.1.3. Therapie

Die Therapie unterscheidet sich von der des Wurzelsyndroms nur dadurch, daß der Verlauf hier meist leichter ist, so daß wir nicht selten mit der manuellen Therapie allein Erfolg haben. Eine Ausnahme bilden Fälle mit schweren vegetativen Störungen, also mit Ödemen, starker Zyanose usw., weil sie Zeichen einer beträchtlichen vegetativen Labilität sind, und solche Fälle sind prognostisch immer ungünstig, allein schon deshalb, weil hier eine große Neigung zu vertebragenen Störungen und damit auch zu Rezidiven besteht. Hier müssen wir also die vegetativen Reaktionen pharmakologisch zu beeinflussen suchen und meist auch – zumindest versuchsweise – die Stellatumblokkade ausführen. Die bei diesem Syndrom sehr häufigen muskulären Fehlsteuerungen, die Hochatmung eingeschlossen, sind wichtige Indikationen für die Krankengymnastik.

8.3.2. Schulterschmerzen

8.3.2.1. Begriff

Wie schon bei der Behandlung der Nakkenschmerzen betont wurde, ist die Schultergegend (Dermatom C_4) eine bevorzugte

Region für Ausstrahlungsschmerzen, und deshalb werden auch die verschiedensten Leiden einschließlich innerer Krankheiten (Herz, Galle, Lunge) mitunter als Schulterschmerz empfunden. Die in den vorausgehenden Abschnitten behandelten radikulären und pseudoradikulären Zervikalsyndrome rufen regelmäßig auch Schmerzen in der Schultergegend hervor und können im Akutstadium auch die Beweglichkeit der Schulter, besonders die aktive Bewegung, einschränken. Sie sind also ebenfalls in die Differentialdiagnose des Schulterschmerzes einzubeziehen.

Dagegen werden die Schmerzen, die von der Schulter selbst herrühren, noch häufig unter dem Sammelbegriff der »Periarthritis humeroscapularis« zusammengefaßt, ohne dabei Störungen im eigentlichen Humeroskapulargelenk, im Bereich der Bursa subdeltocromialis usw. zu unterscheiden. Insbesondere die Schultersteife (»frozen shoulder«) wird in diesen Begriff miteinbezogen. Auf Grund der Untersuchungen von NEVASSIER, CYRIAX und DE SÈZE ist dieser vage Begriff der Periarthritis humeroscapularis unhaltbar geworden. Er ermöglichte ja auch keine gezielte Therapie. Wir wollen deshalb im folgenden versuchen, die Diagnose, Klinik und Therapie der einzelnen Strukturen, die Schulterschmerzen verursachen, soweit es möglich ist, systematisch zu behandeln.

8.3.2.2. Schmerzhaft bewegungseingeschränktes Humeroskapulargelenk – echte Schultersteife

Wir möchten mit den Affektionen des »eigentlichen« Schultergelenks, des Humeroskapulargelenks, beginnen. Die größte Bedeutung hat hier eine sehr charakteristische Erkrankung, die zu einer typischen Schultersteife (»frozen shoulder« der angelsächsischen Literatur) führt.

Dabei ist ein charakteristischer klinischer Befund zu erheben: In allen Stadien der Erkrankung, gleichgültig ob die Bewegungseinschränkung gering oder noch so ausgeprägt

ist, findet sich das Kapselmuster (CYRIAX) des Schultergelenks: Am stärksten eingeschränkt ist die Außenrotation, weniger die Abduktion und an dritter Stelle erst die Innenrotation.

Solange es noch möglich ist, den Arm bis zur Horizontalen zu abduzieren, erweist sich das Gelenkspiel als normal. Das ist ein Hinweis, daß es sich dabei nicht um eine Blokkierung handelt.

Der klinische *Verlauf* ist ebenfalls charakteristisch. Manchmal nach einem (geringen) Trauma, häufiger im Verlauf eines Zervikalsyndroms, beginnen intensive Schmerzen in der Schulter, die sich vor allem während der Nachtruhe (im Liegen) zur Unerträglichkeit steigern, so daß die Patienten tage- und wochenlang kaum schlafen können. Die Bewegungseinschränkung ist zunächst gering, kann jedoch im Verlauf von Wochen bis zur »Versteifung« führen. Das *erste Stadium* ist besonders schmerzhaft, und dabei bestehen oft mehr oder minder intensive vegetative Störungen im Bereich der ganzen oberen Extremität mit Zyanose, mitunter Ödemen, die dann auch mit dem nichtssagenden Terminus »Schulter-Hand-Syndrom« bezeichnet werden. Dieses Stadium dauert im Durchschnitt 4 Monate und ist für den Kranken äußerst quälend. Danach folgt das *zweite Stadium* der Schultersteife mit schon geringeren Schmerzen, in dem die Bewegungseinschränkung im Schultergelenk ziemlich konstant bleibt. Das dritte Stadium, das (nach CYRIAX) wiederum etwa 4 Monate anhält, ist das Stadium der Abheilung mit Zurückbildung aller Erscheinungen. Ungefähr mit Ablauf eines Jahres wird der Patient also wieder schmerzfrei mit einem völlig oder nahezu frei beweglichen Schultergelenk.

Die Erkrankung befällt vorwiegend Frauen im Alter von 45 bis 65 Jahren. Neurotrophische Einflüsse spielen hier offenbar eine wichtige Rolle, denn ein Zervikalsyndrom in der Anamnese ist die Regel, und eine Schultersteife entwickelt sich auch bei Patienten (beider Geschlechter) nach Hemiplegie, allerdings mit längerem Verlauf.

Aus dem klinischen Bild und dem Verlauf dieser Erkrankung ist ersichtlich, daß es sich hier um ein eigenständiges pathologisches Geschehen handelt, wie wir es von keinem anderen Gelenk kennen. Es bestehen weder Gelenkentzündungen noch grobe arthrotische Veränderungen. Das Röntgenbild zeigt lediglich eine erhebliche, mitunter sogar zystische Osteoporose und Atrophie des Knochens, der Gelenkspalt bleibt immer intakt, und die Oberflächen sind glatt ohne jede Deformität. Das ist wahrscheinlich auch der Grund, weshalb die Ursachen außerhalb des Gelenks gesucht wurden, wovon die Bezeichnung »Periarthritis« Zeugnis ablegt.

Dank der schon erwähnten Arbeiten, insbesondere von DE SÈZE, wissen wir heute, daß dafür eine Schrumpfung der Kapsel verantwortlich ist, die sowohl arthrographisch als auch autoptisch nachgewiesen werden konnte.

Die Möglichkeiten der Therapie müssen im Licht dieser pathologischen Gegebenheiten verstanden werden. Da es sich nicht um eine Blockierung, sondern um eine Kapselschrumpfung handelt, kann von der manuellen Therapie nur wenig erwartet werden. Ja, bis heute scheint der spontane Verlauf der Erkrankung nur wenig beeinflußbar zu sein, wenn die Diagnose der echten Schultersteife gesichert ist. Immerhin können wir dem Patienten versichern, daß die Erkrankung letzten Endes eine gute Prognose hat und daß er mit einer völligen Wiederherstellung rechnen kann.

Die Hauptaufgabe ist also, dem Patienten über das erste schmerzhafte Stadium hinwegzuhelfen. Es gilt mit Hilfe der Reflextherapie alles zu tun, was die Schmerzen lindern kann. Da regelmäßig auch ein Zervikalsyndrom besteht, behandeln wir alle Störungen, die wir an der Hals- und übrigen Wirbelsäule finden. Wir infiltrieren die Maximalpunkte am Schultergelenkkopf und am Ansatzpunkt des M. deltoideus. Bei vegetativen Störungen infiltrieren wir das Ganglion stellatum. Die Traktionsbehandlung der Halswirbelsäule ist ebenfalls zu empfehlen.

Natürlich müssen wir bei heftigen Schmerzen die Reflextherapie pharmakologisch unterstützen. Dabei ist allerdings Vorsicht angezeigt, weil wir mit einer beträchtlichen Krankheitsdauer rechnen und deshalb alle Mittel, bei denen die Gefahr der Gewöhnung besteht, meiden müssen. Ein Versuch mit intraartikulärer Applikation von Kortikoiden ist empfehlenswert.

Allgemein wird passive Lockerung des Schultergelenks empfohlen, um im Anfangsstadium der Versteifung vorzubeugen und später, um die Beweglichkeit wieder herzustellen. Im Gegensatz dazu würden wir aber betonen, daß im Anfangsstadium die Ruhigstellung auf einer Abduktionsschiene viel besser ist. Der Kranke soll den Arm zumindest in einer Schlinge tragen. Jede Form der Bewegung ist im Anfangsstadium sehr schmerzhaft und kann den oft schon schweren Zustand weiter verschlechtern. Dagegen sind isometrische Übungen zu empfehlen, besonders um die Atrophie des M. deltoideus zu verhindern. In letzter Zeit hat sich die isometrische Traktion des Schultergelenks bewährt (s. 6.2.6.). Sie löst eine erhebliche Entspannung aus und sollte regelmäßig versucht werden. Noch spezifischer erscheint die postisometrische Relaxation des M. subscapularis unter der Wirkung der Schwerkraft. Dabei nimmt der Patient mit dem Arm die Stellung ein, die für ihn nicht schmerzhaft ist, abduziert also nur soweit er kann, und dasselbe gilt auch für die Außenrotation.

Erst wenn im weiteren Verlauf die Schmerzen nicht mehr stark sind, ist Übungstherapie einschließlich passiver Mobilisationen angebracht. Aber auch dann dürfen wir dem Kranken keine Schmerzen verursachen. Angesichts der spontan günstigen Prognose erreichen wir durch gewaltsames Vorgehen lediglich, daß der Kranke, der das erste, schmerzhafte Stadium schon überwunden hatte, einen Rückfall in diesen Zustand erleidet. Befunde an der Halswirbelsäule oder den akzessorischen Schultergelenken oder obersten Rippen behandeln wir, wann immer wir sie auch im späteren Verlauf finden.

Trotzdem kommt es gelegentlich vor, daß es uns im Anfangsstadium mit der manuellen Therapie an der Halswirbelsäule und am Schultergelenk gelingt, eine drohende Schultersteife mit typischem Befund zu kupieren. Ob es sich in solchen Fällen um abortive Formen oder einen echten Therapieerfolg handelt, ist allerdings schwer zu entscheiden. Bei schweren *Depressionen* läßt sich nicht selten eine Schultersteife mit Kapselmuster und ausgeprägten vegetativen Symptomen beobachten, die auf manuelle Behandlung des Schultergelenks gut anspricht. Schultermobilisationen sind hier sogar prophylaktisch wirksam.

Auch bei Fällen von Apoplexie ist es notwendig, passive Bewegungen und Mobilisationen des Schultergelenks auszuführen, um der drohenden Schultersteife vorzubeugen. Prokainquaddeln in der Schultergegend werden hier ebenfalls empfohlen.

Im ganzen Verlauf einer Schultersteife darf der Arm nicht belastet werden. Besonders das Tragen, auch geringster Lasten, ist zu vermeiden.

8.3.2.3. Eigentliche Periarthritis humeroscapularis – Abduktionsstörungen

Unter dieser Bezeichnung sollten wir nur die Störungen verstehen, die durch Erkrankung der Bursa subdeltoacromialis und (oder) der Rotatorenmanschette verursacht werden. Ihr gemeinsamer Mechanismus besteht darin, daß das Darunterschlüpfen des Schulterkopfes mit der Gelenkkapsel und den hier inserierenden Rotatorensehnen unter das Lig. coracoacromiale während der Armabduktion gestört und schmerzhaft ist. Dies ist eben bei Erkrankungen der Bursa und bei Einrissen in den Sehnen der sogenannten Rotatorenmanschette der Fall.

Aus diesem Mechanismus geht das wesentlichste und allen diesen Zuständen gemeinsame klinische Symptom hervor: der

Schmerz bei der Abduktion und deren Behinderung bei gleichzeitig freien Rotationsbewegungen im Schultergelenk. Im Anfangsstadium besteht oft nur eine schmerzhafte Sperre während der Abduktion, die noch überwunden werden kann (painful arc nach CYRIAX). Der Schmerz tritt in dem Augenblick auf, in dem der Schulterkopf mit dem Tuberculum majus an das Lig. coracoacromiale stößt. Sobald er darunter durchgeschlüpft ist, bleibt die weitere Abduktion in vollem Ausmaß schmerzlos. Im späteren Verlauf ist die Sperre unüberwindbar und die Abduktion eingeschränkt. In allen Fällen von Abduktionsstörungen erkennen wir bei abduziertem Arm ein Fehlen des Gelenkspiels (s. 4.3.1.).

Wenn allein die Bursa subdeltoacromialis erkrankt ist, dann erheben wir darüber hinaus keinen weiteren Befund. Lediglich im Röntgenbild können die charakteristischen fleckigen Verkalkungen bestehen. Wenn jedoch einer der erwähnten Muskeln mitbetroffen ist, dann stellen wir Schmerzen bei isometrischer Prüfung gegen Widerstand fest:

Bei Läsion der Sehne des M. supraspinatus schmerzt die reine isometrische Abduktion (des völlig adduzierten Arms) gegen Widerstand (s. Abb. 117 a).

Bei Läsion der Sehne des M. infraspinatus schmerzt die isometrische Außenrotation des voll adduzierten Oberarms gegen Widerstand (s. Abb. 117 b).

Die schmerzhafte lange Bizepssehne palpieren wir direkt im Sulcus m. bicipitis an der Ventralfläche des Schulterkopfes. Wir lösen hier den Schmerz aus, wenn der Patient den im Ellbogen mäßig gebeugten Arm vorstreckt, wobei wir von oben gegen den Unterarm Widerstand leisten (s. Abb. 117 c).

Die *Therapie* besteht in diesen Fällen (mit Ausnahme der Muskelsehnen) in der Wiederherstellung des Gelenkspiels mit der Schultermobilisation in Bauchlage. Die Alternative ist die Infiltration der Bursa subdeltoacromialis und der Rotatorenmanschette mit Prokain, evtl. auch mit Hydrokortison. Dazu stechen wir von lateral dicht unterhalb des Akromion ein und gelangen zwischen Schulterkopf und Akromion in die Tiefe. In dem Augenblick, in dem der Patient seinen typischen Schmerz angibt, infiltrieren wir 5 bis 10 ml 0,5 %iges Prokain. Muskelsehnen werden lokal infiltriert oder mit Hilfe der postisometrischen Relaxation behandelt. Diese kann als einfache und wirksame Selbstbehandlung verwendet werden. Bei richtiger Diagnose und Technik ist danach augenblicklich die Abduktion frei oder wesentlich gebessert. Zusätzlich zur Infiltration sind Mobilisationen des Schultergelenks und der Skapula sehr zu empfehlen. Im Gegensatz zur Erkrankung des eigentlichen Schultergelenks ist hier also die Therapie sehr wirksam und die Prognose unverhältnismäßig günstiger.

8.3.2.4. Akzessorische Schultergelenke

Wir bezeichnen mit diesem Ausdruck das Sterno- und Akromioklavikulargelenk. Sie müssen bei jedem Schulterschmerz mit untersucht werden, besonders die Akromioklavikulargelenke, sind ungemein häufig Ursprung pseudoradikulärer Schmerzen, verursachen ausgedehnte »tendomyotische« Verspannungen im Bereich der Mm. trapezius, levator scapulae, sternocleidomastoideus und deltoideus und können auch zervikobrachiale und sogar zervikokraniale Syndrome imitieren. Wenn wir an sie denken, ist die Diagnosestellung einfach: Wegen der oberflächlichen Lage beider Gelenke sind sie bei Erkrankungen stets sehr druckempfindlich. Der Adduktionstest beim schmerzhaften Akromioklavikulargelenk ist aber noch einfacher.

Der Befund wurde in 4.3.1. besprochen und die manuelle Behandlung in 6.2.7.f. Angesichts der oberflächlichen Lage ist auch die Infiltrationstherapie und Nadelung sehr wirksam. Der Druckschmerz am medialen Ende des Schlüsselbeins ist einer Verspannung des M. sternocleidomastoideus zuzuschreiben (s. Abb. 253) und durch postiso-

metrische Relaxation zu behandeln. Die eigentliche Arthrose des Sternoklavikulargelenks und auch die bloße Blockierung ist relativ selten.

8.3.2.5. Oberste Rippen

Es ist wichtig zu wissen, daß die ersten drei bis vier Rippen Schmerzen hervorrufen, die unter Umständen ausschließlich im Bereich des Schultergelenks empfunden werden können. Wird dies im Einzelfall nicht diagnostiziert und dementsprechend behandelt, ist mit einem therapeutischen Fehlschlag zu rechnen.

Am wichtigsten ist wohl die erste Rippe. Ihre Symptomatik ist äußerst charakteristisch (s. 4.2.5.). Sie hängt pathogenetisch eng mit den akzessorischen Schultergelenken zusammen und kann Ursache einer Störung in diesen Gelenken sein. Störungen der ersten Rippe können Dysästhesien in Arm und Hand auslösen und Brustwandschmerzen hervorrufen, wenn der typische Druckpunkt am Manubrium sterni unterhalb des Schlüsselbeins spontan schmerzhaft ist. Linksseitig können sie in der Herzgegend empfunden werden. Die Behandlung besteht in der manuellen Lösung der Blockierung. Infiltration des ersten Kostotransversalgelenks ist schwierig und riskant.

Die Störung der anderen Rippen erkennen wir wie in 4.2.4. beschrieben. Die manuelle Therapie ist die Therapie der Wahl.

Die häufigen Schmerzpunkte im Bereich des paravertebralen M. erector trunci und der interskapulären Muskulatur behandeln wir heute fast ausschließlich mit Hilfe der postisometrischen Relaxation. Nadelung und Infiltrationstechnik ist natürlich einfach und wirksam, birgt jedoch die Gefahr eines Pneumothorax!

Wir möchten noch auf folgende Beobachtung aufmerksam machen: Bei Blockierung der ersten Rippe ist manchmal die Außenrotation des Schultergelenks isoliert geringgradig eingeschränkt und kann ein Kapselmuster vortäuschen. Bei den übrigen Rippen ist dagegen die Innenrotation isoliert gestört. Aber auch die Retroversion des Oberarms kann bei Blockierungen der zweiten bis vierten Rippe eingeschränkt sein.

Wir sehen, daß sich die genannten Affektionen und die zervikobrachialen Syndrome prognostisch und therapeutisch von der eigentlichen Erkrankung des Humeroskapulargelenks grundlegend unterscheiden. Deshalb ist ein gezieltes Vorgehen sehr wichtig.

8.3.2.6. Myogener Schulterschmerz

Zum Schluß sei der Schulterschmerz erwähnt, der auf Verspannung im oberen Anteil des M. trapezius und im M. levator scapulae meist als Folge einer Muskelfehlsteuerung (s. 4.3.1., 7.4.2.5.) beruht. Wir erkennen die schmerzhaften Muskelbündel durch Palpation in Rückenlage.

Wie an der Wirbelsäule kann die Muskelfehlsteuerung auch im Schulterbereich zu artikulären Störungen führen. Mangelhafte Fixation des Schulterblatts mit ungünstiger Steilstellung der Pfanne erschwert die Halterung des Oberarmkopfes und überlastet dadurch die Rotatorenmanschette (BASMAJIAN). Unter den Schulterblattfixatoren führt die Fehlsteuerung zur Verspannung des M. levator scapulae und der oberen und mittleren Anteile des M. trapezius. Sie sind nicht nur Ursache von Nackenschmerzen, sondern nicht selten auch von Schulterschmerzen. Die schmerzhaft verspannten Muskelstränge können besonders im Liegen gut palpatorisch erkannt werden.

In seltenen Fällen handelt es sich um die »neuralgische Amyotrophie« der Schultergürtelmuskulatur, besonders des M. deltoideus, supraspinatus, infraspinatus, serratus anterior und rhomboideus nach PARSONAGE und TURNER. Bei unbekannter Ätiologie kommt es unter akut einsetzenden intensiven Schulterschmerzen innerhalb weniger Tage oder Wochen zu Atrophien der genannten Muskeln. Dabei kann zuerst die eine und dann auch die andere Seite erkran-

ken. Im Laufe von Monaten bis Jahren heilt die Erkrankung aus. Im elektromyographischen Befund können Zeichen einer peripheren Nervenläsion fehlen. In ausgeprägten Fällen finden sich die Zeichen der Denervation. Auch Sensibilitätsstörungen werden gefunden. Der Liquor ist regelrecht zusammengesetzt. Die Erkrankung muß natürlich von einer vertebragenen Störung abgegrenzt werden.

8.3.3. Epikondylitiden

Es handelt sich um Schmerzzustände, die ebenfalls in engem Zusammenhang mit dem zervikobrachialen Syndrom stehen, wobei sich jedoch auch ein Lokalbefund zeigt.

Die häufigere ist die *Epicondylitis radialis*, auch als »Tennisellbogen« bekannt. Die Schmerzen müssen vom Patienten nicht immer lokalisiert werden, sie können recht diffus in den Ober- und Unterarm ausstrahlen. Die Kranken klagen vor allem darüber, daß ihnen Gegenstände »aus der Hand fallen«, oder ein »Schreibkrampf« auftritt. Weil die Handgelenkextensoren im Bereich des Epicondylus radialis ansetzen, ruft der Händedruck Schmerzen hervor (Dorsalflexion der Hand ist Voraussetzung für den Faustschluß). Das kann auch gut durch Heben eines Stuhles geprüft werden. Wenn wir die Stuhllehne von oben in Pronation fassen und den Stuhl anheben, dann schmerzt vor allem der Epicondylus radialis. Wenn wir dagegen die Lehne in Supination umfassen und jetzt heben, dann schmerzt der Epicondylus ulnaris. Natürlich ist immer die direkte Palpation des betreffenden Epikondylus schmerzhaft. Der lokale Befund besteht außerdem in einer Einschränkung des laterolateralen Federns im Ellbogengelenk (s. 6.2.5.), was wir beim Vergleich beider Seiten gut erkennen können (MAIGNE). Nur selten fehlt gleichzeitig eine Blockierung im Bereich der Halswirbelsäule.

Durch unsere klinische Erfahrung mit der postisometrischen Relaxation haben wir gelernt, regelmäßig die einzelnen hier in Frage kommenden Muskelgruppen zu prüfen und zu behandeln. (s. 7.7.1.7. ff. Abb. 258–261). Dies ist nicht nur therapeutisch, sondern auch pathogenetisch bedeutsam: Es handelt sich hier nämlich um ein typisches Überlastungssyndrom.

Es sind somit meist drei Faktoren im Spiel: erstens eine Funktionsstörung der Halswirbelsäule, zweitens eine Blockierung im Ellbogengelenk und drittens die muskuläre Verspannung. Damit ist auch die *Therapie* gegeben: Zuerst die Wiederherstellung der Ellbogenbeweglichkeit (s. 6.2.5.) und Behandlung der Halswirbelsäule. Das allein kann so wirksam sein, daß der Patient manchmal unmittelbar danach bei kräftigem Händedruck keinen Schmerz mehr empfindet. In den meisten Fällen fordert die muskuläre Überlastung aber anschließend die Behandlung der verspannten Muskeln durch postisometrische Relaxation. Oft spielen auch Fehlsteuerungen im Schultergürtel eine Rolle und bedingen Rezidive. Die Lokalanästhesie bzw. Nadelung oder die Behandlung mit Hydrokortison treten hier schon angesichts der einfachen und wirksamen Selbstbehandlung zurück (s. 7.9.2.18., Abb. 328).

Ganz analog verhält sich die seltenere *Styloiditis radii*, auch wenn von orthopädischer Seite oft eine Tendovaginitis des Extensor carpi radialis (DE QUERVAIN) dafür beschuldigt und sogar operativ behandelt wird. Damit soll die QUERVAINsche Tendovaginitis durchaus nicht in Zweifel gezogen werden. Wir wollen nur unserer Überzeugung Ausdruck geben, daß es im Bewegungssystem nicht zu schmerzhaften Reizzuständen kommt, wenn nicht irgendwo die Funktion behindert ist.

Wenn wir bei der Styloiditis radii untersuchen, finden wir die Radialduktion im Handgelenk eingeschränkt, und zwar als Folge einer Blockierung des Radius gegenüber der Ulna, wodurch die Ausweichbewegung des Radius bei der Radialduktion ausbleibt. Dementsprechend ist die Federung im Ellbogen nach radial eingeschränkt. Die Behandlung erfolgt also genauso wie bei der Epicondylitis radialis. Meistens ist auch eine Störung der Halswirbelsäule vorhanden.

Dem entspricht die *Therapie*: Ellbogengelenk und Halswirbelsäule werden behandelt; wenn die Schmerzen nicht schnell zurückgehen, folgen noch Infiltrationen. Bei frischen Fällen ist der therapeutische Effekt genauso prompt wie bei den Epikondylitiden.

Durch diese vielseitige und dabei gezielte Behandlung sind unsere Ergebnisse wesentlich besser geworden. Trotzdem bleiben die schweren chronischen Fälle ein therapeutisches Problem, vor allem deshalb, weil die Muskelverspannungen, die zur Überlastung führen, nicht lediglich ein lokales Problem sind. Oft kommt es schon zur Verspannung infolge einer Fehlhaltung von Kopf und Schultern, und diese muß dann auch korrigiert werden. Der Kranke muß es erlernen, Gegenstände nicht krampfhaft zu halten, damit es nicht zur Überlastung kommt: Wenn er beispielsweise Tennis spielt, muß er zwischen den Schlägen den Griff entspannen.

8.3.4. Zervikokraniales Schmerzsyndrom

8.3.4.1. Begriff

Schon bei der Besprechung der Nackenschmerzen wiesen wir auf die Möglichkeit hin, daß die Schmerzen auch in den Hinterkopf ausstrahlen. Damit ist schon die Verbindung zwischen Nacken- und Kopfschmerzen gegeben. Es gibt aber auch Kranke, die an Kopfschmerzen leiden, ohne gleichzeitig über Schmerzen im Bereich der Halswirbelsäule zu klagen, entweder, weil sie die Schmerzen im Nacken nicht mit den Kopfschmerzen in Zusammenhang bringen oder auch, weil diese fehlen können. Aber selbst in diesen Fällen kann es sich um ein zervikokraniales Syndrom handeln. Unserer Erfahrung und Überzeugung nach ist der zervikokraniale Kopfschmerz die häufigste einzelne Kopfschmerzform überhaupt. Seit wir das wissen, sind wir kaum noch gezwungen, die Diagnose eines »essentiellen« Kopfschmerzes zu stellen. Wir halten es für völlig unzureichend, den zervikokranialen Kopfschmerz nur per exclusionem zu diagnostizieren, wie es aus manchen Lehrbüchern der Neurologie hervorgeht. Wir müssen vielmehr hier das charakteristische klinische Bild des zervikalen Kopfschmerzes beschreiben.

Das bedeutet natürlich keineswegs, daß wir die Differentialdiagnose des Kopfschmerzes vernachlässigen dürfen. Voraussetzung dafür, daß wir ein Kopfschmerz als einen zervikokranialen behandeln, ist natürlich die neurologische Untersuchung, der ophthalmologische und otologische Befund, eine normale Blutsenkungsgeschwindigkeit, Blutdruckmessung, Luesreaktionen, die Harnuntersuchung und wenn möglich auch eine Röntgenaufnahme des Schädels. Wir erinnern an das in 4.10. über die Zwangshaltung beim Druckkonus Gesagte und die Möglichkeit der Verwechslung mit einer Halswirbelsäulenblockierung. Auch ein meningeales Krankheitsbild kann mit einer zervikalen Blockierung verwechselt werden, was besonders bei der Subarachnoidalblutung vorkommen kann (s. 4.10.). Natürlich kann die Differentialdiagnose des Kopfschmerzes nicht Gegenstand dieses Buches sein. Es sei nur noch betont, daß die zuverlässigste Methode, schwerwiegende Fehler zu vermeiden, darin besteht, den Kranken längere Zeit hindurch zu kontrollieren und bei jeder Besonderheit im Verlauf die Diagnose zu überprüfen.

8.3.4.2. Anamnese und klinisches Bild

Zunächst ist für den vertebragenen Kopfschmerz alles charakteristisch, was für vertebragene Störungen überhaupt typisch ist (s. 4.1.). Dazu gehört der chronisch intermittierende Verlauf, nicht selten schon von Jugend an. Bei kurzer Anamnese – und das gilt auch für ein bis zwei Jahre – ist große Vorsicht geboten, besonders wenn eine Progredienz erkennbar wird. Weiterhin ist das gleichzeitige Bestehen anderer vertebragener Störungen, z. B. ein Schulterschmerz, charakteristisch. Ein Trauma in der Anamnese, insbesondere eine Commotio cerebri, spricht für ein zervikokraniales Syndrom. Besonders typisch ist aber die Abhängigkeit von Belastung oder Lagerung. Das gilt insbesondere für Schmerzen, die während des Schlafes oder beim Erwachen auftreten, offenbar infolge einer ungünstigen Lage im Bett. Typisch ist auch der paroxysmale Charakter, während ein stetiger, gleichbleibender Kopfschmerz eher gegen eine vertebragene Verursachung spricht. Dabei müssen wir allerdings auf mögliche Mißverständnisse aufmerksam machen: Patienten klagen oft darüber, »immer« oder »ständig« Kopfschmerzen zu haben und meinen damit, daß die Paroxysmen sehr häufig sind oder daß sie auch zwischen den Paroxysmen nicht völlig schmerzfrei sind. Für den zervikokranialen Kopfschmerz ist die paroxysmale Steigerung, d. h. die wechselnde Stärke des Schmerzes, charakteristisch. Seine Lokalisation ist in typischen Fällen asymmetrisch (seitenungleich). Oft finden sich die Schmerzen im Hinterhaupt und strahlen in Ohren, Schläfen und Augengegend aus. Es gibt jedoch keine Lokalisation, die gegen den zervikokranialen Kopfschmerz sprechen würde.

Natürlich spricht auch hier die psychische Mitbeteiligung durchaus nicht gegen den vertebragenen Faktor. Deshalb werden gerade diese Patienten so oft als Neurotiker verkannt. Mit dem psychogenen Schmerz hatten wir uns bereits in 4.1.6. auseinandergesetzt. Als typisch psychogen betrachten wir ein Gefühl der Benommenheit und des Druckes, der von französischen Autoren als »Casque neurasthénique« bezeichnet wird. Sobald jedoch der Patient seinen Schmerz genau lokalisieren und beschreiben kann, hüte man sich davor, ihn als rein psychogen anzusehen. Dabei wollen wir den psychogenen Faktor gerade beim Kopfschmerz nicht unterschätzen. Er kann sogar von pathogenetischer Bedeutung sein: Die psychische

Spannung führt oft zur Verspannung der Nackenmuskulatur, die sich ihrerseits auf die Halswirbelsäule auswirkt. Neben dem psychischen Faktor spielen hormonale, allergische und infektabhängige Faktoren eine Rolle; auch die Witterung kann einen beträchtlichen Einfluß haben. Daher rührt wohl auch die ältere Bezeichnung des »rheumatischen« Kopfschmerzes.

Wenn wir alle die angeführten Charakteristika zusammenfassen, kommen wir zu dem überraschenden Ergebnis: Je ähnlicher der Kopfschmerz der Migräne ist, um so wahrscheinlicher ist es, daß ein vertebragener Faktor mitspielt.

Gegen den zervikokranialen Kopfschmerz spricht ein kurzer progredienter Verlauf, ein beständiger Schmerz, Seitengleichheit und das Bestehen einer Sinusitis. Allerdings kann die Sinusitis, wie jede Infektion, auch einen vertebragenen Kopfschmerz verschlechtern, sie ist aber auch eine der häufigsten Ursachen von Kopfschmerzen, sogar mit migräneartigem Charakter, der in diesem Fall allerdings nicht auf die manuelle Behandlung anspricht. Es handelt sich also um eine komplizierte diagnostische Situation, die wir am besten mit Hilfe der Testmanipulation oder des Traktionstests zu lösen versuchen.

Wie wir sehen, ist das klinische Bild des zervikokranialen Schmerzsyndroms durch die Beschreibung der anamnestischen Daten beinahe erschöpft. Im objektiven Befund sind natürlich die Funktionsstörungen der Halswirbelsäule entscheidend und die reflektorischen Veränderungen im Segment (Hyperalgesiezonen, Maximalpunkte an der Halswirbelsäule, an den Muskeln und auch am Kopf selbst). Häufig findet sich eine vorgeschobene Kopfhaltung und eine Verspannung der Nackenmuskulatur. Die pathogenetisch wichtigsten Schmerzpunkte beim zervikokranialen Kopfschmerz liegen in Form von Verspannungen (Myotendinosen) im Bereich des hinteren Atlasbogens (kurze Extensoren) und an der Lateralkante des Dornfortsatzes von C_2. Dieser ist charakteri-

stisch für die Blockierung von $C_{2/3}$ (seltener auch $C_{1/2}$) und wird meistens rechtsseitig gefunden. Die häufigen schmerzhaften Druckpunkte am Hinterhaupt, die auch als schmerzhafte Austrittsstellen des N. occipitalis mißdeutet werden, sind zweitrangig und schwinden, wenn die genannten primären Schmerzpunkte gelöscht werden. Oft gelingt dies durch Lösung der Blockierung zwischen Hinterhaupt und Atlas bzw. zwischen $C_{2/3}$ oder $C_{1/2}$. Wenn jedoch der Hartspann auch nach Deblockierung weiterbesteht, wird durch postisometrische Relaxation der kurzen Extensoren der Schmerzpunkt im Bereich des hinteren Atlasbogens und durch Relaxationstechnik des M. levator scapulae der Druckpunkt am Dornfortsatz von C_2 gelöscht (s. 7.7.1.2.). Oft ist der Test (Testmanipulation, Traktionstest) direkt beweisend.

Außer diesen Druckpunkten und Verspannungen im dorsalen Zervikalbereich sind weiterhin die schmerzhaften Verspannungen (TRIGGER-Punkte) im Bereich des M. sternocleidomastoideus von großer Bedeutung, besonders bei Schmerzen, die ins Gesicht ausstrahlen (TRAVELL 1981). Der muskulär bedingte Kopfschmerz wird endlich auch sehr oft durch Verspannungen der Kaumuskulatur ausgelöst. BAKKE et al. (1982) und CLIFFORD et al. (1982) fanden erhebliche EMG-Aktivität der Kau- und Nackenmuskulatur während experimentell ausgelöster Migräneattacken. Es ist somit sehr wichtig bei Kopfschmerzpatienten, besonders bei Gesichtsschmerz nicht nur das Temporomandibulargelenk, sondern auch die verspannten Kaumuskeln zu untersuchen.

Der ursächliche Befund kann mitunter auch an entfernten Abschnitten der Wirbelsäule bestehen. Ein regelrechter neurologischer Befund ist natürlich Voraussetzung.

8.3.4.3. Therapie

Hier können wir uns kurz fassen, denn die Therapie unterscheidet sich nicht von der anderer zervikaler Syndrome. Wir möchten in diesem Zusammenhang darauf hinweisen, daß die Ansicht, der Kopfschmerz werde nur bei Störungen im oberen Abschnitt der Halswirbelsäule beobachtet, nicht begründet ist. Eine Blockierung im zervikothorakalen Übergang ist ebenfalls häufig Ursache von Kopfschmerzen. Ja, der Kopf muß infolge seiner Entfernung vom Schwerpunkt oft statische Störungen ausgleichen, deren Ursprung am anderen Ende des Körpers – oft im Becken – liegen kann. In diesen Fällen muß dort behandelt werden.

Bei der krankengymnastischen Behandlung dieser Kranken ist besonders auf den Hartspann im oberen Anteil des M. trapezius und M. levator scapulae zu achten. Dieser Hartspann wird vielfach als Ausdruck eines Spannungskopfschmerzes (Tension headache) im Sinne der psychosomatischen Medizin gedeutet oder mißdeutet. Allerdings ist die psychische Störung (meist Angstspannung) nur eine von vielen Ursachen, die zur Verspannung dieser (vorwiegend posturalen) Muskelgruppe führen können. Nicht weniger wichtig ist die Fehlatmung mit Beziehung zu den Mm. scaleni und zu psychischer Spannung. So müssen auch hier jedesmal alle Faktoren abgewogen werden, die im Spiel sind.

Abschließend sei noch einmal betont, daß der *Verlauf* der Therapie es ist, der letzten Endes unsere Diagnose entweder bestätigt oder auch widerlegt.

8.3.5. Anteflexionskopfschmerz oder Schulkopfschmerz nach Gutmann

GUTMANN beschrieb 1967 eine besondere Form des zervikokranialen Kopfschmerzes, der während der Kopfvorbeuge, am häufigsten bei Schulkindern, auftritt. Seine Ursache besteht in einer Insuffizienz des lockeren, überdehnten Halteapparats, insbesondere in einer Dehnung des Lig. transversum atlantis. Das zeigt sich vor allem während der Kopfvorbeuge, bei der das Lig. transversum atlantis maximal beansprucht wird. Röntgenologisch wird diese Insuffizienz an

einer Erweiterung des Gelenkspalts zwischen dem vorderen Atlasbogen und dem Dens erkennbar (bei Erwachsenen über 2 mm, bei Kindern über 5 mm) und wichtiger noch an einem nach kranial offenen Winkel zwischen den Kontaktflächen des vorderen Atlasbogens und des Dens, der sich besonders während der Kopfvorbeuge weit öffnet. Er kann jedoch schon bei aufrechter Haltung erkennbar sein. Dem entspricht bei der Kopfvorbeuge ein übertriebenes Atlaskippen. GUTMANN beschrieb außerdem, daß sich der Klivus-Dens-Winkel, der sich normalerweise während der Vorbeuge kaum verändert, in manchen Fällen dieser Kopfschmerzen verkleinert (s. Abb. 90).

Eigene Untersuchungen (LEWIT 1971) zeigten, daß die beschriebenen Röntgenbefunde alle lediglich Zeichen einer Hypermobilität sind und deshalb auch bei klinisch Gesunden gefunden werden. Auf der anderen Seite können sie bei typischem Beschwerdebild vollkommen fehlen; wir fanden Anteflexionskopfschmerzen sogar bei Hypomobilen und bei Anomalien und Malformationen. Sehr häufig besteht ein Schädeltrauma in der Anamnese, und wir konnten an unseren Kranken, die derartige Verletzungen überstanden hatten, zeigen, daß der Anteflexionskopfschmerz die häufigste Ursache für Fehlschläge der manuellen Therapie bei Traumatikern ist. Der gemeinsame Nenner für die Ursachen des Anteflexionskopfschmerzes ist also nicht die Hypermobilität als solche, sondern einmal der Bänderschmerz, der allerdings bei Hypermobilen und Jugendlichen häufig ist, und zum anderen das Trauma, das sich oft erheblich auf den Bandapparat auswirkt. Wie wir bei einer Malformation mit verblocktem Atlas und Axis zeigen konnten, ist das Lig. transversum atlantis offenbar nicht die einzig ligamentäre Struktur, die diese Beschwerden hervorruft.

Das klinische Bild ist durch regelmäßiges Auftreten der Kopfschmerzen während anhaltender Kopfvorbeuge charakterisiert. Schulkinder sind zu Beginn des Unterrichts meist noch beschwerdefrei, nach den ersten Stunden werden sie zunächst unruhig, ohne selbst zu wissen warum. Die Ursache besteht natürlich darin, daß der Patient die pathogene Kopfhaltung zu ändern sucht. Die Kinder können sich nicht mehr konzentrieren, und ihre Leistungen gehen zurück. Erst in den folgenden Stunden, insbesondere wenn die Kinder den Kopf über Bücher und Hefte gebeugt halten müssen, kommt es zum Manifestwerden der Schmerzen. Legen sich die Patienten hin, klingt der Schmerz wieder ab. Wenn diese Form des Kopfschmerzes auch besonders für Schulkinder charakteristisch ist, kommt er auch bei Erwachsenen vor, z. B. bei Schreibtischarbeit. Der Schmerz wird besonders heftig (bis zum Erbrechen) durch die Anteflexion bei der Kopfrolle im Turnunterricht ausgelöst. Eine ungeschickte Kopfrolle ist sogar manchmal der Beginn des Beschwerdesyndroms.

Bei der Untersuchung fanden wir meistens einen druckschmerzhaften Axisdornfortsatz und einen Hartspann der Nackenmuskulatur. Auf ähnliche Weise, wie wir in der Beckengegend den Bänderschmerz zu diagnostischen Zwecken provozieren, können wir hier als »Anteflexionstest« das Kinn an die Brust führen (passive maximale Kopfanteflexion) und diese Stellung eine kurze Zeit halten. Das provoziert beim Anteflexionsschmerz den typischen Schmerz. Wenn der Schmerz allerdings augenblicklich bei Kopfvorbeuge auftritt, dann handelt es sich nicht um einen Bänderschmerz, sondern um eine blockierte Anteflexion zwischen Hinterhaupt und Atlas, natürlich nach Ausschluß eines meningealen Syndroms.

Aus der Pathogenese dieses Kopfschmerzes ist es nicht schwer, die *Therapie* abzuleiten. Wenn wir bei solchen Patienten eine Blockierung im Bereich der Kopfgelenke finden, dann lösen wir sie zuerst, weil sie die Spannung der Bänder noch erhöht. Dann jedoch gilt es vor allem, die Kopfvorbeuge zu vermeiden und den Halteapparat zu entlasten. Dazu dient in erster Linie das Schrägpult beim Lesen, Schreiben und Zeichnen.

Turnübungen mit Kopfanteflexion (Kopfrollen, Nackenstand) und stärkeren Erschütterungen sind unbedingt zu meiden. Wenn wir einmal wissen, daß der Schmerz durch die Kopfvorbeuge verursacht wird, ist es oft gar nicht so schwer, diese zu meiden. Wenn das nicht möglich oder nicht ausreichend möglich ist, empfehlen wir die WOLFFsche Krawatte (s. 6.12.), die während der »pathogenen« Arbeit und während der Fahrt in Verkehrsmitteln wegen der Erschütterung getragen wird. Wenn gleichzeitig Muskelfehlsteuerungen bestehen, ist deren krankengymnastische Behandlung unbedingt notwendig, um die Bänder zu entlasten. Mit Hilfe dieser einfachen Mittel gelingt es meist, dieser sonst kaum beeinflußbaren Spielart des Kopfschmerzes Herr zu werden. Die Diagnose ist nicht schwierig, wenn wir an sie denken und die Abhängigkeit von der Kopfvorbeuge festgestellt haben. Wir finden diese Fälle dann recht zahlreich, besonders bei konstitutionell Hypermobilen, Jugendlichen und Traumatikern.

GUTMANN (1979) bezieht den Begriff des Anteflexionskopfschmerzes auch auf Kopfschmerzen infolge einer anatomischen Enge im Bereich des Wirbelkanals in Höhe der Kopfgelenke. Dabei steigern sich Kopfschmerzen und Liquordruck während der Kopfvorbeuge. In schweren Fällen indiziert er die Dekompression im Bereich des hinteren Atlasbogens.

8.3.6. Atlasbogenschmerz

Ebenfalls häufig finden wir einen Kopfschmerz, der ebenso oft junge Patienten betrifft, sich aber eher während der Retroflexion verschlimmert. Er muß deshalb vom Schmerz beim Vertebralissyndrom, der ebenfalls während der Retroflexion auftritt, unterschieden werden. Er ist häufig mit einer Blockierung oder Hypermobilität zwischen Okziput und Atlas und einem tastbaren schmerzhaften Hartspann der tiefen kurzen Extensoren im Bereich des hinteren

Atlasbogens verbunden und anscheinend durch eine Reizung des hinteren Atlasbogens zwischen der Hinterhauptschuppe und dem Axisbogen bedingt.

Die typischen Zeichen sind: Kopfschmerz, der sich eher bei Rückbeuge akzentuiert, fehlende oder vermehrte Federung (Hypermobilität) zwischen Atlas und Hinterhaupt, Palpationsschmerz der Atlasquerfortsätze und vor allem des hinteren Atlasbogens (s. 4.2.5.). Oft finden wir bei der Untersuchung eine Anteretroflexionsblockierung zwischen Atlas und Okziput, die dann manualtherapeutisch behandelt wird. Im Röntgenbild (s. 3.7.7., Abb. 91) besteht bei Hypermobilität eine starke Beweglichkeit des Basion gegenüber der Densspitze, wobei sich der vordere Atlasbogen nicht vom Dens abhebt. Der Schmerz sistiert prompt nach postisometrischer Relaxation der in Spannung befindlichen Muskeln oder auch nach Anästhesie der Atlasquerfortsätze und des hinteren Atlasbogens. Damit sind wir schon bei der *Therapie*: Wenn eine Blockierung besteht, beginnt sie mit deren Lösung, wobei insbesondere auf die Wiederherstellung der Ante- und Retroflexion zwischen Okziput und Atlas Wert gelegt werden muß. Wenn das gelingt, verschwindet schlagartig die Druckschmerzhaftigkeit und der tastbare Hartspann im Bereich des hinteren Atlasbogens. Wenn von vornherein keine Blockierung oder sogar Hypermobilität gefunden wird oder aber die Verspannung der genannten Muskeln auch nach Lösung der Blockierung weiterbesteht, bedienen wir uns fast ausschließlich der postisometrischen Relaxation, die der Patient dann selbst lernt (s. 7.7.1.1.). Bei schmerzhaften Querfortsätzen ist die Technik dieselbe wie bei postisometrischer Relaxation des M. sternocleidomastoideus. Infiltrationen oder Nadelungen, die früher in solchen Fällen die Therapie der Wahl waren, kommen heute kaum noch zur Anwendung.

Der Schlosser L. J., geb. 1944, klagte seit Frühjahr 1970 über Nacken- und Hinterkopfschmerzen die sich während des Herbstes desselben Jahres

wesentlich steigerten. Die sonstige Anamnese war belanglos.

Bei der ersten Untersuchung in der Ambulanz für Manuelle und Reflextherapie der Neurologischen Klinik der Hygienisch-Medizinischen Fakultät am 27. 11. 1970 fanden wir lediglich eine Blockierung im zervikothorakalen Übergang. Der Retroflexionskopfschmerz war uns damals noch unbekannt!

Bei der Kontrolluntersuchung am 29. 1. 1971 klagte er wieder über erhebliche Kopfschmerzen. Es bestand eine Zwangshaltung: Er hielt den Kopf etwas nach links und vorn geneigt. Wenn er ihn nach rechts drehte, steigerte sich der Kopfschmerz. Der hintere Atlasbogen war auffallend druckdolent. Wir konnten keinerlei Blockierung feststellen. Schwanken im Stehen bei geschlossenen Augen und auf einem Bein. Die Schmerzen waren so intensiv, daß er nicht zur Arbeit gehen konnte. Wegen der Zwangshaltung und der Standunsicherheit wurde er mit Tumorverdacht in die Klinik aufgenommen. Die Pneumographie zeigte bei negativem Liquorbefund keinerlei Anhalt für einen raumfordernden Prozeß. Im seitlichen Autotomogramm der Halswirbelsäule und der hinteren Schädelgrube (unter Luftfüllung) war jedoch eine erhebliche Verschiebung der Basion gegenüber dem Axiszahn nach vorn mit vermehrter Krümmung des 4. Ventrikels im Bereich der Apertura mediana des IV. Ventrikels (s. Abb. 91) erkennbar. Während der Rückbeuge (ohne Luftfüllung) konnten wir eine noch stärkere Verschiebung nach dorsal am Hinterrand des Foramen magnum ablesen.

Bei Kontrolluntersuchung nach der Klinikentlassung war die Rückbeuge unverändert schmerzhaft. Der Patient hielt den Kopf weiterhin leicht vorgebeugt. Wegen der Schmerzhaftigkeit des hinteren Atlasbogens begannen wir mit der Umspritzungstherapie.

Anfangs brachte diese immer nur vorübergehende Besserung. Der Kranke blieb arbeitsunfähig und wurde vorübergehend invalidiert. Wir erwogen mit der neurochirurgischen Klinik sogar die Möglichkeit einer Versteifungsoperation zwischen Atlas und Hinterhaupt, die aber abgelehnt wurde. Deshalb begannen wir im Januar 1972 mit vorsichtiger, systematischer Mobilisationsbehandlung zwischen Atlas und Hinterhaupt in die Rückbeuge. Dabei kam es zwar mehrmals zu einer schmerzhaften Reaktion mit etwas Schwellung, aber insgesamt zu einer anhaltenden Besserung. Vorübergehend bestanden Schulterschmerzen. Von Zeit zu Zeit wurde die Umspritzung des hinteren Atlasbogens wiederholt. Trotz klinischer Besserung blieb die röntgenologisch faßbare Hypermobilität unbeeinflußt.

Der Patient konnte am 1. 2. 1973 seine Arbeit wieder aufnehmen.

Epikrise: Während GUTMANN beim Anteflexionsschmerz die Vorwärtsverschiebung
des Basions mit der Krümmung des 4. Ventrikels, also des Hirnstamms, für wesentlich
hält, zeigt sich in diesen Fällen die Rück-
wärtsversicherung des Hinterhaupts gegenüber dem Atlas mit mechanischer Reizung
des hinteren Atlasbogens durch die Hinterhauptschuppe als pathogenetisch entscheidend. Seit dieser Erfahrung macht uns die
Erkennung dieser Form des Kopfschmerzes
keine Schwierigkeit. Da die meisten Fälle
viel weniger schwer verlaufen und sich die
therapeutischen Ergebnisse dadurch viel rascher einstellen, scheinen sie uns eher noch
dankbarer zu sein als beim Anteflexionskopfschmerz.

8.3.7. Migräne

Wir haben schon auf die etwas erstaunli-
che Tatsache hingewiesen, daß beinahe alles, was für den zervikokranialen Kopfschmerz als charakteristisch bezeichnet
wurde, auch für die Migräne gilt. Schon daraus läßt sich schließen, daß ein vertebragener Faktor bei der Migräne mit im Spiel sein
dürfte. Die Praxis hat diese Annahme weitgehend bestätigt. Es waren keineswegs theoretische Betrachtungen, sondern die alltäglichen Erfahrungen, die uns veranlaßten, uns
mit der Migräne zu befassen. Schon bei der
Ausarbeitung des Traktionstests erlebten wir
es manchmal , daß ein Migräneanfall durch
manuelle Traktion unterbrochen werden
konnte. Später beobachteten wir zahlreiche
Kranke, die wegen Rückenschmerzen zur
Behandlung kamen und die uns spontan darauf aufmerksam machten, daß sie durch die
Manipulationsbehandlung ihre Migräne losgeworden seien, von der sie mitunter vorher
überhaupt nicht berichtet hatten.

Erst nach diesen Erfahrungen stellten wir
uns die Frage, ob eine Mitbeteiligung der
Wirbelsäule an der Migräne die Regel sei
oder ob dies nur für gewisse Formen von Migräne zutreffe. BÄRTSCHI-ROCHAIX bezeichnete

bekanntlich eine bestimmte, meist posttraumatische Form der Migräne, die auch mit
Schwindelattacken und Nackenschmerzen
einherging, als »migraine cervicale«. Andere
Autoren, z. B. STARÝ, sprechen von allergischen, hormonal bedingten, vasomotorischen und auch vertebragenen Migränen, je
nachdem, welchen Faktor sie in der Pathogenese für den wesentlichsten halten. Darum
haben wir (LEWIT 1960) unser eigenes klinisches Material in zwei Gruppen von Patienten eingeteilt, bei denen einmal die Störungen von seiten der Halswirbelsäule klinisch
im Vordergrund standen und zum anderen
allergische, hormonelle oder erbliche Faktoren deutlich zutage traten. Bei Vergleich
der therapeutischen Ergebnisse zeigte es
sich, daß die Wirkung der manuellen Therapie bei den Fällen mit der sogenannten Zer-
vikalmigräne durchaus nicht besser waren
als in der anderen Gruppe. Es bestätigten
sich die Erfahrungen von anderen Krank-
heitsbildern mit vertebragenem Faktor: allergische, hormonale oder vasomotorische Teil-
ursachen müssen einen vertebragenen Faktor durchaus nicht ausschließen, vielmehr
ergänzen sie sich gegenseitig. Die Migräne
ist meist das Ergebnis einer Reihe von Faktoren, und der vertebragene ist lediglich
einer von vielen. Der gemeinsame Nenner
ist immer die Vasomotorenstörung, die zur
Vasokonstriktion mit anschließender Vasodilatation führt. Wir halten es deshalb für
recht müßig und durchaus nicht für vorteilhaft, die Migräne in verschiedene Gruppen
einteilen zu wollen, je nachdem, welcher
Faktor im Augenblick am auffallendsten in
Erscheinung tritt. Wir sollten vielmehr der
Dynamik des ganzen Geschehens Rechnung
tragen, bei dem einmal der eine und dann
der andere Faktor im Vordergrund steht,
weshalb wir unsere Therapie immer wieder
der Aktualitätsdiagnose entsprechend revidieren müssen. Ja, wenn unser therapeutischer Eingriff seine Wirkung erreicht hat,
kann er selbst das Verhältnis der einzelnen
Faktoren beeinflussen, z. B. durch Beseitigung des vertebragenen Faktors. Wie wir uns

heute nicht mehr auf den »vertebragenen Faktor« beschränken und lieber vom Einfluß des Bewegungssystems sprechen, haben SACHSE und Mitarb. (1980) an der Zusammenstellung der Befunde typischer Migränepatienten gezeigt. Sie fanden bei 22 Patienten 44 Blockierungen im Bereich der Halswirbelsäule, davon 19 an den Kopfgelenken, 19mal bestand eine Fehlatmung, vor allem die für die Halswirbelsäule pathogene thorakale Hochatmung. Bei 19 Patienten bestand ein Hartspann des M. levator scapulae und bei 18 des oberen Randes des M. trapezius. Zur Illustration führen wir zwei Fallbeispiele an:

Die Patientin J. V., geb. 1907, litt seit 1936 an Migräne. Auch ihre Mutter und die Mutter der Mutter litten an Migräne. Die eigenen Migräneanfälle waren von der Menstruation abhängig und verschwanden während der Schwangerschaft vorübergehend. Manchmal hatte die Patientin während der Anfälle auch über Schwindel und Erbrechen zu klagen. Die Kranke ist Allergikerin und verträgt kein Prokain. Im Jahre 1946 traten zu den ursprünglichen Kopfschmerzen noch Nackenschmerzen hinzu, die in den Kopf ausstrahlten.
1956 waren im objektiven Befund die Austrittsstelle des 1. Trigeminusastes rechts, der Hinterkopf rechtsseitig und die Dornfortsätze von C$_2$ und C$_3$ druckschmerzhaft. Das Heben des rechten Armes war in der Schulter behindert. Schon nach dem Traktionstest besserte sich die Beweglichkeit der Schulter, und die Patientin fühlte sich wohler. Sie wurde im Laufe eines Jahres beschwerdefrei.
Die andere Patientin, Š. J., geb. 1914, litt seit ihrem 11. Lebensjahr nach einem Sturz in einen Lichtschacht an Migräneanfällen (auch die Mutter litt an Migräne). Die Anfälle traten ungefähr einmal wöchentlich mit Erbrechen und Skotomen auf. Sie konnten durch Genuß von Seefischen und Krabben hervorgerufen werden. Die Migräne verschlechterte sich während der Schwangerschaft.
Die objektive Befunderhebung zeigte 1956 eine Blockierung der Kopfgelenke. Die Patientin wurde unter manueller Behandlung beschwerdefrei und hat seit 1957 keine Anfälle mehr, selbst nicht nach dem Genuß von Krabben.

In beiden Fällen handelte es sich also um Migränekranke mit typischer Familienanamnese, deutlichen hormonalen und allergischen Einflüssen und einer klaren vertebra-

genen Symptomatologie. Um die Allgemeingültigkeit des vertebragenen Faktors bei der Migräne nachzuprüfen, versuchten wir die Manipulationstherapie auch bei der Kindermigräne, also bei den typischen »essentiellen« Formen mit Familienbelastung. Über die Ergebnisse wurde schon in 2.7. berichtet. Unsere Ergebnisse wurden von KABÁTNIKOVÁ und KABÁTNIK (1967) bestätigt. Wichtig ist es, daß es sich hier nur um rein funktionelle Störungen der Wirbelsäule handelt – degenerative Veränderungen kommen in diesem Alter noch nicht in Frage. Tatsächlich sind die Behandlungsergebnisse bei den Kindern noch besser als bei Erwachsenen – offenbar, weil die reflektorischen Vorgänge, die zur Migräne führen, hier noch nicht so »eingeschliffen« sind. Die Behandlungsergebnisse bei 106 Erwachsenen waren ausgezeichnet in 70 % – gegenüber 86 % bei Kindern; Mißerfolge hatten wir in 13,2% der Erwachsenen gegenüber 10 % bei den Kindern.

In vereinzelten Fällen kann der Vasospasmus bei der Migräne so intensiv sein, daß es zu lokalisierten EEG-Veränderungen und zu neurologischen Ausfallserscheinungen kommen kann. Einen derartigen Fall erlebten wir bei der Lehrerin V. O., geb. 1919:

Sie hatte schon als Kind an Kopfschmerzen gelitten. Seit dem 30. Lebensjahr bestanden Halbseitenkopfschmerzen abwechselnd links oder rechts, besonders während der Menstruation. Außerdem hatte sie Schmerzen, die vom Nacken in den rechten Arm bis zum Zeige- und Mittelfinger ausstrahlten. Seit dem Herbst 1958 zeigte sich eine Verschlechterung mit häufiger werdenden Schmerzattacken, meist links. Am 10. 11. 1958 konnte sie vormittags in der Schule plötzlich nicht mehr sprechen und brachte angeblich nur unzusammenhängende Laute hervor. Dieser Zustand dauerte ungefähr eine Viertelstunde, worauf es zu Kopfschmerzen kam. Seit dieser Zeit verwechselte sie Wörter und ließ öfter Silben aus. Wegen dieser Beschwerden wurde sie am 31. 3. 1959 in der neurologischen Universitätsklinik in Prag (Prof. HENNER) aufgenommen.
Im objektiven neurologischen Befund fanden wir eine allgemeine Steigerung der Eigenreflexe, auch Pyramidenzeichen waren beiderseits angedeutet. Die Röntgenaufnahme der Halswirbelsäule zeigte eine Blockstellung der Wirbel C$_5$/C$_6$ mit

unkovertebralen Nearthrosen und einer knickför-
migen Rechtsskoliose, ebenfalls zwischen C_5/C_6.
Der Atlas stand gegenüber den Kondylen gering
rechts. Das linksseitige Karotisarteriogramm ließ
keine pathologischen Veränderungen erkennen.
Der pneumenzephalographische Befund an den
Hirnkammern war normal, nach Luftüberführung
in den zervikalen Spinalkanal fanden wir im vorderen Subarachnoidalraum eine Vorwölbung der
Bandscheibe C_5/C_6. Das erste EEG vom 2. 4. 1959
hatte den Verdacht auf fokale Dysrhythmie in der
linken vorderen Schläfenregion ergeben. Am 4. 4.
führten wir die erste Manipulation des Atlas (von
rechts) aus, am 16. 4. die nächste, wiederum C_1,
aber auch C_6, ebenfalls von rechts. Unter dieser
Therapie besserte sich der Zustand der Kranken
sehr schnell, und das EEG vom 16. 4. zeigte nur
mehr Zeichen eines oberflächlichen Schlafs, es
fehlte jegliche Hinweise auf eine Lokalstörung.
Nach Entlassung wurde am 20. 5. 1959 eine Kontrolluntersuchung vorgenommen. Die Patientin
hatte bis zu der Zeit keine weiteren Migräneanfälle und lediglich leichte Kopfschmerzen bei
Überanstrengung gehabt.

In diesem Fall bewirkte ein Vasospasmus
bei Migräne Herdstörungen mit einer vorübergehenden Aphasie. Um jedoch diese
Diagnose sicherzustellen, waren röntgenologische Kontrastmitteluntersuchungen unerläßlich. Die ganze Symptomatik ging nach
der Manipulationsbehandlung zurück.

Wir halten es deshalb stets für angebracht, bei der Migräne die Behandlung von
Funktionsstörungen zu versuchen. Wenn
nämlich ein vertebragener Faktor mitspielt,
dann führt sie im Unterschied zu den meisten anderen Formen der Therapie nicht nur
vorübergehend, sondern anhaltend zum Erfolg, soweit der Befund an der Wirbelsäule
nicht rezidiviert. Die kunstgerecht ausge-
führte Manipulation ist dabei völlig un-
schädlich.

Trotzdem halten wir es, wie gesagt, nicht
für richtig, die Migräne als »vertebragene«
Erkrankung zu bezeichnen. Hier sind stets
andere Faktoren mit im Spiel, die, wie der
vasomotorische, sogar noch konstanter und
wesentlicher sind, wenn auch therapeutisch
schwieriger zu beeinflussen. In manchen
Fällen von Migräne kann der vertebragene
Faktor völlig fehlen.

Die Technik der Reflextherapie bei der
Migräne einschließlich der Krankengymnastik unterscheidet sich nicht von der beim
zervikokranialen Syndrom. Prognostisch ist
sie allerdings nicht so eindeutig, weil wir die
Bedeutung des vertebragenen Faktors im Einzelfall nicht im voraus bestimmen können.

8.3.8. Ménièresche Krankheit und zervikaler Schwindel

Ähnlich wie bei der Migräne waren es
nicht theoretische Erwägungen oder Literaturangaben, sondern klinische Erfahrungen
und Ergebnisse des Traktionstests, die uns
davon überzeugten, daß die Halswirbelsäule
bei Kranken, die an Schwindelanfällen leiden, meist eine bedeutende Rolle spielt. Wir
hatten Gelegenheit zu beobachten, wie sich
ein Anfall von MÉNIÈREschem Drehschwindel während des Traktionstestes besserte.
Andere Patienten teilten uns später im Laufe
der Behandlung mit, daß sie ihre Schwindelanfälle losgeworden seien, von denen sie uns
vorher nichts berichtet hatten. Die Analogie
zur Migräne ist in dieser Beziehung vollkommen, und tatsächlich sahen wir nicht
selten Kranke, bei denen beide Erkrankungen bestanden.

Das war die Ursache, weshalb wir uns mit
der Frage des vertebragenen Schwindels besonders intensiv befaßten, und 1961 konnten
wir über eine Gruppe von 124 Patienten berichten. Einen Beweis für den Erfolg unserer
Therapie sehen wir u. a. darin, daß uns die
meisten dieser Patienten von otologischen
Universitätskliniken überwiesen worden
sind.

8.3.8.1. Anamnese des vertebragenen Schwindels

Wenn wir eine brauchbare Anamnese bei
Patienten mit Schwindelzuständen erhalten
wollen, müssen wir uns zunächst über den

Begriff selbst klar werden. Hier werden nämlich die größten Fehler begangen, weil es kaum ein nebelhafteres Wort als »Schwindel« im Mund des Patienten gibt. Darum sollte der Patient, der über »Schwindel« berichtet, zunächst einem »Kreuzverhör« unterzogen werden, das dessen Bedeutung klären soll. Mit diesem Wort werden nämlich die verschiedensten Zustände bezeichnet, die alle nur eines gemeinsam haben: die Furcht des Patienten, das Gleichgewicht zu verlieren, oder mit anderen Worten, sich nicht auf den Beinen halten zu können. Vom echten Drehschwindel bis zur zerebellären Ataxie (bei Betrunkenheit), von Ohnmachtsanfällen bis zur Angst vor der Höhe und plötzlicher Schwäche in den Beinen – alle diese unterschiedlichen Zustände können von Patienten als Schwindel bezeichnet werden.

Darum fragen wir sofort, wenn Patienten über Schwindel klagen, nach seiner Richtung. Falls der Kranke keine Richtung angeben kann, ist ein echter labyrinthärer Schwindel unwahrscheinlich, es sei denn, der Kranke schildert ein Schaukeln. Weiter müssen wir wissen, ob die Paroxysmen kurz (Sekunden oder Minuten) oder lang (Stunden und Tage) anhalten. Damit hängt auch die Frequenz der Schwindelattacken zusammen, die natürlich bei kurzer Dauer wesentlich größer sein kann. Es ist wichtig zu wissen, ob der Patient während des Schwindels Übelkeit (Nausea) verspürt oder sogar erbricht, ob er dabei einen Tinnitus hat, ob er bei seinen Schwindelattacken hinfällt. Auch interessiert uns, ob ihm nicht »schwarz vor Augen« wird oder ob ihm dabei der Schweiß ausbricht, ob er blaß wird oder sogar das Bewußtsein verliert, wie das bei den synkopalen Zuständen der Fall ist. Wichtig ist fernerhin die Abhängigkeit von Körperlage oder Lagewechsel, ob die Lage des Körpers im Raum oder die Haltung des Kopfes gegenüber dem Rumpf mit dem Schwindel in Zusammenhang stehen. Wir müssen auch wissen, ob der Schwindel paroxysmal auftritt, ob auch zwischen den Attacken Beschwerden bestehen oder ob der Schwindel dauernd anhält.

Es ist fernerhin wichtig zu wissen, daß die eine Form von Schwindelattacken nicht unbedingt andere ausschließt. Der Kranke schildert jedoch mitunter nur die eine – meist schlimmste – Form. So können Kranke mit schwerem »echtem« Ménière-schem Drehschwindel überdies noch kurzdauernde »zervikale« Schwindelattacken haben, von denen sie unbefragt nicht sprechen, weil diese ja nicht so schlimm sind. Das ist unseres Erachtens auch der Grund, warum es überhaupt nur wenig bekannt ist, daß ein großer Teil, wahrscheinlich die meisten Kranken mit echtem Ménièreschem Drehschwindel, auch andere Formen von Schwindelattacken haben, deren gemeinsamer Nenner dann die Halswirbelsäule ist. Die sogenannten »reinen« Fälle sind oft lediglich das Ergebnis einer unzulänglichen Anamnese.

Wenn der Patient über Dauerschwindel berichtet, wollen wir wissen, ob der dabei einen Zug zur Seite, ein Schaukeln oder eher eine Unsicherheit empfindet. Dadurch unterscheidet sich die Labyrinthstörung von der Ataxie. Auch die Abhängigkeit der Beschwerden von der Dunkelheit ist wichtig.

8.3.8.2. Klinische Formen

Die Bedeutung der Anamnese tritt erst dann klar hervor, wenn wir uns die klinischen Formen des Schwindels vor Augen führen. An erster Stelle sei der Ménièresche Anfall genannt, wie er in der otologischen Literatur als »klassisch« beschrieben wird. Hier handelt es sich um einen paroxysmalen Drehschwindel (d. h. in oder gegen die Uhrzeigerrichtung), der meist Stunden oder sogar Tage lang andauert und mit Übelkeit, Erbrechen und Erschöpfung einhergeht – das kann bei starker Prostration bis zum Kollaps und zur Bewußtlosigkeit führen. Außerdem bestehen im allgemeinen Tinnitus und Gehörstörung meistens auf einer Seite. Während des Schwindels beobachten wir einen

Nystagmus ersten bis dritten Grades[1] zu einer Seite mit Körperabweichungen zur entgegengesetzten Seite.

Dem steht eine Gruppe polymorpher, kurzdauernder Schwindelattacken gegenüber, bei denen die Kranken die Richtung des Schwindels oft nicht einmal genau angeben können. Manchmal empfindet der Kranke einen Zug zu einer Seite, der deutlich von der Kopfhaltung abhängig ist oder durch eine bestimmte Bewegung ausgelöst wird. Dabei fehlen meistens Ohrgeräusche oder eine Gehörverschlechterung, dagegen bestehen regelmäßig Kopfschmerzen und andere Symptome einer zervikalen Störung. Die Paroxysmen können so jäh auftreten, daß die Patienten hinfallen, wenn sie sich nicht rechtzeitig festhalten können. Dieser Typ von Schwindelanfällen wird als Zervikalschwindel bezeichnet.

Eine besondere Form des Schwindels stellt der Lage- und Lagerungsschwindel dar. Dabei handelt es sich meist um kurzdauernde Paroxysmen, die bei einer bestimmten Lage des Patienten im Raum eintreten oder wenn er seine Körperlage plötzlich ändert. Die Stellung des Kopfes gegenüber dem Rumpf und ihre Änderung sind hier ohne Bedeutung. Der Schwindelanfall kann also in Rückenlage, Seitenlage oder beim raschen Aufsetzen oder Hinlegen auftreten. Dabei beobachten wir oft einen kurzdauernden, aber intensiven Nystagmus, meist zweiten Grades, der auch diagonal oder rotatorisch sein kann.

Da der Nystagmus jedoch nur kurz anhält, müssen wir den Kranken auffordern, die Augen während der Prüfung *nicht* zu schließen.

Eine weitere Form von Paroxysmen, die wir hier erwähnen müssen, werden als zervikales synkopales Syndrom (GUTMANN, UNTER-

HARNSCHEIDT) bezeichnet. Hier handelt es sich um Paroxysmen, die meist durch eine bestimmte Kopfhaltung oder Kopfbewegung ausgelöst werden, wobei der Patient einen intensiven Schwindel (manchmal mit Tinnitus) empfindet, der zum Bewußtseinsverlust und Hinstürzen führt. Manchmal kommt es nach der pathogenen Kopfbewegung so blitzartig zur Bewußtlosigkeit, daß der Patient nichts davon verspürt. Dabei kann es sogar zu Konvulsionen kommen.

8.3.8.3. Klinischer Befund

Der klinische Befund ist natürlich von der Untersuchungstechnik weitgehend abhängig. Bei der eigentlichen · *Ménièreschen Krankheit* finden wir während des Anfalls das klassische vestibuläre Syndrom, d. h. Nystagmus zu einer und Körperabweichen zur entgegengesetzten Seite. Die Seitenabweichung stellen wir mit Hilfe der ROMBERGschen Probe, durch Gang mit geschlossenen Augen oder Auf-der-Stelle-Treten mit geschlossenen Augen (UNTERBERGER) fest. Am besten geeignet ist jedoch die HAUTANTsche Probe. Dabei sitzt der Patient angelehnt auf einem Stuhl, streckt beide Arme horizontal vor und schließt die Augen. Nach einer kurzen Lantenzzeit weichen die Arme zu einer Seite ab, wenn die Probe positiv ist. Eine Divergenz der Arme hat dabei keine größere Bedeutung. Manchmal senkt sich der Arm, zu dem der Kranke abweicht, ein wenig (s. 4.7.)

Im Intervall zwischen den Paroxysmen kann der Befund völlig regelrecht sein, öfter aber finden wir auch dann Zeichen einer Gleichgewichtsstörung. Wenn der Befund negativ ist, versuchen wir ihn zu provozieren. Bei vertebragenem Schwindel gelingt das oft durch gewisse Kopfhaltungen. Deshalb fordern wir den Kranken während der HAUTANTschen Probe auf, den Kopf einmal nach rechts, dann nach links zu drehen und nach dorsal und ventral zu beugen; wir versuchen, eine Kopfstellung zu finden, in der es zur Seitenabweichung kommt. Oft ent-

---

[1] Nystagmus ersten Grades: Endstellnystagmus in Blickrichtung. Nystagmus zweiten Grades: Spontannystagmus in Mittelstellung der Augen; Nystagmus dritten Grades: Endstellnystagmus entgegengesetzt zur Blickrichtung

spricht die »pathogene« Stellung der Blok-kierungsrichtung der Halswirbelsäule. In derselben Stellung können wir dann auch manchmal einen Nystagmus beobachten. Wenn wir so einen objektiven Befund erhoben haben, führen wir den Test aus, d.h. entweder eine Traktion oder eine Probemanipulation, und stellen danach fest, ob die vor dem Test gefundene Seitenabweichung bzw. der Nystagmus weiterbestehen oder nicht. Auf diese Weise können wir den vertebragenen Faktor klinisch direkt nachweisen.

Auch beim sogenannten *Zervikalschwindel* finden wir häufig Seitenabweichungen und können diese oft durch gewisse Kopfstellungen provozieren. Ein leichter Nystagmus ist dabei häufig vorhanden, er muß jedoch nicht »harmonisch« sein, d.h. nicht notwendig in der zur Seitenabweichung entgegengesetzten Richtung. Auch hier führen wir regelmäßig eine Testmanipulation (Traktion) durch, die den vertebragenen Faktor weiter erhärten kann.

Bei *Lagerungsschwindel* ist die Diagnose dadurch gegeben, daß wir in einer gewissen Lage nicht nur Seitenabweichung wie beim Zervikalschwindel, sondern intensive, kurz andauernde Paroxysmen mit Nystagmus (oft zweiten Grades) hervorrufen können. Häufig ist das in der horizontalen Lage der Fall, wenn wir den Patienten beispielsweise aus der Rückenlage in Seitenlage bringen, oder beim Aufsetzen aus der Horizontallage oder umgekehrt beim Niederlegen aus dem Sitzen. Meist ist der vertebragene Faktor beim Lagerungsschwindel von geringerer Bedeutung als bei den übrigen Formen.

Beim *zervikalen Synkopalsyndrom* ähnelt der Befund oft dem beim Zervikalschwindel. Ja, man könnte sagen, daß der synkopale Anfall im wesentlichen ein äußerst intensiver Anfall von Zervikalschwindel ist. Da der Anfall meist durch gewisse Kopfhaltungen ausgelöst wird, finden wir auch bei der Untersuchung, daß der Patient bei einer gewissen Kopfstellung nicht nur zur Seite abweicht, sondern dabei auch Übelkeit empfindet.

Das zervikale synkopale Syndrom ist die Folge einer akuten Durchblutungsstörung im Bereich der A. basilaris, welche bei einer bestimmten Kopfhaltung durch die Abklemmung einer Vertebralarterie bei Insuffizienz der anderen hervorgerufen wird. Deshalb handelt es sich hier immer um eine ernsthafte Erkrankung. Überdies muß die Diagnose stets gegenüber anderen Anfällen von Bewußtlosigkeit abgesichert werden, was eine gründliche Untersuchung in einer stationären neurologischen Abteilung erfordert.

Hier sei noch betont, daß die zerebrale Durchblutungsstörung beim zervikalen Synkopalsyndrom so intensiv sein kann, daß auch echte epileptische Krämpfe auftreten können.

8.3.8.4. Differentialdiagnose des Schwindels

Sie beginnt damit, daß wir im Einzelfall Klarheit schaffen, was der Patient unter »Schwindel« versteht, wodurch wir von vornherein Ataxien, einfache Schwächezustände mit oder ohne Ohnmacht, Angstzustände usw. ausschließen sollten. Wenn wir dann eine der beschriebenen klinischen Formen des Schwindels festgestellt haben, müssen wir uns vor Augen halten, daß es – wie bei den meisten anderen vertebragenen Störungen – fließende Übergänge von den anscheinend »reinen« Formen zu solchen mit verschiedenen zusätzlichen, meist ebenfalls vertebragenen Symptomen gibt. Es zeigt sich, daß wir dann im Einzelfall nicht selten Schwierigkeiten haben, Kranke z.B. in die Gruppe von MÉNIÈREschem Schwindel oder von Zervikalschwindel einzuordnen. Es gibt nämlich auch Drehschwindelzustände, die nur von kurzer Dauer sind und bei denen die Übelkeit nur mäßig ausgeprägt und ohne Erbrechen in Erscheinung tritt. Andererseits kann bei der MÉNIÈREschen Krankheit eine deutliche Abhängigkeit von Lage und Kopfstellung bestehen, so daß der Kranke während seines Anfalls ängstlich eine gewisse Lage beibehält und erbricht, sobald er diese ändert. Besonders bei Jugendlichen, bei denen echte Ménièresche Anfälle sehr selten sind, kommen Anfälle vor, die man als »abortive« Ménièresche Paroxysmen bezeichnen könnte. Bei echten Ménièreschen Anfällen beobachten wir als erstes Zeichen der Besserung manchmal, daß die Kranken den Kopf zur Seite drehen konnten, ohne dabei Schwindel zu empfinden. Andererseits kommen Gehörstörungen, Tinnitus und auch Übelkeit nicht selten beim sogenannten Zervikalschwindel vor.

Einen Beweis dafür, daß eine strenge Trennung der einzelnen Schwindelformen nur schwer aufrechtzuerhalten ist, sehen wir in den Fällen, bei denen verschiedene Schwindelformen im Verlauf einer Erkrankung auftreten. Wir bezeichnen sie als *Übergangsformen* und betonen bereits, daß sie wesentlich häufiger sind, als es den Anschein hat, weil diese Tatsache nicht genügend bekannt ist und der Kranke oft nur diejenigen Anfälle bei der Anamnese beschreibt, die ihm als die schlimmsten erscheinen. Im Verlauf der Krankheit und infolge der Therapie verliert der Patient meist zuerst die »großen« Ménièreschen Schwindelanfälle, und dann bleiben meist noch die »kleinen« Paroxysmen von Zervikalschwindel. Mitunter beobachten wir beim selben Patienten auch noch Lagerungsschwindel und (oder) zervikale Synkopen. Zur Illustration folgende Kasuistik:

Der Patient K.J., Chirurg, geb.1908, erlitt 1948 bei einem Autounfall eine Commotio. Zwei Tage später spürte er bei Seitneigung nach rechts ein leichtes Schwindelgefühl. Drei Jahre nach dem Unfall traten schwere Anfälle von Ménièreschem Drehschwindel mit Tinnitus auf, die meist zwei bis drei Tage anhielten. Nach weiteren drei Jahren klangen diese »großen« Anfälle ab, der Kranke empfand jedoch auch weiterhin eine »Instabilität«. Dreimal fiel er tatsächlich plötzlich hin und hatte dabei das Gefühl, der Boden sei ihm »ins Gesicht gesprungen«. Zweimal hatte er beim Autofahren plötzlich das Gefühl, der Wagen stehe senkrecht mit dem Motor nach oben. Im November 1959 verspürte er einen intensiven Kopfschmerz und Schwindel, als er unter seinem Wagen lag und den Kopf nach rechts drehte. Die Beschwerden ließen sofort nach, wenn er den Kopf

nach links wandte. Diesen »Versuch« wiederholte er siebenmal, bis er einen echten Ménièreschen Anfall provoziert hatte, den er durch Traktion der Halswirbelsäule unterdrücken konnte.

Bei der klinischen Untersuchung am 15.1.1960 bestand bei der Hautantschen Probe während der Kopfdrehung nach links eine Seitenabweichung nach rechts. Bei der Umlagerung des Patienten vom Rücken auf die rechte Seite empfand er plötzlich Schwindel, und wir stellten einen Rotationsnystagmus zweiten Grades entgegen dem Uhrzeigersinn fest. Nach der Manipulation der zervikalen Blockierung konnte dieser Lagerungsnystagmus nicht mehr hervorgerufen werden, und auch die Seitenabweichung im Hautantschen Test war geringer.

Bei diesem Arzt bestanden somit alle Schwindeltypen, vom Unsicherheitsgefühl und Lagerungsschwindel bis zum Ménièreschen Anfall und vielleicht auch zervikale Synkopen, bei denen er plötzlich hinfiel. Die Krankengeschichte zeigt auch, wie alle diese Schwindelformen mit der Halswirbelsäule zusammenhingen, wie jeweils gewisse Kopfhaltungen seine Paroxysmen und bei der Untersuchung die Seitenabweichung hervorrufen konnten.

Es ist nun beim Schwindel sehr wichtig, die *psychogene Symptomatik* von der organischen zu unterscheiden, auch deshalb, weil der Schwindel in noch höherem Maße als der Schmerz eine psychische Reaktion hervorruft und wir deshalb mit einer psychischen Überlagerung rechnen müssen. Dies mag damit zusammenhängen, daß beim Schwindel verschiedene Afferenzen widersprechende Informationen vermitteln, beispielsweise die vestibuläre Afferenz Bewegung und die propriozeptive und optische Afferenz Ruhe. Diese Situation ist für unser Zentralnervensystem schwer zu bewältigen. Die Erkennung der psychogenen Symptomatik ist meist nicht schwer: Der Patient überkreuzt beim Gehen die Füße, d.h., er verschmälert seine Basis anstatt sie, wie beim organischen Schwindel, zu verbreitern. Beim Stehen mit geschlossenen Augen fällt er in die Richtung, wo er das Bett oder eine Stütze weiß, und die Abweichungen bleiben aus, wenn die Aufmerksamkeit abgelenkt wird. Meist erkennen wir die psychische Überlagerung schon am Verhalten des Patienten. Sehr wichtig, aber manchmal schwierig ist es, bei auffallender psychogener Symptomatik die oft diskrete organische nicht zu übersehen. Auch hier möchten wir wie beim Schmerz behaupten, daß ein rein psychogener Schwindel (mit Ausnahme der Furcht vor Höhen) selten ist. Gerade im Hinblick auf die psychogene Überlagerung ist die HAUTANTsche Probe viel vorteilhafter als die Untersuchungen im Stehen oder Gehen, bei denen die psychogene Astasie bzw. Abasie zur Geltung kommt. Die Seitenabweichung im Sitzen, wobei der Kranke noch angelehnt ist, bietet nur relativ wenig Möglichkeit zu psychogener Verfälschung. Es ist übrigens oft überraschend, wie eng beim Schwindel die organische und psychogene Symptomatik verknüpft sein können: Bei der Untersuchung in verschiedenen Kopfstellungen beobachten wir, daß die Stellung mit der stärksten Seitenabweichung auch die psychogene Symptomatik am deutlichsten hervorruft. Wenn nach der Manipulation, wie das oft der Fall ist, die Seitenabweichungen sofort verschwinden, dann geht meist auch die psychogene »Überlagerung« zurück. Der Patient ist sich dieser psychischen Wirkung oft sogar bewußt. Sie hängt offenbar damit zusammen, daß er das Angstgefühl, das ja auch zum echten Schwindel gehört, losgeworden ist.

Eine sehr verantwortungsvolle Aufgabe der Differentialdiagnose des Schwindels besteht natürlich immer darin, intrakranielle Ursachen, an erster Stelle Neubildungen, auszuschließen, wobei wir vor allem an das häufige Akustikusneurinom und an die noch häufigeren Durchblutungsstörungen im Gebiet der A. basilaris denken müssen.

An einen raumfordernden Prozeß, insbesondere an ein Neurinom, denken wir dann, wenn Schwerhörigkeit und Tinnitus einseitig bestehen, wenn die Schwindelattacken untypisch verlaufen und vor allem, wenn im Intervallstadium neurologische Herdsymptome auftreten. Wir müssen besonders dann an

eine intrakranielle Komplikation denken, wenn der Schwindel keinen paroxysmalen Charakter hat. An dieser Stelle wollen wir wieder darauf hinweisen, daß eine (vorübergehende) Besserung nach der Manipulation einen raumfordernden Prozeß durchaus nicht unbedingt ausschließt. Wir konnten sogar eine relativ lang anhaltende Besserung der Beschwerden nach der Manipulation bei einem Akustikusneurinom erleben.

Die Differentialdiagnose gegenüber der Arteriosklerose im vertebrobasilaren Stromgebiet ist ein häufiges und schwieriges Problem. Das hängt z. T. damit zusammen, daß sowohl die vertebragenen Störungen als auch noch mehr die Arteriosklerose mit zunehmendem Alter häufiger werden und beide Störungen oft bei demselben Patienten auftreten. Das ist kein reiner Zufall. Bei gut funktionierenden nervösen Regulationen braucht auch bei erheblichen Funktionsstörungen der Wirbelsäule kein Schwindel aufzutreten. Viel eher werden sicher diejenigen erkranken, deren Gefäße schon durch die Arteriosklerose verändert sind, weshalb sie auf mechanische Noxen viel heftiger reagieren. Deshalb gehören die meisten Kranken mit MÉNIÈREschem oder »zervikalem« Schwindel zu den höheren Altersgruppen. So wird es in jedem Einzelfall notwendig sein zu entscheiden, wieviel und was der vertebragenen und was der Gefäßerkrankung zuzuschreiben ist.

Bei der wie gesagt häufigen Kombination von Arteriosklerose auch mit ischämischen Erscheinungen mit Funktionsstörungen der Halswirbelsäule kann es natürlich auch zu organischen neurologischen Störungen kommen, wie dies beim Syndrom von BARRÉ und LIÉOU der Fall sein kann. Dabei wird, wie VITEK (1970) betont hat, oft zu Unrecht der Kopfschmerz als arteriosklerotisch mißdeutet.

Wir gehen deshalb in der Praxis folgendermaßen vor: Nach der neurologischen Untersuchung prüfen wir die Halswirbelsäule, um deren Funktionsstörungen zu erkennen. Sodann stellen wir Seitabweichungen insbesondere mit Hilfe der HAUTANTschen Probe fest, die wir bei verschiedenen Kopfstellungen wiederholen. Auf analoge Weise wird der Nystagmus untersucht. Schon dabei wird der vertebragene Faktor erkennbar. Sodann führen wir die DE KLEYNSCHEN Teste aus. Darauf folgt die Testmanipulation bzw. der Traktionstest mit nachfolgender Überprüfung des Befundes.

Wir möchten hier auf ein gewisses Muster von Kopfstellung und Seitenabweichung bei der HAUTANTschen Prüfung aufmerksam machen, das für eine vertebragene Störung charakteristisch ist. Dabei ist es gleichgültig, um welche klinische Form des Schwindels es sich handelt. Zu diesem Zweck haben wir die Ergebnisse von 72 Untersuchungen bei 69 Patienten mit Schwindel aus den Jahren 1978–1980 nachgeprüft. Als auffälligsten und beständigsten Befund konnten wir das Entstehen oder die Zunahme einer Seitenabweichung der vorgestreckten Arme bei Kopfrotation in entgegengesetzter Richtung und bei Kopfrückbeuge und das Schwinden dieses Befundes bei Kopfdrehung in Richtung der Seitenabweichung und in Vorbeuge ermitteln. Eine Ausnahme von dieser Regel bestand unter den 69 Patienten nur zweimal. In beiden Fällen handelte es sich nicht um einen vertebragen mitbedingten Schwindel. Als »typisches« Verhalten bei vertebragenem Faktor konnte man außerdem die Fälle bezeichnen, bei denen sich die »pathogene« Kopfhaltung, in der sich also die Seitenabweichung manifestiert oder verschlechtert, mit der blockierten Richtung deckt. Dies war 50mal der Fall (70 %).

Falls der *vertebragene Faktor* im Vordergrund steht, kommt es kurz nach der Manipulation zur Normalisierung des Befundes, insbesondere der HAUTANTschen Prüfung. Mitunter können sich sogar die Ergebnisse der DE KLEYNSCHEN Tests bessern, und zwar insbesondere dann, wenn die Kopfstellung bei dieser Prüfung der Blockierung entspricht. Steht dagegen die *Gefäßerkrankung* im Vordergrund, dann ändert sich meist auch die HAUTANTsche Probe nicht nach Ma-

nipulation. Dabei sind die Ergebnisse der DE KLEYNschen Tests meist deutlich positiv, und die Testmanipulation hat darauf und auf die Seitenabweichungen keinen Einfluß. In Kombinationsfällen beobachten wir dann zwar eine deutliche Abhängigkeit der Seitenabweichungen von der Kopfstellung im Sitzen und ihre Beeinflussung durch die Testmanipulation, die Befunde der DE KLEYNschen Proben lassen sich jedoch nicht beeinflussen.

Auf eine Mitbeteiligung der A. vertebralis weisen hin:

1. fortgeschrittenes Alter und Symptome einer Arteriosklerose, zervikale synkopale Anfälle,

2. Abhängigkeit des Schwindels von der Kopfrückbeuge, insbesondere bei gleichzeitiger Kopfdrehung, und damit auch die positiven De Kleynschen Proben, besonders bei Fehlen von Blockierungen,

3. klinischer Verlauf, besonders wenn der Schwindel auch nach Lösung der Blockierung weiterbesteht,

4. manche röntgenologische Befunde:

a) Retrolisthesen, insbesondere wenn diese in der Schrägaufnahme das Zwischenwirbelloch einengen,

b) besonders wichtig ist die unterschiedliche Schrägstellung der beiden Gelenkspalten eines Bewegungssegments in der Halswirbelsäule (s. 3.6.2., Abb. 51),

c) erhebliche unkovertebrale Nearthrosen.

Die angeführten Kriterien sind allerdings alle nur indirekte Zeichen. Den direkten Beweis liefert die Angiographie, besonders in Extremstellungen.

Erst diese Differentialdiagnose ermöglicht es uns, die Therapie zu bestimmen. Dabei wenden wir die Manipulation in der großen Mehrzahl der Fälle an, in denen wir eine vertebragene Störung finden, gleichgültig ob wir gleichzeitig auch eine Gefäßerkrankung vor uns haben oder nicht. Zu den Warnungen wegen Zwischenfällen von seiten der A. vertebralis wurde schon in Kapitel 5.1.1. Stellung genommen.

Demgegenüber müssen wir nämlich be-

denken, daß wir für eine vertebrobasiläre Insuffizienz, wenn die Diagnose erst gesichert
ist, kaum eine wirksame Therapie besitzen.
Eine der wenigen therapeutischen Möglichkeiten ist die Beeinflussung des vertebragenen Faktors, durch den das Gefäß gereizt
und mechanisch geschädigt werden kann. In
der Mehrheit der Fälle bedeutet es ein grö
ßeres Risiko, untätig die vertebragene Störung auf die Vertebralarterie einwirken zu
lassen, als dabei mit adäquater Technik zu
manipulieren.

Zerrung ist ganz allgemein der wesentlichste schädigende Mechanismus für die A. vertebralis (GUTMANN). Deshalb ist die Behandlung einer Kopfgelenkblockierung bei der
vertebrobasilären Insuffizienz immer indiziert.

Bei normaler Funktion der Kopfgelenke
erlauben die Schlingen der A. vertebralis im
Kopfgelenkbereich die Kopfdrehung ohne
eine übermäßige Dehnung oder gar Zerrung
der A. vertebralis in ihrem Verlauf durch die
Foramina transversaria der mittleren Halswirbelsäule.

Bei Störungen in der übrigen Halswirbelsäule sind die Dinge nicht mehr so eindeutig: Wir müssen entscheiden, ob hier die
volle Beweglichkeit oder gar Hypermobilität
oder im Gegenteil eher die Blockierung in
einem Segment zur Schädigung der A. vertebralis führt. Oft wird die Anamnese oder
auch der Test die Antwort liefern müssen.
Allerdings wird es zu schweren Komplikationen kaum jemals kommen, wenn man es *bei
Verdacht auf eine Gefäßstörung der A. vertebralis vermeidet, in Rotation und Kopfrückbeuge
zu behandeln.* Einen warnenden Hinweis
kann auch die Inkongruenz der Gelenkspalte im Röntgenbild geben, wobei eine
Blockierung eher als Schutz vor schädigenden Bewegungen aufgefaßt werden kann.

Zur Illustration folgende *Fallbeispiele:*
Der Patient S. B., geb. 1918, Friseur von Beruf,
klagte über plötzlichen Schwindel mit Erbrechen
am 15. 12. 1954. Die Beschwerden wiederholten
sich am 23. 12., weshalb er in die neurologische
Universitätsklinik (Prof. HENNER) eingewiesen
wurde. Anamnestisch ist noch von Interesse, daß

er einen niedrigen Blutdruck und immer eine
schiefe Kopfhaltung hatte.

Bei der Untersuchung am 23. 12. hielt der
Kranke seinen Kopf nach vorn gebeugt, die Kopfrückbeuge verursachte ihm Schwindel. Es bestand
eine Hypermetrie und Adiadochokinese des rechten Arms. Im Stehen mit geschlossenen Augen beobachten wir Schwanken nach rechts, das nur
teilweise von der Kopfstellung abhängig war. Während des Traktionstests – sowohl bei manueller
Traktion als auch in einer Schlinge – verschwanden die Adiadochokinese und die Hypermetrie.
Deshalb erlaubten wir dem Kranken, die Weihnachtstage zu Hause zu verbringen, wenn er dort
die Traktionen fortsetzte. Bei der Kontrolluntersuchung am 27. 12. fühlte er sich schon wesentlich
gebessert. Die Röntgenuntersuchung der Halswirbelsäule zeigte eine Linksrotation der obersten
Halswirbel. Die Prüfung des Vestibularapparats erwies herabgesetzte Reizbarkeit. Am 31. 12. war der
Kranke beschwerdefrei und der klinische Befund
regelrecht. Der Kranke blieb bis 1958 ohne Rezidiv.

Epikrise: Der plötzliche Beginn mit Herdsymptomen spricht für eine Gefäßstörung,
die im Hinblick auf das Alter des Patienten
und den Verlauf ausschließlich auf die beträchtliche vertebragene Störung zurückzuführen war, deshalb auch der gute und dauernde Erfolg der Therapie.

Die Krankenschwester K. B., geb. 1913, erkrankte am 19. 2. 1963, als sie in der Nacht mit
heftigem Kopfschmerz erwachte. Sie wollte aufstehen, konnte sich jedoch nicht aufrecht halten und
erbrach. Dieser Zustand hielt mehrere Tage lang
an. Seitdem litt sie an Schwindel, insbesondere
bei der Kopfrückbeuge. Die übrige Anamnese ist
nicht von Interesse.

Bei der Untersuchung am 20. 7. 1965 bestand
lediglich im Bereich des zervikothorakalen Übergangs eine Blockierung. Das Röntgenbild der
Halswirbelsäule zeigte den Atlas gegenüber den
Kondylen geringfügig rechtsstehend und den Axis
rechtsrotiert. Wir behandelten zunächst nur die
Blockierung im Bereich des zervikothorakalen
Übergangs. Bei der Kontrolluntersuchung gab die
Kranke zwar ein geringes Nachlassen der Schmerzen, aber Weiterbestehen des Schwindels an. Bei
einer weiteren Untersuchung stellten wir Lagerungsschwindel und einen Blutdruckwert von
23/15 kPa (170/110 Torr) fest. Auch am
20. 10. 1965 bestand noch der Lagerungsschwindel
mit einem kurz anhaltenden Nystagmus von
Grad 2. Diesmal betrug der Blutdruck nur
13/12 kPa (100/90 Torr). Bei den folgenden Kontrolluntersuchungen fanden wir jedesmal deutlich

positive DE KLEYNsche Tests, die durch keine Manipulation an der Halswirbelsäule beeinflußt werden konnten.

Epikrise: Hier war schon von Anfang an der Befund an der Halswirbelsäule gering gewesen. Es bestand Lagerungsschwindel, und die DE KLEYNSchen Teste waren markant positiv und unbeeinflußbar durch Manipulationen an der Halswirbelsäule. Hier war zweifellos die vaskuläre Störung im Stromgebiet der Vertebralarterien ausschlaggebend und die manuelle Therapie fehl am Platz.

8.3.8.5. Therapie des Schwindels und ihre Ergebnisse

Hier steht an erster Stelle die manuelle Therapie. Um die Ergebnisse bei unseren 124 Kranken mit Schwindel auszuwerten, teilten wir sie in folgende Gruppen ein:

1. MÉNIÈRESche Krankheit: a) reine Form ohne Beschwerden von seiten der Halswirbelsäule, b) Mischformen mit manifesten Beschwerden von seiten der Halswirbelsäule (Abb. 331),

2. »Zervikalschwindel«,

3. »Übergangsformen« mit beiden Typen von Schwindelanfällen.

Die Anzahl der Fälle in den einzelnen Gruppen und auch die Ergebnisse der Therapie sind aus den Abbildungen 331 und 332 ersichtlich.

Wir möchten hinzufügen, daß bei den meisten Patienten mit MÉNIÈREscher Krankheit Gehörstörungen und herabgesetzte Labyrintherregbarkeit ein- oder beidseitig vorhanden waren, während diese Symptome beim »Zervikalschwindel« fehlten. Aber weder die Intensität der Symptome noch die therapeutischen Ergebnisse waren vom Grad der Labyrinthstörung abhängig. Auffallend war, um wieviel besser die Behandlungsergebnisse beim Schwindel als bei der Gehörstörung und beim Tinnitus waren. Im übrigen ist es interessant und bedeutsam, daß sich die Behandlungsergebnisse in den vier angeführten Gruppen nur wenig voneinander unterschieden.

Dies trifft nicht nur für die Behandlung, sondern auch für die vorstehend beschriebenen Schwindelteste zu. Bei 34 Fällen von MÉNIÈREschen Schwindelanfällen war der Test in 30 Fällen positiv, beim »Zervikalschwindel« in 23 von 27 Fällen und bei den Übergangsformen in 8 von 9 Fällen. Diese Untersuchungen wurden nicht bei allen

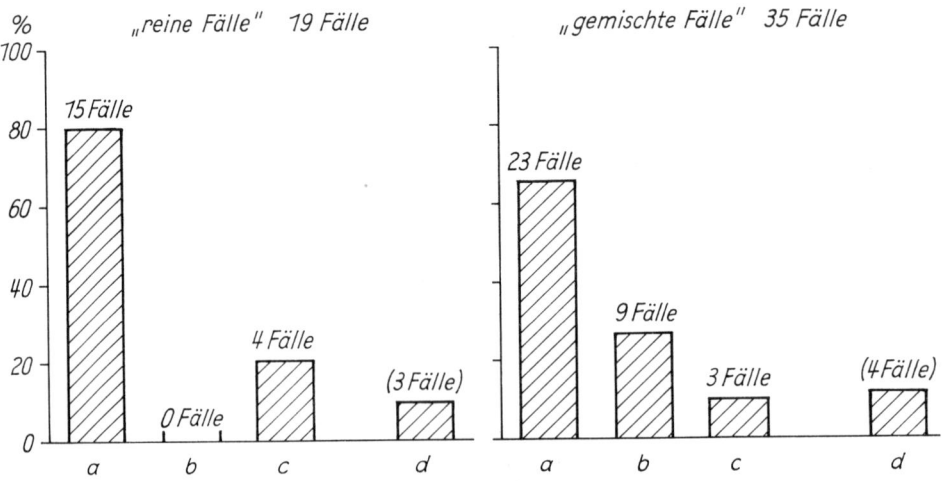

Abb. 331 Behandlungsergebnisse der manuellen Therapie bei 54 Fällen von MÉNIÈREscher Krankheit, unterteilt in reine und gemischte Fälle. Der Zustand nach Behandlung war *a* ausgezeichnet, *b* gebessert, *c* unverändert; *d* zeigt die Besserung des Tinnitus, wo er im Gesamtkrankengut vorhanden war

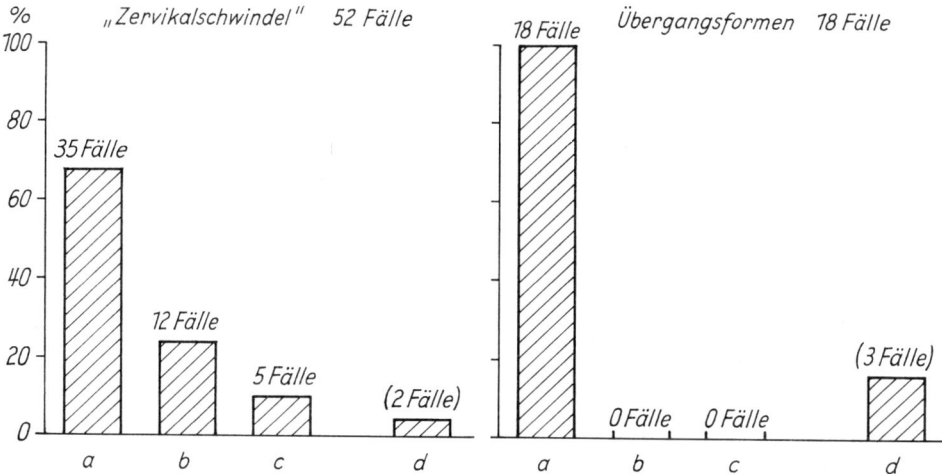

Abb. 332 Behandlungsergebnisse der manuellen Therapie bei Zervikalschwindel und Übergangsformen zur MÉNIÈREschen Krankheit. Der Zustand nach Behandlung war *a* ausgezeichnet, *b* gebessert, *c* unverändert; *d* zeigt die Besserung des Tinnitus im Gesamtkrankengut

Kranken durchgeführt, weil wir die Provokationstechnik latenter Schwindelformen durch verschiedene Kopfstellungen (STEJSKAL) noch nicht kannten.

Um die Bedeutung dieser Technik zu demonstrieren, führen wir folgende Fallbeschreibung an:

Der Patient S. V., geb. 1898, litt seit dem Jahre 1930 an einer schweren MÉNIÈREschen Krankheit. Wir untersuchten den Patienten zum ersten Mal am 14. 1. 1960 in der Universitäts-Hals-Nasen-Ohren-Klinik Prag (Prof. HLAVÁČEK). Die Kopfrotation war beidseits eingeschränkt, und wir fanden einen Endstellnystagmus beidseits. Bei der Kopfdrehung nach rechts steigerte sich dieser Nystagmus auf beiden Seiten, bei der Linksrotation lediglich beim Blick nach links. Die HAUTANTsche Probe war regelrecht, aber bei Kopfdrehung nach rechts wichen beide Arme nach links ab, bei Kopfwendung nach links war dagegen keine Abweichung vorhanden.

Wir sehen, wie es diese Teste ermöglichen, den vertebragenen Faktor beim Schwindel nachzuweisen. Dabei kontrollieren wir sie stets nach Ausführung der Manipulation, wodurch wir eine weitere Bestätigung erhalten.

Später prüften wir eine weitere Gruppe von 70 Schwindelpatienten auf die Mitbeteiligung der A. vertebralis nach den beschrie-

benen Kriterien. Bei 21 Kranken war diese Mitbeteiligung wahrscheinlich. Nur bei 8 von ihnen (38 %) war ein ausgezeichneter Behandlungserfolg zu erzielen. Bei 6 Kranken (28,5 %) trat eine Besserung ein, und 7 (33,5 %) wurden ohne Erfolg behandelt. Unter den übrigen Schwindelpatienten war der Erfolg in 60 % ausgezeichnet, in 30 % zufriedenstellend, bei nur 10 % gab es Fehlschläge. In 58 Fällen bestand eine Blockierung in den Kopfgelenken als eindeutige Indikation für die Manipulationstherapie. Wie zu erwarten, ist also bei erheblicher Mitbeteiligung der A. vertebralis die Prognose weniger günstig.

8.3.8.6. Zur Pathogenese des Schwindels

Der Krankheitsverlauf, die Testergebnisse und schließlich auch die Therapieerfolge weisen darauf hin, daß die Funktionsstörungen der Wirbelsäule die häufigste Ursache verschiedener Formen des Schwindels einschließlich der »echten« MÉNIÈREschen Schwindelparoxysmen darstellen. Außerdem hat es sich gezeigt, daß die Schwere der vestibulären Störung in keinem Verhältnis zum klinischen Befund steht, daß jedoch die Funktionsbeeinträchtigung der Halswirbelsäule und ihre Beeinflussung durch die Therapie in enger Beziehung zum· klinischen Zustand stehen. All das bestätigt die Richtigkeit der in 2.2. vertretenen Ansicht, daß die Wirbelsäule auch Gleichgewichtsorgan ist, und zwar beim Menschen mindestens im gleichen Maße wie das Labyrinth. Der Mensch kann sein Gleichgewicht sogar ohne Labyrinth aufrechterhalten, ohne die Propriozeption aus den Strukturen der Wirbelsäule wäre dies aber unmöglich. Man kann also folgern, daß Gleichgewichtsstörungen (auch Nystagmus) in einem System entstehen, das nicht nur die vestibulären und okulomotorischen Kerne des Hirnstamms, sondern auch die propriozeptiven Afferenzen aus der Wirbelsäule integriert. Hier wird die Grundlagenforschung noch einiges klären müssen. NORRE und Mitarb. (1976) konnten mit Hilfe des GREINERSCHEN Pendelstuhls zeigen, daß sich bei rhythmischer Rumpfdrehung bei im Raum *festgehaltenem Kopf* die Richtung des Nystagmus im Rhytmus der Pendelschwingung des Drehstuhls ändert, d. h. im Rhythmus der sich ändernden Afferenz aus der (oberen) Halswirbelsäule, was auf vaskulärem Wege kaum entstehen kann.

MORAVEC betonte (1962) – und TRAVELL und SIMONS kommen (1983) zu ähnlichen Ergebnissen –, daß es sich bei allen Funktionsstörungen der Halswirbelsäule um eine Störung der propriozeptiven Afferenz handelt. Dabei besteht eine Unvereinbarkeit zwischen den Meldungen aus der Nackenmuskulatur, die infolge der Schmerzen verspannt ist (z. B. entsprechend der Dehnung bei Vorbeuge) und den Signalen aus dem Labyrinth. Wir selbst konnten zweimal beobachten, daß Schwindelpatienten mit Seitenabweichung bei der HAUTANTschen Probe bei der Untersuchung lediglich einen Hartspann der kurzen Extensoren über dem hinteren Atlasbogen ohne Blockierung hatten. Deshalb wurde allein der Hartspann durch postisometrische Relaxation gelöst, worauf die Seitenabweichung verschwand. Hier war offensichtlich nur die Fehlafferenz aus den Muskeln verantwortlich. Noch größer dürfte die Bedeu-

tung der Gelenkafferenzen sein, wie aus den Arbeiten von McCOUCH, GUTMANN, VÉLE u. a. hervorgeht. Die klinische Erfahrung zeigt tatsächlich, daß wir bei bestehenden Blockierungen im Zervikalbereich klinische Zeichen des Schwindels meist dann provozieren, wenn wir den Kopf in Richtung der bestehenden Blockierung drehen oder neigen, d. h., wenn wir das Gelenk reizen. Sobald die Blockierung gelöst wurde, verliert diese Bewegungsrichtung prompt ihre pathogenen Eigenschaften.

USHIO und Mitarb. (1973) konnten sogar zeigen, daß sich Gleichgewichtsstörungen durch zusätzliche Störungen im Lumbalbereich registrierbar verschlechtern und dann durch Immobilisation der Lendenwirbelsäule gebessert werden können.

Neben der Propriozeption müssen wir aber auch den vaskulären Faktor in der Pathogenese des vertebragenen Schwindels berücksichtigen. Es sei nochmals betont, wieviel weniger die Gehörsstörung und der Tinnitus durch die Manipulation zu beeinflussen sind als der Schwindel. Außerdem provozieren wir mit Hilfe unserer Teste bei verschiedenen Kopfstellungen Seitenabweichungen und Nystagmus, aber nur ausnahmsweise Gehörstörungen oder Ohrgeräusche. Da die Gefäßversorgung des Labyrinths und des Innenohrs dieselbe ist, spricht dieser grundsätzliche Unterschied dafür, daß der vaskuläre Faktor, so wichtig er auch sein mag, nicht allein zur Erklärung der Pathogenese des vertebragenen Schwindels hinreicht. Hier tritt eben die grundsätzliche Bedeutung der Wirbelsäule als Gleichgewichtsorgan zutage.

Dies geht mit noch größerer Klarheit aus neuesten Untersuchungen (LEWIT 1984) hervor. Bei 106 konsekutiv untersuchten Patienten wurde jedesmal der 2-Waagen-Test und die HAUTANTsche Probe in den relevanten Kopfstellungen ausgeführt, wobei *Schwindelpatienten ausgeschlossen* wurden. Das ganze Krankengut wurde in zwei Gruppen eingeteilt: Bei der ersten bestanden im 2-Waagen-Test Belastungsdifferenzen von 5 kg und mehr (50 Patienten) und in der zweiten Belastungsdifferenzen bis zu 4 kg (56 Patienten). In der ersten Gruppe war die HAUTANTsche Probe zumindest in *einer* Stellung in allen Fällen positiv, in der zweiten nur 5mal. Jedesmal bestand ein zervikales Störungsmuster und verschwand nach der Behandlung. In der ersten Gruppe bestanden 49 Kopfgelenkblockierungen; sie fehlten nur 5mal; in der zweiten bestanden sie 24mal und fehlten 41mal. Es zeigt sich also, daß Gleichgewichtsstörungen *ohne Schwindel* bei 55 von 106 zufälligen Patienten mit Funktionsstörungen im Bewegungsapparat gefunden wurden, diese Störungen also weitaus häufiger bestehen als der empfundene Schwindel. Es handelt sich hier also um eine Koordinationsstörung, bei der offenbar die Kopfgelenke die entscheidende Rolle spielen. Man sollte also nicht von einem »Gleichgewichtsorgan« in dem Sinne sprechen wie etwa vom Seh- oder Gehörorgan.

KŘÍŽ beschrieb Nystagmus bei Tumoren im Wirbelkanal. Ebenso sehen auch wir bei vertebragenem Schwindel mitunter einen Nystagmus, der nicht »harmonisch«, d. h. »peripher«, sein muß, sondern vom zentralen Typ sein kann. Auch das spricht für die engen Beziehungen der Halswirbelsäule zum Hirnstamm und zur Integration des Gleichgewichts.

Die Tatsache, daß bei Kranken mit labyrinthärem Schwindel ein Hydrops des Labyrinths nachgewiesen werden konnte (HALLPIKE), steht mit der vertebragenen Ätiologie nicht im Widerspruch. Der Hydrops kann nämlich Folge vasomotorischer Störungen sein, die ja zum klinischen Bild des Zervikalsyndroms gehören.

Wir haben uns mit dem Schwindelproblem deshalb so eingehend befaßt, weil es so kompliziert ist, die Meinungen noch sehr auseinandergehen, die Patienten mit Schwindel zahlreich sind und die manuelle Therapie äußerst wirksam ist.

8.4. Basiläre Impression und verwandte Anomalien

Es handelt sich hier um eine Gruppe von Anomalien und Malformationen der kraniovertebralen Verbindung, die bereits seit längerer Zeit das Interesse von Röntgenologen, Neurologen, Neurochirurgen, Orthopäden und Anatomen auf sich zieht. Über die anatomischen Veränderungen und über das Wesen dieser Anomalien wurde schon in 3.7.5. berichtet. Wir möchten hier nur betonen, daß es nicht zulässig ist, die basiläre Impression mit der Platybasie gleichzusetzen. Die Platybasie oder flache Schädelbasis ist eine bedeutungslose Anomalie, die allerdings bei der basilären Impression oft gleichzeitig gefunden wird. Eine basiläre Impression kann auch bei normaler Kyphose der Schädelbasis vorkommen, und nur sie kann zu Kompressionserscheinungen im Bereich des verlängerten Marks führen.

Wenn auch der Röntgenbefund hier für die Diagnose entscheidend ist, kann man in typischen Fällen doch den Verdacht auf Grund des klinischen Aspekts aussprechen. Typisch ist ein kurzer Hals mit ausladendem Hinterhaupt und vermehrter zervikaler Lordose, so daß die Tastung des Axisdorns schwierig ist. Die Haargrenze verläuft auffallend tief. Die Hyperlordose in der oberen Halswirbelsäule kann so stark ausgeprägt sein, daß sie bei Untersuchung durch den offenen Mund als Vorwölbung im Rachen erscheint.

Die basiläre Impression kommt nicht nur oft gleichzeitig mit anderen knöchernen Anomalien vor (s. 3.7.5), sondern auch mit Fehlbildungen im Bereich des Nervensystems. An erster Stelle steht die Malformation nach ARNOLD und CHIARI, bei der der Vermis cerebelli bis tief unter das Foramen magnum hinunterreicht und sich gewissermaßen über das verlängerte Mark stülpt. Wir können die Verdachtsdiagnose dieser Malformation stellen, wenn bei vorhandener basilärer Impression der Vertebralkanal bei C_1 erweitert ist, wobei der dorsale Atlasbogen dann meist sehr dünn und oft gespalten ist. Auch das Foramen magnum ist erweitert (und nicht verengt, wie bei der reinen basilären Impression). Die basiläre Impression geht oft auch mit einer Syringomyelie einher.

Das typische klinische Bild, das allerdings nur für die schwersten Formen der basilären Impression charakteristisch ist, wurde in der Literatur wiederholt beschrieben. Es entspricht einer Kompression des Hirnstamms und benachbarter Strukturen in der Gegend des Foramen magnum. Wir können also die mannigfaltigsten Symptome erwarten: Spastizität, Ataxie, sowohl vom zerebellären als auch vom Hinterstrangtyp, bulbäre Symptome mit Dysarthrie und Dysphagie (in den schwersten Fällen sogar Atemlähmung), Nystagmus von verschiedenster Qualität, wobei ein Vertikalnystagmus nach unten, wie ihn POLAČEK beschrieben hat, besonders charakteristisch zu sein scheint. Auch andere Hirnnerven können mit beeinträchtigt sein, sehr häufig bestehen Schwindel und Kopfschmerz. Bei dieser Mannigfaltigkeit von Symptomen ist es nicht verwunderlich, daß es leicht zu Verwechslungen mit multipler Sklerose, amyotrophischer Lateralsklerose, Syringomyelie, einem Tumor im Bereich der hinteren Schädelgrube oder im obersten Halsmark u. a. kommen kann.

Im Verhältnis zur Häufigkeit, mit der wir eine basiläre Impression – zumindest leichteren Grades – im Röntgenbild sehen, kommt das eben beschriebene klinische Bild selten vor. Viel häufiger beobachten wir dabei ein banales zervikokraniales Syndrom oder zervikalen Schwindel, wobei diese dann das einzige Symptom der basilären Impression sind. Die basiläre Impression ist dann eigentlich ein röntgenologischer »Zufallsbefund«. Wir finden also unter den zervikokranialen Syndromen relativ häufig basiläre Impressionen und umgekehrt bei der basilären Impression ein Zervikalsyndrom. Das ist auch der Grund, weshalb wir uns hier mit diesem Problem beschäftigen müssen.

Um die Pathogenese der basilären Impression näher zu betrachten, gehen wir davon aus, daß es sich mit Ausnahme von sekundär entstandenen Formen (wie bei der Rachitis und dem Morbus PAGET) um eine Entwicklungsstörung handelt. Obwohl diese Störung angeboren ist, also von frühester Kindheit an besteht, manifestieren sich die Beschwerden meist erst im Erwachsenenalter, ja gar nicht selten erst im höheren Alter oder überhaupt nicht. Daraus geht hervor, daß die strukturellen (morphologischen) Abweichungen allein nicht die klinische Erkrankung bedingen. Offenbar muß es im Laufe der Zeit erst zu einer Art »Dekompensation« kommen. Für die klinischen Erscheinungen müssen wir daher einen funktionellen Faktor annehmen, der die Dekompensation (als Zusammenbruch der Funktionsanpassung) erklärt. Da es sich um eine Malformation im Gebiet des kraniovertebralen Übergangs handelt, liegt es nahe, die uns wohlbekannten Störungen der Kopfgelenke für diese Dekompensation verantwortlich zu machen.

Jetzt verstehen wir auch, daß die häufigste klinische Störung, die wir bei der basilären Impression finden, der Kopfschmerz und die übrigen Bilder des zervikokranialen Syndroms sind. Die basiläre Impression prädisponiert nämlich zu Funktionsstörungen im Bereich der Kopfgelenke, besonders wenn sie noch mit einer Asymmetrie der Kondylen oder der Massae laterales atlantis einhergeht, wie das sehr häufig der Fall ist.

Unter diesen Umständen unterscheidet sich die Therapie kaum von der beim banalen zervikokranialen Syndrom, doch ist hier wegen der strukturell gegebenen Anfälligkeit der kraniovertebralen Verbindung die Prognose schlechter und die Rezidivgefahr größer. Oft bewährt sich hier die Traktion. Natürlich ist selbst die freie Beweglichkeit, besonders bei gleichzeitiger Atlassasimilation, geringer als durchschnittlich, womit wir rechnen müssen.

Wie bekannt, werden die schweren Formen der basilären Impression mit Zeichen von Hirnstammkompression heute vielfach operiert. Bei der Operation werden dann regelmäßig arachnoidale Verwachsungen gefunden. Wo liegen wohl die Ursachen dieser Arachnoiditis? Sie bestehen wahrscheinlich in einer Reizung des Duralsacks in Höhe der kraniovertebralen Verbindung, wenn die normale Funktion, die glatte gegenseitige Bewegung oder Verschiebung der Hirnhäute gegenüber dem Wirbelkanal, gestört ist. Die Funktionsstörung der Wirbelsäule wie auch die Arachnoiditis wirken sich dann auf die Blutzirkulation im Hirnstammbereich aus. Auf diese Weise versuchen wir zu erklären, wie die Funktionsstörungen der Kopfgelenke zur klinischen Dekompensation der basilären Impression führen könnte. Wenn wir also mit der Möglichkeit einer klinischen Störung infolge einer funktionellen Dekompensation rechnen, dann ist auch die Frage berechtigt, ob nicht durch eine Besserung der Kopfgelenkfunktion die klinische Störung gebessert oder kompensiert werden könnte, soweit sie nicht auf bereits irreversiblen Veränderungen beruht. Deshalb fühlten wir uns berechtigt, die Manipulationsbehandlung und Traktionen auch bei diesen schweren Formen der basilären Impression zu versuchen.

Fall I: Die Patientin K.M., geb.1895, gab in der Familien- und eigenen Anamnese Lungentuberkulose an. Seit dem Jahre 1948 litt sie an Kopfschmerzen, Schmerzen im Bereich der Halswirbelsäule und im Kreuz. Seit 1954 bemerkte sie eine Verschlechterung ihres Gehörs und Sehvermögens. Sie klagte über Schwindel mit Drall nach rückwärts, manchmal nach beiden Seiten. Sie hatte auch Schmerzen, die in die Arme ausstrahlten, und Taubheitsgefühl in den Händen. Im objektiven Befund fanden wir einen groben Nystagmus zweiten Grades vertikal in der Richtung nach unten und beim Blick zur Seite in diagonaler Richtung. Der Kornealreflex war links abgeschwächt, und es bestand eine leichte zentrale Fazialisparese links. Die Zunge wich ein wenig nach links ab. Der Hals war auffallend kurz, die Kopfneigung und -drehung war zu beiden Seiten eingeschränkt. An den Armen ließen sich die Eigenreflexe gesteigert und auf der linken Seite stärker auslösen. Der HOFFMANNsche Knipsreflex war auf beiden Seiten positiv. Auch an den Beinen waren Reflexe gesteigert, und es bestanden positive

Pyramidenzeichen. Die Kranke war im Stehen unsicher, und ihr Gang war spastisch.

Hilfsuntersuchungen: Röntgenbilder von Schädel und Halswirbelsäule zeigten eine deutliche basiläre Impression. Es bestand eine Verschiebung von C_6 gegen C_7 nach ventral mit spondylotischen Randzacken bei C_6. Im Pneumomyelogramm fanden wir dorsal eine Vorwölbung unterhalb des Foramen magnum bis zur Höhe des Axisbogens, wobei der vordere spinale Subarachnoidalraum normal breit war. Auch der Liquor war normal zusammengesetzt. Es bestand also eine basiläre Impression mit ARNOLD-CHIARI-Malformation.

Bei der Patientin wurde Anfang März 1957 versuchsweise mit der Traktionstherapie begonnen. Ende März konnte sie ohne wesentliche Beschwerden gehen, der Nystagmus war objektiv gebessert. Darum wurde die Traktionsbehandlung ambulant bis zum Sommer 1957 fortgesetzt. Nach Abschluß der Behandlung verschlechterte sich im März 1958 der Zustand der Patientin erneut, so daß sie im April wieder stationär aufgenommen wurde. Nach drei Wochen Traktionsbehandlung hatte sich ihr Befinden wieder so gebessert, daß sie entlassen werden konnte. Bei einer späteren Kontrolluntersuchung im März 1959 klagte die Patientin über Schwindelanfälle. Wir stellten ein Schwanken nach beiden Seiten fest, das sich nach Traktion mit Kopfrotation sofort besserte. Die letzte Kontrolluntersuchung fand am 13. 5. 1961 statt. Die Patientin klagte nicht mehr über Gangstörungen und hatte nur zeitweise Schwindelattacken. Wir fanden einen Nystagmus nur Grad 1, der Hals war frei beweglich. Die Spastizität beim Gehen war minimal. Bei der HAUTANTschen Probe bestand eine leichte Seitenabweichung nach rechts, die sofort nach Traktion nachließ.

Fall 2: Der Kranke S. J., Bauer, geb. 1905, war angeblich immer gesund. Am 15. 9. 1960 empfand er Schwindel beim Radfahren, wobei er das Gefühl hatte, »als fahre das Rad nach links«. Darum stieg er ab, fühlte sich jedoch »wie betrunken«. Bei der ärztlichen Untersuchung wurde festgestellt, daß er Schwierigkeiten hatte, mit dem Zeigefinger die Nase zu treffen. Ungefähr zwei Monate später erlitt er zwei Unfälle mit Schädelverletzungen und Kommotion, nach denen er über heftige Kopfschmerzen in der rechten Kopfseite klagte. Darum wurde er in das Krankenhaus in Benešov überwiesen. wo eine Drucksella festgestellt wurde. Wegen dieses Befundes wurde er am 16.9.1961 in der neurologischen Klinik der Hygienisch-Medizinischen Fakultät in Prag aufgenommen. Der objektive Befund ergab einen Nystagmus ersten Grades nach rechts, der Kornealreflex war rechts abgeschwächt, und es bestand eine deutliche Ataxie der linken Extremitäten. Wir fanden eine Blockierung der oberen Halswirbelsäule. Die

Röntgenbilder zeigten außer den Veränderungen der Sella noch eine basiläre Impression und einen auffallend dünnen Atlasbogen, der als Druckveränderung erklärt wurde. Das Pneumogramm zeigte jedoch eine ARNOLD-CHIARI-Malformation (s. Abb. 77). Der Liquor wies eine geringe lymphozytäre Pleiozytose auf.

Sein Zustand besserte sich schon nach der Pneumenzephalographie, zu einer rapiden Besserung kam es jedoch erst nach der Manipulation von C_2, deren Rechtsrotation eingeschränkt war. Am 2. 10. war der Finger-Nasenspitzen-Versuch normal, und wir fanden keinen Nystagmus mehr. Der Kornealreflex war bereits nach der Pneumographie symmetrisch. Am 3.10. konnte der Patient entlassen werden. Auch bei der Kontrolluntersuchung am 15. 12. 1961 bestand kein Nystagmus. Bei der letzten Untersuchung am 6.2.1962 gab der Patient keine Beschwerden an, und wir fanden lediglich einen geringfügigen Intentionstremor der linken oberen Extremität.

In beiden Fällen handelte es sich also um schwere Formen der basilären Impression mit einer ARNOLD-CHIARI-Malformation. Im zweiten Fall bestanden Zeichen einer interkraniellen Drucksteigerung. Die Besserung war in beiden Fällen so gut, wie das nicht oft nach Operationen beobachtet wird. Im ganzen konnten wir in 5 Fällen mit neurologischen Komplikationen eine deutliche Besserung beobachten. Wir sind deshalb überzeugt, daß wir in der Manipulations- und Traktionsbehandlung die konservative Therapie der Wahl für diese Zustände zu erblikken haben. Dies gilt um so mehr, seit DIECK-MANN 1966 auf Grund eigener großer Erfahrung und der Literaturangaben die Operationsergebnisse bei basilärer Impression (mit neurologischen Herdsymptomen) mit dem Spontanverlauf dieser Erkrankung vergleichen konnte und die geringe postoperative Besserungsquote bei einem durchaus nicht unbeachtlichen Operationsrisiko nachwies. Lediglich Kranke mit Liquorzirkulationsstörungen infolge einer ARNOLD-CHIARI-Mißbildung scheinen auf Operation gut anzusprechen.

Soviel uns bekannt ist, wurde über Ergebnisse der manuellen Therapie bei diesen Zuständen noch nicht berichtet.

8.5. Zervikale Myelopathie

Diese Erkrankung hat in ihren Grundzügen viel Ähnlichkeit mit der im vorausgehenden Kapitel behandelten basilären Impression. Diese Analogie gilt allerdings nur für die chronische Form, die aber die häufigste ist. Der Unterschied besteht also vor allem darin, daß die zervikale Myelopathie nicht das verlängerte Mark, sondern das Halsmark trifft. Auch hier spielt eine Entwicklungsanomalie die wesentliche Rolle, und zwar der *enge Wirbelkanal* (s. Abb. 48). Ein weiterer Faktor ist nach PENNING die Rückwärtsverschiebung eines Wirbels auf seinem kaudalen Nachbarwirbel. Anhand von Bewegungsdiagrammen konnte er zeigen, daß sich das Lumen des zervikalen Wirbelkanals auch unter normalen Verhältnissen bei der Rückbeuge einengt. Wenn nun bereits in Neutralstellung eine Rückwärtsverschiebung vorliegt (am häufigsten im Segment C_3 / C_4), dann ist die Verengung zwischen dem Hinterrand des kranialen Wirbelkörpers und der Vorderfläche des kaudalen Wirbelbogens wesentlich stärker. In Übereinstimmung mit diesen Befunden wurde schon früher beobachtet (KAPLAN, KENNEDY 1950), daß Patienten mit zervikaler Myelopathie bei der manometrischen Untersuchung des Liquordrucks während der Kopfrückbeuge Zeichen eines Liquorblocks hatten.

Es ist leicht zu verstehen, daß es bei einem anomal engen Wirbelkanal durch einen Vorfall oder auch schon durch die Vorwölbung einer Bandscheibe oder bei dorsalen Osteophyten leicht zu einer (zumindest relativen) Raumbeengung im zervikalen Spinalkanal kommen kann. Ein zusätzlicher Faktor ist wieder die Arachnoiditis, die bei der Operation in Fällen von zervikaler Myelopathie stets gefunden wird. Auch hier dürfte sie durch mechanische Reizung der Hirnhäute bei gestörten Bewegungen der Halswirbelsäule entstehen. Vor allem aber scheint der vaskuläre Faktor hier eine beträchtliche Rolle zu spielen. Einerseits kann das die Folge der Kompression der A. spinalis anterior von vorn, andererseits die Kompression eines Gefäßes im Foramen intervertebrale sein. Wie bekannt, wird das Halsmark durch die A. spinalis anterior versorgt, die aus den Vertebralarterien entspringt und zusätzlich von zwei bis drei Radikulararterien gespeist wird. Letztere haben besonders für die Blutversorgung der Intumeszenz große Bedeutung. Wenn nun ein bereits verengtes Foramen intervertebrale durch eine plötzliche Kopfdrehung und / oder -rückbeuge weiter verschmälert wird (besonders bei den von PENNING hervorgehobenen Fällen mit Retrolisthesis) und wenn es dabei noch zur Blockierung kommt, dann kann daraus leicht eine Beeinträchtigung der Blutversorgung resultieren.

Manchmal ist die Ursache einer *akuten zervikalen Myelopathie* ein Bandscheibenvorfall, der in schweren Fällen eine Rückenmarkskompression mit Quadruparese, in leichteren Fällen eine ischämische Myelomalazie mit peripheren Paresen an den oberen Extremitäten hervorruft. Das klinische Bild kann somit der Syringomyelie ähnlich sein, weil die Ischämie als »letzte Wiese« vor allem die graue Substanz schädigt.

Bei der *chronischen Myelopathie* erinnert das klinische Bild an das bei der basilären Impression, jedoch fehlen die Symptome von seiten des verlängerten Marks. Im wesentlichen handelt es sich um ein Syndrom der zervikalen Intumeszenz, d.h. vorwiegend periphere Paresen an den oberen und spastische an den unteren Extremitäten mit oft dissoziierten Sensibilitätsstörungen an den oberen Extremitäten. Dabei kann auch ein leichter Nystagmus wie bei anderen Formen des Zervikalsyndroms bestehen. Differentialdiagnostisch kommen daher in Frage: Syringomyelie, amyotrophische Lateralsklerose, multiple Sklerose, Zervikaltumor, funikuläre Myelose.

Im Unterschied zur multiplen Sklerose fehlen hier jedoch Zeichen einer Blasen- und Mastdarmlähmung, und das Alter der Patienten ist wesentlich höher. Besondere

Schwierigkeiten kann die Differentialdiagnose zur Syringomyelie bereiten, denn auch durch die Ischämie bei der zervikalen Myelopathie leidet die graue Substanz des Rückenmarks am meisten. Es fehlen hier aber die typischen trophischen Veränderungen an den Händen und die skoliotische Deformierung der Wirbelsäule. Wie wir noch zeigen wollen, kann sich die Syringomyelie durch eine zervikale Myelopathie komplizieren. Die zervikale Myelopathie selbst kann verschiedene klinische Formen haben. Manchmal sind die oberen, manchmal die unteren Extremitäten stärker betroffen, je nachdem ob die durch die Rückenmarkerweichung hervorgerufene Symptomatik oder die Kompression der langen Bahnen im Vordergrund steht. Bei reiner Kompression von ventral her kann eine erhebliche Spastizität fast ohne Sensibilitätsstörungen zustande kommen, wobei überwiegend die unteren Extremitäten betroffen sind. So manche »ERBSCHE spastische Spinalparalyse« dürfte eine verkannte zervikale Myelopathie gewesen sein.

Auch hier gilt die operative Dekompression als einzig wirksame *Therapie*, sei es durch Ausräumung der Bandscheibe oder Abtragung der Osteophyten durch die Operation von vorn nach CLOWARD oder durch Laminektomie und gleichzeitige Durchtrennung der Ligg. denticulata, wodurch dem Rückenmark das Ausweichen nach dorsal ermöglicht wird. ŠOUREK und FUSEK erklären sogar die Spastizität bei der zervikalen Myelopathie nicht durch den Druck von vorn gegen die Pyramidenvorderstrangbahnen, sondern durch Zug der Ligg. denticulata in der Gegend der Pyramidenseitenstrangbahnen.

Auf Grund ähnlicher Überlegungen wie bei der basilären Impression versuchten wir auch bei der zervikalen Myelopathie die konservative Behandlung mit der manuellen Therapie und haben hier die gleichen Erfahrungen machen können.

Zur Illustration sollen zunächst *zwei Fallberichte* folgen:

Fall 1: Der Patient C. A., geb. 1892, berichtete, daß er 1958 nach Reparaturarbeiten an seinem Wochenendhäuschen eines Morgens mit einer Schwäche und Ungeschicklichkeit im rechten Arm erwachte. Besonders die feinen Bewegungen fielen ihm schwer. Der Zustand besserte sich zwar unter ambulanter Behandlung, aber nach erneuter körperlicher Anstrengung kam es im Mai 1959 zu weiterer Abschwächung. Da sich diesmal der Zustand bei ambulanter Therapie nicht wieder besserte, wurde er am 19. 7. 1960 in der neurologischen Klinik der Hygienisch-Medizinischen Fakultät in Prag aufgenommen. Es fand sich damals eine diffuse Atrophie der Muskeln des rechten Armes mit deutlichem akralem Maximum, besonders im Segment C_8. Die Reflexe von C_5 und C_6 waren rechts etwas lebhafter, die Reflexe von C_7 und C_8 waren jedoch auf beiden Seiten abgeschwächt. Es bestanden eine syringomyelieähnliche Sensibilitätsstörung an der rechten Hand und ein HORNERsches Syndrom rechts. Das Röntgenbild zeigte eine fortgeschrittene Spondylose der unteren Halswirbelsäule bei engem Wirbelkanal.

Am 29. 7. wurde erstmalig eine Manipulation durchgeführt, und zwar im Segment $C_{5/6}$, worauf augenblicklich (bei Testen) die Kraft der Fingerbeuger zunahm. Deshalb wurde nun die Traktionstherapie empfohlen.

Bei der Kontrolluntersuchung am 14. 11. gab der Kranke an, er könne sich wieder rasieren, könne schreiben und Brot schneiden, was zuvor nicht mehr möglich war. Bei der letzten Kontrolle am 17. 7. 1962 konnte eine weitere Besserung festgestellt werden.

Fall 2: Der Patient H. A., geb. 1893, fühlte im Februar 1950 eine Taubheit im zweiten, vierten und fünften Finger rechts. Die Hand wurde allmählich so ungeschickt, daß er sich nicht mehr rasieren konnte. Die Handkraft war abgeschwächt. Am 4. 12. 1950 wurde er zum erstenmal in der neurologischen Universitätsklinik in Prag (Prof. HENNER) aufgenommen, wo eine Atrophie der Mm. interossei und des M. adductor pollicis rechts festgestellt wurde. Der Patient konnte die Finger der rechten Hand nicht voll strecken. Die Reflexe C_5 bis C_7 waren gesteigert. Der Palmomentalreflex war positiv. Es bestanden keine Sensibilitätsstörungen. Im Röntgenbild waren nur geringgradige Zeichen einer zervikalen Spondylose nachweisbar. Zu Beginn lautete die Verdachtsdiagnose: Progressive spinale Muskelatrophie (ARAN-DUCHENNE). In den Jahren 1951 bis 1954 wurde er erneut stationär behandelt. Damals stellten sich geringe Beschwerden auch an der linken Hand ein. Der neurologische Befund änderte sich nur wenig. Es wurde deshalb eine Pneumomyelographie durchgeführt, die eine Vorwölbung der Bandscheiben $C_{3/4}$ und $C_{5/6}$ zeigte. Es bestand dabei eine leichte Eiweißvermehrung im Liquor.

Auf Grund des myelographischen Befundes wurde der Patient im Oktober 1955 zu einer Kontrolluntersuchung bestellt. Die Muskelatrophien entsprachen bei näherer Betrachtung dem Segment C_8, und bei sorgfältiger Untersuchung konnte in diesem Segment eine leichte Hypästhesie festgestellt werden. Bereits beim Traktionstest spürte der Patient eine Besserung der Sensibilität in der rechten Hand und konnte wieder die Finger zur Prise zusammenlegen. Wir begannen deshalb mit der manuellen Therapie, nach der eine bedeutende Besserung eintrat, so daß sich der Patient sogar nach Jahren erstmals wieder selbst rasieren konnte.

Wir halten diese Fallbeispiele deshalb für so wichtig, weil es sich hier um eine durchaus nicht seltene Erkrankung handelt, bei der es kaum eine andere Möglichkeit der konservativen Therapie gibt, und weil die manuelle Therapie in diesem Zusammenhang so gut wie unbekannt ist. Dabei scheinen diese Fälle meist günstig auf die Manipulation anzusprechen, wie wir noch bei fünf weiteren Kranken feststellen konnten.

Für die chirurgische Therapie gilt anscheinend dasselbe wie bei der basilären Impression. Sie mag in manchen Fällen das Fortschreiten aufhalten, im ganzen scheinen die Operationsergebnisse jedoch sehr unbefriedigend zu sein, wie GALERA und TOVI (1968) an einer Gruppe von 51 Patienten nachweisen konnten. Das mag damit zusammenhängen, daß die spinale Arachnoiditis, die auch in diesen Fällen nie fehlt, schlecht auf Operationen reagiert. Jedenfalls scheint uns die Vornahme der Operation nicht berechtigt zu sein, solange nicht vorher die hier wirksamste konservative Behandlung – Traktionen und Manipulationen – versucht wurden. Nur wenn es trotz dieser Therapie zu weiterer Progredienz kommt, ist die Operation gerechtfertigt.

Wir halten es für berechtigt, dieses Kapitel durch eine Bemerkung über die *Syringomyelie* zu ergänzen. Wir erwähnten schon, daß sie bei der basilären Impression keine Seltenheit ist. BRAIN wies darauf hin, daß viele Symptome, besonders die Paraparese der unteren Extremitäten, die der Syringomyelie zugeschrieben werden, in Wirklichkeit eher mit der gleichzeitig bestehenden zervikalen Myelopathie zusammenhängen. Wir selbst haben schon 1955 darauf aufmerksam gemacht, daß eine Reihe von Symptomen bei der Syringomyelie günstig auf die Manipulation anspricht.

So führten wir bei 12 Patienten mit Syringomyelie den Traktionstest aus. In 10 Fällen war er positiv, d. h., er zeigte eine Besserung. Am besten sprachen schmerzhafte Symptome (Nacken, Schultern Arme) an und außerdem der Schwindel, d. h. die typische Symptomatik des Zervikalsyndroms, die allerdings auch bei der Syringomyelie meist nicht fehlt. In Anbetracht der Skoliose und der Muskelatrophien in der Nacken- und Schultergegend ist die Mitbeteiligung der Wirbelsäule bei der Syringomyelie auch gut zu verstehen.

Zur Illustration wieder eine *Kasuistik*: Die Kranke S.M., geb. 1905, verspürte seit 1949 Nackenschmerzen und Schmerzen in den Schultern und Armen. Später kam noch ein brennendes Gefühl in der linken Gesichtshälfte mit Tränen des linken Auges hinzu. Nach und nach gesellte sich eine Ungeschicklichkeit und Schwäche der linken Hand dazu. 1953 traten die Beschwerden in der rechten Hand auf. Seit 1952 verschlechterte sich auch ihr Gang.

Bei der ersten Krankenhausaufnahme in der neurologischen Universitätsklinik Prag (Prof. HENNER) Anfang 1953 bestanden ein HORNERsches Syndrom links, ein Nystagmus ersten Grades, eine Kornealreflexabschwächung links, Muskelatrophien an beiden Armen, vor allem links, wo auch die trophischen Veränderungen der Haut markanter waren als rechts. Die Reflexe: C_5 war auf beiden Seiten erloschen, C_6 und C_7 waren abgeschwächt und C_8 links normal, rechts gesteigert. Rechts bestanden Pyramidenbahnzeichen. Die Bauchdeckenreflexe waren erloschen und an den unteren Extremitäten die Reflexe gesteigert. Bei ihrem ersten Aufenthalt in der Klinik wurde im Oktober 1953 eine Röntgenbestrahlung vorgenommen. Damals wurde auch der Traktionstest ausgeführt. Vor dem Test konnte die Patientin im Schultergelenk beiderseits nur bis zu 150° abduzieren, nach der Traktions links zu 170°, rechts zu 160°. Deshalb wurde die Traktionstherapie vorgeschrieben, und die Beweglichkeit in den Schultern normalisierte sich binnen drei Wochen. Bei einem späteren Aufenthalt in der Klinik 1954 bestanden erneut Schulterschmerzen, die nach Traktion wieder nachließen. Trotzdem zeigte die neurologische

Untersuchung eine Progredienz des Grundleidens. Es bestand nun eine völlige Areflexie am linken Arm, und rechts war lediglich der C_8-Reflex erhalten. Trotz der Verschlechterung des objektiven Befundes fühlte sich die Patientin wohler und konnte die Arme besser bewegen. Dies war allein der Besserung des vertebragenen Faktors zuzuschreiben.

Es ist beachtenswert, daß etwas Ähnliches auch von den Behandlungsergebnissen der *Röntgenbestrahlung* behauptet werden kann. Ohne Einzelheiten zu nennen, wollen wir nur kurz erwähnen, daß die Patientin F. L., geb. 1912, im Jahre 1953 ebenfalls wegen einer Syringomyelie in der neurologischen Universitätsklinik Prag (Prof. HENNER) bestrahlt wurde und eine bedeutende Besserung ihres Zustandes nach der Röntgentherapie verspürte. Trotzdem zeigte der neurologische Befund ein Jahr später eine deutliche Progredienz. Die Schmerzen im rechten Arm blieben allerdings nach der Bestrahlung weg. Die Röntgentherapie bewirkte in diesem Fall offenbar nur eine Besserung des vertebragenen Schmerzsyndroms.

Wir können also bei der Syringomyelie regelmäßig mit einem vertebragenen Faktor rechnen, der dann auch der Therapie einschließlich der Manipulation zugänglich ist. Wenn die Pneumomyelographie eine Rückenmarkatrophie zeigt, ist u. E. die Röntgenbestrahlung nicht indiziert, und die manuelle und die Traktionstherapie sowie die Krankengymnastik sind dann die einzig mögliche konservative Behandlung.

8.6. Vertebroviszerale Syndrome (und viszerale Syndrome) mit vertebragener Beteiligung

Auf die theoretische Seite dieses Problems und alle damit zusammenhängenden Streitfragen wurde bereits in 2.10. eingegangen. Im Grunde genommen handelt es sich um ein ganz analoges Problem wie beispielsweise beim zervikokranialen Symptomenkomplex (Migräne oder Morbus MÉNIÈRE).

Die Erfahrungen, die der einzelne mit dieser Problematik gesammelt hat, hängen davon ab, ob er mehr Internist, Neurologe, Orthopäde oder Rheumatologe ist und daher eher vertebroviszerale oder zervikokraniale oder zervikobrachiale Komplikationen zur Behandlung bekommt. So befaßten sich GUTZEIT, PARADE, WALTHER und KUNERT vor allem mit der manuellen Therapie der inneren Erkrankungen. Ja, in gewissem Sinne ist die Zuordnung gewisser innerer Organe zu einzelnen Segmenten sogar übersichtlicher, als dies beim zervikokranialen Syndrom der Fall ist.

Diese metamarische Zuordnung innerer Organe ist nicht nur von therapeutischer, sondern auch von beträchtlicher diagnostischer Bedeutung, wie erstmalig HEAD und nach ihm MACKENZIE und viele andere Autoren zeigen konnten. Wir wollen deshalb die typischen reflektorischen Veränderungen bei viszeralen Erkrankungen sowie bei pseudo-viszeralen Syndromen systematisch besprechen. Dabei werden wir uns insbesondere auf die grundlegende Publikation von HANSEN und SCHLIACK (1962) stützen. Diese Autoren betonen mit KNOTZ, daß die Diagnose der Affektion eines bestimmten Organs nie auf Grund einer einzigen reflektorischen Veränderung gestellt werden darf, weil sich für diese für verschiedene Organe überschneiden können. Sie muß sich stets auf ein ganzes Syndrom stützen. Dieses beinhaltet die gesamte pseudoradikuläre Symptomatik mit Hyperalgesiezonen, Muskelhartspann, Maximalpunkten, Blockierungen und reflektorischen Skoliosen in einer im Einzelfall charakteristischen Form und Anordnung.

Wir wollen nun die allgemeine Symptomatologie, wie sie HANSEN und SCHLIACK ausgearbeitet haben, hier wiedergeben. Eine Reihe von Zeichen ermöglicht nur die Seitenlokalisation: Im Kopfbereich beobachtet man auf der Seite des erkrankten Organs regelmäßig eine Pupillenerweiterung und eine leichte »mimische Krampfung«, sofern es sich nicht um ein unpaares Organ in der Mittellinie, wie Harnblase und Gebärmutter, handelt. Bei entsprechender Untersuchungstechnik können diese Symptome regelmäßig festgestellt werden. Voraussetzung ist eine gleichmäßige, nicht allzustarke Beleuchtung, wobei der Patient in die Ferne blickt.

Die Gesamthaltung des Patienten weist eine Skoliose zur gesunden Seite auf, die durch die Muskelkontraktion auf der Seite des erkrankten Organs entsteht. Auf der kranken Seite beobachtet man auch oft eine behinderte Atmung, insbesondere wenn es sich um eine Affektion der Thoraxorgane handelt.

Im entsprechenden Segment stellen wir auf der Seite des erkrankten Organs eine Spannungserhöhung der Haut (Hyperalgesiezone), des Unterhautzellgewebes und der Muskulatur fest. Ferner finden wir häufig eine typische (spezifische) »Défense musculaire«, z. B. wenn wir die Dehnung des M. iliopsoas bei Appendizitis versuchen. Die Veränderungen der Muskelspannung können zu (leichten) Veränderungen der Bauchdeckenreflexe führen, wobei sowohl Herabsetzung als auch Steigerung vorkommen.

Ein weiteres wichtiges Symptom ist der Schmerz und seine (charakteristische) Ausstrahlung. Dabei handelt es sich offenbar um eine Kombination von lokalem Schmerz und reflektorischer Übertragung in das entsprechende Segment. Auch der Übertragungsschmerz ist für einzelne Organe charakteristisch. So beobachtet man bei Gallenblasenstörungen nicht nur eine gürtelförmige Schmerzausbreitung im entsprechenden Segment, sondern auch zum rechten Schulterblatt.

Wie schon einführend in 1.1. erwähnt wurde, können die reflektorischen Veränderungen auch instrumentell nachgewiesen werden.

Diese reflektorischen Veränderungen und ihre genaue Kenntnis bei Erkrankungen der inneren Organe sind von großer praktischer Bedeutung, schon deshalb, weil sie mit den einfachsten, dem Arzt immer zur Verfügung stehenden Mitteln festgestellt werden können. Das ermöglicht mitunter Frühdiagnosen, die erst nachträglich von den schwerfälligen Labormethoden, die noch dazu oft den Krankenhäusern vorbehalten sind, bestätigt werden.

An ihrem großen klinischen Krankengut zeigen HANSEN und SCHLIACK, wie reflektorische Veränderungen, die der für ein bestimmtes Organ charakteristischen Reflexzone nicht entsprechen, die klinische Diagnose erschüttern oder Komplikationen anzeigen können; so weisen rechtsseitige reflektorische Veränderungen bei einem Herzkranken – sofern sie nicht die Diagnose in Frage stellen – auf eine Komplikation, z. B. eine Leberschwellung infolge kardialer Dekompensation, hin. Aus eigenen Erfahrungen möchten wir allerdings in dieser Beziehung die Einseitigkeit reflektorischer Veränderungen bei der ischämischen Herzerkrankung für nicht ganz so zuverlässig ansehen.

Die genannten Autoren betonen die Bedeutung dieser reflektorischen Symptomatik für die Prognosestellung und sogar für die Begutachtung. Eine Besserung oder gar ein Verschwinden der reflektorischen Veränderungen spricht für eine Besserung des Zustandes. Wenn reflektorische Veränderungen völlig fehlen, kann man zumindest den Schluß ziehen, daß der Patient keine Schmerzen hat. Sie behaupten sogar, daß ein Patient, der beim vollständigen Fehlen von reflektorischen Veränderungen Schmerzen angibt, simuliere. In diesem Sinne wäre dann die Diagnostik reflektorischer Veränderungen bei inneren Krankheiten ebenso verläßlich wie bei der Diagnose vertebragener Schmerzen, wo ebenfalls ein völlig negativer Befund bei der manuellen Funktionsdiagnose der Wirbelsäule und in bezug auf reflektorische Veränderungen im Segment eine vertebragene Störung ausschließt.

Allerdings waren die für ein lokalisiertes inneres Leiden typischen Störungen der Wirbelsäule selbst weder HANSEN und SCHLIACK noch früheren Autoren bekannt. Das ist nicht verwunderlich, denn nach dem Stand der bisherigen ärztlichen Kenntnisse war es

ja nicht einmal klar, welche Veränderungen überhaupt pathogenetisch bedeutsam sein könnten, abgesehen von der schon genannten unspezifischen Skoliosierung nach HANSEN und SCHLIACK. Die alleinige Druckschmerzhaftigkeit eines Dornfortsatzes ist kein zuverlässiges Zeichen, vielleicht bis auf Th_5 bei vorwiegend vegetativen Störungen des Herzens (PRUSÍK). Die vermeintlichen Subluxationen der Osteopathen und Chiropraktoren können kaum Gegenstand ernstlicher klinischer Forschung sein, und die »Somatic dysfunction« der modernen Osteopathen ist vage und schließt sowohl die reflektorischen Veränderungen als auch die Blockierung ein. Erst als wir die manualtherapeutische Funktionsuntersuchung beherrschen lernten, konnten wir die Funktionsstörung im Segment und hier vor allem die Blockierung *verläßlich* erkennen und lokalisieren und waren dadurch in die Lage versetzt, die spezifische Reaktion (Störung) der Wirbelsäule bei inneren Erkrankungen systematisch zu erforschen. In diesem Sinn ist in den letzten Jahren ein erheblicher Fortschritt gemacht worden. Dies ermöglichte uns darüber hinaus, besser die pathogenetischen Wechselbeziehungen zu überschauen (s. 2.9.).

Im Prinzip können wir folgende vertebroviszerale Wechselbeziehung unterscheiden (RYCHLÍKOVA, NOVOTNÝ und DVOŘÁK):

1. Eine primär vertebragene Störung täuscht eine innere Erkrankung vor.

2. Eine innere Erkrankung täuscht einen vertebragenen Schmerz vor.

3. Die innere Erkrankung verursacht eine reflektorische (pseudoradikuläre) Reaktion im Segment, in deren Verlauf es auch zur Blockierung in den entsprechenden Bewegungssegmenten kommt.

4. Die innere Erkrankung hat die Blockierung hervorgerufen, ist jedoch schon abgeheilt. Die Blockierung besteht weiter und täuscht nun die innere Erkrankung vor (wie unter 1.).

5. (hypothetisch): die vertebragene Stö-

rung als pathogener Faktor einer inneren Erkrankung.

8.6.1. Tonsillitis

Wenn man bei der Anamnese vertebragener Störungen die Kranken systematisch nach Tonsillitis befragt, ist die Inzidenz sehr hoch. In einer zufällig gewählten Gruppe von 100 Patienten unserer Karthothek konnte tatsächlich bei 56 eine chronisch rezidivierende Tonsillitis und / oder Tonsillektomie wegen Tonsillitis festgestellt werden. Besonders auffallend ist dies bei Patienten mit Blockierung von Okziput gegen Atlas. Deshalb erschien es gerechtfertigt, diesem Problem nachzugehen.

In einem Krankengut von 76 vorwiegend jugendlichen Patienten mit chronischer Tonsillitis bestand bei 70 (92 %) eine Kopfgelenkblockierung, vorwiegend zwischen Atlas und Okziput. Nach Tonsillektomie bestand die Blockierung in der überwiegenden Mehrzahl der Fälle weiter. Aber wenn sie vorher nicht bestand oder behandelt worden war, entstanden sie nur ausnahmsweise nach der Operation. Sie waren also nicht als Folge der Operation aufzufassen. Unter 40 nichtoperierten Patienten, die sich langdauernd in Beobachtung befinden und bei denen lediglich eine Manipulation ausgeführt worden war, blieben 26 ohne weitere Tonsillitisrezidive und 15 ohne Rezidive der Kopfgelenkblockierung (LEWIT und ABRAHAMOVIč 1976). Drei Jahre später konnten 37 Patienten nachuntersucht werden. 18 Patienten waren ohne Tonsillitisrezidiv geblieben, aber 7 davon hatten Blockierungsrezidive der Kopfgelenke gehabt. 2 Patienten hatten vereinzelt Tonsilliden ohne Blockierung, 3 litten häufig an Tonsillitis, und 9 waren tonsillektomiert worden. Insgesamt 13 Patienten waren ohne Blockierungsrezidive geblieben. Interessanterweise fanden wir bei den Tonsillitiskranken kaum Hyperalgesiezonen am Hals, aber eine erhöhte Muskelspannung seitlich am Mundboden (défense musculaire) unterhalb des Tonsillenlagers.

Wir können daraus schließen, daß die Wirbelsäule bei der chronischen Tonsillitis nur im Bereich der Kopfgelenke, hauptsächlich zwischen Atlas / Okziput, reagiert. Hier kommt es meistens zu einer Blockierung, die die Erkrankung überdauert.

Die chronische Tonsillitis verursacht also eine Störung in einer Schlüsselregion der Wirbelsäule, mit erheblicher Tendenz, chronisch zu werden.

Umgekehrt scheint die Rezidivneigung der Tonsillitis durch die Blockierung selbst noch gefördert zu werden, da in der Mehrzahl der Fälle die Rezidive nach Lösung der Blockierung ausblieben.

Den Hartspann im Mundboden unter dem Tonsillenlager kann man auch bei gereizten *Narben* nach Tonsillektomie beobachten. Er ist somit ein wichtiges Zeichen dafür, daß die Tonsille oder die Narbe als aktives Störungsfeld wirken und daß eine Infiltration der Tonsillen oder der Tonsillektomienarben mit einem Lokalanästhetikum indiziert ist.

Wegen der hohen Belastung mit Kopfgelenkblockierung bei Kranken mit chronischer Tonsillitis hatten wir auch eine höhere Inzidenz der Beckenverwringung erwartet. Das war auffallenderweise aber nicht der Fall.

8.6.2. Lunge und Rippenfell

Auf der Seite der erkrankten Lunge finden wir eine Mydriasis, eine gerötete Wange und mimische Krampfung. In den Segmenten C_3 und C_4 am Hals und von Th_3 bis Th_{10} am Rumpf bestehen Hyperalgiezonen und entsprechende Veränderungen auch in der Muskulatur. Die charakteristischen Maximalpunkte sind der Prädilektionspunkt im M. trapezius oberhalb des Schulterblatts und der MUSSYsche Punkt, der oberhalb des Sternoklavikulargelenks liegt. Bei der Inspektion beobachten wir leicht verringerte Atemexkursionen auf der Seite der Erkrankung. Der Patient ist leicht zur Seite der erkrankten

Lunge geneigt. Infolge von viszeroviszeralen Reflexen besteht Meteorismus, oft auch Obstipation, manchmal jedoch im Gegenteil Durchfall mit Erbrechen, selten Anurie. Die Schmerzen strahlen in die Schulterblätter, manchmal auch ins Epigastrium aus.

Die reflektorischen Erscheinungen bei der Pleuritis unterscheiden sich nur wenig von den eben erwähnten, die Hyperalgesiezonen reichen noch weiter nach kaudal, bis zu Th_{11} oder Th_{12}. Manchmal findet sich noch ein weiterer Maximalpunkt dicht oberhalb des Nabels, ungefähr zwei Querfinger paramedian auf der Seite des erkrankten Rippenfells.

Wir selbst haben keine therapeutischen Erfahrungen mit diesen Erkrankungen. Es ist jedoch wichtig, auf die pseudoviszeralen Schmerzen bei (akuten) Blockierungen im Bereich der oberen Brustwirbelsäule und insbesondere der Rippen hinzuweisen, die leicht als »Pleuritis sicca« verkannt werden. Dabei besteht meist ein heftiger Schmerz bei extremer Ein- oder Ausatmung. Bei Blockierung der Brustwirbelsäule erkennen wir leicht die typische Bewegungseinschränkung und die Schmerzhaftigkeit an der Wirbelsäule (Palpation des Lig. inter- und supraspinale). Bei Blockierung einer Rippe finden wir den intensiv schmerzhaften Angulus costae. Diese Zustände sind natürlich therapeutisch äußerst dankbar.

Neueren Untersuchungen (BERGSMANN und EDER 1971; STEGLICH 1971) zufolge spielt ein (sekundärer) vertebragener Faktor eine nicht unerhebliche Rolle beim Asthma bronchiale. Die dabei stets auftretenden Blockierungen der Brustwirbelsäule und der Rippen können die Atemwiderstände des Thorax erhöhen und sich zu den Widerständen in der Lunge noch addieren, wodurch sie die Dyspnoe erheblich weiter steigern. Die genannten Autoren konnten eine gebesserte Atmung nach manueller Therapie anhand gebesserter Atemexkursionen des Zwerchfells, wesentlich gebesserter rhythmischer Aktivität der Interkostalmuskulatur im Elektromyogramm und ausgiebiger Ex-

kursionen im Silhouettenkymogramm des Thorax beweisen.

KÖBERLE (1975) fand bei Asthmatikern nicht nur verminderte Beweglichkeit der Rippen, sondern auch Blockierungen vorwiegend in den Segmenten bei Th_7 bis Th_{10}. SACHSE (1975) fand bei 30 Asthmatikern einen verkürzten M trapezius bei 23, einen verkürzten M. pectoralis bei 15 und Abschwächung des unteren Anteils des M. trapezius bei 15.

Eine erhebliche Rolle spielt die pathologische thorakale Hochatmung (s. 7.4.4.4.). Sie ist häufig Folge eines Asthma bronchiale und verschlechtert dann noch die schon gestörte Atmung. Sie kann aber auch unabhängig von einer organischen Lungenaffektion Kurzatmigkeit und durch die Verspannung der Mm. scaleni und des M. pectoralis Beklemmungsgefühle verursachen.

8.6.3. Herz

Nach HANSEN und SCHLIACK besteht wieder eine homolaterale, d. h. linksseitige Mydriasis und mimische Krampfung, außerdem findet man eine Druckschmerzhaftigkeit über der linken Augenbraue und in der temporalen und parietalen Gegend. Die segmentalen reflektorischen Störungen befinden sich in den Segmenten C_3 bis Th_8, wobei allerdings die Segmente C_5 bis C_7 an der linken oberen Extremität ausgelassen werden. Die typischen Maximalpunkte sind wieder die Prädilektionsstelle am M. trapezius und der MUSsysche Punkt. Aus eigener Erfahrung wollen wir hinzufügen: Es findet sich ein schmerzhafter Hartspann des linken M. pectoralis insbesondere in der Nähe seiner Sehne in der Axilla, und wir finden regelmäßig schmerzhafte Periostpunkte ungefähr in der Mamillarlinie an der 3. und 4. Rippe und in der Achselhöhle ebenfalls an der 3. und 4. Rippe sowie an der kostosternalen Synchondrose der obersten Rippen. Gleichzeitig ist dann auch der Rippenwinkel der 3. und 4. Rippe links schmerzhaft. Wir konstatieren außerdem Blockierungen im Zervikalbereich und zervikothorakalen Übergang, am charakteristischsten erscheinen uns jedoch Blockierungen in den Segmenten $Th_{4/5}$ und $Th_{5/6}$ und der 3. bis 5. Rippe links, mitunter auch der 1. Rippe mit ihrem Schmerzpunkt unterhalb des Schlüsselbeins.

RYCHLÍKOVÁ fand die Hyperalgesiezonen und den Muskelhartspann vorwiegend in den Segmenten Th_{4-8} und zwar *auch* rechtsseitig.

Der Spontanschmerz ist charakteristisch. Er liegt meist hinter dem Brustbein, strahlt in das linke Schulterblatt und in den linken Arm ein, manchmal auch in das Epi- und Mesogastrium. Dabei klagt der Patient über Beklemmung. Die Atmung ist über der linken Thoraxhälfte leicht abgeschwächt, und der Patient ist nach links geneigt. Die visze-roviszeralen Reflexstörungen bestehen in Erbrechen, Singultus, Meteorismus und Obstipation.

Ein wichtiges Problem ist die Pseudoangina pectoris, deren häufigste Form wohl das vertebrokardiale Syndrom ist.

Wenn wir für die Differentialdiagnose immer den kardiologischen Befund unbedingt verlangen müssen, halten wir es für notwendig, daß der Arzt, der manuelle Therapie betreibt, mit dem vertebrokardialen Syndrom vertraut ist. Die Schmerzen selbst, wie es schon die Bezeichnung »Pseudoangina« verrät, sind natürlich sehr ähnlich, allerdings ist der retrosternale Schmerz bei der »echten« Angina pectoris signifikant häufiger als beim vertebrokardialen Syndrom. Die Schmerzattacken sind meist beim vertebrokardialen Schmerz länger. Wichtiger ist die Abhängigkeit der »echten« Angina pectoris von Anstrengung (z. B. Treppensteigen) und des vertebrokardialen Schmerzes von der Lage – also z. B. im Bett. Der Schmerz bei der »echten« Angina (mit Ausnahme des frischen Infarkts) spricht auf Nitroglyzerin prompt an, beim vertebrokardialen Syndrom überhaupt nicht. Es ist allerdings sehr wichtig zu wissen, daß beide Syndrome einander nicht ausschließen. RYCHLÍKOVÁ konnte (1971) zeigen,

daß sich der überstandene Myokardinfarkt, die ischämische Herzerkrankung und die vertebragene Pseudoangina pectoris auch darin unterscheiden, daß im ersten Fall die reflektorischen Veränderungen einschließlich der Blockierungen am ausgedehntesten und lebhaftesten sind, bei der ischämischen Erkrankung weniger und bei der reinen Pseudoangina am geringsten. Schon daraus ist ersichtlich, daß ein Überhandnehmen reflektorischer Veränderungen während der Erkrankung und insbesondere im Verlaufe der Behandlung ein warnendes Signal ist.

Andererseits konnte RYCHLÍKOVÁ bei einer Gruppe von Patienten mit *frischem*, aber schmerz*freiem* Infarkt keine der typischen reflektorischen Veränderungen beobachten, so daß sich diese Patienten von einer gesunden Kontrollgruppe nicht unterschieden. Die reflektorischen Veränderungen, die Blockierungen eingeschlossen, werden also offenbar durch die nozizeptive Reizung ausgelöst.

Daß eine vertebragene Störung eine Ischämie des Myokards hervorrufen kann, wurde zwar wiederholt behauptet, ist aber bisher nicht bewiesen. Aber die im Verlauf einer Myokardischämie mit oder ohne Infarkt immer entstehenden reflektorischen Veränderungen im Segment und Blockierungen der Wirbelsäule unterhalten nun ihrerseits ein pseudoradikuläres Syndrom, in diesem Falle das vertebrokardiale Syndrom, das sich dann auf die echte Angina pectoris aufpfropft. Als vorwiegend vertebragene Störung wollen wir die paroxysmale Tachykardie mit negativem elektrokardiographischem Befund nennen. Sie spricht gut auf manuelle Therapie an.

Die Therapie zielt natürlich auf die diagnostizierten reflektorischen Veränderungen, gleichgültig ob es sich um ein reines vertebrokardiales Syndrom handelt oder ob diese Störungen sekundär durch die Erkrankung des Herzens hervorgerufen wurden. Wenn ein Befund an der Wirbelsäule besteht, werden wir so vorgehen, wie es die Therapie des Bewegungssystems erfordert, d. h., wir untersuchen dann immer auch die

»Schlüsselregionen« und behandeln sie, auch wenn von dort keine Schmerzen direkt ausgehen. Nach Lösung der Blockierungen in den entsprechenden Segmenten müssen wir uns mit dem Hartspann des M. pectoralis, scalenus und trapezius befassen und dann mit den oft zahlreichen Periostpunkten an den Rippen und der Behandlung der Transversokostalgelenke, wenn diese schmerzhaft sind. Die Periostpunkte sprechen oft auf Prokain an. Da dessen Wirkung jedoch oft nur vorübergehend ist, muß dann die Periostmassage nach VOGLER und KRAUSS zur Anwendung gebracht werden und die Mobilisation der Rippen. Allerdings geben wir in den meisten Fällen der postisometrischen Relaxation (s. 7.7.1.6.) der verspannten Pectoralisfasern den Vorzug. Wenn gleichzeitig eine Fehlatmung diagnostiziert wird, muß diese beseitigt werden.

Bei richtiger Beurteilung des Falles sind die therapeutischen Ergebnisse beim Vertebrokardialsyndrom ausgezeichnet, und wenn die Beschwerden rezidivieren, dann deshalb, weil die vertebragene Störung rezidiviert. Wenn jedoch die Reflextherapie keinen Erfolg bringt und auch die reflektorischen Veränderungen binnen kurzer Zeit wieder auftreten, dann war die Beurteilung des Falles meist nicht richtig, und eine neue kardiologische Kontrolluntersuchung ist unerläßlich.

Zur Illustration folgende *Fallbeschreibungen*:

Fall 1: Die Patientin K. H., geb. 1937, Beamtin, klagte über Schmerzen zwischen den Schulterblättern, die in den Nacken und den Brustkorb, insbesondere linksseitig, ausstrahlten. Die Schmerzen begannen akut am Morgen des 5. 12. 1980. Die Patientin klagte über »Brennen« im Brustkorb, weshalb ein EKG angefertigt wurde. 1976 empfand sie Schmerzen im Brustkorb und im Bereich der HWS. Anamnestisch gab die Patientin häufige Anginen an; sie war auch in psychiatrischer Behandlung wegen Depressionen. In der Jugend aktive Sportlerin (Basketball). Bei der Untersuchung am 9. 12. 1980 bestand eine Blockierung von Okziput / Atlas nach beiden Seiten, die Retroflexion war bei $Th_{4/5}$ und $Th_{6/7}$ blockiert. Es bestand fernerhin ein Spasmus des M. pectoralis links mit Schmerzpunkten an der 4. Rippe und parasternal. Die Blockierungen $C_{0/1}$, $Th_{5/6}$ und $Th_{6/7}$ wurden

manipulativ gelöst und die Schmerzpunkte mit Hilfe der postisometrischen Relaxation. Danach fühlte die Patientin eine erhebliche Erleichterung, es bestand jedoch eine auffallende Hochatmung, interessanterweise ohne Verspannung der Mm. scaleni. Deshalb wurde gleich mit Atemschulung begonnen.

Am 6. 1. 1981 bestanden (akut) Nackenschmerzen links bei Blockierung von $C_{2/3}$ und $C_{5/6}$ nach rechts. Nach isometrischer Traktion und Mobilisation löste sich die Blockierung $C_{2/3}$, und $C_{5/6}$ wurde mit Hilfe der Traktionsmanipulation im Sitzen gelöst. Ein residueller Trapeziusspasmus ging nach postisometrischer Relaxation zurück.

Am 13. 1. wurde die Patientin beschwerdefrei entlassen, die Atmung war nun normal.

Dieser Fall ist mit seinen typischen muskulären Verspannungen und Blockierungen für eine vertebrokardiale Symptomatik charakteristisch.

Fall 2: Der Rentner J. K., geb. 1898, früher Büroangestellter, machte im Jahre 1954 einen Myokardinfarkt durch. Darum war er noch 1959 zur Kur in Poděbrady, wo er nach den Bädern Nackenschmerzen, die in den Kopf ausstrahlten, und Kreuzschmerzen bekam. Bei der ersten Untersuchung bei uns war er noch in kardiologischer Behandlung der inneren Klinik von Prof. SYLLABA in Prag. Damals fanden wir eine Beckenverwringung links nach dorsal, einen Finger-Boden-Abstand von 40 cm, eine vermehrte Brustkyphose und weitgehend eingeschränkte Exkursionen der Halswirbelsäule in allen Richtungen. Bei der ersten Untersuchung wurden manuelle Behandlungsverfahren am Becken, bei $Th_{3/4}$ und unspezifisch im Bereich der Halswirbelsäule angewendet. Bei der ersten Kontrolluntersuchung war lediglich eine Besserung der Kreuzschmerzen erreicht, die Schmerzen im Zervikalbereich dauerten an. Im Röntgenbild fanden sich schwere spondylotische Veränderungen mit zum Teil überbrückenden Osteophyten im Bereich der ganzen Wirbelsäule, einschließlich der Halswirbelsäule, bei gut erhaltenen Gelenkspalten. Der Befund entsprach der FORESTIERschen Krankheit. Bei der nächsten Kontrolluntersuchung führten wir eine auf C_1 gezielte Manipulation durch, und diesmal ließ der Schmerz schlagartig nach. Am 7. 2. 1961 gab der Patient an, er könne wieder vier Stunden lang gehen, ohne Müdigkeit und Beschwerden von seiten des Herzens zu empfinden. Wir wiederholten nun die unspezifische Lockerung der Halswirbelsäule sowie die gezielte Manipulation von C_1. Ende März rezidivierten noch einmal die stenokardischen Beschwerden, und der Patient wurde deshalb in der inneren Klinik aufgenommen. Am 19. 5. gab er auch eine Verschlechterung der

Kreuzschmerzen an, die stenokardischen Beschwerden hatten mittlerweile aufgehört. Deshalb wurden die Iliosakralgelenke behandelt. Am 16.3. betonte er, er habe keinerlei Schmerzen in der Herzgegend mehr gehabt. Seit dieser Zeit war er ständig bei uns in Behandlung, weil in Anbetracht seines Grundleidens die Blockierungen immer wieder rezidivieren und mit der Manipulation jeweils wieder Schmerzfreiheit zu erreichen ist. Die Schmerzen in der Herzgegend haben sich seit dem Jahre 1963 bis zu seinem Tod (Lungenkarzinom, 1973) nicht wiederholt.

In diesem Fall handelte es sich zweifellos um eine echte Angina pectoris mit einem Myokardinfarkt. Gleichzeitig bestand eine schwere vertebragene Störung. So pfropfte sich ein vertebrokardiales Syndrom auf die echte Angina pectoris auf, wodurch die kardialen Beschwerden solange weiterbestanden, wie der vertebragene Befund nicht adäquat behandelt wurde.

8.6.4. Leber und Gallenblase

Die markanten reflektorischen Veränderungen und Ausstrahlungsschmerzen bei Leber- und insbesondere Gallenleiden sind allgemein gut bekannt. Zunächst folgen wir wieder der Beschreibung von HANSEN und SCHLIACK: Die Mydriasis und mimische Krampfung findet sich rechtsseitig. Die reflektorisch beeinträchtigten Segmente sind C_3 und C_4 am Hals und Th_6 bis Th_{10} am Rumpf, ausschließlich auf der rechten Seite. Maximalpunkte liegen an der Prädilektionsstelle über dem oberen Anteil des M. trapezius, am MUSSYschen Punkt rechts und im M. rectus abdominis rechts, nahe der Mittellinie im Segment $Th_{8/9}$. Dort besteht eine vermehrte Resistenz (Défense). Weitere Maximalpunkte finden wir am Rücken paramedian rechts in Höhe der Dornfortsätze Th_{11} und Th_{12}, was dem Dermatom Th_8 entspricht. Die Spontanschmerzen liegen im rechten Epigastrium und strahlen in den Segmenten Th_8 und Th_9 nach dorsal und in die rechte Schulter aus. Je akuter die Erkrankung, desto intensiver die reflektorischen Veränderungen. Auch viszeroviszerale Reflexe, wie Erbrechen, Störungen der Darmtätigkeit mit Meteorismus, mitunter sogar Ileus, werden beobachtet. Sogar die Nierentätigkeit kann reflektorisch unterbrochen werden. Der Spasmus der langen Rückenmuskulatur bewirkt eine Linksskoliose. Das Zwerchfell steht rechts höher, und die Atmung ist rechts abgeschwächt. Der höhere Zwerchfellstand kann sogar zu einem verkürzten Klopfschall führen, wie er bei einem pathologischen Prozeß an der rechten Lungenbasis gefunden wird.

Aus eigener Erfahrung können wir behaupten, daß man hier mitunter mit der Reflextherapie sehr schöne therapeutische Ergebnisse erzielen kann. Dies gilt vor allem von akuten Gallenkoliken, insbesondere wenn keine Gallenwegsentzündung besteht. Wir beginnen dabei meist mit einer Massage der Hyperalgesiezone und führen dann die Manipulation des blockierten Segments aus. Wichtig ist dabei, eine gleichzeitig bestehende Beckenverwringung nicht zu übersehen. Das Ergebnis stellt sich meist schlagartig ein, und der Anfall kann kupiert werden. Je nach der Aktualität der zugrunde liegenden Erkrankung können die therapeutischen Resultate nur vorübergehend, wie nach einem wirksamen Spasmolytikum, oder auch dauerhaft sein.

RYCHLÍKOVÁ (1974) untersuchte eine Gruppe von 25 Patienten mit Schmerzen im Bereich des rechten Oberbauchs, die eine Cholezystopathie imitierten, bei denen jedoch ein organisches Gallen-(Leber-)leiden ausgeschlossen worden war. Der häufigste Befund war ein rechtsseitiger Psoasspasmus und eine Blockierung im Segment Th_{11}–L_1. Außerdem fanden sich Blockierungen in den Segmenten Th_{6-8}, Hyperalgesiezonen Th_{5-10} u.a.m.

Wir möchten eine *Kasuistik* folgen lassen:

Der Patient Prof. L. O., Theaterintendant, geb. 1906, wurde uns wegen chronischer Kreuzschmerzen mit Ausstrahlung in beide Beine zur Behandlung geschickt. Die Beschwerden trotzten seit 1956 jeglicher Behandlung. Außerdem klagte der Patient über Schmerzen zwischen den Schulterblättern, die ihn besonders bei Kopfbewegungen störten. Als er von uns am 18.1.1961 erstmals untersucht wurde, erwähnte er sein Gallenleiden überhaupt nicht. Im objektiven Befund bestanden damals eine typische Beckenverwringung links nach dorsal und muskuläre Fehlsteuerungen, die eine krankengymnastische Behandlung notwendig machten. Erstmals am 31.7.1961 beklagte er sich über Gallenschmerzen. Er ging deshalb nach Karlsbad zur Kur, wo sich seine Kreuzschmerzen verschlechterten. Am 26.10.1961 kam er mit einer akuten Gallenkolik, so daß die Krankengymnastik unterbleiben mußte. Wir fanden rechts ausgedehnte Hyperalgesiezonen in der Thoraxgegend und einen schmerzhaften Dornfortsatz bei Th_9. Dort führten wir eine Manipulation aus. Die Schmerzen hörten schlagartig auf. Seitdem kam der Patient regelmäßig zur Kontrolluntersuchung bis 1965, die Gallenkoliken haben sich jedoch nicht wiederholt.

8.6.5. Pankreas

Da uns eigene Erfahrungen fehlen, referieren wir die Befunde nach HANSEN und SCHLIACK, allerdings mit dem Vorbehalt, daß wir bei anderen Organleiden die strenge Einseitigkeit der reflektorischen Veränderungen nicht bestätigen konnten.

Wie bekannt, ist die Diagnose einer akuten Pankreaserkrankung schwierig, deren rechtzeitige Erkennung aber besonders wichtig. Der große diagnostische Wert der reflektorischen Veränderungen besteht hier in der Möglichkeit der Differentialdiagnose gegenüber Gallen- und Leberaffektionen. Sie finden sich bei den Pankreaserkrankungen linksseitig. Das gilt sowohl für die Mydriasis und die mimische Krampfung als auch für die Hyperalgesiezonen, die sich vor allem in den Segmenten Th_7 bis Th_9 links befinden. Maximalpunkte bestehen wieder am M. trapezius auf der linken Seite, am MUSSYSCHEN Punkt links und paramedian links vom Dornfortsatz Th_{12}. Die Spontanschmerzen sind denen bei einer akuten Gallenkolik weitgehend ähnlich, strahlen aber in das linke Schulterblatt aus. Dabei besteht Erbrechen, mitunter Kollaps, was jedoch durchaus nicht charakteristisch ist.

8.6.6. Magen und Duodenum

Inzwischen können wir auch beim Magen- und Duodenalgeschwür von unseren eigenen Erfahrungen auf Grund systematischer Untersuchungen ausgehen. Wir konnten eine Gruppe von 79 jugendlichen Ulkuskranken (36 Mädchen, 43 Jungen im Alter von 15 bis 22 Jahren) mit einer Kontrollgruppe von 36 gesunden Jugendlichen vergleichen und statistisch auswerten.

In der Gruppe der Ulkuskranken klagten 52 % über Kopfschmerzen und über 25 % über Kreuzschmerzen gegenüber 36 % Kopf- und 13 % Kreuzschmerzen bei den Gesunden.

Reflektorische Veränderungen im Sinne von hyperalgetischen Hautzonen fanden sich von Th_4 bis Th_{10} beidseitig mit einem Maximum im Segment Th_6, und zwar 32,9 % rechts und 24 % links. Hautzonen fehlten bei den Kranken rechtsseitig in 53,9 % und links in 70,5 %. Bei den Gesunden fehlten sie aber rechts in 94,4 % und links in 97,2 %. Hartspann bestand in denselben Segmenten mit einem Gipfel bei Th_6 (in 62,1 % rechts und 59,5 % links). Muskelhartspann fehlte bei den Kranken rechts in 17,9 % und links in 33,3 %, bei den Gesunden rechts in 77,8 % und links in 75 %.

Blockierungen fanden sich im Bereich der Brustwirbelsäule vor allem in den Segmenten $Th_{4/5}$ bis $Th_{7/8}$ mit einem Gipfel bei $Th_{5/6}$ mit 68,4 %, gegenüber 27,8 % bei Gesunden. Sie fehlten in der Brustwirbelsäule nur bei 11,4 % der Kranken, aber bei 63,8 % der Gesunden. In den übrigen Abschnitten der Wirbelsäule bestanden bei den Kranken in 58,2 % Kopfgelenkblockierungen gegenüber 41,7 % bei den Gesunden; Funktionsstörungen am Becken, vor allem Beckenverwringungen, hatten 87,4 % der Kranken gegenüber 44,4 % der Gesunden.

Durch die statistische Auswertung mit dem chi^2 Test wurde die Hypothese der Zufälligkeit mit hoher Signifikanz (99 % und 99,9 %) abgelehnt für ein Störungsmuster, das in einer Kombination von Kopfgelenk-

blockierung, Beckenverwringung und Blokkierung von $Th_{5/6}$ und seiner Nachbarsegmente oder lediglich in einer Beckenverwringung zusammen mit diesen Blockierungen
in der mittleren Brustwirbelsäule bestand.

Wie aus den Befunden an Muskulatur
und Haut beziehungsweise Unterhautbinde-
gewebe hervorgeht, fanden sich diese Veränderungen beidseitig, etwas häufiger rechts.
Wie zu erwarten, handelte es sich überwiegend um Duodenalgeschwüre, und deshalb
untersuchten wir die Fälle mit Magengeschwür besonders aufmerksam. Dabei zeigte
sich, daß sich die hyperalgetischen Hautzonen und der Muskelhartspann nicht von denen beim Duodenalgeschwür unterschieden,
nicht einmal in der rechtsbetonten Symptomatik. Deshalb können wir uns (leider!)
nicht der Meinung von HANSEN und SCHLIACK
anschließen, daß die Seitenlokalisation dieser Befunde ein zuverlässiges Zeichen sei.

Demgegenüber ist das typische Störungsmuster an der Wirbelsäule, d. h. die Kombination von Blockierungen in der mittleren
Brustwirbelsäule, insbesondere bei $Th_{5/6}$, mit
Beckenverwringung und (weniger regelmäßig) mit Kopfgelenkblockierung unbedingt
ulkusverdächtig.

Kasuistik: Der Patient V. St., geb. 1922, Rönt-
gentechniker, litt seit 1960 an Kreuzschmerzen,
die mehrmals in die Beine ausstrahlten, allerdings
nie weiter als bis zu den Knien. Seit 1965 auch
Nackenschmerzen bei Kopfbewegungen, die in
die Schulter und Thoraxgegend ausstrahlten. Seit
1948 in Behandlung wegen Magenulkus.
Bei der Untersuchung am 28. 2. 1969 Blockierung Atlas / Axis beidseitig, Blockierung von $Th_{5/6}$
und von L_5 / S_1 in die Retroflexion (also typisches
Ulkus-Pattern!).
Am 27. 2. 1970 klagte er vor allem über
Schmerzen in der Schulter und im Thorax, vor allem im rechten Hypochondrium. Die Untersuchung zeigte wieder eine leichte Blockierung Atlas / Axis, Schmerzhaftigkeit im rechten Oberbauch und am M. psoas, jedoch ergab sich kein
überzeugender Befund im Bereich der Brustwirbelsäule. Der Befund an der Wirbelsäule genügte
kaum, um die Beschwerden des Patienten zu erklären. Die deshalb veranlaßte interne Untersuchung deckte röntgenologisch ein Magenulkusrezi-
div auf.

8.6.7. Dünn- und Dickdarm

Auf Grund von Erfahrungen mit der En-
teritis necroticans, bei der selektiv der *Dünndarm* erkrankt, beschreiben HANSEN und
SCHLIACK die dem Dünndarm zugeordneten
reflektorischen Veränderungen. Die Symptomatik findet sich hier linksseitig und betrifft
vor allem die Segmente Th_8 bis Th_{11}. Maximalpunkte liegen wieder im oberen Anteil
des linken M. trapezius und am unteren linken Rippenbogen ungefähr in der Mamillarlinie.

Bei Erkrankungen des *Blinddarms, Colon
ascendens und der rechten Hälfte des Colon
transversum* besteht eine rechtsseitige Symptomatik mit den üblichen Seitenzeichen im
Gesichtsbereich. Die segmentalen Veränderungen finden wir rechts bei Th_9 bis L_1 mit
einem Maximum in den Segmenten $Th_{11/12}$,
in denen auch der bekannte MC BURNEYSCHE
Punkt liegt. Außer diesem Maximalpunkt
finden wir wieder den Schmerzpunkt am
M. trapezius und den MUSSYSCHEN Punkt auf
der rechten Seite.

Bei den Erkrankungen der *linken Hälfte
des Colon transversum*, des *Colon descendens*
und *sigmoides* finden wir eine linksseitige
Symptomatik sowohl im Gesicht als auch als
Hyperalgesiezonen in den Segmenten Th_{11}
bis L_1 und als Maximalpunkte links spiegel-
bildlich dem MC BURNEYSCHEN Punkt entsprechend. Wieder bestehen die Maximalpunkte links im Bereich der oberen Portion
des M. trapezius und am MUSSYSCHEN Punkt.
Ausstrahlungsschmerzen werden in den
Lumbalsegmenten, d. h. auf der Vorderseite
des Oberschenkels, empfunden.

Auch hier liegen kaum Erfahrungen mit
systematischer Reflextherapie einschließlich
der manuellen Therapie vor, obwohl neurotrophische Einflüsse auf eine Erkrankung
wie die Colitis ulcerosa anzunehmen sind.

8.6.8. Erkrankungen der Nieren, des Nierenbeckens und der Harnwege

Reflektorische Veränderungen sind am deutlichsten bei Nierenkoliken. Sie liegen immer auf der Seite der erkrankten Niere, vor allem in den Segmenten Th_9 bis L_2 mit einem Maximum bei Th_{10} bis Th_{12}. Außerdem finden sich Seitenzeichen im Gesichtsbereich sowie die üblichen Maximalpunkte am M. trapezius und der MUSSYsche Punkt. Bei Männern besteht eine intensive Druckempfindlichkeit des homolateralen Hodens. Ein weiterer Maximalpunkt findet sich medial vom Schulterblattrand in Höhe der Dornfortsätze von Th_4 und Th_5. Die Spontanschmerzen werden in der Lendengegend empfunden und strahlen in die Leistenregion aus, können aber fehlen oder nur schlecht lokalisierbar sein. Meist besteht auch eine Skoliose zur nicht schmerzhaften Seite. Es sind zahlreiche viszeroviszerale reflektorische Störungen vorhanden, die sogar beidseitig nachweisbar sein können. Das gilt vor allem von der Anurie und vom Meteorismus infolge der Einstellung der Darmtätigkeit.

METZ und Mitarb. (1976, 1979, 1980, 1981) fanden bei 206 chronisch Nierenkranken (Pyelonephritiden, Glomerulonephritiden) als Störungsmuster Blockierungen im thorakolumbalen Übergang (vor allem Th_{10}–L_1) mit Psoashartspann, Blockierungen im Bereich der untersten Rippen, Beckenverwringung, thorakolumbalem Bänderschmerz und auffallend häufig Störungen der Statik im Bereich der Lendenwirbelsäule und des Beckens, die meist wenig auf statische Korrekturen ansprachen. Dagegen wird die subjektive Symptomatik bei Nephroptose maßgeblich von Funktionsstörungen des Bewegungssystems mitbestimmt. Die Beschwerden und die Störungsmuster im Bewegungssystem waren bei je einer Gruppe von 40 Patienten mit Nephroptose und 40 nephropexierten Patienten gleich und betrafen vor allem den thorakolumbalen Übergang mit einseitigem Psoashartspann. Es

handelte sich überwiegend um asthenischhypermobile Frauen. So war auch der Beckenbänderschmerz bei steilem Becken und segmentaler Hypermobilität L_5 / S_1 häufig.

DICK (zit. HANSEN und SCHLIACK) gibt an, daß die Schmerzen nach intrakutaner Quaddelung in die Hyperalgesiezone nachlassen.

8.6.9. Geschlechtsorgane

Für die Geschlechtsorgane nennen HANSEN und SCHLIACK keine charakteristischen reflektorischen Syndrome wie für die übrigen Organe. Wenn es sich um unpaare Organe handelt, sind die Veränderungen beidseitig. Typisch ist bei Frauen ein dumpfer, tiefer Kreuzschmerz, der differentialdiagnostisch von der Lumbago unterschieden werden muß.

Wenn also einerseits die reflektorischen Störungen, die von den Geschlechtsorganen ausgehen, weniger charakteristisch sind, so bestehen bei Frauen häufig pseudoradikuläre vertebroviszerale Störungen, die im Kreuz und im Unterleib, besonders während der Menstruation, schmerzhaft empfunden werden. Dabei beschränken sich die Funktionsstörungen nicht allein auf Schmerzen, es können auch Metrorrhagien und Unregelmäßigkeiten der Menstruation entstehen. Das ist kaum verwunderlich. Wie bei der erheblichen Störbarkeit der Halswirbelsäule der überaus häufige zervikokraniale Symptomenkomplex zustande kommt, so äußert sich die ebenfalls große Anfälligkeit des lumbosakroiliakalen Übergangs in Funktionsstörungen der Beckenorgane. Dabei spielt offenbar von allen vertebragenen Störungen in diesem Bereich die Beckenverwringung und Lumbosakralblockierung die wesentlichste Rolle, wohl deshalb, weil bei ihr regelmäßig ein Spasmus des M. iliacus auftritt, der als Schmerz im Unterleib empfunden wird.

So fanden wir in einem Krankengut von 70 Frauen mit dysmenorrhoischen Beschwerden 53mal eine Beckenverwringung, eine lumbale Blockierung ohne gleichzeitige Beckenverwringung nur 8mal und ein schmerzhaftes Steißbein 7mal.

In einer Gruppe von 150 gesunden schwangeren Frauen, die wir in der gynäkologischen Klinik der Hygienisch-Medizinischen Fakultät (Prof. PADOVEC) untersuchten, waren dysmenorrhoische Beschwerden in der Gruppe mit Beckenverwringung (34 Frauen) signifikant häufiger als in allen übrigen. Sie fehlten hier nur bei 5 Frauen, während sie bei regelrechtem Befund an Wirbelsäule und Becken bei 24 von 60 Frauen bestanden. Dabei war die Dysmenorrhoe bei den Frauen mit Beckenverwringung 35mal, bei denen mit normalem Befund aber nur 16mal konstant. Wenn Frauen mit normalem Beckenbefund über dysmenorrhoische Beschwerden klagten, dann lokalisierten sie sie vorwiegend in den Unterleib, nicht ins Kreuz.

Außerdem zeigte es sich, daß bei denjenigen Frauen, die den Wehenschmerz vor allem im Kreuz empfanden, die Geburt nicht normal verlief, d. h. meist medikamentöse Unterstützung erforderlich war. Nur in den Fällen von unbehandelter Beckenverwringung verliefen die Geburten trotz des im Kreuz empfundenen Wehenschmerzes normal. Mit anderen Worten, der vorwiegend in die Kreuzgegend lokalisierte Wehenschmerz ist ein Zeichen entweder gestörter Wehenfunktion oder einer Beckenverwringung.

Bei der funktionellen Dysmenorrhoe ohne pathologischen gynäkologischen Befund ist daher die manuelle Therapie und die übrige Reflextherapie die Methode der Wahl. Wir konnten in der erwähnten Gruppe von 70 Frauen mit dysmenorrhoischen Beschwerden bei 43 Fällen ausgezeichnete, bei 13 gute und bei 14 keine Erfolge erzielen. Dabei sistierten Metrorrhagien in sieben von neun Fällen, und die unregelmäßige Menstruation normalisierte sich in sechs von neun Fällen.

Wie bei der Migräne können wir auch hier nicht schlechthin annehmen, daß die funktionelle Dysmenorrhoe eine vertebra-gene Erkrankung sei, wir wollen aber darauf hinweisen, daß ein vertebragener Faktor, neben vegetativen und hormonalen Faktoren, oft eine wesentliche Rolle spielt. Es hat sich außerdem gezeigt, daß die meisten Frauen mit schmerzhaften Menstruationen auch zu vasomotorischem Kopfschmerz neigen.

Aus der Sicht des Gynäkologen berichteten NOVOTNÝ und DVOŘÁK (1974) über ihre mehrjährigen Erfahrungen mit vertebragenen Störungen bei 597 gynäkologischen Kranken. Eine kleine Gruppe (6) klagte seit Kindheit über Kreuzschmerzen, die sich nach Entbindung oder Operation noch verschlechterten. Eine zweite, größere Gruppe umfaßte die Menstruationsschmerzen oder »Algomenorrhöen« (113), die schon seit der Menarche bestanden. Interessanterweise verschlechterten sich diese nur kaum nach Geburt oder Operation. Sie werden von den Autoren als Störung »sui generis« betrachtet. Die wechselseitigen vertebroviszeralen bzw. viszerovertebralen Beziehungen sind dabei zur Zeit noch schwierig zu durchschauen. Die größte Zahl von vertebragenen Störungen im Bereich des Beckens entstehen oder verschlechtern sich im Zusammenhang mit der Schwangerschaft, der Geburt, als Folge gynäkologischer Operationen oder infolge »verschiedener« Umstände, wie Anstrengungen bei der Arbeit, beim Sport und durch Erkältungen. Eine nicht unwesentliche Zahl vertebragener Störungen war Folgezustand gynäkologischer Erkrankungen (59 entstanden und 101 verschlechtert). Sie scheinen also viszerovertebraler Genese zu sein.

Bei langdauernder Beobachtung besteht eine erhebliche Rezidivneigung. Nur bei 35 % genügte eine einmalige Behandlung, bei 55 % waren 2 Behandlungen und bei 10 % wiederholte Behandlungen erforderlich, wie es anderen vertebragenen Störungen entspricht.

Wir schildern wieder zwei *Fallbeispiele:*

Fall 1: Die Studentin J.L., geb. 1944, wurde uns aus der gynäkologischen Klinik der Hygienisch-Medizinischen Fakultät Prag zugewiesen. Sie litt seit ihrer Menarche mit 14 Jahren an Menstrualschmerzen, die sie vor allem im Kreuz, aber auch im Unterleib empfand. Diese waren jeweils am ersten Tag so intensiv, daß sie zu Hause bleiben mußte. Auch im Intervall zwischen den Perioden hatte die Patientin unter Kreuzschmerzen bei Anstrengung zu leiden, seit 10 Jahren auch an Kopfschmerzen, die sich insbesondere im Prämenstruum steigerten.

Bei der Erstuntersuchung am 26. 6. 1961 stellten wir eine typische Beckenverwringung links nach dorsal fest. An der linken Spina iliaca posterior superior fanden wir eine Hyperthermie von 1°. Dieser Unterschied war auch noch nach der Manipulation vorhanden. Bei der ersten Kontrolluntersuchung nach einem halben Jahr berichtete die Kranke über Besserung der Schmerzen, aber die Periode war unregelmäßig. Die Kopfschmerzen hatten aufgehört. Diesmal fanden wir keine Beckenverwringung. Der Temperaturunterschied über den hinteren Darmbeinstacheln betrug nur noch 0,5°. Bei diesem geringen Befund nahmen wir lediglich eine unspezifische Lockerung der Lendenwirbelsäule vor. Die Kranke kam erst nach einem halben Jahr wieder zur Kontrolluntersuchung, da sie bis Mitte Mai 1962 völlig beschwerdefrei gewesen war. Ihr Zustand verschlechterte sich aber nach einem Aufenthalt im Gebirge. Wir fanden nun am 16. 7. 1962 eine symmetrische Temperatur über den hinteren Darmbeinstacheln, der einzige Befund war ein schmerzhaftes Steißbein. Deshalb wurde diesmal das Steißbein behandelt. Seitdem stellte sich die Patientin, die nur kam, wenn sie Beschwerden hatte, nicht wieder vor.

Fall 2: Die Patientin V. B., geb. 1917, war seit 1958 in unserer Behandlung wegen Metrorrhagien, derentwegen sie vorher gynäkologisch betreut worden war. Sie litt seit 1950 an Kreuzschmerzen. 1951 begannen die Metrorrhagien. Bei der Erstuntersuchung fanden wir eine typische Beckenverwringung links nach dorsal. Gleich nach der ersten Behandlung sistierten die Metrorrhagien. Die Kreuzschmerzen rezidivierten jedoch von Zeit zu Zeit. So hatte sie am 6. 4. 1961 wieder seit einigen Wochen über Kreuzschmerzen und Blutungen zu klagen. Seitdem kam sie immer zur Behandlung, wenn Kreuzschmerzen auftraten, um die Blutungen rechtzeitig zu verhüten.

Bezeichnend für diese Fälle ist nicht nur die Tatsache, daß die Manipulation und die übrigen Methoden der Reflextherapie wirksam sind, sondern auch, daß es jeweils zum Rezidiv der Dysmenorrhoe kommt, sobald wieder eine Störung an der Wirbelsäule oder am Becken auftritt.

Die engen wechselseitigen Beziehungen zwischen Kreuzgegend und Beckenorganen bei der Frau lassen die folgende Interpretation zu. Bekanntlich machen sich bei Frauen die verschiedensten vertebragenen Störungen besonders während der Menstruation als Beschwerden, z. B. als vertebragener Kopfschmerz, bemerkbar. Wir könnten also den dysmenorrhoischen Kreuzschmerz auch als intermittierende Manifestation einer sonst klinisch latenten vertebragenen Störung (Beckenverwringung) auffassen. In diesem Sinne deuten wir die schmerzhafte Dysmenorrhoe im Mädchenalter als erstes klinisches Zeichen der Wirbelsäulenerkrankung und erkundigen uns bei unseren Patientinnen mit Lumboischialgien immer danach.

Die reflektorischen Veränderungen bei den einzelnen viszeralen Affektionen sind nach HANSEN und SCHLIACK in Tabelle 4 wiedergegeben.

8.6.10. Hartspann der Mm. psoas und rectus abdominis

Die verschiedenen viszeralen Erkrankungen können durch einen Psoashartspann vorgetäuscht werden. Im Unterschied zu MOSER, der den Psoashartspann als Begleit- und Sekundärerscheinung bei viszeralen Erkrankungen fand und der den Druckschmerz oberhalb der Symphyse tastet, konnte KUBIS den vertebragenen Ursprung und die Palpation des Hartspanns im Verlauf des ganzen Muskels neben der Lendenwirbelsäule zeigen.

Der Hartspann findet sich meistens bei Blockierungen im Bereich des thorakolumbalen Übergangs und entspannt nach deren Lösung schlagartig. Gelegentlich kommt es bei Fehlen einer Blockierung im thorakolumbalen Übergang vor, daß er nach Behandlung einer Blockierung der Kopfgelenke nachläßt. Wenn er allerdings auch nach Lösung der relevanten Blockierungen weiterbesteht, dann entspannen wir ihn durch postisometrische Relaxation (s. 5.2.2.). Durch

Tabelle 4   Übersichtstabelle der HAZ bei inneren Krankheiten (nach HANSEN und SCHLIACK)

	Homolaterale Pupillenerweiterung	Seite der HAZ	C₃	C₄	C₅	C₆	C₇	C₈	D₁	D₂	D₃	D₄	D₅	D₆	D₇	D₈	D₉	D₁₀	D₁₁	D₁₂	L₁	L₂	L₃
Herz, Perikard	sin	sin	+	+				+	+	+	+	+	+	+	+	+							
Lunge, Bronchien	sin/dx	sin/dx	+	+					+	+	+	+	+	+	+	+	+	+	+				
Pleura	sin/dx	sin/dx	?	+						(+)	+	+				+	+	+	(+)	(+)			
Ösophagus	?	?	?	?																			
Magen	sin	sin	+	+									+	+	+	+	+						
Duodenum	dx	dx	+	(+)										+	+	+	+	+					
Jejunum	sin	sin	+	+												+	+	+	+				
Ileum	dx?	dx	?	?												(+)	(+)	(+)					
Pankreas	sin	sin	+	+										+	+	+	+						
Leber, Gallenblase	dx	dx	+	+											+	+	+	(+)					
Milz	sin	sin	+	+											+	+	+	+					
Zökum, Appendix	dx	dx	+	+												+	+	+	+	+			
Colon ascendens	dx	dx	+	+													(+)	+	+	+	+		
Colon transv. (prox.)																							
Colon trans. (dist.)																							
Colon desc., sigm., rectum	sin	sin	+	+												(+)	(+)	+	+	+	+		
Niere	sin/dx	sin/dx	+	+												+	+	+	+	+	+	(+)	(+)
Ureter	sin/dx	sin/dx	+	+													+	+	+	+	+	+	
Genitalorgane	sin/dx	sin/dx															+	+	+	+	+	+	(+)
Peritoneum	?	?	+	+															+	+			

seinen Verlauf paravertebral in der Bauchhöhle ist er in der Lage, alle möglichen schmerzhaften Affektionen im Abdomen vorzutäuschen. Dabei ist der Palpationsbefund für den Erfahrenen sehr charakteristisch (s. 2.6. und 4.4.2.).

Ein Hartspann des M. rectus abdominis – die »défense musculaire« – ist häufiges Zeichen schmerzhafter viszeraler Störungen einschließlich des M. psoas. Er kann jedoch selbst ebenfalls viszerale Schmerzen vortäuschen. Wir stellen dann TRIGGER-Punkte im Muskel und vor allem schmerzhafte Ansatzpunkte an der Symphyse und dem Processus xiphoideus fest.

8.7. Posttraumatische Zustände

Über die Bedeutung des Traumas in der Pathogenese vertebragener Störungen wurde bereits in 2.5.2. gesprochen, und wir betonten mit GUTZEIT, daß ein Trauma in der Anamnese ein Charakteristikum vertebragener Störungen darstellt.

Der Mensch ist seit früher Kindheit Verletzungen ausgesetzt. Falls wir bei Kindern Funktionsstörungen der Wirbelsäule finden, dann gehört das Trauma zu deren wesentlichsten Ursachen. Durch kompensatorische Vorgänge in anderen Bewegungssegmenten der Wirbelsäule können diese Blockierungen latent und unbemerkt bestehen bleiben. Gerade deshalb können sie nach und nach zu degenerativen Veränderungen führen.

Diese Veränderungen schaffen dann die Grundlage, die es einem späteren Trauma ermöglicht, eine so verheerende Rolle zu spielen. Wenn das Trauma nämlich auf eine bereits durch regressive Veränderungen gezeichnete Wirbelsäule trifft, kann das zur klinischen Dekompensation führen. Dabei mag das Trauma dem Anschein nach sogar geringfügig sein. Wir betonen »dem Anschein nach«, weil die auf die Wirbelsäule einwirkenden Kräfte so groß sind, daß schon

eine unausgeglichene Bewegung einer plötzlichen Belastung der Wirbelsäule von einigen hundert Kilogramm gleichkommen kann. Die Dekompensation kann sich dann in einer Schädigung der A. oder des N. vertebralis, in der Wurzelkompression im zervikalen Foramen intervertebrale und schließlich in der klinischen Manifestation eines Bandscheibenvorfalls vor allem im Lumbalbereich auswirken.

Oft beobachten wir nach dem Trauma und nach Abklingen eines kurzen Akutstadiums eine Latenzperiode, nach der sich dann das posttraumatische Syndrom progredient entwickelt. Das ist z. B. für die Commotio cerebri typisch.

Es gehört zu den traditionellen Irrtümern der Traumatologie, daß es häufig unbeachtet bleibt, daß die Wirbelsäule bei den meisten Verletzungen an Extremitäten, am Rumpf und besonders bei denen des Kopfes in Mitleidenschaft gezogen wird. Allerdings steht im ersten Stadium die lokale Verletzung im Vordergrund des Interesses. Die Wirbelsäulenstörung kann ja noch das Latenzstadium durchlaufen und wird meist übersehen. Für alles eben Gesagte kann die Commotio cerebri als Beispiel dienen.

Es ist leicht zu verstehen, daß bei Gewalteinwirkung auf den Schädel mit einer Schädigung der Halswirbelsäule zumindest gerechnet werden muß. Bei den Ausmaßen und dem Gewicht des menschlichen Schädels im Vergleich zu seiner Halswirbelsäule ergibt sich von selbst, wo der Locus minoris resistentiae liegt. Deshalb ist es auch kein Zufall, daß die meisten Verletzungen der Halswirbelsäule einschließlich der Wirbelbrüche Begleiterscheinungen von Schädel-Hirn-Verletzungen sind (LICHTENBERG 1961). Diese Tatsachen konnte LEICHSENRING (1964) autoptisch belegen. Bei 20 Fällen, die nach Schädeltraumen ad exitum kamen, konnte er ausnahmslos auch schwere Verletzungen im Bereich der Halswirbelsäule feststellen.

Auch klinisch ist die Ähnlichkeit des zervikokranialen mit dem postkommotionellen Syndrom mit ihren typischen Schmerz- und

Schwindelanfällen augenfällig. BÄRTSCHI-RO-
CHAIX (1949) hat diese Bilder als »Migraine
cervical« beschrieben, vorausgesetzt, es handelt sich nicht um schwerwiegende psychische Störungen im Sinne einer progredienten traumatischen Enzephalopathie (HEN-
NER). Die engen Beziehungen gehen am
besten aus der Arbeit von TORRES und SHA-
PIRO (1961), »EEG in Whiplash Injury«, hervor. Die Verfasser verglichen die neurologische und die elektroenzephalographische
Symptomatik in 45 Fällen von Commotio
cerebri mit der bei 45 Fällen von Schleudertrauma der Halswirbelsäule. Die neurologische Symptomatik war in beiden Diagnose-
gruppen beinahe identisch, nur Nackenschmerzen und Beeinträchtigungen der obe-'
ren Extremitäten waren beim Schleudertrauma häufiger. EEG-Veränderungen bestanden in den Fällen nach Kommotion in
44 % und nach Schleudertrauma in 46 % der
Patienten. In beiden Gruppen waren die
Herdsymptome überwiegend temporal lokalisiert.

Man kann also JUNGHANNS völlig zustim-
men, wenn er schreibt, daß die Erfahrungen
der letzten Jahre darauf hinweisen, daß Beschwerden, die gemeinhin als »postkommotionell« bezeichnet werden, in Wirklichkeit
Folgen einer Kontusion der Halswirbelsäule
sind. Dasselbe betonten GUTMANN und andere.

Zur Illustration soll fogender *Fall* dienen:

Die neunjährige T. M., geb. 1949, wurde am
25. 5. 1959 wegen Kopfschmerzen in Behandlung
genommen. Im November 1958 hatte sie mit einer
Aktentasche einen Schlag in den Nacken bekommen und verspürte zunächst einen intensiven lokalen Schmerz. Noch vor dem Mittagessen erbrach sie. Seit diesem Tag klagte sie täglich über
Kopfschmerzen und mußte drei Wochen zu
Hause bleiben. Auch als sie in unsere Behandlung
kam, hatte sie noch mehrmals in der Woche Kopfschmerzen, die sie im Hinterkopf, in der Stirn und
manchmal im ganzen Kopf verspürte. Der klinische Befund war im ganzen regelrecht, im Röntgenbild fanden wir eine Dextrorotation des Axis.
Die Stellung des Axis besserte sich nach der Manipulation (Repositionseffekt). Bei der Kontrolluntersuchung am 22. 10. gab sie an, bis Mitte Oktober schmerzfrei gewesen zu sein, dann hatten

sich wieder Schmerzen eingestellt. Deshalb wiederholten wir (nach 5 Monaten) die Manipulation.

Bei diesem Mädchen imitierte also der direkte Schlag auf die Halswirbelsäule ein
postkommotionelles Syndrom mit Erbrechen
und nachfolgenden Kopfschmerzen. Auch
die anfängliche Steigerung der Beschwerden
nach dem Trauma war charakteristisch.

Wir verfügten bis zum Jahre 1965 über
ein Krankengut von 65 Fällen nach Kommotion, die wir genau kontrollieren konnten. In
allen Fällen hatte nach dem Unfall Bewußtlosigkeit bestanden. Ein neurologischer
Befund (meistens Zeichen einer vestibulären
Störung) war elfmal vorhanden. Dagegen war
an der Halswirbelsäule nur sechsmal ein normaler Befund zu erheben. Die Behandlungsergebnisse mit Hilfe der Manipulation und
Reflextherapie waren 37mal ausgezeichnet,
gut 18mal und unbefriedigend 10mal. In
einer weiteren Gruppe von 95 Schädel- und
Halswirbelsäulenverletzungen aus den Jahren 1964–1970 fehlten Blockierungen nur
4mal. Interessant war, daß beim Schädeltrauma Blockierungen der Kopfgelenke weitaus überwogen und sie vor allem zwischen
Atlas / Axis lagen. Interessanterweise war
dies bei Verletzungen der Halswirbelsäule
nicht der Fall. Bei 10 erfolglos Behandelten
war die häufigste Ursache des Mißerfolgs der
Bänderschmerz (Anteflexionskopfschmerz).

Im Lichte dieser Tatsachen sollte man
vorsichtig sein, die Beschwerden eines Schä-
deltraumatikers als »psychogen« zu bezeichnen (und abzutun). Wir waren nämlich wiederholte Zeugen des folgenden Circulus
vitiosus: Der Kranke, dessen vertebragene
Störung verkannt und als »psychogen« bezeichnet wird, empfindet das als ein Unrecht. Seine (verständliche) Abwehrreaktion
wird nun als »Feindseligkeit« und Renten-
neurose gedeutet, und erst diese Konfliktsi-
tuation bringt die Neurose tatsächlich zum
Ausbruch. In diesem Zustand wird dann der
Kranke zum Psychiater abgeschoben, und
damit ist sein Schicksal besiegelt.

Vom Standpunkt der Prävention ist natürlich das Akutstadium nach dem Trauma am

wichtigsten. Auch in dieser Beziehung sind die Patienten nach Commotio cerebri ein Modell für das akute Wirbelsäulentrauma, weil sie nämlich regelmäßig stationär aufgenommen werden und daher der ärztlichen Untersuchung nicht entgehen. Wir konnten deshalb eine Gruppe von Kranken im Akutstadium untersuchen und behandeln. Es handelte sich natürlich um Patienten, die bei vollem Bewußtsein waren, bei denen kein Verdacht auf eine intrakranielle Blutung bestand und bei denen röntgenologisch eine Fraktur oder Luxation der Halswirbelsäule ausgeschlossen worden war.

Es gelang uns, ein Krankengut von 32 Patienten mit den genannten Merkmalen zu gewinnen. Eine typische traumatische Neurose entwickelte sich nur bei einem Patienten, bei dem sich auch ein erhöhter Blutdruck einstellte. Einen weiteren therapeutischen Mißerfolg hatten wir bei einem Patienten mit Schwindel infolge eines Felsenbeinbruchs. Es ist natürlich schwer, diese Diagnosegruppe auszuwerten, weil sich die meisten Fälle auch spontan gebessert hätten. Deshalb bewerteten wir nur diejenigen Fälle, bei denen bis zur Manipulation Beschwerden bestanden, die unmittelbar danach aufhörten. Das war bei 24 von den 32 Patienten gegeben.

Zur Illustration einige *Krankengeschichten:*

Fall 1: K. E., geb. 1941, glitt am 5. 4. 1958 aus. Nach dem Sturz verlor sie zwar nicht das Bewußtsein, erbrach aber. Sie wurde noch am gleichen Tag in die chirurgische Universitätsklinik Prag (Prof. DIVIŠ) eingeliefert und klagte über Kopfschmerzen. Der neurologische Befund war regelrecht. Der Atlas erwies sich als druckschmerzhaft und leicht blockiert. Nach der Manipulation – von der linken Seite – hörten die Schmerzen augenblicklich auf, so daß die Patientin erklärte, »nun kann ich nach Hause gehen«. Bei der Kontrolluntersuchung am 12. 8. 1958 gab sie an, sie habe seit der Manipulation keinerlei Beschwerden mehr gehabt.

Fall 2: K. J., geb. 1910, Maurer, stürzte am 6.8.1958 aus einer Höhe von 2 m und war kurz bewußtlos. Bei der Untersuchung am 7. 8. klagte er über Schmerzen in den Schläfen. Im objektiven Befund war der Nasopalpebral- und Labialreflex

gesteigert, die Kopfdrehung war nach rechts eingeschränkt. Nach der Behandlung von $C_{1/2}$ war die Kopfrotation frei. Bei der Kontrolluntersuchung am 23. 4. 1959 berichtete der Patient, er habe seit der Manipulation keinerlei Beschwerden mehr empfunden.

Fall 3: K. B., geb. 1943. Sie fiel am 20. 4. 1961 auf den Kopf, war kurze Zeit bewußtlos und litt seitdem an Schmerzen im Hinterkopf, besonders bei Kopfbewegungen. Beim Aufstehen klagte sie über Schwindel. Früher habe sie nie Kopfschmerzen gehabt. Bei der Untersuchung fanden wir eine Schmerzhaftigkeit des Wirbelbogens von C_2. Im Röntgenbild zeigte sich eine deutliche Verschiebung des Atlas gegenüber den Hinterhauptkondylen nach rechts. Deshalb wurde der Atlas am 24.2.1961 von rechts behandelt. Bei der Kontrolluntersuchung nach einem Monat gab die Patientin an, sie sei 14 Tage völlig beschwerdefrei gewesen, dann jedoch hätten sich wieder Schmerzen eingestellt. Darum wurde die Manipulation wiederholt. Bei der nächsten Kontrolluntersuchung am 19. 6. 1961 war sie beschwerdefrei geblieben. Röntgenologisch hatte sich ein typischer Repositionseffekt eingestellt. Einen solchen Repositionseffekt zeigt Abbildung 82.

Es gibt beim Akuttrauma tatsächlich im Bereich der Kopfgelenke manchmal geringe Verschiebungen, bei denen wir nach der Manipulation Repositionseffekte beobachten können. Diese »Reposition« kann allerdings auch spontan eintreten, wie dies FELD (1954) beschrieben hat und wie wir auch selbst einmal beobachten konnten. Diese Verschiebungen wie auch das Repositionsphänomen deuten allerdings darauf hin, daß durch Traumen nicht nur Blockierungen, sondern auch Hypermobilität entstehen kann. Tatsächlich hatte ungefähr ein Drittel unserer Patienten mit Anteflexionskopfschmerz einen Unfall in der Anamnese. Die Hypermobilität dürfte dann die wesentlichste Ursache für therapeutische Fehlschläge sein.

Unsere Befunde und Therapieerfolge sind 1980 von BARTEL bestätigt worden. Bei 50 Patienten nach Schädel-Hirn-Trauma fand er Blockierungen 48mal, vor allem im Bereich der Kopfgelenke. Die Lösung wurde im Akutstadium vorgenommen. Danach waren 40 Patienten beschwerdefrei, 6 gebessert und 2 unbeeinflußt.

Eine Sonderstellung scheint das *Schleu-*

dertrauma einzunehmen. Der typische Unfallmechanismus (Auffahrtrauma von hinten) bewirkt zunächst eine Bänderzerrung. Die Blockierungen stellen sich erst später infolge des analgetischen Muskelhartspanns ein. Wenn wir also bei (nicht allzu schweren) frischen Fällen vorsichtig und am besten mit Hilfe der sehr schonenden Verschiebetechniken untersuchen, finden wir keinerlei Blockierung, oft sogar Hypermobilität. Die Therapie der Wahl ist dann die Immobilisation, zumindest ein Stützkragen, der als sehr angenehm empfunden wird.

Bei dem oft chronischen Verlauf der Beschwerden nach diesen Unfällen mag eine muskuläre Fixation, von BERGER (1981) als »stiff neck« bezeichnet, eine Rolle spielen. Dabei stellt man zwar keine echte segmentale Blockierung fest, die Bewegungsausschläge sind jedoch in jedem einzelnen Bewegungssegment verringert (gemessen mit Hilfe des BERGERschen Apparats), und die Kopfbewegungen sind verlangsamt.

Was hier für die Commotio und das Schädeltrauma beschrieben wurde, gilt auch für ganz andere Verletzungen. Deshalb wollen wir noch eine *Kasuistik* anführen:

Der Patient A. J., geb. 1895, fiel am 12. 1. 1953 auf die linke Schulter. Von diesem Tag an konnte er den linken Arm nicht mehr über die Horizontalebene heben, er klagte über Nackenschmerzen. Bei der Untersuchung im Rehabilitationsinstitut in Kladruby am 8. 7. 1953 war die Abduktion des linken Arms nur bis 90° möglich, und es bestand eine linksseitige Atrophie des M. deltoideus. Es wurde versuchsweise die Traktionstherapie der Halswirbelsäule verordnet, und nach 14 Tagen konnte der Patient den linken Arm bis zu 160° abduzieren und entlassen werden.

Auch traumatische Störungen im Bereich der Extremitätengelenke sollten erkannt und behandelt werden. Das gilt insbesondere für Schmerzen im Bereich der Handwurzel und des Processus styloideus nach Radiusfraktur, meist infolge eines Sturzes auf die Hand.

Bei der Untersuchung finden wir dann regelmäßig eine eingeschränkte Radialduktion der Hand, die durch Blockierung des Radiusköpfchens am Ellbogen verursacht ist. Wir finden außerdem eine gestörte Federung nach radial und einen druckschmerzhaften *Epicondylus lateralis*. Nach Lösung der Blockierung im Ellbogengelenk ist die Radialduktion frei, und die Schmerzen am Processus styloideus radii sind behoben (s. 4.3.3.).

Schlußfolgerungen

1. Das Trauma ist von grundlegender Bedeutung für die Pathogenese vertebragener Störungen. Es ist eine der wesentlichen Ursachen für die Entstehung von Blockierungen an der intakten Wirbelsäule und für Dekompensationserscheinungen, wenn bereits degenerative und funktionelle Veränderungen bestanden.

2. Jedes Trauma, das den Kopf, die Extremitäten oder den Rumpf trifft, wirkt sich regelmäßig auch auf die Wirbelsäule aus. Am ausgeprägtesten ist das beim Schädel-Hirn-Trauma, das daher als Modell dienen kann. Charakteristisch ist hier auch, daß sich die Symptomatik von seiten der Wirbelsäule meist erst nach einer gewissen Latenzzeit klinisch manifestiert, während sie im Akutstadium durch den lokalen Befund in den Hintergrund gedrängt wird und der Aufmerksamkeit entgeht.

3. Um diesen – meist chronisch verlaufenden – Störungen vorzubeugen, ist es daher notwendig, die Blockierung der Wirbelsäule bereits im Akutstadium nach dem Trauma zu erkennen und (falls keine Kontraindikation besteht) zu beseitigen. Es ist also notwendig, die (manuelle) Untersuchung der Wirbelsäule und der Extremitätengelenke als Routine in die Traumatologie einzuführen. Dazu gehört die dann obligate Röntgenuntersuchung, besonders der Halswirbelsäule, nach jedem Schädeltrauma.

9. Prävention von Funktionsstörungen des Bewegungssystems (vertebragene Störungen)

9.1. Bedeutung des Problems, Häufigkeit der Störungen

Wir haben den Begriff »vertebragene Erkrankung« einer gewissen Kritik unterzogen und die Bedeutung der Wirbelsäule für die reflektorischen Störungen bei den verschiedenen Erkrankungen betont. Wenn wir von dieser weiten Fassung des Begriffs ausgehen, ist es beinahe unmöglich, die Anzahl vertebragener Störungen in der Bevölkerung auch nur annähernd abzuschätzen. Selbst nach dem Verzeichnis der diagnostischen Schlüsselzahlen würden wir vergebens versuchen, die Häufigkeit vertebragener Störungen festzustellen, denn wir könnten sie unter den verschiedensten Bezeichnungen, von der »Spondylose« über »Erkrankungen des peripheren und vegetativen Nervensystems« bis zu den »posttraumatischen Zuständen«, dem »Rheumatismus« usw., finden.

Zunächst wollen wir einige Angaben aus der Literatur anführen. STARÝ bezeichnet die »diskogene Erkrankung« (»Bandscheibenschädigung«) als die häufigste organische Erkrankung des Nervensystems. SÄCKER führt an, daß 440 von tausend katamnestisch befragten Personen im Alter von 60 bis 80 Jahren wenigstens einmal in ihrem Leben Kreuzschmerzen oder »Ischias« durchgemacht haben. HULT stellte in Stockholm fest, daß 51 % von 1 200 Arbeitern verschiedener Berufe Symptome einer zervikalen »Bandscheibenläsion« hatten und bei 60 % entweder in der Anamnese oder gegenwärtig Symptome einer lumbalen »Bandscheibenläsion« vorhanden waren. Es wird geschätzt, daß es in Schweden 1 200 000 Bandscheibenkranke gibt. HIRSCH behauptet, daß 65 % der schwedischen Bevölkerung an Kreuzschmerzen leidet. LAWROW stellte unter den Arbeitern eines großen Moskauer Chemiebetriebes fest, daß die lumbosakralen und zervikobrachialen Syndrome die vierthäufigste Ursache von Arbeitsunfähigkeit waren, gleich nach der Grippe, der Angina und dem Trauma. BROCHER gibt an, daß die Lumbago- und Ischiasmorbidität unter den Schweizer Versicherungsberechtigten im Alter von 18 bis 65 Jahren 4 % ausmacht. (Tbk nur 0,53 %). In den Niederlanden (HANRAETS) beträgt die Arbeitsunfähigkeit durch Lumbago 8 % (Grippe 23 %). HORÁK (ČSSR) führt an, daß in seiner medizinischen Allgemeinpraxis von den 469 Patienten, die im Laufe von 14 Tagen seine Ordination besuchten, 115 (24,5 %) entweder gegenwärtig oder in der Anamnese ein zervikobrachiales Syndrom durchgemacht hatten; bei 9,5 % war es der eigentliche Grund für das Aufsuchen des Arztes.

Aus den veröffentlichten Statistiken der neurologischen Ambulanz der Poliklinik in Gottwaldov geht hervor, daß hier im Laufe des Jahres 1959 11 289 Kranke untersucht wurden. In der Gruppe »peripheres Nervensystem«, »Spondylarthrose«, »Diskopathie« und »zervikokraniale Schmerzzustände« befanden sich 3 035 Patienten, d.h. 27 %. Rechnen wir noch die »Kephalgie« einschließlich der »Migräne« hinzu, so wächst die Zahl auf 4 201, entsprechend 37 %. Dagegen wurden nur 2 421 »Neurosen« registriert, das sind 21 %. KRAJČA (1968) zählte in der neurologischen Ambulanz in Trenčin im Laufe von zwei Jahren unter einer Gesamtzahl von 3 399 Patienten 2 409 Kranke (70 %) mit vertebragenen Störungen.

Nach statistischen Angaben des Gesundheitsministeriums der ČSSR waren im Jahre 1960 auf jeweils 100 000 Versicherte berechnet:

389 wegen eines zervikobrachialen Syndroms arbeitsunfähig,

21 pro Tag auf das Jahr berechnet arbeitsunfähig,

17 Patienten waren vollständig,

56 Patienten waren teilweise invalide wegen dieses Syndroms.

Im Jahr 1959 waren von 100 000 Versicherten:

4176 wegen eines vertebragenen Syndroms arbeitsunfähig (davon 2 492 Männer und 1 684 Frauen).

Pro Tag auf das Jahr berechnet erkrankten an diesem Syndrom

211 Versicherte (123 Männer, 88 Frauen);

115 erhielten eine volle und

251 eine Teilinvalidenrente.

Im Jahr 1968 waren auf 100 000 Einwohner berechnet arbeitsunfähig:

wegen Erkrankung des osteoartikulären Systems	7 879 Kranke
davon wegen vertebragener Erkrankung	3 736 Kranke
wegen entzündlicher und degenerativer Erkrankungen der Gelenke und Weichteilrheumatismus	2 138 Kranke

Zum Vergleich:

Wegen Erkrankungen des Nervensystems	2 556 Kranke
wegen Erkrankungen des Kreislaufs	2 995 Kranke

Im Jahre 1977 betrug in den böhmischen Ländern die Zahl der wegen Erkrankungen des Bewegungssystems versäumten Arbeitstage 13 Mio, davon der »vertebragenen Erkrankungen« 8 Mio, für alle Gefäßerkrankungen 8 Mio, für neurologische Erkrankungen 1 Mio, psychiatrische Erkrankungen 1 Mio (ŠUSTA).

In einem Landkreis bei Prag konnte UTTL in einer statistisch repräsentativen Gruppe von 100 Personen bei 61 Fällen Wirbelsäulenbeschwerden in der Anamnese feststellen.

Es wird vielfach behauptet, daß die vertebragenen Erkrankungen zahlenmäßig zunehmen. Dieser Meinung ist u. a. auch REISCHAUER.

Es ist zweifellos schwierig, Vergleiche mit älteren Statistiken vorzunehmen, denn Ansichten und Diagnosestellungen haben sich weitgehend geändert. Zustände, die wir heute als vertebragen einordnen, wurden früher vielfach als »rheumatisch« bezeichnet. Ebenso wie bei Gefäßkrankheiten und neoplastischen Erkrankungen müssen wir auch hier zusätzlich mit in Rechnung stellen, daß die durchschnittliche Lebenserwartung wesentlich angestiegen ist und daß beim Zurücktreten von Infektionskrankheiten die degenerativen Erkrankungen und deren klinische Manifestationen in den Vordergrund rücken. Aus diesen Gründen sind Vergleiche mit den Verhältnissen in Entwicklungsländern besonders wertvoll. Der schon zitierte HORÁK schreibt über seine Erfahrungen während eines zweijährigen Aufenthalts in Korea folgendes: »Ich hatte die Möglichkeit, ungefähr 1 000 Erkrankungsfälle aus der koreanischen Bevölkerung gründlich ambulant zu untersuchen. Von Anfang an habe ich natürlich nach zervikokranialen Syndromen gefahndet. Zu meiner großen Überraschung mußte ich jedoch feststellen, daß dieses Syndrom unter der einheimischen Bevölkerung in Korea sehr selten vorkommt. Ich selbst habe es nur ein einziges Mal gesehen ... Auch das lumboischiadische Syndrom kommt hier viel seltener vor. Ich habe es nur zweimal gesehen: bei einer BECHTEREWSCHEN Krankheit und einer Wirbelfraktur«. In den böhmischen Ländern (Böhmen und Mähren) ist tatsächlich die Inzidenz vertebragener Erkrankungen von 1968 bis 1974 pro 100 000 Einwohner um 15 % angestiegen.

Vertebragene Erkrankungen stellen ein sehr großes ökonomisches Problem dar, und zwar nicht allein wegen der eben beschriebenen hohen Erkrankungshäufigkeit, sondern auch wegen der oft langdauernden Arbeitsunfähigkeit oder sogar Invalidität. Oft läßt sich zwar die Invalidität vermeiden, aber der Kranke muß seinen Arbeitsplatz wechseln und eine andere, meist leichtere Arbeit aufnehmen. Dabei befindet sich die größte Zahl der Erkrankten im dritten bis fünften Lebensjahrzehnt, also im produktivsten Alter. Auch die Therapie ist kostspielig: Gegen die Schmerzen werden große Mengen Analgetika verbraucht, die verschiedensten Formen der Physiotherapie werden in Anwendung gebracht, zahlreiche Bäderkuren werden verordnet, und die schwersten Fälle bedürfen der Krankenhausbehandlung, müssen unter Umständen sogar operiert werden und erfordern dann eine oft langdauernde Rehabilitation.

Die vertebragenen Erkrankungen stellen also sowohl vom medizinischen als auch vom volkswirtschaftlichen Standpunkt aus ein schwerwiegendes Problem dar, das immer noch unterschätzt wird. Die Behandlung ist meist noch unbefriedigend, und es fehlt vor allem so gut wie jede systematische Prävention.

9.2. Grundlagen und Zielsetzung der Prävention

Grundlage jeglicher Prävention ist immer das Verständnis der Pathogenese. Das gilt natürlich auch für die vertebragenen Störungen. Unter 2. haben wir uns bemüht zu zeigen, daß die reversible Gelenkblockierung ein wesentliches Glied in der pathogenetischen Kette ist. Da sie reversibel ist, wird sie der Therapie (Manipulation) leicht zugänglich und ist daher auch vorzüglich geeignet, zu Zwecken der Prävention behandelt zu werden.

Blockierungen finden wir bei Patienten mit klinischen Symptomen, doch kommen sie häufig auch bei klinisch Gesunden vor, ja wir finden neben klinisch manifesten auch klinisch latente Blockierungen beim gleichen Patienten. Wie wir bereits ausführlich berichteten (s. 2.7.), stellten wir bei gesunden Schulkindern durchschnittlich in ungefähr 40 % Beckenverwringungen und ebensooft Blockierungen in der (oberen) Halswir-

belsäule fest. An einer Gruppe von Schulkindern konnten wir im Lauf von 7 Jahren nachweisen, daß die Beckenverwringung und die anderen Blockierungen weitgehend konstant sind, d. h., daß sie nur eine geringe Tendenz zur spontanen Lösung haben. Auf der anderen Seite zeigte sich nach der Manipulationsbehandlung auch nur eine geringe Rezidivneigung. Dabei ist die Manipulation im klinisch latenten Stadium (zu Zwecken der Prävention) völlig schmerz- und gewaltlos.

Das kontrastiert auffallend mit den Schwierigkeiten, mit denen andere Störungen im Bewegungssystem beeinflußt werden können, wie Haltungsfehler, Muskelfehlsteuerungen, Skoliosen, Plattfüße, Genua valga (vara) usw.

Wenn also die Blockierung und ihre Beseitigung Gegenstand der Prävention sein kann und soll, dann entsteht die Frage, wie dies praktisch zu verwirklichen sei, wo zu beginnen ist und in welcher Richtung unsere Bemühungen zu lenken sind. Aus allem, was bereits gesagt wurde, geht hervor, daß sich die Prävention an erster Stelle mit den *Kindern*, und zwar schon mit Kleinkindern, befassen muß. Schon in den Kindergärten, ja sogar in den Kinderkrippen fanden wir Funktionsstörungen, in einem Alter also, in dem die übrigen Störungen einschließlich der Skoliosen noch viel seltener sind. In noch höherem Maße gilt das natürlich von den Schulkindern. Auch organisatorisch ist es hier nicht so schwierig, regelmäßige Untersuchungen zu verwirklichen. Auf Grund unserer gegenwärtigen Erfahrungen können wir behaupten, daß zur Prävention von Blockierungen und Beckenverwringungen eine Untersuchung pro Jahr im Vorschul- und Schulalter genügen würde. Diese Untersuchungen wären durchaus nicht zeitraubender als die Routineuntersuchungen der Kinderärzte, Augenärzte oder Zahnärzte. Der Eingriff selbst dauert eher Sekunden als Minuten. Es bedarf dazu auch keiner besonderen Einrichtung, sondern allein speziell geschulter Ärzte.

Eine zweite Gruppe von Personen, die aus Präventivgründen untersucht und behandelt werden sollte, sind *Patienten nach Unfällen* (s. 8.7.). Deshalb sollten traumatologisch arbeitende Ärzte sowohl die manuelle Funktionsdiagnose als auch die Manipulationstherapie selbst beherrschen.

Eine weitere Gruppe, die besonders gefährdet ist und deshalb Gegenstand der Prävention sein sollte, sind die *Leistungssportler*. Sie bedürfen präventiver Betreuung vor allem in der Phase des Abtrainierens oder bei plötzlich unterbrochenem Training, wenn die überwiegend phasische Muskulatur rascher erschlafft als die vorwiegend posturale und damit Dysbalancen klinisch manifest werden. Oft geht damit eine nachteilige Gewichtszunahme einher.

In der Zeit der aktiven Sportausübung stellen die einzelnen Sportarten unterschiedlich belastende Anforderungen an das Bewegungssystem. Die Belastung ist bei Erschütterungen durch Sprünge (Volleyball), bei den Kampfsportarten und bei größeren Forderungen an die Beweglichkeit (Gymnastik) besonders stark, und präventive sportmedizinische Betreuung ist hier sehr wichtig. Ein funktionsgestörtes Bewegungssystem ist den sportlichen Belastungen weniger gewachsen. Unter dem Gesichtspunkt der Funktion bekommen Voruntersuchungen und ärztliche Betreuung *vor* intensiven Trainingsperioden und Wettkämpfen deshalb besondere Bedeutung, zumal die Grenzen physiologischer Belastungen dabei oft überschritten werden.

Wir sahen, daß die meisten *schweren und chronisch verlaufenden Krankheiten* zu Blockierungen im Bereich der Wirbelsäule führen. Es wäre deshalb naheliegend, solche Kranke auch in dieser Beziehung zu untersuchen und zu behandeln. Noch wichtiger ist dies bei chirurgischen Patienten. Denn hier kommt die Lagerung der Kranken während der Operation und die Haltung der Halswirbelsäule bei der Intubation noch hinzu und schließlich auch der Transport des noch narkotisierten Patienten (NOVOTNÝ, DVOŘÁK, 1971).

Natürlich gibt es auch *Berufsgruppen*, die einer erhöhten Belastung für die Wirbelsäule ausgesetzt sind und so präventive Untersuchungen angebracht wären. Dies betrifft zum Beispiel Kraftfahrer, besonders Traktoristen, offenbar weil sie in einer ungünstigen Haltung ständig Erschütterungen ausgesetzt sind. Es gibt andere Berufsgruppen, bei denen besonders die Hals- und Brustwirbelsäule leidet. Wir denken an Schwerarbeiter wie Lastenträger usw. Beim Militär sollten Fallschirmjäger präventiv betreut werden.

Wenn von Prävention bei gewissen Berufsgruppen die Rede war, dann entsteht die Frage, ob und wie wir in Rücksicht auf die Wirbelsäule bei der *Berufswahl* beraten können. Hier spielen die konstitutionelle und die pathologische (lokale) Hypermobilität eine große Rolle. Das anatomische Substrat der lokalen Hypermobilität in der Kreuzgegend ist das hohe Assimilationsbecken. In diesen Fällen werden Arbeiten im Sitzen und die statische Überlastung besonders schlecht vertragen. Als statisch überlastend sind auch Arbeiten in Vorbeuge (z. B. manche Feldarbeiten) ungünstig. Ähnliches gilt für die hypermobile (oder haltungsschwache) Halswirbelsäule: Hier wird die Kopfvorbeuge schlecht vertragen (Zeichner, Näherinnen, Zahnärzte).

So weit sich also die Prävention vertebragener Störungen auf die einfachen Funktionsstörungen der Wirbelsäule, vor allem auf die Blockierungen beschränkt, handelt es sich um eine dankbare und durchaus nicht unlösbare Aufgabe. Alles, was hier benötigt wird, sind geschulte Fachleute, ausgebildete menschliche Hände.

Außer der manuellen Funktionsuntersuchung wären zu Zwecken der Prävention gewisse objektive Untersuchungsmethoden der *vegetativen Funktionen* vorteilhaft, die Störungen im Segment objektivieren könnten, ohne belastend und zeitraubend zu sein. Eine solche einfache Methode ist zweifellos die Messung der Hauttemperatur. Ideal wäre hier allerdings die Infrarotphotographie, mit deren Hilfe man auf einer einzigen Aufnahme flächenhaft alle Veränderungen und Asymmetrien der Hauttemperatur registrieren kann.

Eine etwas heikle Frage ist die *Röntgenuntersuchung* zu Zwecken der Prävention. Ihre Bedeutung ist unverkennbar. Es wäre besonders vorteilhaft, Aufnahmen der ganzen Wirbelsäule anzufertigen. Aber gerade im Kindesalter, in dem dies am wichtigsten wäre, werden diese Untersuchungen wegen der Strahlengefahr abgelehnt. Es ist zu hoffen, daß der technische Fortschritt die Strahlendosis in Zukunft so herabzusetzen vermag, daß gegenüber den Vorteilen einer solchen Untersuchung die Gefahren als unwesentlich erscheinen können.

Es wäre natürlich falsch, wenn wir den Eindruck erweckten, als bestehe die ganze Prävention vertebragener Leiden allein in der Manipulationstherapie, d. h. in der Bekämpfung von Blockierungen. Wir haben diese Möglichkeiten nur deshalb betont, weil sie neu sind, weil sie den spezifischen Beitrag der manuellen Medizin zum Problem der Prävention darstellen und auch technisch, wie wir zu zeigen versuchten, durchführbar sind. Die Wirbelsäule ist ja lediglich ein Teil des Bewegungssystems, und keine Prävention, die einseitig auf die Wirbelsäule und ihre passive Funktion allein abzielt, kann Anspruch auf die Lösung des Gesamtproblems vertebragener Störungen erheben.

Sobald wir die manuelle Therapie durch *Krankengymnastik* ergänzen, erhält auch sie große Bedeutung für die Prävention. Da die Wirbelsäule durch das neuromuskuläre System gesteuert wird, kann eine Prävention ohne Erziehung zur richtigen Bewegung nie vollkommen sein. Wir müssen jedoch von vornherein zugeben, daß es viel schwieriger sein wird, diese Aufgabe praktisch zu lösen, als Blockierungen der Wirbelsäule bei klinisch gesunden Kindern festzustellen und zu beseitigen. Eine enge Zusammenarbeit mit den Turnlehrern ist zur Bewältigung dieses Problems unerläßlich.

Vom ärztlichen Standpunkt betrachtet sollte sich der Schulunterricht in bezug auf das Bewegungssystem das Ziel stellen, bei allen Kindern und Jugendlichen eine möglichst gut koordinierte Motorik zu entwickeln. Das bedeutet, daß sich der Turnlehrer nach Beratung mit dem Arzt vor allem mit den »ungeschickten« Schülern befassen müßte, deren »Ungeschicklichkeit« oft schon ein Hinweis auf eine Störung im Bewegungssystem ist.

Da diese Kinder keine hohen Leistungen erzielen, erfahren sie oft weniger Zuwendung vom Lehrer als die leistungsstarken Kinder. Als Folge davon verlangen Kinder und Eltern dann oft nach einer Sportbefreiung. Dies sollte jedoch nur in dringenden Fällen erteilt werden, da die meisten Schüler durchaus in der Lage sind, ausgewählte Übungen mitzumachen. Eine Befreiung von der Zensur ist in diesen Fällen angebracht.

Das Problem der Gymnastik im Rahmen der Prävention ist aber noch aus einem anderen Grund kompliziert: Wir wissen nämlich, daß die Krankengymnastik bei Muskelfehlsteuerungen nur dann wirksam ist, wenn diese genau diagnostiziert worden sind und dann auch gezielt behandelt werden. Es liegt auf der Hand, daß Gymnastik in dieser Form als Prävention im Turnunterricht überhaupt nicht in Frage kommt. Nach dem Stand unseres heutigen Wissens kommt für die Praxis folgende Lösung in Betracht: Wir haben schon weiter vorn zwei gegensätzliche Bewegungstypen erwähnt; der eine neigt zur Verkürzung der posturalen Muskulatur, der andere zu Muskelerschlaffung, vor allem der phasischen Muskulatur, und ist dabei meist hypermobil. Für den ersten Typ wären dann Übungen, die die Beweglichkeit fördern, das Gegebene, für den zweiten Typ dagegen Übungen, die zur Kräftigung der Muskulatur führen. Mit anderen Worten, wir müssen gerade die Funktionen und Leistungen üben, die dem betreffenden Kind Schwierigkeiten machen und die *nicht seiner Begabung entsprechen*. Die praktische Verwirklichung ist gar nicht so schwierig, weil sich Übungen einerseits zur Erhöhung der Beweglichkeit und andererseits zur Kräftigung der Muskulatur zweifellos zusammenstellen lassen. Den schlaffen und hypermobilen Typ vom verkürzten und steifen zu unterscheiden sollte dann auch dem entsprechend gebildeten Laien nicht schwerfallen.

Wie schon besprochen, sind wir bei bestimmten Berufsgruppen in der Lage, den Patienten in den für ihn bedeutungsvollen Bewegungsstereotypen zu unterweisen, z. B. richtiges Heben von Lasten (s. 7.8.1.12.), richtiges Lasttragen (s. Abb. 258), richtige Haltung des Schultergürtels beim Maschinenschreiben bzw. Klavierspiel (s. 7.8.2.8.).

Manuelle Therapie und Gymnastik stellen also von medizinischer Seite die wesentlichsten funktionellen Methoden der Prävention dar. Aber nicht weniger bedeutsam ist natürlich die Lebensführung.

9.3. Lebensführung

Der Begriff Lebensführung umfaßt natürlich nicht allein die Fragen der Ernährung, sondern schließt alle wesentlichen Einflüsse der Umwelt und des eigenen Verhaltens ein, vor allem auch das tägliche Bewegungsverhalten. Das Problem der Lebensführung vom Gesichtspunkt vertebragener Störungen und ihrer Prävention liegt in den technisch hochentwickelten Ländern äußerst ungünstig. Dabei ist zu bedenken, daß sich der Mensch als biologische Spezies an das immer rascher sich ändernde Milieu der modernen Zivilisation anpassen muß, wobei sich die auf das Bewegungsverhalten auswirkenden Umweltfaktoren wohl am meisten ändern. Schon das Kind wird mit Schulbeginn ständig und unbarmherzig in seiner Bewegung eingeschränkt. Es muß stundenlang oft in schlechten Schulbänken sitzen, und nicht einmal in den Pausen wird ihm die wilde und undisziplinierte Bewegung vergönnt, die es braucht und nach der es sich sehnt. So gelingt es schließlich, den bewegungsfaulen Bürger zu erziehen, der die Bewegung meidet, wo er kann, und der nur noch sitzt und fährt. Dabei ist der mögliche Einwand, die *Bewegungsarmut* gelte nur für die mehr oder minder breite Schicht der geistigen Berufe, unberechtigt. Selbst der heutige Produktionsarbeiter hat sehr wenig Bewegung und belastet meist das Bewegungssystem bei seiner körperlichen Arbeit völlig einseitig und ungünstig. Da sich die Industrialisierung in steigendem Maße in der Landwirtschaft durchsetzt, machen sich die genannten Folgen auch in der Landbevölkerung zunehmend bemerkbar.

Dabei wirkt sich das Bewegungsverhalten in technisch hochentwickelten Ländern nicht nur wegen der Bewegungsarmut so ungünstig aus, sondern vor allem dadurch, daß es gleichzeitig meistens zu einseitiger statischer Überlastung führt. Dadurch wird nämlich das Gleichgewicht zwischen vorwiegend statisch-posturaler und vorwiegend phasischer Muskulatur zuungunsten der letzteren gestört, wodurch die typischen Muskelfehlsteuerungen zustande kommen, wie sie auf Seite 279 ff. beschrieben wurden.

Der Ausweg für den Bewegungsverarmten liegt in regelmäßigem *Ausgleichssport*, einfachem Erholungssport, regelmäßigen Spaziergängen, Touristik oder Ausflügen und Schwimmen. Es wäre bereits viel wert, wenn es zur Gewohnheit würde, einen Teil des Wegs zur Arbeit regelmäßig zu Fuß zu gehen oder das Fahrrad zu benutzen.

Oft wird uns allerdings die Frage gestellt, welchen Sport wir unseren Patienten empfehlen sollten, um seinen Beschwerden vorzubeugen. Die Frage erscheint klar und berechtigt, die Anwort jedoch durchaus nicht einfach. Die verschiedenen Sportarten wirken sich sehr unterschiedlich auf unseren Organismus aus und können auch Schaden stiften. Deshalb sollten wir ihre Wirkung genau kennen, um fachgemäß Ratschläge erteilen zu können. Daß der Leistungssport angesichts der stetig sich steigernden Anforderungen nicht im Sinne einer Gesundheitspflege einzusetzen ist, bedarf keiner Diskussion.

Es ist hier zwar nicht möglich, die Auwirkungen verschiedener Sportarten systematisch darzulegen, jedoch erscheint es sinnvoll, einige Beispiele anzuführen, um zu zeigen, wie vorzugehen ist.

Eine Sportart, die allgemein als »sehr gesund« angesehen wird, ist beispielsweise das *Schwimmen*. Fast alle Muskeln beteiligen sich, dabei entfällt die Wirkung der Schwerkraft. Bei näherer Betrachtung zeigt es sich allerdings, daß beim Brustschwimmen und auch beim Crawl sich der M. pectoralis verkürzt, weshalb Schwimmer oft rundrückig sind. Beim Brustschwimmen kommt es zum Hohlrücken und zu lumbaler Hypermobilität. Ältere Schwimmer halten den Kopf meist hoch über Wasser und hyperlordosieren so ihre Halswirbelsäule, was sich auf den Kreislauf im Bereich der Vertebralarterien ungünstig auswirken kann. Damit ist nicht gesagt, Schwimmen sei ein schädlicher oder bedenklicher Sport. Wenn uns jedoch ein rundrückiger Patient mit einem hohlen, hypermobilen Kreuz befragt, werden wir ihm raten, hauptsächlich auf dem Rücken zu schwimmen, und für sein Kreuz ist Crawl günstiger als Brustschwimmen.

Ärzte sollten über die Gefahren des so beliebten *Volleyballspiels* Bescheid wissen. Die Spieler, die am Netz stehen, springen in Hyperlordose auf und ab, um nicht das Netz zu berühren, was für die lumbalen Bandscheiben besonders schädlich ist. Aus ähnlichen Gründen ist auch der *Turmsprung* gefährlich, bei dem die hohe Inzidenz von Spondylolisthesen klar erwiesen ist (GROHER 1975). *Sportliche Gymnastik* kann nicht nur zur Hypermobilität führen, sondern beim üblichen Training bewirkt sie oft muskuläre Dysbalance: Bei zahlreichen Übungen wird besonders darauf geachtet, daß Rumpf und Beine gerade und »schön« im rechten Winkel zu einander gehalten werden. Um dies zu erreichen, muß die Funktion der Bauchmuskulatur, die ja die Symphyse dem Brustbein annähert, durch die Rückenstrecker und den M. iliopsoas überkompensiert (ausgeschaltet) werden, man »übt« also gewissermaßen das untere gekreuzte Syndrom ein. Damit wird

der so wichtige Abrollmechanismus im Bereich der LWS ausgeschaltet, und es kommt zu erheblichen Hebelwirkungen im Bereich der untersten Bandscheiben. Beim *Geräteturnen* beobachten wir (außerdem noch) die Hyperaktivität der oberen Fixatoren des Schultergürtels. Die Vorliebe für rasche, schwunghafte Bewegung macht genaue Kontrolle der Bewegung schwierig, weshalb Mikrotraumen oft nicht zu vermeiden sind. Aus diesen Gründen dürfte – sofern es sich nicht um ein Herz- und Kreislauftraining, sondern um rein orthopädische Gesichtspunkte im Sinne der Prophylaxe und Therapie handelt – das Turnen nach den Methoden des Yoga (ohne Akrobatik!) günstiger sein als Gymnastik im üblichen Sinne.

Ebenso wichtig wie der Ausgleich für die Bewegungsarmut und statische Überlastung ist die Bekämpfung der *Fettleibigkeit*, zumal beide eng zusammenhängen; denn Mangel an Bewegung unterstützt die Fettleibigkeit, und Fettleibigkeit behindert die Bewegung.

In der Vergangenheit bildete ein gewisser Nahrungsmangel für die überwältigende Mehrheit der Menschen wie für alle übrigen Lebewesen den eigentlichen »Normalzustand«. Wenn vorübergehend genug Nahrung vorhanden war, wurde Fett angesetzt, das dann in Zeiten der Not wieder verbraucht wurde. Heute ermöglicht es der technische Fortschritt den Menschen – allerdings nur in den entsprechend entwickelten Ländern oder Gebieten – zum ersten Mal in ihrer Geschichte, sich regelmäßig satt zu essen. Daran sind viele Menschen biologisch noch nicht angepaßt, sie werden adipös. Sie bedürfen dann strenger Selbstdisziplin, um sich bewußt »Hunger aufzuerlegen« und wenig zu essen. Da der Kampf gegen die Fettleibigkeit, so wichtig er auch für unsere Problematik ist, nicht Gegenstand dieses Buches sein kann, wollen wir lediglich darauf hinweisen, daß es natürlich Diäten gibt, die es dem Fettleibigen erleichtern, sein Gewicht zu reduzieren. Die wichtigsten Gesichtspunkte sind wohl relativ viel Eiweiß (Fleisch, Käse), viel Gemüse und Obst, aber wenig Fett und Kohlenhydrate in Form von Beilagen wie Brot, Gebäck, Kartoffeln, Reis, und vor allem die strenge Einschränkung von Süßigkeiten und Zucker in jeder Form, also auch in Kaffee, Tee usw.

Wir sehen also, daß die Abwehr der Folgen unserer modernen Zivilisation eine schwierige und komplexe Aufgabe ist und daß es eher eine Ausnahme als die Regel sein dürfte, wenn wir ihr gerecht werden. Um so wichtiger ist es, im Einzelfall festzustellen, welcher Faktor der Lebensführung sich bei unserem Patienten besonders ungünstig auswirkt, um eine optimale Abhilfe zu schaffen.

Wir erwähnten schon, daß eine einseitige statische Belastung schädlich wirken kann. Die meisten Arbeiter, Angestellten usw. arbeiten im Sitzen. Es ist nun durchaus möglich, den Sitz so zu gestalten, daß er eine möglichst günstige *Sitzhaltung* gewährt. Die Sitzfläche soll nur so hoch sein, daß wir bei horizontaler Oberschenkellage den ganzen Fuß auf den Boden aufstützen können, wenn wir die Knie etwas stärker beugen, was für die Haltung im Sitzen günstig ist. Der Arbeitstisch soll so hoch sein, daß man beim aufrechten Sitzen bequem die Ellbogen auflegen kann und der Arbeitende sich weder vorbeugen noch in die Höhe recken muß. Wenn er sich während der Arbeit anlehnen kann, soll die Lendenwirbelsäule in der Höhe der Taille abgestützt werden, dies wird jedoch nur ausnahmsweise möglich sein. Hat der Sitz auch seitlich Stützen für die Vorderarme, sollen diese wiederum in der Höhe der frei herunterhängenden Ellbogen angebracht sein.

Eine ähnliche Wirkung wie durch eine Lehne können wir erzielen, wenn der Sitz, oder besser sein hinteres Drittel, nach hinten keilförmig ansteigt. Dadurch kippt das Becken nach vorn und erreicht eine lordotische Sitzhaltung (SCHOBERT). In diesem Sinn ist auch die BRÜGGERsche Entlastungshaltung im Sitzen als (vorübergehende) Maßnahme sehr zu empfehlen (s. S. 350, Abb. 298).

Nicht nur die Rumpfvorbeuge im Stehen oder Sitzen, sondern auch die *Kopfvorbeuge* wird bei langer Dauer schlecht vertragen. Deshalb sollte darauf geachtet werden, diese Kopfhaltung möglichst zu vermeiden. Wir erreichen das u. a. durch Schrägpulte, richtige Höhe des Arbeitstisches usw. Es liegt auf der Hand, daß auch bei der Arbeit im Stehen die Höhe des Arbeitstisches richtig gewählt werden muß.

Arbeiter, die wiederholt *Lasten heben* müssen, sollen es lernen, wie man das »richtig« macht, indem man gleichzeitig vor allem die Knie beugt (s. 7.4.4.1.).

Außerdem ist es sehr zu empfehlen, für Arbeitende, die längere Zeit hindurch unverändert eine Haltung beibehalten müssen, ungefähr alle Stunden eine Bewegungspause einzuführen, damit sie sich einige Minuten durchbewegen können.

Nicht weniger wichtig als die Körperhaltung während des Tages ist die *Lage während der Nacht im Bett*. Wir möchten sogar behaupten, daß es nur wenige Änderungen in der Lebensführung gibt, die so wirksam die Wirbelsäule im Guten wie im Bösen beeinflussen können wie die Lage im Bett. Hier wird allgemein ein Bett mit festem, unnachgiebigen Boden, auf dem eine gut gefüllte Matratze (auch Schaumgummi) liegt, empfohlen. Besonders vor alten, ausgelegenen Sprungfedermatratzen und Stahlfederböden ist zu warnen. Diese wenigen Grundsätze genügen allerdings bei weitem nicht immer. So gibt es durchaus Einzelfälle, die ein hartes Bett nicht vertragen. Es ist im allgemeinen überhaupt besser, zuerst den Patienten zu fragen, *wie* er im Bett liegt und erst dann, *was* für ein Bett er hat. Für die Lendenwirbelsäule ist sowohl die Rücken- als auch die Seitenlage, ja sogar die Bauchlage zu befürworten. Die Seitenlage, die hier besonders günstig zu sein scheint, deutet an, daß ein gewisser Grad von Kyphose der Entlastungshaltung entspricht, und deshalb kann es vorteilhaft sein, die Taille zu unterlegen und in Rückenlage die Knie zu unterpolstern oder in manchen Fällen dem Stufenbett entsprechend einen niedrigen Stuhl in das Bett unter die Unterschenkel zu stellen. Das gilt besonders beim Dornfortsatzschmerz, auch bei Hypermobilen mit dem schmerzhaften Dornfortsatz von L$_5$.

Wesentlich komplizierter ist die Frage der *richtigen Lagerung für die Halswirbelsäule*. In *Rückenlage* ist für junge Menschen die flache Lagerung des Kopfes ohne oder mit einem nur dünnen Polster zu empfehlen. In der *Seitenlage* müssen wir aber von Fall zu Fall unterschiedlich vorgehen. Je nachdem, wie breit die Schultern sind, ob der Patient tatsächlich senkrecht auf der Schulter liegt oder diese schräge nach vorn oder hinten schiebt, müssen wir das Polster so wählen, daß die Halswirbelsäule geradeliegt. Es ist dabei am besten, den Patienten aufzufordern, seine Lage im Bett zu demonstrieren, und erst dann zu entscheiden, wie hoch er sein Polster wählen soll. Wenn ein hohes Polster benötigt wird, darf dieses nie weich sein, da es sonst in kurzer Zeit nachgibt. Das Polster soll ungefähr quaderförmig sein, um Kopf und Hals abzustützen. Es darf auf keinen Fall unter die Schultern reichen. Keilpolster sind für unsere Zwecke untauglich, wir gestatten sie nur dann, wenn sie wegen Atemnot unbedingt notwendig sind. Die *Bauchlage* ist für Patienten mit Halswirbelsäulenbeschwerden völlig unzulässig; schon deshalb sollten wir jeden Patienten nach seiner Lage im Bett befragen. Wenn der Patient die Bauchlage nämlich nicht aufgibt, müssen die Störungen der Halswirbelsäule wegen der Kopfdrehung rezidivieren. Um dem Patienten die Bauchlage während des Schlafens abzugewöhnen, schreiben wir ihm für die Nacht die weiche WOLFFsche Krawatte vor (s. 6.12.), da sie die maximale Kopfdrehung und damit die Bauchlage verhindert. Manchmal genügt schon ein festes, genügend hohes Kopfpolster, das das Liegen in Seitlage begünstigt, in Bauchlage jedoch stört. Dagegen gibt es Patienten, denen man kaum die Bauchlage abgewöhnen kann. Hier ist auf einfache Weise Abhilfe zu schaffen: Wir unterlegen den Brustkorb auf der Seite, zu der der Kopf in Bauchlage gedreht ist, mit

einem Kissen und verringern so die Kopfrotation.

Es ist besonders wichtig zu wissen, wann wir unseren Patienten ein hohes (festes) *Polster bei Rückenlage* empfehlen müssen. Bei älteren Patienten mit steifem Rundrücken bedeutet die Flachlagerung des Kopfes nichts anderes als eine Rückbeuge der Halswirbelsäule. Gerade diese Retroflexion ist bei älteren Patienten mit anfälligen Vertebralarterien unbedingt zu vermeiden. Deshalb werden wir bei den meisten älteren Kopfschmerz- und Schwindelpatienten ein Polster empfehlen. Nicht selten erfahren wir dann, daß ihnen die Flachlagerung angeraten wurde, weil diese ja »für die Wirbelsäule gesünder« sei. Bei Rundrücken müssen wir jeweils ausprobieren, wie hoch das Polster sein muß, um die Halswirbelsäule in die günstige Lage zu bringen.

Es ist naheliegend, daß die Lebensführung bei vertebragenen Störungen vor allem das Bewegungsregime betreffen muß. Es wäre aber zweifellos ein Fehler, die übrigen Umweltfaktoren völlig zu vernachlässigen. Wir sprachen schon von der Fettleibigkeit. Auch die Kleidung hat natürlich einen großen Einfluß. Ihre wesentlichste Funktion ist allerdings der Schutz gegen Witterungseinflüsse, insbesondere gegen die Kälte. Hier gelten zwei Gesichtspunkte: erstens eine gewisse Abhärtung und zweitens der Schutz der empfindlichsten Regionen. So empfehlen wir Patienten mit Kreuzschmerzen, die Kreuzgegend zu schützen, z. B. mit Hilfe einer speziellen »Rheumawäsche« (Vylan) oder eines Katzenfells, im übrigen werden wir jedoch eine nicht allzu warme Kleidung vorschlagen. Es ist auch nicht günstig, wenn die Winterkleidung sehr schwer ist, weil dadurch die Bewegung recht behindert wird.

Bei Frauen halten wir es für unbedingt notwendig, auf die mitunter verheerende Wirkung von schlechtsitzenden Büstenhaltern aufmerksam zu machen. Enge Büstenhalter mit dünnen Trägern schneiden sich tief in die Haut und Muskulatur der Schulter ein und führen zu dauernder Überlastung und Reizung des Schultergürtels und damit der Halswirbelsäule. Wenn wir das bei unseren Patientinnen nicht erkennen, kann es die Ursache eines therapeutischen Fehlschlags sein.

Bei Hyperalgesiezonen im Oberbauch oder auf dem Rücken soll man Druck und Reibung vermeiden. So hören dort lokalisierte Schmerzen nach Lockerung eines Büstenhalterverschlusses oder nach Lockerung des Hosenbundes oft schlagartig auf. Dafür empfiehlt sich z. B. Tragen von Hosenträgern. Dagegen werden wir bei Patienten mit sehr schlaffen Bauchmuskeln eine breite Bauchbinde, bei Frauen elastische Strumpfhaltergürtel empfehlen und es wäre zu betonen, daß für viele ältere Frauen, die mehrere Entbindungen und Bauchoperationen überstanden haben und dazu auch noch fettleibig sind, die Mode der Strumpfhosen sich sehr schädlich auswirkt.

Auch die Schuhe sind wichtig. Hohe Absätze sind nicht allein wegen des hier drohenden Spreizfußes und anderer Fußdeformitäten schädlich, sondern auch wegen der durch sie begünstigten Beckenkippung nach ventral mit gestörter Wirbelsäulenstatik. GAYMANS betont, daß diese sich regelmäßig auf die Atmung auswirkt und eine richtige »A«-Atmung (Flankenatmung) behindert (s. 7.2.1.).

Die hier gezeigten Probleme erschöpfen gewiß nicht alle Fragen der Lebensführung, die letzten Endes mit der Wirbelsäule zusammenhängen, aber uns für die Praxis am wichtigsten erschienen. Sie decken sich weitgehend mit den Forderungen fortschrittlicher Orthopäden, insbesondere was die Lebensführung im Kindesalter anbelangt.

Für die höheren Altersklassen möchten wir noch zum Schluß betonen, daß in dem Maß, wie mit steigendem Alter und Gewicht die Lust zu Bewegung und Sport abnimmt, ihre Bedeutung für die Gesundheit zunimmt.

10. Fragen der Arbeitsfähigkeit und Begutachtung bei Funktionsstörungen des Bewegungssystems unter besonderer Berücksichtigung vertebragener Störungen

Unter Begutachtung verstehen wir in diesem Kapitel jegliche ärztliche Beurteilung in Hinsicht auf Arbeitsfähigkeit und Arbeitseinsatzmöglichkeiten eines Patienten und die versicherungsrechtlichen Zusammenhangsfragen.

Soll die Begutachtung unseres Kranken wissenschaftlich fundiert sein, dann muß sie unsere Ansichten über die Pathogenese, die Entwicklung und auch die Prognose der Erkrankung widerspiegeln. Wir sahen nun, wie sehr sich unsere Ansichten über die Pathogenese auf Grund unserer Erfahrungen mit der Reflex- und besonders mit der manuellen Therapie gewandelt haben, wobei sich gezeigt hat, daß hier die Funktion von ausschlaggebender Bedeutung ist. Gerade das muß auch in der Begutachtung zum Ausdruck kommen.

Die Frage der Begutachtung ist hier so aktuell, weil die vertebragenen Störungen zwar nur selten lebensgefährlich sind, häufig jedoch Arbeitsunfähigkeit und sogar Invalidität verursachen. Dazu kommt noch die komplizierte Frage der Beurteilung einer traumatischen oder sogar berufsbedingten Genese im Zusammenhang mit der Entschädigung des Patienten, und dann kompliziert sich das ganze Problem noch durch den psychogenen Faktor, der bei vertebragenen Störungen selten fehlt und der sich besonders in strittigen Fällen bei emotionell reagierenden Patienten unliebsam kundtut. Es handelt sich also um oft sehr schwierige und verantwortungsvolle Entscheidungen, in denen letzten Endes die Kenntnisse und wissenschaftlichen Überzeugungen des Arztes zum Ausdruck kommen.

Dabei wird die Stellung des Begutachters noch durch die Erkenntnis belastet, daß der zu beurteilende Kranke häufig keine adäquate Therapie erhalten hat. Das wird solange der Fall sein, als es nur vereinzelt Ärzte gibt, die Funktionsstörungen des Bewegungssystems mit adäquaten Mitteln zu erfassen und zu behandeln verstehen. Noch schlimmer wirkt sich die Tatsache aus, daß das Leitsymptom dieser Störungen meist der Schmerz ist und daß oft den Begutachtern die Ausbildung fehlt, diesen mit Hilfe der manuellen Funktionsdiagnostik und der palpatorischen Untersuchung der reflektorischen Veränderungen objektivieren zu können. Die Folge davon ist, daß dann gerade die Begutachter, »um ein objektives Kriterium zu haben«, den grundlegenden Fehler begehen, ihr Urteil auf den morphologischen Befund, d. h. auf die im Röntgenbild erkennbaren degenerativen Veränderungen, zu stützen. Sie geben damit auch dem Druck der öffentlichen Meinung nach, denn die Kranken und deren Angehörige wissen über ihre Röntgenbefunde genau Bescheid und nennen sie wie einen Beleg für ihre Erkrankung. Es ist letzten Endes auch viel bequemer, sich auf diese leicht dokumentierbaren Veränderungen zu berufen als auf noch so markante Störungen der Funktion. Wie grundsätzlich falsch und schädlich dieses Vorgehen ist, geht aus allem, was wir über die Pathogenese berichtet haben, zur Genüge hervor. Gerade deshalb werden Ärzte, die die manuelle Medizin beherrschen und daher auch die Pathogenese vertebragener Störungen verstehen, oft gezwungen sein, zur Begutachtung ihrer Patienten Stellung zu nehmen. Die Begutachtung ist ja letzten Endes das Fazit unserer therapeutischen Bemühungen, und wir können sie deshalb nicht jemandem überlassen, dessen Standpunkt,

Kriterien und Ansichten von den unsrigen grundverschieden sind.

Wir können uns nun natürlich nicht mit der Beurteilung aller möglichen vertebragenen Störungen, wie sie in Teil 8 besprochen wurden, befassen und wollen uns auf Rückenschmerzen, Wurzelsyndrome und gewisse posttraumatische Zustände beschränken.

10.1. Rückenschmerzen

Obwohl das meiste, was für Kreuzschmerzen gilt, auch für Schmerzen im Bereich der Brust- und Halswirbelsäule zutrifft, ist es doch zweckmäßig, sich mit dem Kreuzschmerz zuerst zu befassen, weil es die häufigste Ursache der Arbeitsunfähigkeit ist. Der Patient mit heftigen Kreuzschmerzen kann sich oft nicht einmal zur Arbeit begeben.

10.1.1. Kreuzschmerzen

Der *akute Kreuzschmerz* ist vor allem Gegenstand exakter Diagnose und gezielter Therapie, weniger der Begutachtung. Es wäre lediglich zu betonen, daß hier Geduld am Platz ist. Der Patient braucht im Akutstadium Ruhe und soll sein Bett deshalb auch nicht wegen der Begutachtung verlassen. Es ist besser, seine Arbeitsunfähigkeit (auch nach einem erfolgreichen Eingriff) um wenige Tage zu verlängern, als einen chronischen Verlauf mit Rezidiven und Komplikationen zu riskieren.

Das eigentliche Problem der Begutachtung ergibt sich erst dann, wenn die Erkrankung einen *chronischen Verlauf* genommen hat oder chronisch rezidiviert. Wir setzen im folgenden natürlich voraus, daß es sich nicht um einen symptomatischen Kreuzschmerz, z. B. bei Spondylitis ankylopoëtica, tuberkulöser Spondylitis usw. handelt. Auch der chronisch gewordene »banale« Kreuz-

schmerz hat meist eine günstige therapeutische Prognose, falls er nicht diskogener Natur ist oder sich durch ein Wurzelsyndrom kompliziert. Es ist in diesen Fällen allerdings notwendig zu erkennen, warum der Kreuzschmerz chronisch verläuft oder rezidiviert. Zwei Ursachen kommen am häufigsten in Betracht: Einmal eine funktionelle Insuffizienz der Wirbelsäule, d. h. insbesondere ihrer Muskulatur, und zweitens die Art und Weise, wie der Patient seine Wirbelsäule belastet. Der enge Zusammenhang beider Faktoren liegt auf der Hand.

Die funktionelle Dekompensation der Wirbelsäule oder ihre Insuffizienz ist also an erster Stelle eine Frage des muskulären Systems, sie kann allerdings auch durch andere, vor allem strukturelle Veränderungen der Wirbelsäule, ungünstig beeinflußt werden, wie durch Skoliosen, Spondylolisthese, durch die Osteoporose und natürlich auch die Fettleibigkeit. Nach der therapeutischen Beseitigung segmentaler Funktionsstörungen richtet sich die Begutachtung vor allem nach diesen Dekompensationserscheinungen.

Die Dekompensationserscheinungen bestehen jedoch nicht »an und für sich«; sie interessieren uns vor allem in Beziehung zur Belastung oder Arbeit unseres Patienten. Darum ist schon für die Therapie chronischer Rückenschmerzen nicht ausschließlich Ruhe, wie im Akutstadium, sondern eine richtig bemessene Bewegung und Belastung angebracht. So ist es z. B. oft empfehlenswert, dem Patienten noch während seiner Arbeitsunfähigkeit Spaziergänge nicht nur zu erlauben, sondern sogar zu verordnen; denn es gilt, den Patienten schon in dieser Zeit nach und nach wieder auf die volle Belastung vorzubereiten.

Wir müssen also nach dem Grundsatz handeln, daß Bewegungen, die der Kranke gut verträgt, zu erlauben und sogar zu empfehlen sind, und daß nur solche Bewegungen oder Belastungen verboten werden, von denen wir uns überzeugt haben, daß sie schädlich wirken. Gerade dieser Gesichtspunkt ist entscheidend, wenn wir die Arbeitsfähigkeit beurteilen sollen, d.h., wir müssen erkennen, wie weit die vom Patienten zu leistende Arbeit für seine Wirbelsäule schädlich ist oder nicht. Das erfordert ein streng individuelles Vorgehen. Beispielsweise ist es wohl bekannt, daß Patienten mit Kreuzschmerzen Arbeiten in Vorbeuge und das Heben schwerer Lasten meistens schlecht vertragen. Wenn nun aus den anamnestischen Angaben des Patienten hervorgeht, daß seine Lumbagoattacken regelmäßig durch Heben schwerer Lasten oder durch Arbeiten in Vorbeuge hervorgerufen wurden, dann sind wir zweifellos berechtigt, ihm eine derartige Arbeit nicht eher zu gestatten, bis eine relativ langdauernde Besserung eingetreten ist. Wir wissen aber auch, daß durchaus nicht wenige Kranke ihre Kreuzschmerzen regelmäßig nach langem Sitzen bekommen und sich dann von ihrem Sitz nicht aufrichten können. Wenn so ein Patient, für den das Sitzen die pathogene Belastung ist, als Büroangestellter arbeitet, müssen wir dieser Tatsache dann auch bei der Beurteilung Rechnung tragen. Voraussetzung ist allerdings, daß das häufige Verheben nicht Folge eines Fehlstereotyps und die Beschwerden beim Sitzen nicht durch einen nicht passenden Stuhl oder falsche Sitzhaltung verursacht sind.

Es wird also die Aufgabe des Begutachters sein, die Wirbelsäule und das gesamte Bewegungssystem in bezug auf die Arbeitsbelastung in jedem konkreten Einzelfall zu beurteilen. Dazu ist natürlich auch die genaue Kenntnis der Verhältnisse und die Nachprüfung der Angaben des Kranken auf Grund objektiv gesicherter Information notwendig.

Es gibt nun Fälle, bei denen die funktionelle Dekompensation so schwer ist, daß jede größere Belastung das Bewegungssystem überfordert. Dies gilt nicht selten für bereits ältere fettleibige Patienten mit abgeschwächter Bauchmuskulatur und lumbaler Hyperlordose, besonders dann, wenn sie die Arbeit, die sie leisten sollen, nicht einmal von früher schon gewohnt waren. Nicht selten kommen da Fälle zur Beurteilung, die niemals zu gewissen Arbeiten zugelassen worden wären, wenn eine Prävention vertebragener Störungen bereits eingeführt wäre.

10.1.2. Schmerzen im thorakalen und zervikalen Wirbelsäulenbereich

Auch hier gelten ähnliche Grundsätze wie für die Lendenwirbelsäule. Die Therapie hat hier ebenfalls zunächst Funktionsstörungen, in erster Linie Blockierungen, zu beseitigen und sich dann nach dem Verhältnis zwischen dem Zustand der Muskulatur und der Belastung zu richten. Hier bestehen nun auch Unterschiede, vor allem in bezug auf die Art der Belastung. Im Vordergrund steht weniger das Heben von Lasten oder die Vorbeuge, sondern das Tragen von Lasten, wie Koffer und schwere Taschen usw. Außerdem werden gewisse Haltungen, wie starres Aufrechtsitzen, langdauernde Kopfvorbeuge oder gar Kopfdrehung, schlecht vertragen. Typisch sind also die Schmerzen durch statische Belastung der Brust- und Halswirbelsäule bei Stenotypistinnen und Klavierspielern, bei Zahnärzten mit ihrer Zwangshaltung und der schon beschriebene Kopfschmerz bei Kopfvorbeuge, besonders bei geistiger Arbeit.

Eine absolute Arbeitsunfähigkeit ist hier natürlich seltener, schon weil Kranke mit zervikalen und thorakalen Rückenschmerzen meist nicht bettlägerig sind. Oft genügt es, wenn der Patient bestimmte Stellungen oder Haltungen vermeiden kann oder zu vermeiden lernt (Schrägpult bei Anteflexionskopfschmerz, Erlernung einer richtigen Haltung beim Schreibmaschineschreiben). Aber auch hier gibt es Fälle, für die eine bestimmte Belastung auf die Dauer so ungünstig sein kann, daß wir sie nicht zulassen dürfen.

Besonders bei Erkrankungen der Halswirbelsäule ist die Arbeitsunfähigkeit meist Folge von vegetativen Störungen. Sie bestehen in migräneartigen Kopfschmerzen, Schwindelanfällen, pseudoanginösen Beschwerden, die so intensiv sein können, daß der Kranke vorübergehend völlig arbeitsunfähig wird. Gerade diese vegetativen vertebragenen Störungen sprechen auf die Manipulationsbehandlung besonders günstig an, und die Arbeitsunfähigkeit ist bei adäquater Therapie deshalb meist nur von kurzer Dauer. Es gibt allerdings Patienten, die vegetativ so labil sind, daß jede auch noch so geringe Funktionsstörung der Wirbelsäule unverhältnismäßig starke vegetative Reaktionen auslöst, die dann häufig sich wiederholend zur Arbeitsunfähigkeit führen. Hier wird allerdings eher die vegetative Reaktionslage als die Störung der Wirbelsäule zum eigentlichen Gegenstand der Beurteilung.

10.2. Wurzelsyndrome

Wurzelsyndrome sind stets ein Zeichen einer mehr oder weniger schwerwiegenden Komplikation, denn die Funktionsstörung der Wirbelsäule kann allein nicht zur Wurzelkompression führen. Das muß sich auch bei der Begutachtung kundtun. Es besteht allerdings gerade für die Wurzelsyndrome ein wesentlicher Unterschied zwischen der oberen und unteren Extremität wegen der beträchtlichen Rolle, die der Bandscheibenvorfall bei Wurzelsyndromen an der unteren Extremität spielt.

10.2.1. Wurzelsyndrome an den unteren Extremitäten

Wenn es sich um eine akute Erkrankung handelt, ist Arbeitsunfähigkeit mit Bettlägerigkeit die Regel. In diesem Stadium ist völlige Ruhe geboten, wie schon an anderer Stelle betont wurde. Im Unterschied zur Lumbago kann dieses »Akutstadium« (d. h. die Zeit heftigster klinischer Erscheinungen)

selbst bei adäquater Therapie Wochen und sogar Monate anhalten. Das ist dann auch der häufigste Grund für den Entschluß zur Operation. Aber auch bei erfolgreicher konservativer Therapie kann das schwere Krankheitsbild mit Arbeitsunfähigkeit lange anhalten. Dieser Zeitraum ist in erster Linie Gegenstand der aktiven Therapie und weniger der Begutachtung; allerdings unter der Voraussetzung, daß die Beschwerden des Patienten dem objektiven Befund entsprechen, daß also keine Widersprüche bestehen. Häufige Konsultationen, die damit verbundenen Wege und das Sitzen im Warteraum sind oft schon belastender für die Behandlung als der sich daraus ergebende Nutzen.

Das wichtigste Problem für den Begutachter ist dagegen wieder der chronische oder chronisch rezidivierende Zustand. Hier gilt in vieler Hinsicht dasselbe wie beim Kreuzschmerz. Wir müssen also vor allem bemüht sein, die Funktion allmählich wieder herzustellen, d. h., eine richtig dosierte Bewegung und Belastung zu wählen. Wir werden demnach die Arbeit dann gestatten, wenn diese beim Patienten keine Beschwerden hervorruft, und werden meistens noch während seiner Arbeitsunfähigkeit Spaziergänge nicht nur erlauben, sondern sogar verordnen, um ihn auf die künftige Belastung vorzubereiten.

Die Rezidivneigung ist hier vielleicht noch größer als beim Kreuzschmerz; deshalb ist es immer wichtig herauszufinden, welcher Mechanismus im Einzelfall pathogen ist. Darin besteht die Bedeutung einer genauen Anamnese und der Kenntnis des Arbeitsplatzes.

Von größter Wichtigkeit ist hier auch das Problem der funktionell-muskulären Dekompensation. Da bei den chronischen, meist diskogenen Wurzelsyndromen eine langdauernde Schmerzafferenz besteht, kommt es hier sehr oft zur Desintegration des normalen motorischen Stereotyps, und darum ist außer der Krankengymnastik eine richtig dosierte und zunehmende Belastung die Voraussetzung für die motorische Readaptation. Mit anderen Worten: Um die volle Arbeitsfähigkeit wieder zu erreichen, müssen wir vorher ein genügendes Training des Achsenorgans ermöglichen.

Da wir es hier mit den ernstesten vertebragenen Störungen zu tun haben, muß die Frage des *Trainings*, die mitunter entscheidend ist, an dieser Stelle näher erörtert werden. Wenn unsere Therapie vom Akutstadium bis zur Rehabilitation im chronischen Stadium erfolgreich war, stehen wir eines Tages vor der Frage, ob wir den Kranken, der infolge der schweren Wurzelläsion monatelang nicht gearbeitet hat, nun wieder zur Arbeit schicken. Wenn es sich dabei um eine körperlich schwere Arbeit handelt, können wir schon im voraus damit rechnen, daß der Patient körperlich nicht darauf vorbereitet ist. Sein Bewegungssystem war ja lange Zeit untätig. Außerdem ist der Umstand zu berücksichtigen, daß es infolge der langdauernden Schmerzafferenz zu muskulären Fehlsteuerungen gekommen ist. Manche Muskeln können sogar durch Schmerz und Wurzelkompression atrophisch sein. Wenn wir den Patienten in diesem Zustand für voll arbeitsfähig erklären, fordern wir von ihm, daß er von einem Tag zum anderen eine volle Leistung erzielt. Da nützt auch das beste Behandlungsergebnis nichts, und auch ein scheinbar gut begründetes Gutachten erweist sich dann als falsch. Der Patient tritt entweder seine Arbeit wieder an und erlebt einen Rückfall, oder er übertreibt seine Beschwerden und wird dann als »psychogen überlagert« vom Gutachter zur Arbeit geschickt. Dabei ist die »psychogene Überlagerung« in solchen Fällen oft der Ausdruck der berechtigten Befürchtungen des Patienten.

Die Ursache dieses Verhaltens liegt auf der Hand: Wir fordern etwas vom Bewegungssystem, was es nicht schaffen kann, nämlich hohe Leistung ohne vorheriges Training. Bei einem jungen Sportler käme niemand auf den Gedanken, so etwas zu verlangen, wir fordern es aber nach langer Krankheit von oft schon älteren Schwerarbeitern.

Welche Lösung bietet sich hier? Meist wird mit der Zauberformel des »Schonplatzes« bei leichterer Arbeit ein Ausweg gesucht. Was bedeutet das in unserem Fall? Meistens die Arbeit als Wächter, Pförtner, bestenfalls Büroarbeit usw., jedoch kaum jemals eine Aufgabe, die es dem Patienten ermöglicht, sich wieder an die ursprüngliche Arbeit zu adaptieren. Damit ist dem Patienten also keineswegs geholfen. Das Problem wird auf diese Weise nur hinausgeschoben und nicht gelöst, wobei der Kranke bei längerer Dauer finanziell Schaden leidet. Eine befriedigende Lösung ist in der DDR über die Schonarbeit am alten Arbeitsplatz gegeben, die dem Kranken eine gewisse Trainingsperiode am Arbeitsplatz ermöglicht. In dieser Zeit sollte er entweder seine ursprüngliche Arbeit in begrenzter Stundenzahl ausführen oder langsamer arbeiten dürfen oder zumindest von gewissen besonders beanspruchenden Leistungen noch befreit werden. In dieser Empfehlung erblicken wir mitunter den einzigen Weg, Patienten nach schwersten vertebragenen Störungen die erfolgreiche Eingliederung in den Arbeitsprozeß zu ermöglichen. Auf dieser Grundlage wird es letzten Endes auch dem Gutachter ermöglicht, das Problem mit gutem Gewissen zu lösen, also ein wahrheitsgetreues Gutachten zu verfassen und den Kranken nicht zu schädigen.

10.2.2. Wurzelsyndrome an den oberen Extremitäten und das zervikobrachiale Syndrom

Die Wurzelsyndrome der oberen Extremität stellen kein so schwerwiegendes Problem dar wie die der unteren und sind therapeutisch weniger resistent. Der Patient mit einem Wurzelsyndrom an der oberen Extremität muß auch nicht unbedingt liegen, und falls es während der Arbeit die kranke Extremität nicht belastet, braucht er nicht einmal arbeitsunfähig zu sein. Nur im Stadium der heftigsten Schmerzen werden wir in einigen

Fällen die Arbeitsunfähigkeit anerkennen. Dieses Stadium hält jedoch im allgemeinen nicht lange an. Deshalb hängt die Beurteilung meist von der Art der Arbeit ab. Der Patient mit Wurzelschmerzen an der oberen Extremität darf keine Lasten in den Händen tragen und mit der kranken Extremität keinerlei anstrengende Arbeiten verrichten. Obwohl hier ein echter Bandscheibenvorfall die Ausnahme ist, ist doch ein echtes Wurzelsyndrom auch an der oberen Extremität eine ernstere Erkrankung als ein zervikobrachiales Syndrom ohne neurologische Ausfallserscheinungen. Deshalb muß auch mit einer etwas längeren Dauer gerechnet werden. Eine langdauernde Arbeitsunfähigkeit ist aber selten. Bei häufigen Rezidiven wird es allerdings auch hier (wie bei allen Zervikalsyndromen) Fälle geben, bei denen es sich zeigt, daß sie für eine gewisse Arbeit ungeeignet sind. Dann werden wir in solchen Ausnahmefällen einen Berufswechsel empfehlen.

Häufig komplizieren sich Wurzelsyndrome und zervikobrachiale Syndrome durch Epikondylitiden und Schulterschmerzen. Trotz erheblicher Fortschritte in der Therapie können Epikondylalgien bei Überforderung des Greifmechanismus ein schwieriges Problem sein; noch mehr gilt das für die echte Schultersteife, eine der schwierigsten therapeutischen und damit auch gutachterlichen Aufgaben. Im Anfangsstadium sind die Schmerzen meist so stark, daß jegliche Arbeit ausgeschlossen ist. Später hängt die Arbeitsunfähigkeit wieder von der Art der geforderten Arbeit ab. Eine Belastung der kranken Extremität kann auf lange Zeit unmöglich sein. Sonst muß jedoch im chronischen Stadium die steife Schulter kein absolutes Hindernis für die Arbeitsfähigkeit mehr bedeuten, wenn der Patient den kranken Arm schonen kann. Die Schmerzen sind nämlich meist bei Ruhe im Bett am schlimmsten und nehmen bei Bewegung ab, sofern der Patient die kranke Extremität nicht belastet. Im späten chronischen Stadium sind die Schmerzen dann nicht mehr

intensiv, und wenn die Bewegungseinschränkung im Schultergelenk bei der Arbeit nicht stört, ist auch die Arbeitsfähigkeit nicht mehr eingeschränkt. Wie wir schon betonten (s. 8.3.2.2.), ist hier im Laufe ungefähr eines Jahres mit völliger Genesung zu rechnen. Die übrigen Formen des Schulterschmerzes, einschließlich der eigentlichen Periarthritis humeroscapularis (s. 8.3.2.3.), sind bei weitem kein solches Problem.

10.3. Wirbelsäulenverletzungen

Immer wieder wird dem Gutachter die Frage gestellt, ob und in welchem Ausmaß ein Trauma die Ursache der Beschwerden ist, die der Kranke angibt. Dabei gehen die Ansichten verschiedener Autoren besonders in diesem Punkt weit auseinander, und das schon in der grundlegenden Frage, was als Wirbelsäulentrauma angesehen werden soll.

10.3.1. Was ist als Wirbelsäulentrauma zu bewerten?

Wenn jemandem ein schwerer Gegenstand auf den Fuß fällt und er dabei eine Zehe bricht, dann wird wohl jeder bereit sein, dies als Trauma anzuerkennen. Wenn wir in Vorbeuge mit beiden Händen eine Last heben, wird bei der Aufrichtung im Rumpf eine Kraft von einigen hundert Kilogramm entwickelt. Kommt es nun dabei zu einer plötzlichen, unausgeglichenen Bewegung, z. B. durch Ausgleiten oder weil bei größeren Stücken der Mitarbeiter unerwartet losläßt, dann können die plötzlich auf die lumbosakrale Verbindung einwirkenden dynamischen Kräfte noch größere Werte erreichen.

Es wäre unlogisch, eine derartige plötzliche und unerwartete Krafteinwirkung nicht als Trauma anzuerkennen. Wir wissen dabei natürlich aus Erfahrung, daß es manchmal nicht leicht sein wird, mit Sicherheit festzustellen, welcher Mechanismus tatsächlich das vermeintliche Trauma verursacht hat. Eine objektive Anamnese wird hier immer zu befürworten sein. Allein dieser Einwand ändert nichts an den Tatsachen, und wir haben kein Recht, das Opfer eines offenkundigen Traumas nur deshalb zu benachteiligen, weil die Möglichkeit besteht, daß jemand zu Unrecht eine Entschädigung erhalten könnte. Bekanntlich gibt es keine noch so berechtigte Errungenschaft, die nicht auch mißbraucht werden könnte.

Bei der Begutachtung wird fernerhin oft vergessen, daß jedes Trauma, das auf unseren Körper einwirkt, indirekt auch die Wirbelsäule betrifft, wie wir schon wiederholt gezeigt haben. Auf diese Weise erklären sich zahlreiche fehlerhafte Gutachten, die die Interessen der Kranken erheblich schädigen. Ein typisches Beispiel ist hier die Commotio cerebri, die stets auch als Halswirbelsäulentrauma beurteilt werden sollte. Trotzdem wird auch heute noch die Gehirnerschütterung lediglich als Schädel-Hirn-Trauma angesehen. Wenn dann der Neurologe keine Zeichen einer Hirnschädigung findet und der Patient dennoch Beschwerden angibt, wird er leicht zum »traumatischen Neurotiker« gestempelt. Bei einer genauen (manuellen) Untersuchung der Halswirbelsäule und der entsprechenden reflektorischen Veränderungen findet man in diesen Fällen zur Genüge objektivierbare Befunde, die die Beschwerden der Patienten erklären. Durch rechtzeitige Therapie könnten auch so manche Komplikationen vermieden werden. Wir möchten sogar behaupten, daß eine unrichtige Beurteilung häufig erst die Ursache einer traumatischen Neurose ist (s. 8.7.). Deshalb müssen wir unbedingt auf der Berücksichtigung der Halswirbelsäule in der Beurteilung von Patienten nach Gehirnerschütterung bestehen.

Grundsätzlich gilt dasselbe auch für Extremitäten- und Rumpfverletzungen, auch wenn hier die Mitbeteiligung der Wirbelsäule nicht so konstant ist. Nach einem Vor-

derarmbruch infolge eines Sturzes auf die Hand beobachten wir oft nach einer gewissen Latenzzeit Schulterschmerzen. Dabei hat der Kranke während der akuten Schmerzen durch den Bruch die relativ geringen Nackenschmerzen nach dem Sturz gar nicht bewußt wahrgenommen. Erst nach der Abnahme des Gipsverbandes, wenn der Patient seinen Arm wieder frei bewegen will, bemerkt er das zervikobrachiale Syndrom, oft mit Bewegungseinschränkung im Schultergelenk. Typische Fälle dafür wurden auf Seite 452 beschrieben. Es ist dann mit Hilfe des Traktions- und Manipulationstests oft möglich, die Rolle der Wirbelsäule direkt nachzuweisen.

10.3.2. Bedeutung des Traumas bei Rückenschmerzen und ihre Beurteilung

Auch hier halten wir es für notwendig, den banalen Rückenschmerz vom Wurzelschmerz zu unterscheiden, besonders dann, wenn es sich um einen Bandscheibenvorfall handelt. Voraussetzung ist allerdings, daß zunächst eine Fraktur oder eine traumatische Luxation ausgeschlossen wurde. Dabei sollte eine einfache, leichte Kompressionsfraktur ohne Dislokation nicht überschätzt werden. Wir wissen ja, daß derartige Frakturen häufig ein Zufallsbefund bei Röntgenuntersuchungen aus ganz anderen Gründen sind. Wir sehen Kompressionsfrakturen auch nach der Elektrokonvulsionsbehandlung ohne ernstere Folgen. Außerdem kann es schwierig sein, eine leichte Kompressionsfraktur von einem keilförmigen Wirbel nach juveniler Osteochondrose zu unterscheiden. Wir möchten auch darauf hinweisen, daß ein Trauma der Weichteile, insbesondere der für die Funktion wichtigen Strukturen des Bewegungssegments, bedeutsamer sein kann als eine einfache Wirbelkompression.

In diesem Sinne scheint das Schleudertrauma der Halswirbelsäule eine Sonderstellung einzunehmen. Hier muß auch nach anfangs geringfügig erscheinenden Beschwerden mit lang anhaltenden Beschwerden gerechnet werden.

Die Frage, ob ein Trauma die Ursache vertebragener Beschwerden sein kann, wird schon durch unsere Konzeption von der Pathogenese bejaht. Das Trauma ist ja sogar eine der Hauptursachen für die Entstehung von Blockierungen, gegebenenfalls auch der Hypermobilität. Damit kommt jedoch gleichzeitig zum Ausdruck, daß es sich meistens um eine reversible Störung handelt, die dann durch adäquate Therapie wieder beseitigt werden kann. Ohne derartige Behandlung kann die Blockierung jedoch weiterbestehen und sekundäre Veränderungen hervorrufen. Dort jedoch, wo ein Trauma auf ein nicht mehr intaktes Terrain einwirkt, in dem vorhandene morphologische und funktionelle Veränderungen noch kompensiert und deshalb klinisch latent sind, hat das Trauma oft die Dekompensation zur Folge. In diesem Fall wird die Schädigung dann noch schwerer wiegend. Es gibt nämlich klinisch Gesunde, die sich erfolgreich an der Grenze ihrer Kompensationsmöglichkeiten bewegen. Wenn es in solchen Fällen zur Dekompensation kommt, kann die therapeutische Restitution sehr schwierig werden. Darum ist es oft mühsam, Patienten in fortgeschrittenem Alter mit erheblicher zervikaler Osteochondrose nach Kommotion erfolgreich zu behandeln. Aber nur unter so ungünstigen Bedingungen kann eine chronische und ausnahmsweise sogar eine dauernde Schädigung als Traumafolge anerkannt werden. Den Einwand, daß es in solchen Fällen früher oder später auch ohne Trauma zur Dekompensation gekommen wäre, werden wir nochmals aufgreifen.

Es ist zu betonen, daß Blockierungen nicht die einzigen Funktionsstörungen nach Unfall sind. So kommt es nach Schleudertrauma zunächst zur Bänderzerrung und deshalb im Anfangsstadium eher zur Hypermobilität und erst sekundär durch den Hartspann zu Blockierungen. Wenn dann diese Blockierungen gelöst werden, bleibt der Bän-

derschmerz oft weiter bestehen. Das Fehlen von Blockierungen schließt also eine organische Läsion nicht aus! Die reflektorischen Veränderungen objektivieren auch in diesen Fällen den Schmerzreiz.

10.3.3. Rolle des Traumas beim Bandscheibenvorfall und ihre Beurteilung

Wenn wir die Bedeutung des Traumas bei einem typischen Wurzelsyndrom an den unteren Extremitäten beurteilen sollen, dann geht es letztlich um die Rolle, die das Trauma in der Entstehung des Bandscheibenvorfalls spielt, obgleich diese Diagnose, wie gesagt, ohne operative Verifikation niemals völlig sicher ist. Die Bedeutung des Traumas in der Pathogenese des Bandscheibenvorfalls ist eine heftig umstrittene Frage. Folgende Argumente werden angeführt: Eine intakte Bandscheibe gibt bei Belastung auch dann nicht nach, wenn es dabei zur Wirbelfraktur kommt. Wenn es also zum Bandscheibenvorfall kommt, dann ist das die Folge einer vorhergehenden Degeneration des Anulus fibrosus. Da der Bandscheibenvorfall als Ursache klinischer Beschwerdebilder allgemein überschätzt wird, wendet man diese Argumente auch bei den banalen Rückenschmerzen und allen übrigen vertebragenen Beschwerden an, und so wird die Bedeutung des Traumas, natürlich zum Schaden des Patienten, als gering veranschlagt. Wir wollen aber zum eigentlichen Problem, zum Bandscheibenvorfall, wieder zurückkehren.

Schon der Einwand, eine intakte Bandscheibe gebe bei einem einmaligen Trauma nicht nach, trifft nicht immer zu. Das hängt vielmehr vom Traumamechanismus ab. Bei einem »gewöhnlichen« Sturz aus der Höhe auf die Füße oder auf das Gesäß wird die Wirbelsäule in eine Kyphosestellung gestaucht. Dabei kommt es tatsächlich vor allem zu Kompressionsfrakturen der Wirbel, und zwar am häufigsten im Bereich des thorakolumbalen Übergangs. Manchmal trifft das Trauma die Wirbelsäule in einer Hyperlordosestellung, und dann kann es sogar an der intakten Bandscheibe zu einer Ruptur kommen, wie FREJKA betont. Das ist besonders von der Halswirbelsäule bekannt, wo es z. B. nach Kopfsprung in zu flaches Wasser nach Anprall des Kopfes zur Tetraplegie durch traumatischen Prolaps an einer vorher intakten Bandscheibe kommen kann (SCHNEIDER). Allerdings ist der Vorfall in einem intakten Terrain ein seltenes Ereignis. Bedeutet das aber schon, daß das Trauma gar keine bedeutsame Rolle spielt? Wir denken dabei an Kranke, die bis zum Tage des Unfalls (z. B. Ausrutschen, Verheben) keinerlei Beschwerden hatten und seitdem krank sind und die daher begreiflicherweise das Trauma anschuldigen. Sind wir berechtigt, diesen Patienten gegenüber zu behaupten, daß sie auch ohne Unfall, nach gewöhnlichem Bücken oder einer anderen belanglosen Bewegung erkrankt wären? Wir möchten das verneinen, und zwar wohlbegründet: Erstens müssen degenerative Veränderungen durchaus nicht zwangsläufig zu einem Bandscheibenvorfall führen, allein verursachen sie aber meistens keinerlei Beschwerden. Zweitens muß auch der Vorfall selbst keine Beschwerden hervorrufen, und erst die zusätzliche Blockierung, in unserem Fall infolge des Traumas, löst dann das Wurzelsyndrom aus. Ob so oder so, das Argument, die klinische Erkrankung wäre auch ohne das Trauma zustande gekommen, kann der Kritik nicht standhalten, wenn die Voraussetzung erfüllt ist, daß der geschilderte Vorgang tatsächlich ein Trauma war. Es ist wichtig, ob es sich um eine erste Attacke oder einen Rückfall handelt. Wenn wir aber zu der Überzeugung gelangen, daß ein Trauma stattgefunden hat, dann müssen wir auch folgerichtig die Möglichkeiten einer kürzer oder länger anhaltenden Schädigung, je nach der Schwere des Falles, zugeben.

Vom funktionellen Standpunkt richten wir uns in der alltäglichen Beurteilungspraxis nach folgenden Kriterien:

Als Grundlage ist die Untersuchung der Funktion des Bewegungssystems für den, der sie beherrscht, genau so »objektiv« wie jede andere klinische Methode. Die Rolle des Traumas wird dann vor allem danach beurteilt, wieweit schon vor dem Trauma Beschwerden und Funktionsstörungen nachweisbar bestanden. Dies ist in Ländern, in denen von allen Werktätigen eine Krankenkartei geführt wird, durchaus nicht schwierig. Wir können dann jeweils feststellen, ob der Kranke jemals vorher wegen vertebragener Beschwerden einen Arzt aufgesucht hat. Wenn das der Fall war, sehen wir, wie oft und wann er zum letzten Mal erkrankte, ob er sogar arbeitsunfähig geschrieben war und welcher Befund dabei erhoben wurde. Unter solchen Umständen kann es vorkommen, daß ein Patient, der behauptet, seine Beschwerden seien Folge eines Unfalls, in Wahrheit schon wiederholt wegen ähnlicher Beschwerden arbeitsunfähig war. In anderen Fällen sehen wir, daß vor dem inkriminierten Unfall tatsächlich keinerlei Beschwerden geklagt wurden.

Eine komplizierte und noch sehr strittige Frage der Begutachtung ist das Problem der Berufserkrankung. Zweifellos leiden alle Berufsgruppen an vertebragenen Störungen, und obwohl es den Anschein hat, daß gewisse Berufe stärker gefährdet sind (Traktoristen, Kraftfahrer, Stenotypistinnen), fühlen wir uns noch nicht berechtigt, von einer Berufserkrankung zu sprechen. Es wurde nachgewiesen, daß es bei Schwerarbeitern mehr spondylotische Veränderungen gibt. Das bedeutet jedoch nur wenig. Auch die Morbidität an vertebragenen Störungen erscheint hier größer. Allein auch das ist leicht zu verstehen, denn mit einem Beschwerdebild, bei dem der Büroangestellte noch ohne weiteres arbeiten kann, ist vielleicht ein Bergarbeiter schon arbeitsunfähig. Einseitige Überlastung ebenso wie Mangel an Bewegung schädigen die Wirbelsäule, und man sollte daher eher die moderne Zivilisation als einen bestimmten Beruf anschuldigen.

11. Stellung der Manipulations- und Reflextherapie innerhalb der Medizin und die weiteren Perspektiven

Die Manipulationstherapie hat zwei Wesenszüge, die sie in die Medizin einordnen. Erstens übt sie eine intensiv reflektorische Wirkung im Segment aus und ist somit eine von vielen Methoden der Reflextherapie und damit auch der Physiotherapie. Zweitens ist sie eine äußerst wirksame Methode zur Behandlung von Störungen im Bewegungssystem, und zwar die spezifische Methode für reversible Funktionsstörungen oder Blockierungen des Gelenks.

Damit ist das Bindeglied von der Reflextherapie im Segment zur Therapie von Störungen des Bewegungssystems, insbesondere zur Krankengymnastik, und damit auch zur Rehabilitation.

Die Therapie von Störungen der passiven Beweglichkeit (im Gelenk) führt nämlich zwangsläufig hin zur Therapie der Störungen der aktiven Beweglichkeit, d. h. der Muskelfunktionsstörungen, vor allem der Muskelfehlsteuerungen. Aus der Blickrichtung der Reflextherapie bezeichneten wir sie als »Reflextherapie auf zentralem Niveau«. Gerade deshalb ermöglicht die manuelle Therapie eine Zusammenfassung der verschiedenen Methoden der Reflextherapie und erlaubt ihre Einordnung in einem logischen System. Sie befähigt uns dazu, besonders durch ihre exakten Untersuchungsmethoden, mit deren Hilfe wir sowohl die reflektorischen Veränderungen im Segment als auch die passiven Bewegungsstörungen im Bewegungssystem erkennen. Ohne diese genaue Diagnostik könnten wir die einzelnen Methoden nie gezielt und planvoll zur Anwendung bringen.

Die Fachgebiete, die sich zur Zeit ganz besonders mit den Methoden der Reflextherapie und mit der konservativen Therapie des Bewegungssystems befassen, sind die Physiotherapie und die Rehabilitation. Dies gilt allerdings für die Physiotherapie (physikalische Medizin) durchaus nicht überall oder schlechthin. Vielfach befaßt sie sich, wie das der Name sagt, mit Fragen der Methodik und Wirkungsweise physikalischer Heilverfahren, und das Interesse am Bewegungssystem ist eigentlich ein relativ neuer Trend in ihrem Rahmen. Er wird allerdings besonders fruchtbar, wo die Rehabilitation im Rahmen der Physiotherapie oder in enger Zusammenarbeit beider Disziplinen betrieben wird. Dabei ist auch das Verhältnis der Physiotherapie zur manuellen Therapie durchaus nicht überall eindeutig, wenn auch heute schon auf Kongressen der Physiotherapie Fragen der manuellen Therapie offiziell erörtert werden.

Vom Standpunkt der manuellen Therapie und für die Ärzte, die manuelle Medizin betreiben, ist es unerläßlich, sich zu Spezialisten des Bewegungssystems auszubilden. Man kann nicht nur die Störungen der passiven Gelenkfunktion behandeln und deren häufigste Ursache, die Muskelfehlsteuerungen und die gestörte statische Funktion, unbeachtet lassen. So kommt es zwangsläufig zu einer Synthese aller Fachrichtungen, die sich mit dem Bewegungssystem befassen. Die manuelle Therapie oder manuelle Medizin wird somit zu einer Vorkämpferin einer umfassenden *»funktionellen Pathologie«* des Bewegungssystems bzw. *Neuroorthopädie*. Die Zeit zu dieser Synthese ist herangereift. Das Bewegungssystem ist nämlich für folgende Fachgebiete das Objekt ihrer Tätigkeit: für die Neurologie, soweit es sich um (meist grobe) Störungen der Innervation handelt, für die Orthopädie, vor allem soweit es sich um strukturelle Veränderungen des Stütz-

und Halteapparats handelt, für die Rheumatologie in bezug auf die entzündlichen Gelenkerkrankungen und für die Physiotherapie als therapeutischem Querschnittsfach, das die verschiedenen konservativen Heilmethoden vertritt, die hier zur Anwendung gebracht werden. Dabei läßt sich die zahlenmäßig größte Gruppe von Patienten, nämlich die mit den banalen Funktionsstörungen der Wirbelsäule (und der übrigen gelenkigen Strukturen) und den zugehörigen banalen Schmerzsyndromen, strenggenommen in keines dieser Fachgebiete einordnen.

Zu dieser notwendig gewordenen Synthese gehört vor allem die Kenntnis der Physiologie des Bewegungssystems, deren Grundlage die moderne Neurophysiologie, Muskelphysiologie, Arthrologie und Biomechanik sind. Die therapeutischen Methoden sind vor allem die Verfahren der Reflextherapie einschließlich der Manipulationsbehandlung und der Krankengymnastik, wie wir sie hier dargestellt haben. Wie wir sahen, handelt es sich um ein therapeutisches System mit sehr breiter Indikation und beträchtlicher Wirksamkeit, das konsequent physiologisch wirkende Mittel zur Anwendung bringt und sich die natürlichen Abwehrmechanismen des Organismus zunutze macht. Es ist besonders geeignet, die banalen und dabei häufigsten Schmerzzustände, aber auch die reflektorischen Störungen, die bei den meisten (inneren) Erkrankungen auftreten und diese komplizieren, genau zu erkennen und zu behandeln. Deswegen sollte die Reflextherapie in einfachen Fällen die erste Form der Behandlung sein, und die »schwere Geschütze« der modernen Pharmakotherapie, von der Chirurgie ganz zu schweigen, sollten erst dort zur Anwendung kommen, wo diese einfachsten und unschädlichen Mittel versagen. Darum sollten die Grundlagen der Reflextherapie und der manuellen Therapie allen Ärzten vermittelt werden, wie das für die Pharmakotherapie und Chirurgie der Fall ist. Die Reflextherapie sollte also neben der Pharmakotherapie und Chirurgie den Platz einnehmen, der

ihrer Bedeutung als einer Therapie der alltäglichen kleinen Beschwerden oder einer Therapie der »ersten Linie« entspricht.

Vieles von dem Gesagten gilt genauso von den Methoden der Physiotherapie, die ja zum großen Teil Reflextherapie sind. Das macht es auch wahrscheinlich, daß sich die manuelle Therapie in den meisten Ländern im Rahmen der Physiotherapie (der physikalischen Medizin) und Rehabilitation entwickeln wird, allerdings unter den schon erwähnten Bedingungen.

Die Manipulationstherapie selbst gehört dabei unbedingt in die Hand von dazu eigens geschulten Ärzten. Die Geschichte der manuellen Therapie hat zur Genüge bewiesen, wie ungünstig die Entwicklung der manuellen Therapie in den Händen von Laien war. Da jeder gezielte Handgriff an der Wirbelsäule eine komplette klinische und manualtherapeutische Funktionsdiagnose erheischt, ist er schon damit eine ärztliche Handlung. Außerdem ist eine Voraussetzung zur gezielten Manipulation auch die Kenntnis der Röntgendiagnostik des Bewegungssystems, einschließlich der Funktionsdiagnostik, die wir vom Fachröntgenologen bisher meist nicht erwarten können. Es ist wichtig, die manuelle Therapie stets im Rahmen der vielen anderen Methoden der Reflextherapie zu sehen und deshalb immer bereit zu sein, je nach dem Befund heute die Manipulation, morgen die Prokainspritze und das nächste Mal z. B. die Massage in Anwendung zu bringen. Der Laienpraktiker hat aber die Tendenz, immer wieder nur zu manipulieren, weil er ja mit anderen ärztlichen Methoden nicht vertraut ist, und damit schädigt er letzten Endes den Patienten. Darin sehen wir auch den Vorteil, wenn die manuelle Therapie an Abteilungen für Physiotherapie oder Rehabilitation betrieben wird, weil hier die verschiedensten Methoden einschließlich der Krankengymnastik zur Verfügung stehen und dadurch eine einseitige Behandlung mit Hilfe der Manipulationen leicht vermieden wird. Die manuelle Therapie sollte überhaupt nicht ausgeführt werden ohne die gleichzeitige Möglichkeit, Krankengymnastik zu betreiben. Wenn wir also überzeugt sind, daß die manuelle Therapie in die Hand von Ärzten gehört, bedeutet das auch die Verpflichtung, diese technisch so gut zu beherrschen wie die besten Laienosteopathen! Dabei werden wir allerdings bestimmte Verfahren den Krankengymnasten (Physiotherapeuten) überlassen können und müssen:

1. Mobilisationstechniken an den Extremitätengelenken und besonders die modernen Mobilisationstechniken an der Wirbelsäule durch muskuläre Fazilitation und Inhibition sind geeignet, nach Indikationsstellung durch entsprechend erfahrene Ärzte von ausgebildeten Krankengymnastinnen ausgeführt werden. Sie sind schonend und gefahrlos, und deshalb ist das durchaus zu verantworten. Dabei ist bei steifen und älteren Patienten eine häufig wiederholte Mobilisation angezeigt, wozu Ärzte zeitlich nicht in der Lage sind.

2. Auch zur Erlernung der Selbstmobilisationstechniken bedürfen die Patienten der Unterweisung durch Krankengymnastinnen, weshalb diese die Technik beherrschen müssen.

3. Weiterhin hat sich gezeigt, daß die im Rahmen der manuellen Medizin entwickelten muskulären Fazilitations- und Inhibitionstechniken für die gesamte medizinische Rehabilitation große Bedeutung gewinnen und schon deshalb von den Krankengymnastinnen erlernt werden sollten.

Auf diese Weise entwickelt sich ein Teamwork, in dem Arzt und Krankengymnastin ihre spezifische Rolle spielen werden. Die manuelle Therapie bereichert also das gesamte Gebiet der ärztlichen Rehabilitation und fügt sich gesetzmäßig in sie ein.

All dies spricht dafür, daß wir an erster Stelle Ärzte ausbilden werden, die an Abteilungen für Physiotherapie und Rehabilitation tätig sind oder mit diesen zusammenarbeiten. Dem Facharzt und Leiter so einer Abteilung bringt das den gewaltigen Vorteil, daß er mit eigenen Händen eine der wirk-samsten Methoden beherrscht und auf Grund der Diagnose der reflektorischen Veränderungen und der Funktionsstörungen im Bewegungssystem die Arbeit der gesamten Abteilung beurteilen und bestimmen kann und daß er sich nicht dem Gutdünken der Krankengymnasten zu überlassen braucht und lediglich die Rolle eines Dispatchers spielt.

Auf diese Weise dürften sich die manuelle und die Reflextherapie in nächster Zeit entwickeln. Im weiteren muß dann die manuelle Therapie auch in die Prävention eingegliedert werden, und es wird notwendig sein, Ärzte, die an Hochschulen tätig sind, in diesem Sinne auszubilden oder Ärzte, die in der manuellen Therapie geschult sind, zur Arbeit an die Hochschulen zu berufen.

Damit dürfte die Entwicklung jedoch nicht enden. Wir sagten schon, daß die manuelle und die Reflextherapie eigentlich eine Therapie der »ersten Linie«, der banalsten alltäglichen Schmerzzustände sind, also eigentlich die Therapie der Allgemeinpraxis. Oft ist sie ja auch erste Hilfe in Akutfällen nach Verheben, Kopfwenden, nach ungeschickten Bewegungen in der Turnstunde usw. Ehe der Patient an eine Spezialabteilung gelangt, haben wir oft das erste und therapeutisch günstigste Stadium schon verpaßt. So wie ein Betriebsarzt die einfache Traumotalogie kennen muß, sollte er auch die Grundlagen der manuellen Therapie beherrschen. Die modernen Mobilisationstechniken ermöglichen dies heute, sie sind technisch nicht schwierig, ohne Gefahr und dabei äußerst wirksam.

Es ist natürlich klar, daß die Ausbildung in der manuellen Therapie zunächst Sache der postgraduellen Weiterbildung sein muß und daß auch die Zahl der Ärzte, die zur Zeit ausgebildet werden können, begrenzt ist. Je mehr aber die ärztliche und die Laienöffentlichkeit mit der manuellen Therapie vertraut wird, um so mehr wird der Druck steigen, diese Therapie allen, die sie brauchen, zugänglich zu machen. Obwohl also die Spezialausbildung in jedem Fachgebiet und daher auch in der manuellen Reflextherapie vor allem die Aufgabe der postgraduellen Fortbildung sein muß, wird es doch bei der steigenden Bedeutung dieser Fachrichtung notwendig sein, auch die Medizinstudenten mit den Grundlagen und der Bedeutung dieses Problems bekannt zu machen. Nur dann, wenn der Student schon an der Universität über diese wichtige und sehr attraktive Behandlungsmethode informiert wird, können wir den Nachwuchs junger und aktiver Ärzte sichern, die dann auch Träger des weiteren Fortschritts sein werden. Wo bereits ausgebildete Ärzte arbeiten, wird es dann notwendig, auch Krankengymnastinnen in den für die Funktionsstörungen der Wirbelsäule spezifischen Methoden auszubilden: Das sind vor allem die Krankengymnastik, wie wir sie konzipieren, und diejenigen Mobilisationstechniken der Extremitätengelenke und der Wirbelsäule, die für die krankengymnastische Arbeit geeignet sind.

Damit kommen wir zur Frage nach unseren eigentlichen Zielen. Es handelt sich um die überaus große Anzahl aller Kranken, die an Funktionsstörungen nicht nur des Bewegungssystems, sondern auch interner Organe

leiden, die gewiß die häufigsten Leiden überhaupt sind. Hier spielen eben die Manuelle Medizin und andere Methoden der Reflex-(Physio-)Therapie ihre große Rolle, weil sie mit den adäquatesten, d. h. physiologischen Methoden behandeln. Es wäre wünschenswert, wenn die schweren Waffen der Pharmakotherapie (von der Chirurgie zu schweigen) mit ihren Nebenwirkungen erst bei den vorwiegend organisch-pathomorphologisch bedingten Erkrankungen in Anwendung gebracht würden. Bei den heutigen Methoden der Manuellen Medizin nutzen wir in steigendem Maße die Eigenkräfte des Organismus mit dem Ziel der Selbstbehandlung, der Rehabilitation. Der Bewegungsapparat spielt nun bei diesen Funktionsstörungen eine hervorragende Rolle und ist auch der wesentlichste Gegenstand dieses Werkes. Es gilt zu erlernen, wie am besten mit diesem kompliziertesten und zugleich vollkommensten Instrument, das uns zur Verfügung steht, richtig umzugehen ist – und dies in einer Zeit, in der wir lernen, immer kompliziertere Maschinen zu meistern, es jedoch verlernen, unseren eigenen Körper und sein Bewegungssystem zu beherrschen.

Literaturverzeichnis

Abrams, A., Spondylotherapie. Philopolis Press, San Francisco 1912

Äckerle, J., und *K. H. Tesch*, Der röntgenologische Nachweis klinisch diagnostizierter Blockierungen der Halswirbelsäule. Man. Med. *23* (1985) 47–50

Adams, C. B. T., und *V. Logue*, Studies in cervical myelopathy. I. Movement of the cervical roots, dura on cord and their relation on the course of the extrathecal roots. Brain *94* (1971) 557–568
II. The movement and contour of the spine in relation to the neural complications of cervical spondylosis. Brain *94* (1971) 569–586
III. Some functional effects of operation for cervical myelopathy. Brain *94* (1971) 587–594

Ahlin, J. A., und *G. Atkins*, A screening procedure for differentiating temporomandibular joint related headache. Headache *24* (1984) 216–221

Aho, A., Q. Vertianen und *O. Selo*, Segmentary anterio-posterior mobility of the cervical spine. Ann. Med. Int. fenn. *44* (1955) 4287–4299

Albers, D., Eine Studie über die Funktion der Halswirbelsäule bei dorsaler und ventraler Flexion. Fortschr. Röntgenstr. *81* (1954) 606–615

Anderson, B., Stretching. Shelter, Bolinas, California 1980

Anderson, J. A. D., Back pain and occupation. In: The Lumbar Spine and Back pain, 2dn edn., S. 57. Hrsg. Jayson, M. I. V. Pitman Medical, London 1980

Angrist, A. A., The inevitable decline of chiropractic. J. med., exper. & clin. *73* (1973) 324

Ankermann, K. J., Die iliosakrale Diskordanz, eine funktionell reversible Fehlstellung der Iliosakralgelenke. Z. Physiother. *34* (1982) 377

Anochin, P. K., Das funktionelle System als Grundlage der physiologischen Architektur des Verhaltensaktes. Abhandlungen auf dem Gebiete der Hirnforschung und Verhaltensphysiologie, Bd. 1 Fischer, Jena 1967

Arlen, A., Meßverfahren zur Erfassung von Statik und Dynamik der Halswirbelsäule in der sagittalen Ebene. Man. Med. *16* (1978) 25–35
–, Röntgenologische Funktionsdiagnose der Halswirbelsäule. Man. Med. *17* (1979) 24–32
–, Biometrische Röntgen-Funktionsdiagnostik der Halswirbelsäule. Schriftenreihe Manuelle Medizin, Bd. 5, Verlag für Medizin, E. Fischer, Heidelberg 1979

Arnold, J. G., Spondylochondrosis of the cervical spine. Ann. Surg. *141* (1955) 872

Arslan, M., La pathogénie du syndrome sympathique postériéur. Rev. Oto-Neuro-Ophthalmol. *24* (1952) 1

Aschan, G., und *R. Hugosson*, Vestibular symptoms provoked by head and neck rotation after bilateral carotid ligation. Acta Oto-Laryngol. *61* (1966) 49

Aschoff, H., Zur konservativen Behandlung des lumbalen Bandscheibenvorfalles. Z. Orthop. *101* (1966) 448–452

Aschoff, J. C., Differentialdiagnostische Überlegungen zur Schwindelsymptomatik. HNO *26* (1978) 149–154

Ass, Ja, K., Pojasnitschno-krestzovyi radikulit. Isdatelstvo »Medicina«, Moskva 1971

Averbuch, E. M., Sostojanie pojasničnovo otděla pozvonočnika u lic, perenesestsch amputacii nižnich konečnostěj. Zustand der Lendenwirbelsäule bei Beinamputierten. Ortopedija *11* (1973) 31–34

Baastrup, C., On the spinous processes of the lumbar vertebrae and the soft tissues between them, and on pathological changes in this region. Acta Radiol. *14* (1933) 52

Babin, E., und *P. Capesius*, Etude radiologique des dimensions du canal rachidien cervical et leure variations au cours des épreuves fonctionelles. Ann. Radiol. *19* (1976) 457–462
–, – und *D. Maitrot*, Signes radiologiques osseux des varietées morphologiques des canaux lombaires étroits. Ann. Radiol. *20* (1977) 491–499

Bacin, A., I. Sgarbura und *A. Brazda*, Über die chirurgische Behandlung der traumatischen Kokzygodynie mittels Ramisektion des Plexus sacrococcygeaus. Z. Orthop. *102* (1966) 231

Badtke, G., Funktionsstörungen und Sportverletzungen. In: E. G. Metz, G. Badtke, Manuelle Medizin, Tagungsbericht, Potsdam 28.–31. 1. 1980. Wissenschaftl.-Techn. Zentrum der Pädagogischen Hochschule »K. Liebknecht«, Potsdam 1980, 97–100

Badtke, O., und *V. Janda*: Funktionsstörungen des Bewegungsapparates nach Sportverletzungen. Pädagogische Hochschule »Karl Liebknecht«, Potsdam. Wiss. Z. *27* (1983) 583–594

Baerthold, W., und *H. Koch*, Leitsymptom Schwindel und die Problematik der Vestibularis-Diagnostik in der otologischen Sprechstunde. Dt. Gesundh.-Wesen *27* (1972) 1227–1231

–, *E. Gilbricht* und *E. Müller-Aschoff*, Nachuntersuchungen über die Indikationsstellung zur Tonsillektomie. Dt. Gesundh.-Wesen *29* (1974) 1748–1753

Bajer, A., Rúzné druhy bolestí u diskopatié a jejich léčba v praxi. Verschiedene Formen des Schmerzes bei Diskopathie und ihre Behandlung in der Praxis. Vnitrni Lek. *1* (1955) 109–113

–, Reflexní periferní vasomotorické změny u diskopatií. Die peripheren vasomotorischen Veränderungen bei der Diskopathie. Ibid. 534–438

–, Insuficience cév kmene mozkového v klinickém i EEG průkazu u různých chorob. Die Kreislaufinsuffizienz im Hirnstamm und ihr klinischer und EEG Nachweis bei verschiedenen Erkrankungen. Československ. Neurol. *22* (1959) 252–256

–, *K. Bohrn* und *M. Kamenik*, Funkční zkouška poruch průchodnosti cév kmene mozkového pomocí De Kleynova testu. Funktionsproben des Hirnstammkreislaufes mit Hilfe des De Kleynschen Tests. Československ. Otolaryngol. *8* (1959) 55–61

Bakke, M., *P. Tvelft-Hanse*, *J. Olesen* und *H. Møller*, Action of some pericranial muscles during provoked attacks of common migraine. Pain *14* (1982) 121

Bakke, S. N., Röntgenologische Beobachtungen über die Beweglichkeit der Wirbelsäule. Acta Radiol. Stockholm, Suppl. XIII (1931)

Balmer, H., Die Bewegungsachsen der Lumbalwirbelsäule bei Flexion und Extension – Konsequenz für die Röntgendiagnostik. Z. Unfallmed. u. Berufskrankh. *63* (1972) 11-13

Bankov, S., Zusatzteste für die Handmuskeln. Z. Physiother. *27* (1975) 49–55

Barbor, R., A treatment for chronic low back pain. Proceedings of the 4th international congress of physical medicine, Paris 6.–11. September 1964. Excerpta Med. Internat. Congress Series No. 107

–, Sklerosierende Behandlung von Ileo-Sakral-Schmerzen. FAC Information *4* (1966) 1; 16–17

–, Das Schultergelenk. Man. Med. *10* (1972) 25–33

–, Instabilität der Wirbelsäule. In: H. D. Neumann, H. D. Wolff, Theoretische Fortschritte und praktische Erfahrungen der Manuellen Medizin. Konkordia GmbH für Druck und Verlag, Bühl 1979, 172–181

Baron, J. B., *J. C. Bessineton*, *G. Bizzo*, *R. Noto*, *G. Tévanian* und *M. Pacifici*, Correlation entre le fonctionnement des systèmes sensorimoteures labyrinthiques et oculomoteur ajustant les déplacements du centre de gravité du corps de l'homme en orthostatisme. Agressologie *6* (14) B (1973) 79–86

Barr, J., Sciatica caused by intervertebral disc lesion. J. Bone & Joint Surg. *19* (1937) 323

Barré, J. A., Sur un syndrome sympathique cervical postérieur et sa cause frequente, l'artrite cervicale. Rev. neurol. *33* (1926) 1246–1248

–, Sur un trouble sérieux à l'anxiété vestibulaire. Rev. Neurol. *86* (1952) 242

Bartel, W., Die Häufigkeit und Behandlung von Blockierungen im Bereich der Kopfgelenke nach Schädel-Hirntrauma. In: E. G. Metz, G. Badtke, Manuelle Medizin, Tagungsber., Potsdam 28.–31. 1. 1980. Wissenschaftl.-Techn. Zentrum der Pädagogischen Hochschule »K. Liebknecht«, Potsdam 1980, 92–110

–, Die Wirksamkeit der Manuellen Therapie bei der Nachbehandlung von Sprunggelenkverletzungen. In: E. G. Metz, G. Badtke, Manuelle Medizin, Tagungsber., Potsdam 28.–31. 1. 1980. Wissenschaftl.-Techn. Zentrum der Pädagogischen Hochschule »K. Liebknecht«, Potsdam 1980, 118–121

Bärtschi-Rochaix, W., Migraine cervicale. Huber, Bern 1949

Basmajian, J. V., Muscles alive, their function revealed by electromyography. The Williams and Wilkins Co., Baltimore, USA 1967

–, Naturally integrated role of muscles and ligaments. In: Functional pathology of the motor system. Rehabilitácia suppl. 10–11, Obzor, Bratislava 1975, 185–188

Baumann, F., Zur Frage der muskulären Verspannung bei der Koxarthrose auf Grund elektromyographischer Untersuchungen. Z. Orthop. *106* (1969) 500–508

Baumgartner, H., Die Manuelle Medizin in der Rheumatologie. Schweiz. Rdsch. Med. (Praxis) *63* (1974) 846–850

–, Begleitende physikalische Maßnahmen bei der Chirotherapie. In: H. Frisch (Hrsg.): Manuelle Medizin heute. Springer, Berlin, Heidelberg, New York, Tokyo 1985, S. 194–197

Bay, E., Spinalis-anterior-Syndrom und Tibialisanterior-Syndrom. Vortrag 10. Neurolog. Fortbildungskurs. Düsseldorf, 17.–18.5.1969. Med. Welt 1970

Beal, M. C., Grundlagen der Osteopathie. In: H. D. Neumann, H. D. Wolff, Theoretische Fortschritte und praktische Erfahrungen der Manuellen Medizin. Konkordia GmbH für Druck und Verlag, Bühl 1979, 32–38

Beck, A., und *J. Kilius*, Normal posture of spine determined by mathematical methods. Aerospace Med. *44* (1973) 89–97

Beck, E., und *W. Thümmler*, Zur Ätiologie und Pathogenese der sogenannten Epicondylititis humeri. Man. Med. *13* (1975) 94–96

Becker, F., Über Schwindelerscheinungen besonders aus der Sicht der Manuellen Therapie. Man. Med. *16* (1978) 95–104

Becker, H., Über vegetative Reaktionen bei der manuellen Therapie in der nervenärztlichen Praxis. Man. Med. *5* (1967) 34

Behrmann, S., Vestibular epilepsy. Brain *78* (1955) 471

Benini, A., Ischias ohne Bandscheibenvorfall. Die Stenose des lumbalen Wirbelkanals und ihre klinisch chirurgische Bedeutung. Huber, Bern, Stuttgart, Wien 1976

Benn, R. T. und *Wood, P. H. N.*, Pain in the back. An attempt to estimate the size of the problem. Rheumatol. & Rehabilität. *14* (1975) 121–128

Benninghoff, A., Lehrbuch der Anatomie des Menschen. Urban & Schwarzenberg, München 1944

Beran, J., und *J. Suchomel*, Atlanto-axiální dislokace u progresivní polyartritidy a Bechtěrevovy choroby. Atlanto-axiale Dislokation bei progressiver Polyarthritis und bei M. Bechterew. Českoslov. Radiol. *22* (1968) 9

Berger, M., Differentialdiagnose des Schulter-Nakkenschmerzes aus neuroorthopädischer Sicht. Wiener med. Wochenschr. *23–24* (1982) 583

–, Neuroorthopädische Diagnostik und Therapieeffekte bei zervikalen Rotationsstörungen. In: M. Berger, F. Gerstenbrand und K. Lewit, Schmerzstudien 6, Schmerz und Bewegungssystem, S. 163, G. Fischer, Stuttgart, New York 1984

–, Cervikomotographie, ein neues Verfahren zur Funktionsuntersuchung der Halswirbelsäule. In: Moderne Schmerzbehandlung, Beiträge zur Anaesthesiologie und Intensivmedizin 7. Hrsg.: H. Bergmann, J. Bischko et al. W. Maudrich, Wien, München, Bern 1984, S. 83–90

–, und *F. Gerstenbrand*, Kopfschmerzen als Spätsymptom nach Peitschenschlagtrauma der Halswirbelsäule, neuroorthopädische Aspekte. In: D. Gross und R. Frey: Schmerzstudien 5, Kopfschmerz S. 264. G. Fischer, Stuttgart, New York 1981

–, –, Differentialdiagnose des radikulären und pseudoradikulären Syndroms. In: Moderne Schmerzbehandlung, Beiträge zur Anaesthesiologie und Intensivmedizin 7. Hrsg.: H. Bergmann, J. Bischko et al. W. Maudrich, Wien, München, Bern 1984, S. 73–79

–, –, und *K. Lewit*, Schmerzstudien 6, Schmerz und Bewegungssystem. G. Fischer, Stuttgart, New York 1984

–, und *K. Lewit*, Der analgetische Effekt der postisometrischen Relaxation. In: M. Berger, F. Gerstenbrand und K. Lewit. Schmerzstudien 6, Schmerz und Bewegungssystem S. 214, G. Fischer, Stuttgart, New York 1984

Bergsmann, O., Elektrobiologische Objektivierung der thorakalen Bewegungsstörung. Man. Med. *10* (1972) 81–84

–, Mise en évidence électrobiologique des troubles de la dynamique thoracique. Cinésiologie *12* (1973) 47; 149–157

–, Das mechanisch-dyspnoische Syndrom – thorakale Störung der Atembewegung. Man. Med. *12* (1974) 79–83

–, und *M. Eder*, Die segmental reflektorische Störbarkeit der Thoraxmobilität. Man. Med. *15* (1977) 114–118

–, –, Atembewegung und Vitalfunktion. Man. Med. *22* (1984) 96–99

Berkhoff, G., Röntgendiagnostik der Kopfgelenke und chirotherapeutische Konsequenzen. Man. Med. *16* (1978) 6–9

Bertram, W., Vertebragene Störungen bei endogener Depression. In: E. G. Metz, G. Badtke, Manuelle Medizin, Tagungsber., Potsdam 28.–31. 1. 1980. Wissenschaftl.-Techn. Zentrum der Pädagogischen Hochschule »K. Liebknecht«, Potsdam 1980, 118–121

Beyerl, J. R., H. R. Buchmüller und *B. Pohlmann-Eden*, Nebenwirkungen und Kontraindikationen der Manuellen Therapie im Bereich der Halswirbelsäule. Nervenarzt *56* (1985) 194–199

Biedermann, F., Grundsätzliches zur Chiropraktik. Haug. Ulm 1954

–, Das Schrägbrett (nach Hauser) und die Wirbelsäule. Man. Med. *6* (1968) 119–121

Bingham, R., Muscle fibrodystrophy in children. Surg., Gynecol. & Obstet. *58* (1950) 288

Bischko, J., Die Akupunkturtherapie beim Bewegungssystem. In: M. Berger, F. Gerstenbrand und K. Lewit, Schmerzstudien 6, Schmerz und Bewegungssystem S. 261, G. Fischer, Stuttgart, New York 1984

Bischoff, H. D., Segmentale Diagnostik an der Wirbelsäule als Voraussetzung der gezielten Manipulationstherapie – Grundlagen der Ausbildung des Dr.-Karl-Sell-Ärzteseminars Neutrauchburg. In: Manuelle Medizin heute. Hrsg.: H. Frisch. Springer, Berlin, Heidelberg, New York, Tokyo 1985, S. 21–27

Bischoff, H. P., Das HWS-Schleudertrauma. Man. Med. *15* (1977) 73–78

Bitterli, J., und *A. Chantraine*, Einige Gedanken zur funktionellen Pathologie des Beckengürtels. Man. Med. *15* (1977) 28–31

–, *R. Graf, F. Robert, R. Adler* und *M. Mumenthaler*, Zur Objektivierung der manualtherapeutischen Beeinflußbarkeit des spondylogenen Kopfschmerzes. Nervenarzt *48* (1977) 259–262

–, *P. Schlapbach* und *N. Fellmann*, Traitement de l'arthrose fémoropatellaire par pollissage manuel. Cinésiologie *69* (1978) 55–58

–, Manuelle Gelenksflächenglättung bei Femoropatellararthrose. Man. Med. *18* (1980) 44–46

Bittmann, F. und *G. Badtke,* Der Einfluß gezielter sportlicher Betätigung auf Muskelfunktionsstörungen bei Kindern im mittleren Schulalter. In: Manuelle Therapie, Tagungsbericht, 2. Gemeinsame Arbeitstagung der Sektion Manuelle Therapie in der Gesellschaft für Physiotherapie der DDR mit dem Wissenschaftsbereich Sportmedizin der Pädagogischen Hochschule »Karl Liebknecht«, Potsdam, 5.–8. 9. 1984. Hrsg.: J. Buchmann, G. Badtke und J. Sachse, S. 12–24

Bjelinskij, V. E., Vlijanije vesa tjely i myschetschnych sil na formirovanije fisiologitscheskich isgibov posvonotschnika. Der Einfluß des Körpergewichtes und der Muskelkräfte auf die Entstehung der physiologischen Krümmungen der Wirbelsäule. Ortop., Traumatol. i Protezirov. *34* (1973) 2; 45–49

Bláha, K., und *A. Široký,* Závrate z léze krčniho sympatiku. Schwindel infolge von Läsionen des Halssympathikus. Českoslov. Otolaryngol. *8* (1960) 334

Bodechtel, G., Das klinisch-neurologische Bild des Zervikalsyndroms. Z. Orthop. 97 (Verh. Dt. Orthop. Ges. 1962) Beil. H. 148–165

Boebel, R., Anatomische Untersuchungen am Ligamentum iliolumbale Z. Orthop. *95* (1961) 2; 131

Bogduk, N., Cephalalgia Editorial: Headaches and the cervical spine. Cephalalgia *4* (1984) 7–8
–, und *G. Jull,* The theoretical pathology of acute locked back: A basis for manipulative therapy. Man. Med. *1* (1985) 78–82

Bogner, G., und *H. Tilscher,* Hyperurikämie bei vertebragenen Beschwerden. In: Funktionelle Pathologie des Bewegungssystems. Rehabilitácia Suppl. 10–11, Obzor. Bratislava 1975, 248–250
–, Lumbosakrale Übergangsanomalien als Ursache für Kreuzschmerzen. Man. Med. *17* (1979) 94–98

Bonduelle, M., Les myélopathies chroniques par cervicarthrose Rev. Neurol. *93* (1955) 1; 83

Bonne, A. J., On the shape of the human vertebral column. Acta Orthop. Belg. *35* (1969) 567–583

Bösch, J., Erfahrungen bei 1351 Bandscheibenoperationen. Z. Orthop. *106* (1969) 295

Boudin, G., J. Barbizet und *S. Masson,* Vertige et perte de connaissance. Rev. Neurol. *101* (1959) 747

Bourdillon, J. F., Spinal Manipulation. Wiliam Heinemann Ltd., London 3ʳᵈ Ed. 1982

Bragina, L. K., und *V. M. Salazkina,* Ob ismenenijach schejnowo odtjela poswonotschnika pri vertebrogennych naruschenijach mosgowowo krowoobraschtschenija. Vestnik Rentgenol. *44/2* (1969) 219

Brain, R., und *M. Wilkinson,* Cervical arthropathy in syringomyelia, tabes dorsalis and diabetes. Brain *81* (1958) 3; 275–289

Brauer, W., Wirbelsäulenschäden bei Kontorsionisten. Med. u. Sport 7 (1967) 33–40

Braun, W., Ursachen des lumbalen Bandscheibenvorfalls. In: Wirbelsäule in Forsch. u. Praxis, *43.* Hippokrates, Stuttgart (1969)

Breig, A., Dehnungsverschiebungen von Dura und Rückenmark im Spinalkanal. Fortschr. Neurol., Psychiat. *32* (1964) 195–208

Brena, S. F., S. L. Wolf, S. L. Chapman und *W. D. Hammonds,* Chronic back pain: electromyographic, motion and behavioral assessment following sympathetic nerv blocks and placebos. Pain *8* (1980) 1–10

Brit. Med. J. (Leitartikel) Children's headache. 19. 5. 1960, 1154

Brocher, J. E. W., Die verkannten Wirbelsäulenverletzungen und Pseudofrakturen der Wirbelsäule. Thieme, Leipzig 1944
–, Die Wirbelverschiebungen in der Lendengegend. Thieme, Leipzig 1951
–, Die Wirbelsäulenleiden und ihre Differentialdiagnose, 4. Aufl. Thieme, Stuttgart 1966

Brodin, H., Die Viskoelastizität der Muskeln Man. Med. *10* (1972) 41–44
–, Articular cartilage and biomechanics. Man. Med. *13* (1975) 71–74
–, Die Behandlung der Lendenwirbelsäule nach Gaymans-Lewit. In: H. D. Neumann, H. D. Wolff, Theoretische Fortschritte und praktische Erfahrungen der Manuellen Medizin. Konkordia GmbH für Druck u. Verlag, Bühl 1979, 351–353
–, Principles of examination and treatment in Manual Medicine. Scand. J. Rehabilitat Med. *11* (1979) 181–187
–, Cervical pain and mobilisation. Man. Med. *20* (1982) 90–94
–, Inhibition-facilitation technique for lumbar pain. Man. Med. 20 (1982) 95–99

Brodský, L., Severské metody tělovýchovné. Die skandinavischen Methoden der Körpererziehung. Praha 1939

Bronisch, F. W., Zur neurologischen Diagnose der Wurzelschädigung L 5. Der Tibialis-posterior-Reflex. Nervenarzt 24 (1953) 54

Brückmann, W., Osteochondrose der Halswirbelsäule und Koronarinfarkt. Dt. med. Wochenschr. *81* (1956) 44; 1740

Brückner, R., H. J. Serfling und *R. R. Unger,* Die Funktionsaufnahme der Lendenwirbelsäule nach Bandscheibenoperation. Zbl. Chirurgie *91* (1966) 281–285

Brügger, A., Über vertebrale, radikuläre und pseudoradikuläre Syndrome. Acta Rheumatol. Documenta Geigy No. 18: 1960 und 19: 1962
–, Zur Frage der Differentialdiagnose radikulärer und pseudoradikulärer Syndrome und deren Therapie. Therapie über das Nervensystem,

Bd. 7 (Chirotherapie – Manuelle Therapie).
Hippokrates, Stuttgart 1967, 280–294
–, Über die neurologischen Gesetzmäßigkeiten
der Schmerzzustände des Bewegungsapparates.
Therapie über das Nervensystem, Bd. 7 (Chirotherapie – Manuelle Therapie). Hippokrates,
Stuttgart 1967, 294–304
–, Das Sternale Syndrom. Huber, Bern–Stuttgart–Wien 1971
–, Die Erkrankungen des Bewegungsapparates
und seines Nervensystems. Grundlagen und
Differentialdiagnose. Ein inderdisziplinäres
Handbuch für die Praxis. G.Fischer, Stuttgart–
New York 1977
–, Neurologische und morphologische Grundlagen der sogenannten rheumatischen Schmerzen, In: M.Berger, F.Gerstenbrand und K.Lewit, Schmerzstudien 6, Schmerz und Bewegungssystem S. 56. G. Fischer, Stuttgart, New
York 1984
–, Kritischer Rückblick. In: Moderne Schmerzbehandlung. Beiträge zur Anaesthesiologie und
Intensivmedizin. Hrsg: H. Bergmann,
J.Bischko et al. W.Maudrich, Wien, München,
Bern 1984, S. 53–61
–, Syndrome des oberen Körperviertels. In: Manuelle Medizin heute. Hrsg.: H. Frisch. Springer, Berlin, Heidelberg, New York, Tokyo
1985, S. 106–114.
Brunström, A. A., Clinical Kinesiology. F. A. Davis
Co., Philadelphia 1962
Brussatis, F., Die normale Gelenkfunktion der kleinen Wirbelgelenke und ihre Einschränkung
unter pathologischen Bedingungen. Therapie
über das Nervensystem. B. 7 (Chirotherapie –
Manuelle Therapie). Hippokrates, Stuttgart
1967, 62–82
Buch, H.-J., Das Tarsaltunnelsyndrom. Dt. Gesundh.-Wesen 28 (1973) 656–660
Buch, H., Die Tunnelsyndrome der unteren Extremitäten. In: E. G. Metz, G. Badtke, Manuelle
Medizin, Tagungsber., Potsdam
28.–31. 1. 1980. Wissenschaftl.-Techn. Zentrum der Pädagogischen Hochschule »K. Liebknecht«, Potsdam 1980, 195–200
Buchmann, J., Bemerkungen zur Kokzygodynie. Z.
Orthop. 102 (1966) 217
–, Motorische Entwicklung und Wirbelsäulenfunktionsstörung. Man. Med. 18 (1980) 37–39
–, Manuelle Untersuchung und Behandlung im
Kindesalter. In: Manuelle Therapie, Tagungsbericht, 2. Gemeinsame Arbeitsgang der Sektion Manuelle Therapie in der Gesellschaft für
Physiotherapie der DDR mit dem Wissenschaftsbereich Sportmedizin der Pädagogischen Hochschule »Karl Liebknecht«. Potsdam, 5.–8. 9. 1984. Hrsg. J. Buchmann,
G. Badtke und J. Sachse, S. 12–24
–, und B. Bülow, Funktionelle Kopfgelenkstörun

gen bei Neugeborenen im Zusammenhang mit
Lagereaktionsverhalten und Tonusasymmetrie.
Man. Med. 21 (1983) 59
Budin, B., Syndrom canalis intervertebralis. Neurol. a Psychiat. Čs. 10 (1948) 113
Budin, E., und F. Sondheimer, Lateral spread of the
atlas without fracture. Radiology 87 (1966)
1095
Budinová, J., Hernie meziobratlové ploténky do du
čeje páteřního. Der Zwischenwirbelbandscheibenvorfall. Čas. Lék. Česk. 79 (1940) 895
–, Lumboischiadický syndrom, jeho diagnosa a lé
čení. Das lumboischiadische Syndrom, seine
Diagnose und Behandlung. Thomayerova
sbírka 12 (1951)
–, und K. Mathon, Príspěvek ke klinické symptomatologii a diagnostice výhřezu meziobratlových ploténék. Beitrag zur klinischen Symptomatologie und Diagnose des Bandscheibenvorfalls. Grafická unie, Praha 1945
–, A. Fryntová und J. Slepička, Trofické změny kon
četin u hemiplegiků. Die trophischen Störungen der Extremitäten bei Hemiplegie,. Českoslov. Neurol. 23 (1960) 1/2; 43
Buerger, A. A., Clinical trials of manipulation the
·rapy. In: Approaches to the validation of manipulative therapy, edited, by A. A. Buerger and
J. S. Tobis. Charles C. Thomas 1977, 315–319
–, A controlled trial of rotational manipulation in
low back pain. Man. Med. 18 (1980) 17–25
Bues, E., Halswirbelsäule und traumatischer Hirnschaden in der akuten und chronischen Phase.
In: Wirbelsäule in Forsch. u. Praxis 25. Hippokrates, Stuttgart (1962) 173
Buetti-Bäuml, C., Funktionelle Röntgendiagnostik
der Halswirbelsäule. Thieme, Stuttgart 1954
Bumke, O., und O. Förster, Handbuch der Neurologie, Bd. 5. Springer, Berlin 1936
Buondore, E., J. T. Hartmann und C. L. Nelson, Cineradiogramms of the cervical spine in the diagnosis of soft tissue injuries. J. Amer Med. Assoc 198 (1966) 25
Buran, I. und J. Novák, Psychické faktory u algikkých vertebrogenních syndromov. (Psychische
Faktoren bei vertebragenen Schmerzsyndromen). Českoslov. Neurol. a Neurochir. 44/77
(1981) 236–241
–, –, Der Psychische Faktor bei schmerzhaften
vertebragenen Syndromen, seine klinische und
elektromyographischen Erscheinungsformen.
Man. Med. 22 (1984) 5
Burleigh-Carson, M. E., Examination of the sacroiliac joint. Symposium on the sacroiliac joint
of the Association of Manipulative Medicine,
London 12. 4. 1964
Burn, J. M., Treatment of chronic lumboischiatic
pain. Proc. Royal. Soc. Med. 66 (1973) 544
Burton, V., Conservative management of low back
pain. Postgrad. Med. J. 70 (1981) 168

Busch, E., und *E. Christensen,* Die lumbalen Pulposushernien. Zbl. Neurochirurgie *1* (1936) 53–58

Cairns, D., L. Thomas, V. Mooney und *J. B. Pace,* A comprehensive treatment approach to chronic low back pain. Pain *2* (1976) 301–308

Cameron of sports injuries. Brit. Osteop. J. *12* (1980) 24–26

Campbell, E. J. M., A. Agostini und *J. Newsom Davis,* The respiratory muscles. Mechanics and neural control. Lloyd – Luke, London 1970

Catell, H. S., und *D. L. Filtzner,* Pseudosubluxation and other normal variations in the cervical spine in children. J. Bone & Joint Surg. *47 A* (1965) 1295

Caviezel, H., Beitrag zur Kenntnis des Iliosakralsyndroms. Man. Med. *11* (1973) 102–108

–, Torticollis acutus. Klinik und Therapie. Man. Med. *15* (1977) 67–73

–, Beitrag zur Kenntnis der Rippengelenkläsionen. Man. Med. *12* (1974) 110–114

–, Entwicklung der theoretischen Grundlagen der manuellen Medizin. Schweiz. Rdsch. Med. (Praxis) *63* (1974) 829–836

–, Über die Funktionsdiagnostik bei Irritationen der Kopfgelenke und der oberen Halswirbelsäule. Man. Med. *17* (1979) 8–9

Černý, E., Vestibulárni analysátor z hlediska učeni I. P. Pavlova. Der vestibuläre Analysator im Lichte der Lehre von I. P. Pavlov. Českoslov. Otolaryngol. *6* (1957) 19

Černy, R., Autodermografie bolesti a čití. Die Autodermographie des Schmerzes und der Sensibilitätsstörungen. Sborník Lék. *50* (1948) 315

Chang-Hsian-Tung, Chinese Medical Journal, zitiert in: The Chemistry of Acupuncture. Scientific American *241* (1979) 1; 69–70

Chaouat, H., Les myélopathies cervicothoraciques. La Revue de Médicine *34* (1979) 1816–1820

Chaouat, Y., Les canaux rachidiens étroits (Die Wirbelkanalstenosen). Concours Med. *95* (1973) 2318–2330

Chicot, P., La sciatique de l'enfant. Bull. Med. *65* (1951) 418

Chládek, V., Závrati Ménierova typu. (Ménierescher Schwindel). Albertova sbirka. Sv. 11, SZdN, Praha 1953

Chrást, B., Neurologický pohled na bolestivé a funkčni syndromy v oblasti ramene. (Die schmerzhaften und funktionellen Syndrome der Schultergegend vom Gesichtspunkt des Neurologen). Acta Chir. Orthop. et Traumatol. Chechoslov. *32* (1965) 457

–, und *J. Korbička,* Die Beeinflussung der Strömungsverhältnisse in der Arteria vertebralis durch verschiedene Kopf- und Halshaltungen. Dt. Z. Nervenheilkd. *183* (1962) 426–448

Chrástek, J., Poškození pohybového ústrojí při vrcholné odbíjené. (Die schädliche Wirkung des Volley-Ball-Wettkampfspiels auf den Bewegungsapparat). Acta Chir. Orthop. et Traumatol. Chechoslov. *35* (1968) 76

Chura, A. J., und *J. Duriš,* Je zhybový t. zv. vákuový fenomen vždy chorobny jav? (Ist das Vakuumphänomen im Gelenk stets ein krankhaftes Zeichen?) Českoslov. Radiol. *23* (1969) 105

Čihák, R., Die Morphologie und Entwicklung der Wirbelbogengelenke. Die Wirbelsäule in Forschung und Praxis Bd. *87* (1981) 13–28

Čihák, R., Variations of Lumbosacral Joints and their Morphogenesis. Acta Univ. Carol. Med. *16* (1970) 145–165

Clarke, E., und *P. Robinson,* Cervical myelopathy: A complication of cervical spondylosis. Brain *79* (1956) 3; 483–510

Clemens, H. J., Die anatomischen Grundlagen der Schmerzempfindung an den einzelnen Wirbelsäulenstrukturen. In: Wirbelsäule in Forsch. u. Praxis, Bd. *52.* Hippokrates, Stuttgart (1971) 39–46

Clifford, T., M. Lauritzen, M. Bakke, J. Olesen und *E. Møller,* Electromyography of pericranial muscles during treatment of spontaneous common migraine attacks. Pain *14* (1982) 137

Cohen, A. S., J. M. McNeill, E. Calkins, J. T. Sharp und *A. Schubart,* The »normal« sacroiliac joint (Analysis of 88 sacroiliac roentgenograms). Amer. J. Roentgenol. *100* (1968) 559

Colachis, S. C., R. E. Worden, C. O. Bochtal und *B. R. Strohm,* Movement of the sacroiliacal joint in the adult male: a preliminary report. Arch. Phys. Med. & Rehabilitat. *44* (1963) 490

Cole, W. V., Die klinischen Aspekte der Gelenkblockierung. Therapie über das Nervensystem, Bd. 7 (Chirotherapie – Manuelle Therapie). Hippokrates, Stuttgart 1967, 225–240

Cotta, H., Präarthrose und präarthrotische Deformität. Z. Orthop. *112* (1974) 8–23

Cramer, A., Lehrbuch der Chiropraktik. Haug, Ulm 1955

–, Funktionelle Merkmale der Wirbelsäulenstatik. In: Wirbelsäule in Forsch. u. Praxis, Bd. *5* Hippokrates, Stuttgart (1958) 84–93

–, Genickfunktion und Halskyphose etc. Z. Unfallmed. u. Berufskrankh. *4* (1961) 237–242

–, Iliosakralmechanik, Asklepios *6* (1965) 261–262

–, Osteopathie und Chiropraktik in den USA heute. Man. Med. *7* (1968) 38–39

–, Geste und Gebärde in der Pathologie der Haltung. Med. Welt *21* (1970) 1487–1489

–, Strukturen des vorsprachlichen Eindrucks- u. Ausdrucksverhaltens in der Leidensgebärde. Nervenarzt *42* (1971) 607–609

–, Menschliche Verhaltensstrukturen im Leidensgebaren. Z. Psychother. u. med. Psychol. *23* (1973) 99–108

Cyriax, J., Textbook of orthopedic medicine. Cassel, London 1962

–, und *P.J.Cyriax*, Illustrated Manual of Orthopaedic Medicine Butterworth, London 1983

–, und *E. H. Schiötz*, Manipulation past and present. W. Heinemann Ltd., London 1975

Czarnetzki, H.-D., und *G. Zeumer*, Zum Karpaltunnel-Syndrom. Z. ärztl. Fortbild. *62* (1968) 272–276

Dalseth, I., Articulations intervertébrales et symmétrie. Cinésiologie *12* (1973) 47; 19–24

–, Anatomic studies of the osseous craniovertebral joints. Man. Med. *12* (1974) 130–141

Daniel, J. W., etc., Low back pain in the steel industry. J. Soc. Occupat. Med. *30* (1980) 49–56

Daniilidis, J., P. Petropulos und *L. Manolidis*, Akute Ertaubung mit Vestibularisausfall beim Zervikalsyndrom. HNO *26* (1978) 342–345

Danz, J., Probleme bei der Anwendung der Manuellen Therapie bei der Rheumatoid Arthritis. In: E. G. Metz, G. Badtke, Manuelle Medizin, Tagungsber., Potsdam 28.–31.1.1980. Wissenschaftl. – Techn. Zentrum der Pädagogischen Hochschule »K. Liebknecht«, Potsdam 1980, 214–220

–, Gelenkspielbefunde an der Hand bei Patienten mit Rheumatoid-Arthritis. Man. Med. *20* (1982) 70

Decher, H., Die zervikalen Syndrome in der Hals-Nasen-Ohrenheilkunde. Thieme, Stuttgart 1969

–, Morbus Ménière und zervikale Syndrome. Arch. Oto-Rhinolaryngol. *212* (1976) 369–374

–, und *I. Sonntag*, Störung des optokinetischen Nystagmus durch zervikale Irritation. Z. Laryngol., Rhinol., Otol. *45* (1966) 791

Decking, D., Konservative Behandlung der Coxarthrose. In: H.D.Neumann, H.D.Wolff, Theoretische Fortschritte und praktische Erfahrungen der Manuellen Medizin. Konkordia GmbH für Druck u. Verlag. Bühl 1979, 364–367

–, und *W.Steege*, Röntgenologische Parameter der Halswirbelsäule im seitlichen Strahlengang. Wirbelsäule in Forsch. u. Praxis, Bd.64. Hippokrates 1975

Derbolowsky, U., Chiropraktische Aspekte des unteren Kreuzes. Hippokrates *26* (1955) 705–708

–, Beckenmechanik – chiropraktisch gesehen. Hippokrates *27* (1956) 310–313

–, Zur Theorie der Chiropraktik. Neuralmedizin *4* (1956) 335–337

–, Praktische Beispiele chiropraktischer Beckenbehandlungen. Therapiewoche *7* (1957) 363–364

–, Das untere Kreuz in der täglichen Sprechstunde. Hippokrates *31* (1960) 5

–, Chirotherapie. Haug, Ulm 1963

Dieckmann, H., Basilare Impression, Atlasassimilation und andere Skelettfehlbildungen der Zer-

vikookzipital-Region. Wirbelsäule in Forsch. u. Praxis, Bd. *32*. Hippokrates, Stuttgart (1966)

Diestel, H., und *G. Kecke*, Dysphagie und Erkrankungen der Halswirbelsäule. Z. ärztl. Fortbild. *60* (1966) 1037–1044

Dietzel, K., Befunderhebung von funktionellen Störungen der kleinen Wirbelgelenke nach Sell. Man. Med. *16* (1978) 49–54

–, Befunderhebung von funktionellen Störungen der Sakroiliakalgelenke nach Sell. Man. Med. *16* (1978) 54–57

Dihlmann, W., Röntgendiagnostik der Iliosakralgelenke und ihrer Umgebung. Thieme, Stuttgart 1967

Dismanová, K., Nĕkteré ménĕ obvyklé zbůsoby trakcí. (Einige weniger bekannte Traktionsmethoden). Prakt. Lék. *39* (1959) 646

–, und *K. Lewit*, K problematice psychických zmĕn u diskopatií a k významu léčebného tĕlocviku. (Zur Problematik psychischer Veränderungen bei der Diskopathie und der Bedeutung der Heilgymnastik). Českoslov. Psychiat. *40* (1959) 171–177

Dolto, B.J., Le corps entre les mains. Hermann, Paris, 1976

Domnick, L., Die cervikale Extensionsmassage. Neuralmedizin *4* (1956) 14

Dörr, W. M., Nochmals zu den Menisci in den Wirbelbogengelenken. Z. Orthop. *96* (1962) 4, 45

Dove, C. L., The occipito-atlanto-axial complex. Men. Med. *20* (1982) 11

Downing, C. H., Osteopathic Principles in Diseases. 1935

Drechsler, B., Spinale Muskelsteuerung und Wurzelkompression. In: H. D. Wolff, Man. Med. u. ihre wiss. Grundlagen. Physikal. Med. Heidelberg 1970, 92–105

–, *M. Lasťovka* und *E. Kalvodová*, Elektrofysiologická studie u nemocných diskopatií. Elektrophysiologische Studie bei Diskopathien. Českoslov. Neurol. *30* (1967) 153–167

Duckworth, J. W. A., The anatomy and movements of the sacroiliac joints. In: H. D. Wolff, Man. Med. u. ihre wiss. Grundlagen. Physikal. Med. Heidelberg 1970, 56–60

Du Pan, R. M., und *H. Widmer*, Das akute kindliche Iliosakralsyndrom. Man. Med. *17* (1979) 79–80

Ďurjanová, J., Možnost použitia fysikálnych faktorov v liečbe vertebrogenného syndromu krčnej chrbtice. Možlichkeiten der Anwendung physikalischer Maßnahmen in der Therapie vertebragener HWS-Syndrome. Fysiat. a Reumatol. Vestnik *50* (1972) 259–264

–, und *G. Niepel*, Asymetria a statodynamická funkce chrbtice (Asymmetrie und statodynamische Funktion der Wirbelsäule). Fysiat. a Reumatol. Vestnik *54* (1976) 20–23

Duus, P., Die Einengung der Foramina intervertebralia und ihre klinische Bedeutung. Neue med. Welt (1950) 43

–, G. Kahlau und W. Krücke, Allgemeinbetrachtungen der Foramina intervertebralia. Langenbecks Arch. Chir. 268 (1951) 431

Dvořák, J., Manuelle Medizin in den USA im Jahre 1981. Man. Med. 20 (1982) 1

–, und V. Dvořák, Manuelle Medizin. Thieme, Stuttgart 1983

–, und F. Orelli, Wie gefährlich ist die Manipulation der Halswirbelsäule. Man. Med. 20 (1982) 44

–, V. Dvořák und W. Schneider, Manuelle Medizin 1984. Springer, Berlin, Heidelberg, New York, Tokyo 1984

Ebbetts, J., Manipulation of the foot. Physiotherapy (1971) 194–202

–, The present position of manipulative medicine. The Practitioner 222 (1979) 788–801

Edel, H., und K. Knauth, Grundzüge der Atemtherapie. Theodor Steinkopff, Dresden 1977

Eder, M., Pathophysiologie und Klinik vertebragener Syndrome im Thorakalbereich. Man. Med. 12 (1974) 25–32

–, Leitwertmessungen in der Manuellen Medizin. Z. Physiother. 26 (1974) 233–235

–, Indikationen und Erfolgsaussichten der Manualtherapie lumbaler Syndrome. In: D. Hohmann, B. Kügelgen, K. Liebig und M. Schirmer, Neuroorthopädie 2, Lendenwirbelsäulenerkrankungen mit Beteiligung des Nervensystems S. 454. Springer, Berlin, Heidelberg, New York, Tokyo 1984

–, und H. Tilscher, Das Herdgeschehen als pathogenetischer Faktor bei Schmerzsyndromen der Lenden-Becken-Hüftregion. Man. Med. 16 (1978) 114–116

Edinger, A., Zur Röntgendiagnostik der Wirbelsäule mit Wirbelsäulenganzaufnahmen. Hippokrates 28 (1957) 542–544

–, und Gepp. Gajewski, Röntgen-Ganzaufnahmen der Wirbelsäule. Fortschr. Röntgenstr. 84 (1956) 365–371

–, und F. Biedermann, Kurzes Bein, schiefes Becken. Fortschr. Röntgenstr. 86 (1957) 754

Edmeals, J., Headaches and head pains associated with diseases of the cervical spine. Med. Clin. North Amer. 62 (1978) 533–544

Eichler, J., Einstellungsuntersuchungen für Berufe der Schwerarbeit. In: Wirbelsäule in Forsch. u. Praxis, Bd. 55. Hippokrates, Stuttgart (1972) 15–29

Eickhoff, U., und K. Voigt, Funktionsdiagnostik der chronischen vertebragenen Myelopathie. Fortschr. Röntgenstr. 119 (1973) 230–234

Engel, E., Zur diagnostischen Wertigkeit der Paresen bei lumbalen Bandscheibenvorfällen. Neurol., Psychiat., Med. Psychol. 19 (1967) 336–340

–, und H. Sollmann, Zur Diagnostik und operativen Behandlung der lumbalen Bandscheibenvorfälle. Wiss. Z. Humboldt-Univ. Berlin, Math.-Nat. Reihe 17 (1968) 115–118

Emminger, E., Die Anatomie und Pathologie des blockierten Wirbelgelenks. In: D. Gross, Therapie über das Nervensystem, Bd. 7 (Chirotherapie – Manuelle Therapie). Hippokrates, Stuttgart 1967, 117–140

–, Pathologisch-anatomische Befunde bei frischer Halswirbelsäulenverletzung. Verhandl. d. dt. orthop. Ges., 54. Kongr., Köln, 20. bis 23. 9. 1968. Enke, Stuttgart 1968

Epstein B. S., J. A. Epstein und L. Lavina, The effect of anatomic variations in the lumbar vertebrae and spinal canal on cauda equina and nerve root syndromes. Amer. J. Roentgenol. 91 (1964) 1055–1063.

Epstein, J., und S. L. Leroi, Herniated lumber intervertebral disc in teenage children. J. Neurosurg. 21 (1964) 1070

Epstein, J. A., B. A. Epstein, L. Lavina, R. Carras, A. Rosenthal und Ph. Sumner, Lumbar nerve root compression at the intervertebral foramina caused by arthritis of the posterior facets. J. Neurosurg. 39 (1973) 362–369

Epstein, J. S., R. Carras, L. S. Lavina und B. S. Epstein, The importance of removing osteophytes as part of the surgical treatment of myeloradiculopathy in cervical spondylosis. J. Neurosurg. 30 (1969) 219–226

Erdmann, H., Die Verspannung des Wirbelsockels im Beckenring. In: Wirbelsäule in Forsch. u. Praxis, Bd. 1. Hippokrates, Stuttgart (1956) 51–62

–, Zur Statik des symmetrischen Assimilationsbeckens. In: Wirbelsäule in Forsch.- u. Praxis, Bd. 15. Hippokrates, Stuttgart (1960) 103–130

–, Vergleichend anatomische Untersuchungen zum Verständnis der Statik und Dynamik von Becken- und Lendenwirbelsäule bei verschiedenen Beckentypen. Asklepios 6 (1965) 1–4

–, Auf welche Fragen kann das Röntgenbild der Wirbelsäule Antwort geben. Hippokrates 36 (1965) 668

–, Grundzüge einer funktionellen Wirbelsäulen-Betrachtung. Man. Med. 5 (1967) 55–63; 6 (1968) 32–37; 6 (1968) 78–90

–, Die Funktionseinbuße durch Veränderungen an den Wirbelbogengelenken. In: Wirbelsäule in Forsch. u. Praxis, Bd. 52. Hippokrates, Stuttgart (1971) 55–59

–, Schleuderverletzung der Halswirbelsäule. Wirbelsäule in Forsch. u. Praxis, Bd. 56. Hippokrates, Stuttgart (1973)

Erkrath, F. A., und W. Strauch, Kreuzschmerzen und Leistungsminderung bei weiblichen Beschäftigten. Dt. Gesundh.-Wesen 23 (1968) 1125–1129

Eschler, J., Das Costen-Syndrom in der Sicht mandibulomotorischer Inkoordination. Dt. med. Wochenschr. *92* (1967) 711–714

Euzière, M. J., Le syndrome sympathique cervicale postérieur. Rev. Oto-Neuro-Ophthalmol. *24* (1952) 1

Evans, D. O., S. Burke, K. N. Lloyd, E. E. Roberts und *G. M. Roberts*, Lumbar Manipulation on trial. Part I – clinical assessment. Rheumatol. & Rehabilität. *17* (1978) 46–53

Evers, W. Th., Die röntgenologische Beurteilung von Formabweichungen des Hüftgelenks. Fortschr. Röntgenstr. *104* (1966) 243

Evjenth, O., und *J. Hamberg*, Muskeldehnung. Remed. Zug, Schweiz 1981

–, –, Muskeldehnung: Warum, wann und wie? In: Manuelle Medizin heute. Hrsg. H. Frisch. Springer, Berlin, Heidelberg, New York, Tokyo 1985, S. 157–169

Exner, G. U. und *W. Staude*, Wirkung verschiedener Trainingsarten auf Stoffwechsel und kontraktiles Verhalten des Skelettmuskels sowie einige Aspekte der Anabolikawirkung beim Versuchstier. Z. Orthop. *112* (1974) 943–947

Fahlström, G., On specific mobility 0–C 2 and specific treatment of the cervial spine. Man. Med. *16* (1978) 92–95

Falkenau, H.-A., Pathogenese und Chirotherapie des pharyngoösophagealen zervikalen Syndroms. Laryngol. Rhinol. Otol. *56* (1977) 466–469

Farell, J. P., und *L. T. Twomey*, Acute low back pain. Comparison of two consecutive treatment approaches. Med. J. Australia *1* (1982) 160

Farfan, H. F., Mechanical disorders of the low back. Lea and Febiger, Philadelphia 1973

–, Biomechanik der Lendenwirbelsäule. Wirbelsäule in Forsch. u. Praxis, Bd. 80. Hippokrates (1979)

–, The scientific basis of manipulative procedures. In: Low back pain, Clinics in Rheumatic Disease. W. B. Saunders 1980, 159–177

Feinstein, B., J. N. K. Longton, R. M. Jameson und *F. Schiller*, Experiments on pain reffered from deep somatic tisseus. J. Bone & Joint. Surg. *36 A* (1954) 981

–, Referred pain from paravertebral structures. In: A. A. Buerger, Approaches to the validation of manipulative therapy. Charles C. Thomas 1977, 236–270

Feld, M., Subluxation et entorse sousoccipitales. Leurs syndrome fonctionel consécutif aux traumatismes craniens. Sem. Hôp. *30* (1954) 31; 1952

Fick, R., Handbuch der Anatomie und Mechanik der Gelenke. Teil III: Spezielle Gelenk- und Muskelmechanik. Bardeleben, Handbuch der Anatomie des Menschen. Fischer, Jena 1911

Fielding, J. W., Cineroentgenography of the normal cervival spine. J. Bone & Joint. Surg. *32 A* (1957) 6; 1280–1288

–, Normal and selected abnormal motion of the cervical spine from the second cervical vertebra to the seventh cervical vertebra based on cineradiography. J. Bone & Joint Surg. *46 A* (1964) 1779–1781

Figar, Št., Objektivierung der Reflextherapiewirkung auf Grund der Gefäßreaktivitätsregistratur. In: H. D. Wolff, Man. Med. u. ihre wiss. Grundlagen. Physikal. Med., Heidelberg 1970, 89–92

–, *L. Krausová* und *K. Lewit*, Plethysmographische Untersuchungen bei manueller Behandlung vertebragener Störungen. Acta Neuroveg. *29* (1967) 618–623

–, und *L. Krausová*, Measurements of degree of resistence in vertebral segments. In: K. Lewit, G. Gutmann, Functional pathology of the motor system. Rehabilitalía, Suppl. 10/11, Obzor, Bratislava (1975) 60–62

Fineman, S., F. J. Borelli, B. M. Rubinstein, H. Epstein und *H. G. Jacobson*, The cervical spine. Transformation of the normal lordotic pattern into a linear pattern in the neutral posture. J. Bone & Joint. Surg. *45 A* (1963) 1179

Fischer, A. A., und *C. Chang*, EMG evidence of paraspinal muscle spasm during sleep in patients with low back pain. Pain, Suppl. 1 (1981) 225

Fischer, F. J., M. M. Friedmann und *R. E. Van Demark*, Roentgenographic abnormalitis in soldiers with low back pain. Amer. J. Roentgenol. *79* (1958) 673

Fischer, H., Beckenschiefstand und Oberbauchbeschwerden. Z. Physiother. *23* (1971) 151–157

Fischer, W., Beurteilung und Behandlung neurologischer und psychischer Veränderungen nach Schädel-Hirn-Verletzungen. Z. ärztl. Fortbild. *61* (1967) 1203–1209

Fischer-Wesels, J., Über Atlasfehlstellung. Z. Orthop. *91* (1959) 1;3

Fišer, Z., und *P. Drábek*, Komprese kaudy spůsobené výhřezem sekvestru meziobratlové ploténky. Kaudakompression infolge von Bandscheibensequester-Vorfall. Rozhl. Chir. *44* (1965) 620

Fisk, J. W., An evaluation of manipulation in the treatment of acute low back syndrome in general practice. In: A. A. Buerger, Approaches to the validation of manipulative therapy. Charles C. Thomas 1977, 236–270

Flock, H., Zervikal bedingte Hör- und Gleichgewichtsstörungen. Trosdorf und Stender, Wirbelsäule und Nervensystem. Thieme, Stuttgart 1970

Florent, J., und *C. Gillot*, Eléments d'anatomie fonctionelle du rachis cervical. Ann. Med. Phys. *9* (1966) 206–224

Folkert, H. F., Versuch einer Beweisführung über

günstige Schlafmöglichkeit bei vertebragenen Schmerzen. Man. Med. *9* (1971) 15–19

Ford, F. R., und *D. Clark*, Thrombosis of the basilar artery with softenings in the cerebellum and brain stem due to manipulation of the neck. Bull. John Hopkins Hosp. *1* (1956) 57

Forestier, J., und *R. Lagier*, Hyperostoses vertébrales ankylosantes. Med. Hyg. *29* (1971) 668–670

Fotopulos, D., Neurologische Krankheitsbilder bei basilärer Impression und ihre Differentialdiagnose. Psychiat., Neurol., Med. Psycholog. *11* (1959) 328–343

Fox, E. J., und *R. Melzack*, Transcutaneous electrical stimulation and acupuncture: Comparison of treatment for low back pain. Pain *2* (1976) 141–148

Frank, G., Der Lagerungsschwindel und seine diagnostische Bedeutung. Dt. Gesundh.-Wesen *26* (1971) 2122–2126

Frankschtejn, S. I., Reflexy patologitscheski izmiĕniĕych organov. Reflexstörungen bei inneren Erkrankungen. Medgiz, Moskva 1951

Frederickson, J. M., D. Schwarz und *H. H. Kornhuber*, Convergence and interaction of vestibular and deep somatic afferents upon neurons in the vestibular nuclei of the cat. Acta Otolaringol. (Stockholm) *61* (1966) 169–188

Frejka, B., Vady páteře a hrudníku v době školni. Störungen von Wirbelsäule und Brustkorb bei Schulkindern. Acta. Chir. Orthop. et Traumatol. Chechoslov. *17* (1950) 309

–, Základy ortopedické chirurgie. Grundlagen der orthopädischen Chirurgie. Stát. zdrav. nakl. Praha 1964

Fried, K., Die zervikale juvenile Osteochondrose. Fortschr. Röntgenstr. *105* (1966) 69

Friedenberg, Z. B., und *W. T. Miller*, Degenerative disc disease of the cervical spine. J. Bone & Joint Surg. *45 A* (1963) 1171

Friedrich, H., H. Tilscher und *H. Liertzer*, Segmentale Wirbelfunktionsstörungen bei stationär aufgenommenen Patienten mit spondylogenen Schmerzsyndromen. Man. Med. *23* (1985) 125–129

Friedrich, M., und *H. Tilscher*, Ursachen für Lumbalsyndrome nach Bandscheibenoperationen. Wiener klin. Wochenschr. *92* (1980) 27–31

Frisch, H., Die theoretischen Grundlagen der Manuellen Medizin. Z. Orthop. *111* (1973) 537–576

–, Funktionelle Strukturanalyse, Basis der Manuellen Therapie. In: H.-D. Neumann, H.-D. Wolff, Theoretische Fortschritte und praktische Erfahrungen der Manuellen Medizin. Konkordia GmbH für Druck u. Verlag, Bühl 1979, 19–24

–, Die theoretischen Grundlagen der Manuellen Medizin Z. Orthop. *111* (1983) 573

–, Programmierte Untersuchung des Bewegungs-

apparates. Springer, Berlin, Heidelberg, New York, Tokyo 1983

Frost, F. A., B. Jesse und *J. Siggard-Andressen*, A control double blind comparison of Mevipacain injection versus saline injection for myofascial pain. Lancet No 8167 (1980) 499–500

Fryette, H. H., Principles of osteopathic technic. Academy of Applied Osteopathy, Carmel, California 1954

Frykholm, R., Die zervikalen Bandscheibenschäden. Handbuch der Neurochirurgie, Bd. VII / I. Springer, Berlin–Heidelberg–New York 1969, 73–163

Fullenlove, T. M., and *A. Justin Williams*, Comperative Roentgen findings in symptomatic and asymptomatic backs. Radiology *68* (1957) 572

Funk, R. und *Rössler, W.*, Schlingentischtherapie mit manualtherapeutischen Gesichtspunkten. In: Manuelle Medizin heute. Hrsg. H. Frisch. Springer, Berlin, Heidelberg, New York, Tokyo 1985, S. 189–193

Fusek, I., Příznaky a operační nálezy při výhřezech bederních meziobratlových plotének u mladistvých. Symptomatik und Operationsbefunde bei lumbalen Bandscheibenvorfällen bei Jugendlichen. Českoslov. Neurol. *33* (1970) 199–202

Gagey, P. M., J. B. Baron, J. Lespargot und *J. P. Poli*, Variations de l'activité tonique posturale et activité des musculus oculocéphalogyres en cathédrostatisme. Agressologie *6* (14) B (1973) 87–95

Gaizler, G., Die Beurteilung der Ruhehaltung der Halswirbelsäule – eine erledigte Frage? Fortschr. Röntgenstr. *103* (1965) 566

–, Neue Aspekte zur radiologischen Untersuchung der Haltung und der Bewegung der Halswirbelsäule. Fortschr. Röntgenstr. *111* (1969) 280–285

–, Eidogramm. Neue die Gravitationsrichtung berücksichtigende radiologische Meßmethode der Wirbelsäule. Z. Orthop. *107* (1970) 197–207

–, Bioarchitektur. Z. Orthop. *109* (1971) 105–111

–, Die Aufrichtungs- und Erschlaffungsprobe. Radiologe *13* (1973) 247–249

–, und *J. Madarász*, Differentialdiagnostische Erwägungen bei Halswirbelsäulen-Läsionen mit Hilfe von funktionellen Röntgenaufnahmen. In: K. Lewit, G. Gutmann, Funktionelle Pathologie des Bewegungssystems. Rehabilitácia Suppl. 10–11, Obzor, Bratislava 1975, 214–220

–, –, Funktionelle Röntgendiagnostik der Halswirbelsäule. Man. Med. *17* (1979) 82–84

Galera, R., und *D. Tovi*, Anterior Disc Excision with interbody fusion in cervical spondylotic myelopathy and rhizopathy. J. Neurosurg. *28* (1968) 305

Gambert, H. J., Funktionsdiagnostik der Halswirbelsäule mit dem Bildwandler. Radiol. Austr. *9* (1957) 217

Garland, H., D. Sumner und *J. M. P. Clark*, The carpal tunnel syndrome with particular reference to surgical treatment. Brit. med. J. Vol. *1* (1963) 581–584

Gardiner, M. Dena, Grundlagen der Übungstherapie (Übers. von Principles of Exercise Therapie, Bell & Soins Ltd. London durch E. Hirsemann). Thieme, Stuttgart 1968

Gay, J. R., und *K. H. Abbott*, Common whiplash injuries of the Neck. J. Amer. Med. Assoc. *152* (1953) 1698–1704

Gaymans, F., Die Messung der Körperrotation und ihre Bedeutung für die Diagnose und Therapie vertebragener Störungen. Man. Med. *9* (1971) 31–34

–, Neue Mobilisations-Prinzipien und -Techniken an der Wirbelsäule. Man. Med. *11* (1973) 35–39

–, Die Bedeutung der Atemtypen für die Mobilisation der Wirbelsäule. Man. Med. *18* (1980) 96–101

–, und *K. Lewit*, Mobilisation techniques using pressure (pull) and musculatur facilitation and inhibition. In: K. Lewit, G. Gutmann, Funktionelle Pathologie des Bewegungssystems. Rehabilitática Suppl. 10–11, Obzor, Bratislava 1975, 47–51

Geerinckx, P., Erfahrungen mit Rückenschmerz in der Allgemeinpraxis. Man. Med. *17* (1979) 41–44

–, Vorlaufphänomen der Rippen. Man. Med. *18* (1980) 76–78

Geiger, Th., und *D. Gross* (Hrsg.), Therapie über das Nervensystem. Bd. 7 (Chirotherapie – Manuelle Therapie). Stuttgart 1967

–, Über die historische Entwicklung der Chirotherapie. Orthop. Praxis *4* (1968) 107–110

Geiger, W., Zur zervikalen Migräne. Dt. med. Wochenschr. *77* (1952) 198

Geipel, P., Zur Kenntnis der Spina bifida des Atlas. Fortschr. Röntgenstr. *42* (1930) 583–589

–, Zur Kenntnis der Spaltbildung des Atlas und Epistropheus. II. Teil. Fortschr. Röntgenstr. *46* (1932) 373–402

–, Zur Kenntnis der Spaltbildung des Atlas und Epistropheus, III. Teil, Fortschr. Röntgenstr. *52* (1935) 533–570

Geiser, M., Rückenuntersuchungen in einer Infanterie-Rekrutenschule. Schweiz. med. Wochenschr. *102* (1972) 1301–1309

Gelehrter, G., Differentialdiagnose der Halswirbelverletzungen im Kindesalter. Fortschr. Röntgenstr. *99* (1963) 506–517

Gerstenbrand, F., H. Tilscher und *M. Berger*, Radikuläre und pseudoradikuläre Symptome der mittleren und unteren Halswirbelsäule. In: R. Ko-

cher, D. Gross, H. E. Kaeser, Schmerzstudien 3, Nacken-Schulter-Armsyndrom. Fischer, Stuttgart, New York 1980, 82–90

Geyer, K. H., und *E. Bücheler*, Zur vaskulären Genese des synkopalen zervikalen Vertebralissyndroms. Nervenarzt *38* (1967) 270

Ghia, J. N., W. Mao, T. C. Toomey und *J. M. Greeg*, Acupuncture and chronic pain mechanisms. Pain *2* (1976) 285–299

Gilbertová, S., und *V. Janda*, Analýza vertebrogenních poruch u navijaček v NP Tesla (Analyse von vertebragenen Störungen bei Aufspulerinnen des VEB Tesla). Pracovní Lek. *33* (1981) 53–58

Gitelman, R., The treatment of pain by spinal manipulation In: M. Goldstein. The research status of spinal manipulative therapy. NINCDS Monograph No *15*, DHEW publ. No (NIH) *76* (1975) 277–285

–, A chiropractic approach to biomechanical disorders of the lumbar spine. In: Scott Haldemann, Modern developments in principles and practice of chiropractic. Appleton-Century Crofts, New York, 1980

Gläser, O., und *A. W. Dalicho*, Segmentmassage. Thieme, Leipzig 1962

Glover, J. R., Characterization of localized back pain. In: A. A. Buerger, Approaches to the validation of manipulative therapy. Charles C. Thomas Publ. 1977, 175–186

Glover, J. R., J. G. Morris und *T. Khosla*, Back pain: a randomized clinical trial of rotational manipulation of the trunk. Brit. J. Ind. Med. *31* (1974) 59–64

Godlewski, St., Quelques apports récents sur les anomalies congénitales de la charnière cervicooccipitale. Sem. Hôp. Paris *48* (1972) 1635–1679

Goldin, S. J., Otoneurologické symptomy a syndromy. Otoneurologische Symptome und Syndrome. SZdN, Praha 1953

Good, A. B., Spinal joint blocking. Brit. Osteop. J. *11* (1979) 4–18

Spinal joint blocking. J. Manipul. Physiol. Ther. *8* (1985) 1–7

Goodrige, J. P., Muscle energy technique: definition, explanation methods of procedure. I. Amer. Osteop. Assoc. *81* (1981) 249

Gordon, I. B., O značenii šejnovo osteochondrosa v praktike terapevta kardiologa. Bedeutung der zervikalen Osteochondrose in der kardiologischen Praxis. Osteochondros pozvonočnika. Novokuznéck *1* (1973) 218–224

–, und Mitarbeiter, O patogenese sindroma perednej grudnoi stěnky, jego vsaimootnošenijach s patologiei serdca i pozvonočnika i patogenetičeskoi terapii. Über Pathogenese des Syndroms der vorderen Brustwand und dessen Beziehung zu Herz- und Wirbelsäulenpathologie und pathogenetischer Therapie. Novokuz-něck *1* (1973) 228–233

Gorman, R. F., Cardiac arrest after cervical spine mobilisation. Med. J. Australia *2* (1978) 169–170

Gottfrýd, O., Prevence recidiv a jiných bolestivých stavů po operaci výhřezů bederních meziobratlových plotének. Prävention von Rezidiven und anderen Schmerzzuständen nach Operationen von lumbalen Bandscheibenvorfällen. Rozhl. Chir. *44* (1965) 88–91

–, Přispěvek k patogenezi syndromu canalis intervertebralis. Beitrag zur Pathogenese des Canalis-intervertebralis-Syndroms. Rozhl. Chir. *52* (1973) 100–103

Govoni, A. F., Developmental stenosis of a thoracic vertebra resulting in narrowing of the spinal canal. Amer. J. Roentgenol. *112* (1971) 401–404

Graber-Duvernay, J., Coxarthroses mineurs et réactions ostéophytiques. Rhumatologie *24* (1972) 123–133

Grahame, R., Clinical trials in low back pain. In: Low Back Pain, Clinics in Rheumatic Diseases. W. B. Saunders 1980, 143–157

Granger, C. V., und *St. Flanigan*, Nerve root conduction studies during lumbar disc surgery. J. Neurosurg. *28* (1968) 439

Greenman, Ph. E., Manipulative therapy in relation to total health care In: I. M. Korr, The neurobiologic mechanisms in manipulative therapy. Plenum Press, New York, London 1978, 43–52

–, Verkürzungsausgleich – Nutz und Unnutz. In: H. D. Neumann, H. D. Wolff, Theoretische Fortschritte und praktische Erfahrungen der Manuellen Medizin. Konkordia GmbH Druck u. Verlag. Bühl 1979, 333–341

–, Manuelle Therapie am Brustkorb. Man. Med. *17* (1979) 17–23

–, Wirbelbewegung. Man. Med. *22* (1984) 13

–, Eingeschränkte Wirbelbewegungen. Man. Med. *22* (1984) 15

–, Schichtweise Palpation. Man. Med. *22* (1984) 46

–, Die osteopathische Untersuchung des Haltungs- und Bewegungsapparates in 10 Schritten. In: Manuelle Medizin heute. Hrsg. H. Frisch. Springer, Berlin, Heidelberg, New York, Tokyo 1985, S. 43–50

Gregg, G., The commonest lumbar disc – L$_3$! Brit. J. Sports Med. *8* (1974) 69–73

Grieve, G. P., The sacro-iliac joint. Physiotherapy *62* (1976) No 12

–, Mobilisation of the spine. Churchill and Livingstone 1978

–, Common vertebral joint problems. Churchill and Livingstone 1981

Groeneveld, H. B., Haltungsbeurteilung der Wirbelsäule. In: Wirbelsäule in Forsch. u. Praxis, Bd. *55*. Hippokrates, Stuttgart (1972) 30–34

–, Metrische Erfassung und Definition von Rükkenformen. Wirbelsäule in Forsch. u. Praxis, Bd. *66*. Hippokrates 1976

Groh, H., Wirbelsäule und Leistungssport. Saarländ. Ärzteblatt, März 1971

–, Wirbelsäule und Leistungssport. Selecta *14* (1972) 324

Gronau, H., Der Beckenringschmerz der Frau – eine Erkrankung des Periost's. Die Heilkunst *82* (1969) 252–257

Gross, D., Gelenkblockierung, Nervensystem und manuelle Therapie. Therapie über das Nervensystem, Bd. 7 (Chirotherapie – Manuelle Therapie). Hippokrates, Stuttgart 1967, 157–182

–, Therapeutische Lokalanästhesie. Hippokrates, Stuttgart 1972

–, (Hrsg.), Funktionelle Störungen des Stütz- und Bewegungsapparates. Therapie über das Nervensystem Bd. 12, Hippokrates, Stuttgart 1974

–, Chronischer Kopfschmerz und neurovegetative Therapie. Münchner med. Wochenschr. *117* (1975) 49; 1951–1952

–, Contralateral local anaesthesia in the treatment of phantom limb and stump pain. Pain *13* (1982) 313

–, und *K. Kobsa*, Motor coordination – polymyographic functional testing of the support and locomotor system. Folia rheumatologica, Documenta Geigy, Ciba-Geigy Ltd., Basel 1981

–, Polymyographische Untersuchungen und Rükkenschmerzen. Man. Med. *22* (1984) 74

–, Kontralaterale Lokalanästhesie (KLA) bei Stumpf-Phantom- und posttraumatischem Schmerz. Regional-Anästhesie *7* (1984) 65–73

Grossiord, A., Les accidents neurologiques des manipulations cervicales. Ann. Med. Phys. *9* (1966) 283–284

Gunn, C. C., und *W. E. Mildbrandt*, Tennis elbow and the cervical spine. Canad. med Assoc. *114* (1975) 1–13

–, *F. G. Ditchburn, M. H. King* und *G. Renwick*, Acupuncture loci: a proposal for their classification according to their relationship to known neural structures. Amer. Chin. Med. *4* (1976) 183–195

Güntz, E., Abnorme Geradhaltung der Brustwirbelsäule bei Veränderungen der Zwischenwirbelscheiben. Z. Orthop. Chir. *58* (1932) 66

–, Die Kyphose im Jugendalter. In: Wirbelsäule in Forsch. u. Praxis, Bd. 2 Hippokrates, Stuttgart (1957)

Gurfinkel, V. S., Muscle afferentation and postural control in man. Agressologie *6 (14)* C (1973) 1–8

–, *Ja. M. Koc* und *M. L. Schik*, Regulacija posy tscheloveka. Isdatelsvo »Nauka«, Moskwa 1965

Gustavson, R., Trainingstherapie. Thieme, Stuttgart, New York 1984

–; Grundprinzipien und Anwendung des stabilisierenden Muskeltrainings. In: Manuelle Medizin heute, Hrsg. H. Frisch. Springer, Berlin, Heidelberg, New York, Tokyo 1985, S. 170–176

Gutmann, E., The denervated muscle. Czechoslov. Acad. Science 1962

–, The Multiple Regulation of Muscle Fibre Pattern in Cross Striated Muscle. Nova Acta Leopoldina N. F. No. 211 *38* (1973) 193–218

Gutmann, G., Die obere Halswirbelsäule im Krankheitsgeschehen. Neuralmedizin (1953) 1

–, Der erste und zweite Halswirbel, therapeutische Möglichkeiten und Gefahren. Med. Klin. *49* (1954) 1315–1319

–, Schädeltrauma und Kopfgelenke. Dt. med. Wochenschr. *80* (1955) 1503–1505

–, Einführung in die statisch-funktionelle Röntgendiagnostik der Wirbelsäule unter besonderer Berücksichtigung der Kopfgelenke und der Halswirbelsäule. In: Wirbelsäule in Forsch. u. Praxis, Bd. *1*. Hippokrates, Stuttgart (1956) 70–72

–, Die Chiropraktik als rationelle ärztliche Therapie. Hippokrates *28* (1957) 17

–, Die Wirbelblockierung und ihr röntgenologischer Nachweis. In: Wirbelsäule in Forsch. u. Praxis, Bd. *15*. Hippokrates, Stuttgart (1960) 83–102

–, Halswirbelsäule und Durchblutungsstörungen in der Vertebralis-Basilaris-Strombahn. In: Wirbelsäule in Forsch. u. Praxis, Bd. *25*. Hippokrates, Stuttgart (1962) 138–155

–, Das cervico-diencephale Syndrom mit synkopaler Tendenz und seiner Behandlung. In: Wirbelsäule in Forsch. u. Praxis, Bd. *26*. Hippokrates, Stuttgart (1963) 112–132

–, Die Chirotherapie. Versuch einer Zwischenbilanz. Hippokrates *34* (1963) 685–692

–, Zur Frage der konstruktionsgerechten Beanspruchung von Lendenwirbelsäule und Becken beim Menschen. Asklepios *6* (1965) 263–269

–, Das schmerzhaft gehemmte und das schmerzhaft gelockerte Kreuz. Asklepios *6* (1965) 305–311

–, Halswirbelsäule und manuelle Therapie. D. Gross, Therapie über das Nervensystem, Bd. *7*. (Chirotherapie – Manuelle Therapie). Hippokrates, Stuttgart 1967, 310–343

–, Die röntgenologische Diagnose der Wirbelblockierung. D. Gross, Therapie über das Nervensystem, Bd. 7 (Chirotherapie – Manuelle Therapie). Hippokrates, Stuttgart 1967, 212–224

–, Schulkopfschmerz und Kopfhaltung. Ein Beitrag zur Pathogenese des Anteflexions-Kopfschmerzes und zur Mechanik der Kopfgelenke. Z. Orthop. *105* (1968) 497 bis 515

–, Zur Stellung der Chirotherapie in der Medizin. Man. Med. *5* (1967) 83–92; *6* (1968) 8–18

–, Das cervikal-diencephal-statische Syndrom des Kleinkindes. Man. Med. *6* 112–119

–, Bewegungsdiagnostik der einzelnen Bewegungselemente (Etagendiagnostik). In: Wirbelsäule in Forsch. u. Praxis, Bd. *40*. Hippokrates, Stuttgart (1968), 44–50

–, Osteochondrose der Halswirbelsäule, Trauma und Begutachtung. Man. Med. *6* (1968) 90–92

–, Röntgen-Diagnostik der Occipito-cervical-Gegend unter chirotherapeutischen Gesichtspunkten. Röntgenblätter *22* (1969) 267–287

–, Spezielle Röntgen-Diagnostik zur Chiro-Therapie. Orthop. Praxis *6* (1970) 43–58

–, X-Ray diagnosis of spinal dysfunction. Man. Med. *8* (1970) 73–76

–, Statische Aspekte bei der Coxarthrose. Man. Med. *8* (1970) 111–120

–, Klinisch-röntgenologische Untersuchungen zur Statik der Wirbelsäule. H. D. Wolff, Man. Med. u. ihre wiss. Grundlagen. Physikal. Med., Heidelberg 1970, 109–127

–, Der zervikale Kopfschmerz. Landarzt *47* (1971) 996–1007

–, Possibilités d'objectivation de l'effect chirothérapeutique. Médicine et Hygiéne *29* (1971) 663–667

–, Durchblutungsstörungen der A. vertebralis im Zusammenhang mit HWS-Verletzungen. Man. Med. *9* (1971) 112–116

–, Asymmetrie der Gelenke der Halswirbelsäule. Ihre Bedeutung für Klinik, manuelle Therapie und Prognose. Man. Med. *10* (1972) 49–59

–, Haltungsfehler und Kopfschmerz – die pathogenetische Bedeutung der Schulmöbel. Man. Med. *11* (1973) 76–86

–, Die pathogenetische Aktualitäts-Diagnostik. In: K. Lewit, G. Gutmann, Funktionelle Pathologie des Bewegungssystems. Rehabilitácia Suppl. 10–11, Obzor, Bratislava 1975, 15–24

–, Röntgendiagnostik der Wirbelsäule unter funktionellen Gesichtspunkten. Ergebnisse und Impulse für Klinik und Praxis. Man. Med. *13* (1975) 1–13

–, Kopfgelenke und Kopfschmerzen. Schweiz. Rdsch. Med. (Praxis) *65* (1976) 35; 1059–1073

–, The subforaminal stenosis headache. Acta Neurochir. *50* (1979) 201–215

–, Das ligamentäre Schmerzsyndrom – Grenzen seiner krankengymnastischen Behandlung. Z. Physik. Ther., Bewegungsther., Massage, Prävention und Rehabilitation *32* (1980) 261–264

–, Die funktionsanalytische Röntgendiagnostik der Halswirbelsäule und der Kopfgelenke. In: G. Gutmann, Funktionelle Pathologie und Klinik der Wirbelsäule. Bd. 1. Die Halswirbelsäule, Teil 1. G. Fischer, Stuttgart – New York 1981

–, Verletzungen der Arteria vertebralis durch manuelle Therapie. Man. Med. *21* (1983) 2

−, Die funktionsanalytische Röntgenuntersuchung der Wirbelsäule und ihre tatsächliche klinische Bedeutung. In: Manuelle Medizin heute. Hrsg. H. Frisch. Springer, Berlin, Heidelberg, New York, Tokyo 1985, S. 61−89

−, Hrsg., Arteria vertebralis. Traumatologie und funktionelle Pathologie. Springer, Berlin−Heidelberg−New York−Tokyo 1985

−, und *H. Biedermann*, Allgemeine funktionelle Pathologie und klinische Syndrome. In: G. Gutmann, Funktionelle Pathologie und Klinik der Wirbelsäule, Bd. 1. Die Halswirbelsäule, Teil 2. G. Fischer, Stuttgart−New York 1984

−, und *Th. Tiwisina*, Zum Problem der Irritation der Arteria vertebralis. Hippokrates 30 (1959) 545

−, und *F. Vélé*, Die Gelenke der oberen Halswirbelsäule und ihre Einwirkung auf motorische Stereotypen. H. D. Wolff, Man. Med. u. ihre wiss. Grundlagen. Physikal. Med. Heidelberg 1970, 131−148

−, −, Das aufrechte Stehen. Westdeutscher Verlag, Forschungsber. des Landes Nordrhein-Westfalen No 2796, Fachgruppe Medizin, 1978

−, und *H. D. Wolff*, Die Wirbelsäule als volkswirtschaftlicher Faktor. Hippokrates 30 (1959) 207

Gutzeit, K., Wirbelsäule als Krankheitsfaktor. Dt. med. Wochenschr. 76 (1951) 1/2

−, Wirbelsäule und innere Krankheiten. Münchner med. Wochenschr. 100 (1953) 1; 47

−, Der vertebrale Faktor im Krankheitsgeschehen. In: Wirbelsäule in Forsch. u. Praxis, Bd. 1. Hippokrates, Stuttgart (1956) 11−21

−, Anamnese und Klinik der vertebragenen Erkrankungen. In: Wirbelsäule in Forsch. u. Praxis, Bd. 1. Hippokrates, Stuttgart (1956) 22−28

−, Der vertebrale Faktor im Krankheitsgeschehen. Man. Med. 19 (1981) 66

Habel, J., Zur klinischen Bedeutung radiologisch faßbarer Mißbildungen am atlanto-cranialen Übergang. Radiologe 5 (1965) 515

Hackenbroch, M., Über funktionelle Insuffizienz, Arthrose und Präarthrose. Z. Orthop. 112 (1974) 23−27

Hackett, G. S., Joint Ligament relaxation treated by fibroosseous proliferation. Ch. C. Thomas Publisher, Springfield, Illinois 1956

−, Referred pain and sciatica in diagnosis of low back pain disability. J. Amer. Med. Assoc. 163 (1957) 183

Hadlay, L. A., Roentgenographic studies of the cervical spine. Amer. J. Roentgenol. 52 (1944) 172

−, Constriction of the intervertebral foramina. J. Amer. Med. Assoc. 140 (1949) 5; 473

−, The uncovertebral articulations and cervical foramen encroachment. J. Bone & Joint Surg 39 A (1957) 4; 911

Hagemann, P., Erweiterungen des Spinalraumes. Sammlung zwangloser Abhandlungen aus dem Gebiet der Psychiatrie und Neurologie, H. 25. Fischer, Jena 1963

Haldemann, S., The clinical basis for discussion of mechanisms of manipulative therapy. In: I. M. Korr, The neurobiologic mechanisms in manipulative therapy. Plenum Press New York, London 1978 53−75

−, Why one cause of back pain. In: A. A. Buerger, Approaches to the validation of manipulative therapy. Charles C. Thomas, 1977 187−197

−, What is meant by manipulation. In: A. A. Buerger, Approaches to the validation of manipulative therapy. Charles Thomas, 1977, 299−302

−, Modern developments in the principles and practice of Chiropractic. Appleton-Century Crofts, New York 1980

−, Pain physiology as a neurological model for manipulation. Man. Med. 19 (1981) 5−11

Hamann, A., Massage in Wort und Bild, Volk und Gesundheit, Berlin 1974

Hamberg, J., und *Evjenth, O.*, Untersuchung und Behandlung der Hypermobilität an der Lendenwirbelsäule. In: H. D. Neumann, H. D. Wolff: Theoretische Fortschritte und praktische Erfahrungen der Manuellen Medizin. Konkordia GmbH für Druck u. Verlag, Bühl 1979, 187−189

Hanák, L., *V. Morávek* und *R. Schröder*, Elektromyografie v předoperační kořenové diagnostice u bederních diskopatií. Die Elektromyographie in der präoperativen Diagnostik lumbaler Bandscheibenläsionen. Českoslov. Neurol. 33 (1970) 6−10

Handwerker, H. O., Schmerzmessung. In: Moderne Schmerzbehandlung, Beiträge zur Anaesthesiologie und Intensivmedizin 7. Hrsg. H. Bergmann, J. Bischko et al. W. Maudrich, Wien, München, Bern 1984, S. 23−29

Hanf, K., Subluxace krční páteře netraumatického původu. Nichttraumatische Subluxationen der HWS. Prakt. Lek. 29 (1949) 326−327

Hanneaux, J., Étude clinique et anatomopathologique de deux cas de thrombose de l'artère spinale antérieure. Rev. Neurol. 102 (1960) 1; 44

Hanraets, P. R. M. G., The degenerative back and its differential diagnosis. Elzevier Publ. Comp. London, N. Y., Amsterdam 1959

Hansen, K., und *H. Schliack*, Segmentale Innervation, ihre Bedeutung für Klinik und Praxis. Thieme, Stuttgart 1962

Hargrave-Wilson, W., und *J. H. Sherrey*, Cervical spondylitis and vertigo. Lancet 1966, 7449, 1262−1263

Härtling, F., Über eine Rotationsblockierung von C 2 mit atypischer Klinik. Man. Med. 14 (1976) 64−67

Hartmann, L. S., Handbook of osteopathic technique. N. M. K. Publishers, Headley Wood 1983

Harzer, K., und *G. Töndury*, Zum Verhalten der Arteria vertebralis in der alternden Halswirbelsäule. Fortschr. Röntgenstr. *104* (1968) 687–699

Hasemer, G., Statisch bedingter Kopfschmerz. In: H. D. Neumann, H. D. Wolff, Theoretische Fortschritte und praktische Erfahrungen der Manuellen Medizin. Konkordia GmbH für Druck u. Verlag, Bühl 1979, 293–295

Hasner, E., M. Schalimtzek und *E. Sporrason*, Roentgenological examination of the function of the lumbar spine. Acta Radiol. *37* (1952) 141

Hausamann, E., Grenzfälle zwischen Chirurgie und manueller Medizin. Man. Med. *8* (1970) 49–50

–, Hüftschmerz und Iliosakralgelenk. Man. Med. *9* (1971) 73–75

–, Heutiger Stand der manuellen Medizin. Schweiz. Rdsch. Med. (Praxis) *63* (1974) 825–828

Hautant, H., L'etude clinique de l'examen fonctionel de l'appareil vestibulaire. Rev. Neurol. *34* (1927) 909–976

Head, H., On disturbances of sensation with special reference to the pain of visceral disease. Brain, *16* (1893) 17: 339

Heilig, D., The thrust technique. J. amer. osteop. assoc. *81* (1981) 244

Heine, K. H., Über Bewegungs- und Haltungseinstellung der Wirbelsäule. Zur funktionellen Pathologie und Therapie der Wirbelsäule, Bd. 1. Prakt. Medizin, Berlin 1957

Heinicke, H. J., Die Manuelle Therapie posttraumatischer Funktionsstörungen an Hand und Unterarm. In: E. G. Metz, G. Badtke, Manuelle Medizin. Tagungsber., Potsdam 28.–31. 1. 1980. Wissenschaftl.-Techn. Zentrum der Pädagogischen Hochschule »K. Liebknecht«, Potsdam 1980, 97–100

Heithoff, K. B., High-resolution computed tomography of the lumbar spine. Postgrad. Med. J. *70* (1981) 193

Hellpapp, W., Zur Geschichte und Entwicklung manipulativer Heilmethoden. In: Wirbelsäule in Forsch. u. Praxis, Bd. *13*. Hippokrates, Stuttgart (1959) 69–77

Hellsten, W., Epikondyläre Schmerzen. Man. Med. 7 (1969) 59–61

Hemborg, B., U. Moritz, E. Holmström und *I. Akesson*, Lumbar spinal support and weightlifters' belt – effect on intraabdominal and intrathoracic pessure and trunk muscle activity during lifting. Man. Med. *1* (1985) 78–82

Henner, K., und Mitarb., Speciální neurologie. Spezielle Neurologie. SZdN, Praha 1961

Henry, M. J., H. A. Grimes und *J. W. Lane*, Interverte-bral disc calcification in childhood. Radiology *89* (1967) 81

Hensell, V., Neurologische Schäden nach Repositionsmaßnahmen an der Wirbelsäule. Med. Welt *27* (1976) 14; 656–658

Henssge, J., Radiologische Befunde beginnender Adoleszentenkyphosen. Fortschr. Röntgenstr. *108* (1968) 58

Henssge, R., Intermittierende vertebrobasiläre Insuffizienz – Fahrradergometrie als Provokationstest. In: Manuelle Therapie, Tagungsbericht, 2. Gemeinsame Arbeitstagung der Sektion Manuelle Therapie in der Gesellschaft für Physiotherapie der DDR mit dem Wissenschaftsbereich Sportmedizin der Pädagogischen Hochschule »Karl Liebknecht«, Potsdam, 5.–8. 9. 1984. Hrsg. J. Buchmann, G. Badtke und J. Sachse, S. 196–199

Herrschmann, H., Ein Beitrag zur Behandlung des Sudeck-Syndroms. Z. Physiother. *28* (1976) 143–144

–, Das pseudoradikuläre Ischiassyndrom. In: K. Lewit, G. Gutmann, Funktionelle Pathologie des Bewegungssystems. Rehabilitácia Suppl. 10–11, Obzor, Bratislava 1975, 145–147

Herzmark, M. H., Backache from lumbo-sacral instability. Bull. Hosp. Joint Dis. *21* (1960) 50, cit. Radiology *76* (1961) 331

Hettinger, Th., Rehabilitation und Muskelatrophie. Man. Med. 7 (1969) 7–15

–, Isometrisches Muskeltraining, 5. Aufl. Thieme, Stuttgart, New York 1983

Heufelder, P., Beinlängendifferenz-, HWS- und Lumbalsyndrom eine Einheit? Z. Orthop. *118* (1980) 681–683

Hinck, V. C., und *C. E. Hopkins*, Measurements of the atlanto-dental interval in the adult. Amer. J. Roentgenol. *84* (1960) 945

Hinsen, W., Grundsätzliches zur Technik und Praxis der Chirotherapie. Orthop. Praxis *4* (1968) 143–149

Hinz, P., und *H. Erdmann*, Zur manuellen Untersuchung der Halswirbelsäule in der Gutachterpraxis. Z. Orthop. *104* (1967) 28–37

–, Die Verletzungen der Halswirbelsäule durch Schleuderung und Abknickung. Wirbelsäule in Forsch. u. Praxis, Bd. *47*. Hippokrates, Stuttgart (1970)

Hirsch, C., Studies on the pathology of low back pain. J. Bone & Joint Surg. *41 B* (1959) 2; 237

Hirschfeld, P., Die konservative Behandlung des lumbalen Bandscheibenvorfalls nach der Methode Cyriax. Dt. med. Wochenschr. *87* (1962) 299–304

–, Der Schulterschmerz und seine Behandlung. Schwarzeck, München 1973

Hirschkoff, S., La palpation dynamique. Rheumatologie *18* (1966) 47–51

Hnátek, J., Bolesti hlavy (Kopfschmerzen). Nakladatelské družstvo Máje, Praha 1913

Hněvkovský, O., Kinesiologie. Studijní a inform. středisko pro hospodářské nauky odborných škol, Praha 1953

Hoag, M., Gelenkblockierung (Klinisches Bild und Diagnose). In: D. Gross, Funktionelle Störungen des Stütz- und Bewegungsapparates. Therapie über das Nervensystem, Bd. *12*. Hippokrates, Stuttgart 1974, 99–105

–, Manuelle Therapie. In: D. Gross, Funktionelle Störungen des Stütz- und Bewegungsapparates. Therapie über das Nervensystem, Bd. *12*. Hippokrates, Stuttgart 1974, 117–128

Hoag, J. M., W. V. Cole und *S. G. Bradford,* Osteopathic Medicine. McGraw-Hill Book Comp. Inc., New York etc., 1969

Hockaday, J. M., und *C. W. M. Whitty,* Patterns of referred pain in the normal subject. Brain *90* (1967) 481

Hoehler, F. K., J. S. Tobis und *A. A. Buerger,* Spinal manipulation for low back pain. J. Amer. med. Assoc. *245* (1981) 1835

Hoepke, H., und *M. Kantner,* Das Muskelspiel des Menschen. Fischer, Stuttgart 1971

Hohl, M., und *H. R. Baker,* The atlanto- axial joint. J. Bone & Joint Surg. *46 A* (1964) 1739–1752

–, und *B. Hills,* Normal motion of the upper portion of the cervical spine. J. Bone & Joint Surg. *4 A* (1964) 1777–1779

Hohmann, D., Die degenerativen Veränderungen an den Costotransversalgelenken, Enke, Stuttgart 1968

–, und *K. Walcher,* Röntgenologisch funktionelle Studien der Atlanto-Okzipital-Region bei Spondylarthritis ankylopoetica. Z. Orthop. *103* (1967) 5

Holub, V., Bolesti hlavy v dětském véku. Kopfschmerzen im Kindesalter. Lék. listy *13* (1952) 338

Horák, L., Cervikokraniální syndrom v lékařske praxi. Das Zervikokranialsyndrom in der ärztlichen Praxis. Prakt. Lék. *36* (1956) 505

Howald, H., Morphologische und funktionelle Veränderungen der Muskelfaser durch Training. Man. Med. *22* (1984) 86–95

Howe, J. F., J. D. Loeser und *W. H. Calvin,* Mechanosensitivity of dorsal root ganglia and chronically injured axons: a physiological basis for radicular pain of nerve root compression. Pain *3* (1977) 25–41

Howell, R. K., T. W. Allen und *R. E. Kappler,* The influence of osteopathic manipulative therapy in the management of patients with chronic obstructive lung disease. J. Amer. Osteop. Assoc. *74* (1975) 757–760

Hrbek, J., Arachnoiditis a diskopatie. Arachnoiditis und Diskopathie. Acta Univ. Palac. Olomouc. *5* (1955) 103

Hromada, J., und *M. Pospíšil,* Anatomické a embryologické poznámky o páteři. Anatomische und embryologische Bemerkungen zur Wirbelsäule. Bratislav. Lék. Listy *43* (1963) 68–79

Huber, E. G., H. Ginzel und *H. Tilscher,* Die Belastung des Skeletts von Kindern und Jugendlichen durch Ausübung verschiedener Sportarten. Pädiat. u. Pädol. *12* (1977) 272–282

Hufschmidt, H. J., Die Innervation der Rückenmuskulatur des Menschen. Pflügers Arch. Physiol. *269* (1959) 1–9

Willkürliche und reflektorische Koordination der menschlichen Rückenmuskeln. In: Wirbelsäule in Forsch. und Praxis, Bd. *23*. Hippokrates, Stuttgart (1963) 29–35

–, Propriozeptivität und Steuerung der Rückenmuskulatur. In: H. D. Wolff (Hrsg.), Man. Med. u. ihre wiss. Grundlagen. Physikal. Med. Heidelberg 1970, 75–78

Hughes, E. L., und *C. E. Cooper,* Some observations on headache and eye pain in a group of schoolchildren. Brit. Med. J. (1956) 1138

Huguenin, F., Das Iliosakralgelenk. Man. Med. *14* (1976) 61–64

–, Der intrakanalikuläre Bandapparat des zervikookzipitalen Überganges. Eine klinische und diagnostische Studie seiner Funktion und Verletzungen. Man. Med. *22* (1984) 25

Hülse, M., Die Gleichgewichtsstörungen bei der funktionellen Kopfgelenkstörung. Man. Med. *19* (1981) 92

–, Die zervikalen Gleichgewichtsstörungen. Springer, Berlin, Heidelberg, New York, Tokyo 1983

–, *C. J. Partsch* und *H. D. Wolff,* Halswirbelsäule und Schwindel: Darstellung aus otologischer und manualmedizinischer Sicht. Laryng., Rhinol. Otol. *54* (1975) 263–267

Hult, J., The Munkfors Investigation. Acta Orthop. Scand. Suppl. XVI 1954

–, Cervical dorsal and lumbar spinal syndromes. Acta Orthop. Scand. Suppl. XVII 1954

Hult, L., Frequency of symptoms for different age groups and professions. In: C. Hirsch, Y. Zottermann, Cervical pain. Pergamon Press, Oxford 1972

Huneke, F., Krankheit und Heilung anders gesehen. Staufen, Köln 1947

–, Herdgeschehen im Lichte der Heilanästhesie. Schriftenreihe für Ganzheitsmedizin. Hippokrates, Stuttgart 1950

Huneke, W., Impletoltherapie. Stuttgart 1952

Hupfauer, W., Nichttraumatische atlantoaxiale Dislokation. Med. Klinik *67* (1972) 773–777

Husni, E. A., und *J. Storer,* The syndrome of mechanical occlusion of the vertebral artery-further observations. Angiology *18* (1967) 106

Hviidm, H., The influence of chiropractic treatment on the rotatory mobility of the cervial spine – a kinesiometric an statistical study. Ann. Swiss Chiropractic Assoc. *5* (1971) 31–44

Illi, F., Wirbelsäule, Becken und Chiropraxis. Haug, Ulm 1954

Illingworth, R. S., Attacks of unconsciousness in association with fused vertebrae. Arch. Dis. Childh. *31* (1956) 8

Imreh, G., Über die Verlagerung von Bandscheibengewebe der Halswirbelsäule und ihre Folgen unter besonderer Berücksichtigung ihrer Betrachtungsweise und Behandlung. Z. ärztl. Fortbild. *61* (1967) 337–344

Iselin, M., Insfluence de la colonne vertébrale sur l'epicondylite. Ther. Umsch. (Rev. Thér.) *34* (1977) 88–91

Iwanitschev, G. A., Funkcionalnoje sostojanie schejnich segmentov spinowo mosga u bolnych s lokalnoi gypertonii myschz (Der funktionelle Zustand der zervikalen Rückenmarkssegmente bei Patienten mit lokalisiertem muskulären Hypertonus). J. Nevropatol. i psich. *83* (1983) 646

–, und *A. Ja.* *Popeljanskij*, Manualnaja terapia spondylogennych porazhenii periferitscheskoj nervnoj sistemy (Manuelle Therapie bei vertebragenen Störungen des peripheren Nervensystems). J. Nevropatol. i psich. *83* (1983) 523

–, Diagnostitscheskoje snatschenije spinalnowostwolowo polisinaptitscheskowo reflexa i perioda tormoschenija (Die diagnostische Bedeutung des polysynaptischen Rückenmarks- und Stammreflexes und der Hemmungsperiode). J. Newropat. i psichiat. *85* (1985) 692–695

–, *N. A. Iwanitschewa, R. G. Jesin* und *T. I. Inejewa*, Peremenno diskretnaja tonometrija v ocenke effektivnosti postisometričeskoi relaxacii lokalnych myschetschnych gipertonusov (Die veränderliche diskrete Tonometrie in der Beurteilung der Wirksamkeit der postisometrischen Relaxation lokaler muskulärer Verspannungen). J. Newropat. i. psichiat. *85* (1985) 515–524

Iverson, R. M., Preemployment roentgenograms of the lower dorsal and lumbosacral spine in young men. Minnesota Med. *39* (1956) 771–774

Jackson, R., The Cervial syndrome. Am. Academy of Ortop. Surg. Instructional course lectures 1953

Jacobson, G., und *D. C. Alder*, An evaluation of lateral atlantoaxial displacement in injuries of the cerviacal spine. Radiology *61* (1953) 355

–, –, Examination of the atlantoaxial joint following injury with particular emphasis on rotational subluxation. Amer. J. Roentgenol. *76* (1956) 1081

–, und *H. H. Bleecher*, Pseudoluxation of the axis in children. Amer. J. Roentgenol. *82* (1959) 3; 472

Jakoubek, B., und *V. Rohlíček*, Changes of electrodermal properties in the accupuncture points in men and rats. Physiologia behemicoslovaca *31* (1982) 143

Janda, V., Cervikokraniální syndrom u deti. Das zervikokraniale Syndrom bei Kindern. Českoslov. Pediat. *14* (1959) 1018–1022

–, Einige Bemerkungen zur Entwicklung der Motorik in der Pathogenese der Fehlhaltung und vertebragene Störungen. Phys. Med. u. Rehabilität. *8* (1967) 260–262

–, Die Motorik als reflektorisches Geschehen und ihre Bedeutung in der Pathogenese vertebragener Störungen. Man. Med. *5* (1967) 1–5

–, Die Bedeutung der muskulären Fehlhaltung als pathogenetischer Faktor vertebragener Störungen. Arch. physikal. Ther. *20* (1968) 113–116

–, Muskelfunktion in Beziehung zur Entwicklung vertebragener Störungen. H. D. Wolff, Man. Med. u. ihre wissenschaftlichen Grundlagen. Physikal. Med. Heidelberg 1970, 127–130

–, Stupeň aktivace břišního svalstva v různých motorických projevech. Der Grad der Bauchmuskelaktivität bei verschiedenen motorischen Leistungen. Teorie a praxe těl. vých. *18* (1970) 423–428

–, Zur Muskelfunktion am Achsenorgan des Rumpfes. In: Wirbelsäule in Forsch. u. Praxis, Bd. *52*. Hippokrates, Stuttgart (1971) 30–38

–, Co je typickýstoj člověča? Was ist der typische Stand der Menschen? Čas Lék. Čes. *111* (1972) 748–750

–, Vyšetřování hybnosti (I.) Die Untersuchung der Bewegungen (I). Avicenum, Praha 1972. Dt. Übers.: Muskelfunktionsdiagnostik. Steinkopff, Dresden 1976

–, Pseudoradikuläre Syndrome bei Muskelfunktionsstörungen im Beckenbereich. Z. Physiother. *28* (1976) 113–115

–, und *J. Štepnička*, Stupeň aktivace břišního svalstva v různých motorických projevech. Der Grad der Bauchmuskelaktivität bei verschiedenen motorischen Leistungen. Teorie a praxe těl. vých. *18* (1970) 423–428, 466–470

–, *Z. Poláková* und *F. Vélé*, Funkce hybného systému. Die Funktion des Bewegungssystems. Stát. Zdrav. nakl., Praha 1966

–, *M. Vávrová*, und *K. Kabelíková*, Kritické hodnocení reedukačních metodik (Kritische Bewertung muskulärer Reedukationsmethoden). Fysiat. a Rheumatol. Véstnik *53* (1975) 141–145

–, Muscle and joint correlations. In: Funktionelle Pathologie des Bewegungssystems, Rehabilitácia Suppl. 10–11 (1975) 154–158

–, Pseudoradikuläre Syndrome bei Muskelfunktionsstörungen im Beckenbereich. Z. Physiother. *28* (1976) 113–116

–, Muscles, central nervous motor regulation and

back problems. In: I. M. Korr, Neurobiologic Mechanisms in Manipulative Therapy. Plenums Press, New York, London 1978, 27–41

–, Die muskulären Hauptsyndrome bei vertebragenen Beschwerden. In: H. D. Neumann, H. D. Wolff, Theoretische Fortschritte und praktische Erfahrungen der Manuellen Medizin. Konkordia GmbH für Druck u. Verlag, Bühl 1979, 61–65

–, Zur Bedeutung der Funktionsstörung in der Kinesitherapie posttraumatischer Zustände. In: E. G. Metz, G. Badtke, Manuelle Medizin, Tagungsber., Potsdam 28. 1.–31. 1. 1980, Wissenschaftl.-Techn. Zentrum der Pädagogischen Hochschule »K. Liebknecht«, Potsdam 1980, S. 317–323

–, und K. Lewit, Trends und Perspektiven der Manuellen Medizin. Man. Med. 18 (1980) 1–6

–, Introduction to functional pathology of the motor system. Physiotherapy in Sport 3 (1982) 39–42

–, On the concept of postupral muscles and posture in man. Austr. J Physiother. 29 (1983) 83–84

–, On the concept of postual muscles and posture. Austral. J. Physiother. 29 (1983) 83

–, Gestörte Bewegungsabläufe und Rückenschmerzen. Man. Med. 22 (1984) 74

–, Pain in the locomotor system – a broad approach. In: Aspects of Manipulative Therapy. Hrsg.: Glasgow, E. F., L. T. Twomey et al. Ch. Livingstone, Melbourne, Edinbourgh, London, New York 1984, S. 148–151

Jani, L., Der Kreuzschmerz bei Kindern und Jugendlichen. Orthop. Praxis 1 (1972) 156–164

Jaroš, M., Drženi těla očima lékaře. Výchova k správnému držení těla. Die Körperhaltung vom Standpunkt des Arztes. Die Erziehung zur richtigen Körperhaltung. Stát. pedagog. nakl., Praha 1958

–, Bolesti v kříži u žen. Der Kreuzschmerz bei Frauen. Československ. Gynekol. 26 (1961) 50

–, und J. Hořejší, Statická složka vzniku diskopatií. Der statische Faktor in der Genese der Diskopathie. Acta Univ. Carol. med. 5 (1958) 262–271

Jayson, M. I. V., The Lumbar spine and back pain, 2. Aufl., Pitman Medical, 1981

Jayson, M. I. V., The problem of backache. Practitioner, Symposium on The Rheumatic Diseases, 205 (1970) 615

Jenker, F. L., und A. Dossi, Zusammenhänge und Diskrepanzen zwischen klinischer Symptomatologie und röntgenologischen Veränderungen an der Halswirbelsäule beim Zervikalsyndrom und Arm-Schulter-Syndrom. Man. Med. 15 (1977) 115–123

Jirout, J., Obecná neuroradiologie. Allgemeine Neuroradiologie. SZdN, Praha 1953

–, Speciální neuroradiologie. Spezielle Neuroradiologie. SZdN. Prahe 1955

–, Studies on the dynamics of the spine. Acta Radiol. 46 (1956) 55–60

–, The normal mobility of the lumbosacral spine. Acta Radiol. 47 (1957) 345–348

–, Pokus o stanovení dynamické normy lumbosakrální páteře. Ein Versuch um eine dynamische Norm der LWS. Českoslov. Neurol. 22 (1959) 153–158

–, Korelace dynamických poruch krční páteře v sagitální rovině. Korrelation dynamischer Störungen der Halswirbelsäule in der frontalen und sagittalen Ebene. Českoslov. Neurol. 27 (1964) 296–298

–, Rentgenová diagnostika diskopatií. Röntgenologische Diagnose der Diskopathien. Českoslov. Radiol. 19 (1965) 67

–, Eine neue Kontrastuntersuchungsmethode bei lumbalen Bandscheibenschäden. Radiol. Diagn. 7 (1966) 41–45

–, Neuroradiologie. VEB Volk und Gesundheit, Berlin, 1966

–, Dynamics of the spinal dural sac under normal conditions. Brit. J. Radiol. 40 (1967) 209–213

–, Studien der Dynamik der Halswirbelsäule in der frontalen und horizontalen Ebene. Fortschr. Röntgenstr. 106 (1967) 236–240

–, Die Rolle der Axis bei Seitneigung der Halswirbelsäule und die »latente Skoliose«. Fortschr. Röntgenstr. 109 (1968) 74–81

–, Röntgendiagnostik der Halswirbelsäule und der Kopfgelenke. Man. Med. 7 (1969) 121–129

–, Pneumographic examination of lumbar disc lesions. A new method. Acta Radiol. Diagn. 9 (1969) 727–732

–, Röntgenologische Studien zur Funktion der Halswirbelsäule. H. D. Wolff, Man. Med. u. ihre wiss. Grundlagen. Phys. Med. Heidelberg 1970, 156–166

–, Correlations between roentgenological and clinical findings in lumbar discopathy. Neuroradiology 1 (1970) 68–70

–, Die Kippung der Halswirbel in der sagittalen Ebene der Halswirbelsäule. Fortschr. Röntgenstr. 112 (1970) 793–797

–, Reakce krční páteře na zatížení horních končetin za normálniho stavu. Die Reaktion der Halswirbelsäule auf Belastung der oberen Extremitäten beim Gesunden. Českoslov. Neurol. 33 (1970) 57–61

–, Klopení krčních obratlů v sagitální rovině při lateroflexi. Die Kippung der Halswirbel in der sagittalen Ebene bei der Seitneigung. Českoslov. Neurol. 34 (1971) 225–229

–, Patterns of Changes in the Cervical Spine on Lateroflexion. Neuroradiology 2 (1971) 164–166

–, The Effect of Mobilisation of the Segmental

blockade on the Sagittal Component of the Reaction on Lateroflexion of the Cervical Spine. Neuroradiology 3 (1972) 210–215

–, Mobility of the cervical vertebrae in lateral flexion of the head and neck. Acta Radiol. (dg) 13 (1972) 919–927

–, Účinek zevnich vlivů na normální lateroflexni reakci krční páteře. Die Wirkung exogener Einflüsse auf die normale Reaktion der Halswirbelsäule bei der Seitbeuge. Českoslov. Neurol. 35 (68) (1972) 119–123

–, Vliv statických faktorů na dynamiku krční pateře. Srovnání reakce krční páteře na lateroflexi vstedě a vleže. Der Einfluß statischer Faktoren auf die Dynamik der Halswirbelsäule. Ein Vergleich der Reaktion der Halswirbelsäule bei Seitneigung im Sitzen und Liegen. Českoslov. Neurol. 35 (1972) 14–19

–, Rentgenové projevy longitudinalního napěti vazivového systému při lateroflexi hlavy a krční páteře. Röntgenologische Zeichen der Längsspannung des Bändersystems bei der Seitneigung des Kopfes und der Halswirbelsäule. Českoslov. Neurol. 35 (1972) 20–25

–, Suprasegmentární působeni předkyvu a zákyvu. Die suprasegementäre Wirkung der Vorwärts- und Rückwärtsnickung. Českoslov. Neurol. 35 (68) (1972) 72–76

–, The Influence of Postural Factors on the Dynamics of the Cervical Spine. Neuroradiology 4 (1972) 239–244

–, Changes in the atlas-axis relations on lateral flexion of the head and neck. Neuroradiology 6 (1973) 215–218

–, Reakce krčních obratlu na maximální rotaci. Reaktion der Halswirbelsäule auf maximale Rotation. Českoslov. Neurol. 37 (70) 1974 1–5

–, The Dynamic Dependence of the Lower Cervical Vertebrae on the Atlanto-Occipital Joints. Neuroradiology 7 (1974) 249–252

–, Bedeutung der Synkinesen für die Entstehung der Wirbelblockierungen. Man. Med. 14 (1976) 43–49

–, Zur Statik der Kopfgelenke. Man. Med. 16 (1976) 1–2

–, Veränderungen der Beweglichkeit der Halswirbel in der frontalen und horizontalen Ebene nach manueller Beseitigung der Segmentblockierung. Man. Med. 16 (1978) 2–5

–, Rotational synkinesis of occiput and atlas on lateral inclination. Neuroradiology 21 (1981) 1–4

–, Einfluß der einseitigen Großhirndominanz auf das Röntgenbild der Halswirbelsäule. Radiologe 20 (1980) 466–469

–, Persistence of synkinetic patterns of the cervical spine. Neuroradiology 18 (1979) 167–171

–, The rotational component in the dynamics of the C 2–3 spinal segment. Neuroradiology 17 (1979) 177–181

–, Další studie vztahů atlas / axis při laterálním úklonu (Weiterer Beitrag zur Korrelation von Atlas-Axi bei Lateroflexion. Českoslov. Neurol. a Neurochir. 44 / 47 (1981) 203–209

–, Die Beziehung zwischen dem klinischen und röntgenologischen Befund der synkinetischen Rotation der Axis bei Seitneigung. Man. Med. 19 (1981) 58–59

–, Rotational synkinesis of occiput and atlas on lateral inclination. Neuroradiology 21 (1981) 1

–, Röntgenstudien der Dynamik der 1. Rippe. Man. Med. 21 (1983) 20

–, Röntgenologische Symptome der Überlastung. In: M. Berger, F. Gerstenbrand und K. Lewit, Schmerzstudien 6, Schmerz- und Bewegungssystem S. 107, G. Fischer, Stuttgart–New York 1984

–, Synkinetische kontralaterale Kippung des Atlas und des Kopfes bei der Seitneigung. Teil 1. Man. Med. 23 (1985) 61–65

–, Das Röntgenverfahren bei der Erforschung von Dynamik und Gelenkspiel der Halswirbelsäule und der Kopfgelenke. In: Manuelle Medizin heute. Hrsg. H. Frisch. Springer, Berlin–Heidelberg, New York, Tokyo 1985, 90–94

–, und I. Lesný, Organické příznaky u postkomočních stavů. Organische Symptome bei Kranken nach Gehirnerschütterung. Neurol. Psychiat. Čs. 5 (1942) 1 / 2

–, und K. Lewit, O spondylose – pro posudkove lékaře. Die Spondylose – für den begutachtenden Arzt. Prakt. Lék. 33 (1953) 528

–, –, Klinický a rentgenový obraz při osteochondrose krční páteře. Der klinische und röntgenologische Befund bei der Osteochondrose der HWS. Prakt. Lék 40 (1960) 454–461

–, J. Šimon und O. Šimonová, Disturbances in the lumborsacral dynamics following poliomyelitis. Acta Radiol. 48 (1957) 361–365

–, K. Lewit, V. Kvíčala und J. Bret, Neuroradiologie páteře. Die Neuroradiologie der Wirbelsäule. Avicenum, Praha 1973

Jones, A., und S. L. Wolf, Treating chronic low back pain. EMG biofeedback training during movement. J. Amer. Phys. Ther. Assoc. 60 (1980) 58

Jones, L. H., Foot treatment without hand trauma. J. A. Osteop. Ass. 72 (1973) 481 / 87–489 / 95

–, Clinical Osteopathy: Spontaneous release by positioning. Manipulative therapy, Sept. 1963, 128–135. Missed anterior spinal lesions: a preliminary report. The D. O. 6 (1966) 7; 1–6

Jönsson, M., Einstellungsuntersuchungen bei Berglehrlingen unter besonderer Berücksichtigung der Wirbelsäule. Dt. Gesundh.-Wesen 21 (1966) 1809–1811

Jung, A., und *J. P. Vierling,* La place du syndrome interépineux de contact dans les algies cervicales. Ann. Chir. (1964) 1280

–, und *P. Kehr,* Das zerviko-enzephale Syndrom bei Arthrosen und nach Trauma der Halswirbelsäule. Man. Med. *10* (1972) 97–103, 127–133

–, und *J. M. Nuss,* Das zerviko-enzephale Syndrom bei Arthrosen und Traumen der Halswirbelsäule. Z. Orthop. *112* (1974) 105–114

–, und *F. M. Jung,* Das posttraumatische Zervikalsyndrom. Man. Med. *14* (1976) 101–106

Junghanns, H., Bandscheibenvorfall und Trauma. Ärztl. Praxis 1952

–, Die Verletzungen der Zwischenwirbelscheiben und ihre Folgen. Wochenschr. f. Unfallheilkd. *54* (1952) 97

–, Die funktionelle Röntgenuntersuchung der Halswirbelsäule. Fortschr. Röntgenstr. *76* (1952) 591–594

–, Das Bewegungssegment der Wirbelsäule und seine praktische Bedeutung. Arch. Orthop. Putti (1954) 104

–, Cervikale Migräne. Ärztl. Praxis 7 (1955) 22; Korrespondenzfrage 534

–, Leistungsfähigkeiten und Grenzen chiropraktischer Maßnahmen. Dt. Med. J. *8* (1957) 194–198

–, Die Bedeutung der Insuficientia intervertebralis für die Wirbelsäulenforschung. Man. Med. *12* (1974) 93–102

–, Die Wirbelsäule in der Arbeitsmedizin. Wirbelsäule in Forsch. u. Praxis, Bd. 78 u. 79. Hippokrates 1979

Kabat, H., Therapeutic Exercise. Vol. III, Physical Medicine Library, Ed. S. Licht, E. Licht Publ. Co. New Haven (1958) 301–318

Kabátnikova, Z., und *Z. Kabátnik,* Význam chrbtice pri bolestiach hlavy v detskom veku. Die Bedeutung der Wirbelsäule bei Kopfschmerzen im Kindesalter. Lek. Obzor *15* (1966) 361–366

–, –, Závrate vertebrogenného pôvodu. Vertebragener Schwindel. Prakt. Lék. *46* (1966) 13–14

Kaganas, G., Physiotherapie bei degenerativ-rheumatischen Erkrankungen der Wirbelsäule. Documenta Geigy, Acta rheumatolog., Bd. 23. Basel 1967

–, Zur Pathogenese und Therapie von Schleuderverletzungen der Halswirbelsäule. Schweiz. Rdsch. Med. (Praxis) *63* (1974) 851–856

Kaiser, G., Die Manuelle Therapie der Wirbelsäule und ihre Indikation. Beitr. Orthop. *20* (1973) 581–593

Kalcher, B., Die Beeinflussung der körperlichen Leistungsfähigkeit durch skelettbedingte Störungen der Atemtechnik. In: H. D. Neumann. H. D. Wolff, Theoretische Fortschritte und praktische Erfahrungen der Manuellen Medi-

zin, Konkordia GmbH für Druck u. Verlag. Bühl 1979, 134–137

Kaltenborn, F. M., und Mitarb., Frigjøring av Extremitetsledd. En Samling av artikuler. X. Fysioterapeuten No. *12* (1960) No. *1, 2, 3, 4* (1961) Hammerstadt, Oslo

–, Frigjøring av Ryggraden. Hrsg. F. F. Kaltenborn, Oslo 1966

–, Manuelle Therapie der Extremitätengelenke. Olaf Norlis Bokhandel, Oslo 1979, 5. Aufl.

Kamieth, H., Röntgenologische Veränderungen an den Iliosakralgelenken bei der Beckenringlokkerung. Fortschr. Röntgenstr. *84* (1956) 2; 188

–, Die Mechanik der Beckenringlockerung und ihre statischen Rückwirkungen auf die Wirbelsäule. Fortschr. Röntgenstr. *87* (1957) 499–511

–, Das Syndrom der Beckenringlockerung. Die Medizinische 25 (1958) 1014

–, und *K. Reinhardt,* Der ungleiche Symphysenstand. Ein wichtiges Symptom der Beckenringlockerung. Fortschr. Röntgenstr. *83* (1955) 4; 530

–, Röntgenbefunde von normalen Bewegungen in den Kopfgelenken. In: K. P. Schulitz. Wirbelsäule in Forschung und Praxis, Bd. 101. Hippokrates, Stuttgart 1983

Kapandji, I. A., The Physiology of joints. Churchill, Livingstone 1974

Kaplan, L., und *F. Kennedy,* Effect of head posture on manometrics of cerebrospinal fluid in cervical lesions. Brain 73 (1950) 337

Kappler, R. E., Lumbosacrale Instabilität und Dysfunktion des Musculus iliopsoas. In: H. D. Neumann, H. D. Wolff, Theoretische Fortschritte und praktische Erfahrungen der Manuellen Medizin. Konkordia GmbH für Druck u. Verlag. Bühl 1979, 169–171

–, Postural balance and motor pattern. J. amer. osteop. assoc. *81* (1981) 239/53

Kauling-Bayer, J., und *W. Kauling-Bayer,* Die Daumenarthrose. Beiträge zur Orthop. und Traumatol. *14* (1967) 41

Keegan, J., Neurosurgical interpretation of dermatome hypalgesia with herniation of lumbar intervertebral disc. J. Bone & Joint Surg. 24 (1944) 236

–, Relations of nerve roots to abnormalities of lumbar and cervical portions of the spine. Arch. Surg. 55 (1947) 246

Keim, H., Beitrag zur diagnostischen Verwertung von Abstandsdifferenzen zwischen Atlas und dem Dens epistrophei im Röntgenbild. Fortschr. Röntgenstr. *87* (1957) 488

Keller, G., Die Arthrose der Wirbelgelenke in ihrer Beziehung zum Rückenschmerz. Z. Orthop. *91:* 4 (1959) 538

–, Beitrag zur Arthrose der Wirbelgelenke. Z. Orthop. *94* (1961) 1; 24

–, Wirbelgelenk und Rückenschmerz. In: Wirbelsäule in Forsch. u. Praxis, Bd. *26.* Hippokrates, Stuttgart (1963) 26–37

Kellgren, J. H., Preliminary account of referred pain arising from muscle. Brit. Med. J. *1* (1938) 325

Keller, G., Zur Histopathologie des Störfeldes am Beispiel der Narbe. Phys. Med. u. Rehabilitat. *10* (1969), H. 4 Beilage (Neuraltherapie) 5–7

–, Regulation und Dysregulation im Bindegewebe. H. D. Wolff, Man. Med. u. ihre wiss. Grundlagen. Phys. Med. u. Rehabilitat. Heidelberg 1970, 60–68

–, und *G. Feucht,* Die Mikrowunde (mikroskopische Studie des Nadelstiches). Phys. Med. u. Rehabilitat. *10* (1969) 218–220

Kelly, M., Is pain due to pressure on nerves? Neurology 6 (1956) 32

Kelton, J., und *W. Wright,* The mechanism of easy standing in man. Austral. J. exper. Biol. Med. Sci. *27* (1949) 505–515

Kettelbaut, R., Les lombosciatiques chez l'homme jeune. Scalpel *107* (1954) 181

Kibler, M., Das Störungsfeld bei Gelenkerkrankungen und inneren Krankheiten. Hippokrates, Stuttgart 1958

Kim, J. H., und *L. D. Partridge,* Observations on types of response to combination of neck, vestibular and muscular stretch signals. J. Neurophysiol. *32* (1969) 239

Kimberly, P. E., Bewegung – Bewegungseinschränkung und Anschlag. Man. Med. *18* (1980) 53–55

Kiritchinskij, A. R., Reflektornaja fisikotierapia. Reflektorische Therapie. Gosud. med. izd. USSR Kiew 1959

Kitzinger, R., Skoliose und Beckenverwringung. Man. Med. *16* (1978) 35–37

Klapp, B., Das Klappsche Kriechverfahren. Thieme, Stuttgart 1958

Klasmeier, H., Bandscheibenprolaps und Konstitutionstyp der Wirbelsäule. Fortschr. Röntgenstr. *94* (1961) 479

Klaus, E., Neurologické projevy v rámci bazilárních impresí. Neurologische Störungen bei basilärer Impression. Českoslov. Neurol. *27* (1974) 323–328

–, Die basiläre Impression. Hirzel, Leipzig 1969

Klawunde, G., Die Auswirkungen von Gymnastik und Manueller Therapie auf neurophysiologische und body plethysmographische Befunde bei juveniler Skoliose. In: Manuelle Therapie, Tagungsbericht, 2. Gemeinsame Arbeitstagung der Sektion Manuelle Therapie in der Gesellschaft für Physiotherapie der DDR mit dem Wissenschaftsbereich Sportmedizin der Pädagogischen Hochschule »Karl Liebknecht«, Potsdam 5.–8. 9. 1984. Hrsg. J. Buchmann, G. Badtke und J. Sachse, S. 101–110

–, und *H. J. Zeller,* Über den Zusammenhang zwischen reversiblen Gelenkblockierungen an der Wirbelsäule, subjektiven Beschwerden und beruflichen Tätigkeitsmerkmalen. Z. Physiother. *26* (1974) 167–175

–, –, EMG-Untersuchungen der Beckengürtelmuskulatur bei Wirbelsäulenblockierungen. Vorgetragen a. d. Symp. der Sekt. Man. u. Reflextherapie d. tschechoslowakischen Ges. f. Rehab., Ref. Z. Physiother. *26* (1974) 66

–, –, Ergebnisse elektromyographischer Untersuchungen beim Iliacus-Hartspann. Vortrag a. d. 4. Kongr. d. FIMM 9.–12. Oktober 1974, Prag

–, –, Elektromyographische Untersuchungen zum Hartspann des M. iliacus (Sagittale Blokkierung im lumbo-iliosakralen Bereich). Beitr. Orthop. Traumatol. *22* (1975) 420–424

–, –, Elektromyographische Untersuchungen bei funktionellen Blockierungen des Illiosakralgelenkes in der sagittalen Ebene, In: Funktionelle Pathologie des Bewegungssystems. Rehabilitácia Suppl. 10–11, Obzor, Bratislava 1975, 177–181

–, –, Klinische, elektromyographische und reflexographische Untersuchungen über den Einfluß von iliolumbosakralen Blockierungen auf die Steuerung zugeordneter Muskelaktivitäten. Man. Med. *17* (1979) 74–79

–, –, Über die Verwendbarkeit verschiedener Parameter der Nervenleitfähigkeit zur Objektivierung manualmedizinischer Befunde und Therapieeffekte. Man. Med. *18* (1980) 56–61

Kleditsch, J., U. Opitz und *U. Klem,* Epidemiologische Untersuchungen bei vertebragenen Syndromen unter dem Aspekt der neuen nosologischen Klassifikation. Man. Med. *23* (1985) 47–50

Klein, K. K., und *J. C. Buckley,* Assymetries of growth in the pelvis and legs of growing children. J. Ass. Phys. an ment. Rehabilitat. *21* (1967) 40

Klíma, V., J. Toman und *L. Zahrádka,* Pruzkum lumbálních vertebropatů v některých provozech závodu V. I. Lenina v. Plzni. Untersuchungen von Kranken mit lumbalen vertebragenen Störungen in verschiedenen Zechen der V. I. Leninwerke in Pilsen. Českoslov. Neurol. *27* (1964) 264–268

Klinge, F., Der Rheumatismus. München 1933

Klinger, G. H., und *W. H. Jeffreys,* Distribution of cutaneous hyperalgesia. Neurology .8 (1958) 272

Knauth, K., Beiträge zur Arbeitskultur aus krankengymnastischer Sicht. Dt. Gesundh.-Wesen *29* (1974) 1766–1769

Knott, M., und *D. E. Voss,* Proprioceptive neuromuscular facilitation. Höber, New York 1956

Knutsson, F., The instability associated with disc degeneration in the lumbar spine. Acta Radiol. *25* (1944) 593

Köberle, G., Arthrologische Störmuster bei chronisch-obstruktiven Atemwegserkrankungen.

In: Funktionelle Pathologie des Bewegungssystems. Rehabilitacía Suppl. 10–11, Obzor, Bratislava 1975, 96–97

–, Neue Aspekte in der Behandlung des akuten Schiefhalses. Z. Physiother. 28 (1976) 135–138

Kocher, R., D. Gross und *H. E. Kaeser*, Schmerzstudien 3, Nacken-Schulter-Arm-Syndrom. Fischer Stuttgart–New York 1980

Kogan, O. G., et al. Klassifikacia nevrologitscheskich projavlenií osteochondrosa poswonotschnika i principy formulirovnia diagnosa (Klassifikation neurologischer Manifestationen der Osteochondrose der Wirbelsäule und Prinzipien einer Formulierung von Diagnosen). Polygrafkombinat, Novokusnetzk 1981

–, *I. R. Schmidt* et al., Teoretitscheskije osnovy reabilitacii pri osteochondrose poswonotschnika (Theoretische Grundlagen der Rehabilitation bei der Wirbelsäulen-Osteochondrose). »Nauka«, Novosibirsk 1983

Kögel, M., Beitrag zur Nadeltherapie beim myofaszialen Schmerz. Z. ärztl. Fortbild. 78 (1984) 237–238

Kohlrausch, W., und *H. Teirich-Leube*, Lehrbuch der Krankengymnastik bei inneren Erkrankungen. Fischer, Stuttgart 1954

Komendantow, G. L., Proprioceptivnyje reflexy glaza i golovy u krolikov. Propriozeptive Reflexe von Augen und Kopf bei Kaninchen. Fiziol. žurn. 31 (1945) 2; 62

–, Proprioceptivnyje reflexy osuschtschestvlajuschtschijsja kompensatornyje dvizenija tretjevo vjeka. Propriozeptive Reflexe mit kompensatorischen Bewegungen der Nickhaut. Fiziol. žurn 34 (1948) 449

Kondzialla, W., Zervikales Globusgefühl – Ursache und Behandlung. Man. Med. 21 (1983) 51

–, Unklarer Abdominalschmerz: Psoashartspann und seine Behandlung. Man. Med. 23 (1985) 33–37

–, Der vertebragene Faktor bei Präkordialschmerzen und seine Beseitigung. Man. Med. 22 (1984) 125–129

Konrad, K., und *F. Gerencsér*, Elektronystagmographie bei Schwindel. In: H. D. Neumann, H. D. Wolff, Theoretische Fortschritte und praktische Erfahrungen der Manuellen Medizin. Konkordia GmbH für Druck u. Verlag, Bühl 1979, 66–67

Korr, I. M., The emerging concept of the osteopathic lesion. J. Amer. Osteop. Assoc., November 1948

–, The somatic approach to the disease process. J. Osteopathy 69 (1962) 16–23

–, Proprioceptors and somatic dysfunction. Journal Amer. Osteop. Assoc. 74 (1975) 638–650

–, *P. E. Thomas* und *H. M. Wright*, Symposium of the functional implications of segmental facilitation. J. Amer. Osteop. Assoc., January 1955

–, *H. M. Wright* und *P. E. Thomas*, Effects of experimental myofascial Insults on cutaneous patterns of sympathetic acitivity in man. Acta Neurovegetat. 23 (1962) 331–355

–, –, *J. A. Chase*, Cutaneous patterns of sympathetic activity in clinical abnormalities of the musculoskeletal system. Acta Neurovegetat. 25 (1964) 589–606

–, Proprioceptors and somatic dysfunction. J. Amer. Osteop. Assoc. 74 (1975) 638 / 123–650 / 135

–, The spinal cord as organiser of disease processes: Some preliminary perspectives. J. Amer. Osteop. Assoc. 76 (1976) 88–89

–, Sustained sympathicotonia as a factor in disease. In: I. M. Korr, Neurobiologic mechanisms in manipulative therapy. Plenum Press New York, London 1978, 229–268

–, *P. N. Wikinson* und *F. W. Chornock*, Axonal delivery of neuroplasmic components to muscle cells. Science 135 (1967) 342–345

Kos, J., Contribution à l'étude de l'anatomie et de la vascularisation des articulations intervertébrales. Bull. de l'ass. des anatomistes, 53. Congrès, Tours, 7.–11.4.1968, No.142, 1088–1105

–, und *J. Wolff*, Die »Menisci« der Zwischenwirbelgelenke und ihre mögliche Rolle bei Wirbelblockierung. Man. Med. 10 (1972) 105–114

Kostka, D., G. Niepel und *Š. Kopecký*, Entezopatie v rentgenovém obraze. Die Entesopathie im Röntgenbild. Fysiat. Věstník 42 (1940) 320–324

Kottke, F. J., und *M. O. Mundale*, Range of mobility of the *cervical spine*. Arch. phys. Med. 40 (1959)379–382

Kotzig, I., Efekt kúpelnej liečby na lumbosakrálny diskogénní syndrom. Die Wirkung der Bädertherapie auf das lumbale Bandscheibensyndrom. Českoslov. Neurol. 25 (1962) 129–135

Koutný, J., Inzidenz vertebragener Störungen unter Betriebsangestellten. Man. Med. 13 (1975) 61–64

Kovácz, A., Subluxation of the cervical apophyseal joint. Acta Radiol. 43 (1955) 1

–, Kephalalgia e subluxatione articulationum cervicalium. Fortschr. Röntgenstr. 85 (1956) 142

Kraeff, T., Muskuläre Dysbalance bei Menschen im fortgeschrittenen Alter. Man. Med. 21 (1983) 71

Krahe, B., Thorakal-Syndrome in der Differentialdiagnose der inneren Medizin. Man. Med. 12 (1974) 15–20

Krajča, K., Naše skúsenosti vertebroterapiou na neurologickej ambulanci. Erfahrungen mit der Vertebrotherapie an einer neurologischen Ambulanz. Bratislav. Lek. Listy 49 (1968) 301–308

–, und *L. Leštinská*, Katamnéza pacientov operovaných pro lumbálny vertebrogenny syndróm

(Die Katamnese von wegen vertebragener Lumbalsyndrome operierten Patienten). Českoslov. Neurol. a Neurochir. *44/77* (1981) 242–247

Krajina, L., Pokus prevence vertebrogenních onemocneni u hornickych učnů. Versuch einer Prävention vertebragener Störungen bei Lehrlingen im Bergbau. Prakt. Lek. *46* (1966) 815

Krajina, L. M., M. Švihálkova und *V. Šeliga*, Srovnání výsledků konzervativní a chirurgické léčby kompresivního kořenového syndromu v bederní oblasti (Vergleich von Ergebnissen konservativer und chirurgischer Behandlung des Wurzelkompressions-Syndroms in der Lendenregion). Českoslov. Neurol. a Neurochir. *39/72* (1976) 180–188

Krämer, J., Biomechanische Veränderungen im lumbalen Bewegungssegment. Wirbelsäule in Forsch. u. Praxis, Bd. 58. Hippokrates, Stuttgart 1973

Krausová, L., H. Krejčova, Z. Novotný, O. Starý, A. Široký und *J. Jirout*, Otoneurologische Symptomatologie bei dem Cervicocranialsyndrom vor und nach der Manipulationstherapie. Man. Med. 6 (1968) 25–32

–, Otoneurologische Symptomatologie bei den Zervikalsyndromen vor und nach Manipulationstherapie. H. D. Wolff, Man. Med. u. ihre wiss. Grundlagen. Physikal. Med. Heidelberg 1970, 106–109

Krausová-Kunajewa, L., und *J. Jirout*, Kinematografické vyšetřeni dynamiky krční páteře. Die Kinomatographische Untersuchung der Dynamik der Halswirbelsäule. Českoslov. Neurol. *29* (1966) 417–418

Krauß, H., Über die Bewährung der Blutegel- und Schröpfbehandlung beim peripheren Rheumatismus. Dt. Gesundh.-Wesen *36* (1948) 519–522

–, Rationeller Einsatz der Massage in Klinik und Ambulanz. Dt. Gesund.-Wesen *9* (1954) 434–439

–, Wickel und Packungen – ein Fundament der Hydrotherapie und Krankenpflege. Heilberufe 6 (1954) 246–249

–, Physikalisch-diätetische Behandlung degenerativer Wirbelsäulenschäden. Z. ärztl. Fortbild. *56* (1962) 1121–1125

–, Hydrotherapie. Volk und Gesundheit, Berlin 1969

–, Atem-Therapie. Volk und Gesundheit, Berlin 1980

–, Reflextherapie in der Physiotherapie. Man. Med. *20* (1982) 85

Krayenbühl, H., Zur Pathogenese des Migräneanfalls. Arch. Neurol. *28* (1956) 343

–, und *M. G. Yasargil*, Die vaskulären Erkrankungen im Bereich der Arteria vertebralis und Arteria basialis. Thieme, Stuttgart 1957

–, und *G. Weber*, Zervikale Diskushernien und in den Wirbelkanal vorspringende knöcherne Randwülste. Münchner med. Wochenschr. *109* (1967) 1717–1722

–, *Th. Wyss* und *S. P. Ulrich*, Über die Bedeutung von festigkeitstechnischen Untersuchungen für die Beurteilung und Prophylaxe von Bandscheibenschäden. Sportarzt u. Sportmed. (1967) 2, 3, 4

–, und *A. Benini*, Die Enge des Recessus lateralis im lumbalen Bereich der Wirbelsäule als Ursache der Nervenwurzelkompression bei Bandscheibenverschmälerung. Z. Orthop. *117* (1979) 167–171

Krekovitz, G., Über die Auswirkung einer Beinverkürzung auf die Statik und Dynamik des Hüftgelenks. Z. Orthop. *102* (1966) 418

Krenkel, W., Zur Differentialdiagnose des zervikalen Vertebralsyndroms. Landarzt *38* (1962) 1479

–, und *W. Tönnis*, Zur Differentialdiagnose des zervikalen Vertebralsyndroms gegenüber Hirn- und Halsmarktumoren. Münchner med. Wochenschr. *99* (1957) 1525–1528

Kristen, H., Grenzen der Genauigkeit bei Messungen für die Dokumentation. Z. Orthop. u. Grenzgeb. *107* (1970) 208–213

Kříž, K., K otázce současného výskutu nystagmu u intraspinálních expansivnich lézí. Zur Frage des Nystagmus bei Rückenmarktumoren. Českoslov. Otolaryngol. *8* (1959) 348

–, Intermitentní radikulární klaudikace diskogenniho původu. Intermittierende radikuläre Klaudikation diskogener Ätiologie. Prakt. Lék *48* (1968) 370–373

–, und *J. Pechan*, Syndrom karpálního tunelu. Das Karpaltunnelsyndrom. SZdN, Praha 1962

Krueger, R. K., und *H. Dazaki*, Vertebro-basilar distribution infarction following cervical manipulation. Mayo clinic proc. *55* (1980) 322

Krüger, P., Tetanus und Tonus der quergestreiften Muskeln der Wirbeltiere und des Menschen. Akademie-Verlag, Leipzig 1952

Kubica, E., E. Veselý, und *L. Zbojan*, Možný sposob liečby gynekologickej sakralgie. Therapiemöglichkeit bei dem weiblichen Kreuzschmerz. Českoslov. Gynekol. *38* (1973) 168–169

Kubis, E., Iliosakralverschiebung und Muskelfunktion im Beckenbereich als Diagnostikum. Vortrag beim 2. Kongreß der Internat. Förderation für Manuelle Medizin, Salzburg 1968. Man. Med. 7 (1969) 52–54

–, Manualtherapeutische Erfahrungen am Bekken. Man. Med. 8 (1970) 63–64

Kuhlendahl, H., Die neurologischen Syndrome bei der Überstreckungsverletzung der Halswirbelsäule. Münchner med. Wochenschr. *106* (1964) 1025–1030

–, und *W. Kunert*, Röntgen-klinische-Studien zur

Pathologie der Halswirbelsäule. Die Medizinische (1956) 1596–1601

Kunc, Z., Chirurgická léčba lumboischiadického syndromu a její problémy. Die chirurgische Behandlung des lumboischiadischen Syndroms und ihre Problematik. SZdN, Praha 1949

–, Dnešni stav chirugické léčby diskopatií. Der heutige Standpunkt zur operativen Behandlung der Bandscheibenläsionen. Českoslov. Neurol. *27* (1964) 290

–, und *F. Pleskot,* Cervikobrachiální syndromy vyvolané onemocněnim krčních meziobratlovych plotének. Die zervikobrachialen Syndrome infolge von Läsionen der Bandscheiben. Čas. Lék. Čes. *89* (1950) 1217

–, *O. Starý* und *L. Šetlik,* Výsledky chirugické léčby výhřezu meziobratlových destiček se zřetelem posuzování pracovní schopnosti. Die Operationsergebnisse beim Bandscheibenvorfall im Lichte der Arbeitsfähigkeit. Čas. Lék. Čes. *94* (1955) 1186

Kuncová, Z., Bolesti hlavy u dětí. Kopfschmerzen im Kindesalter. Stát. zdrav. nakl. Praha 1967

Kunert, W., Der Einfluß thorakaler Spinalwurzelreizung auf das Warmblütlerherz. Z. exper. Med. *131* (1959) 525–543

–, Arteria vertebralis und Halswirbelsäule. In: Wirbelsäule in Forsch. u. Praxis, Bd. *20,* Hippokrates, Stuttgart (1961)

–, Wirbelsäule und innere Medizin. F. Enke. Stuttgart 1975

Kuthan, Fr., und *M. Hanke,* Léčení diskopatií a jiných bolestivých syndromů cervikálních a lumbosakrálních hydrokortisonacetatem. Die Behandlung der Diskopathie und anderer Schmerzsyndrome in der HWS und LWS mit Hydrokortisonacetat. Vnitř. Lék. *4* (1958) 136–143

La Ban, M. M., J. R. Meerschaert und *R. S. Taylor,* Breast pain. A symptom of cervical radiculopathy. Arch. Phys. Med. & Rehabilitat. *60* (1979) 315–317

Lang, R., Die Wirksamkeit der Manuellen Therapie in der poliklinischen Praxis, dargestellt am Beispiel des vertebragenen lumbalen Syndroms. In: Manuelle Therapie, Tagungsbericht, 2. Gemeinsame Arbeitstagung der Sektion Manuelle Therapie in der Gesellschaft für Physiotherapie der DDR mit dem Wissenschaftsbereich Sportmedizin der Pädagogischen Hochschule »Karl Liebknecht«, Potsdam 5.–8. 9. 1984. Hrsg. J. Buchmann, G. Badtke und J. Sachse, S. 230–242

Lanik, V., Poznamky ku kinetike a dynamike chrbtice. Befunde zur Kinetik und Dynamik der Wirbelsäule. Acta Chir. Orthop. *38* (1971) 67–72

Lányi, A., Cielené snímkovanie krčnej chrbtice na seriografe pre funkcionálnej rentgendiagnostike. Gezielte Röntgenaufnahme der HWS mit dem Seriograph zum Zweck der Funktionsdiagnose. Českoslov. Rentgenol. et Traumatol. *12* (1958) 7–9

Lavezzari, R., L'ostéopathie. Doin, Paris 1948

Lazorthes, G., Le plexus vertebrobasilaire. Rev. Oto-Neuro-Ophthalmol. *24* (1952) 11

–, Le rachis cervical. Données anatomiques et physiologiques récents. Ann. méd. Phys. *9* (1966) 193

–, *J. Poulhes* und *G. Bastide,* Recherches sur la vascularisation de la moelle. Neurochir. *1* (1959) 113

Léčeni poliomyelitidy. Behandlung der Poliomyelitis. Kolektiv autorů. SZdN, Praha 1961

Lechner, H., B. Gallhofer, F. Feilacher und *G. Ladurner,* Klinik der Discopathien. Man. Med. *19* (1981) 45–48

Le Corre, F., und *E. Rageot,* Über ein klinisches Zeichen bei zervicalen Zephalagien: »Das Zeichen der Augenbraue« nach Maigne. Man. Med. *18* (1980) 61

Lees, J. W., J. W. Turner u. a., Natural history and prognosis of cervical spondylosis. Brit. Med. J. (1963) 2; 1607

Leichsenring, F., Pathologisch-anatomische Befunde in der Halswirbelsäulenregion bei verstorbenen Patienten mit Schädeltrauma. Dt. med. Wochenschr. *89* (1964) 1469–1474

Leriche, R., und *R. Fontaine,* Sur la sensibilité de la chaine cervicale et des rameaux communicants chez l'homme. Rev. Neurol. *44* (1925) 483

Leube, H., und *E. Dicke,* Massage reflektorischer Zonen im Bindegewebe. Fischer, Jena 1951

Lewin, P., The back and its syndromes. Lea and Febiger, Philadelphia 1955

Lewis, Th., Pain. Macmillan Co., New York 1942

Lewit, K., Trakční test. Traktionstest. Čas. Lek. Čes. *94* (1955) 3; 60–66

–, Krčni páteř periartritis humeroscapularis a akutní myalgie cervikální. Die HWS, die Periarthritis humeroscapularis und der akute rheumatische Schiefhals. Acta Chir. Orthop. et Traumatol. Chechoslov. *22* (1955) 208–214

–, Význam chiropraktiky v neurologii. Bedeutung der Chiropraktik in der Neurologie. Acta Univ. Carol. med. *1–3* (1958) 272–283

–, Zkušenosti s chiropraktickou léčbou. Erfahrungen mit der chiropraktischen Behandlung. Čas. Lék. Čes. 97 (1958) 676

–, Trakce, manipulace a chiropraktika. Traktion, Manipulation und Chiropraktik. Prakt. Lék. *49* (1959) 49–52

–, Migréna a krční páteř. Migräne und HWS. Českoslov. Neurol. *22* (1959) 1; 61–63

–, Klinika a význam sakroiliakálni sublukace. Klinik und Bedeutung der Beckenverwringung. Českoslov. Neurol. *22* (1959) 174–182

–, Prevence vertebrogennich poruch »diskopatie«

z hlediska manipulačni léčby se zřetelem na dětský věk. Prävention vertebragener Störungen. »Diskopathie« vom Gesichtspunkt der Manipulationstherapie insbesondere bei Kindern. SZdN, Praha 1962

–, Komoce a krční páteř. Kommotion und die Halswirbelsäule. Rozhl. v Chir. *41* (1962) 4; 258–261

–, Poruchy nervosvalové činnosti a páteř. Cílený léčebný tělocvik u vertebrogenních poruch. Störungen der neuromuskulären Tätigkeit und die WS. Die gezielte Heilgymnastik bei vertebragenen Störungen. Českoslov. Neurol. *26* (1963) 2; 88–93

–, Ménièresche Krankheit und die Halswirbelsäule. In: Wirbelsäule in Forsch. u. Praxis, Bd. *26.* Hippokrates, Stuttgart (1963) 92–100

–, Die röntgenologische Untersuchung der Kopfgelenke. Röntgenblätter *17* (1964) 317–329

–, Die schmerzhafte Wirbelblockierung als Zeichen eines Spinaltumors. Hippokrates. *35* (1964) 843–848

–, Grundlagen einer gezielten Reflex-(Neural-Therapie). Phys.-diätet. Ther. *5* (1964) 324–327

–, Funktionelle Röntgendiagnostik der Wirbelsäule – eine Frage der Interpretation. In: Wirbelsäule in Forsch. u. Praxis, Bd. *28.* Hippokrates, Stuttgart (1964) 23–27

–, Sakroiliakalverschiebung und Muskelfehlsteuerung. Asklepios *6* (1965) 269–274

–, Schädeltrauma und Halswirbelsäule. Late sequelae of head injuries. Spätfolgen nach Schädeltraumen. 8 th Internat. Congress of Neurology, Vienna 5.–10. 9. 1965 Proceedings, Tom. I. 167–170

–, Manipulacionnoje lečenije v ramkach reflektornoj těrapii. Die Manipulationstherapie im Rahmen der Reflextherapie. Nevropatol. i psichiat. *66* (1966) 41–45

–, Heilgymnastik bei vertebragenen Störungen. FAC Information *3* (1966) 3; 1–6

–, Manipulační léčba v rámcí reflexni terapie. Die Manipulationstherapie im Rahmen der Reflextherapie. Stát. zdrav. nakl., Praha, 2. Aufl. 1975

–, Kreuz- und Beckenfunktion bei der funktionellen Dysmenorrhoe. Man. Med. *5* (1967) 29–33

–, Steißbein und Kreuzschmerz. Man. Med. *5* (1967) 93–98

–, Beitrag zur reversiblen Gelenkblockierung. Z. Orthop. *105* (1968) 150–158

–, Vertebrobasiálni insuficience a krční páteř. Die vertebrobasiale Insuffizienz und die Halswirbelsäule. Česckoslov. Neurol. *31* (1968) 7–11

–, Möglichkeiten der Prävention vertebragener Störungen. Arch. physik. Ther. *20* (1968) 107–11

–, Sakroiliákalní posun. Die Beckenverwringung. Acta Chir. Orthop. et Traumatol. Čheskoslov. *35* (1968) 413

–, Differentialdiagnose des Schwindels. Man. Med. *7* (1969) 41–43

–, Vertebral Artery Insufficiency and the cervical spine. Brit. J. Geriatric Practice *6* (1969) 37–44

–, Klinický a rentgenologický obraz blokády v hlavových kloubech. Das klinische und röntgenologische Bild der Blockierung in den Kopfgelenken. Českoslov. Neurol. *33* (1970) 62–66

–, Diferenciální diagnostika bolesti v rameni a cervikobrachiálního syndromu. Die Differentialdiagnose des Schulterschmerzes und des Zervikobrachialsyndroms. Prakt. Lék. *50* (1970) 220–224

–, Klinisch-röntgenologische Untersuchungen zur Statik der Wirbelsäule. H. D. Wolff, Man. Med. u. ihre wiss. Grundlagen. Physikal. Med., Heidelberg 1970, 149–155

–, Blockierung von Atlas-Axis und Atlas-Okziput in Röntgenbild und Klinik. Z. Orthop. *108* (1970) 43–50

–, Der Repositionseffekt – ein prognostisch ungünstiges Zeichen. Man. Med. *9* (1971) 2–8

–, Hypermobilita v kraniocervikálním přechodu v klinickém a rentgenovém obraze. Die Hypermobilität in den Kopfgelenken in Klinik und Röntgenbild. Českoslov. Neurol. *34* (1971) 113–119

–, Zum Problem der manuellen und Reflex-(Neural-)Therapie. Wien. med. Wochenschr. *121* (1971) 473–477

–, Beitrag der manuellen Medizin zur Pathogenese des Schmerzes im Bewegungsapparat. Méd. Hyg. *29* (1971) 659–662

–, Krankengymnastik bei vertebragenen Störungen. 2. Donau-Symposium für Neurologie, Wien, 5.–6. Mai 1969. Wien. Med. Akademie 1971, 79–83

–, Ligament pain and anteflexion headache. European Neurol. *5* (1971) 365–378

–, Wirbelsäule und innere Organe (Bericht über ein Symposium der Tschechosl. Sektion für Manuelle und Reflextherapie, Karlovy-Vary, 16.–19. 6. 1971). Man. Med. *10* (1972) 37–41

–, Funktionsdiagnose als Grundlage der Manuellen Therapie. Man. Med. *10* (1972) 59–76

–, Komplikationen nach chiropraktischen Manipulationen. (Leser-Zuschrift). Dt. med. Wochenschr. *97* (1972) 784–785

–, Rentgenové vyšetření statiky páteře. Röntgenuntersuchung der Wirbelsäulenstatik. Acta Chir. Orthop. et Traumatol. Chechoslov. *39* (1972) 201–206

–, Případ rotační dislokace mezi atlasem a axisem úspěšně léčený manipulacemi. Ein Fall von Rotationsdislokation zwischen Atlas und Axis erfolgreich manualtherapeutisch behan-

delt. Českoslov. Neurol. *35 (68)* (1972)
240–243

–, Diferenciální diagnoza bolesti v kříži. Die Differentialdiagnose des Kreuzschmerzes. Prakt. Lék. *52* (1972) 672–678

–, Vertebrogenní činitel v rehabilitaci po porenění lbi a krční páteře. Der vertebragene Faktor in der Rehabilitation nach Schädel- und Halswirbelsäulenverletzungen. Rehabilitácia *6* (1973) 95–99

–, Co je Manipulace a co mobilisace kloubní? Was bedeutet Gelenksmanipulation und was Mobilisation? Čas. Lék. Čes. *112* (1973) 1558–1561

–, X-ray criteria of spinal statics. Agressologie *6 (14)* B (1973) 41–48

–, Kritéria statiky páteře v bočném průmětu. Kriterien der Wirbelsäulenstatik in der Seitenansicht. Acta Chir. Orthop. et Traumatol. Chechoslov. *41* (1974) 209–216

–, Ein Fall von Auffahrunfall. Man. Med. *13* (1975) 41–74

–, On Dalseth's paper: Anatomic studies of the osseous craniovertebral joints. Man. Med. *14* (1976) 9–13

–, Statika páteře se zatížením obou dolních končetin, pravé a levé dolní končetiny v rentgenovém obraze. (Die Wirbelsäulenstatik bei Belastung beider Beine, des rechten und linken Beins im Röntgenbild). Acta Chir. Orthop. et. Traumatol. Chechoslov. *45* (1978) 316–320

–, Impaired joint function and etrapment syndrome. Man. Med. *16* (1978) 45–48

–, The needle effect in the relief of myofascial pain. Pain *6* (1979) 83–90

–, 2 Fälle von Rotations-Dislokation zwischen Atlas und Axis. Ihre Behandlung in Narkose. Man. Med. *17* (1979) 84–89

–, Relation of faulty respiration to posture with clinical implications. J. Amer. Osteop. Assoc. *79* (1980) 525/75–529/79

–, Beitrag der Chirotherapie zum Nacken-Schulter-Arm-Syndrom. In: R. Kocher, D. Gross, H. E. Kaeser, Nacken-Schulter-Arm-Syndrom. Fischer, Stuttgart–New York, 1980

–, Acupuncture for myofascial pain. Lancet No 8 176, Bd. *5* (1980) 1034

–, Postisometrická relaxace (postisometrische Relaxation). Čas. Lék. Čes. *119* (1980) 450–455

–, Manuelle Therapie und andere Reflextherapieverfahren – begriffliche Abgrenzung, fachliche Beurteilung. In: E. G. Metz, G. Badtke, Manuelle Therapie, Tagungsber., Potsdam 28.–31. 1. 1980, Wissenschaftl.-Techn. Zentrum der Pädagogischen Hochschule »K. Liebknecht«, Potsdam 1980, 18–30

–, Muskelfazilitations- und Inhibitionstechniken in der Manuellen Medizin, Teil II: Postisome-

trische Muskelrelaxation. Man. Med. *19* (1980) 12–22 u. 40–43

–, Schmerzen bei Funktionsstörungen des Bewegungssystems. In: M. Berger, F. Gerstenbrand und K. Lewit, Schmerzstudien 6, Schmerz im Bewegungssystem, S. 43. G. Fischer, Stuttgart, New York 1984

–, Muskelfehlsteuerung und Schmerz. In: M. Berger, F. Gerstenbrand und K. Lewit, Schmerzstudien 6, Schmerz und Bewegungssystem, S. 88. G. Fischer, Stuttgart, New York 1984

–, Mobilisation mit Hilfe muskulärer Fazilitation und Inhibition. In: M. Berger, F. Gerstenbrand und K. Lewit, Schmerzstudien 6, Schmerz und Bewegungssystem, S. 203. G. Fischer, Stuttgart, New York 1984

–, Der latente Schwindel. In: Manuelle Therapie, Tagungsbericht, 2. Gemeinsame Arbeitstagung der Sektion Manuelle Therapie in der Sektion Manuelle Therapie in der Gesellschaft für Physiotherapie der DDR mit dem Wissenschaftsbereich Sportmedizin der Pädagogischen Hochschule »Karl Liebknecht«, Potsdam 5.–8. 9. 1984. Hrsg. J. Buchmann, G. Badtke und J. Sachse, S. 182–192

–, The muscular and articular factor in movement restriction. Man. Med. *1* (1985) 83–85

–, Manualtherapie und Rehabilitation des Bewegungsapparates. In: Manuelle Medizin heute. Hrsg. H. Frisch. Springer, Berlin, Heidelberg, New York, Tokyo 1985, S. 127–133

–, und *M. Abrahamovič*, Chronická tonsilitis a horní krční páteř. Chronische Tonsillitis und die obere Halswirbelsäule. Sborník Lék. *77* (1975) 30–32

–, –, Kopfgelenkblockierungen und chronische Tonsillitis. Man. Med. *14* (1976) 106–109

–, und *F. Gaymans*, Muskelfazilitations- und Inibitionstechniken in der Manuellen Medizin, Teil I. Mobilisation. Man. Med. *18* (1980) 102–110

–, und *V. Janda*, Vertebrogenní poruchy v dětském věku a jejich význam v prevenci osteochondrosy páteře. Vertebragene Störungen im Kindesalter und ihre Bedeutung für die Prävention der WS-Osteochondrose. Českoslov. Neurol. *23* (1960) 481–487

–, –, Entwicklung von Gefügestörungen der Wirbelsäule im Kindesalter und die Grundlagen einer Prävention vertebragener Beschwerden. Hippokrates *34* (1963) 308–316

–, –, Funkční poruchy páteře v dětském věku a otázky prevence vertebrogennich poruch. Funktionsstörungen der Wirbelsäule und die Frage der Prävention vertebragener Störungen. Acta Univ. Carol. med. Suppl. *19* (1964) 25–32

–, und *L. Krausová*, Beitrag zur Flexion der Halswirbelsäule. Fortschr. Röntgenstr. *97* (1962) 38–44

–, –, Messungen von Vor- und Rückbeuge in den Kopfgelenken. Fortschr. Röntgenstr. *99* (1963) 4, 538–543

–, –, Mechanismus und Bewegungsausmaß der Seitneigung in den Kopfgelenken. Fortschr. Röntgenstr. *101* (1964) 194–201

–, –, Mechanismus und Bewegungsausmaß in den Kopfgelenken bei passiven Bewegungen. Z. Orthop. *103* (1967) 323–333

–, *V. Knobloch* und *Z. Faktorová*, Vertebragene Störungen und Entbindungsschmerz. Man. Med. *8* (1970) 79–85

–, und *Z. Kuncová*, Anteflexní bolest hlavy v dětském věku. Der Anteflexionskopfschmerz im Kindesalter. Českoslov. Pediat. *26* (1971) 233–237

–, und *O. Nevšímal*, Zkušenosti s vertebroterapil u některých spondylogenních afekcí v oblasti krční páteře. Erfahrungen mit der Vertebrotherapie bei manchen spondylogenen Affektionen im Bereich der HWS. Neurol. a Psychiat. Čs. *18* (1955) 6; 393–400

–, –, Příspěvek k prevenci a terapii postkomočních stavů a stavů po traumatech páteře. Beitrag zur Prävention und Therapie von Postkommotionsstörungen und Störungen nach WS-Verletzungen. Sborník Slovenské akademie věd. 1959

–, und *J. Pavlát*, Bolesti v zádech a sakroiliakální distorse z hlediska chiropraktiky. Rückenschmerzen und Sakroiliakaldistorsion vom Standpunkt der Chiropraktik. Fysiat a Reumatol. Vestnik *35* (1975) 6; 329–336

–, und *Simons, D. G.*, Myofascial pain: Relief by post-isometric relaxation. Arch. Phys. Med. & Rehabilitat. *65* (1984) 452

–, und *O. Starý*, Změny kožní teploty vyvolané některými léčebnými zásahy u kořenových diskogenních syndromů. Veränderungen der Hauttemperatur nach gewissen therapeutischen Maßnahmen bei diskogenen Wurzelsyndromen. Neurol. a Psychiat. Čs. *18* (1955) 407–413

–, und *A. Tesařová*, Význam chiropraktické léčby u vadného a skoliotického držení v dětství etc. Bedeutung der chiropraktischen Behandlung bei fehlerhafter und skoliotischer Haltung bei Kindern. Českoslov. Pediat *16* (1961) 990–998

–, und *H. D. Wolff*, Beckensymposium in Piešťany. Man. Med. *8* (1970) 150–153

Licht, S., Therapeutic exercise Vol. III. Physical Medicine Library. New Haven, Connecticut, 1958

–, (Hrsg.) Massage, Manipulation und Traktion. R. E. Krieger, New York, 1976

Lichtenberg, J., Chirurgická poranění krční páteře. Chirurgische Verletzungen der HWS. Albertova sbírka *34* SZdN, Praha 1961

Liechti, A., Die Röntgendiagnostik der Wirbelsäule, Springer, Wien 1944

Linn, F. C., Lubrication of animal joints. II the mechanism. J. Biomech. *1* (1968) 193–205

Lisý, L., Propriozeptive und exterozeptive Reflexe in den Nackenmuskeln. Man. Med. *21* (1983) 23

Livingston, M. C. P., Spinal Manipulation causing injury. Clinical Orthopaedics *81* (1971) 82–86

Lob, A., Zusammenhänge zwischen den Verletzungen der Bandscheibe und der Spondylosis deformans im Tierversuch. Z. Chirurgie (1933) 240–242

–, Verletzungen der Wirbelsäule. Fortschr. Röntgenstr. *84* (1956) 64

Lobeck, G., Vertebragene Störungen und Neurose. In: E. G. Metz, G. Badtke, Tagungsber. Manuelle Therapie, Potsdam 28.–31.1.1980. Wissenschaftl.-Techn. Zentrum der Pädagogischen Hochschule »K. Liebknecht«, Potsdam 1980, 157–163

–, Zur Wechselwirkung zwischen Funktionsstörungen des Bewegungssystems und Neurose. Man. Med. *20* (1982) 140–144

Locke, G. R., J. I. Gardner und *E. F. Van Epps.*, Atlasdens Interval in Children. A survey based on 200 normal cervical spines. Amer. J. Roentgenol. *97* (1968) 135

Loenshoek, C. H., Colonne cervicale et neurochirurgie. Acta Chir. Belg. *60* (1961) 6; 595–604

Loew, F., K. A. Jochheim und *R. Kivelitz*, Klinik und Behandlung der lumbalen Bandscheibenschäden. Handbuch der Neurochirurgie Bd. VII / 1. Springer, Berlin–Heidelberg–New York 1969, 164–237

Logan, H. B., Textbook of Logan Basic Methods. Edited by F. Logan and Fern M. Murray, St. Louis, Missouri 1950

Lopez, F., Etudes des repêres géométriques utilisés sur les radiographies de profil de la charnière cervico-occipitale. France. méd. *33* (1970) 13–16

Lorenz, R., und *H. G. Vogelsang*, Thrombose der Arteria basilaris nach chiropraktischen Manipulationen an der Halswirbelsäule. Dt. med. Wochenschr. *97* (1972) 36–42

Louyot, P. ect. Suites lointaines des sciatiques d'origine discales operées. Rev. Rhumat. *40* (1973) 171–178

Lovett, R., Lateral curvature of the spine and round shoulders. Publ. Blakiston's Son and Co., Philadelphia 1907

Lucik, A. A., I. P. Šmidt, und *L. G. Miller*, Reflektornyj angiospastičeskij sindrom pozvonočnoj arterii. Das reflektorische angiospastische Syndrom der Vertebralarterie. Osteochondros pozvonočnika, Novokuznĕck, I (1973) 131–137

Ludin, H. P., M. Härtel, R. P. Meyer und *B. Noesberger*, Die Kombination der traumatischen Ruptur der Rotatorenmanschette mit Nervenläsionen. Dt. med. Wochenschr. *100* (1975) 142–148

Lulovič, A., und *St. Manca*, Ätiopathogenetische Zusammenhänge zwischen Lumbalgie und Coccygodynie. In: H.D.Neumann, H.D.Wolff, Theoretische Fortschritte und praktische Erfahrungen der Manuellen Medizin. Konkordia GmbH für Druck u. Verlag. Bühl 1979, 346–347

Luyendijk, W., Canalografie. Habilitationsschrift (Proefschrift) 1962, N. V. Druckerij V/H. Groen u. Zoon, Leyden

–, und *A. E. Voorthuisen*, Contrast Examination of the spinal Epidural space. Acta Radiol., 7th symposium neuroradiologicum, Vol. 5 (1966) 1051

Macdonald, A. J. R., Abnormally tender muscle regions and associated painful movements. Pain *8* (1980) 197–205

Machalek, A., H. Tilscher, M. Friedrich und *E. Polt*, Der Einfluß des Wetters auf den Verlauf von Lumbalsyndromen. Z. Orthop. *118* (1980) 376–384

Macnab, I., Acceleration injury of the cervical spine. J. Bone & Joint. Surg. *46 A* (1964) 1797–1799

–, The mechanism of spondylogenic pain. In: C. Hirsch, Y. Zottermann, Cervical pain. Pergamon Press, Oxford 1972, 89–95

Maex, L., New factors in migraine, motion sickness and equilibrium. A cybernetic study of equilibrium. Headache *10* (1970) 24–32

Magnus, R., Körperstellung. Springer, Berlin 1924

Magoun, H. I., Osteopathy in the cranial field. 2nd Edt. The Journal Printing Company, Kirksville, Missouri, USA

Maigne, R., Le traitment des épicondylites. Rheumatologie *6* (1957) 293–295

–, Die manuelle Wirbelsäulentherapie. Wirbelsäule in Forsch. u. Praxis, Bd. *22*. Hippokrates, Stuttgart (1961)

–, L'algie interscapulo-vertébrale, forme fréquente de dorsalgie bénigne. Son origine cervicale. Ann. Méd. Phys. *7* (1964) 1–16

–, Une doctrine pour les traitements par manipulations: La régle de la non douleur et la régle de mouvement contraire. Ann. Méd. Phys. (Lille) VIII (1965) 37

–, Douleurs d'origine vertébrale et traitements par manipulations. Expansion scientifique, Paris 1968

–, Die klinischen Zeichen der »geringfügigen intervertebralen Störung«. Man. Med. *12* (1974) 102–110 u. *13* (1975) 13–18

–, und *F. le Corre*, Données nouvelles sur le Mecanisme des Dorsalgies Communes de l'Adulte. Man. Med. *7* (1969) 73–77

–, Das Syndrom der Übergangszonen der Wirbelsäule. Man. Med. *22* (1984) 122–124

Mainzer, F., Diagnostic differentation of coexisting pseudoanginal root syndrome and angina pectoris. Amer. Heart J. *59* (1960) 191

Malinský, J., Histochemie polysacharidů a tuků během fylogenese a ontogenese meziobratlových plotének. Die Histochemie der Polysacharide und Fettstoffe in der Phylogenese und Ontogenese der Bandscheiben. Acta Univ. Palack. Olomouc *16* (1958) 57–80

–, Inervace meziobratlových disku člověka během ontogenetického vývoje. Histologie meziobratlových disků. Die Innervation der Bandscheiben des Menschen während der Ontogenese. Die Histologie der Bandscheiben. Acta Univ. Palack. Olomouc *18* (1959) 69–84

Manca, Št., G. Niepel und *I. Dinka* Anteil der Kokzygodynie an den Kreuzschmerzen. Man. Med. *15* (1977) 32–35

Manitz, U., Die manuelle Therapie im Behandlungsplan zervikaler vertebragener Schmerzsyndrome auf degenerativer Basis. Man. Med. *18* (1980) 73–76

Manz, A., und *W. Rausch*, Zur Pathogenese und Begutachtung der Epicondylitis humeri. Münchner med. Wochenschr. *107* (1965) 1406–1413

Marguth, E., und *A. Struppler*, Zur Diagnostik und Therapie chronischer Druckschädigung peripherer Nerven. Münchner med. Wochenschr. *108* (1966) 1245–1252

Markuske, H., Der Wert röntgenologischer Bewegungsanalysen für die Beurteilung der Halswirbelsäule im Kindesalter. D.Müller, Neurol. der WS und das Rückenm. i. Kindesalter, Fischer, Jena 1964, 163

–, Untersuchungen zur Statik und Dynamik der kindlichen Halswirbelsäule: Der Aussagewert seitlicher Röntgenaufnahmen. Wirbelsäule in Forsch. u. Praxis, Bd. *50* Hippokrates, Stuttgart 1971

–, Beziehungen zwischen den Zwischenwirbelscheibenhöhen und dem Lordosegrad der kindlichen Halswirbelsäule. Eine röntgenometrische Studie. Anat. Anz. *145* (1979) 286–292

–, Besonderheiten im Röntgenbild der kindlichen Halswirbelsäule. Pädiatrie *20* (1981) 175–180

–, Röntgenologische Halswirbelsäulendiagnostik im Kindesalter. Psychiat., Neurol., med. Psychol. *35* (1983) 257

Martius, H., Die Kreuzschmerzen der Frau. Thieme, Stuttgart 1953

Matthiasch, H., Arbeitshaltung und Bandscheibenbelastung. Arch. Orthop. u. Unfallchir. *48* (1956) 147

Matzdorf, H., Röntgenuntersuchungen über die Bedeutung der Atlasregion als Krankheitsfaktor. Z. Orthop. *87* (1956) 165–174

Matzen, P. F., Lehrbuch der Orthopädie. Volk und Gesundheit, 2. Aufl. Berlin 1967

–, und *J. Polster*, Zum Symptomemkomplex der

Hüftlendenstrecksteife. Arch. Orthop. u. Unfallchir. *51* (1959) 399

Matzner, R., Funktionsdiagnostik der Brust- und Lendenwirbelsäule. Fortschr. Röntgenstr. *96* (1962) 93

Mayer, D. J., und *D. D. Price*, Central nervous system mechanisms of analgesia. Pain *2* (1976) 379–404

Mayer, E. G., Röntgenologische Bemerkungen zur Chiropraktik. Wiener med. Wochenschr. *107* (1957) 147–150

Mayfield, F. H., Neurosurgical aspects of cervical trauma. Clinical Neurosurgery. Vol. II, Baltimore, Williams and Wilkins 1955

Mayoux, R., P. Girard und *P. Chippat*, Les signes objectifs dans le syndrome sympathique postérieur de Barré. Rev. Oto-Neuro-Ophthalmol. *24* (1952) 51

McCouch, G. P., I. D. Deering und *T. H. Ling*, Location of receptors for tonic neck reflexes. J. Neurophysiol. *14* (1951) 191

McKenzie, R. A., Manual Correction of sciatic scoliosis. N. Z. Med. J. *76* (1972) 194–199

Mc. Lennan, H., K. Gilfillan und *Y. Heap*, Some pharmacological observations on the analgesia induced by acupuncture in rabbits. Pain *3* (1977) 229–238

McRae, D. L., Asymptomatic intervertebral disc protrusion. Acta Radiol. *46* (1956) 1; 9

–, The significance of abnormalities of the cervical spine. Caldwell lecture 1959. Amer. J. Roentgenol. *84* (1960) 3–25

Med, M., Articulations of the thoracic vertebrae and their variability. Folia Morphol. *20* (1972) 217–218

–, Articulations of the cervical vertebrae and their variability. Folia Morphol. *21* (1973) 324–327

–, Variability of intervertebral articulations with regard to movement of the spine. In: K. Lewit, G. Gutmann, Funktionelle Pathologie des Bewegungssystems. Rehabilitácia Suppl. 10–11. Obzor, Bratislava 1975, 36–40

Meese, Th., Dorsoventralaufnahme der Sakroiliakalgelenke. Fortschr. Röntgenstr. *85* (1956) 601

Meghrouni, V., und *G. Jacobson*, The Pseudonotch of the atlas. Die mediale Aufhellung am Atlas. Radiology *72* (1959) 260

Meier, B., Der Schmerz im Bewegungsapparat – Manuelle Therapie in einer Betriebspoliklinik. Z. ärztl. Fortbild. *69* (1975) 599–601

Meinecke, F. W., Rückenmarkschäden bei Schleuderverletzungen der Halswirbelsäule. Dt. med. Wochenschr. *95* (1970) 1209–1212

Melzack, R., Prolongred relief of pain by brief, intense transcutaneus somatic stimulation. Pain *1* (1975) 357–373

–, und *P. D. Wall*, Pain Mechanisms: A New Theory. Science *150* (1965) 971–979

–, *D. M. Stillwell*, und *E. J. Fox*, Trigger points and acupuncture points for pain: correleations and implications. Pain *3* (1977) 3–23

Menegaz, A., Analyse der mechanischen Beanspruchung der Lendenwirbelsäule unter diversen Arbeitsbedingungen. Man. Med. *10* (1972) 73–76

–, und *M. Fasoli*, Die Innervation der vertebralen interapophysären Gelenke in verschiedenen Abschnitten der Wirbelsäule. H. D. Wolff, Man. Med. u. ihre wiss. Grundlagen. Physikal. Med. Heidelberg 1970, 69–75

Mennell, J., The science and art of joint manipulation. Vol. II. the spinal column. Churchill Ltd., London 1952

Mennel, J. McM., Joint pain. J. & A. Churchill Ltd., London 1964

–, Treatment of myofascial pain secondary to facet joint dysfunction. Man. Med. *10* (1972) 84–88

Mensendieck, B., Funktionelles Frauenturnen. Bruckmann, München 1922

–, Bewegungsprobleme. Bruckmann, München 1927

–, Look better, feel better. Harpers, New York 1954

Mensor, M. C. und *G. Duval*, Absence of motion at the fourth and fifth lumbar interspaces in patients with and without low back pain. J. Bone & Joint Surg. *41 A* (1959) 1047

Merriman, J. R., Prolotherapy versus operative fusion in the treatment of joint instability of the spine and pelvis. J. int. Coll. Surg. *42* (1964) 150–159

Mesdach, H., Morphological aspects and biomechanical properties of the vertebroaxial joint (C2–C3). Acta Morphol. Neerlando-Scand. *14* (1976) 19–30

Messing, B. B., und *L. D. Lytle*, Serotonin-containing neurons: their possible role in pain and analgesia. Pain *4* (1977) 1–21

Metz, E.-G., Die Manuelle Therapie, ihre Möglichkeiten und Grenzen des Einsatzes in der Sportmedizin. Med. u. Sport *XI* (1971) 353–366

–, Manuelle Therapie in der Inneren Medizin. Z. Physiotherapie *28* (1976) 83–94

–, Röntgenuntersuchungen der Lendenwirbelsäulenstatik – Befunde am Bewegungssystem bei Nierenerkrankungen. In: H. D. Neumann, H. D. Wolff, Theoretische Fortschritte und praktische Erfahrungen der Manuellen Medizin. Konkordia GmbH für Druck u. Verlag. Bühl 1979, 149–153

–, *C. Knäbisch, P. Fröhlich* und *E. Lemke*, Die Bedeutung vertebragener Funktionsstörungen für den Beschwerdekomplex bei Nephroptose. Z. Physiother. *32* (1980) 405–411

–, *P. Knust* und *H. Hellfors*, Notwendigkeit und Möglichkeiten der Behandlung degenerativer

Wirbelsäulenveränderungen bei chronisch Nierenkranken. Z. Physiother. *33* (1981) 431–435

–, *G. Badtke*, Beckentypen im Kindesalter – Konsequenzen für die Belastbarkeit. In: K. Lewit, G. Gutmann, Funktionelle Pathologie des Bewegungssystems. Rehabilitácia Suppl. 10–11, Obzor, Bratislava 1975. 205–211

–, –, Manuelle Therapie. Tagungsber., Potsdam 28. 1.–31. 1. 1980, Wissenschaftl.-Techn. Zentrum der Pädagogischen Hochschule »K. Liebknecht« Potsdam 1980

–, und *J. Sachse*, Zur Manuellen Therapie. Beitr. Orthop. *21* (1974) 404–406

Metzger, J., Ph. Engel, D. Dilenge und *J. Aboulker*, La myélobulbographie gazeuze dans les myélopathies chroniques. Acta Radiol. *52* (1966) 1079

Meyermann, R., Möglichkeiten einer Schädigung der Arteria vertebralis. Man. Med. *20* (1982) 105

Micheew, Wl., Klinik und chirurgische Behandlung der diskogenen Myelopathie. Wiss. Z. Humboldt Univ. Berlin, Math.-Nat. Reihe *17* (1968) 109–110

Michels, A. A., »Iliopsoas'« Thomas Publ., Springfield, Ill., 1962

Mikula, F., Klinický obraz intradurálně lokalisovaného sekvestru meziobratlové poloténky bederní. Das klinische Bild intradural gelegener Bandscheibensequester. Čas. Lék. Čes. *103* (1964) 735

–, O mechanismu proniknutí sekvestru meziobratlové ploténky bederní do durálního vaku a o příčině následného vzniku syndromu komprese kaudy. Der Mechanismus des Eindringens von Bandscheibensequestern in den Duralsack als Ursache von Kaudakompressionen. Čas. Lék. Čes. *103* (1964) 739

Miřatský, Z., und *O. Starý*, O účasti histaminu v patogenese záchvatu migrény. Die Rolle des Histamins in der Pathogenese des Migräneanfalls. Neurol. a Psychiat Čs. *10* (1948) 1/2

–, *J. Süssová, Š. Figar* und *O. Starý*, Elektroencefalografické sledování vzniku a fixace podmíněných bolestivých reflexů u bederních diskopatií. Elektroenzephalographische Untersuchungen über die Bildung und Fixation bedingter Schmerzreflexe bei den lumbalen Diskopathien. Československ. Neurol. *27* (1964) 260

Mirsojan, G. I., A. A. Elojan, N. A. Gevondjan und *I. O. Nagapetjan*, K. voprosu diencefalnostvolÿvyh rasstroistv pri šejnom osteochondrose. Zur Frage der dienzephalen- und Hirnstammläsionen bei der zervikalen Osteochondrose. Osteochondroz pozvonočnika. I. Novokuzněk (1973) 147–152

Mildenberger, F., Indikationen zur Röntgenuntersuchung der Wirbelsäule. Man. Med. *17* (1979) 99–100

Milne, R. J., R. D. Foreman, G. J. Giesler Jr. and

W. D. Willis, Convergence of cutaneous and pelvic visceral nociceptive imputs onto primate spinothalamic neurons. Pain *11* (1981) 163

Mitchell, F. Jr., P. S. Moran und *N. A. Pruzzo*, An evaluation of osteopathic muscle energy procedures. Pruzzo, Valey Park, 1979

Mohr, U., Kopfgelenksblockierungen beim Kleinkind. Man. Med. *15* (1979) 45–47

–, und *J. J. Schimek*, Fusionsstörungen des Auges als Folge vertebragener Funktionsstörungen. Man. Med. *22* (1984) 2

Montgomery, C., et al. Pre-employment back X-rays. Review Article. J. Occupat Med. *19* (1976) No. 7

Moormann, J. G., und *Th. Tiwisina*, Irritation im Cervicalbereich (Cervicalsyndrom). Phys. Med. u. Rehabilitat. *8* (1967) 49–53

Moravec, I., Vertigo cervicalis Čas. Lék. Čes. *101* (1962) 1; 20–25

–, und *J. Bobounicky*, Lytisches Gemisch bei Vertebralsyndromen. Z. ärztl. Fortbild. *59* (1965) 322–324

Moritz, W., Zerviko-kephale Wirbelsäulensymptome und ihre Behandlung. Therapiewoche *7* (1956–57) 292

Morris, J. M., Biomechanics of the spine. Arch. Surg. *107* (1973) 418–423

–, *D. B. Lucas* und *B. Bressler*, Role of the trunk in stability of the spine. J. Bone & Joint Surg. *43 A* (1961) 327–351

Morrison, M. C. T., Manipulation for Backache. Orthopaedics *8* (1975) 19–29

Morsier, G. de, La douleur provoquée par la pression de la mastoide dans la paralysie faciale périphérique. Psychiat. Neurol. (Basel) *151* (1966) 150–160

–, Les discopathies intervertébrales. Histoire, sémeiologie, pathogénie, médicine sociale. I. et. II. Psychiat. Neurol. (Basel) *153* (1967) 178–195; 244–279

Mourta-Rupp, J., Manuelle Therapie als notwendige Voraussetzung für die Behandlung mit PNF Techniken. In: Manuelle Medizin heute. Hrsg. H. Frisch. Springer, Berlin, Heidelberg, New York, Tokyo 1985, S. 177–188

Moser, H., Neue Erkenntnisse aus der Orthopädie für die allgemeine Praxis. Wiener med. Wochenschr. *108* (1958) 822–825

–, Der Rückenschmerz – ein Problem ärztlicher Behandlung. Therapiewoche *13* (1963) 417–422

Moser, F., Okklusionsstörungen als Ursache muskulärer Dysfunktionen. Man. Med. *11* (1973) 89–92

Moser, M., Fehlermöglichkeiten bei der Untersuchung des Cervikalnystagmus. HNO *26* (1978) 142–145

–, *C. Conraux* und *G. F. Greiner*, Der Nystagmus zervikalen Ursprungs und seine statische Bewertung. Ohrenheilkd. und Laryngo-Rhinol. *106* (1972) 259–273

–, und *H. Simon*, Der Cervikalnystagmus als objektiver Befund beim HWS-Syndrom und seine Beeinflußbarkeit durch Manualtherapie. HNO *25* (1977) 265–268

Most van Spijk, D. van der, Ischias, klinische en electromyographische Aspecten. Proefschrift (Habilitationsschrift). A. Costhoek's Uitgeversmaatschappij nv Utrecht 1965

Mraček, Z., Syndrom zúžení bederního kanálu s útlakem nervových kořenů. Das Syndrom des engen lumbalen Wirbelkanals mit Wurzelkompression. Českoslov. Neurol. *35* (1970) 192–198

Müller, A., Lehrbuch der Massage, Bd. 1: Die funktionellen Erkrankungen des Bewegungsapparates und die Theorie der Massage. Marcus u. Weber, 2. Aufl., Bonn 1926

–, Les troubles labyrinthiques dans les syndrome de Barré. Acta Oto-Rhino-Laryngol. belg. *9* (1955) 515

Müller, D., Zur Frage der kompensatorischen Hypermobilität bei anatomischem und funktionellem Block der Wirbelsäule. Radiol. Diagn. *1* (1960) 345

–, Neurologie der Wirbelsäule und des Rückenmarkes im Kindesalter. Sammlung zwangloser Abhandlungen aus dem Gebiet der Psychiat. und Neurologie, H. 27. Fischer, Jena 1964

Müller, E., Commotio cerebri und Halswirbelsäule. In: Wirbelsäule in Forsch. u. Praxis, Bd. 26. Hippokrates Stuttgart (1963) 164–173

–, Das Schleudertrauma der Halswirbelsäule und seine verschiedenen Folgen. Dt. med. Wochenschr. *91* (1966) 588–593

–, Schleuderverletzungen des Kopfhalteapparates. Der Internist *7* (1966) 89–96

Müller, E. A., und *H. Beckmann*, Die Trainierbarkeit von Kindern mit gelähmten Muskeln durch isometrische Kontraktionen. Z. Orthop. Grenzgeb. *102* (1966) 139–145

Müller, N., Elektroenzephalographische Befunde bei Erkrankungen der Halswirbelsäule, insbesondere Bandscheibenvorfällen und ihre differentialdiagnostische Bedeutung. Zbl. Neurochir. *15* (1955) 8–25

Müller-Stephann, H., Die Achsengymnastik (»Chirogymnastik« nach Laabs). Lehrmat. f. Ausbild. u. Weiterbild. von mittl. med. Fachkräften, Nr. 136. Inst. f. Weiterbild. mittl. med. Fachkräfte, Potsdam 1965

–, Die Leistungsparameter des Muskels unter kontraktionsfreier Reizstromanwendung. Z. Physiother. *23* (1971) 389–396

Mumenthaler, M., Cervicale Spondylose und cervicale Discushernien. Acta Neurochir. *5* (1957) 552–604

–, Der Schulter-Arm-Schmerz. H. Huber, Bern, Stuttgart, Wien 1980

–, und *H. Schliak*, Läsionen peripherer Nerven. Thieme, Stuttgart 1965

–, *Ch. Probst, A. Mummenthaler, B. G. Weber* und *J. Schnyder*, Das Tarsaltunnelsyndrom, Schweiz, med. Wochenschr. *94* (1964) 373–382

Münchow, H., und *H. Mucha*, Kephalisation des Atlas als Ursache bewegungsabhängiger Störungen im Arteria-vertebralis-Bereich. Psychiat., Neurol., Neurochir. (Basel) *153* 391–411

Murray, R. O., The aetiology of primary osteoarthritis of the hip. Brit. J. Radiol. *38* (1965) 810

Musiol, A., Vertebragene Beschwerden bei Bergleuten. Z. Physiother. *28* (1976) 117–119

–, Neuro-orthopädischer Untersuchungsbefund bei Schmerzen im Bewegungsapparat. In: M. Berger, F. Gerstenbrand und K. Lewit, Schmerzstudien 6, Schmerzen und Bewegungssystem S. 135. G. Fischer, Stuttgart, New York 1984

Nachemson, A., Measurements of intradiscal pressure. Acta Orthop. Scand. *28* (1959) 269

–, A critical look at conservative treatment of low back pain. In: M. I. V. Jayson, The Lumbar Spine and Back Pain, 2. Aufl. Pitman Medical, London 1980

–, und *J. M. Morris*, In vivo measurements of intradiscal pressure. J. Bone & Joint Surg. *46 A* (1964) 1077–1092

Nachemson, A. L., The problem of low back pain. In: A. A. Buerger, J. S. Tobis, Approaches to the validation of manipulative therapy. Charles C. Thomas, 1977, 320–322

Naegeli, O., Nervenleiden und Nervenschmerzen. Ihre Behandlung und Heilung durch Handgriffe. Nachdruck Haug, Ulm 1954

Nash, C. L., und *J. E. Moe*, A study of vertebral rotation. J. Bone & Joint Surg. *51 A* (1969) 233

Nelson, M. A., Manual Correction of the Sciatic Scoliosis. J. Bone & Joint Surg. *55 B* (1973) 194–199

Nesit, V., und *M. Horinová*, Funktionsstörungen der Wirbelsäule in der ambulanten gynäkologischen Praxis. Man. Med. *13* (1975) 31–34

Neumann, H. D., »Manuelle Medizin«. Sonderbd. Praktische Orthopädie. Herausgeber: H. D. Neumann. Konkordia GmbH für Druck u. Verlag, Bühl (Baden)

–, Die manualmedizinische Behandlung des akuten Schiefhalses. Z. Orthop. *119* (1981) 693

–, Manuelle Medizin, eine Einführung in Theorie, Diagnostik und Therapie. Springer, Berlin, Heidelberg, New York, Tokyo 1983

–, und *H. D. Wolff*, Theoretische Fortschritte und praktische Erfahrungen der Manuellen Medizin. 6. Internationaler Kongreß der FIMM, Baden-Baden 1979, Konkordia GmbH für Druck u. Verlag, Bühl (Baden)

–, Manuelle Medizin. Eine Einführung in Theorie, Diagnostik und Therapie. Springer etc., 1983

Neumann, H. W., Diagnose und Beurteilung der Enthesopathien aus der Sicht der Manuellen Therapie. In: E. G. Metz, G. Badtke, Tagungsber., Potsdam 28.1.–31.1.1980, Wissenschaftl.-Techn. Zentrum der Pädagogischen Hochschule »Karl Liebknecht«, Potsdam 1980, S. 37–47

Neveling, R., Zervikalsyndrom und HNO-Heilkunde. Schweiz. Rdsch. Med. (Praxis) 65 (1976) 1073–1077 ,

Niboyet, J. E. H., La Pratique de la Medicine Manuelle. Maisonneuve, Paris 1968

Niebeling, H. G., S. Bauer und U. Thies, Die konservative Behandlung von lumbalen Bandscheibenschäden mit dem Perlschen Gerät. Z. ärztl. Fortbild. 61 (1967) 1005

Niemeyer, Th., und L. Penning, Functional Roentgenographic Examination in a case of cervical spondylosisthesis. J. Bone & Joint Surg 45 A (1963) 1671

Niethart, F. U., und G. Rompe, Das lumbale Facettensyndrom. Man. Med. 19 (1981) 49–53

Nordemar, R., and C. Thörner, Treatment of acute cervical pain – a comperative group study. Pain 10 (1981) 93

Norré, M., A. Stevens und P. Degeyter, Der Zervikal-Nystagmus und die Gelenkblockierung. Man. Med. 14 (1976) 45–51

Novotný, A. und V. Dvořak, Funktionsstörungen der Wirbelsäule nach gynäkologischen Operationen. Man. Med. 9 (1971) 65–68

–, –, Funkční poruchy patere v gynekologii. Funktionsstörungen der Wirbelsäule in der Frauenheilkunde. Čas. Lék. Čes. 111 (1972) 107–115

–, –, Funktionsstörungen der Wirbelsäule in der gynäkologischen Praxis. Man. Med. 10 (1972) 84–88

–, –, Theoretische Erwägungen zur Klinik und Therapie der Wirbelsäulenstörungen in der Frauenheilkunde. Man. Med. 11 (1973) 1–6

Obrda, K., und M. Beránková, Polyelektromyografické sledování poruch stoje u lumbálních diskopatií. Polyelektromvographische Untersuchungen bei Haltungsstörungen infolge von lumbalen Diskopathien. Československ. Neurol. 27 (1964) 243

–, und J. Karpíšek, Rehabilitace nervově nemocných. Die Rehabilitation bei Nervenkrankheiten. SZdN, Praha 1960

Onderka, W., und H. Müller-Stephan, Die manuelle Extension der Halswirbelsäule. Z. Physiother. 25 (1973) 461–465

Oral, L., E. Klaus und L. Steidl, Akutní jednostranné obrny bránice. Die akuten einseitigen Zwerchfellähmungen. Prakt. Lék. 48 (1968) 182

Orma, I. J., und M. Koskonoja, Postural dizziness in the aged. Geriatrics 12 (1957) 49; 92

Ormos, G., Main types of »cervical cephalalgia. Rheumatol., Balneol., Allergol. 19 (1978) 88–92

Osna, A. I., Punkcionnaja terapia mežpozvonočnogo osteochondrosa. Die Punktionstherapie der Zwischenwirbelosteochondrose. Osteochondros pozvonočnika, Novokuzněck (1973) II 350–355

Otte, P., Zur Problematik der Degeneration des Gelenkknorpels. Vortr. a. d. Symposium »Degenerative Gelenkerkrankungen«, Berlin 1965; Hrsg. (Broschüre) Luitpold Werke, München S. 63–80

–, Über das Wachstum der Gelenkknorpel. Hüthig, Heidelberg 1965

–, Biochemische und histochemische Aspekte der Degeneration des Gelenkknorpels. Beitr. Orthop. Traumatol. 17 (1970) 37–42

Otto, W., Zur Röntgenfunktionsdiagnostik der Halswirbelsäule in der Praxis. Fortschr. Röntgenstr. 83 (1955) 834–839

–, Frühdiagnostik und Therapie der Spondylarthritis ankylopoetica. Wiss. Z. der Karl-Marx-Univ. Leipzig. Math. Nat. Reihe 18 (1969) 1

Paillas, J. E., D. Piganiol und R. Sedan, Les compressions de la moelle cervicale par protrusion discale. Ann. Chir. 13 (1959) 1019; Neurochirurgie 5 (1959) 353

Palma, A. F. de, Surgery of the shoulder. Lippincott and Co., Philadelphia 1950

Palmer, S. G., The subluxation specific-the adjustment specific. Davenport, Iowa 1933

Pandya, S. K., Atlantoaxial Dislocation (review). Neurology (Bomb.) 20 (1972) 13–48

Parade, G. W., Halswirbelsäule und Herz. Die zervikalen Vertebralsyndrome. Thieme, Stuttgart 1955

Parker, G. B., H. Tupling und D. S. Pryor, A controlled trial of cervical manipulation for migraine. Austral. New Zeald. J. Med. 8 (1978) 589

Parow, J., Die Heilung der Atmung. Paracelsus Verlag, Stuttgart 1971

–, Funktionelle Atmungstherapie. Thieme, Stuttgart 1953

Pásek, P., Výsledky manipulační terapie z hlediska ekonomického za rok 1978 (Ökonomische Resultate der Chirotherapie im Jahr 1978) Železn. Zdravotn. 22 (1979) 17–22

Patterson, J., A model mechanism for spinal segmental facilitation. J. Amer. Osteop. Assoc. 76 (1976) 62 / 121–72 / 131

Pavlák, R., O některých méně známých příčinách bolestí v horních končetinách. Einige weniger bekannte Schmerzzustände an den oberen Extremitäten. Prakt. Lék. 39 (1959) 649–654

Pavlov, I. P., Problema sna. Probleme des Schlafes. Dvadcatiletnyj opyt, Medgiz, Moskva 1951, 473–479

Penning, L., Atlanto-axial instability and functional X-ray examination. Medica mundi 9 (1961) 113

–, Some aspects of plain radiography of the cervical spine in chronic myelopathy. Neurology 12 (1962) 513–519

–, Nonpathological and pathological relationship between the lower cervical vertebrae. Amer. J. Roentgenol. 91 (1964) 1036–1050

–, Functional pathology of the cervical spine. Excerpta medica foundation. Amsterdam–New York–London–Paris–Milan–Tokyo–Buenos Aires 1968

–, Normal movements of the cervical spine. Amer. J. Roentgenol. 130 (1978) 317–326

–, und G. *Töndury*, Entstehung, Bau und Funktion der meniskoiden Strukturen in den Halswirbelgelenken. Z. Orthop. u. Grenzgeb. 98 (1963) 1–14

Penzenholz, H., und M. *Walter*, Vergleich der Höhenlokalisation lumbaler Bandscheibenvorfälle durch Röntgendiagnostik der Lendenwirbelsäule im sagittalen Strahlengang mit dem Operationsbefund. Zbl. Neurochir. 24 (1964) 198–206

Peper, W., Technik der Chiropraktik. Haug, Saulgau 1953

–, Der chiropraktische Report. Haug, Heidelberg 1978

Perl, E. R., Mode of action of nociceptors. In: C. Hirsch, Y. Zottermann, Cervical Pain. Pergamon Press, Oxford etc. 1972, 157–164

Peše, K., Spontánně reponované subluxace krční páteře. Spontane Reposition nach Subluxation der HWS. Acta Chir. Orthop. et Traumatol. Chechoslov. 26 (1959) 204–210

Petrov, B. G., Izměněnije labilnosti nervno-myšečnovo aparata plečevovo pojasa u bolnych cholecystitem i šejnym osteochondrozom. Veränderungen der Labilität des Nerv-Muskelsystems im Bereich des Schultergürtels bei Kranken mit Cholezystitis und der Osteochondrose der Halswirbelsäule. Z. nevropatol. i psichiat. (1965) 1312

Pfaltz, C. R., Diagnose und Therapie der Gleichgewichtsstörungen. Schweiz. med. Wochenschr. (1956) 425

Pfeiffer, J., J. *Bauer*, L. *Berková* und J. *Süssová*, Elektromyografie zádových a břišnich svalů u iniciálních poruch dynamiky páteře, Elektromyographische Untersuchungen der Rücken- und Bauchmuskulatur bei den initialen Störungen der Wirbelsäulendynamik. Československ. Neurol. 27 (1964) 229

Phillips, R. B., The use of X-rays in spinal manipulative therapy. In: S. Haldemann, Modern developments in the principles and practice of chiropractic. Appleton-Century-Crofts, New York 1980, 189–208

Piédallu, P., L-ostéopathie, ses rapports avec la gymnastique analytique, Bordeaux 1947

–, Problèmes sacroiliacs. L'homme sain. No. 2, Bordeaux 1952

–, La jambe courte et la fausse jambe courte. L'homme sain No 5, Bordeaux 1954

Pinder, H. E., Über den Beckenschiefstand im Sitzen. Beitr. Orthop. Traumatol. 17 (1970) 220–229

Pit'ha, V., und M. *Drobný*, Klbové a periostálne reflexné zony krčnej chrbtice. Gelenks- und Periost-Reflexzonen der Halswirbelsäule. Českoslov. Neurol. 35 (68) (1972) 113–118

Podolickij, F. D., Porazhenija schejnich mezpozvonotchnich diskov. Erkrankungen der zervikalen Bandscheiben. Vêstnik Rentgenol. Radiol. (1959) 24–31

Poeck, K., und H. *Hubach*, Ein reversibles Syndrom der dorsalen Oblongata. Arch. Psychiat. u. Nervenkrankh. 206 (1965) 474–488

Pohl, D., Die manuelle Mobilisation des Akromioklavikulargelenks beim Schulter-Arm-Syndrom. Heilberufe 25 (1973) 5–6

Pokan, H., und E. *Lorenzoni*, Vertebragene Schmerzen bei Depressionszuständen. Man. Med. 12 (1974) 4–9

Pongratz, J., Leitsymptom: Wirbelsäulenschmerzen – eine psychosomatische Studie. Z. Psycho-Somat. Med. 26 (1980) 13–39

Popek, K., Příspěvek k otázce prevence migrény a migrenosnich záchvatu. Beitrag zur Frage der Prävention der Migräne und der migränösen Anfälle. Prakt. Lék. 38 (1958) 2, 49

–, Bolesti hlavy u dětí. Kopfschmerzen bei Kindern. Českoslov. Neurol. 23 (1960) 4, 225

Popeljanskij, A. Ja., Fenomen wibracionnoi otdatschi kak diagnostitscheskij test pri vertebrogennom sindrome pozvonotschnoj arterii (Das Phänomen des Vibrationsschmerzes als diagnostischer Test beim vertebragenen Arteriavertebralis-Syndrom). Klin. med. (1975) 66–68

Popeljanskij, Ja. Ju., Schejnij osteochondros. Die zervikale Osteochondrose. Izd. »Medicina«, Moskau 1966

–, Dějstvitelno li suščestvujet uvlečenije vertebrogonnoj patologiei nervnoi sistěmy? Besteht unser Interesse für die vertebragenen Erkrankungen des Nervensystems zurecht? Vertebrogennyje zabolevanija nervnoi sistemy. Nowokusnezk 1969

–, Vertebralnyje sindromy pojasničnogo osteochondrosa. Vertebralsyndrome bei der lumbalen Osteochondrose. Izd. Kazanskogo Universiteta, 1974

–, Diagnostika i lečenie cervikalnych vertebrogennych sindromov s utschetom kolitschestvennych pokazatelei. Metodičeskije rekomendacii. (Diagnose und Behandlung zervikaler vertebragener Syndrome mit Hinsicht auf quantitative Hinweise) Gesundheitsministerium der RFSSR, Kazan 1979

–, Vertebrogennyje zabolewanija nervnoi sistemy, (Vertebragene Erkrankungen des Nervensystems) Bd. 3, Vertebralnyje i zervikomembralnyje sindromy schejnowo osteochondrosa (Vertebrale und zervikobrachiale Syndrome der Halswirbelsäule). Universität Kasan 1981

–, Vertebrogennyje zabolewanija nervnoi sistemy (Vertebragene Erkrankungen des Nervensystems) Bd. 2, Pelvimembranalnyje sindromy pojasnitschnowo osteochondroza, Tschast 1, Klinika, etiologija, patogenes (Lumboischiadische Syndrome bei lumbaler Osteochondrose, Teil 1, Klinik, Etiologie, Pathogenese). Marijskoje knizhnoje izdatelstvo, Joschkar-Ola 1983

–, und I. P. Schmidt, K. klinike vertebrogennych mielopatii. Vertebrogennyje zabolevanija nervnoi sistemy. Nowokusnezk 1969, 108–117

–, V. P. Veselovskij et al., Miofixacia v pato i sanogenese pojasnitschevovo osteochondrosa (Die muskuläre Fixation in der Patho- und Sanogenese der lumbalen Osteochondrose). J. Nevropatol. i Psich. 84 (1984) 502-507

–, E. S Zaslavskij und V. P. Veselovskij, O medikosocialnoi snatschimosti, patogenese i diagnostike vnesustavnych poraschenii mjachkych tkanjej konetschnostjej i spiny (Über die medizinisch-gesellschaftliche Bedeutung, Pathogenese und Diagnose der extraartikulären Erkrankungen der Weichteile an Extremitäten und der Wirbelsäule). Vopr. Revmat. 3 (1976) 38–43

Porter, R. W., C. Hibbert und P. Wellmann, Backache and the lumbar spinal canal. Spine 5 (1980) 99–105

Priessnitz, O., Erfahrungen mit der »neuen« Lohmannschen Halskrawatte in der Behandlung des Zervikalsyndroms. Man. Med. 11 (1973) 113–115

Prill, A., Supinatorlogensyndrom und dissoziierte Radialislähmung vom proximalen Unterarmtyp. Dt. med. Wochenschr. 92 (1967) 1308–1313

Prochorskij, A. M., P. L. Vartanow, V. K. Stepanova, Rol travmatičkich povreždenij šejnich diskov i drugich struktur pozvonočnika v patogenese gipertoničeskich sostojanij i mozgovich insultov. Die Rolle traumatischer Schädigung von Bandscheiben und anderen Strukturen der Halswirbelsäule in der Pathogenese der Hypertonie und von Insulten. Osteochondros pozvonočnika. Novokuznĕck (1973) I. 143–147

Pros, J. R., Pohyb a sport jako prevence a léčba dysmenorey. Bewegung und Sport als Prävention und Behandlung der Dysmennorrhoe. Československ. Gynekol. 26 (1961) 48

Rasch, P. J., und R. K Burke, Kinesiology and applied anatomy. Lea and Febiger, Philadelphia 1971

Rasmussen, G. G., Manipulation in the treatment of low back pain (– a randomized clinical trial). Man. Med. 17 (1979) 8–10

Raspe, R., Ein neues Verfahren zur Herstellung von Röntgenganzaufnahmen. Fortschr. Röntgenstr. 85 (1956) 106

Rautenberg, E., und D. Tönnis, Untersuchungen über die Entstehung und Verlauf der Säuglingsskoliosen. Z. Orthop. 109 (1971) 666–689

Refior, H., und H. Zenker, Wirbelsäule und Leistungsturnen. Münchner med. Wochenschr. 112 (1970) 463–467

Reifenberg, E., Die zervikovertebrale Fazialisparese. Z. ärztl. Fortbild. 61 (1967) 513–516

Reimann, V., Über das zervikale Sympatikussyndrom. Z. ärztl. Fortbild. 59 (1965) 600–603

Reimers, C., Untersuchungen zur Entstehung der lumbalen Bandscheibenhernie. In: Wirbelsäule in Forsch. und Praxis. Bd. 25 Hippokrates, Stuttgart (1962) 89–106

Reischauer, F., Untersuchungen über den lumbalen und zervikalen Wirbelbandscheibenvorfall. Thieme, Stuttgart 1949

–, Konservative Behandlung des Zervikalsyndroms. Die zervikalen Vertebralsyndrome, Stuttgart (1955) 27–39

–, Wirbelsäulen- und Bandscheibenschäden. Therapiewoche 8 (1957) 130

Reynolds, M. D., Myofascial trigger point syndromes in the practice of rheumatology. Arch. Phys. Med. & Rehabilitat. 62 (1981) 111

–, The development of the concept of fibrositis. Hist. Med. & allied Sci. 38 (1983), 5

Renoult, C., und E. de Winter, Technique des manipulations ostéoarticulaires du système lumbopelvien. Vie Méd. 42 (1961) 115–125

Retzlaff, E. W., und Mitarb., The piriformis muscle syndrome. J. Amer. Osteop. Assoc. 73, June 1974, 1–9

Richter, R., Die Bedeutung der »entrapment neuropathy« für die Differentialdiagnose vertebragener Schmerzzustände. Man. Med. 9 (1971) 101–111

Riegrová, H., Vaskulární léze míšní ve světle nových názorů na arteriální zásobe ní míšní. Die vaskulären Rückenmarkläsionen im Lichte neuer Erkenntnisse über die Blutversorgung des Rückenmarks. Československ. Neurol. 25 (1962) 116

Ritter, G., K. Rittmeyer und H. Ch. Hopf, Konstitutionelle Enge des zervikalen Spinalkanals. Radiol. u. klin. Befunde. Dt. med. Wochenschr. 100 (1975) 358–361

Rizzi, M. A., Die menschliche Haltung und die

Wirbelsäule. Die Wirbelsäule in Forsch. u. Praxis, Bd. 85. Hippokrates 1979

Roberts, G. M., et al., Lumbar spine manipulation on trial. Rheumatol. & Rehabilitat. *17* (1978) 54–59

Robertson, G. H., H. J. Llewellyn und *J. M. Taveras,* The narrow lumbar spinal canal syndrome, Radiology *107* (1973) 89–97

Roderfeld, E. und *G. Badtke,* Muskelfunktionsstörungen bei gesunden Schulkindern. In: Manuelle Therapie, Tagungsbericht, 2. Gemeinsame Arbeitstagung der Sektion Manuelle Therapie in der Gesellschaft für Physiotherapie der DDR mit Wissenschaftsbereich Sportmedizin der Pädagogischen Hochschule »Karl Liebknecht« Potsdam, 5.–8. 9. 1984, Hrsg. J. Buchmann, G. Badtke und J. Sachse, S. 41–50

Roesner, J., Beobachtungen zur Frage der funktionellen Durchblutungsstörungen im Arteria-vertebralis-Bereich und therapeutische Konsequenzen. Man. Med. 7 (1969) 100–112

Roessler, H., und Mitarb., Beinlängendifferenz und Verkürzungsausgleich. Z. Orthop. *110* (1972) 623–628

Roger, H., Le syndrome sympathique cervicale postérieur de Barré-Liéou dans les traumatismes du rachis cervical. Rev. Oto-Neuro-Ophthalmol. *24* (1952) 32

Rogers, J. T., and *J. G. Rogers,* The role of osteopathic manipulative therapy in the treatment of coronary artery disease. J. Amer. Osteop. Assoc. *76* (1976) 71–78

Rohde, J., Die Automobilisation der Extremitätengelenke. Z. Physiother. *27* (1975) 57–65

–, Die Automobilisation der Extremitätengelenke. Teil II, Hand- und Fußgelenke. Z. Physiother. *28* (1976) 51–61

–, Die Automobilisation der Extremitätengelenke, Teil III. Z. Physiother. *28* (1976) 121–134

–, Das »Muskelmuster«. In: H. D. Neumann, H. D. Wolff, Theoretische Fortschritte und praktische Erfahrungen der Manuellen Medizin. Konkordia GmbH für Druck u. Verlag. Brühl 1979, 354–356

–, Erfahrungen mit Gelenksmobilisationen unter postisometrischer Relaxation bei Rheumatoidarthritis. In: Manuelle Therapie, Tagungsbericht, 2. Gemeinsame Arbeitstagung der Sektion Manuelle Therapie in der Gesellschaft für Physiotherapie der DDR mit dem Wissenschaftsbereich Sportmedizin der Pädagogischen Hochschule »Karl Liebknecht«, Potsdam 5.–8. 9. 1984, Hrsg. J. Buchmann, G. Badtke und J. Sachse, S. 145–151

–, Die Selbstbehandlung von Muskeldysbalancen. Z. Physiother. *36* (1984) 305–309

–, Das »Muskelmuster«. Ergebnisse von Muskelfunktionsuntersuchungen bei Schulter- und Hüftgelenkserkrankungen. Z. Physiother. *37* (1985) 43–49

Roloff, W., Zur Differentialdiagnose der Blockwirbelbildungen. Z. ärztl. Fortbild. *59* (1965) 5–10

Romanes, G. J., The Arterial Blood Supply of the Human Spinal Cord. Paraplegia *2* (1965) 199–207

Rosina, A., The accoustik effect and its origin during joint manipulation. In: K. Lewit und G. Gutmann, Funktionelle Pathologie des Bewegungssystems. Rehabilitácia Suppl. 10–11, Obzor, Bratislava 1975, 70–71

Rossi, F., Spondylosis, spondylolisthesis and sports. J. Sports Med. *18* (1978) 317–340

Rössner, B., und *J. Herold,* Die diagnostische Bedeutung der extravertebralen Symptomatik der Spondylarthritis ankylopoetica. Dt. Gesundh.-Wesen 29 (1974) 1226–1231

Rosemeyer, B., Die aufrechte Körperhaltung des Menschen. Z. Orthop. *112* (1974) 151–159

Ross, E., Verschiebungsphänomen und Wirbelblockierung an der Hals- und Lendenwirbelsäule. Fortschr. Röntgenstr. *100* (1964) 367–382

–, Die Varianten des Verschiebungsphänomens an Hals- und Lendenwirbelsäule Fortschr. Röntgenstr. *100* (1964) 242–253

Rotes Querol, J., Études sur les syndromes de l'appareil locomoteur d'origine psychique. Rev. Rhumat. *27* (1960) 206

Roth, D. A., Cervical analgesic discography. A new test for the definitive diagnosis of the painful disc syndrome. J. Amer. Med. Assoc. *235* (1976) No. 16

Roth, M., Příliš krátká mícha – skutečná příčina idiopatické skoliosy. Das zu kurze Rückenmark – die tatsächliche und natürliche Ursache der idiopathischen Skoliose. Acta Chir. Orthop. et Traumatol. Chechoslov. *35* (1968) 146

–, Das relative osteo-neurale Wachstum. Einige phylogenetische, ontogenetische und klinische Aspekte. Rad. Diagn. 6 (1971) 81–97

–, Arthrose und Spondylose. Eine osteo-neurale Wachstumserscheinung? Rad. Diagn. 6 (1971) 99–106

Rouqués, L., Nécessité de l'étude radiographique dynamique de la flexion du rachis cervical. Press. Méd. 77 (1969) 254

Rübe, W., Flexionsdiagnostik der Lendenwirbelsäule, ein Hilfsmittel zur Lokalisation der Nucleuspulposushernie. Fortschr. Röntgenstr. *88* (1958) 656

Rubin, D., Myofascial trigger point syndromes: an approach to management. Arch. Phys. Med. & Rehabilitat. *62 (1981) 107*

Ruckelhausen, M. C., Beitrag zur Differentialdiagnose des Kreuzschmerzes mit spezieller Abgrenzung des Interspinalsyndroms. Z. Orthop. *104* (1967) 33

Rude, J., Zur Morphologie der Okzipitalkondylen und Gelenksmechanik der oberen Kopfgelenke. Man. Med. *22* (1984) 101–106

Ruddy, T. J., Osteopathic rhythmic resistant duction therapy. Academy of applied ostopathy. Yearbook., Colorado Springs, Colorado 1961, 58–65

–, Osteopathic rapid rhythmic resistive technic. Academy of applied osteopathy. Yearbook, Colorado Springs, Colorado, 1962, 23–31

Rütten, M., Der Jeanstyp. Z. Orthop. *116* (1978) 724–727

Ryan, G. M. S., Cervical vertigo. Lancet *2* (1955) 1355–1358

Rychlíková, E., Rozpoznáni a léčba syndromu hlavičky fibuly. Diagnose und Therapie des Fibula-Köpfchen-Syndroms. Českoslov. Neurol. *34* (1971) 120–127

–, Reflexní změny u ischemické choroby srdečni a jejich therapeutické ovlivněni. Die reflektorischen Veränderungen bei der ischämischen Herzerkrankung und ihre therapeutische Beeinflußbarkeit. Prakt. Lék. *53* (1973) 378–381

–, Schmerzen im Gallenblasenbereich auf Grund vertebragener Störungen. Dt. Gesundh.-Wesen. *29* (1974) 2092–2094

–, Vertebragene funktionelle Störungen bei chronischer ischämischer Herzkrankheit. Münchner med. Wochenschr. *117* (1975) 127–130

–, Vertebrokardiální syndrom (das vertebrokardiale Syndrom). Avicenum, Praha 1975

–, Die klinische Bedeutung der Blockierung der Wirbelsäule bei Hypertonie. In: H. D. Neumann, H. D. Wolff, Theoretische Fortschritte und praktische Erfahrungen der Manuellen Medizin. Konkordia GmbH für Druck u. Verlag, Bühl (1979) 354–356

–, und *K. Lewit*, Vertebrogenni funkční poruchy a reflexní změny při vředové chorobě mladistvých. Vertebragene funktionelle und reflektorische Veränderungen bei der Ulkuskrankheit Jugendlicher. Vnitrni Lék. *22* (1976) 326–335

–, und *F. Véle*, Akutní infarkt myokardu probíhající jako akutní blokáda hrudní páteře. Der akute Myokardinfarkt unter dem klinischen Bilde einer akuten BWS-Blockierung. Prakt. Lék. *53* (1973) 428–429

Sachse, J., Ein bemerkenswerter pneumomyelographischer Befund nach Laminektomie (Fallbericht). Beitr. Neurochir. (1968) *15* 262–264

–, Die krankengymnastische Physiotherapie in Neurologie und Psychiatrie. Z. ärztl. Fortbild. *63* (1969) 1243–1248

–, Die Spina bifida des Atlas in der neuroradiologischen Routinediagnostik, Psychiat., Neurol., med Psychol., (1969) Beih. 10–11 (Neuroradiologie – Elektromyographie) 25–29

–, Die Hypermobilität des Bewegungsapparates als potentieller Krankheitsfaktor. Vortrag a. d.

2. Kongreß der Internat. Ges. f. Man. Med., Salzburg, 3.–7. 9. 68, Man. Med. 7 (1969) 77–84

–, Bericht über die Jahrestagung der Gesellschaft für Physiotherapie der DDR: »Fragen der Reflextherapie«, vom 7.–9. 7. 1970, Heiligendamm. Z. Physiother. *23* (1971) 73–75

–, Entwicklung und Stand der Manuellen Therapie in der DDR. Z. Physiother. (Lpz.) *25* (1973) 299–302

–, Manuelle Mobilisationsbehandlung der Extremitätengelenke. Leitfaden der Untersuchungs- und Behandlungstechniken. Volk und Gesundheit, Berlin 1973 (3. Aufl. 1983)

–, Bericht über das Symposium der Sektion.für Manuelle und Reflextherapie in der tschechoslowakischen Gesellschaft für Rehabilitation vom 14.–16. 6. 72 in Košice, Z. Physiother. *26* (1974) 61–66

–, Neurologie und Bewegungssystem – Aspekte der Manuellen Therapie. Psychiat., Neurol., med. Psychol. *28* (1976) 193–211

–, Befunderhebung und Therapiewahl in der Krankengymnastik vertebragener Beschwerden. Z. Physioth. *28* (1976) 197–200

–, Hypermobilität, Einteilung und diagnostische Kriterien. In: H. D. Neumann, H. D. Wolff, Theoretische Fortschritte und praktische Erfahrungen der Manuellen Medizin. Konkordia GmbH für Druck u. Verlag, Bühl 1979, 154–158

–, Konstitutionelle Hypermobilität als Zeichen einer zentralen motorischen Koordinationsstörung. Man. Med. *22* (1984) 116–121

–, und *B. Kunz*, Funktionelle Befunde an der Halswirbelsäule bei Atlasberstungsfraktur nach Jefferson. Beitr. zur Orthop. u. Traumatol. *21* (1974) 200–204

–, und Mitarb., Kinesitherapie bei spondylogenen Störungen – Schmerzsyndromen infolge funktioneller (reversibler) Störungen des Bewegungssystems. Z. Physiother. *27* (1975) 235–240

–, *J. Wiechmann* und *U. Gomolka*, Vorschlag für einen gestuften Test zur Beurteilung des Bewegungstypes (Steifheit – Hypermobilität). Z. Physiother. *28* (1976) 95–112

–, *E. Eckardt, A. Liess* und *T. Sachse*, Migräne – Ansatzpunkte für Reflextherapie. In: E. G. Metz, G. Badtke, Manuelle Therapie, Tagungsber. Potsdam 28. –31. 1. 1980, Wissenschaftl.-Techn. Zentrum der Pädagogischen Hochschule »K. Liebknecht«, Potsdam 1980, 177–186

–, –, –, –, Reflextherapie bei Migränekranken. Man. Med. 20 (1982) 59

Sachse, T., und *J. Sachse*, Muskelbefunde bei chronisch obstruktiven Atemwegserkrankungen. In: K. Lewit, G. Gutmann, Funktionelle Pathologie des Bewegungssystems. Rehabilitácia Suppl. 10–11, Obzor, Bratislava (1975) 98–106

–, –, Verspannungsbefunde am M.levator scapulae. Z. Physiother. *28* (1976) 149–152

Säker, G., Schädeltrauma und Halswirbelsäule. Dt. med. Wochenschr. *79* (1955) 547–550

–, Die Morbidität an Lumbago-Ischias, Münchner med. Wochenschr. *104* (1957) 1151

–, Schädeltrauma und neurologische Konsultation. Ärztl. Praxis *12* (1960) 919

Salez Vasques, R. F. Palomar Collado und *G. Espadaler Medina*, Neuroophthalmological syndromes associated with cervical spondylosis. Rev. esp. otoneuroophthalm. *15* (1957) 83–84; 169–188

Sandberg, L. B., Atlas und Axis. Hippokrates, Stuttgart 1955

Sautier, P., HNO, HWS und Chirotherapie. Ärztl. Praxis *29* (1977) 320–323

–, Stellungnahme zum Memorandum zur Verhütung von Zwischenfällen bei gezielter Handgrifftherapie an der Halswirbelsäule. Man. Med. *17* (1979) 103–104

Schildt, K., Untersuchungen zum Entwicklungsstand der Motorik bei Kindergartenkindern. Dipl. Arbeit Bereich Medizin der Humboldt-Univ., Berlin 1974

–, Untersuchungen zum Entwicklungsstand der Motorik bei Kindergartenkindern. In: K. Lewit, G Gutmann, Funktionelle Pathologie des Bewegungssystems. Rehabilitácia Suppl. 10–11, Obzor, Bratislava 1975, 166–170

–, Erfahrungen in der Therapie des Sudeck-Syndroms unter besonderer Berücksichtigung der postisometrischen Relaxationsmobilisation. In: E. G. Metz, G. Badtke, Manuelle Therapie, Tagungsber. Potsdam 28.–31. 1. 1980. Wissenschaftl.-Techn. Zentrum der Pädagogischen Hochschule »K. Liebknecht«, Potsdam 1980, 101–105

–, Funktionelle Therapie von Sprunggelenksfrakturen unter manualtherapeutischen Gesichtspunkten. In: E. G. Metz, G. Badtke, Manuelle Therapie, Tagungsber., Potsdam 28.–31. 1. 1980. Wissenschaftl.-Techn. Zentrum der Pädagogischen Hochschule »K. Liebknecht«, Potsdam 1980, 112–117

–, Funktionelle Therapie von Sprunggelenkfrakturen unter manualtherapeutischen Gesichtspunkten. Man. Med. *20* (1982) 137

Schiller, F., Spinal irritation and osteopathy. Bull. Hist. Med. *14 1971)* 250–266

Schilling, F., J. P. Haas und *M. Schacherl*, Die spontane atlantoaxiale Dislokation (Ventralluxation) des Atlas) bei chronischer Polyarthritis und Spondylitis ankylopoetica. Fortschr. Röntgenstr. *99* (1963) 518–538

Schlegel, K. F., und *M. Diercks*, Haltungsforschung im Röntgenbild. Z. Orthop. *88* (1957) 4; 451

Schlentzka, W., Gegenindikationen der chiropraktischen Behandlung. Dt med.Wochenschr. *81* (1956) 1803–1812

Schliack, H.,Akute und chronische Rückenmarkschädigungen beim zervikalen Bandscheibenvorfall. Dt. med. Wochenschr. *82* (1957) 767–770

–, Wirbelsäule, vegetatives Nervensystem und innere Organe. Orthop. Praxis *9* (1973) 98–107

Schmidt, R. F., Physiologie und Pathophysiologie von Nociceptoren und Schmerzen im Wirbelsäulenbereich, In: Moderne Schmerzbehandlung, Beiträge zur Anaesthesiologie und Intensivmedizin 7. Hrsg. H. Bergmann, J. Bischko et al. W. Maudrich, Wien, München, Bern 1984, 62–72

Schmitt, H. P., Manuelle Therapie und Halswirbelsäule. Man. Med. *16* (1978) 71–77

Schmorl, G., und *H. Junghanns*, Die gesunde und die kranke Wirbelsäule in Röntgenbild und Klinik. Thieme, Stuttgart 1953

Schneider, R. C., Chronic neurological sequellae of acute trauma to the spinal cord. J. Bone & Joint Surg. *41 A* (1959) 449–456

–, und *E. C. Crosby*, Vascular insufficiency of the brain stem and spinal cord in spinal trauma. Neurology *9* (1959) 643

Schneider, W., J. Dvořák und *T. Tritschler*, Ausbildungskonzept für Manuelle Medizin in der Schweiz, 1983. In: Manuelle Medizin heute. Hrsg. H. Frisch. Springer, Berlin Heidelberg, New York, Tokyo 1985, 20–37

Schobert, H., Sitzhaltung, Sitzschäden, Sitzmöbel. Springer, Berlin–Göttingen–Heidelberg 1962

–, Rehabilitation von Wirbelsäulenerkrankungen unter Berücksichtigung der Behandlung im Wasser. Phys. Med. u. Rehabilität. *8* (1967) 7–9

Schoenig, H. A., A radiological study of the changes of the cervical articular mass with age. Arch. Phys. Med. u. Rehabilität. *44* (1963) 303

Schön, D., Röntgenologische Untersuchungen über die Morbidität der Halswirbelsäule und deren klinische Wertigkeit. Klin. Wochenschr. (1956) 897

Schönberger, M., und *K. Hellmich*, Sakroiliakalverschiebung und Skoliose. Hippokrates *35* (1964) 476–479

Schröter, G., Die Bedeutung von außergewöhnlicher Haltung und Belastung für die Entstehung von Abnutzungsschäden der Wirbelsäule. Beitr. zur Orthop. Traumatol. *18* (1971) 250

Schmuckmann, W., Spondylolisthesis und Pseudospondylolisthesis im Kindesalter. Beitr. zur Orthop. u. Traumatol. *15* (1968) 543–545

Schuler, H., Kopfschmerzen in der Schule. Praxis Kinderpsychol. u. Kinderpsychiat. *15* (1966) 301–303

Schuler, B., Rückenmuskulatur, zervikale Syndrome, manuelle Therapie. Wirbelsäule in

Forsch. u. Praxis, Bd. 26, Hippokrates, Stuttgart (1963)

Schultz, K. P., Die Periarthritis coxae. Z. Orthop. *106* (1969) 110

Schulze, A. J., Über die Fehlanwendung chiropraktischer Behandlungsmaßnahmen. Med. Welt *45* (1962) 2379

Schwarz, E., Internistische Indikationen der manipulativen Therapie. Man. Med. *8* (1970) 25–31

–, Kardiovertebrale Syndrome. Schweiz. Rdsch. Med. (Praxis) *21* (1972) 710–712

–, Herz und Wirbelsäule. Schweiz. Rdsch. Med. (Praxis) *24* (1973) 770–773

–, Manuelle Therapie und innere Medizin. Schweiz. Rdsch. Med. (Praxis) *63* (1974) 837–841

–, Manual-therapeutische Kasuistik aus einer internistischen Praxis. Man. Med. *14* (1976) 52–57

–, Schmerzprobleme. Man. Med. *15* (1977) 52–54

–, Zur Frage des Epikondylitis-humeri-Syndroms. Man. Med. *16* (1978) 17–18

Scoville, W. B., und G. Corkill, Lumbar disc surgery. Technique of radical removal and early rehabilitation. J. Neurosurg. *39* (1973) 265–269

Šebek, V., Preventivní a léčebná ženská tělovýchova. Die präventive und therapeutische Gymnastik der Frau. Českoslov. Gynekol. *26* (1961) 11

–, und A. Pauková, Tělovýchova při juvenilních menorrhagiìch. Die Gymnastik bei jugendlichen Menorrhagien. Českoslov. Gynekol. *26* (1961) 45

Šedivec, V., und Z. Válentová, Syndrom bolesti v páteři u depressivnich nemocnych. Das Syndrom Wirbelsäulenschmerzen bei depressiven Kranken. Českoslov. Psychiat. *63* (1967) 406–409

Seidel, A., Muskelfehlsteuerung und ISG-Distorsion. Phys. Med. u. Rehabil. *7* (1966) 250–253

–, Beckenstellung, Wirbelsäulenstatik und Körpergewichtsverteilung. Man. Med. *7* (1969) 100–112

–, Die Coxarthrose – Pathogenese und Klinik. Man. Med. *8* (1970) 133–139

Seidl, K., Wert und Grenzen der funktionellen Röntgendiagnostik der Wirbelsäule. Orthopädie *5* (1976) 217–223

Seifert, I., Kopfgelenksblockierungen bei Neugeborenen. 4. Kongreß d. Internat. Ges. f. Man. Med. Prag 9.–12. 10. 1974. In K. Lewit, G. Gutmann, Funktionelle Pathologie des Bewegungssystems. Rehabilitácia Suppl. 10–11, Obzor, Bratislava 1975, 53–57

–, Manualtherapeutische Aspekte bei der Hüftdysplasie. Beitr. Orthop. Traumatol. *28* (1981) 161

Seifert, K., Cervikal-vertebragene Schluckschmerzen in der Hals-Nasen-Ohren-Heilkunde – Die Zungenbeintendopathie. Man. Med. *19* (1981) 85

Selecki, B. R., The effect of rotation of the atlas on the axis. Med. J. Australia *1* (1969) 1012–1015

Sell, K., Spezielle manuelle Segment-Technik als Mittel zur Abklärung spondylogener Zusammenhangsfragen. Man. Med. *7* (1969) 99–102

–, Nomenklaturvorschläge zur manuellen Wirbelsäulen-Diagnostik und Therapie. Man. Med. *8* (1970) 3–5

Servít, Z., Vegetativní rovnováha člověka a její klinické vyšetrǒvání. Das vegetative Gleichgewicht beim Menschen und seine Untersuchung. Svoboda, Praha 1948

Seyfarth, Betrachtungen zur Pathogenese und Klinik des Zervikalsyndroms. Dt. Gesundh.-Wesen *21* (1966) 2227

Seyffarth, H., Überlastungskrankheiten im Skelettmuskelsystem. Physik.-diätet. Ther. *6* (1965) 51–57

–, Überlastungskrankheiten im Skelettmuskelsystem – Wirkungen von Injektionen in Myosen mit lokalen Anaesthetika. Phys. Med. u. Rehabilitat. *7* (1966) 247–249

–, Überlastungskrankheiten im Skelett-Muskel-System II. Phys. Med. u. Rehabilitat. *8* (1967) 84–86

Sèze, S. de, Étude radiologique de la dynamique cervicale dans le plan sagittale. Rev. Rhumat. *18* (1951) 3; 111–116

–, La Sciatique des adolescents. Rev. Rhumat. *4* (1957) 270

–, Sciatique paralysante. Sem. Hôp Paris *33* (1957) 1773

–, L'épaule douloureuse et l'épaule bloquée. Une étude anatomique et arthrographique. Ann. Med. Can. *90* (1961) 351–356

–, Etude sur l'épaule douloureuse I, II, III. Rev. Rhumat. *27* (1960) 323–327, 443–453; *28* (1961) 85–94

–, J. Robin und J. Levernieux, Vértébrothérapie par manipulation et vertébrothérapie par traction. Rcv. Rhumat. *11* (1948) 337

–, und Mitarb., Les manipulations vertébrales. Sem. Hôp. Paris *39* (1955) 2313–2322

–, und J. Welfing, Interprétation et intérêt du signe de Lasègue dans les sciatiques par hernie discale avec attitude antalgique latérale. Sem. Hôp. Paris *33* (1957) 1013

–, A. Hubault, M. Caroit und M. Weksler, Paralysies de l'épaule et ruptures de la coiffe des rotateurs. Rev. Rhumat. *34* (1967) 461

–, und A. Dijan, Röntgendiagnostik der Wirbelsäule, Thieme, Stuttgart 1969

–, P. Pialoux, P. Dreyfus, F. Legent, P. Narcy, J. J. Bertrand, S. Tomkiewicz et P. Fontelle, Le syndrome cervico-céphalique post traumatique, II. Le syndrome céphalique. Rev. Rhumat. *36* (1969) 365–372

–, *P. Dreyfus, Cl. Guérin* et *P. Prin*, Le syndrome cervico-céphalique, I. Le syndrome cervical. Rev. Rhumat. *36* (1969) 357–364

Shin-Ho Chung, und *A. Dickenson*, Pain, enkephalin and acupuncture. Nature *283* (1980) 243–244

Simon, H., und *H. Moser*, Manuelle Medizin und Oto-Rhino-Laryngologie. Man. Med. *11* (1973) 49–51

–, –, Der Zervikalnystagmus aus manual-medizinischer Sicht. Man. Med. *15* (1977) 47–52

Šimon, J.,Patofysiologie deformit u poliomyelitidy. Die Pathophysiologie der Deformitäten bei Poliomyelitis. Acta Chir. Orthop. et Traumatol. *27* (1960) 555–561

Simons, B., Röntgendiagnostik der Wirbelsäule. Jena 1951

Simons, D. G., Muscle pain syndromes, Amer. Phys. Med. *54* (1975) 289, *55* (1976) 15

–, Myofascial trigger points: A need for understanding. Arch. Phys. Med. & Rehabilitat. *62* (1981) 97–99

–, Myofascial pain syndromes due to trigger points: 1. Principles, diagnosis and perpetuating factors. Man. Med. *1* (1985) 67–71

–, Myofascial pain syndromes due to trigger points: 2. Treatment and single muscle syndromes. Man. Med. *1* (1985) 83–85

–, und *J. G. Travell*, Re: Myofascial trigger points, a possible expalnation. (Letter to the editor). Pain *10* (1981) 97

–, –, Myofascial origin of low back pain. Postgrad. Med. *73* (1983) 66

Sims-Williams, H., Controlled trial of mobilisation and manipulation for low back pain: Hospital patients. Brit. Med. J. *24.* November 1979, 1318–1320

Skládal, J., *K. Škavran, C. Ruth* und *V. Mikulenka*, Posturální funkce bránice (Die posturale Funktion des Zwerchfells). Českoslov. Fysiol. *19* (1970) 279–280

–, Bránice člověka ve světle normální a klinické fyziologie (Das menschliche Zwerchfell im Lichte der normalen und klinischen Physiologie) Akademia No 14, Praha 1976

Škorpil, V., und E. Zvěřina, Několeré elektrofysiologické nálezy u diskopatií. Gewisse elektrophysiologische Befunde bei Diskopathien. Českoslov. Neurol. *27* (1964) 281

Skrzypczak, J., und *K. Stössel*, Klinische Gesichtspunkte bei der Beurteilung von Fehlbildungen der kranio-vertebralen Übergangsregion. Dt. Gesundh.-Wesen *23* (1968) 401–408

Smith, R. A., und *M. V. Estridge*, Neurologic complications of head and neck manipulation. J. Amer. Med. Assoc *182* (1962) 5; 5–8

Snijders, Ch. J., On the form of the human spine and some aspects of its mechanical behaviour. Acta Orthop. Belg. *35* (1969) 584–594

–, On the form of the human thoracolumbar spine and some aspects of its mechanical behaviour. Drukkerij Uitgeverij VAM, Eindhoven 1970

–, und *A. J. Bonne*, On the form of the human spine. Biomechanics, July 23. 1963.

Sobotka, P., Vliv komprese zadních míšních kořenů na meziobratlové ploténky u králíka. Der Einfluß der Kompression der hinteren Rückenmarkswurzeln auf die Bandscheibe beim Kaninchen. Acta Univ. Carol. Med. *2* (1956) 603–620

–, Vliv dráždení zadních kořenu na činnost srdce. Der Einfluß der Reizung der hinteren Rückenmarkswurzeln auf die Herztätigkeit. Acta Univ. Carol. Med. Suppl. *9* (1959) 83–87

Sollmann, A. H., Röntgenganzaufnahmen der Wirbelsäule. Münchner med. Wochenschr. *97* (1955) 1365

–, Vorläufige Ergebnisse der lumbalen Wirbelsäulenkinematographie. Asklepios *6* (1965) 275–277

–, 5 000 Jahre Manuelle Medizin. T. Marczell, Puchheim 1974

–, und *H. Breitenbach*, Röntgenanalyse und Klinik von 1000 seitlichen Röntgenganzaufnahmen. Fortschr. Röntgenstr. *94* (1961) '704

–, *M. Trapp* und *Kolb*, Die Osteolyse des Kieferwinkels und ihre kausalpathogenetische Bedeutung für wirbelsäulenbedingte Nervenwurzelerkrankungen, Med. Welt *20* (1969) 1622–1624

Solonen, K. A., The sacroiliac joint in the light of anatomical, roentgenological and clinical studies. Acta Orthop. Scand. Suppl. *27* (1957)

Sommer, F., und *K. Reinhardt*, Über Verstellungen und Verdrehungen an der Wirbelsäule, ihre Röntgensymptomatologie und ihre Bewertung als Ursache vertebragener Krankheitserscheinungen Fortschr. Röntgenstr. *88* (1958) 301

Šourek, K., und *I. Fusek*, Syndrom akutního stlačeni bederní míchy zpředu. Das Syndrom der akuten Lumbalmarkkompression von vorne. Českoslov. Neurol. *24* (1961) 295

Soyka, D., Basiläre Impression. Fortschr. Röntgenstr. *98* (1963) 483–488

Speranskij, A. D., Njervnaja trofika i tjeorii i praktike mediciny. Der Einfluß des Nervensystems auf die Trophik in der Theorie und Praxis der Medizin. Sborník za redakce A. D. Speranského, Leningrad 1934

Spišák, J., Bedeutung des Segments C2–3 im klassischen Bild des akuten Torticollis. Man. Med. *10* (1972) 133–135

–, Výskyt akútnych ústrelov v oblasti krčnej chrbtice. Inzidenz des akuten Schiefhalses Fysiat. a Reumatol. Vestnik *50* (1972) 292

Spokojnaja, V. A., Vlijanie paranazalnych sinusitov na tečneje šejnogo osteochondrosa. Der Einfluß paranasaler Sinusitiden auf den Verlauf der zervikalen Osteochondrose. Osteochondros pozvonočnika, Novokuzněck I (1973) 66–69

Šráček, J., und J. Škrabal, Neurasthenie und Funktionsstörungen der Wirbelsäule. Man Med. *13* (1975) 106–110

Stahn, H., Der kombinierte Einsatz von Reizstromtherapie und Manueller Therapie. In: E. G. Metz, G. Badtke, Manuelle Therapie, Tagungsber., Potsdam, 28.–31. 1. 1980, Wissenschaftl.-Techn. Zentrum der Pädagogischen Hochschule »K. Liebknecht«, Potsdam 1980, 50-55

Stapel, R., Erfahrungen mit der Manuellen Therapie in der Sportmedizin und Sporttraumatologie. Z. Physiother. *28* (1976) 145–147

Starý, O., Poznámky k patogenese a léčení výhřezu krčích meziobratových destíček. Bemerkungen zur Pathogenese und Therapie der zervikalen Bandscheibenvorfälle. Neurol. a Psychiat. Čs. *16* (1953) 204

–, Reflexní vasomotorické poruchy při nociceptivním kořenovém dráždění u diskopatií. Die reflektorischen vasomotorischen Störungen bei nozizeptiver Wurzelreizung bei der Diskopathie. Neurol. a Psychiatr. Čs. *17* (1954) 179

–, Některé otázky patogenese dikogenní nemocí. Fragen der Pathogenese bei der diskogenen Erkrankung. SZdN, Praha 1959

–, Migréna. Die Migräne. Speciální neurol. SZdN 1961, 642

–, Bolest a problémy její objektivisace. Der Schmerz und seine Objektivierung. Univ. Carol. Pragensis. Inaugur. des Rektors der Karlsuniversität. Univ. Karlova 1967

–, und *Š. Figar*, Působeni podmíněně reflexnich vilvů na následky traumaticky a mechanicky vyvolaných výhřezů meziobratlových destiček. Der Einfluß bedingt reflexorischer Mechanismen auf die Folgen von traumatisch und mechanisch bedingten Bandscheibenvorfällen. Československ. Neurol. *23* (1960) 351

–, –, Die Reflexwirkungen nozizeptiver Reize im Bewegungssegment. H. D. Wolff, Man. Med. u. ihre wiss. Grundlagen. Physikal. Med. Heidelberg 1970, 84–89

–, –, und Mitarb., Analýza poruch vázomotorikkých reakcí u lumbosakrálnich syndromů. Die Analyse vasomotorischer Reaktionen bei den lumbosakralen Syndromen. Československ. Neurol. *27* (1964) 214

–, –, und *K. Lewit*, Étude polyrhéographique des syndromes radiculaires d'origine méniscale. Exc. med.: 6th Internat. Congr. of Neurology (1957) 85

–, –, –, Polyrheografické reakce u sensitivnich radikotomií při discogenni nemoci. Die polyrheographischen Reaktionen nach sensibler Radikotomie bei Bandscheibensyndromen. Acta Univ. Carol. Med. *1–3* (1958) 5; 236–254

–, *B. Dechsler, H. Hladká* und *O. Nevšímal*, Patofysiologie paravertebrálních svalů u akutnich diskogenních syndromů. Die Pathophysiologie der paravertebralen Muskulatur bei akuten lumbalen Bandscheibensyndromen. Čas Lék. čes. *94* (1955) 339. Žurnal něvropatol. i psichiat. im. Kors. *55* (1955) 728

–, *K. Obrda, J. Pfeiffer* und *M. Beránková*, Polyelektromyografické sledování poruch proprioceptivní analysy v začatečnich fázích vertebrogenního onemocnění dětí. Polyelektromyographische Untersuchungen propriozeptiver Störungen in der Initialphase vertebragener Störungen bei Kindern. Československ. Neurol. *27* (1964) 219

Steglich, H. D., Bericht über manuelle Therapie bei Asthmakranken. Symposium über »Wirbelsäule und innere Krankheiten«, Karlovy Vary. 16.–19. 6. 1971

–, Zur Druckbelastung des Stützgewebes durch manualtherapeutische Techniken. In: K. Lewit, G. Gutmann, Funktionelle Pathologie des Bewegungssystems. Rehabilitácia Suppl. 10–11, Obzor, Bratislava 1975, 58–59

Stein, K., Aspekte krankengymnastischer Therapie der Coxarthrose. Man. Med. *10* (1972) 8–12

Steinbrück, K., und *G. Rompe*, Hochleistungssport – planmäßig erworbene Hypermobilität. Man. Med. *18* (1980) 62–64

–, –, und *H. Tilscher*, Manuelle Medizin und Sport. Man. Med. *21* (1983) 38

Steinadler, A., Kinesiology. Thomas, Springfield 1958

Steinert, R., Osteochondrosis in the cervical spine. Radiology *65* (1955) 412

Steinová, K., Léčebný tělocvik u krčnich diskopatií. Heilgymnastik bei zervikalen Diskopathien, Československ. Neurol. *26* (1963) 94

–, Cílená rehabilitace reflexních poruch hybnosti. Die gezielte Rehabilitation reflektorischer Störungen der Bewegungen. Prakt. Lék. *46* (1966) 60–62

Steinrücken, H., Chirotherapeutisch beeinflußbare Krankheitsbilder. Hippokrates 1980

–, Der pseudoanginöse Herzschmerz. Z. Allg. Med. *56* (1980) 18–28

Steinrücken, H., I. Sacher und P. Betz, Untersuchungen über das Costovertebralsyndrom mit pseudoanginöser Symptomatik bei Patienten einer kardiologischen Spezialklinik. Man. Med. *22* (1984) 54

Stejskal, L., L'influence facilitative et l'influence inhibitive de la respiration sur l'activité musculaire. Europa Mediophys. *3* (1967) 1–6

–, Postural reflexes in theory and motor reeducation. Academia, Praha 1972

–, Five suggestions for manipulative treatment based upon a study of postural reflexes. In: K. Lewit, G. Gutmann, Funktionelle Pathologie des Bewegungssystems. Rehabilitácia Suppl. 10–11, Obzor, Bratislava 1975, 171–176

Stenwers, H. W., Un »Stellreflex« du bassin chez l'homme. Arch. Néerland. de Physiol. de l'homme et de l'anim. *2* (1918) 669–673

Štěpánek, P., und V. Štěpánek, Ostruha patni. Der Kalkaneussporn. Fysiat. a Reumatol. Vestnik *45* (1967) 228

Stern, F. H., Coccygodynia among the geriatric population. J. Amer. Geriatric. soc. *15* (1967) 100–102

Stevens, A., und *E. Gielen*, Manual medicine and miners. In: K. Lewit, G. Gutmann, Funktionelle Pathologie des Bewegungssystems. Rehabilitácia Suppl. 10–11, Obzor, Bratislava 1975, 240–246

Stiles, E. G., Muskelenergietechnik (MET): Therapeutische Grundsätze und praktische Anwendung. In: Manuelle Medizin heute. Hrsg. H. Frisch, Springer, Berlin, Heidelberg, New York, Tokyo 1985, S. 150–156

Stoddard, A., Manual of osteopathic technique, Hutchinson, London 1961

–, Manual of osteopathic practice. Harper a. Row, New York and Evanstone 1969

–, Cervical spondylosis and cervical osteoarthrosis. Man. Med. *8* (1970) 31–33

–, Scheuermann's disease or spinal osteochondrisis. J. Bone & Joint Surg. *61* B. I. (1979), 56–59

Stofft, E., Die menschliche Halswirbelsäule. Man. Med. *8* (1970) 133–139

–, Bau und Funktion der Iliosakralgelenke. In: H. D. Neumann, H. D. Wolff, Theoretische Fortschritte und praktische Erfahrungen der Manuellen Medizin. Konkordia GmbH für Druck u. Verlag, Bühl 1979, 318–324

Středa, A., Osteonekrose im Hüftgelenk. Radiol. Diagn. *5* (1964) 61

–, Idiopatická a sekundární nekróza kyčelního kloubu. Die idiopatische und sekundäre Nekrose des Hüftgelenks. Českoslov. Radiol. *22* (1968) 41–46

–, Participation of osteonecrosis in the development of severe coxarthrosis. Acta Univ. Carol., University Karlova, Praha 1971

–, Spondylosis hyperostotica Českoslov. Radiol. *27* (1973) 228–237

–, und *M. Králová*, zu den Unterschieden zwischen der idiopatischen Nekrose und einer Nekrose bei der primär chronischen Arthritis im Hüftgelenk. Z. Rheumaforsch. *24* (1965) 259–271

–, *J. Glücksmann* und *A. Šusta*, Morfologické a funkčni změny na páteři u členů filharmonie. Morphologische und funktionelle Veränderungen an der Halswirbelsäule bei Philharmonikern. Českoslov. Radiol. *26* (1972) 325–331

Sturm, A., Wirbelsäule und Nervensystem. Acta Neurovegetativa *17* (1958) 1–2; 107

Sunderland, S., Traumatised nerves, roots and ganglia; musculoskeletal factors and neuropathological consequences. In: I. M. Korr, The neurobiologic mechanisms in manipulative therapy. Plenum Press, New York, London 1978, 137–166

Süsse, H. J., und *K. Pfeiffer*, Periarthritis humeroscapularis und Epikondylitis humeri bei Osteochondrose der Halswirbelsäule. Dt. Gesundh.-Wesen *29* (1952) 911

Sutter, M., Beitrag zur Kenntnis des spondylogenen pseudoradikulären Syndroms L_1. Man. Med. *11* (1973) 6–9

–, Versuch einer Wesenbestimmung pseudoradikulärer Syndrome. Schweiz. Rdsch. Med. (Praxis) *63* (1974) 842–845

–, Wesen, Klinik und Bedeutung spondylogener Reflexsyndrome. Schweiz. Rdsch. Med. (Praxis) *64* (1975) 1351–1357

–, Rücken-Kreuz- und Beinschmerzen beim funktionell instabilen Becken. Therapeut. Umschau (Rev. Thérapeutique) *34* (1977) 452–457

–, Diagnostische Weichteilpatienten des Bewegungsapparates. Man. Med. *21* (1983) 120

Švehla, F., Úvod k neurologii chůze. Einführung in die Neurologie des Gehens. SZdN, Praha 1950

–, Naše zkušenosti s diskopatiemi. Unsere Erfahrungen mit der Diskopathie. Prakt. Lék. *32*: 19 (1952) 443

–, Kořenové lumboischialgie při onemocnění kloubu sakroiliakálním. Wurzelischias bei Erkrankungen des Sakroiliakalgelenks. Prakt. Lék. *33* (1953) 84–85

–, Význam krevního oběhu pro vznik nemoci michy, jejich adnex a páteře. I. Akutni diskogenni myelopatie. Die Bedeutung des Blutkreislaufes in der Pathogenese von Erkrankungen des Rückenmarks, seiner Adnexe und der WS. Die akuten diskogenen Myelopathien. Českoslov. Neurol. *23*(1960) 7: 458

–, Význam porušeného žilního oběhu pro vznik kořenových bolestí, meningopatií a spondylopatií. Die Bedeutung von Störungen des venösen Kreislaufs in der Genese von Wurzelschmerzen, Meningopathien und Spondylopathien. Českoslov. Neurol. *24* (1961) 6; 418

–, und *J. Vinař*, Neurologické projevy při deformující spondylose. Neurologische Symptome bei der deformierenden Spondylose. Cas. Lék. Česk. *80* (1941) 1511

Symon, L., und *P. Lavender*, The surgical treatment of cervical spondylotic myelopathy. Neurology (Minn.) *17* (1967) 117–127

Taptas, J. N., Zervikalaffektionen und Kopfschmerzen. Münchner med. Wochenschr. *107* (1965) 1865–1873

Taylor, A. R., Vascular factors in myelopathy associated with cervical spondylosis. Neurology *14* (1964) 62–68

Tepe, H. J., Die Häufigkeit der Osteochondrose im Röntgenbild der Halswirbelsäule bei 400 beschwerdefreien Erwachsenen Fortschr. Röntgenstr. *85* (1956) 659–663

Terrahe, K., Schwindel und Gleichgewichtsstörungen beim oberen Zervikalsyndrom. Therapiewoche *29* (1979) 1392–1396

Terrier, J. C., Manipulationsmassage. Hippokrates, Stuttgart 1958

–, Betrachtungen zur manipulativen Wirbelsäulentherapie. In: Wirbelsäule in Forsch. u. Praxis, Bd. *26*. Hippokrates, Stuttgart 1963 62–67

–, Indikationen und Kontraindikationen der Manipulativen Therapie. Orthop. Praxis *4* (1968) 128–135

–, und E. *Hausamann*, Die manipulative Wirbelsäulentherapie, ein medizinisches und standespolitisches Problem. Praxis (1965) 511–514

Tesařová, A., Diagnostik von Beweglichkeitsstörungen der Wirbelsäule durch Inspektion der Wirbelsäule während der Atmung. Man. Med. 7 (1969) 29–34

Thabe, H., Die Elektromyographie als Befunddokumentation bei der Therapie von Kopfgelenks- und Kreuzdarmbeingelenksblockierungen. Man. Med. *20* (1982) 131

Thalheim, W., Der Wert des Schoberschen Zeichens für die Untersuchung der Lendenwirbelsäule. Z. Physiother. *26* (1974) 283–285

–, Die Differentialdiagnose wichtiger Funktionsstörungen im Beckenbereich. Beitr. Orthop. u. Traumatol. *22* (1975) 430–434

–, Die schmerzhafte Schulter. Beitr.-Orthop. u. Traumatol. *25* (1978) 129–133

–, Die Behandlung des funktionsgestörten Iliosakralgelenks bei der Coxarthrose. In: K. Lewit, G. Gutmann, Funktionelle Pathologie des Bewegungssystems. Rehabilitácia Suppl. 10–11, Obzor, Bratislava 1975, 86–90

Thibaut, A., und R. Dorthu, L'examen direct de la colonne lombosacrée dans le diagnostique des hernies discales sciatalgiques. Ann. de Radiol. 6 (1963) 1/2, 173–186

Tichy, H., K. *Seidel* und G. *Heidelmann*, Lehrbuch der Rheumatologie. Volk und Gesundheit, Berlin 1962

Tilscher, H., Das obere Quadrantensyndrom. Orthop. Praxis *15* (1979) 196–200

–, Möglichkeiten der Rehabilitation bei Funktionsstörungen des Achsenorgans. In: M. Berger, F. Gerstenbrand und K. Lewit, Schmerzstudien 6, Schmerzen und Bewegungssystem S. 225. G. Fischer, Stuttgart, New York 1984

–, Zweckmäßiger Aufbau des klinischen Untersuchungsganges bei neuroorthopädischen Erkrankungen im Bereich der Lenden-Becken-Hüftregion. In: D. Hohmann, G. Kügelgen und M Schirmer, Neuroorthopädie 2, Lendenwirbelsäulenerkrankungen mit Beteiligung des Nervensystems, S. 63. Springer, Berlin, Heidelberg, New York, Tokyo 1984

–, Indikationen und Erfolgsaussicht der Manualtherapie bei Funktionsstörung des Iliosakralgelenkes. In: D. Hohmann, G. Kügelgen und M. Schirmer, Neuroorthopädie 2, Lendenwirbelsäulenerkrankungen mit Beteiligung des Nervensystems, S. 573. Springer, Berlin, Heidelberg, New York, Tokyo 1984 Nomenklatur. In: Moderne Schmerztherapie, Beiträge zur Anästhesiologie und Intensivmedizin 7. Hrsg. H. Bergmann, H. Bischko et al. W. Maudrich, Wien, München, Bern 1984, S. 13–22

–, und G. *Bogner*, Pain syndromes involving the locomotor apparatus – a possible manifestation of masked depression. In: P. Kielholz, Diagnostik und Therapie der Depression in der ambulanten Praxis. Huber, Bern 1975, 292–301

–, und F. *Gerstenbrand*, Ein Beitrag zur Rehabilitation von Wirbelsäulengestörten: Die Standardisierung von Wirbelsäulenübungen. Österr. Ärzte-Ztg. *27* (1972), 1162–1166

–, und O. *Oblak*, Untersuchungen von ehemaligen Jugendleistungssportlern. Orthop. Prax. *10* (1974) 339–342

–, und K. *Steinbrück*, Symptomatik und manualmedizinische Befunde bei der Hypermobilität. Orthop. Praxis *16* (1980) 100–102

–, P *Hieke*, H. *Zwerina* und M *Eder*, Ein Beitrag zum Problem »Schmerzentstehung durch Fehlhaltung«. Eine klinische Untersuchung von 27 Spastikern. Man. Med. *15* (1977) 85–89

–, O. *Bergsmann*, G. *Bogner*, H. *Chavanne*, H. *Kantor* und R. *Schmiedl*, Zum sogenannten sacpulohumeralen Syndrom. In: K. Lewit, G. Gutmann, Funktionelle Pathologie des Bewegungssystems. Rehabilitácia Suppl. 10–11, Obzor, Bratislava 1975, 226–232

Timm, H., Lockerung des Humeroulnargelenks bei Epikondylitis. Z. Orthop. *104* (1968) 280

Tissington Tatlow, W. F., und H. *Bammer*, Syndrome of vertebral artery compression. Neurology 7 (1957) 331

Tkačenko, S. S., O zakrytom odnomomentnom vpravrlenii ostrovo vypadenija mezpozwonotschnowo diska (Die unblutige einmalige Reposition eines akuten Bandscheibenvorfalls). Ortop. i Travmatol. 8 (1973), 46–47

Tlustek, H., und E. G. *Metz*, Karpaltunnelsyndrom und Reflextherapie. In: E. G. Metz, G. Badtke: Manuelle Medizin, Tagungsber., Potsdam 28.–31. 1. 1980, Wissenschaftl.-Techn. Zentrum der Pädagogischen Hochschule »K. Liebknecht«, Potsdam 1980, 187–194

Töndury, G., Beitrag zur Kenntnis der kleinen Wirbelgelenke. Z. anat. Entwicklungsgesch. *110* (1948) 568

–, Entwicklungsgeschichte und Fehlbildungen

der Wirbelsäule. In: Wirbelsäule in Forsch. u. Praxis, Bd. 7. Hippokrates, Stuttgart (1958)

Torklus, D., und *W. Gehlen,* Die obere Halswirbelsäule. Thieme, Stuttgart 1970

–, Zervikaler Kopfschmerz – Typenbildung I bis III. Orthop. Praxis *15* (1979) 730–733

Torres, F., und *S. E. Shapiro,* EEG in Whiplash Injury. Arch. Neurol. 25 (1961) 28–35

Tòth, A., Zur Geschichte der Traktionsbehandlung. Münchner med. Wochenschr. *112* (1970) 479–486

Townsend, E. H., Mobility in the upper cervical spine in health and disease. Pediatrics *10* (1952) 567–573

Tracey, D., Joint receptors – changing ideas. TINS *1* (1978) 63–65

Travell, J., und *S. H. Rinzer,* Myofascial genesis of pain in the neck and shoulder girdle. Postgrad. Med., *11* (1952) 425–434

–, Myofascial trigger points: Clinical view. In J. J. Bonica and D. Albe-Fessard: Advances in pain research and therapy, Vol. 1, Raven Press, New York 1976, 919–926

Travell, J. G., Identification of myofascial trigger point syndromes: a case of atypical facial neuralgia. Arch. Phys. Med. & Rehabilitat. *62* (1981) 100

–, und *D. G. Simons,* Myofascial pain and dysfunction. The trigger point manual. Williams and Wilkins, Baltimore 1983

Tütsch, S., und *P. Ulrich,* Wirbelsäule und Hochleistungssport bei Mädchen (Beobachtung der Entstehung einer Spondylolisthesis). Sportarzt u. Sportmedizin *1* (1975), 7–11

Uehlinger, E., Strukturwandlungen des Skeletts im Ablauf des Lebens, bei der Über- und Unterbelastung und bei metabolischen Erkrankungen. Nova Acta Leopoldina NF *35* (1970) No. 194, 217–237

Unrein, H. D., Über die Luxatio nervi ulnaris. Dt. Gesundh.-Wesen *21* (1966) 680–682

Unterharnscheidt, F., Das synkopale cervikale Vertebralsyndrom. Nervenarzt *27* (1956) 481

–, Über Syndrome mit synkopalen Anfällen bei Affektionen der occipito-cervickalen Region. Z. Orthop. *91* (1959) 395

–, Injuries due to boxing and other sports. Handbook of clinical Neurology, Bd. 23, P. J. Vinken und B. W. Brown, North-Holland Publishing Co. 1975, 527–593

Unworth, A., und *D. Dawson* und *W. Wight* Cracking joints, a bioengineering study of cavitation of metacarpo-phalangeal joints. Amer. I. Rheum. Dis. *30* (1971) 348

Uptom, A. R. M., und *A. J. Mc. Comas,* The double crush in nerve entrapment syndromes. Lancet *II,* August 1973, *7825*: 359–361

Ushio, N., M. Hinoki, S. Hine, S. Okada, Y. Ishada, S. Koike und *S. Shizuku,* Studies on ataxia of

lumbar origin in cases of vertigo due to whiplash injury. Agressologie *6 (14)* D (1973) 73–82

Uttl, K., Posuzování pracovní neschopnosti u kořenových syndromů, zvlaště diskogenních. Die Begutachtung der Arbeitsunfähigkeit bei Wurzelsyndromen insbesondere bei Bandscheibenläsionen. Zdrav. aktuality *102.* SZdN, Praha 1956

–, Příspěvek ke studiu výskytu vertebrogenních poruch. Beitrag zur Inzidenz vertebragener Störungen. Českoslov. zdravotn. *12* (1964) 317–322

–, On the incidence of discogenic disease (vertebrogenic disorders) with regard to work capacity. Rev. of Czechosl. Med *12* (1966) 116–121

Valeanu, C., Contribution a l'étude de l'anatomie fonctionelle de la colonne vertébrale cervicale. Timisoara Med. *17* (1972) 367–380

Valk-Fai, T., Analysis of the dynamical behaviour of the body whilst »standing still«. Agressologie *6* (14) C (1973) 27–35

Vecan, T., und *K. Lewit,* Plurisegmentale Funktionsstörung der Wirbelsäule als pathogenetischer Faktor bei einem Fall von Überleitungsstörung mit stenokardischen Beschwerden. Man. Med. *18* (1980) 79–82

Véle, F., Wirbelgelenk und Bewegungssegment innerhalb des Steuerungssystems der Haltemuskulatur. Man. Med. *6* (1968) 94–96

–, Die propriozeptive Informationsentstehung im Wirbelbogengelenk und die Verarbeitung dieser Afferenz. In: H. D. Wolff, Man. Med. u. ihre wiss. Grundlagen. Physikal. Med., Heidelberg 1970, 78–83

–, Muskelspannung und Schmerz, In: M. Berger, F. Gerstenbrand und K. Lewit, Schmerzstudien 6, Schmerz und Bewegungssystem S. 80. G. Fischer, Stuttgart, New York 1984

–, und *G. Gutmann,* Die Beeinflussung der Posturalreflexe über die Gelenke. Z. Physiother. (Lpz.) *23* (1971) 383–386

Verbiest, H., A radicular syndrome from developmental narrowing of the lumbar vertebral canal. J. Bone & Joint Surg. *36* (1954) 230

–, Further experiences on the pathological influence of a developmental narrowness of the bony lumbar vertebral canal. J. Bone & Joint Surg. *37* (1955) 576

–, Unilateral Lumbo-sacral radicular Symptoms due to sequestrated disc material in the spinal canal. Českoslov. Neurol. *31* (1968) 93–101

–, und *H. D. Paz y Geuse,* Anterolateral surgery for cervical spondylosis in cases of myelopathy or nerve root compression. J. Neurosurg. *25* (1966) 611

Veselský, J., L. Hudečková und *J. Mayzlik,* Zkušenosti s manipulačni léčbou lumbosakralgií v denní praxi závodni polikliniky. Erfahrungen mit der

Manipulationstherapie bei Lumbosakralgien in der täglichen Praxis einer Betriebs-Poliklinik. Acta Chir. Orthop. et Traumatol. Chechoslov. *35* (1968) 421–424

Viernstein, K., E. Hipp und *M. Weigert*, Diagnose und Behandlung des lumbalen Bandscheibenvorfalls. Z. Orthop. 101 (1966) 1–11

Vignon, G., und *G. Rendu*, La sciatique du sujet jeune. Rev. Rhumat. *20* (1953) 321

Vines, F. S., The significance of »occult« fractures of the cervical spine. Amer. J. Roentgenol. *107* (1969) 493–504

Vischnievski, A. V., Miestnoye obezbolivaniye po metodu polzuschtschevo infiltrata. Die Lokalanästhesie in Form und Flächeninfiltraten. Medgiz, Moskva 1956

Vitek, J., Cervikokraniálni algické syndromy. Die zervikokranialen algischen Syndrome. Prakt. Lék. *32* (1952) 407

–, Polyfunikuloneuritis spondylogenes. Thomayerova sbírka *336*, Praha 1955

–, Ateroskleróza mosková, hypertensní nemoc a cervikokraniálni syndrom zadního krčního sympatiku. Zerebralsklerose, Hochdruck und das zervikokraniale Syndrom mit Beteiligung der Arteria vertebralis. Československ. Neurol. *28* (1965) 228–234

–, Das zervikokraniale Syndrom des hinteren Halssympathikus und die Atherosklerose des Gehirns. Man. Med. *8* (1970) 13–18

Vogler, P., und *H. Krauß*, Periostbehandlung. Thieme, Leipzig 1953, 2. Aufl. 1975

Vojáčková, H., Pohybem ke kráse a zdravi pracující ženy. Durch Bewegung zu Schönheit und Gesundheit der werktätigen Frau. SZdN, Praha 1961

Volejník, V. et al., Rentgenové nálezy na krční páteři u 14–17ti letých mladistvých (Röntgenologische Befunde an der Halswirbelsäule bei 14–17jährigen Jugendlichen). Československ. neurol. a neurochir. *47* (80), (1984) 169

Vorbach, H., Beitrag zur Rehabilitation nach Herzinfarkt. Med. Welt *19* (1968) 1478

Voss, D. E., Proprioceptive neuromuscular facilitation. Amer. J. Phys. Med *64* (1967) 638

Wackenheim, A., Die Mittellinie am Schädel-Hals-Übergang. Die Intervestibuläre Mittellinie im frontalen Schichtbild in normalen und pathologischen Verhältnissen des Schädel-Hals-Überganges. Radiologie 6 (1966) 245–247

–, Whip-lash injury ou traumatismes indirect du rachis cervical. Bull. sci. méd. Luxemb. *105* (1968) 93–114

–, Céphalées, insertion orbito-oculaire asymétrique et dislocation transversale de la charnière cervico-occipitale. Sem. Hôp. Paris *44* (1968) 1233–1237

–, Kopfgelenkbereich. Einführung zum Thema. Man. Med. *23* (1985) 2–6

–, Diagnostic radiologique des formes congénitales, des formes intermittentes et des formes progressives de sténose du canal rachidien au niveau de l'atlas. Acta Radiol. Diagn. *9* (1969) 759–768

–, Les développements compensateurs au niveau de l'atlas. Ann. Radiol. *12* (1969) 689–693

–, Fracture de l'odontoide. France Med. *33* (1970) 253–255

–, Roentgendiagnosis of the cranio-vertebral region. Springer, Berlin–Heidelberg–New York 1974

–, und *E. Babin*, Exkursion extra-transversaire de l'artère vertébrale. La Press. Méd. *77* (1969) 1213–1214

–, und *J. P. Braun*, Weichteile, Stenose und Erweiterung am Atlas. Dt. Röntgenkongreß 1967. Thieme, Stuttgart 1968, 127–132

–, und *Fl. Lopez*, Etude radiographique des mouvements de C_1 et C_2 lors de la flexion et de l'extension de la tête. J. Belge Radiol. *52* (1969) 117–120

–, *E. Babin, M. S. D. Thiébaut* und *F. Lopez*, Une nouvelle épreuve fonctionelle pour l'exploration de la dynamique cervico-occipitale. Con. Med. *11* (1969) 7130–7136

Waghemaker, R., J. Dumoulinet und *E. Spy*, Le facteur musculaire dans la coxarthrose. Ann. Méd. Phys. 6 (1963) 263

–, A propos des manipulations. Echo méd. nord. Février 1952

Wála, J., Gymnastika. Die Gymnastik. Stát. pedag. nakl., Praha 1955

Walker, P. S., J. Sikorski, D. Dawson, M. D. Longfield, W. Wright und *T. Buckley*, Behaviour of synovial fluid on surfaces of articular cartilage. Ann. Rheum. Dis. *28* (1969) 1–14

Wall, P. D., The mechanics of pain associated with cervical vertebral disease. In C. Hirsch, Y. Zottermann, Cervical pain. Pergamon Press, Oxford 1972, 201–208

Wall, P. D., und *R. Melzack*, Textbook of Pain. Churchill Livingstone, Edinburgh 1983

Walsh, E. G., Standing man, slow rhythmic tilting, importance of vision. Agressologie *6* (14) C (1973) 79–83

Walton, J. (Ed.), Disorders of Voluntary Muscle, Inflammatory myopathies (polymyositis), S. 525–567. Churchill Livingstone, Edinburgh 1981

Walther, G., Beziehungen zwischen Osteochondrose der WS, Kalkstoffwechselstörungen und tetanoiden Syndromen. Med. Klin. (1958) 1009

–, Über Ursachen, Diagnose und Behandlung des Xiphoid-Syndroms. Therapie d. Gegenw. *99* (1960) 434–438

–, Klinische Bedeutung von Tendinosen und Tendoperiostosen der oberen Kostotransversalgelenke. In: Wirbelsäule in Forsch. u. Praxis, Bd. 25. Hippokrates 1962, 186–187

–, Zur Physiologie und Pathophysiologie der Rippenwirbelgelenke. Ärztl. Praxis 15 (1963) 1806–1809

–, Halswirbelsäule und Herz. Therapiewoche 13 (1963) 469–473

–, Brustschmerzen und Brustkorbwandschmerzen. Man. Med. 9 (1971) 56–61

Wearland, A., Die Chiropraktik und ihre Erfolge im Lichte der Menschheitsentwicklung. Humata, Bern–Freiburg–Salzburg 1950

Webb, J., und Mitarb., Protruded intervertebral disc in children. J. Amer. Med. Assoc. 154 (1954) 1153

Weber, E., Die Anwendung der manuellen Extension bei der konservativen Koxarthrosebehandlung. Beitr. Orthop. 21 (1974) 351–355

Weh, L. und Torklus, D., Das Gleitrippensyndrom. Man. Med. 22 (1984) 130–132

Weiant, C. W., und S. Goldschmidt, Medicine and chiropractic. Augustin, Glückstadt 1959

Weisl, H., The movements of the sacroiliac joint. Acta Anat. 23 (1954) 80

Werne, S., Studies in spontaneous atlas dislocation. Acta Radiol. Suppl. XXIII 1957

Werner, O., Degenerative Veränderungen der Halswirbelsäule und Blutdruckerhöhung. Barth, Leipzig 1958

Werner, S., Zur Neuroanatomie und Neuropathologie des Gelenks. D. Gross, Therapie über das Nervensystem, Bd. 7 (Chirotherapie – Manuelle Therapie). Hippokrates, Stuttgart 1967, 86–93

Wessely, B., und H. Tilscher, Atypische Gesichtsschmerzen bei Funktionsstörungen des cervico-okzipitalen Überganges. In: M. Berger, F. Gerstenbrand und K. Lewit, Schmerzstudien 6, Schmerz und Bewegungssystem S. 154. G. Fischer, Stuttgart, New York 1984

Wickström, G., Effect of work on degenerative back disease. Scand. J. Work, Environm. & health 4 (1978) Suppl. 1, 1, 1–12

Wilkinson, H. A., M. L. Le May und E. J. Ferris, Clinical and radiographic correlations in cervical spondylosis. J. Neurosurg. 30 (1969) 213–218

Wilson, Ch. B., und H. A. Norell, Absence of a pedicle in the cervical spine. Amer. J. Roentgenol. 97 (1966) 639

Windhorst, Ch., und E. Steger, Beschwerden im Kopfbereich bei veränderter Bißhöhe. Münchner med. Wochenschr. 115 (1973) 1385

Winer, C. E. R., Ergebnisse von Manipulationsbehandlungen bei Migräne. In: H. D. Neumann, H. D. Wolff, Theoretische Fortschritte und praktische Erfahrungen der Manuellen Medizin. Konkordia GmbH für Druck u. Verlag. Bühl 1979, 301–307

–, A surwey of controlled clinical trials of spinal manipulations. In: Aspects of Manipulative Therapy. Hrsg. Glasgow, E. F., Twomey, L. T., et al. 2. Ausg. Churchill Livingstone, Melbourne, Edinburgh, London, New York 1985, S. 97

Winter, E. de, La relaxation est-elle un mythe. Vie méd. 43 (1962) 123

–, Manipulations lombopelviennes. II. Bases physiopathologiques. Vie méd. 44 M. T. 2 (1963) 117–135

–, Manipulations lombopelviennes. III. Sémeiologie. Vie méd. 44 M. T. 6 (1963) 81–102

–, Manipulations lombopelviennes. IV. Clinique. Vie méd. 44 M. T. 7 (1963) 59–78

–, Manipulations lombopelviennes. V. Technique. Vie méd 44 M. T. 8 (1963) 81–94

Wolf, J., Chondrosynoviální blanka a její význam ve snížení tření a ochraně kloubních plošek. Die Chondrosynovialmembran und ihre Bedeutung für die Herabsetzung der Reibung und Schutz der Gelenkflächen. Sborník Lék. 48 (1946) 274–289

–, Die Chondrosynovialmembran als einheitliche Auskleidungshaut der Gelenkhöhle mit Gleit- und Barrierefunktion. H. D. Wolff, Man. Med. u. ihre wiss. Grundlagen. Physikal. Med., Heidelberg (1970), 16–36

–, und S. Havelka, Comparison of articular surface replicas in osteoarthrosis deformans and rheumatoid arthritis. »R« (1973) III, 4; 389–395

–, The reversible deformation of the joint cartilage surface and its possible role in joint blokkage. K. Lewit, G. Gutmann, Functional pathology of the motor system. Rehabilitácia Suppl. 10–11, Obzor, Bratislava 1975, 30–35

Wolff, H. D., Studien an der mittleren Halswirbelsäule. In: Wirbelsäule in Forsch. u. Praxis, Bd. 26, Hippokrates, Stuttgart (1968) 78–84

–, Die Rotation des Wirbels. Man. Med. 6 (1968) 37–39

–, Theorien manueller Medizin. Orthop. Praxis 4 (1968) 112–127

–, Das untere Zervikalsyndrom in der ärztlichen Praxis. Phys. Med. u. Rehabilitat. 11 (1970) 137–145

–, Wandlungen theoretischer Vorstellungen über die manuelle Medizin. Man. Med. 12 (1974) 121–129

–, Theorien der Gelenkblockierung (und der Manuellen Therapie). In: D. Gross, Funktionelle Störungen des Stütz- und Bewegungsapparates, Therapie über das Nervensystem, Bd. 12. Hippokrates, Stuttgart 1974, 106–116

–, Chirotherapie – Manuelle Medizin. Anmerkungen zu Theorie, Diagnostik und Indikation. Dt. Ärztebl. 76 (1979) 147–152

–, Komplikationen bei manueller Therapie der Halswirbelsäule. Man. Med. 16 (1978) 77–81

–, Abstand und Haftung. Man. Med. *17* (1978) 89–92

–, Neurophysiologische Aspekte der Manuellen Medizin, 2. Aufl. Springer, Berlin, Heidelberg, New York, Tokyo 1983

–, Manuelle Therapie und Kreuzschmerz. Therapiewoche *28* (1978) 5750–5756

–, Kontraindikationen gezielter Handgriffe an der Wirbelsäule. Man. Med. *18* (1980) 39–49

–, Die Stellung der manuellen Medizin in der Schmerztherapie, In: M. Berger, F. Gerstenbrand und K. Lewit, Schmerzstudien 6, Schmerz und Bewegungssystem S. 192. G. Fischer, Stuttgart, New York 1984

Wolff, H. G., Headache and other head pain. New York, Oxford Univ. Press, 1948

Wolter, M., Neurologische Aspekte des Schleudertraumas der Halswirbelsäule. Dt. med. J. *20* (1969) 279

Wood, P. H. N., und *E. M. Badley*, Epidemiology of back pain. In: M. I. V. Jayson, The Lumbar Spine and Back Pain, 2. Aufl., S. 29. Pitman Medical, London 1980

Worth, D. R., Kinematics of the craniovertebral joints. In: Aspects of Manipulative Therapy. Hrsg. Glasgow, E. F., L. T. Twomey et al. 2. Ausg. Churchill Livingstone, Melbourne, Edinburgh, London, New York 1985, S. 39

Worzmann, G., und *F. P. Dewar*, Rotatory fixation of the atlantoaxial joint. Radiology *90* (1968) 479–487

Wright, H. M., Progress in osteopathic research. A review of investigation in the division of physiological sciences. Kirksville College of osteopathy and surgery. J. Amer. Osteop. Ass. *61* (1962) 347–352

–, Sympathische Manifestationen von Störungen des Skelettmuskelapparates. D. Gross, Therapie über das Nervensystem, Bd. 7 (Chirotherapie – Manuelle Therapie) Hippokrates, Stuttgart 1967, 140–157

–, *I. M. Korr* und *P. E. Thomas*, Local and regional variations in cutaneous vasomotor tone of the human trunk. Acta Neuroveg. *22* (1960) 33–52

Wright, V., Hypermobile States. Man. Med. *19* (1981) 78

Wyke, B. D., The neurology of joints. Ann. Roy. Coll. Surg. Engl. *41* (1967) 25–50

–, Reflexsysteme in der Brustwirbelsäule. In: H. D. Neumann, H. D. Wolff, Theoretische Fortschritte und praktische Erfahrungen der Manuellen Medizin. Konkordia GmbH für Druck und Verlag. Bühl (1979), 99–100

–, Neurology of the cervical spine joints. Physiotherapy, March 1979, 72–76

–, The neurology of low back Pain, In: M. I. V. Jayson, The Lumbar Spine and Back Pain, 2. Aufl., S. 265. Pitman Medical, London 1980

–, Neurology of the cervical spine joints, Physiotherapy *65* (1979) 72

–, Articular neurology. Physiotherapy *58* (1972) 94

–, Morphological and functional features of the innervation of the costovertebral joints. Folia Morphologica, Prague *23* (1975) 296

–, und *P. Poláček*, Articular neurology – the present position. J. Bone & Joint Surg. *57 B* (1975) 401

Yaksh, T. L., und *T. A. Rudy*, Narcotic analgetics: CNS sites and mechanisms of action as revealed by intracerebral injection techniques. Pain *4* (1978) 299–359

Yates, C. A. H., Spinal stenosis. J. Royal Soc. Med. *74* (1981) 334–342

Yates, D. W., A comparison of the types of epidural injection commonly used in the treatment of low back pain and sciatica. Rheumatol. & Rehabilitat. *17* (1978) 181–186

Zadig, A., Die Verwendung des Dynamometers auf dem Gebiet der Betriebsgesundheitspflege. Man. Med. *16* (1978) 104–107

Zaumbauer, W., Röntgenanatomische und funktionelle Untersuchungen der Lendenwirbelsäule. Klin. Med. (Wien) *11* (1956) 256

Zbojan, L., Chrbtica a vnútorné orgány. Wirbelsäule und innere Organe. Vojen Zdravotn. Listy *39* (1970) 110–112

–, Postisometrische Relaxation gegen Gravitation. Mitteilung am Workshop des Symposiums »Wirbelsäule und Muskulatur«, Praha 5.–8. Mai, 1982

–, Zum Einsatz der Antigravitätsmethode in der Behandlung muskulärer Fehlsteuerungen und, Enthesopathien bei Sportlern. In: Manuelle Therapie, Tagungsbericht, 2. Gemeinsame Arbeitstagung der Sektion Manuelle Therapie in der Gesellschaft für Physiotherapie der DDR mit dem Wissenschaftsbereich Sportmedizin der Pädagogischen Hochschule »Karl Liebknecht«, Potsdam, 5.–8. 9. 1984, Hrsg. J. Buchmann, G. Badtke und J. Sachse, S. 51–67

–, und *G. Niepel*, Problematika úrazov krčnej chrbtice, ktoré vznikly pri autohaváriách. Problematik von Halswirbelsäulenverletzungen durch Autohavarie. Fysiat. a Rheumatol. Vestnik *50* (1972) 291–292

–, und *J. Líška*, Typické entezopatie vzieračov a ich liečba. (Typische Enthesopathien bei Gewichtshebern und ihre Behandlung) Lékař a tělesná výchova, September 1983, S. 43-48

Zeitler, E. Röntgenologische Differenzierung kompensierter und dekompensierter Bewegungseinschränkungen. Z. Orthop. *97* (1963) 218–222

–, und *H. Dietz*, Röntgenologische Funktionsdiagnostik der Lendenwirbelsäule und ihre Leistungsfähigkeit bei der Diagnostik und Lokalisation lumbaler Bandscheibenhernien. Fortschr. Röntgenstr. *102* (1965) 489–500

–, und *P. Markuske*, Röntgenologische Bewegungsanalysen der Halswirbelsäule bei gesunden Kindern und Jugendlichen. Fortschr. Röntgenstr. *96* (1962) 87

Zelenka, J., und *Vl. Janda*, Cervikovestibulárni syndrom. Das zervikovestibuläre Syndrom. Českoslov. Otolaryng. *8* (1959) 325

Zeller, H. J., und *G. Klawunde*, Zur Objektivierung der Manualtherapie als Reflextherapie und ihre Beziehung zu vegetativen und zentralnervösen Regulationsvorgängen. Z. Physiother. *26* (1974) 333–339

Zicha, K., Rehabilitation der rheumatischen Arthritis. Phys. Med. u. Rehabilitat. *7* (1966) 261–264

–, Die Therapie der Gelenkblockierung an den Extremitäten. D. Gross Therapie über das Nervensystem, Bd. 7 (Chirotherapie – Manuelle Therapie). Hippokrates, Stuttgart 1967, 353–359

–, Die rheumatische Wirbelsäule. Man. Med. *9* (1971) 62–64

–, Manuelle Therapie bei der Spondylitis ankylopoetica. Man. Med. *8* (1970) 97–104; *9* (1971) 117–120

–, *R. Hambach* und *M. Zabel*, Sklerosierende Behandlung im Tierexperiment – Prolotherapie. Man. Med. *16* (1978) 9–13

–, und *M. Zabel*, Proliferationstherapie bei Enthesopathien. Man. Med. *17* (1979) 101–103

–, und *W. Ruhrmann*, Erfahrungen mit isometrischen Übungen bei lumbosakralem Insuffizienz- und Schmerzsyndrom. Man. Med. *18* (1980) 110–113

–, –, Die Druckwellenmobilisation im Rahmen der physikalischen Therapie und Rehabilitation. Man. Med. *23* (1985) 68–72

Zukschwerdt, L., Unfallverletzungen der Wirbelsäule und Beurteilung ihrer Folgen. Dt. med. J. *3* (1952) 536

–, *F. Biedermann, E. Emminger* und *H. Zettel*, Wirbelgelenk und Bandscheibe. Hippokrates, Stuttgart, 2. Aufl. 1960

Zülch, K. J., Zur Genese der neurologischen Symptome bei zervikaler Osteochondrose. Die zervikalen Vertebralsyndrome. Thieme, Stuttgart 1955

Zunzunegui, J., Mesurations vértébrales chez 50 adults normaux. France Méd. *33* (1970) 19–25

Sachwörterverzeichnis

Abdominale Atmung 134
Abduktion 158, 159, 160, 162, 163, 176, 179, 219, 228, 253, 285, 286, 298, 299, 309, 311, 318, 423, 329, 334, 335, 338, 348, 376, 405, 407, 408, 452
Abduktionssperre 159
Abduktionsstörung 159, 407
Abduktoren 167, 273, 285, 306, 334, 335, 337
abduzieren 254, 325, 326, 339, 346, 347
abgeschwächt 273, 291, 295, 302, 310, 338
Abhärtung 461
abknicken, Abknickung 102, 134, 143, 213, 224, 263
Abkühlung 131
abrollen 166, *308, 309,* 339, 352
Abrollmechanismus 459
Absatz 462
Absatzerhöhung 202
Absatzunterlage 70
Abschwächung 134, 173, 179, 181, 183, 272, 278, 280, 281, 288, 289, 293, 294, 306, 309–311, 356, 373, 384, 391, 399, 440, 442
abstützen 258, 259, 262, 264, 276, 336, 339, 350, 352, 358, 364, 365–367, 383, 460
abwarten 210, 212, 228, 258, *312*
Abwehrbewegung, -mechanismus, -reaktion 166, 167, 192, 231, 450, 473
Abwehrspannung 188
abweichen, Abweichung 71, 72, 74, 76, 93, 96, 106, 135, 136, 165, 177, 249, 280, 302
Abwinkelung 62, 116, 124, 125, 164
Achillessehne 169, 181, 336, 337
Achillessehnenreflex 391, 386
Achselfalte 295
Achselhöhle 168, 219, 220, 252, 326, 327, 370, 439
Achsenorgan 19, 33, 44, 61, 130, 134, 158, 168, 191, 343, 467
Achsensprung 93
Adaptation 34, 35, 42
Adduktion 160, 176, 180, 324, 325, 331, 334, 335, 375
Adduktionstest 408
Adduktoren 139, 140, 167, 169, 181, 272, 273, 301, 335
adduzieren 141
Adhäsion 166
Adipositas 202
Adnexitis 374
affektbeladen 274
afferent 16, 59, 278
Afferenz 428
Aggravation 274

Agonist 271, 272
Akromioklavikulargelenk 39, 160, *220,* 221, 265, 267, 408
Akromion 161, 220, 408
aktive Bewegung 158, 179, 205, 310, 312, 344, 356, 376, 472
aktivieren, Aktivierung 270, 271, 275, 244
Aktivität 276, 277, 285, 301, 412
Aktualitätsdiagnose, pathogenetische nach GUT-MANN 18, 183, 204, 416
Akupunktur 27, 198, 199
Akupunkturpunkte 199
Akustikusneurinom 423
akut 184, 187, 190, 195, 233, 278, 356, 396, 433
Akutfall 193, 203, 212, 238, 474
Akutstadium 173, 203, 205, 269, 356, 386, 393, 449–452, 464, 466
akzessorische Schultergelenke 406, 408
Algomenorrhoe 374, 446
allergisch 60, 131, 411, 416, 417
Alltagsbewegung 344
Alter 190
alternieren 211, 246, 258, 275
Amplitude 231, 233
Amyotrophie 409
Analeptika 200
Analfalte 83, 133, 135, 295
Analgesie 196, 199
Analgetika 193, 199, 200
analgetisch 197, 312, 313, 317, 332
Anamnese *129,* 180, 187, 200, 371, 379, 411, 418, 438, 449, 454, 466, 469
anamnestisch 205, 389
Anästhesie 56, 57, 196, 266, 415
Anfangsstadium 396, 406, 407
Angina 131
Angina pectoris 440, 441
Angulus inferior (scapulae) 222, 290, 291
– costae 149–151, 173, 253, 255, 439
– superior (scapulae) 315
Ankylose 191
ankylosierende Spondylitis 18
Anlaufpein 373
Anomalie 52, 62, 76, 77, 82, 85, 86, 87, 91, 92, 98, 106, 119, 121, 128, 183, 186, 190, 266, 403, 413, 429
anpassen, Anpassung, Anpassungsprozeß 31, 61, 94, 100, 202, 258, 268, 270
anpassungsfähig, Anpassungsfähigkeit 61, 268, 270
Ansatz 140, 262, 316

Ansatzpunkt 54, 167, 168, 312, 313, 315, 320, 330, 373, 379, 449
anspannen 288, 331, 335, 338, 342, 345, 347, 353
Anspannung 276, 280, 302, 310, 313, 316, 317, 327, 338, 340, 341, 342, 346, 348, 351, 368, 383
Antagonist, antagonistisch 271, 272, 311
antalgisch 74
anteflektiert 158
Anteflexion 147, 157, 228, 238, 239, 246, 249, 250, 264, 294, 295, 297, 316, 326, 347, 361, 365, 414
Anteflexionsblockierung 246
Anteflexionskopfschmerz 127, *413*, 414, 416, 450, 451
Anteflexionsstellung 111, 116, 118, 119, 123
Anteflexionstest 175, 414
Anteposition 68, 69
anteroposteriore Aufnahme, Projektion 63, 70, 85, 87, 89, 92, 93, 99, 106, 107, 108, 121, 226
Anteversion 273, 301
Antidepressiva 187, 200
Antigravitationstechnik 313
Anulus fibrosus 30, 392, 479
Aphasie 148
Aponeurosis plantaris 169
arachnoidale Verwachsungen 431
Arachnoiditis 431, 432, 434
Arbeitsbelastung 465
Arbeitsbewegung 344
arbeitsfähig 467
Arbeitsfähigkeit 463, 465, 467, 468
Arbeitshaltung 272, 351, 373
Arbeitsstellung 308
Arbeitstisch 460
arbeitsunfähig 394, 466, 471
Arbeitsunfähigkeit 453, 454, *463–468*
ARNOLD-CHIARI-Malformation 120, 429, 432
A. basilaris 421, 423
A. spinalis anterior 433
A. vertebralis 33, 109, 177, 189, *424*, 425, 427, 449
Arteriosklerose 423, 424
Arthritis 160
Arthron 56
Arthrose, arthrotisch 99, 100, 158, 165, 206, 406
Aspirieren 266
Assimilationsbecken, hohes 52, 68, 69, 77, 79, 80, 83, 204, 373, 456
ästhetisch 302
Asthma bronchiale 439
Asymmetrie, asymmetrisch 106, 108, 115, 121, 128, 132, 133, 137, 156, 186, 345, 346, 411, 430
Ataxie 419, 421
Atemanhalten 212, 243, 270, 276, 317, 319, 326, 328, 330
Atemexkursion 150, 438, 439
Atemgeräusch 307
Atemmuskel 276, 277
Atemphase 275, 307
Atemsynkinese, Atmungssynkinese *211*, 212, 230, 257, 275, 317, 335

Atemtyp 277
Atemübung 344
Atemwelle 147, 180, 307
Atemwiderstand 439
Ätiologie 30
Atlantookzipitalgelenk 109, 110, 116, 119, 173
Atlas 106, 108, 109–113, 115–125, 154–157, 169, 183, 212, 261, 263, 264, 275, 317, 368, 412, 414–416, 438, 450
Atlasassimilation 120, 186, 430
Atlasbogen 109, 110, 111, 116, 120, 122–127, 158, 173, 181–183, 313, 314, 412–415, 428, 429
Atlasbogenschmerz 414
Atlasebene 111, 116, 123
Atlaskippen 119, 413
Atlasquerfortsatz 109, 156, 157, 183, 263, 264, 317, 415
Atlasrotation 122, 168
Atmung 150, 174, 182, 183, 210, 211, 275, 277, 306, 312, 340, 345, 351, 356, 440, 442, 462
–, abdominale 134
Atmungsrhythmus 248
Atmungsstereotyp 274, 277, 318, 355
Atmungstechnik 211
Atrophie 138, 391, 399, 400, 402, 409
atrophieren 273, 401
Attacke 130, 471
Atypie 185, 187
Auffahrttrauma 451
Aufheben 307, 308
Aufklappen 142
Aufnahmetechnik 106, 108
aufrecht 348, 356
aufrichten, Aufrichtung 143, 210, 211, 275, 277, 302, 345, *352*, 359, 377, 383
aufsetzen 287, 288, 339
Augenbewegungen 211
ausatmen 235, 243, 244, 257, 259, 263, 264, 312, 313, 315–317, 327, 330, 340, 352, 359, 364, 368
Ausatmung 210–212, 230, 233, 234, 237, 244–247, 252, 253, 258, 265, 274–276, 307, 312, 318, 319, 324, 326, 331, 335, 342, 356, 364, 368, 439
auseinanderprojizieren 83, 104
Ausfallerscheinungen 173, 389, 399, 403, 417
Ausgangsstellung 208, 210
Ausgleichssport 458
ausladen der Hüften 71, 73, 76, 133, 185, 240, 374, 383
Ausmaß 295, 296
Außenrotation, Auswärtsrotation 137, 159, 162, 228, 283, 284, 287, 300, 301, 324–326, 345, 347, 364, 405, 407, 408
Außenrotator 287
Ausstrahlungsschmerz 58, 173, 265, 266, 329, 385, 386, 389–392, 398, 402, 405, 442, 444
Austrittsstelle 412
Ausweichbewegung 143, 237, 383, 400

Auswertung 213
Autodermographie 58
autogenes Training 204
automatisch 212, 235, 258, 264, 271, 317, 336, 338, 345, 355, 356
Automatisierung 211, 312
Automobilisation 358
Automobilisationstechniken 205
Autotherapie 212
auxiliär 277
Axilla 319, 439
Axillarlinie 320
Axis 75, 101, 105, 106, 108–113, 115–122, 125, 127, 252, 254, 156, 157, 169, 182, 261, 263, 450
Axisbogen 190, 123, 415
Axisdornfortsatz 112, 142, 154, 156, 157, 169, 414, 429
Axisebene 111, 112, 114, 122, 123
Axiskörper 112, 115, 186
Axisrotation 112, *115*, 123, 126, 152
Axiszahn 116, 123, 124, 125, 128
Azetabulumrand 163, 377

BAASTRUPsches Phänomen 79, 87, 374
Balance, balancieren 67
Bänderansatz 199, 294
Bänderschmerz 175, 204, 313, *413*, 414, 445, 470
Bänderspannung 250
Bändertest 175, 199
Bandscheibe 30, 31, 34, 36, 37, 44, 46, 52, 54, 59, 74, 77, 78, 79, 83, 86, 88, 89, 90, 92–94, 99–101, 232, 240, 350, *383*, 400, 432, 459, *470*
Bandscheibendegeneration 100
Bandscheibenläsion 89, 186, 195, *383*, 453
Bandscheibenverdacht 366
Bandscheibenvorfall 30, 31, 33, 36, 47, 53, 61, 79, 132, 143, 186, 187, 199, 200, 206, 371, 382, 383, *389–395*, 399, 401, 433, 449, 466, *469–471*
Barriere 166
basiläre Impression 110, 111, *119*, 120, 186, 190, *429–431*, 433, 434
Basion 110, 111, 119, 124, 125, 415, 416
Basis 64, 70, 72, 76, 100, 201, 222, 223
Basislot 64, 67, 68, 76, 79, 133, 201, 372, 377
Basistherapie 191
Bauchatmung 275, 277, 306, 356
Bauchbinde 204, 462
Bauchhöhle 276
Bauchlage 147, 149, 150, 163, 164, 189, 224, 226, 233, 248, 253, 254, 277, 283, 284, 286, 307, 326, 338, 341, 352, 356, 361, *461*
Bauchmuskeln, Bauchmuskulatur 69, 79, 134, 167, 169, 181, 204, 210, 273, 274, 276, 277, 278, 281, *287*, 288, 302, 304, 306, 309, 311, 330, 339, 340–352, 361, 373, 385, 459
–, schräge 133, 301, 350
Bauerngriff 243
Becken, Beckengegend 47, 48, 50, 52, 64, 66, 70, 71, 79, 80, 83, 87, 108, 133–136, 137–143, 147, 150, 169, 173, 180, 181, 190, 201, 202, 204, 208, 221, 228, 229, 232, 235–241, 267, 268, 273, 283, 285–289, 295, 297, 301, 302, 308, 309, 328, 334, 339, 340, 344, 345, 347, 350, 352, 353, 359, 372, 374, 383, 397, 413, 443, 446, 447, 460
Beckenboden 276
Beckenfunktion 80
Beckengurt 204
Beckengürtel 72, 134, 267, 344, 345
Beckenhaltung 345, 349, 351
Beckenkamm 66, 70, 77–81, 83, 85, 135, 136, 139, 141, 142, 150, 167, 169, 233, 265, 267, 285, 334, 335, 376, 380, 381
Beckenkippung 462
Beckenmuskulatur 274, 347, 373
Beckenneigung 67, 69, 79, 302, 338, 361, 377
Beckenpalpation 180
Beckenring 79
Beckenringlockerung 82, 190, 374
Beckenschaufel 142, 331
Beckenschaukel 339
Beckenschiefstand 70, 71, *136*, 142, 346, 375
Beckentyp 76, 79, 80, 82, 86
Beckenverwringung 46, 48, 80, 81–83, 136–139, 142, 178, 194, *240*, *241*, 265, 267, *374*, 438, 442–446, 455
bedingter Reflex 270
Begutachter 463, 465
Begutachtung 437, *463–466*, 469, 471
Behandlungsbank 207
Behandlungstisch 208
Beinlängendifferenz 51, *71*, 134, 136, 142, 205, 289, 373, 381
Beinunterlage 191
Beinverkürzung 201
Beklemmung 440
Beklemmungsgefühl 318, 439
Belastbarkeit 294
Belastung 130, 133, 344, 377, 384, 384, 386, 389, 400, 402, 411, 449, 456, 460, *464–470*
Belastungsdifferenz 428, 429
Belastungspein 373
Belastungsprobe 302
Belastungsunterschied 133, 134, 136, 177, 179, 201, 202
Belichtungs(Expositions-)ausgleich 66, 108
Benommenheit 411
Berufsberatung 294
Berufserkrankung 471
Berufswahl 456
Betrachtung 74, *132*, 150
Beugekontraktur 163
Beuger 271, 272
Beurteilung 465, 466, 468–570
Beweglichkeit 457, 472
Beweglichkeitsstufe 294, 430
Beweglichkeitsuntersuchung 294

Bewegung 182, 211, 344, 458, 459, 464, 466, 474
–,aktive 158, 179, 205, 310, 312, 344, 356, 376, 472
–,passive 158, 159, 472
– gegen Widerstand 158
Bewegungsarmut 272, 458, 459
Bewegungsausmaß 32, 83, 112, 119, 149, 154, 166, 210, 280, 313
Bewegungsausschlag 297, 452
Bewegungseinheit 208
Bewegungseinschränkung 15, 16, 17, 32, 37, 39, 55, 61, 139, 140, 143, 144, 152, 154, 159, 163, 178, 182, 186, 193, 199, 214, 210, 405
Bewegungshemmung 43, 54, 142
Bewegungsimpuls 208
Bewegungsmuster 16, 20, 34, 38
Bewegungsregime 461
Bewegungsschablone 16
Bewegungssegment der Wirbelsäule 30, 36, 44, 45, 52, 55, 56, 59–61, 63, 70, 83, 115, 116, 125, 140, 146, 148, 151, 154, 155, 168, 192, 206, 209, 230, 260, 261, 275, 293, 312, 356, 357, 362, 365, 367, 368, 371, 384, 402, 424, 449
Bewegungssperre 274
Bewegungsstereotyp 212, 278, 339, 458
Bewegungsstörung 472
Bewegungsstudie 63, 89, 97, 104, 106, 116, 124, 293
Bewegungssystem 274, 275, 370, 371, 457, 458, 463, 465, 467, 471–475
Bewegungstest 308, 311
Bewegungstherapie 206
Bewegungstyp 457
Bewegungsverhalten 458
Bindegewebsmassage 166, 197
Biofeedback 339, 341, 352
Biomechanik 473
Bizepssehne 159, 161, 168, 323, 407
Blick 212, 235, 246, 275, 295, 312, 364, 267, 368
Blickbewegung 275
blicken 235, 244, 245, 259, 264, 313, 315–318, 327–329, 335, 368
Blickfeld 33
Blickrichtung 211, 245, 312
blockiert 96, 140, 143, 147, 157, 168, 169, 177, 209, 223, 231, 237, 239, 240, 241, 247, 249, 251, 253–255, 260, 261, 264, 312, 357, 364, 365, 414, 424
Blockierung, Wirbelblockierung 17, 18–20, 23, 32, 37–40, 43–56, 58–61, 63, 79, 94, 105, 106, 115, 116, 119, 124, 126, 128, 130–133, 139, 140, 142–144, 147, 150–156, 160, 164, 167–169, 177–196, 198, 204–206, 209, 210, 212, 218, 220, 225, 231, 235, 239–241, 252, 255, 263, 264, 266, 277, 286, 307, 312, 315, 318, 319, 323, 331–333, 338, 356, 357, 365, 372, 373, 378, 382, 384, 386, 387, 393–397, 400, 404, 408–410, 412, 414, 417, 424–428, 433, 437–440, 442–452, 455, 456, 470–472

Blockstellung 45, 88, 89, 94, 102, 104, 184
Blockwirbel 98, 100, 128, 186, 293
Blutegel 15
Blutversorgung 433
Bogengelenk 74, 75, 83, 85, 94, 146, 237, 239, 383
Bogenwurzel 84, 85, 87, 88, 90, 92, 93, 97, 99, 101, 109, 111, 123, 186, 392
Bone setter 24
Brachialgia paraesthetica nocturna 399
Brustatmung 275
Brustbein 160, 261, 440
Brustkorb 90, 91, 150, 169, 220, 221, 249, 250, 252, 273, 277, 281, 307, 324, 350, 356, 384, 461
Brustkyphose 67, 343
Brustwand 277
Brustwandschmerz 408
Brustwirbelsäule 83, 89, 91–94, 98, 101, 105, 108, 112, 147, 149–151, 155, 167, 180, 182, 196, 210, 230, 243, 248, 250–255, 266, 273, 275, 277, 286, 296, 297, 304, 307, 308, 320, 340, 342, 343, 349–351, 359–361, 365–367, 384–386, 443, 444, 464, 465
Bursa subdeltoacromialis 158, 159, 405, 407
Büstenhalter 461

Caput longum (m. bicipitis) 182
Catchergriff 259
Cauda equina 392
Chiropraktik, chiropraktisch 25, 28, 29, 62, 168
Chiropraktor 25–27, 36, 58, 189
Chirurgie 473, 475
Chondrosynovialmembran 40, 43
CHOPARTsches Gelenk 164, 223
chronisch 441, 464
chronisch-intermittent 129, 187, 202, 411
College of Osteopathic Medicine 25
Commotio cerebri 411, 449–452, 469, 470
Computertomographie 87, 200, 393
Conjugata vera 80
COSTEN-Syndrom 165

Darmbein 137
Darmbeinkamm 87, 136, 137, 302, 306, 383
Darmbeinschaufel 80, 81, 83
Darmbeinstachel 135–139, 141, 169, 265, 266, 285
darunterschlüpfen 407
Daumenballen 231, 250
Daumenballenatrophie 403
Daumengrundgelenk 162
Daumenkuppe 231, 362
Daumensattelgelenk 400
Deblockierung 412
Deckplatte 99, 186
Défense musculaire 32, 167, 436, 449
Degeneration 30, 31, 34, 59, 92, 470
degenerativ 30, 32, 47, 51–54, 60, 61, 94, 376, 382, 449, 452, 463, 471
Dehnbarkeit 166, 281, 295

dehnen 311, 312
Dehnung 198, 270, 313, 326, 413, 425
Dehnungsübung 344
DE KLEYNsche Probe (Test) 177, 178, 424, 426
Dekompensation 52, 61, 72, 203, 430, 431, 449, *464–466*, 470
Dekompensationserscheinung 452
Dekompression 414, 433
Dens axis 108, 110–112, 116, 120–123, 125, 186, 413, 415
Densaplasie 120
Densgelenk 112
Densspitze 415
Depression, depressiv 17–19, 132, 187, 407
Dermatom 55, 58, 166, 174, 372, 442
Dermographismus 166
Desorientiertheit 187
Destruktion 186
destruktiv 185, 189
diadynamische Ströme 198
Diagnose, diagnostisch 269, 278, 294, 371, 383, 385, 392, 394, 413, 437, 472, 474
Diagonale 182, 264, 298
Dickdarm 444
Differentialdiagnose 142, 371, 372, 379, 384, 399, 400, 402, 405, 411, 421, 424, 440, 443
differentialdiagnostisch 142, *183*, 184, 187, 445
direkte Technik 192
diskogen 37, 383, 389, 393, 466
Diskographie 392
Diskopathie 30
Diskrepanz 142
Dispensairebetreuung 195
distal 208
Distraktion 39, 192, 207, 209, 213–217, 219, 221, 222, 226, 227, 229, 230, 232, 234, 262
Distraktionstechnik 221
Dokumentation 63, 106, 213
Dominante 16
Doppelwaage 201
Dornfortsatz 74, 84, 85, 87, 90–93, 96, 98–101, 106, 109, 123, 143–149, 151, 152, 154, 157, 173, 175, 181, 182, 233–238, 243–247, 250–252, 259–266, 315, 328, 329, 366, 374, 387, 412, 442, 443, 445
Dornfortsatzasymmetrie 96, 105, 168, 169
Dornfortsatzreihe 88, 93, 133
Dornfortsatzschmerzen 142, 146, 328, 329, *374*, 383, 461
Dorsalfedern 157
Dorsalflexion 161–164, 215, 222, 226, 243, 256, 259, 271, 282, 297, 323, 325, 337, 338, 364, 391, 396
Dorsalgie 329
Dorsalverschiebung 144, 213, 365
Dorsopalmarverschiebung 213, 214
dorsoplantar 222, 223
dorsoventral 218, 220, 221, 237
Dreieckform des Spinalkanals 85

Drehschwindel 179, 418, 419
Drosselung 177, 189
Druck 141, 142, 145, 149, 152, 156, 199, 210, 212, 220, 226, 227, 231–233, 237, 239, 241, 243, 245, 248, 251, 254, 262, 263, 285, 292, 303, 312, 324, 331, 340, 351, 364, 370, 383, 411, 462
Druckdolent, Druckdolenz 317, 319, 330, 335, 376, 383
druckempfindlich 198, 243
Druckempfindlichkeit 445
drücken 262, 316, 323, 340, 352, 356
Druckkonus 180, 185, 387, 411
Druckmassage 197
Druckmobilisation 43, 209, 210, 253
Druckpunkt 139, 140, 141, 157, 161–163, 168, 169, 173, 319, 320, 408
Druckschmerz 334, 379, 408
druckschmerzhaft, Druckschmerzhaftigkeit 151, 160, 165, 168, 175, 183, 315, 326, 333, 376, 380, 414, 415, 439, 447, 452
Drucksteigerung 140
Dünndarm 444
Duodenalgeschwür 444
Duodenum 443
Dura mater 57
Durascheide 58, 266
Durchblutungsstörung 421, 423
dynamisch 34, 44, 61, 67, 68, 107, 128, 203, 205, 206, 270, 273, 277, 372
Dynamometer 293
Dysästhesie 397, 400, 402, 403, 408
Dysbalance, motorische 35, 200, 272, 273, 281, 309, 310, 456, 459
Dysmenorrhoe, dysmenorrhoisch 48, 49, 60, 445–447
Dyspnoe 439

efferent 16
Eigenkräfte 475
Eigenreflexe 395, 399
Eimerhenkelbewegung 92
einatmen 235, 243, 244, 259, 264, 312, 313, 315–318, 330, 335, 359, 364, 368
Einatmung 210–212, 230, 233, 234, 245, 253, 257, 258, 263, 275–277, 312, 318, 319, 320, 426, 327, 331, 356, 365, 368, 439
Einatmungsstellung 275
Einklemmung 37
Elektrodermatographie 37
Elektromyographie 37, 45, 56
elektromyographisch 276
Elektrostimulation 198
Elektrotherapie 15, 17
Ellbogen 369, 460
Ellbogengelenk 161, 173, *217*, 219, 297, 298, 320, 409, 410, 452
endokrin 60
Endstellung 140, 154, 166, 175, 177, 312, 360, 368

enger Spinalkanal, Wirbel- 87, 98, 201, 393, 432
Entbindung 129, 374, 446
Enterotom 59
Entlastung 352
Entlastungshaltung 350, 351, 357, 390, 460
Entlastungssitz 350, 351
Entlastungsstellung 177
Entschädigung 463, 469
entspannen 207–211, 228–230, 233, 243, 245,
    257, 274, 276, 289, 295, 311, 312, 319, 325,
    331, 334, 336, 349, 350, 351, 368, 393
Entspannung 55, 191, 210, 223, 228, 260, 275,
    310, 312, 313, 315–318, 323, 325, 329,
    331–334, 341, 344, 353, 354, 357, 359, 365,
    369, 406, 447
Entspannungsphase 315, 316, 321, 324, 327, 331,
    332, 337, 338, 346
entzündlich 183, 185, 188, 206, 473
Entzündung 54, 56, 62, 94
epidural 266, 393
Epiduralraum 392
Epidurographie 392
Epikondylalgie 60
Epikondylitis 179, 180, 217, 308, 320, 323, 399,
    403, 409, 410, 468
erblich 416
Erbrechen 419
ERBscher Punkt 169, 173, 318, 398, 401
Ermüdung 271–273, 279, 344
Ermüdungsfraktur 83
Ermüdungsschmerz 278, 294, 336, 372, 373
Erschlaffung 16
Erschütterung 268, 414, 456
Erste Rippe 151–153, 210, 254, 262, 318, 366,
    367, 400, 403, 408, 440
Erweiterung 277
Erythrozytensenkungsgeschwindigkeit 187
Etagensyndrom 310
Exazerbation 53
Exkursion 142, 153, 211, 308, 311
Expirationsstellung 150, 254
Extension 161–163, 181, 219, 249–251, 298, 321
Extensoren, kurze 182, 272, 281, 314, 320, 321,
    336, 347, 412, 414, 428
Extremitätenbewegung 270
Extremitätengelenke 37, 40, 129, 135, 142, 158,
    167, 203, 206, 208, 213, 293, 297, 356, 369,
    452, 474
Extremitätenmuskulatur 301
Extremstellung 37, 105, 140, 159, 208, 209, 236
exzentrisch 280, 339

fächerförmig 222
Familienanamnese 417
Faser 320
Faserknorpel 41
Fazettenschluß 250
Fazilitation 258, 259, 338, 352
– im Segment 37, 317

Fazilitations- und Inhibitionstechnik 210, 335,
    357, 358
Fazilitationsmethode 338
Fazilitationsstellung 341
fazilitatorisch 275
fazilitieren 199, 210, 211, 245, 339, 341, 368
federn, Federung 140, 141, 142, 146, 154, 186,
    209, 217, 220, 221, 226, 231, 233, 241, 242,
    358, 370, 375, 378, 409, 410, 452
Federungsprobe, Federungstest 140, 141, 161, 181,
    234, 247, 383
Fehlafferenz 428
Fehlatmung 310, 413, 417, 441
Fehlbelastung 43, 52, 54, 61, 201, 202, 269, 273,
    373
Fehlbewegung 44
Fehlbildung 120
Fehlfunktion 32, 43
Fehlhaltung 19, 43, 54, 273, 274, 278, 385, 410
Fehlstereotyp 465
Fehlsteuerung, muskuläre 18, 34–36, 44, 51, 129,
    134, 162, 175, 200, 205, 269, 270–273, 277,
    279, 281, 293, 302, 310, 343, 344, 370, 373,
    386, 395, 404, 410, 467
Femoralis-LASÈGUE 332
Femur 164
Ferse 282, 286, 288, 308, 336, 339, 341, 345, 347,
    351
Fersenbein 164, 224, 225, 338
Fersenbeinsporn 169, 337
Fersensitz 345, 359, 365
Fersensporn 181, 397
Fettleibigkeit 43, 190, 134, 203, 204, 279, 372,
    459, 461, 464
Fettpölsterchen 169
Feuchtigkeit 165
Fibula 163
Fibulaköpfchen 181, 227, 333, 334, 394, 395,
    397
fibulotibial 227
Fingerabdruck 42
Fingerbeuger 308, 399,
Fingerbeugerreflex 339, 401
Finger-Boden-Abstand 143, 178, 282, 294, 295,
    379, 383
Fingergelenke 162, 173
Fingerkuppe 231, 233
Fischwirbel 186
Fixation 56, 61, 131, 133, 139, 144, 208, 214, 220,
    232, 235, 236, 241, 244, 258, 274, 275, 280,
    297, 310, 341, 342, 352, 355, 357, 361–363,
    367, 373, 384, 409, 452
Fixatoren, besonders des Schultergürtels, obere
    und untere 181, 182, 273, 278, 290, 304, 308,
    310, 311, 312, 341, 343, 349, 352–354, 386,
    459
fixieren 139, 141, 144, 147, 152, 154, 180, 207,
    208, 211, 213, 216, 219, 221, 222, 225, 228,
    237, 245, 247, 259, 271, 283, 285–287, 295,

296, 299, 310–312, 315, 316, 318–320, 327, 334, 342, 343, 346, 347, 353, 354, 362, 367
Flachrücken 147
Flanke 288, 306, 356
Flaschenkorken 107
flektieren 144
Flektion 161–163, 181, 183, 190, 193, 227, 232, 234, 249, 283, 327, 338, 394
Flexionsstellung 273, 376
Flexoren 272, 281
Fokus-Film-Abstand 66, 87, 107, 108
Foramen arcuale (atlantis) 111
– arteriae vertebralis (costotransversarium) 106, 108, *109*, 123
– intervertebrale (Intervertebralforamen) 24, 30, 34, 52, 56, 69, 84, 85, 87, 93, 99, 101, 104, 192, 200, 390, 392, 398, 401, 433, 449
Foramen (occipitale) magnum 106, 110, 112, 120, 429, 430
Foramen magnum – Ebene 111, 112, 114–116, 123
– transversarium 95, 109, 425
forciert 210, 227, 394
Fraktur 52, 62, 184, 186, 203, 469
Freie Richtung 192
Friktion 232
Frontalebene 66, 70, 75, 83, 90, 92, 93, 95, 97, 115, 116, 339
frontale Projektion 109
frontaler Strahlengang 66
frozen shoulder 168, 220, *325*, 326, 405
Frühdiagnose 437
funktionell 18, 30, *58*, 274, 313, 375, 386, 388, 446, 452, 458, 464, 471
funktionelle Anatomie 62, 76, 83, 89, 94, 112, 124, 297
– Pathologie des Bewegungssystems 18, 472
– Röntgenanatomie 83
Funktionsbewegung *38–40*, 158, 160, 162, 164, 165, 208, 209, 230
Funktionsdiagnose, Funktionsdiagnostik 50, 62, 65, 106, 107, 123, 129, 143, 147, 150, 168, 265, 403, 437, 463, 473
Funktionsprüfung 168, 169, 186
Funktionslosigkeit 52
Funktionsstörung *16–19*, 25, 32–36, 44–49, 51–56, 60–63, 76, 87, 89, 92–94, 100, 101, 105, 113, 114, 121, 123, 124, 128, 129, 136, 139, 158, 161, 165, 168, 180, 181, 183, 187–191, 203, 230, 269, 270, 278, 293, 371–373, 384, 389, 393, 395, 400, 403, 412, 418, 423, 427, 429–431, 443, 445, 449, 453, 463, 466, *470–475*
Funktionssystem 301
Funktionsuntersuchung 26, 32, 58, 144, 150, 154, 181, 293, 437, 456
Fuß- und Zehenstrecker 336
Fußgelenke 395

Fußrolle 268, 397
Fußrotation 180
Fußrotationsgriff 397
Fußschmerz 397
Fußspitze 276, 345
Fußwölbung 135, 345
Fußwurzel 223, 224

Gallenblase 442
Gallenkolik 442, 443
Gallertkern 30, 31
Gang 181, 270, 273, 308, 345
Ganglion stellatum 196, 386, 401
Gasaustausch 274
Gefügelockerung, Gefügestörung 62, 88, 104
Gegenhalt, Gegenhalter 210, 252, 260, 263, 368
Gegenhaltertechnik 244
Gegenhalterübung 367
Gegenstand 190
gehen 279, 344, 347, 375
Gehörgang, äußerer 67, 101, 102, 134, 165
gekreuztes Syndrom, oberes, unteres 273, *309*, 310, 459
Gelenkbehandlung 188, 207
Gelenkbeweglichkeit 207
Gelenkblockierung 371, 455
Gelenkfläche 38, 40, 42, 46, 80, 83, 88, 95, 96, 109, 110, 115, 120, 128, 163, 192, 207, 261
Gelenkfortsatz 30, 46, 75, 83–85, 87–93, 98, 100, 104, 106, 154, 157, 173
Gelenkfunktion 19, 20, 39, 40, 158, 175, 196, 472
Gelenkkapsel 40, 43, 56, 80, 158, 175
Gelenkklaffen 250, 260
Gelenkknacken, Gelenkkrachen 20, 22, *23*, 40, 193, 207, 212, 236, 242, 249
Gelenkknorpel 40–42, 80
Gelenkkopf 208
Gelenkköpfchen 165
Gelenkmechanismus 240
Gelenkmobilisation 210, 312
Gelenkpartner 207, 208, 231, 232, 251
Gelenkpfanne 116, 118, 159, 161, 208, 228
Gelenkspalt 43, 74, 75, 80, 84, 85, 87, 90, 92, 93, 95, 99, *100*, 103, 104, 109, 110, 122, 160, 226, 413, 424, 425
Gelenkspiel 37, *38–40*, 42, 105, 140, 144, 158–165, 181, 207, 209, 213, 216–219, 221–224, 230, 234, 400, 405, 407
gelockert 267
Generalstreifen 391
genu recurvatum 134, 135, 273, 301, 345
genu valgum 455
genu varum 136, 455
gerade 211, 245, 258, 275, 249, 268
Geräteturnen 459
Gesamthaltung 132, 142
Gesamtbeweglichkeit 294
Gesäß 233, 239, 286, 288, 315, 330, 338, 376
Gesäßhälfte 135, 202, 324, 331, 332, 350, 364

Gesäßmuskeln, Gesäßmuskulatur 134, 181, 233, 243, 273, 281, 302, 309, 332, 338–341, 345, 349, 351, 379
Geschichte 24
Geschlechtsorgane 445
Gesichtfeld 183
Gewebsspannung 37
Gewichtsabnahme 377
Gewohnheitsbewegung 270
Gewohnheitshaltung 106, 356
gezielt 230, 232, 234, 258, 263, 265, 269, 278, 281, 310, 356, 362, 365, 384
Gipfel, Gipfelpunkt 251, 252, 329
glätten 226
Gleichgewicht *32*, 60, 67–70, 76, 272, 280, 351, 390, 419, *428*, 429, 458
Gleichgewichtserhaltung 67, *176*, 420, *428*, 429
Gleichgewichtsorgan 60, 133, 428, 429
Gleichgewichtsstörung *176*, 420, *428*, 429
Gleitbewegung, Gleiten 38, 208, 226
GLISSONschlinge 258
Glutäalfalte, Glutäallinie 133, 135, 137, 391
Glutäalmuskulatur 391
gotische Schulter 292
Greifen 182
Greifmechanismus 468
Grisselung 166
Grundfunktion (Hauptfunktion) der WS 32, 60
Gummiring 243
Gurt 219, 228
Gutachten 467–469
Gutachter 467
gynäkologisch 48, 49, *446*

Hackengang 391
Halbseitenzeichen 174
Hals, nach vorn geschobener 273
Halskrawatte 267
Halsmark 432
Halsmuskulatur 292
Halsrippe 92, 98, 402, 403
Halswirbelsäule 92, 94, 95, 98–102, 105, 106, 108, 110–112, 120, 121, 123, 130, 133–135, 140, 153, 154, 156, 157, 165, 168, 177, 180–182, 187, 189, 192, 193, 195, 230, 255–259, 261, 263, 273–277, 289, 297, 305, 308, 310, 318, 342, 349, 352, 367–369, 385–388, 406, 407, 410, 416–429, 432, 449, 450, 455, 456, 459, 460, 464, 465, 469, 471
Halswirbelsäulenblockierung 411
Halswirbelsäulenlordose 67, 95,
Halswirbelsäulenverletzung 450
Haltemuskeln, Haltemuskulatur 311, 342, 343, 345, 349
Haltung 130, 180, 182, *270*, 279, 294, 295, 301, 303, 304, 308, 311, 328, 350, 376, 458, 465
–, aufrechte 276, 277, 341, 413
–, schlaffe 68, 69, 79, 102, 134, 374
Haltungsbelastung 293, 294

Haltungsfehler 302, 306, 372, 455
Haltungsstereotyp 278
Haltungsstörung, Haltungsfehler 181, 273, 278
Hämangiom 185
Handgriff 20, 26, 178–192, 209, 227, 230, 232–237, 240, 243, 250–252, 255, 258, 261–264, 473
Handgrifftechnik 231
Handmuskeln 399
Handwurzel 141, 145, 146, 152, 181, 214, 216, 218, 220, 226, 227, 237, 243, 250, 259, 400, 402, 452
Handwurzelgelenke 161, 215
Handwurzelknochen 161, 182
Hängebauch 301
Hängelage 311
hängenbleiben 199
Hartspann, muskulärer 15–20, 146, 158, 167, 168, 179, 232, 233, 270, 272, 278, 289, 293, 311–314, 330–333, 357, 378, 379, 386, 393, 397, 403, 412, 413, 414, 417, 428, 438, 439, 441, 447, 449, 470
Hauptfunktion 181, 182
Hauptmuskel 284
HAUTANTsche Probe 46, *176*, *177*–179, 420, 423, 424, 428, 429
Hausaufgabe 339, 343, 357
Hautdehnung 17, *198*
Hautfalte 165, 198
Hauttemperatur 20, 21, 57, 166, 174, 179
Hautwelle 166
Hautwiderstand 57, 166, 179
HEADsche Zone 174
Hebel 231, 232, 235, 255
Hebelarm 209, 231
Hebelung 339, 352
Hebelwirkung 459
heben 130, 181, 213, 277, 288, 294, 330, 333, *351*–353, 355, 400, 409, 458, 460, 465, 468
Heilturnen 269, 271, 278, 279, 281, 310, 356, 395
hemmen 199, 245, 270, 272, 274, 275, 309
Hemmung 167, 200, 210, 272, 273, 281, 234, 287, 312, 338, 341
Herz 439, 440
Hiatus, zervikothorakal, lumbosakral 174, 266
Hierarchie 17, 59
Hilfstechniken 267
hindurchschlüpfen 233
Hinterhaupt 152, 154, 179, 313, 386, 411, 414–416, 429
Hinterhauptkondylus 106, 108, 109, 116, 118, 121, 157
Hinterhauptloch 110, 120
Hinterhauptschuppe 107, 108, 120, 415
Hinterkopf 258, 315, 327, 342, 386, 410
Hirndruckerscheinungen 189
Hirnhäute 431, 432
Hirnstamm 430, 431
Hirntumor 184, 185

Histamin 197
Hochatmung 181, 182, *277*, 306, 317, 341, 351, 355, 356, 386, 403, 417, 439
hocken 282
hochziehen 277
Hoden 445
Hohlrücken 459
Homöopathie 27
horizontales Becken 79
hormonal, hormonell 411, 416, 417, 446
Hüftbein 81, 82
Hüftbeuger 271, 273, 285, 302, 309, 338
Hüftbeugung 286, 287
Hüfte 133–135, 138, 140, 169, 202, 235, 239, 240, 273, 283, 286, 287, 333, 338, 358, 375
Hüftgelenk 66, 79, 83, 87, 134, 137, 139, 143, 145, 162, 167, 169, 175, 181, *227*, 228, 279, 283, 284, 300, 301, 306, 334–335, 340, 347, 358, 372, 375, 395
Hüftgelenkbeuger 181, 287, 339, 347
Hüftgelenkkopf 66, 67, 163, 173
Hüftgelenkpfanne 82, 137, 141, 163, 376
Hüftgelenkquerachse 68, 69, 202, 377
Hüftmuskulatur 283, 347
humeroradial 217
Humeroskapulargelenk 159, 181, *219*, 405, 408
Humeroulnargelenk 217, 218
Humerus 219
Humeruskopf 161, 219
Hydergin 200
Hydrokortison 196, 407, 410
Hypalgesie 173, 278, 391
Hypästhesie 173, 391, 397, 398, 399, 401
Hyperabduktionsphänomen, Hyperabduktionstest 138–140, 178, 241, 375, 403
Hyperalgesiezone 58, 131, 147, 174, 179, 180, 197, 198, 205, 386, 394, 436, 438–440, 442–445, 462
hyperalgetische Hautzone (HAZ) 15, 16, 18, 20, 55, 57, *166*, 379, 440
Hyperästhesie 173
Hyperextension 273, 283, 297, 300, 301, 338
Hyperlordose 87, 99, 100, 102, 120, 134, 135, 169, 237, 273, 278, 298, 301, 309, 338, 342, 348, 350, 377, 381, 459
Hyperlordosestellung 471
hyperlordosieren 376, 459
hypermobil 79, 83, 112, 144, 147, 181, 189, 196, 199, 200, 204, 237, 281, 294–300, 357, 362, 367, 374, 414, 458
Hypermobilität 31, 32, 36, 52, 56, 61, 69, 78, 89, 98, 104, 124, 125, 127, 128, 140, 142–144, 148, 150, 152, 153, 162, 169, 175, 189–191, 205, 273, 279, 281, *293–294*, 297, 301, 360, 371, 373, 385, 413, 415, 425, 445, 451, 452, 456, 459, 470
hyperton 379
Hypertonus 133, 147, 272, 311, 386
Hypertrophie 293, 294, 402, 403

Hypofunktion 273
hypomobil 294–300, 367, 368
Hypomochlium 148, 151, 166, 215, 216, 218, 222, 223, 251, 253, 321, 362, 365
hypoplastisch 100, 120
Hypothenar 403
hypoton 294
Hypotonie, Hypotonus 20, 22, 54, 138, 173, 187, 212, 293, 332, 391
hypotroph 210

idiomuskuläre Reizbarkeit 138, 173
idioneurale Reizbarkeit 200, 280
Iliakusspasmus 374, 378
Iliosakralblockierung *137–142*, 158, 167, *241*, *375*, 383
Iliosakralgelenk 39, 46, 76, 77–79, 81, 137–139, 142, 150, 161, 175, 181, 240, 241, 265, 358, *375*
Iliosakralgelenkmobilisation 186
Ilium 80, 81, 140
Immobilisation, Immobilisierung 203, 204, 206, 267, 428, 452
Impuls 207, 208
Indikation 19, 188, 190 *191*, 194, 195, 199–205, 265, 278, 395, 396, 404, 427, 473
Indikationsbereich 207
Indikationsstellung 28, 180, 183, 184, *188*, 267, 278, 474
indirekte Technik 192
individuelle Norm 67
indizieren 183, 193, 195, 206
infektionsabhängig 411
Infektionsherd 198
Infiltration 195–199, 205–207, *265*, 266, 323, 376, 382, 385, 394, 395, 400, 401, 406–408, 438
infiltrieren 199, 212, *266*, 267, 408
Infrarotphotographie 37
inkongruent, Inkongruenz 40, 80, 88, 163, 425
Inkoordination 271, 272, 279, 280, 284, 311
inkoordiniert 35
Innenrotation 159, 162, 163, 287, 300, 301, 325, 333, 334, 347, 376, 405, 408
Innenrotator 287
innere Erkrankung 55, 58–61, 174, 184, 372, 384, *436–438*, 473
inneres Organ 15, 45, *58*, 59, 169, 174, 436, 475
Insertionspunkt 17
Inspektion 106, 135, 150, 290, 292
Inspiration 150, 210
Inspirationsstellung 150, 254, 307
Instabilität 293
instrumentell 174, 179, 234, 258
Insuffizienz, ligamentär, muskulär 130, 177, 189, 203, 373, 384, 421, *464*
Internationale Föderation für Manuelle Medizin (FIMM) 29
interdigitale Hautfalte 57, 266, 394
Interkostalmuskeln 276
Interkostalneuralgie 384

intermittierende manuelle Traktion *233*, 394
Interphalangealgelenke 162, *213*, 222, 250
Interpretation 166
Interskapularmuskeln, Interskapularmuskulatur 168, 182, 274, 302, 310, 329, 354, 355, 408
Interskapularschmerz 329
Intervertebralforamen, Intervertebralkanal 95, 400
Intubation 456
Invalidität 454, 463
inverse plethysmographische Reaktion 37
Ischämie 440
ischämisch 440
Ischiaszwangshaltung 383, 390
Ischiokruralmuskulatur 143, 272, 273, 282, 284, 295, 309, 310, 333, 339
isometrisch 151, 159, 210, 211, 212, 218, 229, 233, 245, 259, 262, 280, 281, 312, 313, 324, 343, 345, 353, 362, 364, 368, 387, 406, 407
isotonisch 280

Jochbein 313, 314
joint play 39, 158
juvenile Osteochondrose 94, 100, 132, 184, *186*, 189

Kalkaneus 164, 223, 224
Kälte 198, 461
Kapitulation 203, 204
Kapselmuster *159*, 162, 164, 376, 405, 408
Karpalgelenke 40
Karpalknöchelchen 162, 215, 216, 370, 400
Karpaltunnel 399, 400
Karpaltunnelsyndrom 162, 182, 216, *399*, 400, 402–404
Karpometakarpalgelenk 214
Kaudakompression 31, 392
Kaudaläsion *396*, 397
kaudale Variante 77, 91, 92
Kaumuskeln, Kaumuskulatur 165, 168, 181, 183, *229*, *230*, 275, 313, 412
Keil 268
Keilform 186
Kennmuskel 181, 391
Kettenreaktion 16
Kieferklemme 165
Kinder (Kleinkinder, Schulkinder) 455
Kinderkopfschmerz 47
Kindesalter 195, 387, 457, 462
kindliche Rheumaerkrankung 100
kinematisch 63
kinesiologischer Status 279
Kippbewegung, kippen 105, 118, 162, 239, 268, 309, 328, 359, 361, 460
Kippmechanismus des Atlas 123
Kippung 273, 350
Klaffen 104, 226, 230, 236, 237, 242, 247, 351, 252, 262
Klaudikation 393
Klavikula 161

Kleidung 461
Klinik 371
Klivus 109–112
Klivus-Dens-Winkel 118, 125, 413
Klivusverkürzung 120
Knacken, Knaxen 221, 227
Kneten, Knetung 232, 256, 311
Knick, Knickbildung, Knickung 62, 88, 89, 104, 142, 156, 231, 251, 264
Knie 235, 242, 340, 345, 347, 352, 357, 358, 365, 391
Kniebeuger 271
Knie-Ellbogen-Lage 358, 359
Kniegelenk 79, 139, 163, 169, 181, *226*, 286, 300, 301
Kniegelenkbeuger 138
Kniekehle 224, 235, 236, 283, 361
Kniescheibe 164, *226*
Knotenpunkt 36, 72, 92, 233
Kochsalzlösung 265
Kokzygodynie 243, 332, *379*
Kollaps 188, 189
Kollateralband 227
Kombination *211*, 212, 232, 233, 264, 272, 281, 312, 326, 383, 384, 402, 443
kombinieren, kombiniert 246, 383
Kompensation 36, 48, 70–72, 75, 76, 79, 128, 154, 189, 289, 293, 310, 344, 350, 351
kompensatorisch 82, 93, 98, 102, 104, 135, 136, 301, 308, 350, 449
kompensieren 45, 51, 52, 61, 70, 71, 130, 154, 273, 373, 431
Komplex 205, 206
Komplikation 53, 58, 184, 189, 195, 389, 395, 425, 432, 436, 437, 464, 466
komplizieren, kompliziert 301, 306, 388, 399, 404, 429, 433, 463, 471
Kompression 26, 57, 59, 121, 389, 399, 401, 402, 430, 433
Kompressionserscheinungen 429
Kompressionsfraktur 186, 469, 470
Kondylus 110, 112, 115, 116, 120, 123, 263
Konkavität 75, 174, 180, 208
konservative Therapie 395, 400, 432–435, 472, 473
Konsistenz 165
Konstitution 52
konstitutionell 189, 281, 293, 294, 301, 414
Konstitutionstyp 281
Kontaktaufnahme 231
Kontaktgriff 25, 230–232, 243, 247, 249, 253
Kontakthand 232, 247, 248–250, 254, 255, 260, 261
Kontraindikation 178, 186, *188*–190, 194, 279, 452
kontraindiziert 192, 367
kontrahieren 276, 350
Kontraktion 262, 276, 284, 285, 312, 325, 339–341, 345, 346, 353, 355

Kontrastmittelverfahren 392, 397
Kontrolle 194, 201, 270, 344
Kontrollgruppe 440, 443
kontrollieren 202, 242, 337, 339−241, 365, 411
Kontrolluntersuchung 187, 193, 206, 441
Kontusion 203
Konvexität 73, 121, 152, 156, 157, 208, 231
Konvulsion 420
konzentrisch 280, 342
Koordination 280, 302, 340
Koordinationsstörung 281, 429
koordiniert 301, 302, 311, 312, 339, 341−345, 349, 352, 457
Kopfbeuger 292
Kopfdrehung 349, 424, 425, 433, 461, 465
Kopfgelenkblockierung 45, 46, 48, 50, 181, 189, 194, 425, *429*, 438, 443, 444
Kopfgelenke 32, 37, 45, 50, 94, 98, *106*, 108, 112, 113, 115, 116, 118, 119, 121, 124, 133, 136, 153−156, 168, 173, 175, 180−182, 190, 240, 241, 255, *263*, 273, 343, 350, 368, 369, 373, 386, 401, 414, 417, 425, 427, 429, 431, 438, 447, 450, 451
Kopfhaltung 110, 176, 292, 305, 308, 341, 343, 355, 412, 414, 420, 422, 424
Kopfkissen 369
Kopflot 64, 68, 69, 71, 72, 76, 79, 101, 202, 372, 377
Kopfrolle 414
Kopfrotation 151−154, 157, 260, 297, 424, 461
Kopfrückbeuge 313, 424, 425, 433
Kopfschmerzen 47, 48, 129−132, 171, 180, 187, 194, 278, *410*, 411−416, 420, 423, 430, 443, 446, 450, 466
Kopfseitbeuge 367
Kopfstellung 178, 189, 421, 424, 427, 428
Kopfvorbeuge 125, 130, 175, 177, 297, 310, 343, 413, 414, 456, 460, 465
Kopfvorhaltung 181
Kopfvornicken 343
Kopfwendung 305
Körperschwerpunkt 70, 308, 345, 352, 355
Körperstatik 182
korrigieren, Korrektion, Korrektur *106*, 107, 196, 201, 241, 265, 344, 345
Korsett 203, 204
kortikal 270, 274
Kortikoid 406
Kostoklavikulärsyndrom 402
kostosternale Synchondrose, − Verbindung 151, 182, 320, 439
Kostotransversalgelenk 75, 92, 408
Kostovertebralgelenk, Kostovertebralverbindung 92, 93, 385
Koxalgie 68, 139−143, 162, 163, 334, 335, *375*−377, 381, 383, 391
Koxarthrose 68, 69, 132, 163, 202, 229, 375, *376*, 377
krachen 23

Kraftfahrer 268, 456, 471
kräftigen, Kräftigung 343, 377, 457
Kraftregistrierung 140
Kragen, weicher 204
Krampf 395, 397
kraniale Variante 77, 91, 92
kraniokaudal 221, 226, 233
kraniozervikaler Übergang, Verbindung 45, 112, 121, 182
Krankenblatt 180
Krankengymnast(in) 97, 269, 274, 302, 305, 365, 385, *474*, 475
Krankengymnastik 15, 17, 18, 194, 197, 201, 202, 207, 269, 273, 274, 277, 356, 357, 370, 395, 404, 418, 435, 347, 472−475
krankengymnastisch 207, 294, 413, 475
Krankheitsfaktor 389
Krawatte 414
Kreuz, Kreuzgegend 48, 283, 372
Kreuzbein 46, 67, 70, 77−81, 85−89, 137, 138, 140−142, 147, 233, 241, 266, 372, 379
Kreuzbeinspitze 135, 241
Kreuzdarmbeingelenk 46, 80
Kreuzgriff 241, 247, 248, 253, 441
Kreuzschmerz 47, 48, 129, 131, 147, 169, 181, 268, *372*, 375, 379, 381, 383, 389−391, 443, 445−447, 453, 461, 464−466
Krümmungen der Wirbelsäule 67−70, 134, 184, 246, 252, 327, 329
Krümmungsscheitel 328
Kryotherapie 15
Kugelgelenk 162, 213
Kurzatmigkeit 277
Kurzwelle 198
kutiviszeral 59
Kunstfehler 190
Kyphose 74, 87, 94, 118, 135, 181, 182, 186, 211, 237, 239, 240, 251, 295, 301, 340, 349, 351, 369, 378, 429
Kyphosestellung 470
kyphosieren, Kyphosierung 151, 210, 233, 238, 244, 249, 266, 275, 302, 304, 340, 351, 359
kyphotisch 75, 76, 88, 101, 119, 147, 149, 233, 234, 238, 259, 328, 351, 357, 378, 398

labil 188, 190, 196
Labilität 274
labiles Gleichgewicht 67
Labyrinth 32, 33, 178, 428, 429
labyrinthär 419, 429
Labyrinthstörung 426
Lage 130, 178, *460*, 461
Lagerung 269, 280, 356, 357, 369, 394, 402, 411, 456
lagern 393
Lagerungsschwindel 420−422, 426
Lagewechsel 373, 383, 419
Lähmungserscheinungen 389
Lamina 84, 85, 92, 100, 111, 157, 158

Längsachse 233, 244, 251, 252
Langsitz 295
Längszug 238, 259
larvierte Depression 187, 209
LASÈGUEsche Probe (Zeichen) 138, 143, 173, 176, 178, 181, 190, 283, 332, 333, 375, 378, 379, 381, 383, 390, 391
Läsion 229
Last tragen 458
latente Skoliose 105
latenter Schwindel 427
Latenzperiode 449
Latenzzeit 313, 452
laterales Dreieck 109, 122
Lateralflexion, Lateroflexion 115, 116, 264, 275, 294, 297, 368
Lateralverschiebung 116
latero-lateral 213, 214, 226, 229
Lebensführung 201, 202, 213, 269, 377, *458*, 460–462
Leber 442
Lederriemen 267
Leiste 228
Leistengegend 175
Leistenregion 445
leistungsfähig, Leistungsfähigkeit 293
Leistungssport 458
Leistungssportler 456
Lendengegend 380
Lendenlordose 67, 79, 86, 135, 286, 302, 348, 390
Lendenwirbelsäule 83, 85, 87, 91, 92, 104, 108, 134, *142*–144, 149, 150, 180–182, 190, 195, 201, 211, 230, *232*–238, 251, 268, 273–275, 289, 294, 295, 302, 304, 308, 327, 340, 344–347, 349, 351, 359–362, 372, 378, 385, 397, 428, 445, 447, 460
Lesbarkeit 63, 106
Lichtvisier 107, 108
ligamentärer Schmerz 142, 169, *175*, 201, 204, 331, 373
Liegen 130, 136, 137, 143, 146, 155, 177, 181, 260, 261, 277, 288, 306, 344, 361, 362, 344, 362, 369, 375, *460*
Liegestütz 342
Ligamentum alare *112*, 115
– apicis dentis 112
– collaterale (mediale, laterale) 164, 169, 376
– coracoacromiale 159, 407
– cruciforme 112
– iliolumbale 79, 85, 175, 331
– iliosacrale 175, 331
– interspinale 90, 105, 149, 196, 265, *266*
– longitudinale posterius 112
– nuchae
– sacrotuberale 175
– transversum atlantis 112, 116, 413
– transversum carpi 400
LISFRANCsches Gelenk 164, 223
Liquor 266

Liquordruck 414, 432
locker lassen 210, 220, 257, 258, 259, 312, 316
lockern 264, 344, 413
Lockerung, ungezielt 194, 258, 360–362, 406, 462
Lockerungsbecken 77
Lockerungsgriff 243, 256
Lockerungsübung 356, 357
Locus minoris resistentiae 60, 449
Lokalanästhesie 15–18, 54, 312, 379, 409
Lokalanästhetika 199, 265, 323
Lordose, lordotisch 74, 76, 87, 109, 111, 119, 123, 134, 142, 147, 210, 233, 237, 239, 240, 243, 261, 273, 289, 295, 305, 310, 338, 345, 385, 429
lordosieren 268, 318, 340, 342, 349, 351, 359
Lösung von Blockierungen 48, 54, 63, 140, 177, 189, 191, 193, 196, 210, 220, 323, 326, 331, 332, 408, 412, 415, 424, 438, 447, 451, 452, 455
Lot 67, 69, 71, 133, 134
–, verschiebbares 64
LOVETT negativ (Skoliosen) 70, 74
– positiv (Skoliosen) 70, 73
LOVETTsche Regel 71, 73, 74, 237
Luftinfiltration 198
Luftkissen 204, 268, 374
Lumbago 31, 33, 38, 129, 134, 135, 186, 190, 195, 266, 356, 378, *381*–383, 389, 393, 445
Lumbalbereich 428
Lumbalpunktion 187
lumboischiadisch 397
Lumboischialgie, lumboischialgisch 74, 131, 447
lumbosakrales Segment, Übergang 66, 67–71, 76, 83, 85, 87, 89, 136, 142, 143, 146, 187, 201, 204, 240, 294, 304, 309, 331, 350, 378
Lumbosakralblockierung 138, 139, 142, 167, 238, 383, 445
Lumbosakralgelenk 139
lumbosakroiliakaler Übergang 45, 46, 61, 182, 445
Lunge 438, 439
Luxation 184, 186, 203, 469
Luxationshüfte 306

Magen 443
Magengeschwür 443, 444
Magnetopath, Magnetopathie 25
Malformation 413, 429, 430
maligne Erkrankung, Malignität 132
Manipulation, Manipulationsbehandlung, Manipulationstherapie 20–24, 26–30, 37, 40, 42, 47, 50, 51, 54, 58, 59, 61, 63, 106, 116, 125, 140, 178–180, 183, 185–191, 193, 195–197, 203–208, 212–215, 217, 221, 223, 225–230, 235, 237, 241, 242, 250, 252, 255, 260, 263, 265, 278, 356, 357, 370, 376, 382, 385, 388, 394–396, 399, 401, 412, 416–418, 423, 424, 426, 427, 431, 432, 435, 438, 447, 450, 451, 455, 456, *472*, 473
Manipulationsstoß 209, *212*–214, 225
Manipulationstechnik 73, 253
manipulieren 239, 425

manualtherapeutisch 63, 139, 143, 144, 180, 189, 195, 415
Manubrium sterni 408
manuelle Medizin 24, 26−29, 188, 189, 371, 463, 472, 474, 475
− Therapie 54, 58, 59, 105, 165, 178, 183, 184, 186, 188, 190, 193−195, 200, 208, 230, 240, 269, 382, 393, 404, 407, 408, 426, 429, 432−436, 440, 444, 446, 457, 458, 472, 474
− Traktion 195, 234
Massa lateralis 79, 85, 86, 109−112, 115, 266
Massage 15, 17, 20, 59, 167, 178, 179, *197*, 198, 205, 242, 256, 269, 270, 311, 344, 394, 473
Massagetechniken 232
Masseter 229
Mast 76, 78, 301
Mastverspannung der Wirbelsäule 76, 78, 79
Mastoid 157
maximal 210, 211, 243, 252, 264, 275, 312, 359, 364
Maximalpunkt 54, *166−169*, 195−198, 205, 265, 267, 386, 394, 398, 401, 436, 438, 439, 442, 443−445
mediale Aufhellung 109, 122
Mediokarpalgelenk 161
Medioklavikularlinie 320
Megatransversus 92, 98, 402, 403
Membrana tectoria 112
Menarche 48, 446
MÉNIÈRscher Anfall, Krankheit, Syndrom 33, *418−422*, 426, 427, 435
meningeale Blutung 187, 388, 411
Meningitis 292
Meniscus medialis 169
Meniskoid 37, 40, 42
MENNELLsche Tests 139
Menstruation 129, 372, *445−447*
Meralgia paraesthetica (nocturna) 397
Meridiane 198
Metakarpale 162, 182, 214−216, 266, 370
Metakarpalenköpfchen 213, 217
Metakarpophalangealgelenke 162, *213*, 222, 297
Metatarsale, Metatarsalknochen 22, 223, 266
Metatarsalgelenke 223
Metatarsalköpfchen 165, 169, 222
Metatarsophalangealgelenke 222
Metastase 186
Metrorhagie 446, 447
MICHAELISsche Raute 135
Mieder, elastisches 204
Migraine cervicale 416, 450
Migräne 47−49, 59, 412, *416*, 418, 446
Migräneanfall, Migräneattacke 179, 412, 416, 435
Mikrospastizität 35
Mikrotrauma 44, 459
mimische Muskulatur 174
minimaler Druck, Kraft, Widerstand *210*, 211, 229, 264, *312*, 313, 324, 336, 338
minimaler Gehirnschaden 35, 274, 294

Mißbildung 183
Mitarbeit des Patienten 279
Mitnehmergriff, Technik 232, 251, 255, 260, 261
Mittelstellung 260
Mobilisation, Mobilisierung, Mobilisationsbehandlung 22, 23, 25, 42, 141, 142, 159, 186, 188, 191, 194−196, 203, 205−207, *209−216*, 219−223, 227, 229−237, 241−250, 254, 256, 259, 262−264, 275, 312, 327, 356, 357, 359, 362, 358−371, 387, 393, 406−408, 441, 474
Mobilisationsmassage 248
Mobilisationsphase 258, 259, 264
Mobilisationsrichtung 259
Mobilisationstechnik 157, *191−193*, 209, 219, 235, 241, 243, 252, 263, 264, 275, 312, 267, 474, 475
mobilisieren 188, 207, 208, 210, 212, 215, 216, 245, 262, 277, 323, 358, 365
Morbus BECHTEREW 185, 186
− SCHEUERMANN 186
Morphologie 62
morphologisch *30*, 32, 51, 53, 55, 60, 61, 77, 90, 100, 119, 121, 128, 271
Motivation 344
movement (motor) patterns 270
Muscle Energy Procedures, Technique 25, 37, 62, 209
Musculus(i) abductor pollicis (brevis) 182, 400
− biceps brachii 182, 320, *321*
− biceps femoris 333
− deltoideus 159, 161, 168, 182, 273, 291, 409
− digastricus 183
− erector spinae 143, 146, 149, 167, 182, 210, 233, 243, 284, *289*, 292, 302, 306, 309, 310, *326*, 327, 342, 361, 408
− extensor digitorum brevis 391
− extensor halucis longus 391, 396
− gastrocnemius 164, 282
− glutaeus maximus 147, 169, 181, 243, 272, 273, 281, 283, *284*, 306, 309, 313, 331, 332, 338, 345, 361, 379
− glutaeus medius 182, 272, 281, *285*, 301, 309, 334, 338, 339, 347, 377
− glutaeus minimus 272
− iliacus 139, 167, 181, 241, 330, 374, 445
− iliopsoas 134, 182, 272, 286, 287, 309, *330*, 376, 397
− infraspinatus 159, 182, 273, *324*, 407, 409
− interossei 403
− latissimus dorsi 168, 183, 273, 291, 326, 342, 354
− levator ani 147, 169, 182, 242, 332, *379*
− levator scapulae 46, 98, 168, 181, 182, 256, 272, 281, 292, 304, 310, 311, *315*, 316, 353, 355, 386, 409, 412, 413, 417
− obliquus internus 301, 310
− obliquus abdominis 281
− pectoralis 168, 181−183, 289, 301, 302, 310, *317−319*, 355, 384, 439, 441, 459

– piriformis 167, 181, *332*, 333, 378, 394
– pronator 182, 398
– psoas 139, 167, 181, 210, 245, *330*, 331, *447*, 449
– quadratus lumborum 136, 167, 169, 182, 272, 281, 289, 306, 309, *335*, 336, 346, 347, *381*
– quadriceps 271, 272
– rectus abdominis 182, 281, *330*, 339, 442, *447*, 449
– rectus femoris 139, 167, 181, 272, 386, 310, 332, 334, *378*
– rhomboidei 272, 281, 390, 301, 409
– sartorius 301, 335
– scalenus 168, 169, 182, 210, 253, 262, 269, 272, 275, 277, 281, 307, 310, *317*, 318, 356, 386, *401*–403, 413, 439, 441
– semispinalis 316
– serratus anterior 253, 272, 281, 290, 301, 310, 342, 354, 409
– soleus 282, 336
– splenius capitis 388
– sternocleidomastoideus 160, 168, 169, 174, 181–183, 212, 275, 281, 292, 275, 281, 292, 305, 307, 310, *317*, 349, 368, 408, 412, 415
– subscapularis 159, 268, 182, 273, *325*, 406, 407
– supinator 182
– supraspinatus 159, 273, *324*, 407, 409
– temporalis 165, 173, 229
– tensor fasciae latae 181, 272, 281, 285, 286, 309, 334, 339
– teres major 291
– tibialis anterior 272, 339, 391, 396
– transversus abdominis 281, 288
– trapezius 98, 133, 152, 158, 168, 169, 181, 182, 256, 272, 281, 291, 292, 304, 310, 311, *316*, 317, 329, 340, 353–355, 386, 387, 401, 409, 413, 438, 439, 441, 442, 444
– trieceps brachii 399
– triceps surae 181, 272, 281, *282*, 391
– vasti 272, 273
Muskelansatz 181, 196, 197, 294, 316
Muskelatrophie 52, 173, 435
Muskelbefund 278
Muskelbündel 256
Muskeldystrophie 387
Muskeleigenreflexe 21, 173
Muskelerschlaffung 457
Muskelfaser 313
Muskelfazilitationstechnik 188, 191, 209
Muskelfehlsteuerung 175, 181, *274*, 278, 294, 311, 372, 409, 455, 457, 458, 472
Muskelfunktion 269, 309
Muskelfunktionsprüfung 158, *273*, *273*, 372, 395
Muskelfunktionsstörung 69, 129, 272, 281, 293, 370, 472
Muskelgruppe 280, 281, 294, 301, 302, 310, 313
Muskelhartspann 197, 278, 390, 403, 440, 443, 444, 452
Muskelhemmung 21, 69, 313

Muskelinhibitionstechnik 188, 191, 209
Muskelkorsett 345
Muskelkraft, Probe 278–280, 396
Muskelleistung 275
Muskelpaar 182
Muskelrelaxation 19, 374
Muskelrheumatismus 371
Muskelschmerz 371
Muskelspannung 155, 157, 197, 199, 301, 327, 438
Muskelspasmus 157, 196, 203, 210
Muskeltätigkeit 267
Muskeltest 279–281, 284, 289, 301
Muskelverkürzung 293, 311, 331
Muskelverspannung 182, 197, 311, 314, 374, 387, 397, 410
muskuläre Fazilitation und Inhibition 22, 25, 37, 474
Mydriasis *174*
Myelopathie, zervikale 403, *432–435*
Myogelose 167
Myokardinfarkt 440, 442
Myorelaxantia 199
Myositis 187
Myotendinose 54, 167, 412

Nabel 133, 134
nach vorn geschoben (Hals) 273
Nachbehandlung 212
Nacken 342
Nackenmuskulatur 305, 411, 414, 428
Nackenreflexe 22, 33
Nackenschmerzen *385*–388, 398, 404, 409, 410, 416, 450, 469
Nackensteife 186, 187
Nackenstrecker 292
nadeln 394, 397
Nadelstich 166, 196, 298, 265
Nadelung 15, 17, 54, 195, 197–*199*, 265, 312, 331, 374, 385, 395, 408, 410
Nahrungaufnahme 183
Narbe 18, 30, *198*, 205, 438
Narkose *40*, 266
Nasenflügel 307
Naturheilkunde 27
Nausea 419
Navikulare 164
Nearthrose 86, 94, 100, 424
Nebenwirkungen 20
Neigungswinkel 78, 79, 95, 128
neoplastisch 183, 189
Nephroptose 445
Nervenscheide 57
Nervenwurzel 58, 85, 87, 91, 94, 138, 195
Nervus cutaneus femoris lateralis 397
– medianus 399, 400
– occipitalis 412
– phrenicus 174, 386
– sinuvertebralis 59
– ulnaris 399, 401

– vertebralis 449
Neugeborene 50
neuralgisch 409
Neuraltherapie 15, 27, 265
Neuroorthopädie 472
Neurophysiologie 473
Neurose 187, 204, 450, 451, 469
Neurotiker, neurotisch 35, 131, 411, 469
neurotrophisch 405, 44
neurovegetativ 35
Neutralhaltung, Neutralstellung 37, 115, 117, 125, 126, 155, 164, 178, 211, 235–237, 239–241, 283
nicken, Nickbewegung 80, *116*, 118, 105, 156, 313, 314, 343, 368, 369
Nieren 445
Nierenbecken 445
Nierenkolik 445
Niesen 389
Nitroglyzerin 440
Norm 279, 302
–, individuelle 67
Normabweichung 178
Normalbecken 79
normomobil 294
Normvariante 293
nozifensorisch 55
nozizeptiv 15, 16, 18, 21, 54–56, 61, 198, 440
Nutation 80, 81
Nystagmographie 176
Nystagmus 33, 177, 178, 420, 421, 428–430
Nystagmusprüfung 176

Oberarmkopf 159
oberer Quadrant 196
objektivieren, Objektivierung 174, 176
–, – des Schmerzes 58, 61, 470
objektivierbar 469
Ödem 402, 404
Okklusion 165, 230
Ökonomie 205
ökonomisch 17, *195*, 270, 271, 302
Okzipitalkonus 185
Okziput 115, 116, 118, 125, 127, 154, 156, 157, 169, 183, 212, 261, 263, 264, 275, 317, 368, 414, 415, 438
okulomotorisch 428
Ontogenese 83
Operation 195, *395–397*, 400, 415, 432, 434, 438, 446, 456
Operationsindikation 200, 395
operativ 206, 395, 433
operative Versteifung 203
Opate 200
Opisthion 110, 111
orientierende –, Orientations-Prüfung 164, 180, 181
Os capitatum 215
– cuboideum 223

– naviculare 67, 134, 223, 224, 345
– odontoides, odontoideum 120, 183, 186
– pisiforme 216, 231, 241, 247, 250, 253
– scaphoideum 214, 216
– trapezium 214
osteoartikuläres System 270
Osteochondrose 30, 52, 56, 79, 190
Osteolyse 109
osteolytisch 185
Osteopath 24, 26, 27, 37
osteopathic lesion 35, 37
Osteopathie, osteopathisch 25, 27–29
Osteophyt 30, 52, 432
Osteoporose 56, 130, 132, 183, 186, 189, 384, 406

painful arc 143, 159, 181, 219, 383, 407
palatookzipitale Linie 110, 120
Palmarflexion 161, 162, 216
Palpation 70, 74, 99, 106, 135, 140, 141, 144, 146, 147, 149–151, 157, *165*, 173, 252, 381, 401, 409, 447
Palpationsdiagnose 168, 169
palpatorisch 379, 409, 463
palpieren 145, 148, 149, 154, 156, 158, 233, 285, 302, 325, 339
Pankreas 443
Paradoxbewegung 115
paradoxe Skoliose 70, 71, 75, 201, 343
Parallelverschiebung 38
Paraparese 433, 434
paraphysiologischer Raum 22
parasternal 318
Parese 56, 158, 269, 272, 280, 306, 338, 395, 396, 401, 433
paretisch, *nicht* paretisch 281, 293, 370
paroxysmal, Paroxysmus *132*, 179, 411, 419–422
Pars interarticularis, isthmica 83, 85, 88
„partielle Statik" 67
Partnerwirbel 210, 231, 234–236, 238, 246, 247, 249–252, 260, 366, 367
passive Bewegung 158, 159, 472
Patellarsehnenreflex 361, 369
pathogen 177, 196, 279, 293, 351, 414, 421, 424, 428, 438, 466
Pathogenese, pathogenetisch 18, 19, *30–34*, 36, 38, 43, 45–47, 53, 54, 59, 60, 111, 130, 131, 175, 178, 188, 191, 199, 205, 273, 274, 293, 344, 372, 374, 381, 384, 385, 400, 403, 411, 414, 416, 427, 428, 430, 449, 452, 455, 463, 470
pathogenetische Kette 18, 60, 205, 455
pathologisch 127, 270, 271, 278, 293, 311, 406, 446
pathomorphologisch 18, 189, 475
PATRICKsches Phänomen (Zeichen) 138, 163, 180, 335, 376, 379
Pedikel 83, 88, 92
Pendelstuhl nach GREINER 33, 428
per rectum 242, 332
Periarthritis humeroscapularis 159, *405*, 407

Periduralanästhesie 383
Perimyelographie 31, 392
Periostmassage 197, 441
Periostpunkt, schmerzhafter 15, 17, *167–169*, 312, 313, 439, 441
peripher, Peripherie 16, 18, 211, 270, 272, 278, 301, 399, 429, 433
PERLsches Gerät 234, 394
Pes anserinus 163, 169, 335, 376
Phalanx 213, 214
pharmakologisch 200, 404
Pharmakotherapie 18, 19, 24–26, 178, *199*, 205, 473, 475
phasisch, vorwiegend 272, 273, 281, 311, 457, 458
Physiologie 274, 473
physiologisch 473, 475
physiologische Skoliose 71, 72
physikalische Medizin, Physiotherapie 15, 19, 25, 27, 28, 455, 472–475
Pisiformkontakt 254
Plantaraponeurose, 337, 397
Plantarflexion 164, 222, 224, 225, 336
Plantarflexionsstellung 22
plastisch 279
Plastizität 270
Plattfuß 135, 136, 201, 205, 301, 455
Platybasie 429
Plethysmographie 57
plethysmographisch 57
Pleuritis 384, 439
plexus brachialis 402
pluriradikulär 266
Pneumothorax 408
point de la crête 167, 378
Poliomyelitis 36, 271, 272
Polster 237, 246, 250, 251, 268, 330, 357, 364, 365, *461*
Polyelektromyographie 271, 279
Polypragmasie 200, 205
polyrheographisch 57
postgraduell 474
positiver ästhetischer Effekt 136, 201
postisometrische Mobilisation 259
– Muskelrelaxation 196
– Relaxation 17, 40, 54, 176, 197, *210–212*, 220, 228, 229, 239, 243, 244, 250, 257, 263, 270, 274, *317–319*, 323, 331–336, 361, 368, 377, 379, 381, 385, 387, 394, 395, 397, 401, 406, 407, 409, 410, 412, 415, 428, 441, 447
– Relaxationstechnik 252, 264
– Traktion 211–212
postkommotionell 449, 450
posttraumatisch 449, 464
posturale Muskulatur (vorwiegend) 33, *272*, 273, 276, 277, 281, 294, 211, 350, 351, 457, 458
Prävention 191, 194, 195, 202, 279, 450, *453*, 455, 457, 458, 465, 474
präventiv 456
primäre Läsion 61, 310, 343

Prinzip des Stahlbandes nach MAIGNE 230, 251
Probemanipulation 421
Probetherapie 187
Processus mastoideus 111, 154, 261, 263, 264, 386
– styloideus 162, 169, 182, 214, 216, 398, 452
– transversus 120
– uncinatus 92, 94, 96, 99, 101
– xiphoideus 151, 167, 169, 330, 385, 449
Prognose 190, 406, 427, 430, 463, 464
Prognosestellung 437
prognostisch 196, 418
progredient 129, 412
Progredienz 411, 434, 435
Projektionsfehler 63, 66
Projektionsschmerz 386
Projektionsverzerrung 122
Prokain 196, 265
Prokaininfiltration 57, 196, 197, 200, 377, 473
Prokainquaddel 197
proliferativ 199
Promontorium 68, 69, 77, 79, 381
Promontoriumlot 202
Pronation 161, 162, 164, *320*, 321, 323, 324, 337, 366, 409
Propriozeption 16, 32, 35, 427
propriozeptiv 272, 422
Propriozeptor 33
Prothese 230
proximal 208
Pseudoangina pectoris, pseudoanginös 440, 466
Pseudohernie 310
Pseudo-LASÈGUE 138, 139, 284
Pseudoparese 272
pseudoradikuläres Syndrom *56–59*, 132, 142, 173, 183, 332, 333, 372, 375, 389, 390, 392, 394, 395, 399, 401, 408, 436, 437, 440, 445
Pseudospondylisthesis 88
pseudoviszeral 132, 330, 436, 439
Psoasparadox 309
Psoashartspann, Psoasspasmus 378, 442, 445, *447*
Psyche 194
psychische Überlagerung 131, 176, 422, 423, *467*
psychischer Faktor 18, 35, 55, 61, *131*, 132, 187, 194, 203, *204*, 205, 274, 411–413
psychogen 18, 58, 187, 274, 411, 422, 423, 450, 463
Psychopharmaka 199
psychosomatisch 413
Psychotherapie 13, 204, 274
Pufferfunktion des Beckens 76, 77, 80, 85, 92
Pumpenschwengelbewegung 92
Pupillenerweiterung 436

Quacksalberei 26, 27
Quaddel 178, 198, 394
Quaddelinfiltration, Quaddelung 197, 198, 445
Quadrant, oberer 386
Qualität motorischer Stereotype 274
Querfortsatz 74, 75, 78, 79, 84–86, 88, 92, 93, 95,

98, 99, 104, 106, 111, 122, 146, 147, 148, 154–157, 169, 235, 247–249, 250–253, 260, 263, 266–268, 367
Querfortsatzreihe 143

radiale Duktion, Radialduktion 161, 162, 169, 215, 410, 452
Radikulär(Kompressions-)syndrom 21, 35, 57, 67, 69, 142, 173, 183, 192, 195, 196, 333, 386, *390*, 393, 395, 397–399, 402
Radiokarpalgelenk 161, 215
Radiopronationsreflex 398
Radioulnargelenk 161, 169, 216, 217
Radius 217, 218, 410
Radiusfraktur 452
Radiusköpfchen 218, 219, 227, 452
Ramus dorsalis der Spinalnerven 174
– ventralis 174
Randleisten 75
Rauheit 226
Raumnot 95
Readaptation 466, 467
Reagibilität 54, 55, 199
Reaktion 196, 201, 213, 241
Reaktionsbereitschaft 61, 131
Reaktionslage 16
rechtsseitig 412
Redukation 347
reflektorisch 18, 37, 38, 44, 45, 52–61, 129, 131, 165–167, 169, 173–175, 179, 180, 183, 188, 190, 191, 196, 199, 210, 211, 240, 241, 266, 269, 270, 274, 301, 310, 311, 318, 341, 357, 384, 389, 412, 417, 436, 437, 439–445, 463, 470, 472–474
reflektorische Wechselwirkung 167, 437
Reflexabschwächung 138
Reflexbeantwortung 15
Reflextherapie *15–19*, 28, 54, 58–61, 178, 183, 187, 188, 194, 195, 197–199, 205–207, 269, 382, 388, 394, 406, 418, 441–444, 446, 447, 450, 472–475
Regulation, Steuerung 131, 200
Rehabilitation 18, 25, 28, 197, 204, 205, 207, 370, 455, 467, *472–475*
Rehabilitationstherapie 269
Reihenfolge 301
Reihenuntersuchung 49, 61
Reizbeantwortung 52, 58
Reizstrom 198
Reklination 190
Relationsdiagnose 62, 63, 111, 121
Relationsstörung 112
Relaxation, Relaxationsbehandlung 197, 211, 246, 258, 317, 323, 356
Relaxationsphase 212, 312, 313
Relaxationstechnik 338
Relaxationsübungen 270
relevant 193, 201, 344

Remission 53
repetitive Mobilisation 209, 210, 221, 235, 242, 245, 360, 361, 367, 370
reponieren 37, 190
Reposition 26, 37, 122, 240, 365
Repositionseffekt 37, 122, 451
Resistenz 145, 146, 152, 155
Restitution (ad integrum) 204
Reproduzierbarkeit 63
Retroflexion 116, 118, 119, 147, 239, 244, 249, 253, 258, 264, 297, 361, 364, 369, 414, 461
Retroflexionskopfschmerz 127, 415
Retroflexionsstellung 111, 120, 123
Retrolisthese 424, 433
retrosternal 440
Retroversion 291, 408
reversibel 195, 313, 455, 470
Revision 205
Rezeptoren 15, 17, 21, 32, 33, 40, 55, 56, 58, 198
Rezidive, rezidivieren 17, 51, 59, 184, 186, 193, 194, 201, 202, 205, 267, 277, 278, 379, 380, 383, 388, 395, 409, 410, 418, 438, 441, 447, 464, 468
rezidivfrei 279
Rezidivgefahr 278, 279, 308, 430
Rezidivneigung 201, 205, 438, 446, 455, 466
Rezidivverhütung 195
reziproke Hemmung 210
Rhachiotherapie 24
Rheumaerkrankung, kindliche 100
rheumatisch, Rheumatismus 131, 411, 453, 454
rhythmisch, Rhythmus 200, 209, 210, 218–223, 233, 235, 241, 245, 262, 263, 358, 360–362, 364, 366, 367, 370, 394
Rippe 90, 92–94, 147, 148, 150, 151, 168, 169, 181–183, 196, 210, 244, 245, *252–255*, 276, 306, 313, 318, 319, 365, 406, 408, 439, 441
Rippenblockierung 252, 385
Rippenbogen 93, 136, 159, 167, 253, 330, 380, 381, 444
Rippenfell 438
Rippenköpfchen 92, 93
Rippenwinkel 151, 161, 253, 254, 439
rittlings 251, 252, 296
ROMBERGsche Probe 197, 420
Röntgenanatomie 99, 106
Röntgenfunktionsdiagnostik 45, 174, 473
Röntgenuntersuchung 127, 128, 201, 294, 452, 457
Rotation 52, 63, 70–76, 80–83, 87, 88, 90, 93, 96, 100, 101, 104, 105, 108, 113, 115, 116, 121, 122, 133, 143, 148, 149, 153, 155, 157, 161–164, 177, 189, 190, 192, 193, 201, 213, 219, 223, 225, 230–232, 238, 244, 246, 247, 251, 252, 256, 258–260, 263, 264, 294, 295, 297, 304, 311, 315, 326, 327, 329, 347, 352, 360, 361, 364, 367, 425
Rotationsachse 168, 252
Rotationsbewegung 260, 407
Rotationsblockierung 147, 154, 250

Rotationsgriff 230, 251, 263
Rotationsstellung 104, 106, 156, 158, 364
Rotationssynkinese des Beckens 375
Rotationstechnik 236, 246, 255
Rotatorenmanschette 159, 407
rotatorische Synkinese des Beckens 143
rotieren 164, 235, 237, 261, 327
Rückbeuge 63, 83, 89, 92, 94–96, 101, 104, 110,
    112, 116, 118, 119, 124, 142, 146, 147, 150,
    154, 157, 177, 180, 193, 237, 240, 243, 246,
    247, 251, 359, 360, 362, 363, 415, 432, 461
Rückenlage 145, 155, 163, 168, 189, 228, 234, 253,
    255, 256, 313, 315, 318, 330, 339, 345, 356,
    400, 461
Rückenmarkkompression 399
Rückenmuskulatur 281, 339, 345, 373, 442
Rückenschmerzen 48, 184, 186, 371, 388, 389,
    464, 469, 470
Rückenstrecker 16, 46, 56, 79, 134, 151, 181, 272,
    273, 284, 310, 328, 338, 383, 385, 459
Rückfedern, Rückfederung 220, 241
Rückkoppelung 178, 270
Rückwärtsverschiebung 432
Ruheatmung 134, 277, 306
Ruhigstellung 204, 393, 406
Rumpfvorbeuge 143, 275, 289, 293, *296*, 302, 303,
    309, 311, 351, *460*
Rumpfdrehung 275, 348, 364, 428
Rumpfmuskulatur 287, 295, 301
Rumpfrotation 90, 148, 150, 211, 236, 288, 296,
    358, 378
Rumpfrückbeuge 143, 234, 275, 295, 351
Rumpfseitbeuge 296
Rumpftiefbeuge 295
Rundrücken 384, 461
rundrückig 459

sagittal, Sagittalebene 66–70, 79, 83, 85, 105, 142,
    202
Sakralforamen 266
Sakroiliakalgelenke 80, 181, 242
Sakroileitis 139
sakrokokzygeale Verbindung 146, 243
Sakrum 80, 85
Salyzilate 200, 393
Sattelgelenk des Daumens 214
Saugnäpfe 15
SBT-Regel 70
Scapula alata 133, 290, 342, 398, 399
Schablone 205
Schädelbasis 105, 108–110, 118, 429
Schädelhirnverletzung 449, 451, 469
Schädeltrauma 130, 413, 449, 452
Schädeltraumatiker 450
Schädelverletzung 456
Schambein 82
SCHANZscher Verband 203
Scharniergelenk 162, 164
schaukeln 273, 419

Scheitel 327, 329, 345, 368
Scheitelpunkt 231, 244, 343, 359
Schenkelhals 227, 228
scherend 370
Scherengriff 223
Schiefebene 70, 71, 75, 76, 108, *201, 202*, 205, 373
Schiefhals, akuter 47, 48, 51, 195, *386–388*
schlaff 278, 279, 295, 309
schlaffe Haltung 68, 69, 79, 102, 134, 374
schlaffer Sitz 102, 103
Schlafhaltung 202
Schlaflosigkeit 187
Schlafmittel 200
Schlafstörung 200
Schleimbeutel 222
Schleudertrauma 450–452, 469, 470
Schlinge 425
Schlüsselbein 160, 161, 182, 220, 221, 307, 318,
    408, 440
Schlüsselbeinende 317
Schlüsselbeingelenke 181
Schlüsselbeingruben 307
Schlüsselregion *45*, 46, 52, 61, 182, 205, 393, 438,
    441
Schmerzafferenz 278
Schmerzattacke 440
Schmerzausstrahlung 56
schmerzfrei 240, 357, 393
schmerzhaft 250, 273, 274, 310, 311, 317, 320,
    324, 326, 328, 330–337, 351, 374, 380, 381,
    387, 412, 435, 446, 449
Schmerzhaftigkeit 401
Schmerzlosigkeit 226
Schmerzpunkt 18, 49, 161, *167*, 168, 174,
    181–183, 196, 199, 206, 312, 313, 315, 317,
    318, 325, 387, 397, 408, 412, 440
Schmerzreiz 15, 37, 54, 199, 470
Schmerzrezeptor 56
Schmerzrichtung 192
Schmerzschlimmerung 296
Schmerzschwelle 34, 55, 56
Schmerzzustand 278, 474
schnappend 228
Schonhaltung 188, 190, 240, 258, 357
Schonplatz 467
schräge Bauchmuskeln 133, 301, 350
Schrägpult 414, 460
Schrägaufnahme 424
Schrägprojektion 88, 93, 104, 401
Schrägstellung 68, 95, 424
Schranke 212
Schrei 276
Schreibkrampf 409
Schropfköpfe 198
Schrumpfung der Kapsel, Kapselschrumpfung 406
Schub 226, 227, 237, 247, 252, 253, 370
Schubladenphänomen 226
Schuhe 462
Schuheinlage 71, 201, 202

Schulkopfschmerz 413
Schulmedizin 25, 27
Schulter 133, 134, 146, 148, 152, 158, *159*, 181,
    219, 220, 222, 228, 233, 235–238, 247, 251,
    252, 254, 256, 257, 273, 274, 277, 290, 292,
    299, 302, 304, 308, 310, 311, 315, 316, 318,
    326, 327, 330, 353–355, 365, 367, 369, 386,
    402, 405, 410, 442, 452
Schulter-Arm-Syndrom 130, 196, 405
Schulterblatt 93, 133, 150, 151, 160, 168, 169, 182,
    220, *221*, 222, 243, 248, 254, 272, 290, 291,
    299, 304, 308, 312, 315, 326, 329, 341, 342,
    349, 352, 354, 355, 384, 397, 398, 400, 436,
    439, 440, 443, 461
Schulterblattfixation 341, 342
Schulterblattfixatoren, obere, untere 341, 384, 409
Schulterblattwinkel 329, 387
Schultergegend 387
Schultergelenk *159*, 160, 162, 168, 221, 298, 311,
    324, 352, 370, 386, 402, *405*, 407, 408
Schultergelenke, akzessorische 406, 408
Schultergelenkkopf 159
Schultergürtel 72, 93, 98; 134, 181, 273, 290, 296,
    298, 304, 310, 330, *341–343*, 345, 349, 352,
    390, 402
Schultergürtelfixatoren, obere, untere 277, 278,
    307, 308, 317
Schulterkopf 407, 408
Schultermobilisation 407
Schulterschmerz 150, 181, 323, 324, *404, 405*, 409,
    411, 468, 469
Schultersteife 60, 168, 315, 399, *405*, 407, 468
Schütteltechnik 219, 224
schütteln 262
Schutz 461
Schutzfunktion 32
Schwangerschaft 190, 446
schwanken, Schwankung 79, 67, 134, 176
Schwerelinie 70
Schwerkraft *212*, 280, *312*, 317, 318, 322,
    324–327, 330, 333–336, 344, 368, 406, 459
Schwerpunkt 67, 72, 118, 302, 306, 311, 342, 390
Schwertfortsatz 182
Schwimmen 459
Schwindel 33, 129, 131, 132, 176–179, 180, *418*,
    419, 421, 424, 426–430, 435, 451
Schwindelanfall, -attacke 165, 199, 416, *418*–420,
    450, 466
Schwindelformen 422
Schwingung 233
Sedativa 200
Segment 15, 16, 32, 37, 44, 52, 54–61, 89, 131,
    140, 143–147, 152, 155, 157, 166, 169, *173*,
    175, 189, 193, 196–198, 203, 211, 231, 236,
    237, 245, 247, 249, 250, 258, 261, 269, 270,
    275, 357, 361, 362, 364, 366, 368, 372, 386,
    387, 389, 392, 401, 402, 404, 412, 436, 437,
    440, 442, 444, 472
segmental, segmentär 166, 439

Segmentdiagnostik 275
Segmentmassage 197
Sehnenansatz 199
Sehnenreflex 179
Seitenabweichung 133, 143, 154, 176, *177*, 179,
    285, 421–424, 428
Seitbeuge, Seitneigung 62, 63, 73–75, 83, 88–90,
    91, 92, 94, 96, 97, 99, 104–106, 112, 113, *115,
    116*, 140, 142–148, *151–153*, 155, 156, 180,
    192, 211, 230, 232, 233, 237–240, 245, 246,
    251–253, 256, 258, 261, 289, 295, 297, 304,
    305, 318, 326, 327, 329, 361–363, 367, 368,
    376, 380, 381
Seitenlage 114, 147, 154, 178, 221, 234, 237, 241,
    243, 259, 275, 285, 289, 326, 338, 347, 357,
    358, 362
Seitenprojektion(-aufnahme, -bild) 63, 66, 67, 70,
    79, 83, 85, 87–89, 92, 94, 95, 97, 99, 102, 103,
    104, *108*, 110–113, 119, 120, 123
seitnicken, Seitnickung *115*, 124, 126, 156, 263,
    264, 317
Seitenverschiebung 106, 114, 115, 121, 123, 152,
    350
Sekundenphänomen nach HUNEKE 198
Selbstbehandlung 17, 19, 197, 215, 216, 220, 226,
    229, 243, 314–316, 318–321, 323, 324, 326,
    328–338, 379, 397, 407, 410, *475*
Selbstmobilisationstechniken 193, 212, 245, 262,
    269, 275, 317, 327, 338, *357–370*, 474
Sella turcica 109
Senfpflaster 198
Senkfuß 268
Sensibilitätsstörung 138, 433
SHERRINGTONsche Hemmung 313
Signal, warnendes 55, 428
simulationsverdächtig 138
Sinusitis 412
Sitz 202, 211, 268, 339, 348, 349, *460*
sitzen 130, 135–137, 143, 151, 153, 157, 159, 175,
    181, 202, 213, 219, 251, 252, 255, 258, 261,
    262, 268, 272, 286, 294, 295, 302, *303*, 306,
    308, 327, 340, 344, 354, 356, 364, 365, 378,
    379, 394, 458, *460*, 465
Sitzhaltung *351*, 460, 465
Sitzhöcker 173, 395
Skalenotomie 403
Skalenussyndrom 182, 318, *402, 403*
Skaphoideum 162
Skapula 408
Skapularrand 186
Skapulawinkel 168
Sklerose, multipel, multiplex 36, 430, 433
Sklerosierungstherapie 199
Skoliose 48–51, *70–75*, 92, 93, 101, 121, 133, 136,
    143, 169, 174, 190, 203, 289, 381, 435, 436,
    445, 455
Skoliosierung 70, 71, 75, 76, 87, 88, 100, 106, 133,
    201, 273, 306, 364
skoliotisch 133, 350, 390, 433

Skrotum 380, 385
somatic dysfunction 37, 437
somatisch 16, 55, 61
Spannung *54, 55,* 107, 137, 138, 140, 152, 155,
    166, 168, 169, 176, 197, 199, 237, 267, 276,
    283, 313, 316, 320, 329, 335, 336, 352, 397,
    412–414
Spannungskopfschmerz 386, 413
Spasmolytika 200
spasmophile Diathese 280
Spasmus 19, 37, 38, 40, 44, 54, 56, 139, 147, 154,
    241, 313, 445
spastisch 272
Spastiker 36
Spastizität 313, 433
Sphinkterenfunktion 396
Spiegel 354, 356
Spielbein 133, 345
Spina bifida 111, 187
– iliaca anterior superior 81, 139, 141, 142, 186,
    242, 358
– – posterior superior 78, 79, 81, 82, 137, 141,
    142, 163, 241, 242
Spinalganglion 56
Spinalkanal 104
– , enger 87, 98, 201, 393, 432
Spinalreflex 313
Spinaltumor 184
Spinalwurzel 57, 59
Spondylitis ankylopoetica, tuberculosa 185, 186,
    389
– , ankylosierende 18
Spondylolisthese 30, 83, 88, 169, 187, 190, 381,
Spondylolyse 83, 88
Spondylose 30, 190
Spontanverhalten 237
Sport 446, 458
Sportanamnese 130
Sportart 293, 456, 458, 459
Sportler 195
sportliche Gymnastik 459
sportmedizinisch 456
Spreizfuß 165, 169, 222, 462
Sprunggelenk 164, 169, 173, 224, *225*
stabil, Stabilität 70, 94, 208, 276, 277
stabilisieren 273
Stabilisator 271, 272, 306, 347
Stahlband 231, 251, 364
Stand 344, 345
– auf einem Bein 306, 345, 377
Standardtechnik 76
Standbein 76, 80, 133, 306, 345, 316
Standbeinwechsel 82
Statik *32–34,* 62, *66,* 67, *71,* 72, 76, 101, 133–135,
    190, *201,* 202, 205, 273, 373, 374, 377, 389, 445
statisch 34, 44, 61, 62, *67,* 68, *70,* 76, 79, 82, 89,
    101, 107, 108, 128, 136, 175, 182, 187,
    203–205, 271–273, 292–294, 351, 372, 413,
    456, 458–460, 465, 472

Statovektographie 67
Stehen 135, 142, 146, 163, 175, 176, 181, 219, 268,
    272, 289, 301, 344, 345, 346, 348, 351, 359,
    361, 363, 375
Steigerung, paroxysmale 411
Steilstellung 101
„steinerne Denkmäler" 31
Steißbein 63, 67, 83, 139, 146, 147, 169, 173, 181,
    182, *242,* 243, 331, 332, *379,* 380, 395, 446
Steißbeinspitze 146, 379
Stellatumblockade 404
Stellreflexe 50
Stellungsanomalie 102, 121, 123
Stereotyp, motorischer 16, 17, 33–36, 44, 56, 61,
    270–274, 278–281, 294, 301, 302, 311, 344,
    347, 351, 375, 385, 466
Sternoklavikulargelenk 160, *221,* 267, 317, 408,
    438
sternokostale Synchondrose 385
Sternum 169, 221, 253, 262, 310, 350, 384
Steuerung 270
Stimulation 272
Stimulus 271
Störfeld, Störungsfeld 18, 198, 438
Störungsmuster 45, 159, 177, 181, 429, 443–445
Stoß 22, 35, 58, 231, 236, 241, 247, 249–251, 253,
    254, 260–262, 264
Stoßmanipulation 22, 121, 141, 142, 186, 188,
    191–193, 207, 209, 219, 242, 259–261, 274
Stoßmanipulationstechnik 247, 264
Stoßrichtung 223, 248, 359
straffer Sitz 102
Strecker 271
Streckung 182
Streß 16
strukturelle Diagnose 62
strukturelle Veränderung 464, 472
Strumpfhaltergürtel 462
Strumpfhose 462
Stütze *203–205,* 268, 277, 288
Stützkragen 452
Styloiditis radii 410
Subarachnoidalblutung 187, 411
Subjektivität 166, 168, 179
subklavikulär 317, 319
Subluxation 24, 26, 62
Subluxationstheorie 26, *36,* 240
substituieren 288, 294, 309, 343, 395
Substitution *279, 280,* 285, 287, 293, 339
Summation, Summationstheorie *96,* 115
Supination 161, 162, 164, 321, 324, 337, 364, 409
Supinator 271
supinieren 364, 369
suprasegmental 16, 61, 175, 198
Symphyse 63, 76, 80, 81–83, 87, 140, 163, 167,
    169, 182, 301, *330,* 350, 375, 385, 447, 449
Symphysenschmerz 142
Synchondrose 242, 243
– , sternokostale 385

Syndrom, gekreuztes, oberes, unteres 273, *309*, 310, 459
Synergist, synergistisch 271, 311, 342
Synergismus 309
Synkinese 105, 116, 181, 182, 271, 292, 308, 317, 391
synkopal 419, 420
synkopales Vertebralsyndrom 100
Synkopalsyndrom 421
Synkopen 422
Synovialflüssigkeit 40, 43
Synovialgelenk 80, 242
Syringomyelie 36, 430, 433, 434, *435*
Systemcharakter 129

Tachykardie, paroxysmale 440
Taille, Taillendreieck 133, 237, 310, 460
Talokruralgelenk 40, 164, 173, 282, 395, 397
Talus 164, 223, 224, 225
Tarsalgelenke 224
Tarsometatarsalgelenk 164, *222*, 394, 397
Tarsus 222
Team, Teamwork 474
Technik 184, 187, *188*, 189, 191, 193, 195, 207–209, 211, 213, 226, 227, 232, 237, 255, 256, 262, 265, 315, 317, 327, 369, 425
– , indirekte 192
technisch 207, 212, 228, 236, 237, 312, 474
Temporomandibulargelenk 111, *165*, 168, 183, *229*, 412
Tendomyose 160, *197*, 310, 332, 333, 336
tendomyotisch 56, 408
Tendovaginitis 410
Tennisellbogen 409
Test *178*, 179, 180, 194, 282, 285, 289, 298, 302, 399, 412, 421, 426–428
Testbewegung 302–306
testen 21, 178, 183, 193
Testmanipulation 178, 412, 424
Testmobilisation 175
Thenar 231, 259, 400
Therapeut 207, 208, 313
Therapie 371, 401, 404, 412, 425, 426, 433, 455, 464, 470, 472, 473
Therapieerfolg 213
therapieresistent 200
Terrain 53, 210
thorakal 301
thorakale Atmung 34
Thorakalkyphose 385
Thorakolumbalbereich 397
Thorakolumbalblockierung 381
thorakolumbaler Übergang 44–46, 61, 67–69, 71, 72, 76, 87, 91, 143, 167, 181, 182, 201, 210, 211, 239, 245, 246, 294, 331, 359–362, 378, 385, 445, 447
Thorax 151, 222, 277, 292, 319
Thoraxapertur, obere 402, 403
Thoraxerweiterung 276, 277

Thoraxhälfte 440
Thoraxwand 290
Tibia 163, 164, 227
Tibiofibulargelenk 39, 164
tiefe Halsbeuger 182, 183, 258, 281, *292*, 310, 343, 386
TIETZE-Syndrom 151
Tinnitus 419, 422, 426, 428
Todesfall 189
Tomographie 93
Tonsille 198
Tonsillektomie 18, 438
Tonsillitis 50, *438*
Tonus 45, 187, 302
Tonusveränderung 199
Torticollis 189, 190, 388
tragen 130, *308*, 355, 465, 468
Tragfläche 100
Training 270, 271, 456, 467
Traktion, Traktionsbehandlung 20–22, 26, 47, 162–164, 178–180, 190, 193–*195*, 205, 211, 212, 215, 218, 219, 223, 224, 226–228, 230, *232–234*, 240, *256–258*, 260, 261, 264, 334, 355, 370, 376, 382, 383, 387, 393, 394, 401, 406, 421, 430–432, 452
Traktionsgriff 376
Traktionsmanipulation 225, 261, 263
Traktionsmassage 256
Traktionstechnik 243
Traktionstest 178, 179, 393, 412, 416, 418, 424, 425
Traktionstisch 234
Transversokostalgelenk 90, 92, 149, 168, 173, 250, 252, 262, 385, 441
Trapezium 162
Trauma 44, 61, 94, 130, 175, 201, 203, 379, *411*, 413, 440, 452, *468–471*
Traumafolgen 53
Traumamechanismus 470
Traumatiker 413, 414
traumatisch 189, 201, 206, 451, 452, 463, 469, 471
Traumatologie 449, 452, 474
Traumatologisch 456
TRENDELENBURGsches Zeichen 306
Trigeminusneuralgie 165
Triggerpunkt 165, *199*, 229, 274, 330, 412, 449
Trizepssehnenreflex 399
Trochanter major 66, 163, 167, 169, 175, 182, 267, 333–335, 376
– minor 167
Trophik, trophisch 34, 52, 53, 61, 133, 180, 189, 203, 204, 401, 433
Tuber ossis ischii (ischiadicum) 176, 239, 310, *333*
Tumor 56, 62, 94, 180, 184, 185, 187, 189, 301, 382, 387, 403, 429, 430
Tunnelsyndrom 397
Turmsprung 459

Überdehnbarkeit 293
Übergangsfaser 57, 426
Überlappung 57, 79
überlasten 273, 292
Überlastung 43, 45, 52, 61, 181, 272, 274, 277, 290, 350, 373, 410, 456, 458, 459, 461, 471
Überlastungsbecken 79, 201, 202
Überlastungssyndrom 410
Überraschung, Überrumpelung 212
überrumpeln 228
überstreckt 273
übertragen 372
Übertragungsschmerz 55, *56*, 58, 165, 317, 330, 389, 436
Übungsbehandlung 197
Ulna 217, 218, 410
Ulnarduktion 161, 162, 216
Ulnarisparese 401, 403
Ulnarkante 146, 231, 367
umgekehrter LASÈGUE 139, 332, 378, 391
Unfall 195, 456, 471
ungerade 211, 245, 275, 368
Ungeschicklichkeit 294, 435
ungeschickt 400, 474
ungezielt 230, 243, 256
Universaltechnik 237
unkovertebral 94, 100, 424
Unkovertebralgelenk 94
unspezifisch 232, 241
Unterkiefer 165
Unterkieferast 154, 157, 229
Unterlage, unterlegen 71, 72, 76, 135, 138, 261, *202*, 283, 289, 339–341, 346, 361, 460, 461
Unterstützungsfläche 67, 70
Untersuchungsbank, -tisch 208
Untersuchungsgang 213, 279, 301
Untersuchungsmethode 456
Untersuchungstechnik, -verfahren 142, 157, 166, 168, 180, 191, 213, 241, 243, 263, 291, 420, 472

Valgosität 135, 297, 301
Valgusstellung 228
VALLEIXsche Druckpunkte 173, 391
Variabilität 174
variable Beinlängendifferenz 137
Varosität 135
Varusstellung 228
vaskulär 428, 432
Vasodilatation 37, 416
Vasokonstriktion 16, 37, 416
vasomotorisch 16, 47, 48, 60, 132, 416, 418, 429
Vasospasmus 418
vegetativ 16, 48, 54, 59–61, 130–132, 187, 188, 196, 200, 280, 372, 380, 386, 388, 401, 402, 404, 446, 456, 465, 466
Ventilation 274
Ventralflexion 162
ventrodorsal 221, 225, 242
Veränderungen 412

Verdrehung 100
verheben 468, 471, 474
Verkalkung 407
Verkettung *180*–183, 270, 301, 386, 402
verkürzt 139, 164, 270, 272, 273, 279, 282, 286, 302, 313, 344, 384, 458
Verkürzung 134, 136, 138, 139, *272*, 281, 285, 287, 289, 292–294, 309, 310, 315, 318, 326, 373, 388, 457
Verletzung 151, 169, 184
vermis cerebelli 121
Verquellung 167, 199
verriegeln 261
Verriegelung 189, 191, 203, 209, *231*, 232, 237, 241, 250–252, 258, 393
Verriegelungsstellung 251
Verriegelungstechnik 231–234
Verschieblichkeit 164, 165, 222, 223, 225, 227
Verschiebung 62, 88, 89, 96, 104, 112, 115, 121, 124, 125, 137, 156, 161, 164, 192, 213, 218, 226, 247, 251, 261, 302, 400, 416, 451
verschränken 244, 246, 249, 250, 261, 266, 287, 288, 327, 340
verspannt, Verspannung 19, 140, 158, 165, 169, 180, 182, 183, 195, 200, 210, 229, 242, 256, 272–274, 277, 289, 294, 309, 310, 312–320, 323, 324, 326–339, 350, 356, 381, 385, 386, 390, 408, 409–411, 413, 428
Vertebra prominens 151
vertebragen 18, 28, 30–36, 45, 47, 49, 53, 55, *58–61*, 121, 129–132, 176, 178–180, 183, 184, 186, 187, 191, 194, 195, 199, 200, 203–205, 269, 273, 274, 277, 293, 311, 347, 356, 357, 370–372, 384, 390, 399, 400–402, 409, 411, 412, 416–418, 421, 423–425, 427, 429, 435, 437, 438, 441, 442, 446, 447, 449, 450, 452–454, 461, 463, 470, 471
Vertebralarterie 94, 95, 100, 421, *425*, 426, 433, 459, 461
Vertebralisschlinge 111
Vertebralkanal 429
vertebrobasiale Insuffizienz 189
vertebrobasiläre Insuffizienz 425
vertebrokardiales Syndrom, Vertebrokardialsyndrom 59, 168, 169, *440–442*
Vertebron 56
vertebroviszeral 31, 59, *435–437*, 445, 446
vestibulär 420, 422, 427, 428, 450
Vierfüßlerstand 342, 359
Vigilanz 200
viszeral 17, 183, 384, 387, 435, 447, 448
viszerovertebral 446
viszeroviszerale Reflexe 16, 439, 440, 442, 445
vitale Kraft 26
Vitamin 200
Volleyballspiel 459
Vorbeuge 63, 83, 89, 90, 92, 94–96, 100, 104, 112, 116, 118, 119, 124, 130, 133, 135, 143, 145, 147, 151, 153, 156, 175, 180, 181, 210, 240,

246, 249, 251, 252, 262, 263, 277, 297, 302, 313, 327, 329, *351*, 352, 359, 360, 365, 424, 456, 465
Vorbeugung 205
Vorderlastigkeit 274, 377
Vorfuß 224, 225
vorgeschoben 102, 292, 302, 304, 386
vorgezogene Schultern 181, 386
Vorhaltung 67, 69, 330, 350
Vorlaufphänomen 137, 150, 253
vornicken 154
vorschieben 310, 346, 347, 354, 412
Vorspannung 22, 140, 141, 188, 189, 191–193, *209*, 212, 215, 216, 221, 226, 228, 231, 232, 235, 236, 243, 247, 248, 257, 259, 261, 263, 264, 319, 324, 327, 328, 330, 334–336, 358, 367, 368
Vorwärtshebung 159

Wachstumszone 100
Wärme 198
Wärmetherapie 15, 20, 165
Warzenfortsatz 108, 110, 168, 317, 326
Wasserwaage 135
Wechselbeziehung 437
„wegtauen" 312
Wehenschmerzen 446
Weichteilrheumatismus 455
Weichteiltechniken 25, *232*, 233, 237, 243, 256
Widerstand 140, 141, 143, 148, 150, 151, 156–159, 162, 166, 181, 185, 199, 209–212, 220, 226, 228, 229, 233, 234, 243, 245, 246, 253, 257–259, 262–264, 275, 276, 280, 281, 284–287, 290, 292, 312, 313, 315, 317, 318, 320, 321–324, 329, 331, 334, 343, 345, 353, 356, 364, 367, 400, 407
Widerstandsphase 264
Wiege 340
Willkürbewegung 270
Wirbelblockierung 270, 278, 289, 311, 384
Wirbelbogen 74, 75, 87, 91, 93, 100, 111, 151, 256, 368
Wirbelbogengelenk 36, 37, 41, 52, 56, 61, 77, 95, 113, 252
Wirbelgelenkfläche 232
Wirbelfortsatz 230, 231, 255
Wirbelkanal 85, 87, 98, 100, 109, 111, 112, 120, 414, 429, 431, 432
Wirbelkompression 201
Wirbelkörper 75, 83–85, 87, 88, 90, 92–94, 97–101
Wirbelsäule als Initiator, Provokator, Multiplikator oder Lokalisator 60
Wirbelsäulenlängsachse 148
Wirbelsäulenbasis 46
Wirbelsäulenblockierung 326
Wirbelsäulenganzaufnahme 63, 67, 70, 75
Wirbelsäulenkrümmung 306

Wirbelsäulenstatik 40, 462
Wirbelsäulenstörung 274
Wirbelsäulenverletzung, Wirbelsäulentrauma 468
Witterung 131
Wurzelinfiltration 57, 178, 179, 196, 240, 266, 393
Wurzelkompression 26, 37, 58, 87, 94, 138, 190, 200, 240, 269, 390, 392–394, 449
Wurzelläsion 138, 173, 174, 467
Wurzelreizung 50, 278
Wurzelscheide 392
Wurzelschmerz 56, 98, 132, 138, 142, 186, 266, 329, 356, 371, 382, 387, 390, 395, 402, 468, 469
Wurzelsyndrom 20, 37, 47, 48, 53, *57*, 58, 61, 68, 143, 169, 173, 179, 193, 195, 200, 233, 378, 381, *388*, 390–392, 397, 399, 401, 404, 464, *466*, 467
Wurzelumspritzung 20, 31
Wurzelzone 58

Yoga 275, 459

Zehenbeuger 169, 337, 391
Zehengang 391
Zehengelenke 165, 173
Zeigefingerkante 231, 260, 261, 262, 362
zentral, Zentrum 16, 18, 19, 175, 198, 272, 386
Zentralorgan 301
Zentralstrahl 64, 66, 107, 108
Zentration 106
Zentrationsfehler 63, 106
Zentrum 270
Zerrung 425
Zervikalschwindel 420–422, 426
Zervikalsyndrom 33, 158, 168, 187, 200, 277, 308, 401, 405, 406, 429, 430, 435, 468
zervikobrachiales Syndrom 50, 181, 196, 387, 399–*402*, 408, 409, 436, 454, 467–469
zervikokraniales Syndrom 59, 61, 132, 181, 408, *410*, 411, 416, 418, 430, 435, 449
Zervikokranialregion 187
zervikothorakaler Übergang 45, 46, 61, 92, 105, 151, 154, 181, 182, 211, 254, 255, 258, 261, 327, 365, 366, 403, 404, 413, 440
Zostereruptionen, -ganglionitis 174, 389
Zug 210, 225, 226, 228–230, 251, 253, 257, 258, 381, 388, 419, 420
Zugluft 372
zurückschlüpfen 233
Zusammenspiel 271, 284
Zwangshaltung 74, 185, 233, 234, 388, 390, 393, 411, 415
Zwei-Waagen-Test 46, 134, 136, *176, 177*, 248, 249
Zwerchfellkuppe 93, *276*, 442
Zwischenfall 213, 424
Zwischenrippenraum 150
Zwischenwirbelloch 26, 85, 90, 94, 97, 99, 424